—医学文献使用者指南—

循证临床实践手册

（第3版）

Users' Guides to the Medical Literature
A MANUAL FOR
EVIDENCE-BASED CLINICAL PRACTICE

（3rd EDITION）

主编

［加］戈登·盖亚特　Gordon Guyatt, MD, MSc
加拿大麦克马斯特大学
临床流行病学和生物统计学系

［美］德拉蒙德·伦尼　Drummond Rennie, MD
JAMA前副主编
美国加州大学旧金山分校
Philip R. Lee健康政策研究中心

［加］莫琳·米德　Maureen O. Meade, MD, FRCPC, MSc
加拿大麦克马斯特大学
临床流行病学和生物统计学系

［加］黛博拉·库克　Deborah J. Cook, MD, MSc
加拿大麦克马斯特大学
内科学系，临床流行病学和生物统计学系

中文主审

张振馨　张孔来　刘建平

主译

刘晓清　吴　东　费宇彤

中文审校

谢　锋　张　渊　张誉清

中国协和医科大学出版社

图书在版编目（CIP）数据

循证临床实践手册：医学文献使用者指南 /（加）戈登·盖亚特（Gordon Guyatt）等主编；刘晓清，吴东，费宇彤译. —北京：中国协和医科大学出版社，2019.10

ISBN 978-7-5679-1309-7

Ⅰ.①循⋯　Ⅱ.①戈⋯ ②刘⋯ ③吴⋯ ④费⋯　Ⅲ.①临床医学　Ⅳ.①R4

中国版本图书馆CIP数据核字（2019）第121083号

著作权合同登记号：图字 01-2018-0995

Gordon Guyatt, et al.

Users' Guides to the Medical Literature: A Manual for Evidence-based Clinical Practice, 3E

ISBN 978-0-07-179071-0

Copyright © 2015 by McGraw-Hill Education.

循证临床实践手册：医学文献使用者指南

主　　编：［加］戈登·盖亚特　［美］德拉蒙德·伦尼　［加］莫琳·米德
　　　　　［加］黛博拉·库克

主　　译：刘晓清　吴　东　费宇彤

责任编辑：戴申倩

出版发行：**中国协和医科大学出版社**
　　　　　（北京市东城区东单三条9号　邮编100730　电话010-65260431）

网　　址：www.pumcp.com

经　　销：新华书店总店北京发行所

印　　刷：北京雅昌艺术印刷有限公司

开　　本：787×1092　　1/16

印　　张：39.75

字　　数：1050千字

版　　次：2019年10月第1版

印　　次：2020年8月第2次印刷

定　　价：288.00元

ISBN 978-7-5679-1309-7

（凡购本书，如有缺页、倒页、脱页及其他质量问题，由本社发行部调换）

寄　　语

　　我要向出色、专业和全力以赴的翻译团队真诚致谢。他们的努力使得本书中文译本得以问世。他们对待翻译工作一丝不苟，甚至发现了英文原版的个别疏误，从而有力地保证了中文译本的质量。这真是一个浩大的工程，一项可观的成就！

　　本书就要和百万中国医生们见面了，令我感到由衷的欣喜。作为一位加拿大人，能够以这样的方式和中国医疗卫生界产生联系，让我感到欣慰。

　　祝愿读者们收获愉快的学习体验，希望本书能够帮助大家成为更出色、更高效的医务工作者。

　　诚挚致谢。

My heartfelt thanks go out to the wonderful, expert, dedicated group of translators who made the Chinese version of the Users' Guide possible. They were so conscientious and careful that the Chinese version is currently more pristine than the English version—they have noted a number of errors in the English version that now need correction! This is really a remarkable achievement for such a major work!

It is enormously satisfying to me that the Users' Guide will now be available to millions of additional clinicians. I am also gratified that as a Canadian individual, I can connect in this way with the Chinese health care community.

I wish all those who consult the Users' Guide a happy educational experience, and hope that they find the work useful in becoming more skilled and effective health care practitioners.

With deep appreciation.

Gordon Guyatt

2019年9月于加拿大麦克马斯特大学

著者团队

Tomas Agoritsas, MD, Dr Med
加拿大麦克马斯特大学临床流行病学和生物统计学系，卫生信息研究组

Elie A. Akl, MD
黎巴嫩贝鲁特美国大学医学系

Ana C. Alba, MD, PhD
加拿大多伦多总医院

Paul Elias Alexander
加拿大麦克马斯特大学临床流行病学和生物统计学系，卫生研究方法学毕业后教育项目

Waleed Alhazzani, MD, FRCPC, MSc
加拿大麦克马斯特大学内科学系，临床流行病学和生物统计学系

Pablo Alonso-Coello, MD
西班牙巴塞罗那圣十字圣保罗医院

John Attia, MD, PhD
澳大利亚纽卡斯尔大学医学和临床流行病学系
约翰亨特医院普通内科
亨特医学研究所临床研究设计、信息技术及统计支持组

Alexandra Barratt, MBBS, MPH, PhD, FAFPHM
澳大利亚悉尼大学悉尼医学院公共卫生学系

Dirk Bassler, MD, MSc
瑞士苏黎世大学新生儿科学系

Shannon M. Bates, MDCM, MSc, FRCP(c)
加拿大麦克马斯特大学医学系

Mohit Bhandari, MD, MSc, FRCSC
加拿大麦克马斯特大学外科学系，临床流行病学和生物统计学系

Linn Brandt, MD
挪威奥斯陆大学医学系
挪威茵兰德信托医院内科

Matthias Briel, MD, MSc
加拿大麦克马斯特大学临床流行病学和生物统计学系
瑞士巴塞尔大学医院巴塞尔临床流行病学和生物统计学院

Romina Brignardello-Petersen, DDS, MSc
智利大学循证牙科学研究组
加拿大卫生政策、管理及评估研究院

John Brodersen, MD, GP, PhD
丹麦哥本哈根大学公共卫生学系

Jan Brozek, MD, PhD
加拿大麦克马斯特大学临床流行病和生物统计学系

Stirling Bryan, PhD
加拿大英属哥伦比亚大学临床流行病学和评估中心

Heiner C. Bucher, MPH
瑞士巴塞尔大学医院巴塞尔临床流行病学和生物统计学院

Jason W. Busse, DC, PhD
加拿大麦克马斯特大学麻醉学系，临床流行病学和生物统计学系

Daniel Capurro，MD，PhD
智利天主教大学医学院内科医学系
美国华盛顿大学医学院生物医学信息学和医学
教育学系

Alonso Carrasco-Labra，DDS，Msc，PhD(c)
加拿大麦克马斯特大学临床流行病学和生物统
计学系
智利大学循证口腔科学研究组

Stacy M. Carter，MPH(Hons)，PhD
澳大利亚悉尼大学医学价值、伦理和法律中心

Jaime Cerda，MD
智利天主教大学公共卫生学系

Lorena Cifuentes Aguila，MD
智利天主教大学儿科学系

Juan Carlos Claro，MD
智利天主教大学内科学系

Deborah J. Cook，MD，FRCPC，MSc，OC
加拿大麦克马斯特大学内科学系，临床流行病
学和生物统计学系

Richard Cook，BSc，MMath，PhD
加拿大滑铁卢大学统计学及精算学系

Antonio L. Dans，MD，MSc
菲律宾马尼拉大学

Leonila F. Dans，MD，MSc
菲律宾马尼拉大学

PJ Devereaux，MD，PhD，FRCPC
加拿大麦克马斯特大学临床流行病学和生物统
计学及医学系

Benjamin Djulbegovic，MD，PhD
美国 H. Lee Moffitt 癌症中心与研究院

南佛罗里达大学内科学系

Michael F. Drummond，MCom，PhD
英国约克大学卫生经济学中心

Pierre Durieux，MD，MPH
法国巴黎笛卡尔大学医学院公共卫生和医学信
息学系
法国乔治·蓬皮杜欧洲医院

Shanil Ebrahim，PhD，MSc
加拿大麦克马斯特大学麻醉学系，临床流行病
学和生物统计学系
美国斯坦福大学斯坦福预防研究中心，医
学系

Mahmoud Elbarbary，MD，PhD，MSc，
MBBCH，EDIC
加拿大麦克马斯特大学临床流行病学和生物统
计学系
沙特阿拉伯国家与海湾循证卫生实践中心

Glyn Elwyn，MD，MSc，FRCGP，PhD
美国达特茅斯学院卫生服务供给科学
中心

Maicon Falavigna，MD，MSc，PhD
巴西阿雷格里港莫伊尼奥斯德万托医院教育及
研究院内科学系
加拿大麦克马斯特大学临床流行病学和生物统
计学系

Eddy Fan，MD，PhD
加拿大多伦多大学重症医学系

Ignacio Ferreira-González，MD，PhD
西班牙生物医学联盟流行病和公共卫生学院
瓦尔德西布伦医院心脏学系

Toshi A. Furukawa，MD，PhD
日本京都大学医学研究生院卫生促进及人类行

为学和临床流行病学系

David Gardner，PharmD
加拿大达尔豪斯大学药学院

Amit X. Garg，PhD
加拿大西安大略大学医学系

Mita Giacomini，MPH，MA，PhD
加拿大麦克马斯特大学临床流行病学和生物统计学系

Paul Glasziou，MBBS，PhD，FAFPHM，FRACGP，MRCGP
澳大利亚邦德大学卫生科学和医学系

Ron Goeree，MA
加拿大PATH卫生科技项目研究院圣约瑟夫医院临床流行病学和生物统计学系

Jeremy Grimshaw，MBChB，PhD，FRCGP，FCAHS
加拿大渥太华医院研究院实践改良研究中心临床流行病项目

Gordon Guyatt，MD，MSc，FRCPC，OC
加拿大麦克马斯特大学内科学系，临床流行病学和生物统计学

Alfred Theodore (Ted) Haines，MD，CCFP，MSc，DOHS，FRCPC
加拿大麦克马斯特大学家庭医学系，临床流行病学和生物统计学
查多可－麦克马斯特医院

Rose Hatala，MD，MSc
加拿大英属哥伦比亚大学

R. Brian Haynes，MD，PhD
加拿大麦克马斯特大学临床流行病学和生物统计学及医学系

Robert Hayward，MD
Qwogo股份有限公司（阿尔伯塔大学所属）
加拿大阿尔伯塔大学内科学系，循证医学中心

Nicholas R. Hicks，MA，BM，BCh，FRCP，MRCGP，FFPH
英国COBIC委员会
牛津大学基础医疗卫生科学系

Anne M. Holbrook，MD，PharmD，MSc，FRCPC
加拿大麦克马斯特大学内科学系

Elizabeth G. Holliday，MSc，PhD
澳大利亚纽卡斯尔大学医学和公共卫生学系
亨特医学研究所临床研究设计、信息技术和统计支持组

Kirsten Howard，MPH，PhD
澳大利亚悉尼大学公共卫生学院公共卫生学系

Brian Hutton，PhD
加拿大渥太华医院研究院临床流行病学项目

Claire Infante-Rivard，MD，PhD
加拿大麦吉尔大学流行病学、生物统计学与职业卫生学系

John P. A. Ioannidis，MD，DSc
美国斯坦福大学斯坦福预防研究中心医学；卫生研究、政策和统计学系

Les Irwig，MBBCh，PhD，FFPHM
澳大利亚悉尼大学公共卫生学院流行病学系筛查及测试评估项目

Cynthia A. Jackevicius，BScPhm，PharmD，MSc，BCPS，FCSHP
美国波莫纳健康科学西部大学
加拿大多伦多大学临床评估科学研究院，卫生政策、管理和评价研究院

美国大洛杉矶区退伍军人医疗保健系统

Gemma Louise Jacklyn，BAppSc，MPH (Hons)
澳大利亚悉尼大学公共卫生学院

Roman Jaeschke，MD，MSc，FRCPC
加拿大汉密尔顿圣约瑟夫医院医学系

Sheri A. Keitz，MD，PhD
美国麻省大学医学院麻省大学纪念医疗中心

Deborah Korenstein，MD
美国西奈山医学院医学系普通内科

Regina Kunz，MD，MSc
瑞士巴塞尔大学保险医学院医院

Andreas Laupacis，MD，MSc，FRCPC
加拿大多伦多大学圣迈克尔医院李嘉诚健康政策与公民参与学院

Luz Maria Letelier，MD
智利天主教大学内科学系和循证医学项目

Mitchell Levine，MD，MSc
加拿大圣约瑟夫医院药物评价中心
麦克马斯特大学临床流行病学和生物统计学系

Braden Manns，MD
加拿大卡尔加里大学医学与社区健康科学系

Kirsten Jo McCaffery，BSc，PhD
澳大利亚悉尼大学医学心理学和循证决策中心，公共卫生、筛查和考试评估项目

Lauren McCullagh，MPH
美国霍夫斯特拉大学北岸 LIJ 医学院北岸 LIJ 医疗系统办公室

Mark McEvoy
澳大利亚纽卡斯尔大学亨特医学研究所医学与公共卫生学院临床流行病学及生物统计学中心

Thomas McGinn，MD，MPH
美国霍夫斯特拉大学北岸 LIJ 医学院北岸 LIJ 医疗系统办公室医疗服务热线

K. Ann McKibbon，MLS，PhD，FMLA
加拿大麦克马斯特大学临床流行病学及生物统计学系

Maureen O. Meade，MD，MSc，FRCPC
加拿大麦克马斯特大学临床流行病学及生物统计学系

Edward J. Mills，PhD，MSc，MSt
加拿大不列颠哥伦比亚温哥华全球评价科学

Cosetta Minelli，MD，PhD
英国伦敦帝国理工学院国家心肺研究所呼吸病学、职业医学和公共卫生项目

Paul Moayyedi，BSc，MBChB，PhD，MPH，FRCP，FRCPC
加拿大麦克马斯特大学消化科

Victor M. Montori，MD，MSc
美国罗彻斯特梅奥诊所知识与评价研究组

Sohail M. Mulla，MSc
加拿大麦克马斯特大学健康研究方法研究生项目，临床流行病学与生物统计学系

M. Hassan Murad，MD，MPH
美国罗彻斯特梅奥诊所预防医学部

Reem A. Mustafa，MD
美国密苏里－堪萨斯城大学医学系

Dale M. Needham，FCPA，MD，PhD
美国约翰霍普金斯大学物理医学和康复学系

Ignacio Neumann，MD，MSc
加拿大麦克马斯特大学临床流行病学和生物统计学系
智利天主教大学内科学系

Thomas B. Newman，MD，MPH
美国加州大学旧金山分校儿科及检验科，流行病学和生物统计学系

Vlado Perkovic，MBBS，PhD，FASN，FRACP
澳大利亚悉尼大学乔治全球健康澳大利亚医学研究所

Gaietà Permanyer-Miralda，MD，PhD
西班牙希布伦总医院心内科流行病学组

Kameshwar Prasad，MD，DM，MMSc
全印度医学科学研究所神经科学中心神经科

Peter J. Pronovost，MD，PhD，FCCM
美国约翰霍普金斯大学阿姆斯特朗病人安全和质量研究所麻醉科、重症医学科和外科

Milo A. Puhan，MD，PhD
瑞士苏黎世大学生物统计学与预防研究所，流行病学和公共卫生流行病学学系

Gabriel Rada，MD
智利天主教大学循证医学项目，内科学系

Adrienne G. Randolph，MD，MSc
美国波士顿儿童医学院麻醉、围产期和疼痛医学科
哈佛医学院麻醉学系

W. Scott Richardson，MD
美国佐治亚摄政大学－佐治亚医疗合作大学
医学部

David M. Rind，MD
《Evidence-Based Medicine》和Uptodate项目顾问
美国哈佛医学院内科学系

Solange Rivera Mercado，MD
智利天主教大学家庭医学系

Bram Rochwerg，BSc，MD
加拿大麦克马斯特大学内科学系

Nancy Santesso，BSc(Hon)，MLIS，PhD(c)
加拿大麦克马斯特大学临床流行病学和生物统计学系

Holger J. Schünemann，MD，PhD，MSc，FRCPC
加拿大麦克马斯特大学临床流行病学和生物统计学系

Ian A. Scott，MBBS，FRACP，MHA，MEd
澳大利亚昆士兰大学医学系亚历山德拉公主医院内科及临床流行病学系

Rodney J. Scott，BSc(Hons)，PhD，DSc，FRCPath，FHGSA，FFSc(RCPA)
澳大利亚纽卡斯尔大学亨特医学研究所医学信息学项目分子医学部

Frederick Spencer，MD，FRCP(c)
加拿大麦克马斯特大学圣约瑟夫医院心脏、血液与血栓科

Sadeesh Srinathan，MD，MSc
加拿大曼尼托巴健康科学中心大学

Ian Stiell，MD，MSc，FRCP(c)
加拿大渥太华大学急诊医学系
渥太华医院临床流行病学研究所，OHRI急诊医学研究主席

Sharon E. Straus，MSc，MD，FRCPC
加拿大多伦多大学圣迈克尔医院李嘉诚学院
多伦多大学老年医学系

Xin Sun，PhD
中国华西医院，中国循证医学中心

Ammarin Thakkinstian，PhD
泰国玛希隆大学Ramathibodi医院临床流行病
学和生物统计学组

John Thompson，PhD
英国莱特斯大学健康科学系

Kristian Thorlund，MSc，PhD
加拿大麦克马斯特大学临床流行病学和生物统
计学学系

George Tomlinson，PhD
加拿大多伦多大学Dalla Lana公共卫生学院卫
生政策管理和评价研究所
多伦多大学西奈山医院内科学系

Gerard Urrutia，MD，MS，PhD
西班牙圣十字圣保罗医院临床流行病学系

Per Olav Vandvik，MD，PhD
挪威卫生服务知识中心，奥斯陆大学医

学系

Michael Walsh，MD，PhD
加拿大圣约瑟夫医院肾内科，临床流行病学和
生物统计学系
加拿大麦克马斯特大学人口健康研究所

Stephen D. Walter，PhD，FRSC
加拿大麦克马斯特大学临床流行病学和生物统
计学系

Mark C. Wilson，MD，MPH
美国艾奥瓦大学医院卡弗医学院内科学系，研
究生院

Juan Wisnivesky，MD PhD
美国纽约西奈山医学院

Peter Wyer，MD
美国纽约哥伦比亚大学医疗中心

John J. You，MD，MSc
加拿大麦克马斯特大学临床流行病学和生物统
计学系

Yuqing Zhang，MD，MSc
加拿大麦克马斯特大学临床流行病学和生物统
计学系

头衔注释

BAppSc：应用科学学士

BCPS：注册药剂师

BSc：理学学士

CCFP：加拿大家庭医疗实践学院证书持有者

DC：脊骨神经科医师

DDS：牙科医学博士

DOHS：卫生服务部

DSc：理学博士

EDIC：欧洲重症监护医学文凭

FAFPHM：澳大利亚公共卫生医学会会员

FASN：美国肾病学会会员

FCAHS：加拿大卫生科学会会员

FCCM：重症监护医学学会会员

FCSHP：加拿大医院药剂师协会会员

FFPH：公共卫生学会会员

FFPHM：公共卫生医学会会员

FHGSA：澳大利亚（大洋洲）人类遗传学会会员

FMLA：医学图书馆协会会员

FRACGP：澳大利亚皇家全科医学会会员

FRACP：澳大利亚皇家医师学会会员

FRCGP；MRCGP：皇家全科医学会会员

FRCP：皇家内科医学会会员

FRCPath：英国皇家病理学会会员

FRCPC；FRCP(c)：加拿大皇家内科医学会会员

FRCSC：加拿大皇家外科医学会会员

FRSC：加拿大皇家学会会员

GP：全科医师

Hons：荣誉学位

MA：文学硕士

MBBCH；MBChB；BM；BCh：内科及外科学学士

MBBS：医学学士

MCom：经济学硕士

MD，Dr Med：医学博士

MDCM：内科学博士及外科学硕士

Med：医学教育背景

MHA：卫生行政硕士

MLIS：图书情报学硕士

MMath：数学硕士

MMSc：医学硕士

MPH：公共卫生硕士

MSc：理学硕士

MSt：授予文学、工商、法律、哲学和理学的硕士研究生学位

OC：加拿大官员荣誉勋章

PharmD：药学博士

PhD：哲学博士

译者团队（按姓氏拼音排序）

曹卉娟　副研究员
北京中医药大学循证医学中心，中医学院临床
流行病学与医学统计学教研室

陈　霞　副研究员
中国医学科学院　北京协和医学院
北京协和医院临床流行病学教研室，临床药理
研究中心

杜顺达　主任医师
中国医学科学院　北京协和医学院
北京协和医院临床流行病学教研室，肝外科

方卫纲　副主任医师
中国医学科学院　北京协和医学院
北京协和医院临床流行病学教研室，普通内科

费宇彤　研究员
北京中医药大学循证医学中心，中医学院临床
流行病学与医学统计学教研室

关　凯　副主任医师
中国医学科学院 北京协和医学院
北京协和医院临床流行病学教研室，变态反应科

韩　梅　助理研究员
北京中医药大学循证医学中心，中医学院临床
流行病学与医学统计学教研室

洪　霞　主任医师
中国医学科学院　北京协和医学院
北京协和医院临床流行病学教研室，心理医
学科

黄晓明　副主任医师
中国医学科学院　北京协和医学院
北京协和医院临床流行病学教研室，普通内科

李　剑　主任医师
中国医学科学院　北京协和医学院

北京协和医院临床流行病学教研室，血液内科

李　迅　助理研究员
北京中医药大学循证医学中心，中医学院临床
流行病学与医学统计学教研室

李梦涛　主任医师
中国医学科学院　北京协和医学院
北京协和医院临床流行病学教研室，风湿免疫科

李乃适　副主任医师
中国医学科学院 北京协和医学院
北京协和医院临床流行病学教研室，内分泌科

刘长宜
中国医学科学院　北京协和医学院临床学院

刘建平　教授
北京中医药大学循证医学中心，中医学院临床
流行病学与医学统计学教研室

刘晓清　主任医师
中国医学科学院　北京协和医学院
北京协和医院临床流行病学教研室，感染内科

刘永太　主任医师
中国医学科学院　北京协和医学院
北京协和医院临床流行病学教研室，心内科

庞海玉　助理研究员
中国医学科学院　北京协和医学院
北京协和医院临床流行病学教研室，医学科学
研究中心

裴丽坚　副主任医师
中国医学科学院　北京协和医学院
北京协和医院临床流行病学教研室，麻醉科

孙　琛
中国医学科学院　北京协和医学院临床学院

孙晓川
中国医学科学院　北京协和医学院临床学院

孙伊多
中国医学科学院　北京协和医学院临床学院

田　庄　主任医师
中国医学科学院　北京协和医学院
北京协和医院临床流行病学教研室，心内科

王　丽　教授
中国医学科学院　北京协和医学院基础学院流行病与卫生统计学系

吴　东　副主任医师
中国医学科学院　北京协和医学院
北京协和医院临床流行病学教研室，消化内科

谢　锋　教授
加拿大麦克马斯特大学临床流行病学和生物统计学系

谢蓝田
中国医学科学院　北京协和医学院临床学院

徐建青　主任医师
中国医学科学院　北京协和医学院
北京协和医院临床流行病学教研室，麻醉科

杨　红　主任医师
中国医学科学院　北京协和医学院
北京协和医院临床流行病学教研室，消化内科

叶益聪　副主任医师
中国医学科学院　北京协和医学院
北京协和医院临床流行病学教研室，心内科

袁　晶　副主任医师
中国医学科学院　北京协和医学院
北京协和医院临床流行病学教研室，神经内科

张　嵘　医学博士
北京结核病诊疗技术创新联盟

张　颖　助理研究员
北京中医药大学循证医学中心，中医学院临床流行病学与医学统计学教研室

张　渊　理学博士
加拿大麦克马斯特大学临床流行病学和生物统计学系

张丽帆　副研究员
中国医学科学院　北京协和医学院
北京协和医院临床流行病学教研室，感染内科

张妙颜
中国医学科学院　北京协和医学院临床学院

张誉清　医学博士　理学博士　助理教授
加拿大麦克马斯特大学临床流行病学和生物统计学系，英国诺丁汉大学（中国）循证医学中心GRADE宁波中心

张越伦　助理研究员
中国医学科学院 北京协和医学院
北京协和医院临床流行病学教研室，中心实验室

郑　媛
中国医学科学院　北京协和医学院基础学院

周子月
中国医学科学院　北京协和医学院临床学院

朱惠娟　主任医师
中国医学科学院　北京协和医学院
北京协和医院临床流行病学教研室，内分泌科

朱庆莉　主任医师
中国医学科学院　北京协和医学院
北京协和医院临床流行病学教研室，超声科

朱铁楠　主任医师
中国医学科学院　北京协和医学院
北京协和医院临床流行病学教研室，血液内科

庄乾宇　副主任医师
中国医学科学院　北京协和医学院
北京协和医院临床流行病学教研室，骨科

欣闻刘晓清教授牵头翻译的《医学文献使用者指南：循证临床实践手册》即将付梓。本书译者主要来自北京协和医院临床流行病学教研室和北京中医药大学循证医学中心，四十余位译者联手奉献了一份学术精品。我有幸先睹为快，深感开卷有益。

本书原著是一部在国际上颇具影响的循证医学和临床研究方法学工具书，最先是发表在 *JAMA* 的系列专栏文章和综述，后整理成书出版并两次更新。第三版由加拿大麦克马斯特大学（McMaster University）戈登·盖亚特（Gordon Guyatt）教授领衔共 118 位作者所著，涵盖了临床研究方法学和循证医学几乎所有领域，内容丰富，体大思精。更难得的是，作者们坚持从临床问题出发，结合具体病例阐述了如何通过检索、评价和应用证据，做出适合患者的、利大于弊的临床决策。这样的写作方法契合临床工作需要，避免了脱离临床空谈理论，体现了以患者为中心，源于临床实践又指导临床实践的科学思想。有理由相信，中译本的问世必将为推动我国循证医学事业发展，提高临床研究及临床实践水平做出贡献。

创办于 1921 年的北京协和医院，是中国现代医学的发源地之一。作为国家指定的"全国疑难重症诊治指导中心"，"协和"素以高质量的医疗服务、多学科协作的综合实力和严谨求精的治学精神而闻名。重视临床研究是"协和"的宝贵传统，我们始终牢记协和先贤的教诲，努力把"每一个病例当作科学课题去研究"，努力建设研究型医院，培养医学科学家。

北京协和医院于 20 世纪 90 年代创建临床流行病学教研室，该教研室同时也是国际临床流行病学网（International Clinical Epidemiology Network, INCLEN）成员单位（Clinical Epidemiology Unit，CEU）。经过近三十年的发展，协和 CEU 现已成长为一支覆盖协和医院三十余个临床科室及统计与生物信息等领域，由五十余人组成的专业队伍，负责北京协和医学院八年制学生"临床流行病学"和北京协和医学院研究生"临床研究方法"等课程，同时承担北京协和医院在职人员临床研究方法学培训和循证医学继续教育。临床流行病学教研室 2018 年获选北京市临床研究质促中心，对医院及北京市临床研究项目设计、实施、组织和管理等进行指导。

医疗工作是一家医院的根本，而保证医疗质量长期不坠的关键在于人才。由衷希望本书成为培养更多临床研究和循证医学人才的精品教材，为建设"健康中国"做出应有的贡献。

赵玉沛

北京协和医院院长
中国科学院院士
中国科协副主席
中华医学会常务副会长
2019 年 9 月

循证医学创建于20世纪90年代，引入中国也已经20余年。早在2003年，世界卫生组织就强调：所有医学体系，包括中医药在内的传统医学都应当走循证医学的道路。本人早在10多年前就提出，中医药学就循证医学而言，一要学，二要用，三要知道其局限性。显然，循证医学对于中医药的发展尤其是疗效评价，将提供国内外认可的证据。西方国家循证医学的鼻祖大卫·萨克特（David Sackett）教授在其循证医学的专著序言中提到，循证医学的理念起源于中国清代《考证》一书。实际上，古代中医的观察法和对比的思想，以及临床诊疗中的望闻问切本身就是朴素的循证思想，运用了上千年。

中医引入循证医学具有重要的现实意义和历史意义。首先，循证医学可以帮助经验医学向实证医学转化，将医者丰富的实践经验，与现代临床研究的证据相结合，在充分尊重患者的意愿和价值观的基础上做出合理的医疗决策。循证医学带给临床医生的技能包括提出临床问题、查找临床证据、评价临床证据、应用临床研究的结果指导医疗实践，以及对应用证据的绩效进行评估。如此一来，医生的实践技能和水平不断提高，从医疗层面促进中医药的发展。其次，循证医学的理念和方法，可以指导中医药开展严谨的临床研究，所产生的证据又能够反哺临床，提高疗效。循证医学强调证据的全球化，而决策则需要因地制宜而本土化。中医在个体化医疗领域已经实践了上千年的时间，而对规律的总结、科学的提炼、国际化传播，将为中医药服务人类的健康做出自己独特的贡献。

循证医学的发展对医疗卫生决策的制定和医药开发，尤其是中成药的研发，起到了重大作用，这是一个很突出的进步。循证医学的发展需要充分的证据，充分的证据就要接近真实世界，而且要朝向循证科学的多元化、多学科发展。尤其应向物理学、化学、数学以及医学背后的多学科渗透，并体现在循证对证据的获取和评价以及证据的可信性。中医药的干预常常是用复方，是一种慢过程；不是复方与病灶的吻合，而是和病灶区域所给予的信息、能量、应力的一种耦合作用，但这种慢过程可以发挥很好的疗效。更重要的一点是针对社会价值观的异化，我们需要仁义、仁德、仁心、仁术，以对抗纵钱、纵权、纵势、纵众等学术不端行为。我们要崇尚大德，履行功德，不舍私德，德是一种力量，生命的力量。叙事医学就是要感同身受，以同理心、归属感增强患者抗病的能力，所以仁术要以仁心为指导。系统完整的病案是循证医学研究设计的重要基础，现在已到了数字化新世纪，是信息化智能化想融合的时代，激活数据学，就能够把混沌的大数据进行挖掘，所以我对循证医学的未来是充满信心的。

很欣慰地看到，由北京协和医院团队和北京中医药大学循证医学团队翻译了循证医学的巨著——由循证医学创始人之一的戈登·盖亚特（Gordon Guyatt）教授主编的《医学文献使用者指南：循证临床实践手册》，并即将由中国协和医科大学出版社出版。这将对推动循证医学进一步在临床实践中的应用，提升临床医生循证实践的技能，尤其是中医的临床与科研，起到重要的作用。

祝贺《医学文献使用者指南：循证临床实践手册》的出版！

王永炎
北京中医药大学教授
中国工程院院士
国务院中央文史馆馆员
2019年9月

序　言

二战期间我在英国求学，主修拉丁语和法语，兼修冷水浴、数学、煮卷心菜和长距离越野跑。显然，拉丁语只是一种纯学术训练——罗马人已经不存在了；法语似乎也和拉丁语一样脱离实际。没错，法国就在海峡对岸，但多年来它要么被占领，要么过不去，让人感觉有些遥远。因此，我和老师都不相信有朝一日我会真的在生活中用法语，讲法语。

这也是众多医学从业者与医学文献之间的关系——文献就在那里，但却读不懂，用不上。我们知道临床实践应基于医学期刊上发表的研究结果。但我们也知道，每过几年文献总量就会翻一倍。年复一年，我们研读这些文献的时间越来越少[1]，要让文献服务于每天的工作，看上去有点不现实。将成百上千的文献转化为日常临床实践的指导，似乎更是无法完成的艰难任务。随着文献变得越来越遥不可及，人们愈加难以相信研究结论真的能帮到某个患者。

这本书就是为了改变这一切而写的，现在已经是第三版了。它旨在帮助医生顺畅地使用各种形式的医学文献语言；使医生不再靠记忆、猜测或各种经验来行医；使医生不再被难以评估的新疗法的拥趸——医药代表或患者所包围；鼓励医生不再依赖过时的权威；确保医生以患者为中心，并将文献作为解决临床问题的工具；为医生提供获取信息的途径，以及评估信息有效性及适用性的能力。换言之，是让医生们掌握最强大的医学资源。

JAMA 的使用者指南系列

JAMA《医学文献使用者指南》系列和本书的历史将由 Gordon Guyatt 在随后的前言中详述，他是本系列和本书的主编，最多产的合著者，也是成书过程的主要推动者。但是，当初 JAMA 是如何襄赞此事的呢？

20 世纪 80 年代末，在朋友 David Sackett

的邀请下，我拜访了他在麦克马斯特大学（McMaster University）的学系，来探讨与 JAMA 的合作项目——评估病史与体格检查证据的一组系列文章。通过这些讨论，在当时的主编 George Lundberg 的热情支持下，JAMA 发表了一系列文章和系统综述，并在 1992 年开始出版《合理临床检查》（The Rational Clinical Examination）系列[2]。彼时我已经和 McMaster 的优秀团队建立了良好的合作关系。Sackett 和他带领的团队不盲从权威，擅长与有才华的新人合作，并且在学术上一丝不苟，信守承诺。

所以，得知他们考虑更新发表于 1981 年《加拿大医学会杂志》（CMAJ）上的"读者指南"精彩系列时，我就通过之前的工作关系，敦促他们将更新和扩充后的系列文章投给 JAMA。在 Sackett 的领导下，首先由 Andy Oxman，然后由 Gordon Guyatt 接替（在 Oxman 去 Oslo 任职后），经过大家的共同努力，《医学文献使用者指南》系列就这样诞生了。1993 年，我们开始在 JAMA 发表这一系列的文章[3]。

一开始，我们预期出 8 到 10 篇文章，但读者们的反响非常热烈，而且医学文献的类型如此多样，以至于我们不断为这个系列接收、送审和编辑新文章。这个系列在第 25 期完结，共包含 33 篇独立发表的期刊文章，并在 2002 年成书出版。

在编写最初的系列文章和出版本书第一版的过程中，我们取得了特别有益的成果。20 世纪 90 年代初，有一些问题在主要医学期刊上几乎从未被讨论过，但几年后却迅速升温，在本系列中它们都得到了应有的关注。例如，2000 年 JAMA 出版了 2 本《医学文献使用者指南》，介绍如何阅读医疗卫生领域的定性研究。又如，在 Cochrane 协作网（考科兰协作网）的大力推动下，系统评价和荟萃分析已经成为医学文献的一大特色。正如 Gordon Guyatt 在前言中所指出的,《医学文献使用者指南：循证临床实践手册》的重点正在转向经过预评估的证据。

本书

从一开始,读者们就不断地敦促我们把这一系列的文章整理成一本书。这也是我们的初衷,但每一篇新文章都推迟了书的整合与出版。幸运的是,当最初的"使用者指南"发表于1981年的*CMAJ*时,Gordon Guyatt的"循证医学"一词还未被创造出来,只有一小部分医疗工作者拥有电脑。互联网并不存在,电子出版也还只是个梦。1992年,有实际用途的网络还没有问世,网络泡沫也没有出现,更不用说爆发了,医疗工作者才刚刚开始了解计算机。但在20世纪90年代末,我和Guyatt向*JAMA*的同事们建议在标准的印刷书之外,还应出版基于网络和CD-ROM格式的电子书,他们当即表示支持。阿尔伯塔大学健康证据中心的Rob Hayward落实了我们的建议,这是一项可观的成就。

在过去的25年中,本书所强调的循证医学的理论与方法有了显著的发展,这在本书的每一页中都有所体现。欣喜于《医学文献使用者指南：循证临床实践手册》第一版和第二版的迅速成功,Gordon Guyatt和循证医学工作组更新了第三版的每一章。他们还增加了6个全新的章节:"循证医学与认识论""怎样使用非劣效性试验""如何使用有关质量改善的文章""如何阅读关于遗传关联的文章""理解和应用系统回顾和荟萃分析的结果"以及"网络荟萃分析"。

新版《医学文献使用者指南：循证临床实践手册》将附带一个更新后的网络版本,作为在线教育资源JAMAevidence的一部分*。在线版《医学文献使用者指南：循证临床实践手册》搭配在线版《合理临床检查：循证临床诊断学》,可用作循证医学在线教学的基础资源。交互式计算器和工作表为书中的内容提供了实用的补充,可下载的PowerPoint演示文稿则是宝贵的教材。最后,播客演示将循证医学最重要的思想带给了世界各地的医学生、住院医师和教师们。

我要再次感谢Gordon Guyatt。他是一位富于灵感的作家、一位大师级的组织者,也是一位出色的教师、同事和朋友。我有幸认识并且非常钦佩他在循证医学工作组的许多同事,请原谅我无法一一列举他们的姓名,因为这项工作汇集了很多人的大量心血。在大家的不懈努力下,这个项目最终得以完成。而在*JAMA*这一边,我要感谢Annette Flanagin,一位非常高效、创造力和处事能力非凡的同事。所有的工作协调和时间进度都依赖于Kate Pezalla的干劲、细致和效率。我的同事Edward Livingston是一名外科医生,也是一位敏锐的批评家,他正在接手*JAMA*的《医学文献使用者指南》系列,我相信这本书会在他手中继续取得成功。此外,我还要感谢McGraw-Hill教育出版公司的合作伙伴James Shanahan、Scott Grillo、Michael Crumsho和Robert Pancotti的努力。

最后,我要感谢我的朋友Cathy DeAngelis和她的接替者Howard Bauchner,他们分别是前任和现任*The JAMA Network*的主编。感谢他们对我、我的同事和这个项目的大力支持。Howard接手了这个项目。得知他迅速、热情地接受了这份工作,正是由于他在工作中经常使用"使用者指南"系列的早期文章,我就再也没有任何担心了。事实上,作为"循证医学口述历史"的发起者,Howard促使人们认识到那一系列文章的重要性。"循证医学口述历史"是讲述循证医学诞生和早期发展的一套视频,循证医学亲历者们讲述了他们的个人观点[2,3]。我相信,Howard极具感染力的充沛精力和敏锐头脑会让本书持续再版下去。

Drummond Rennie, MD
于加州大学,美国旧金山

---

* 中文版不能提供上述资源,如有需求请登录JAMAevidence网站查询。

参考文献

1. Durack DT. The weight of medical knowledge. N Engl J Med. 1978;298(14):773-775.
2. Smith R, Rennie D. Evidence-based medicine-an oral history. JAMA. 2014;311(4):365-367.
3. Evidence-based medicine-an oral history website. http://ebm. jamanetwork.com. Accessed August 17, 2014.

前　言

"循证医学（evidence-based medicine，EBM）"作为一个专有名词，诞生至今已有25年[1]。过去的25年见证了循证医学的发展、完善，如今已臻成熟[2]。《医学文献使用者指南：循证临床实践手册》第三版便是其成熟的标志。

循证医学的雏形可追溯至1981年。在加拿大麦克马斯特大学，以David Sackett领导的临床流行病学团队发表了一系列原创性文章，指导医生阅读临床文献[3]。这在当时是一大飞跃，但也难免有所局限。执教"批判性阅读文献"课程数年后，团队清晰地认识到，不能仅停留在浏览文献上，而是需要应用医学文献来解决日常临床问题。当时要实现这一目标确实很有挑战。

1990年起，我接任麦克马斯特大学内科住院医师培训项目的负责人。此前，在David Sackett的领导下，"批判性阅读文献"已成为基于知识和对文献的理解而形成的一种哲学思想，用以指导临床实践。我认为这是一种前所未有的实践方式，应被赋予一个更具特征性的名字。

1990年春，在一次院内会议上，我把更名的想法通报给医学院的同事们，很多人对此并未留意。会议一开始，我试图用"科学医学"（scientific medicine）一词来冠名这个新课程。反对者被激怒了，因为这无异于暗示他们之前的实践都是"不科学"的。于是我将其更名为"循证医学"，该词在短时间内大获认可，用流行语来说就是"火了"[4]。

在麦克马斯特大医学院内科那一次决定命运的会议后，"循证医学"一词首次亮相是在1990年住院医生项目申请的官方文件中，行文措辞如下：

日常实践中，住院医生将获得"合理质疑"关于诊断、治疗和预后的决策权利……该方法被称为"循证医学"……需要关注决策依据，包括证据的可靠性，以及根据证据能做出何等强度的推论。具体实践时，循证医学则要求清晰地定义感兴趣的问题，全面检索相关文献，根据临床实际情况批判性地评价证据的可靠性，并权衡将结论用于临床实践的利弊。

"循证医学"一词首次公开发表于1991年的美国医学会"Journal Club"[5]。同期，在麦克马斯特大学，这群热心推广循证医学理念的教师也在不断改良循证医学的实践方法和教学方式。我们坚信自己从事的工作十分必要，于是联络更多学者型医生（主要来自美国），从而首次建立了"循证医学工作组"。我们还在JAMA上发表了一篇文章，详细阐释循证医学的概念和内涵。该文章的发表可谓医学发展史上的"范式转移"（paradigm shift）[6]。

在《使用者指南》发表后，循证医学工作组陆续发表了多篇文章，提供了更加实用的方法，以合理应用医学文献的结论来指导临床实践。1993~2000年间，在JAMA副主编Drummond Rennie的坚定支持和帮助下，工作组在JAMA上发表了系列专栏文章达25篇："医学文献使用者指南"[7]。目前该连载依然在继续，主要内容是本领域的新理念和新应用。

第一版《医学文献使用者指南：循证临床实践手册》出版于2002年，直接来自JAMA上的连载文章。时至今日，学界已认识到，临床决策单凭证据是不够的，这是循证医学经历的第一次根本性的转变。退一步讲，临床决策常常要在理想结局和不良结局间做出一定的妥协，必须考虑价值观和偏好。除了清晰的证据级别划分外，本书主张临床决策的首要原则是，单凭证据永远不足以做出决策。

此后不久人们就认识到，循证医学的原理同样可以推广至其他健康领域，如：护理、牙科、耳鼻喉科、精神治疗学家、职业治疗师、脊椎指压治疗师、足病医生等。因此，"循证健康照护"（evidence-based health care）、

"循证医疗实践"（evidence-based practice）可以更全面地代指对诊疗照护有意义的循证证据。我们的《使用者指南》主要面向医生，因此将沿用"循证医学（EBM）"一词。

第二版《医学文献使用者指南：循证临床实践手册》增加了2个新观念：① 仅有少数的医生能熟练地运用批判性评价技巧来阅读原始文献，因此预先评估过的证据对循证临床实践意义重大；② 怎样才能在最大程度上保证临床决策符合患者的价值观和偏好？我们对此仍然知之有限，还需要更多的研究。

第三版的内容基本继承于前两版。"寻找证据"一章有较大的更新。新版强调预先评估的证据，以及医学文献的新载体——电子出版物。这些电子出版物正在取代教科书的传统地位，为指导临床实践提供最新的证据综合。

在第三版的其他更新中，预先评估的证据和循证指南的重要性也有所体现。我们提出以下的基本原则：最佳临床决策应基于现有最高质量文献证据的系统性综述，并将其加入到循证医学证据等级评价，以及"决策时考量患者个人价值观和偏好"的必要性判断中。

这条原则从根本上改变了本书系统性综述的相关内容。本书该部分主要围绕以下2条核心观念对荟萃分析进行讨论：① 评价系统综述和荟萃分析的质量；② 受GRADE工作组

的启发，我们需要一种方法，来评估综述和荟萃分析的效力的可信度[8]。即使综述本身方法学是严谨的，但如果纳入的文献可信度较低，能提供的有效信息也十分有限。

第三版《医学文献使用者指南：循证临床实践手册》内容是循证医学工作组20余年来教学经验的结晶。我们的学生来自全球不同的地区，有不同的文化背景，临床专业各异，基础参差不齐。能有机会去全球各地开办学习班，传授循证医学的知识和思想，我们心存感激。我们团队曾到访过泰国、沙特阿拉伯、埃及、巴基斯坦、阿曼、科威特、新加坡、菲律宾、日本、印度、秘鲁、智利、巴西、德国、西班牙、法国、保加利亚、挪威、美国、加拿大、瑞士……，这些国家的名单还在不断扩大中。在他们的支持下，我们能接触到文化、背景和思想迥异的大批学员。在每次学习班的活动中，当地的循证医学教师都会分享他们日常教学的经验、挫折和成就，并给予我们一些建设性意见，这些在本书中都有所体现。

最后，我们很荣幸献上第三版《医学文献使用者指南：循证临床实践手册》，将我们的所学所知分享给读者。

Gordon Guyatt, MD, MSc
于加拿大麦克马斯特大学

参考文献

1. Daly J. Evidence-based Medicine and the Search for a Science of Clinical Care. Berkeley, CA: Milbank Memorial Fund and University of California Press; 2005.

2. Smith R, Rennie D. Evidence-based medicine—an oral history. JAMA. 2014;311(4):365-367.

3. Department of Clinical Epidemiology & Biostatistics, McMaster University. How to read clinical journals, I: why to read them and how to start reading them critically. Can Med Assoc J. 1981;124(5):555-558.

4. Evidence-based medicine—an oral history website. http://ebm.jamanetwork.com. Accessed August 17, 2014.

5. Guyatt G. Evidence-based medicine. ACP J Club (Ann Intern Med). 1991;114(suppl 2):A-16.

6. Evidence-Based Medicine Working Group. Evidence-based medicine: a new approach to teaching the practice of medicine. JAMA. 1992;268(17):2420-2425.

7. Guyatt GH, Rennie D. Users' guides to the medical literature. JAMA. 1993;270(17):2096-2097.

8. Guyatt GH, Oxman AD, Vist GE, et al; GRADE Working Group. GRADE: an emerging consensus on rating quality of evidence and strength of recommendations. BMJ. 2008;336(7650):924-926.

目　录

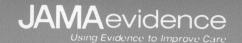

第一篇　基础知识

第1章

如何利用文献及本书提高诊疗水平

Gordon Guyatt，Maureen O.Meade

内容提要

全书结构：基础知识
进阶内容

本书旨在帮助读者有效利用发表的文献来指导临床诊治。什么是"文献"？我们对文献的定义是泛指各种研究证据，包括原始研究、**综述**、研究概要、**临床实践指南**、传统或新型医学教材等。当下通过互联网获取文献已经变得愈发容易。

一、全书结构：基础知识

本书的每个部分自成一体，所以并不一定需要从头读到尾。在写作本书时，我们预见到临床工作者可能会选择性地阅读核心章节，核心章节之外的内容更是如此。初阅此书，读者可能只会浏览几个感兴趣的领域。如果读者希望扩大自己的知识面（诸如**筛查试验**或**替代结局**这样的问题）以更好地理解医学文献，可以精读有关章节来加深或更新知识。书末附有一张很实用的词汇表，包含了本书所有术语的注释。此外，本书使用了大量的案例来阐述我们的观点和理论，这些案例均采用蓝色背景来标识。

本书包括七大部分：基础知识、治疗、伤害、诊断、预后、综合证据、从证据到临床实践（框1-1）。

框1-1　本书结构
基础知识
治疗
伤害
诊断
预后
综合证据
从证据到临床实践

第一部分讲述**循证医疗实践**（evidence-based practice）的基础知识。其中"什么是循证医学"和"循证医学与理论知识"这两章提出了**循证医学**（evidence-based medicine）的三个指导原则，并力求在医学人文的背景下实践循证医学。后续章节讨论了怎样凝练临床问题，如何寻找解决问题的最佳证据，

以及区分偏倚（bias）和随机误差（random error）的方法（批判性评价的关键）。

所有医生都希望能够做出准确诊断并给予患者最佳治疗。此外，还要尽量避免让患者暴露于伤害，并为患者提供预后信息。故接下来的四个部分（治疗、伤害、诊断和预后）将讨论每个医学生、临床医生和非临床医务人员都需要掌握的技能，即如何利用文献的原始数据来解决临床实践中会遇到的这四类问题。

我们日益相信，单个研究通常不能代表整个领域，因为和**合并估计**（pooled estimates）相比，单个研究很可能会高估或低估**疗效**（treatment effects），不够精确或结论外推受限。因此，从本书上一版开始，我们就将**系统综述**（systematic review）列为循证医学的核心原则。对于想通过学习文献为患者提供最佳诊疗的医生来说，这一点意义尤为重大。要想有效地践行循证医学，有时可能需要绕过单个的原始研究，而直接检索高质量的系统综述（如果存在的话）。更高效的方法是参考临床指南的循证推荐。理想情况下，临床指南或**决策分析**（decision analysis）中会纳入最佳证据，并明确评估这些证据的质量。但不幸的是，很多临床指南的推荐与最佳证据并不一致，甚至背离多数患者的**价值**（value）和**偏好**（preference）。本书最后两部分"综合证据"和"从证据到临床实践"，将介绍如何利用系统综述和循证指南来优化诊疗方案。

每一个临床问题的背后，都有诊断、治疗、发现伤害、判断预后等一系列工作要完成（图1-1）。当发现临床问题后，首先要将此问题结构化（"构建问题"，图1-1）（详见第4章"问题是什么"），然后设法寻找最佳证据（"收集证据"，图1-1）（详见第5章"寻找当前最佳证据"）。

本书很多章节都给出了检索最佳证据的实例。这些检索在当时往往是准确的，但如果现在重新检索，则不太可能获得完全相同的结果。主要原因是随着时间的推移，文献

数量始终在快速增加，数据库的构成也可能会有变化。因此，这些实例只能用于展示检索方法，而不能作为特定临床问题永远的标准答案。确定最佳证据后，还要经过三个步骤才能将证据用于临床：①评价证据；②考虑怎样应用证据；③实践（图1-1）。评价证据需要回答两个问题：偏倚风险有多大？研究结果是什么？第一个问题"偏倚风险有多大"意味着结果在多大程度上能代表对真实情况的无偏估计。本书前两版用结果**真实性**（validity）来衡量偏倚风险，即"结果是否真实？"。而在这一版中将**偏倚风险**（risk of bias）单独列出，原因是后者的提法相对更为明晰。但在以下三章中（第8章"怎样使用非劣效性试验"、第12章第5节"测量患者体验"、第28章第2节"经济学分析"），研究设计的缺陷包括了除偏倚风险以外的其他因素。因此，这三章仍使用"真实性"这一术语和"结果是否真实"这一提法，以涵盖偏倚风险和其他设计缺陷。

　　评价证据的第二个问题是"结果是什么"。对于治疗性研究或危险因素研究，这涉及评估干预措施的效果，包括效果的大小和精确性［详见第7章"随机治疗试验"、第8章"怎样使用非劣效性试验"、第9章"治疗能否降低危险度——理解临床试验的结果"，第10章"可信区间：单个研究或荟萃分析是否足够大"，以及第14章"伤害（观察性研究）"］。对于诊断研究，这就涉及计算**验前概率**（pretest probability）以及在试验结果的基础上计算**验后概率**（posttest probability）（详见第16章"诊断过程"、第17章"鉴别诊断"、第18章"诊断试验"）。对于预后研究，则需要判断发生不良事件的风险以及预测的精确性（详见第20章"预后"）。

　　理解了研究结果后，接下来我们需要对证据进行适用性评价（图1-1），并提出第三个问题：如何将研究结果应用到具体患者身上？这个问题包括两个部分：首先要考虑研究结果能否推广（或者说个体化）到"我"的患者身上？例如，当实际患者和研究对象

图1-1

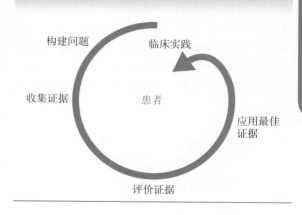

利用医学文献为患者提供最佳诊疗方案的流程

构建问题　　临床实践

收集证据　　患者　　应用最佳证据

评价证据

差异较大时，将会削弱我们预估治疗效果的把握。接下来需要考虑该研究结果对患者是否有意义？是否包涵了患者－重要结局（patient-important outcomes）指标？是否充分权衡了该方案与替代方案的**获益**（benefit）、**风险**（risk）及**负担**（burden）？

　　通常情况下，一篇包含有荟萃分析的严谨的系统综述（详见第22章"系统综述和荟萃分析的过程"）会评价纳入研究的偏倚风险，综合所有研究的结果，并给出估计的可信度（详见第23章"理解和应用系统综述和荟萃分析的结果"）。除此之外，系统综述还会给出推荐，来指导如何将证据应用到临床中。这样的推荐是基于证据的真实性，并充分考虑了患者的价值观与偏好（详见第26章"如何使用患者管理推荐意见：临床实践指南和决策分析"）。在讨论系统综述和指南时，我们引入了"**证据推荐评估、开发与评价分级标准**（Grading of Recommendations Assessment, Development and Evaluation, GRADE）"，来总结证据并制定指南，这是近年来循证医学的又一重大进展（详见第23章"理解和应用系统综述和荟萃分析的结果"，以及第28章第1节"评估推荐的强度：GRADE方法"）。

　　应用证据的最后一步是临床实践（图1-1），此时需要与患者共同讨论以制定诊疗

决策（详见第27章"决策与患者"），这也是循证医学实践中的关键环节。

本书每个部分的前几章都力求简明扼要。从教学的角度来看，学习阅读文献方法的医学生、住院医生或其他卫生专业人员均可以将这些核心章节作为教材。这些章节也适用于有继续教育计划的执业医师和其他临床工作者。

二、进阶内容

除了基础知识，此书还包含了一些进阶内容（advanced topics），这对想要深入学习和实践循证医学的医生来说可能会有吸引力。这部分内容主要针对的是治疗、危险因素、诊断及预后相关的核心问题。如果读者对核心章节中提出的某个主题感兴趣，并想进一步探究的话，很可能会发现其他章节涉及了同一个问题。例如，你对**替代结局**（surrogate outcomes）（治疗）、**疾病谱偏倚**（spectrum bias）（诊断）、**固定效应模型**（fixed-effects model）**和随机效应模型**（random-effects model）（系统综述）感兴趣，就可以根据提示查阅有关章节（第13章第4节"替代结局"、第19章第1节"疾病谱偏倚"、第25章第1节"固定效应和随机效应模型"）。

上述进阶内容可以帮助读者加深对研究方法、统计学问题以及结果的理解。本书特意为循证医学教育者撰写了这部分内容。部分进阶内容读起来像是指导小组讨论或病房教学的教材，这并不奇怪，因为本书就是在小范围互动的模式下成书的。事实上，我们所在的循证医学工作组（Evidence-based Medicine Working Group）已经撰写了一系列文章讨论小组教学所遭遇的挑战，其中5篇发表于《Canadian Medical Association Journal》[1]，另有5篇发表于《Journal of General Internal Medicine》[2]。

病房和门诊使用本书的经验，以及对本书前两版的反馈业已证实，这本书非常适合志在实践循证医学的临床工作者阅读和学习。

吴　东　李　剑　译

张　渊　谢　锋　审

参考文献

1. Wyer PC, Keitz S, Hatala R, et al. Tips for learning and teaching evidence-based medicine: introduction to the series. CMAJ. 2004; 171 (4)：347-348.
2. Kennedy CC, Jaeschke R, Keitz S, et al. Evidence-Based Medicine Teaching Tips Working Group. Tips for teachers of evidence-based medicine: adjusting for prognostic imbalances (confounding variables) in studies on therapy or harm. J Gen Intern Med. 2008; 23 (3)：337-343.

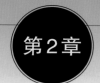
第2章

什么是循证医学

Gordon Guyatt，Roman Jaeschke，Mark C.Wilson，Victor M.Montori，and W.Scott Richardson

内容提要

循证医学的三个基本原则

综合最佳证据

评价证据可信度

临床决策单靠证据是不够的

循证医学、临床技能及人文精神

循证医学面临的新挑战

循证医学（evidence-based medicine）致力于协助医务人员认真履职，为身体、心理或社会健康受损的患者服务，以（有时）解除或（经常）减轻他们的病痛。循证医学要求医务人员了解和掌握临床研究证据。就医疗决策而言，循证医学的目的是寻找最佳证据并应用于临床实践。

循证医学的核心思想是对患者照料和尊重。如果医生思维方法不正确，忽视或错误地理解研究证据，受害的无疑是患者。在日常诊疗工作中，循证医学的实践者力求清晰、完整地理解证据，并与每一位患者充分沟通，以确保医疗决策符合他们的根本利益。循证医学要求医生理解证据的不确定性与患者所处的困境和偏好之间的相互作用。本章将介绍循证医学如何实现上述目标，并探讨循证医学的本质。

一、循证医学的三个基本原则

循证医学包涵了三大原则。首先，高质量的临床决策应基于现有最佳证据，其中最理想的是系统综述。其次，循证医学认为应当确定证据的可信度，即我们在多大程度上可以相信关于诊断试验、治疗干预和患者转归的研究结果？最后，临床决策单靠证据是不够的，必须权衡不同诊疗策略的获益、风险、负担和成本，还要考虑个体患者的困境（predicament）、**价值**（value）和**偏好**（preference）[1]。

1. 综合最佳证据

1992年，Antman等在一篇文章中比较了心肌梗死患者的两种治疗策略：①专家意见；②同时期的研究证据[2]。图2-1和图2-2以"**森林图**"（forest plots）的形式展现了该研究的结果。图2-1是关于溶栓治疗，图2-2是关于利多卡因抗心律失常治疗，均系多个研究的汇总分析。图2-1和图2-2的中央垂直线代表**比数比**（odds ratio，OR）为1.0（治疗无益也无害）。和其他森林图一样，横线上的黑点代表对疗效的最佳估计（通常是单个研究，但本图中是多个研究的汇总），贯穿黑点的横线代表95%**可信区间**（confidence interval，CI）。

图中"患者"列所代表的是"年份"列定义的时间内开展的所有**随机对照试验**（randomized clinical trials，RCTs）中纳入的受试者总数，这也是我们命名此类研究为累积荟萃分析（cumulative meta-analyses）的原因。从两个图中我们可以发现，早期开展的RCT研究纳入的受试者数量较少，可信区间较宽，但随着新研究的样本量增加，可信区间逐渐缩窄。

早期的溶栓研究共计10项临床试验，2500多例患者。数据显示溶栓治疗可以降低心肌梗死患者的病死率，但是可信区间仍然较宽，说明这一结果还有相当的不确定性。之后发表的包含6000多例患者的30项临床试验中，病死率下降约25%，而且可信区间明显变窄，提示该结果有较强的说服力。

尽管支持溶栓治疗的证据十分有力，但后续仍然开展了很多同类研究，共纳入约40000例患者，其中半数患者（对照组）无法从溶栓治疗中获益。这些研究真的有必要做吗？

在图2-1和图2-2的右侧，我们列出了研究证据同时期的综述及教科书中的指导意见，也许可以回答上述疑问。在溶栓研究得出明确结论后的10年里，专家们就这一问题的意见仍不统一：许多人依然反对溶栓治疗，或根本未提及该治疗。专家共识较循证医学证据落后了10年，这对没能接受溶栓治疗的心梗患者造成了多大的损害，是不言而喻的。

图2-2则是一个更加令人不安的故事。这项荟萃分析表明，没有任何RCT研究证明心梗后预防性使用利多卡因可以降低死亡风险。事实上，**点估计**（point estimate）甚至表明用药后病死率增加。尽管同时期专家意见存在严重分歧，在不利的研究证据逐步积累的20年间，多数教科书和综述却仍然推荐在心梗

图2-1

急性心肌梗死的溶栓治疗

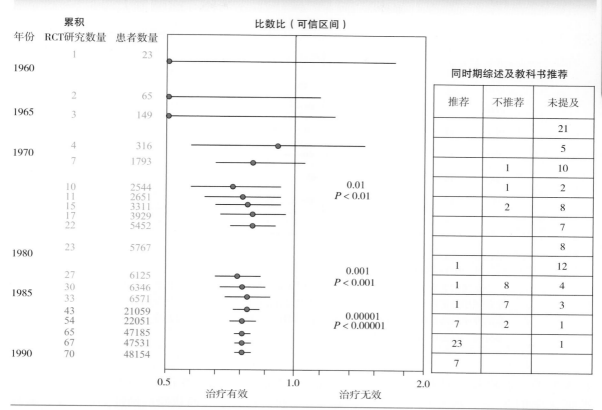

同时期综述及教科书推荐		
推荐	不推荐	未提及
		21
		5
	1	10
	1	2
	2	8
		7
		8
1		12
1	8	4
1	7	3
7	2	1
23		1
7		

注：RCT，随机对照试验。

这是关于心肌梗死溶栓治疗的累积荟萃分析。中间垂直无效线表示风险比等于1，点表示最佳点估计，穿过点的横线表示95%可信区间。图表左边的数字代表RCT总数及纳入患者总数。

早期研究结果的可信区间大多较宽，10项临床试验的荟萃分析表明溶栓治疗可以降低死亡风险，但疗效并不肯定。30项临床试验的荟萃分析得出了更可靠的结论（溶栓有效）。尽管如此，此后陆续仍有超过40000例患者参加了同类临床试验。原因何在？

图表右侧展示了同时期综述及教科书的推荐，包括接受治疗、不接受治疗或未提及。这里我们可以发现两个关键点：①同时期专家意见存在分歧；②专家意见比临床研究证据落后了10年。

改自Antman等的文章[2]。

患者中预防性应用利多卡因。

不难看出，专家意见或教科书的推荐往往会明显滞后于研究证据。原因何在？这是由于系统综述和荟萃分析在20世纪80年代晚期才开始涌现。如果专家们那时可以看到这些森林图（forest plot）所展示的证据，也许他们就能提早推荐溶栓治疗并提早摒弃预防性利多卡因。事实上如果按照循证医学的原则，即减少对生物学原理（biological rationale）的依赖而更加重视实证研究（empirical evidence）（详见第3章"循证医学和认识论"），专家们可能从一开始就不会使用利多卡因。

合理的临床决策必须建立在对现有最佳证据的系统性总结上。否则，医生（专家或非专家）就容易被他们的个人经验或无

图 2-2

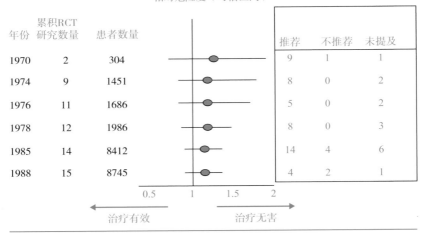

急性心肌梗死中的预防性利多卡因治疗

注：RCTs，随机对照试验。

这张图展示了有关预防性使用利多卡因预防心肌梗死后死亡的累积荟萃分析。这个领域始终都没有治疗获益的证据，虽然也没有证据表明治疗有害。尽管如此，同时期的专家仍然在推荐预防性利多卡因治疗。同样的，和图 2-1 一样，专家意见也存在许多分歧。改编自 Antman 等的文章。

代表性的、低质量的证据所主导。这就是循证医学的第一个基本原则。当然，这也给我们提出了一个新的问题：如何识别最佳证据？

2.评价证据可信度

关于诊断、预后、治疗的最佳证据总结，分别为我们提供了如何解释检查结果、怎样预测预后，以及理解不同治疗策略所带来的影响。某些情况下，这些证据是可靠的，我们因此可以非常有把握地将这些有关诊断、预后和治疗效果的证据应用于临床诊疗。而在其他情况下，局限的证据只能带来不确定性。循证医学恰恰能指导我们识别不同的情况，更好地把握证据的可信度（confidence）。

历史上，循证医学曾经通过"**证据等级**"（hierarchy of evidence）这一概念来解决"什么是最佳证据"的问题，其中最重要的是关于治疗干预的证据等级（图 2-3）。关

于诊断和预后另有不同的证据体系加以评价。在关于诊断试验准确性的研究中，最高等级的研究应当满足以下条件：①纳入诊断未明的患者；②采用盲法来评价不同的诊断试验；③采用**金标准**作为对照（详见第18章"诊断试验"、第20章"预后"）。对预后来说，前瞻性的**观察研究**（observational study）最能够准确反映特定时段内**暴露**（exposure）和**预后**（outcome）之间的关系，因而在预后研究的证据等级中处于最高层。

回到关于治疗干预的证据等级理论，我们可以看到，循证医学将医生个体的非系统性观察置于最低级，反映了人类直觉的局限性。医生基于生理学理论做出的推断常常是正确的，但毋庸讳言有时也会犯灾难性错误。因此，在循证医学的证据等级中基础研究仅处于临床观察之上。以**患者－重要结局**（patient-important）为导向的观察性研究，

以及随机对照试验依次构成了上面的两个等级。

迄今为止提及的所有证据都是患者群体的概括总结。将群体性研究结果应用于个体患者不可避免地存在一定局限性。传统的多个患者疗效研究采用一系列方法来控制偏倚，相同的策略也可用于单个患者研究，以防止出现误导性的结果[4]。在单病例随机对照研究（N-of-1 clinical trial）中，患者和医生对于接受干预或是安慰剂都是未知的。在治疗的每个阶段，患者都可以对药物的不良反应进行定量评分。同时试验继续进行，直至患者和医生都能得出结论：治疗是否有益[5,6]。一个单病例随机对照研究可以为个体患者提供有关疗效最确切的证据，因此处在证据等级的最高层。令人遗憾的是，这类研究目前仅限于那些用药后效果迅速出现、停药后效果很快消失的慢性病，并且可能受到多种制约。

图 2-3

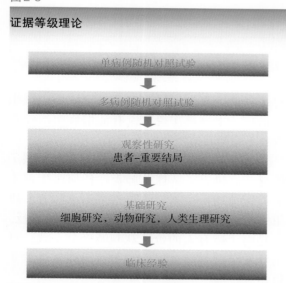

证据等级理论

注：循证医学的目标是给予每个患者最优的个体化诊疗方案。证据等级包括：①位于证据金字塔顶端的是单病例随机对照试验；②其次是传统的多病例随机对照试验；③接下来是观察性研究，应选取那些患者重视的结局指标作为研究对象；④最后，如果确实没有相关的临床研究，基础科学的研究结果也可供参考。但将基础研究的结论应用于临床时，应非常谨慎；⑤临床经验（无论是个人的、同事的还是专家的）位于证据金字塔的最底端。

因此，我们仍然不得不依赖于针对其他患者的研究，并应用于自己的患者。

这个等级当然不是绝对的。目前已经提出了一个更复杂的证据质量及推荐等级系统。该系统由**证据推荐评估、开发与评价分级标准**（Grading of Recommendations Assessment, Development and Evaluation，GRADE）拟定，为**临床实践指南**（clinical practice guideline）而设计[7,8]。表2-1总结了这个评价系统的基本框架。GRADE评价系统需要对相关证据的可信度（或证据质量）进行评价，包括高、中、低或者极低。和前面提到的证据分级方法一致，在GRADE评估体系中，随机对照试验相比观察性研究有更高的可信度。但是，如果这些随机试验的设计或实施存在严重的问题（即偏倚风险），研究结果**不精确**（imprecise）、**不一致**（inconsistent）或**间接的**（indirect）（例如我们的实际研究对象和目标人群并非一致，详见第13章第4节"替代结局"），或怀疑存在**发表偏倚**（publication bias）（详见第23章"理解和应用系统综述和荟萃分析的结果"），我们就有理由怀疑这类研究的可信度。而如果一组研究存在上述多种局限性，其可信度就是低甚至是极低的。

同样的，如果某些观察性研究的设计和实施都较严谨，显示出的疗效足够显著并且一致，GRADE评价体系也会给出中等甚至高可信度的评价。例如，对于胰岛素对糖尿病酮症酸中毒的疗效，或是退行性髋关节骨关节炎接受髋关节置换术的效果，仅凭观察性研究证据就获得了强烈的推荐。

循证医学为医生提供了一个解决临床难题的清晰流程。医生应当努力寻找最高质量的证据，以此来指导临床决策。尽管证据有时可信度不高——可能是某个医生非系统性的观察结果，或是一个与治疗机制间接相关的生理学研究——但证据毕竟还是存在的。相反，任何没有证据支持的治疗方法往往是欠妥的。

表2-1

可信度评价标准

研究设计	可信度	更低	更高
随机对照试验	高	设计有偏倚风险 −1 严重 −2 非常严重	
	中等	方法或结果不一致 −1 严重 −2 非常严重	效果显著 +1 显著 +2非常显著
	低	间接证据 −1 严重 −2 非常严重	
		结果不精确 −1 严重	剂量效应 +1存在
观察性研究	极低	−2 非常严重 发表偏倚 −1 可能 −2 非常可能	

注：减号和加号分别代表降低或升高证据的可信度。1代表将评价升高或是降低1个等级（例如，从中等到高或从高到中等）；2代表将评价升高或降低2个等级（例如，从低到高或从高到低）。

3. 临床决策单靠证据是不够的

首先，让我们假设有这样一位罹患终末期癌症的女性，正遭受慢性疼痛的折磨。她已经接受了命运的安排，料理了自己的事务并向亲友道别。她希望仅接受舒缓医疗。此时，她感染了重症肺炎链球菌肺炎。诚然，医学早已充分证明了抗生素对链球菌肺炎有效；但这并不意味着，这位患者就应该接受抗生素治疗。她的价值观判断（value）——综合考虑她的身体状况、社会环境和人生信念——倾向于不接受抗生素治疗。

再想象一位严重痴呆的85岁老年男性，难以用语言交流，无亲无故，在痛苦与不适中度过每一天。他同样患有肺炎链球菌肺炎。该患者是否应该使用抗生素治疗，不同医生可能持有不同看法；有些人会认为放弃治疗对患者最为有利，另一些人却会认为应该积极治疗。本例再次说明，有证据表明治疗有效并不意味着应当实施该治疗。

还有一位30岁的青年女性，是两个孩子的母亲，也患了链球菌肺炎。任何医生都不会质疑使用抗生素。不过这并不意味着，决策过程中没有任何有关**价值观**的考量；相反，正是由于所有人的价值观判断充分一致，且治疗的获益远超过风险，才使得临床决策变得相对简单。

作为医生，我们希望了解患者的价值观与偏好，即当一位患者针对特定情况做出决定时，其目标、期望、倾向和信念的集合，以及可能的预后。对获益与风险的量化与评估是循证医学的核心原则，正是这样详尽而周到的考察，将原本暗含于医疗决策过程中的价值判断从"幕后"带到了"台前"。

尽管医学界已意识到患者的价值观在临床决策中发挥着重要作用，但对于如何确保做出的决策充分符合患者以及（某些场合下）社会公众的价值观，却依然知之甚少。如何建立有效机制，帮助患者与医生共同做出符合患者的利益与价值观的医疗决策，始终是循证医学领域的研究热点。对此话题，将在本章的最后一节中进一步探讨。

接下来，我们将探讨一些除循证医学外，临床医生应该掌握的、有助于其为患者提供最佳服务的技能，以及这些技能与循证医学之间的关联。

二、循证医学、临床技能及人文精神

在总结循证医学实践所需的技能基础上，框2-1强调了循证医学如何补充、完善传统的临床医学。有一次，本书的一位作者（重症医学专家）在一次重要的演讲前夕，发现自己的嘴唇上长了水疱。他对此感到很担心，想知道是否应该服用阿昔洛韦，于是他花了半个小时搜索和评价最高质量的证据。然而，当他向妻子（一位经验丰富的牙科医生）谈及自己对应用阿昔洛韦的疑虑时，她却说："亲爱的，这并不是单纯疱疹。"

框2-1 为了将循证医学的效果最大化，医生应具有的知识与技能

- 诊断疾病的能力
- 深入的背景知识
- 有效的检索技能
- 有效的批判性评价技巧
- 确定与理解各种治疗方案的获益与风险的能力
- 对生理机制的深入了解，使其能将证据应用于个体患者
- 全面理解患者处境所需要的敏感性与沟通技巧
- 能够理解患者的价值观，并能与患者一同制定医疗决策

这个故事说明，做出正确诊断是检索和应用治疗证据的前提。做出诊断之后，临床

医生通常依据自己的经验与相关知识来确定治疗方案。此时，医生可以搜索和评价关于这些治疗方案优劣的最佳证据，并用来指导治疗。

在应用证据时，医生依赖其专业技能来确定证据的适用性。医生必须判断治疗上的差别（例如，当地医院的外科水平或患者依从性）或患者的个人特征（如年龄、基础疾病或其独特的处境）在多大程度上可能影响对于获益与风险的评估。

我们发现，这些技能中的一部分——对患者独特困境的敏感性以及共同决策所需的沟通技巧——常常被忽视了。然而我们坚信，这些技能实际上是循证医学的核心要素。理解患者独特的体验十分重要，这就要求医生具有更高级的临床技能，包括倾听（listening）与关爱（compassion）的能力。对某些病例而言，将患者的价值判断纳入医疗决策，意味着充分探究治疗方案的获益、风险和不便。对于某些问题，患者的家庭也应参与讨论；但对于另一些问题——例如，与老年患者讨论是否进行前列腺癌筛查时，让患者家属参与讨论则可能不符合文化习惯（culture norm）。

某些患者可能不愿意直白地讨论获益与风险。他们不希望承担在他们看来是过度的、难以承受的决策责任。在这种情况下，医生应当运用自己的洞察力，以确保医疗决策与患者的价值观和偏好相一致，同时在患者愿意在何种程度上参与医疗决策保持敏感。

三、循证医学面临的新挑战

忙碌的医生，尤其是尚未熟练掌握循证医学技能的年轻医生，常常会感到时间过少，并认为这是践行循证医学的最大挑战。无法便捷地获取各种资源可能是导致这些困难的原因之一。幸运的是，信息技术的进步日新月异，至少使得高收入国家的医生现在有丰富的途径获得大量的循证信息。同时，科技

创新也在日益加速（详见第5章"寻找当前最佳证据"）。

然而，即使一名医生能够获得证据，也并不能确保自己具有践行循证医学所需的其他技能，包括：①提出临床问题；②寻找最合适的资源；③评价证据的可信度；④将这些结果应用于临床决策。尽管学习这些技能要花费时间，但却事半功倍，日后高效的临床实践会证明付出必有回报。

确保治疗方案与患者的价值观与偏好一致，是循证医学实践面临的另一个挑战。在时间有限的环境中，如何确保患者按照他们想要的方式与程度参与临床决策，如何确保做出的决策反映他们的需求和愿望？循证医学的领导者们正在直面这些挑战，并取得了一定的进展。

本书主要探讨个体患者的医疗问题。此外，循证医学方法还被应用于其他层面的决策，如制定医疗保险政策、提供公共卫生服务及医院管理等。在每一个领域，应用循证医学都有助于实现一个主要目标，即如何从有限的资源中获得最大的健康收益。

在公共政策领域，不同的价值观判断相互碰撞将带来比个体患者更大的挑战。应当如何变革我们的医药卫生体系？是应该在现有的医疗资源下改变资源分配方式，还是应该扩大医药卫生服务的规模？后者意味着可能会增加部分个人和机构的税费负担。我们是否可以通过干预社会经济因素来改善公众健康？大量观察性研究表明，相比于医疗保健服务水平，社会经济因素对公众健康的影响更大。我们应如何处理这样的矛盾冲突——对个体患者而言的最佳选择，却未必对其所属的社会最有利？在以循证医学为基础的公共卫生政策制定中，关于此类问题的辩论始终处于核心位置。这些讨论亦将对个体患者的医疗决策有所助益。

吴　东　李　剑　译

张　渊　谢　锋　审

参考文献

1. Napodano R. Values in Medical Practice. New York, NY: Humana Sciences Press; 1986.

2. Antman EM, Lau J, Kupelnick B, Mosteller F, Chalmers TC. A comparison of results of meta-analyses of randomized control trials and recommendations of clinical experts: treatments for myocardial infarction. JAMA, 1992, 268 (2)：240-248.

3. Nisbett R, Ross L. Human Inference. Englewood Cliffs, NJ: Prentice-Hall; 1980.

4. Guyatt G, Sackett D, Taylor DW, Chong J, Roberts R, Pugsley S. Determining optimal therapy-randomized trials in individ-ual patients. N Engl J Med. 1986; 314 (14)：889-892.

5. Guyatt GH, Keller JL, Jaeschke R, Rosenbloom D, Adachi JD, Newhouse MT. The n-of-1 randomized controlled trial: clinical usefulness: our three-year experience. Ann Intern Med, 1990, 112 (4)：293-299.

6. Larson EB, Ellsworth AJ, Oas J. Randomized clinical trials in single patients during a 2-year period. JAMA, 1993, 270 (22)：2708-2712.

7. Guyatt GH, Oxman AD, Kunz R, Vist GE, Falck-Ytter Y, Schuünemann HJ; GRADE Working Group. What is "quality of evidence" and why is it important to clinicians? BMJ. 2008; 336 (7651)：995-998.

8. Balshem H, Helfand M, Schuünemann HJ, et al. GRADE guidelines, 3: rating the quality of evidence. J Clin Epidemiol, 2011, 64 (4)：401-406.

9. Montori VM, Guyatt GH. Progress in evidence-based medi-cine. JAMA, 2008, 300 (15)：1814-1816.

10. Stiggelbout AM, Van der Weijden T, De Wit MP, et al. Shared decision making: really putting patients at the centre of health-care. BMJ, 2012, 344：e256.

第3章

循证医学和认识论

Benjamin Djulbegovic，Gordon Guyatt

内容提要

包括**循证医学**（evidence-based medicine）在内的所有科学研究，主要任务都是探讨什么样的知识可以作为证据，如何获得证据，以及如何应用证据（认识论）。本章从循证医学的角度来讨论这些问题，进一步阐述第1、2章涉及的内容。重点是介绍循证医学的三大基本原则（详见第2章"什么是循证医学"）。

一、什么是证据

关于"证据"的定义，哲学家们的观点并不一致[1]。英文单词"evidence"在不同的语言中所对应的词也不一样，使问题更为复杂。一些人认为它是"证明"（proof）、"事实"（fact）或者"知识"（knowledge）的同义词。

很多哲学家将证据（evidence）定义为"信念的基础"（grounds for belief）[1]，即支持某种观点或信念的依据[1,2]。因此，客观事件或主观症状（如疼痛、乏力或恶心）都可以作为证据用以增强（或削弱）对某一断言的信心[1,2]。因此，"证据"这一概念并不属于某一特定的认识论，而是广泛意义上的解决问题和做出决策的理性基础。

循证医学关于"证据"的定义是宽泛的：任何对患者躯体症状或精神状态的经验性观察均构成潜在的证据，并不要求必须通过系统方法获取这些资料。因此，单个医生对于患者的非系统的观察是证据的一个来源。患者的主诉，例如乏力或疼痛，亦可以作为证据。包括基础研究和临床试验的结果，这些都是证据的来源。

二、得出结论要基于所有最可信的证据

大多数哲学家主张，证据（evidence）与论证（justification）这两个概念是密不可分的。论证，指的是根据证据的可靠性来证明某个观点是否合理、可信。这种观点被称为**证据主义**（evidentialism）[4]。不可否认的

是，同样的证据常常会得出不同的结论。此时，人们就倾向于选择支持自己观点的证据，而观点的差异是非常普遍的，有时还很显著。

循证医学虽然承认对证据的解释不可避免地存在主观性，但始终坚持认为证据是不同理性观察者之间达成一致的核心要素[1,2]。哲学家们也发现，探求真理最好的方法是审视所有证据[5]，而不是选择性地支持某一方面的证据[6]。这是循证医学的核心原则和立场，即本章所要论述的循证医学的第一原理（框3-1）[2]。在实践中，这意味着我们的推断（和决定）应当基于干预效果的系统综述（例如，高质量的全部相关证据的汇总），Cochrane协作组（考科兰协作组）就是很好的体现[7]。

框3-1　循证医学的认识论原则

1. 追求真理最好的方法是完整地审视证据[5]，而不是仅选择支持某一特定观点的证据。仅选择很有限的一部分证据，就可能失去证据的代表性和精确性。
2. 并非所有证据都同样可信，需要运用循证医学方法来判别证据的可信度。
3. 证据是做临床决策的必要条件但不是充分条件，决策过程中经常还需要患者的价值观判断和偏好判断。

循证医学认为对一个命题的相信程度取决于我们对相关证据的信心[2]。只有通过严谨的科学研究得到的证据才可信。因此，我们只能相信那些建立在可信证据之上的命题，即信赖主义（reliabilism）[8]。

随之产生的问题是，我们如何判断一项科学研究是否严谨（什么决定了证据的可信度）？循证医学对这一问题有非常详细的解答，其前提是可信的证据才是通往"真理"的桥梁[2]。这是循证医学第二原则的哲学基础：并非所有证据都有同样的可信度，证据是分等级的（框3-1）。本书提供了判断证据可信度的指导方法（第2章"什么是循证医学"和第23章"理解和应用系统综述和荟萃分析的结果"）。

三、实证证据与理论

科学是否应该只观察可观察的世界？除此之外，理论建构本身有无价值？这一直是认识论的核心问题之一。正是坚持证据的可信性这一原则，循证医学在当代临床实践及医学教育中才获得了今天的地位[2]。须知，医学文献中充斥着看似吸引眼球实则很不可信的研究结果（见11章第2节"令人吃惊的随机试验结果"）。因此，有人认为理论对于循证医学来说是次要的，应当把重心放在经验性观察上，尤其要在真实世界里进行可靠的观察。

这样的看法是片面的。循证医学并不排斥理论，但是要求该理论必须经过严格的检验。也就是说，在循证医学中，理论的价值并不在于描述世界，而是为了更精确地预测观察结果。

循证医学鼓励对于理论的质疑，同时也鼓励质疑缺乏必要理论基础的经验性观察[2]。本书有很多案例表明，一旦出现可信而强有力的反证，一些流行理论很快就被摒弃。例如，维生素的抗氧化作用在理论上有助于减少癌症和心血管事件，这一观点也曾得到观察性研究的支持。然而当大规模的、严格实施的**随机试验**（randomized trial）证明补充维生素并不能使患者获益时，该观点很快就被大多数医生所摒弃。另一方面，当代顺势疗法（homeopathy trials）受到质疑的部分原因，在于学术界认为其理论基础薄弱，这说明理论在循证医学中仍有一席之地[2]。

上述基于认识论的简短考察，旨在说明循证医学的基础是有关科学证据的经典的哲学理论[2]。然而，循证医学并不是一种科学的或哲学的认识论，它是为最佳临床实践而服务的。这就引出了循证医学的第三原则：在为个体和群体患者解决问题和做出决策的过程中，证据是必要条件，但不是充分条件（框3-1）。

四、证据是临床决策的必要而非充分条件

如上所述，对于证据或信息的渴求催生了循证医学[9]，以指导临床决策和解决问题。但是，循证医学中，"结论"和"决定"的含义不同[10]。判断结论的真实性是依靠形式化的推理，而决定则涉及特定环境下特定行为所产生的结果。人们在情感、认知或分析评价水平上处理行为产生的结果。现代认知科学认为，人的决策过程可以分为两种类型：①1型决策过程是基于直觉而自动生成的，决策迅速，通常是叙述性的，受以往经验和情感影响；②2型决策过程则依靠分析，相对缓慢，往往诉诸口头语言、逻辑推理和概率计算[11]。

1型和2型决策过程可能都参与了最终决策。例如，两位终末期癌症患者，均受到慢性疼痛的折磨，生活质量很差。但在发生重症肺炎时，他们可能会做出不同的选择。他们都知道有可信的证据表明治疗可以降低肺炎的并发症发生率和病死率，但其中一位可能选择接受抗生素治疗，另一位却可能放弃，因为她已经接受了终末期病程这一事实，已实现了余生的心愿，故选择接受缓和医疗。两个决定都需要全面的考量，包括与亲属商议。

五、结论

因为循证医学提出理论、证据和知识之间有特定的关联，其理论基础可以理解为通过获得和评估证据以获取知识。但是循证医学并不提出医学知识理论或持有固定的认识论立场。从认识论的角度可以将循证医学定义为：通过1型和2型决策过程权衡利弊，并保证人群和个体基于所有最可信的证据做出决定的一套原理和方法。

袁　晶　吴　东　译
张　渊　谢　锋　审

参考文献

1. Kelly T. Evidence. In: Zalta E, ed. The Stanford Encyclopedia of Philosophy. Fall 2008 ed. http: //plato. stanford. edu/archives/fall2008/entries/evidence. Accessed June 26, 2014.

2. Djulbegovic B, Guyatt GH, Ashcroft RE. Epistemologic inquiries in evidence-based medicine. Cancer Control, 2009, 16 (2) : 158-168.

3. Dougherty T. Introduction. //Dougherty T, ed. Evidentialism and Its Discontents. Oxford: Oxford University Press, 2011 : 1-14.

4. Feldman R, Conee E. Evidentialism. Philos Stud, 1985, 48 : 15-34.

5. Good IJ. On the principle of total evidence. Br J Philos Sci, 1967, 17 (4) : 319-321.

6. Wittgenstein L. Tractatus Logico-Philosophicus. London: Routledge Classic, 1922.

7. The Cochrane Collaboration. http: //www. cochrane. org. Accessed June 26, 2014.

8. Goldman AI. Toward a synthesis of reliabilism and evidentialism? or: evidentialism's troubles, reliabilism's rescue pack-age. // Dougherty T, ed. Evidentialism and Its Discontents. Oxford, UK: Oxford University Press, 2011 : 254-280.

9. Pirolli P, Card S. Information foraging. Psychol Rev, 1999, 106 (4) : 643-675.

10. Tukey J. Conclusions vs decisions. Technometrics. 1960, 2 (4) : 423-433.

11. Stanovich KE. Rationality and the Reflective Mind. Oxford: Oxford University Press, 2011.

第4章

问题是什么

Gordon Guyatt，Maureen O.Meade，Thomas Agoritsas，W.Scott Richardson 和 Roman Jaeschke

内容提要

一、使用医学文献的三种情况

假设一位年轻的医学生，遇到一位新近被诊断为2型糖尿病的患者。她会问以下一些问题："什么是2型糖尿病？""为什么患者会有多尿？""为什么患者出现双下肢麻木疼痛？""该病有哪些治疗方法？"，这些问题与正常人的生理过程以及疾病的病理生理机制有关。经典的医学教科书（纸质版或网络版），都详细描述了疾病的病理生理以及流行病学相关内容，是回答这些**背景问题**（background questions）非常好的资源。与之不同，有经验的医生经常问的是一些**前景问题**（foreground questions），这就需要利用其他资源。正确构建一个科学问题，是循证医学非常关键但却没有得到广泛重视的技巧。下面介绍一些方法，可以帮助读者提高这一能力。

1. 更新重要的新证据

在坐公交车上班的路上，一位全科医学实习生正在用手机查看电子邮件。当看到来自EvidenceUpdates（http://plus.mcmaster.ca/EvidenceUpdates，图4-1）的每周文献订阅时，这位实习医生读到一篇题为"深度生活方式干预对2型糖尿病的心血管效应"文章[1]。这是一篇最近刚发表的文献，她的同事们认为该文既具有新闻价值，也非常实用。

不同年资的医生和这位实习医生一样，都经常遇到这样的问题："为了更好地治疗患者，最近有哪些重要的研究我应该及时更新？"医生通过参加查房、学术会议和阅读自己专业的医学杂志来解决这个问题。他们通过浏览和阅读文献来更新知识。

这种传统的方式被称为文献浏览模式。该模式有其局限性，主要是不够高效，有时甚至带来挫败感。原因在于很多文章临床相关性不强，没有价值或者不符合本书中所述的关键评价标准。更糟糕的是，研究的数量越来越多[2]，各类研究出现在大量不同的杂志上，需要评估其可信性[3]。循证医学为此提供了解决方法。

为及时更新自己专业领域的知识，最有效的方法是注册电子邮件订阅系统，例如EvidenceUpdates。这是一项免费服务，由研究人员每年筛选125本临床杂志的大约45000篇文章，并评估其方法学质量，由来自世界各地的医生团队进行临床相关性及新颖性评价[4]。你可以根据自己的专业信息需求来设置通知系统（临床专业和通知频率），平均每年获取可能会影响临床实践的20～50篇文章[5]。还有其他几个免费资源，都涵盖多学科（例如：*NEJM*

图4-1

通过电子邮件发送的EvidenceUpdates

EvidenceUPDATES
FROM THE BMJ EVIDENCE CENTRE

Dear Dr. Agoritsas:

New articles: colleagues in your discipline have identified the following article(s) as being of interest:

Article Title	Discipline	Relevance	Newsworthiness
Cardiovascular Effects of Intensive Lifestyle Intervention in Type 2 Diabetes. N Engl J Med	General Practice(GP)/Family Practice(FP)	7	6
	General Internal Medicine-Primary Care(US)	7	6
Comparison of different regimens of proton pump inhibitors for acute peptic ulcer bleeding. Cochrane Database Syst Rev	Hospital Doctor/Hospitalists	6	6
	Internal Medicine	6	6
Effects of Combined Application of Muscle Relaxants and Celecoxib Administration After Total Knee Arthroplasty (TKA) on Early Recovery: A Randomized, Double-Blind, Controlled Study. J Arthroplasty	Hospital Doctor/Hospitalists	6	4
	Internal Medicine	6	4
Corticosteroids for acute bacterial meningitis. Cochrane Database Syst Rev	Hospital Doctor/Hospitalists	6	4
	Internal Medicine	6	4

Journal Watch，http：//www.jwatch.org），还有针对某一专科的资源（例如：OrthoEvidence，http：// www.myorthoevidence.com）。

除文献订阅系统外，另外的更新专业领域内证据的方法是依靠二次研究循证医学杂志。例如，内科和全科医学相关的《ACP Journal Club》（http：//acpjc.acponline.org）会发表符合临床需求的高质量的文献**概要**（synopsis）。我们会在第5章详细介绍这些杂志，以帮助读者寻找目前最佳证据。如果读者愿意以邮件方式接收这些经过评价的证据，可能会增加工作效率。

一些专科（初级卫生保健和精神医学）和亚专科（心脏病学、肿瘤学、妇产科学）已经有自己专业的二次研究循证杂志，其他专科还没有。纽约医学会有卫生健康各学科的杂志列表（http：//www.nyam.org/fellowsmembers/ebhc/eb_publications.html）。如果读者的专业尚无此类杂志，可以用自己设置的标准（相关性和方法学质量）在目标专科和亚专科杂志筛选文章。学会这些技巧之后，读者会惊讶于只有一小部分的研究需要详细了解，而且可以非常高效地找到它们。

2. 解决问题

在诊治一例2型糖尿病患者时，有经验的医生可能会考虑以下问题，例如"新发2型糖尿病哪些临床特征或检测结果预示并发症的风险增高？""2型糖尿病患者需要药物治疗时，在血糖控制和减少长期并发症方面，二甲双胍是否优于其他药物？"临床医生提出这些有关如何照护患者的特定问题，然后可以通过查找文献来解决问题。

3. 提出背景和前景问题

如上文所述，我们把医学生们提出的第一类问题作为背景问题（background questions），而有关浏览证据和解决问题的第二类问题作为前景问题（foreground questions）。大多数情况下，医生需要在全面

充分理解背景问题的基础上，才能提出并解决前景问题。

有经验的医生在面对新的疾病或**综合征**时，有时也可能需要背景信息。例如中东呼吸综合征冠状病毒、一种新的诊断试验（例如分子诊断）或一种新的治疗方法［例如二肽基肽酶-4（DPP-4）抑制剂］。

图4-2展示了我们提出问题的演变过程，从提出背景问题的新手逐渐成为专注于前景问题的专家。本书中阐述了临床医生如何通过使用医学文献来解决前景问题。

图4-2

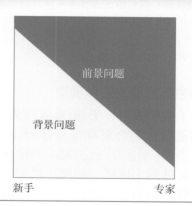

背景问题和前景问题

新手 专家

二、阐明你的问题

1. 结构：患者、暴露因素、结局

临床问题在思维结构中的现成形式是很难在文献中直接找到答案的。将问题分解成几个部分以便于证据查找是一项基本技巧。依据PICO框架可将治疗或**伤害**（harm）问题分解为4部分：①患者或人群；②干预或暴露因素；③比较因素；④**结局**（outcome）（框4-1）。预后问题可以使用两个结构：一个结构包含3个元素，即患者、暴露因素和结局；另一结构则关注危险因素（如年龄、性别），即可以影响预后的所有因素，包括暴露

因素（老年人或男性）、比较因素（年轻或女性）和结局。对于诊断试验，我们建议的结构是患者、暴露因素（诊断试验）和结局（标准）[6]。

框4-1　构建临床问题：PICO

患者或人群（patient or population）：研究对象是谁？
干预或暴露因素（intervention or exposure）：例如，诊断试验、食物、药物、外科手术、时间或危险因素。我们希望与之比较的治疗策略是什么？我们关心的可能有害的暴露因素是什么？
比较因素（comparitor）：对于治疗、预后或者伤害相关问题，须同时包含干预组或有害暴露组，以及与其相比较的非干预组或非暴露组。
结局（outcome）：我们关注的与暴露因素相关的结局是什么？我们也会关注结局对社会造成的影响，包括花费或资源利用。指定关注的时段也非常重要。

2.前景临床问题的五种类型

除了阐明人群、干预/暴露因素和结局，将问题进行分类会更有效。有5种基本的临床问题类型：①治疗：决定干预措施对于患者－重要结局（症状、功能、致残率、致死率和花费）的效应；②伤害：确定潜在危险因素（包括上述第1种类型治疗措施）对患者的重要临床结局的效应；③鉴别诊断：在具有特定临床表现的患者，确立各种不同疾病的频率；④诊断：评估诊断试验区分是否患有目标状态或疾病的能力；⑤预后：估计患者未来的疾病过程。

3.根据问题类型找到设计合理的研究

为了回答所提出的问题，必须找到设计合理的研究，故需要正确识别研究的类型。如果在**随机试验**中寻找诊断试验的信息，可能会一无所获。我们现在来回顾一下与上述5种临床问题相关的研究设计。

为了回答关于治疗方面的问题，我们应当去寻找随机试验，即受试者被随机（类似于扔硬币）分配到**实验组**（experimental group）或对照组/标准治疗组（见第7章"治疗：随机试验"）。研究者将受试者分配到治疗组或**对照组**（control group）后，随访受试者以观察其是否发生结局事件（如脑卒中或者心肌梗死）（图4-3）。当没有随机试验时，我们可以寻找**观察性研究**（observational studies），即根据医生选择、患者意愿，或偶然事件，而不是根据随机来决定患者属于干预组还是对照组（第6章"为什么研究结果会产生误导：偏倚和随机误差"）。

理想状态下，我们也希望通过随机试验来研究伤害。但是对于大多数伤害因素，随机分配患者既难以实现也不符合伦理。例如，不能对研究受试者说，我们将通过掷硬币来决定接下来20年他们是否应该吸烟。对于像吸烟这样的暴露因素来说，应当寻找观察性研究（队列研究或病例对照研究），尽管这类研究结果的可信度比随机试验要低一些（第14章"伤害：观察性研究"）。

图4-4描绘了常见的观察性研究设计，通过随访有暴露因素和没有暴露因素的患者达

图4-3

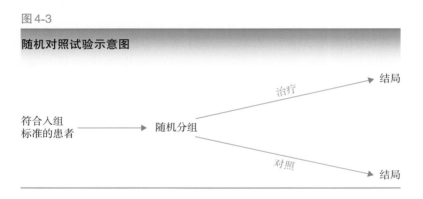

随机对照试验示意图

符合入组标准的患者 → 随机分组

治疗 → 结局

对照 → 结局

一段时间，观察其是否出现目标结局。对于吸烟，一个重要的结局就是肺癌。

对于鉴别诊断问题，我们需要另一种研究设计（图4-5）。研究者收集一组有相似临床表现的患者（例如无痛性黄疸、晕厥、头痛等），进行一系列全面检查，必要的话再随访一段时间。最终，研究者希望确定是哪种疾病导致每例患者出现了这些症状和体征。

评估诊断试验的研究需要另一种设计。研究者入选怀疑某病的患者（例如结核、肺癌或缺铁性贫血），称为目标疾病。这些患者接受一种新的诊断试验和一种**参考标准**（reference standard），也称**标准**（criterion standard）或**金标准**（gold standard）。研究者依据新的试验结果对患者做出诊断，并与金标准相比，以评价新试验的诊断能力（图4-6）。

最后一种类型是研究患者的预后以及影响预后的因素。研究者选择具备一定特征的一组受试者（例如孕妇、手术患者或癌症患者），他们具有或不具有某些可能影响预后的因素（例如年龄或**合并症**）。在预后类型的问题中，暴露因素是时间，研究者随访并观察他们是否出现目标结局，例如妊娠末期的产妇或新生儿出现不良事件、手术后心肌梗死或癌症存活（图4-7）。

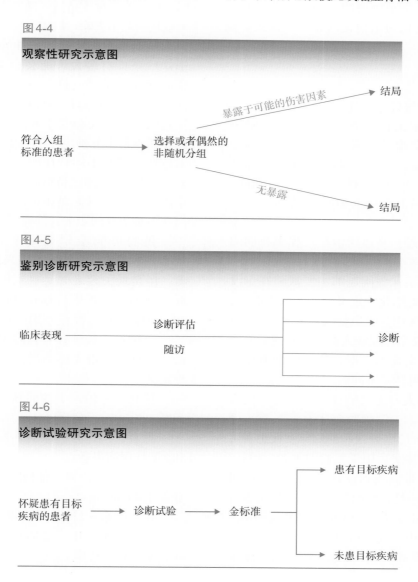

图 4-4

观察性研究示意图

符合入组
标准的患者 → 选择或者偶然的
非随机分组

暴露于可能的伤害因素 → 结局

无暴露 → 结局

图 4-5

鉴别诊断研究示意图

临床表现 —— 诊断评估 —— 随访 —— 诊断

图 4-6

诊断试验研究示意图

怀疑患有目标
疾病的患者 → 诊断试验 → 金标准

患有目标疾病

未患目标疾病

图 4-7

预后研究示意图

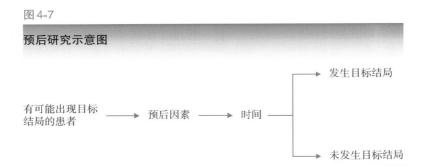

4. 阐明问题的 3 个示例

现在我们来举例说明，如何将非结构化的临床问题转化为结构化问题，以便更好地利用医学文献。

（1）糖尿病与目标血压

1 位 55 岁的白人女性患有 2 型糖尿病和高血压。其血糖应用二甲双胍控制良好，无其他并发症。为了控制高血压，她每日服用小剂量的噻嗪类利尿剂。6 个月期间，她的血压接近 155/88mmHg 的水平。

初始问题：高血压治疗过程中我们的目标血压是多少？

深入挖掘：该问题的主要缺陷在于没有对人群做更细化的定义。在不同人群中，例如患有糖尿病与未患糖尿病人群、患有 1 型糖尿病与 2 型糖尿病人群、合并或者不合并糖尿病并发症的人群，严格控制血压的获益大小很可能是不同的。

对患者人群定义的详尽程度是一把双刃剑。一方面，明确限定于某一人群（例如无并发症的 2 型糖尿病的中年女性患者），会使得到的答案适用于我们的患者。但是，我们会发现难以找到仅针对这一人群的研究。解决方法是，我们从定义某一特定患者人群开始，逐步去掉特定的限制来找到相关文献。本例中，我们可以按照"女性""中年""无并发症"和"2 型"这样的顺序来

逐一去除这些限制。如果我们怀疑无论是否患有糖尿病，最佳血压控制目标可能是相似的，而且有证据支持这样做的必要性，我们可以从问题中去除"糖尿病"。

从问题中去除限制条件的顺序，取决于这些条件有多大可能会影响治疗效果。我们建议去除"女性"，因为我们考虑男性与女性的最佳血压目标可能相似。同样，年轻人、中年人和老年人可能也相似（虽然我们不是十分确定这一点）。由于我们越来越怀疑具有不同特征的人群（伴或不伴有并发症、1 型和 2 型糖尿病、患糖尿病和未患病）最佳目标血压可能会有差异，我们就不希望在问题中去除更多的患者特征。

我们可能希望确定某一降压药物或者其他降压治疗作为感兴趣的干预措施。但是最关键之处是血压控制的最佳目标。例如，舒张压目标在 80mmHg 以下和 90mmHg 以下是否有差别。初始问题中的另一个缺陷，是没有对我们用以判断降压治疗目标的标准（感兴趣的结局）做出明确定义。

优化（可检索）的问题：关于治疗的问题

患者：不伴有糖尿病并发症的高血压和 2 型糖尿病患者。

干预/暴露因素：任何降压药物，目标舒张压 90mmHg。

比较因素：目标舒张压 80mmHg。

结局：脑卒中，心肌梗死，心血管病死亡率，总死亡率。

（2）短暂性意识丧失

1位既往体健但有重度饮酒史的55岁男性，因发作一次短暂性意识丧失被送到急诊室。发病当晚，他同往常一样喝了5听啤酒后准备上楼睡觉。接下来他能记起来的就是被儿子唤醒，儿子发现他躺在楼梯附近的地板上。患者意识丧失大约1分钟，之后2分钟有些意识模糊。他的儿子没有看到患者有肢体抽搐或大小便失禁。查体未发现明显异常；心电图正常，窦性心律，心率80次/分，无其他异常。血糖、血钠和其他实验室检查结果正常，血液酒精检测阴性。

初始问题：该患者是否应该接受全面的检查？

深入挖掘：初始问题让人感觉无从下手。其实，有很多类型问题的答案会影响我们对这例患者的检查策略。例如我们可以提出关于鉴别诊断的问题：如果我们知道这类患者最终诊断的概率，就可以重点考虑最常见的病因，而相对忽略最不可能的病因。

有关不同检查方法的特征的信息也会帮助我们做出决策。相较于那些更容易漏诊患病的患者和将原本没有问题的个体误诊为患病的检查，如果脑电图可以非常准确地帮助我们精确诊断癫痫发作，或者24小时动态心电图可准确检出心律失常，我们会更倾向于做这些准确的检查。

此外，我们还可以提出关于疾病预后的问题。如果这类患者通常预后良好，与预后不好的患者相比，做全面的检查就显得不那么迫切。最后，为了回答应该进行多么全面的检查这一问题，我们还可以进行随机对照试验，即入选与该病例相似的其他患者，随机分为全面检查组和对照组。

优化（可检索）的问题：关于鉴别诊断的问题

患者：出现短暂性意识丧失的中年男性。

干预/暴露因素：全面检查和观察随访常见和不常见的诊断。

比较因素：基本检查和观察随访

结局：潜在疾病的发生率，例如血管迷走性晕厥、癫痫、心律失常和短暂性脑缺血发作。

关于诊断的问题

患者：出现短暂性意识丧失的中年男性。

干预/暴露因素：脑电图。

结局：参考标准的判定（可能是长期随访）。

关于预后的问题

患者：出现短暂性意识丧失的中年男性。

暴露因素/比较因素：时间。

结局：并发症率（合并心律失常、癫痫发作、脑卒中或者严重事件）和发病当年死亡率。

关于诊断对患者的影响问题

我们可以认为这是一个类似于治疗研究的问题；因此批判性评价的方法也同样适用。

患者：出现短暂性意识丧失的中年男性。

干预/暴露因素：全面检查。

比较因素：基本检查

结局：并发症率和发病1年内病死率。

（3）鳞状细胞癌

1位60岁男性患者，有40年的吸烟史，出现咯血。胸片提示实质性肿物未侵犯纵隔，细针穿刺活检提示非小细胞肺癌。除了咯血，患者无其他症状，体格检查正常。

初始问题：在决定是否进行手术之前还需要做什么检查？

深入挖掘：这位患者患有非小细胞肺癌，他的病史、体格检查、胸片均没有提示胸腔内或胸腔外转移。但是，他会不会有隐匿性纵隔转移？会不会有胸腔外转移？为判断是否有纵隔转移，可以做纵隔镜或者胸部CT，根据结果再进一步检查。为判断是否有胸腔外转移，可以做头部CT、腹部CT和骨扫描，或者通过正电子发射断层扫描CT（PET-CT）来判断胸腔内或胸腔外转移。

在选择检查的过程中，我们试图希望影响什么结局呢？我们希望延长患者生命，但是他体内肿瘤的进展可能是决定他生存期最主要的因素，这一点并不会因我们的检查而改变。我们希望能够及时发现是否有隐匿性纵隔转移。如果有转移，说明癌症已经扩散，手术切除肺部肿瘤不太可能使患者获益。因此，在出现纵隔转移后，患者通常接受缓和一些的治疗方法，避免不必要的胸腔手术。

我们通过两种方式构建这个临床问题。人们可能会问PET-CT在判断转移时有多大用处？或者更明确一些，即关于诊断造成的影响（类似于治疗研究）：哪种检查方法可以帮助患者获得更好的结局？

优化（可检索）的问题：关于诊断的问题

患者：新诊断的非小细胞肺癌患者，无肺外转移证据。

干预因素：胸部PET-CT。

结局：纵隔镜发现癌症纵隔转移。

优化（可检索）的问题：关于诊断造成的影响问题

患者：新诊断的非小细胞肺癌患者无肺外转移证据。

干预因素：PET-CT。

比较因素：其他检查方法。

结局：不必要的胸腔手术。

利用医学文献来加以解决，并不是一件简单的事情。这需要对于患者诊治相关临床问题的深刻理解。本章中的3个示例展示了每位患者的情况都可能会引出许多临床问题，医生需要认真思考到底希望知道什么。脑海中要有清晰的问题结构：患者或人群；干预或暴露因素；结局。对于治疗或伤害相关问题，应设立对照组以转化成可回答的问题。明确需要解决的问题属于哪一类型：治疗？伤害？鉴别诊断？诊断？预后？这样不仅能够构建正确的问题，也有利于找到设计合理的研究。

仔细确定问题还有其他的好处：当某个研究的内容与自己的临床实践相关，但又和自己的患者存在重要差别时，医生不容易被研究所误导。例如，临床试验中，为评价试验组的治疗效果而需要设立对照组。如果不选用现阶段公认的最佳治疗方法，而采用安慰剂作为对照，该试验就会有很大的局限性。采用**替代结局**（substitute or surrogate endpoints）（例如骨密度）作为终点事件也会造成局限性，而通过明确界定的**患者－重要结局**（patient-important outcome）来作为终点事件（例如长骨骨折），则能减少这种局限性。假设你最关心的事件是避免患者肾衰竭进展至透析，那么你对所谓的**复合终点**（composite endpoints）（进展至透析或血清肌酐水平升高两倍）就会持审慎态度。这不代表着我们需要完全否定这些研究结果，但是明确所要解决的临床问题有利于将研究结果批判性地用于临床诊疗。

仔细考虑和定义问题最关键的获益，在于高效检索文献来找到当前最好的证据（第5章"寻找当前最佳证据"）。构建一个问题，并且找到设计合理的研究来回答这个问题，有助于高效查找和利用文献资源，并提升以循证医学为基础的临床实践能力。

三、结论：确定问题

构建一个可检索和可回答的问题，然后

袁　晶　吴　东　译

张　渊　谢　锋　审

参考文献

1. Wing RR, Bolin P, Brancati FL, et al. Look AHEAD Research Group. Cardiovascular effects of intensive lifestyle intervention in type 2 diabetes. N Engl J Med, 2013, 369 (2) : 145-154.

2. Bastian H, Glasziou P, Chalmers I. Seventy-five trials and eleven systematic reviews a day: how will we ever keep up? PLoS Med, 2010, 7 (9) : e1000326.

3. McKibbon KA, Wilczynski NL, Haynes RB. What do evidence-based secondary journals tell us about the publication of clinically important articles in primary healthcare journals? BMC Med, 2004, 2 : 33.

4. Haynes RB, Cotoi C, Holland J, et al. McMaster Premium Literature Service (PLUS) Project. Second-order peer review of the medical literature for clinical practitioners. JAMA, 2006, 295 (15) : 1801-1808.

5. Haynes RB. ACP Journal Club: the best new evidence for patient care. ACP J Club, 2008, 148 (3) : 2.

6. Agoritsas T, Merglen A, Courvoisier DS, et al. Sensitivity and predictive value of 15 PubMed search strategies to answer clinical questions rated against full systematic reviews. J Med Internet Res, 2012, 14 (3) : e85.

第5章

寻找当前最佳证据

Thomas Agoritsas，Per Olav Vandvik，Ignacio Neumann，Bram Rochwerg，Roman Jaeschke，Robert Hayward，Gordon Guyatt，and K.Ann McKibbon

内容提要

一、引言

1. 查找证据是一种临床技能

如何在医学文献中寻找当前最佳证据，这已成为临床实践中的一项核心技能[1,2]。医生平均每天至少会遇到5～8个问题[3-5]，经常需要使用**循证医学**（evidence-based medicine）的网络资源来回答这些问题[6-9]。有人甚至认为"搜索引擎和听诊器同等重要"[10]。

但是，新的研究和文献的增长速度越来越快，如何更有效地发现有用的证据一直是医生面临的挑战。PubMed每天会新编入大约2000篇文章，其中包括75篇**随机对照试验**（randomized clinical trials）结果和11篇**系统综述**（systematic reviews），但这些研究很少会直接影响临床实践[11]。这些数字告诉我们，通过PubMed寻找临床问题的答案效率并不高。举个例子，我们在PubMed搜索栏中输入"房颤患者的卒中预防"，你会得到差不多4000篇文献，包括各种临床试验、综述、指南、述评等。在医生的日常工作中，从文献的海洋中筛选出最佳证据，似乎是不可能完成的任务。

所幸，现在有很多循证医学资源提供了更便捷的途径。这些资源帮助我们筛选、处理和综合临床证据，发现其中更可靠的证据。本章将帮助你浏览这些循证医学资源，区分哪些证据更值得信赖，最大限度地提高根据当前最佳证据找到答案的机会。

2. 从明确问题开始

在第4章"问题是什么？"中我们知道提出合适的问题是搜寻答案的重要先决条件。首先需要区分你的问题是**背景问题**（background question）（比如某综合征的定义或病理生理基础；某治疗方法的机制等）还是**前景问题**（foreground question）（比如针对治疗、风险、诊断、预后的问题，为临床决策提供证据基础）？虽然一些循证医学资源

也会回答背景问题，但本章以及本书主要讨论的是如何有效寻找前景问题的答案。

前景问题刚产生时，往往不是那种容易找到答案的形式（见第4章"问题是什么"）。第一步需要将问题转化为标准格式，比如使用PICO框架将问题分解为患者或人群（P-People）、干预或暴露（I-Intervention）、比较因素（C-Comparator）、结局（O-Outcome）四要素（第4章框4-1）。在构建问题时要注意考虑所有**患者−重要结局**（patient-important outcome），这样能帮助你充分权衡患者的获益和风险，选择合适的证据做出临床决策。

结构化的问题不仅能明确你需要寻找什么答案，还能帮助你形成相关检索词并整合入搜索引擎，以适应不同形式的循证医学资源。我们发现在本章最后部分（将问题翻译成检索词），当使用预先评价过的资源难以找到证据时，你需要在更大的数据库搜索（比如PubMed）。这时如何形成问题和选择检索策略变得尤其重要。最后，明确问题能帮助你在正确的研究类型（见第4章"问题是什么"）中寻找答案，并选择相应的搜索过滤器（如临床查询），这样能减少搜索结果的数量，提高找到最佳相关证据的机会。

3. 在医学文献中搜寻有时是徒劳的

我们来看看下面这个临床问题："在肺栓塞患者中，出现肺梗死的患者其健康结局要比没有肺梗死的患者差多少？"

在开始寻找答案之前，你首先要思考一下，研究者如何才能确定是否存在肺梗死？实际上由于临床并没有可靠的方法诊断肺梗死，并且缺乏尸检资料来确定是否存在肺梗死。因此，这个问题的文献检索注定会失败。

这个实例告诉我们，对于某些临床问题，当研究者也没有找到合理的研究方法或测量工具去解决时，检索医学文献不会对你有什么帮助。如果没有人做过或发表过相关研究，那么你的检索也是徒劳的。在着手搜索之前，请仔细思考一下可能的结果，以决定是否值

得为此花费时间和精力。

二、证据是如何被处理加工并整合入循证医学资源中

循证医学近年来发展迅速，为大量证据的产生、总结和评价提供了新的解决方案[1]。目前存在大量的证据资源，如何在资源的海洋里确定正确的方向，我们建议三种分类系统：①原始研究的**证据等级**（hierarchy of evidence）；②证据的加工级别；③循证医学资源类别（图5-1）。这三种分类系统描述了证据从原始研究到出现在循证医学资源中的过程。

1. 证据等级

我们的第一个分类系统是基于原始研究的证据等级（见图5-1的左框）。每一类型的问题，循证医学都有相应的研究设计以最小化**偏倚风险**（risk of bias）。比如涉及治疗和风险的问题，严格实施的随机对照试验等级要高于**观察性研究**（observational study），而后者又高于非系统性的临床观察。对于诊断试验、鉴别诊断、预后的问题，也有不同的研究设计等级要求（见第2章"什么是循证医学"）。

此外，同一类设计方法的不同研究其质量不尽相同，只有部分研究能提供更高质量的证据。理想的循证医学资源应该能帮助我们更容易地找到最佳研究，也就是那些设计严密、偏倚风险最低的研究。

2. 加工级别

第二种分类系统是指证据加工级别（见图5-1中间框）。原始研究可以独立存在，也可以被加工整合入**系统综述**中。系统综述的作者需要清晰地确定纳入标准，在此基础上全面搜索所有符合标准的原始研究，批判性评价研究的质量，并在适当的情况下合并总结效应估计值。所以，严格实施的系统综述由于代表了一系列的相关证据，显然比单一原始研究更有用（见第22章"系统综述和荟萃分析的过程"）。直接检索系统综述要比检索原始文献更节省时间和精力。

更高层次的加工是从证据（如"系统综述的结论"）到临床实践推荐（如"临床实践指南"，见"从证据到行动"）。临床实践推荐需要判断不同临床选择的相对获益，所以这一层次的加工过程需要看到证据的全貌，针对每一个患者–重要结局对系统综述中的证据进行整合和评价，考虑到患者的**价值观**

图5-1

从证据到循证医学资源

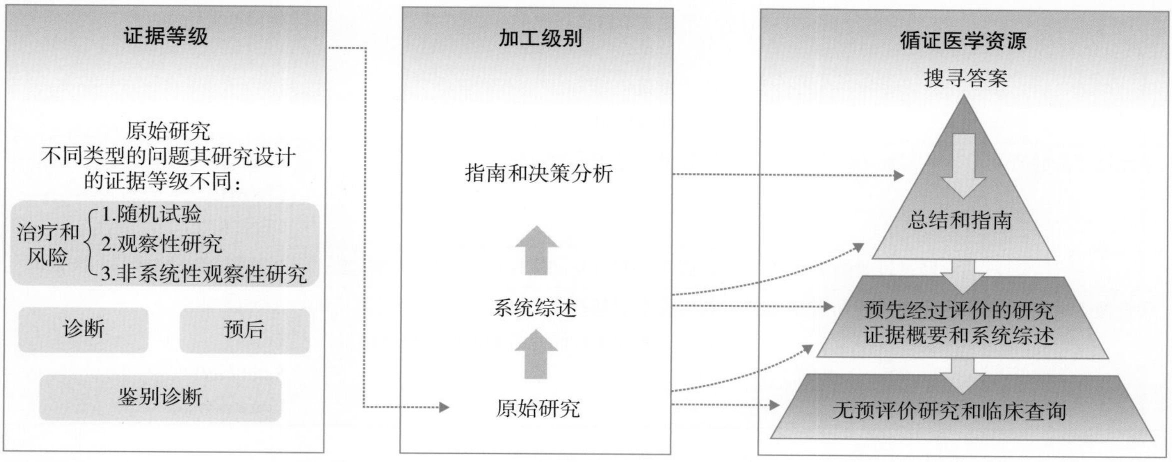

证据等级

原始研究
不同类型的问题其研究设计的证据等级不同：

治疗和风险
1. 随机试验
2. 观察性研究
3. 非系统性观察性研究

诊断　预后

鉴别诊断

加工级别

指南和决策分析

系统综述

原始研究

循证医学资源

搜寻答案

总结和指南

预先经过评价的研究
证据概要和系统综述

无预评价研究和临床查询

和偏好，还要留意资源本身的考虑。**决策分析**（decision analysis）（见第26章"如何使用患者管理推荐意见：临床实践指南及决策分析"）和卫生技术评估报告同样能提供类似的证据加工。和原始研究一样，指南的质量也有高低之分，有些指南更值得信赖。理想的循证医学资源可以帮助我们找到这些值得信赖的指南和研究。

3. 循证医学资源金字塔

虽然以上两种分类系统（证据等级和加工级别）能帮助你决定哪一类型的证据更适合回答临床问题，但它们并不能告诉你去哪里搜索证据（例如高质量的系统综述）。是应该从搜索Cochrane图书馆（考科兰图书馆）开始？还是使用PubMed的综述过滤器？还是在类似UpToDate的在线总结类资源提供的参考文献中寻找？做出选择之前，你需要了解证据整合的第三种分类系统：**循证医学资源金字塔**（pyramid of EBM resources）（图5-1右框）。从实践角度，可将资源分为三类：总结和指南；预先经过评价的研究；未经过评价的研究。

表5-1列举了循证医学资源分类。框5-1和以下正文部分对一些资源有更详细的描述。

你可以分别在不同类型的资源中搜寻，

表5-1

循证医学资源分类

类别	分层[a]	描述	举例
总结和指南	在线总结资源 临床实践指南数据库	对某主题（并不限于单个问题、干预或结局）的一系列证据的总结	UpToDate DynaMed 临床证据（Clinical Evidence）
		对临床决策制定总有可行的推荐意见	最佳实践（Best Practice）
		定期更新	美国国立临床指南库
预先经过评价的研究	系统综述证据概要 系统综述 研究证据概要	系统综述或研究的结构化摘要或提纲	
		不同程度的预评价 ——依据方法学标准进行选择 ——临床医生评级 ——临床医生评论 ——专家结构化评价	ACP文献俱乐部 McMaster PLUS DARE Cochrane Evidence Updates
		持续更新 提供证据更新的来源	
未经过评价的研究	未过滤的研究	所有未经过评价的研究	PubMed（MEDLINE） CINAHL CENTRAL
	经过过滤的研究	数据库根据研究设计或临床内容自动过滤	过滤器：PubMed的临床查询
联合搜索	一次搜索所有层次的资源	利用搜索引擎搜索从综述、预先经过评价的研究、非预评价研究得到证据并整理结果	ACCESSSS Trip SumSearch Epistimonikos

注：[a] 根据Haynes教授提出的6-S金字塔分级。

框5-1　循证医学资源概况

1.总结和指南

总结是对某一主题下多个相关问题的一系列证据的综合，总结会在线定期更新。例如，关于"老年2型糖尿病患者的治疗"，该主题总结关于药物治疗、控制血糖水平和预防低血糖的策略、生活方式改变、减少心血管病风险等多个相关问题的证据。这些总结会给临床实践提供实际可行的推荐意见。目前在临床医生中广泛应用的类似综述性资源包括UpToDate（http://www.uptodate.com）；DynaMed（https://dynamed.ebscohost.com）和Best Practice（http://bestpractice.bmj.com）。

指南和总结性资源类似，但往往针对某一特定主题或疾病（如"抗栓治疗和预防血栓"[12]）。指南比总结资源更进一步，会给出最佳诊疗的推荐意见。很多指南散落在各种专科杂志和组织的网站中，检索并不容易。美国国立指南库（http://www.guildeline.gov 译者注：这项资源目前已经不可用）是一个搜索指南文件有用的工具，其中包含了来自各个国家的指南文件。

2.预先经过评价的研究

当总结和指南不能提供满意答案时（比如，答案并不是根据当前最佳证据所得或者根本搜索不到答案），你必须自己寻找研究证据，首选系统综述结果。其次，如果需要的话，也需要从原始研究结果中发现答案。有时你并不需要筛选阅读所有的原始文献，很多资源能帮助你避免在文献的海洋中盲目搜寻而迷失方向。这些资源只选择符合方法学标准的系统综述和研究，提供证据摘要，也就是对综述和研究的结构化简介或描述。不同的资源这种预评价的等级和质量也不相同。有些只提供医生对研究的临床意义或价值的评分或简短评论，而有些则提供来自专家的结构化评价。前者如McMaster PLUS（Premium LiteratUre Service[13,14]，http://www.mcmaster.ca/evidenceupdates），后者如ACP文献俱乐部（http://acpjc.acponline.org）和DARE（Database of Abstracts of Reviews of Effects；www.crd.york.ac.uk/crdweb）。你有两种其他途径获得预先经过评价的研究：针对某些问题搜索特定的数据库；对于某些问题可以注册邮件订阅提醒。个性化的邮件订阅提醒是跟踪你所感兴趣的领域的最新重要研究的有效途径（比如BMJ EvidenceUpdates；http://plus.mcmaster.ca/evidenceupdates）。

3.非预评价研究

只有当以上的资源都没有发现答案时，你才需要在更大的数据库搜索原始研究，比如MEDLINE（http://www.ncbi.nlm.nih.gov/pubmed）或CINAHL（http://www.cinahl.com）。由于这些数据库包含极大数量的文章，如何高效搜寻需要运用高级的检索技巧。比如运用临床查询之类的过滤器进行搜索（Clinical Queries，http://www.ncbi.nlm.nih.gov/pubmed/clinical），能有效减少你需要阅读摘要的数量，帮助你快速找到针对临床问题的最佳证据。

也可以运用**联合搜索引擎**（federated search engine）同时搜索所有三种类型的资源，比如 ACCESSSS（http://plus.mcmaster.ca/accessss）、Trip（http://www.tripdatabase.com）、SumSearch（http://sumsearch.org）和Epistemonikos（http://epistemonikos.org）。在具体描述这些搜索引擎之前，我们需要先了解一下通用标准，以帮助医生根据问题选择何种循证医学资源，而避免浪费时间和精力。

作为补充途径，还有一类资源能对你的日常实践工作中有所帮助，即**临床决策支持系统**（clinical decision support system）[15]或在电子病历系统中提供相关内容在线资源路径[16]（见第11.6章"临床决策支持系统"）。虽然某些临床决策支持系统对于提高患者诊疗水平和临床结局有一定帮助[17]，但大部分仅涵盖有限的临床问题，而且常常是由各机构自己开发的（homebuilt），并不都能依据当前最佳证据，所以它们的应用也受到质疑[1]。

三、选择循证医学证据的三大标准

并不是所有的循证医学资源都值得信赖，也没有某一个资源能回答所有的问题。有效搜索就是根据临床问题选择合适的资源，这类似于在临床工作中根据患者的症状选择合适的检查以获得诊断。表5-2是选择资源的初步指南。

1.以当前最佳证据为基础

许多在线综述和指南性资源都宣称自己是"循证"，但是极少明确给出研究结果链接。判断其结论的可信度如何，需要先判断证据质量好坏。如果你无法做出判断，那就果断放弃该

表 5-2

选择或评价循证医学资源的标准

标准	标准描述
以当前最佳证据为基础	支持推论的证据强度如何？
	所有的证据总结和推荐意见是否都有参考文献支持？
	更新的过程是否透明，值得信赖？
	证据质量经过评估吗？
	有没有报告推荐强度？
	对于患者－重要结局指标做定量评价了吗？
覆盖面和特异性	资源是否充分涵盖了专科和特定实践领域？
	是否覆盖我的问题类型？（治疗、诊断、预后、伤害）
易获得性和可及性	是否在我需要应用的临床地点都容易获得？
	费用是否能负担？

资源。资源需要提供相关研究的参考文献。时效性非常重要，判断证据是否最新，最简单的方法是看引用最新文献的发表时间：如果发表在两年前，很有可能已有新的研究得出不同的结论[1,18,19]。一般来说，资源更新的过程应当公开透明，值得信赖。每一主题或证据后面需要附上最近更新时间（如：本主题最近更新时间为2013年9月17日），并写明最新结论的筛选方法。如果过程不透明，需要警惕证据可能是片面的、有偏倚的，或者过时的。

概要或指南性资源需要使用评价体系，评估所引用研究出现偏倚的风险和综述的质量。所提供的推荐意见需要建立在现有全部的证据基础之上（尤其是系统综述），分析目前的干预措施的利弊。这些资源同样需要使用合适的体系对推荐强度进行分级，对涉及的价值观和偏好给出明确判断（见"从证据到行动"）。最后，为保证可操作性，循证推荐意见需要定量评价患者－重要结局指标，才能为临床决策提供支持，并在诊疗中分享决策过程。例如，第9版《抗栓治疗和预防血栓指南》指出，50岁以上人群用阿司匹林预防心血管事件推荐强度很弱，此证据根据效果评价为中等可信度（推荐证据等级为2B）[20]。

作者提供了定量效果评价结果：例如对于具有中等心血管风险的人群，预防性使用阿司匹林每1000人能减少19例（减少26例至减少12例）心肌梗死发生，但增加了16例（增加7例至增加20例）严重的颅外出血。

2.覆盖面和特异性

一个理想的资源能涵盖大部分临床实践中的相关问题，从而不需要更多信息。但是，鲜有这样能提供"一站式"服务的资源[18]，循证医学金字塔中不同类别的资源往往互为补充。越是位于金字塔顶端的资源，越需要更多的时间处理信息和总结证据，反而造成这些资源更有可能过时。如果你希望更全面地搜索，就需要在预评价研究中搜寻比较新的证据。反过来说，越处于金字塔底端，资源数量越庞大，越难以有针对性。所以，局限在自己执业领域的预评价研究，例如和本专科最新研究保持同步的**概要**（synopses）可能最能符合你的需求，如**循证精神卫生**（http://ebmh.bmj.com）、**循证护理**（http://ebn.bmj.com）。

问题的类型同样会影响资源的选择。举例来说，侧重治疗的资源主要由随机对照试验构成，如Cochrane系统综述数据库（考科兰系统综述数据库），关于伤害或罕见不良事件的问题在这类数据库中往往找不到答案。与之类似，背景问题在综述类资源（如UpToDate或DynaMed）而不是预评价研究中（如系统综述或概要）更容易找到答案。比如你想了解关于冠状病毒导致中东呼吸综合征的背景问题，UpToDate或DynaMed都有专门的相关主题，介绍疾病定义和最近的人群发病率。

3.易获得性和可及性

最值得信赖和最有效的资源往往非常昂贵，尤其是那些处于循证医学金字塔顶端的资源。举例来说，个人注册一个在线综述类资源每年的费用经常超过250美元。为了给自己提供信息服务，你需要了解从学校或医疗机构所能得到的循证医学资源，确定它们是否能满足个人需求。在学术型机构工作的医生往往能从所在机构或医院图书馆得到路径，获得许多研究和综述的全文。

高收入国家私人诊所的医生可通过他们的职业联合会得到一些资源权限，否则注册费用会是一笔不小的负担。一些国家的国立图书馆集中管理很多资源入口。大多数机构并不能任由医生选择资源，而是根据自身经费条件加以订购。应设法让图书馆知道你的需求，哪些重要资源无法获取，而哪些资源在临床并没有多大用处[1]。如果你所在的机构不愿意支付所需费用，只能考虑个人注册。低收入国家的医学执业者可通过世界卫生组织的研究创新互联网平台（http://www.who.int/hinari/en）或其他机构申请，以获取信息资源的使用权。但通常来说，他们会比高收入国家的医生面临更大的经济障碍。其他途径包括寻找开放性期刊，写信给作者索取电子版原文，以及与有更丰富图书馆条件的同事联系等。

经过预先评价的资源有时也很昂贵，我们后面会介绍如何应用联合搜索引擎如ACCESSSS或Trip，这些搜索工具能给你不同资源临床内容概况，帮助你做出注册决定。

免费的电子邮件系统，如BMJ EvidenceUpdates（http://plus.mcmaster.ca/evidenceupdates）能提醒你重要的新研究。当然，是否能得到全文还是取决于你的机构或个人权限。现在，通过PubMed或谷歌学者（Google Scholar）或者直接通过开放性期刊（如CMAJ，PLOS，BioMed核心杂志等。详见http://www.doaj.org上的开放性期刊入口），能得到越来越多的全文。还有一些杂志（比如BMJ，JAMA，Mayo Clinic Proceedings等）提供6至12个月以前的过刊和部分现刊内容，供读者免费浏览。但是，只关注免费全文和免费网络浏览，获得的证据可能是片面的，有潜在的偏倚风险[21]。

最后，向你所在的学术机构或专业组织咨询在工作场所获取循证医学资源的途径，以及获得在家使用代理服务器或者远程登录的许可（比如VPN登录）。这些途径可以让你用智能手机和平板电脑随时查阅证据，不断提高**循证实践**（evidence-based practice）水平。

四、运用循证医学金字塔回答临床问题

当前存在非常多的循证医学资源，其中也包括很多属于金字塔顶端的摘要类资源。不同的资源属于不同的临床范畴，也有不同的方法学和编辑处理过程。没有包含所有资源的单一入口，不过许多资源可以通过纽约医学会（http://www.nyam.org/fellows-members/ebhc/eb_resources.html）或Cochrane协作网（考科兰协作网）（http://www.cochrane.org/about-us/webliography-evidence-based-health-care-resources）找到。

本章不可能讨论每一个资源的利与弊。本章的重点是介绍如何在循证医学资源金字塔中检索证据，并讨论这些资源如何互补。我们会从证据和实践的角度举例阐述这些资源的特点，但我们的目的并不是全面介绍如何使用每一种资源。

1.总结和指南

开始针对临床问题进行搜索时，你应该首选从金字塔的顶端资源，即概要和指南开始。这些资源能提供关于临床问题证据的最全面观点。举个例子，你试图寻找房颤患者预防卒中最合适的抗栓治疗方案。目前可选的方案有阿司匹林；其他抗血小板药物如氯吡格雷；联合使用阿司匹林和其他抗血小板聚集药物；华法林以及新型抗凝药物如直接凝血酶抑制剂或Xa因子抑制剂。如果从金字塔的底部寻找问题的答案，你需要研究所有相关药物对比和重要临床结局的系统综述和临床试验，进行搜索、阅读和整合。而摘要和指南的目的就是整合关键证据，为临床实践提供可行动的推荐意见。

表5-3比较了目前十个最常使用的在线总结类资源和网址。最近一项分析性问卷调查从以下三个方面比较了这些资源：更新的时效性、临床问题的覆盖面、证据处理和报告的质量[19]。这项评估调查发表于2011年，当时更新的平均时间为3.5个月（DynaMed）至29个月（First Consult），临床问题的覆盖比例从25%（Clinical Evidence）至83%（UpToDate）。但不同资源的质量差别很大，举例来说，虽说Clinical Evidence的覆盖面有限，但却被评价为

质量最高的资源。由于循证医学资源在不断发展进化，这些数据可能已经过时，但至少说明在线总结类资源具有互补性。这些资源在制定指南推荐意见的方法和投入方面有所不同，比如UpToDate是使用GRADE（证据推荐评估、开发与评价分级标准）系统形成推荐意见，而Clinical Evidence同样也使用GRADE系统，但更关注证据的总结；在编辑风格上也各有特点，DynaMed和Best Practice用结构化的项目符号编辑，而UpToDate的编辑方式类似教科书的章节。

和总结类资源不同，不同国家或健康组织的大部分指南是在杂志或网站上分散发表的。最全面的指南搜索途径是美国国家指南库（http://www.guildeline.gov 译者注：这项资源目前已经不可用），它包括了许多美国本土指南和国际指南的全文，搜索很容易，但最初的检索结果相对比较多。其他国际指南也可以通过英国国家临床与健康研究所（http://www.evidence.nhs.uk）或国际指南网络（http://www.g-i-n.net/library/international-guildelines-library）获取。

表5-3

10种在线摘要资源的比较19

摘要资源	网址	更新时间	覆盖面（%）	质量
DynaMed	https://dynamed.ebscohost.com	1	3（70）	2
UpToDate	http://www.uptodate.com	5	1（83）	2
Micromedex	http://www.micromedex.com	2	8（47）	2
Best Practice	http://bestpractice.bmj.com	3	4（63）	7
Essential Evidence Plus	http://www.essentialevidenceplus.com	7	7（48）	2
First Consult	http://www.firstconsult.com	9	5（60）	2
Medscape Reference	http://reference.medscape.com	6	2（82）	9
Clinical Evidence	http://clinicalevidence.bmj.com	8	10（25）	1
ACP PIER	http://acpjc.acponline.org	4	9（33）	7
PEPID	http://www.pepidonline.com	NA	6（58）	10

注：NA，没有数据。

引用获《The Journal of Clinical Epidemiology》的许可[19]。

和其他类型的经过评价的证据相比，实践指南在可信度上的差异更为明显[22,23]。在搜索指南时，一定要选择那些制定过程透明，清楚说明如何处理证据，如何形成推荐意见的指南（具体见第26章"如何使用患者管理推荐意见：临床实践指南和决策分析"）。美国国家指南库还能横向比较相同话题的不同指南，了解它们在制定过程和内容上有何不同。

最后，循证医学金字塔的顶端还包括**决策分析**。类似指南，决策分析运用一系列证据，根据结局和可能性制定治疗选择，帮助医生判断不同治疗选择对特定患者的利与弊（详见第26章"如何使用患者管理推荐意见：临床实践指南和决策分析"）。这些决策分析可以在专门的研究、经济评估报告和卫生技术评估报告中找到。通过英国约克大学网站的评论和传播中心（http：//www.crd.york.ac.uk/crdweb），选择搜索字段"HTA"和"NHS EED"，可以迅速搜索决策分析结果。

2. 预先经过评价的研究

如果在总结或指南数据库中没有找到满意的答案，可能是因为数据库没有覆盖你的问题，还有一种可能是你有理由怀疑答案的真实性。这时，你就需要在下一级资源，即预先经过评价的研究（preappraised research）中继续搜索。同时也需要在这类资源中查询在总结或指南最近一次更新后发表的最新证据[24]。你也许想知道这种额外的搜索是否值得？最近发表了一项关于在线总结类资源质量的研究，其目的是确定在经过评价的研究数据库中，与现有总结不一样的高质量新证据的比例有多大？ UpToDate该比例是52%、Best Practice为60%、DynaMed为23%[18]。多数临床实践指南的更新时间为2～8年，新证据与指南推荐意见不符（甚至相反）的情况并不少见[25]。

举个例子，假设临床问题是"心脏再同步治疗（CRT）能否降低心衰和窄QRS波患者的死亡率？"2013年9月中旬搜索DynaMed或UpToDate，发现CRT治疗的有效性与心衰严重程度和QRS波长度有关，但这一总结并未纳入刚发表在《New England Journal of Medicine》上最新的临床试验[26]。该试验发现，CRT并不能降低心衰患者的整体死亡率或住院率，实际上反而增加死亡率。这一重要的新发现肯定会被纳入后续的更新中，但在不同的在线摘要资源中，这一更新过程一般需要几个月，甚至长达29个月[19]。

为了快捷有效地找到预先经过评价的研

图 5-2

预先经过评价的研究数据库（McMaster PLUS）

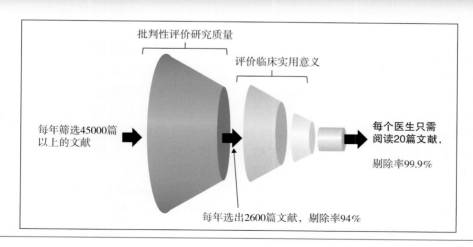

批判性评价研究质量

评价临床实用意义

每年筛选45000篇以上的文献

每年选出2600篇文献，剔除率94%

每个医生只需阅读20篇文献，

剔除率99.9%

究，就要检索包含方法合理、有临床意义的研究和综述的特定数据库。图5-2为数据库McMaster PLUS（Premium LiteratUer Service）的筛选过程，该数据库是McMaster健康知识提炼中心（McMaster Health Knowledge Refinery）创办的（http：//hiru.mcmaster.ca/hiru/HIRU_McMaster_PLUS_Projects.aspx）。筛选过程如下：经过培训的研究人员每年批判性评价约45000篇文献，这些文献是从超过125种经验性选择的高质量临床杂志中选出，确定原始研究和系统综述符合预先设定的方法学标准。比如，预防或治疗学研究必须符合随机分配、随访率达到80%以上、至少有一个患者－重要结局指标。这些经过选择的文献再由全球一线临床专家根据临床相关性和是否值得报道进行评分[27]。McMaster PLUS成为一个持续更新的数据库，包含超过32000篇精心选择的文献，并每年新增3300篇左右，也提供给其他一些循证医学资源和杂志，比如《ACP Journal Club》、《Clinical Evidence》、DynaMed等。可以通过很多简单的途径进入PLUS，比如通过BMJ EvidenceUpdates的免费搜索引擎（http：//plus.mcmaster.ca/EvidenceUpdates/QuickSearch.aspx），或者McMaster自己的搜索引擎，或者我们后面会提到的ACCESSSS（见同时搜索金字塔的所有级别）。McMaster PLUS也有针对护理（http：//puls.mcmaster.ca/np）和康复（http：//plus.mcmaster.ca/rehab）的数据库。

概要（synopses）是更高一层的预评价，它把更有临床意义的研究和系统综述（比例＜1%）挑选出来评价总结。这些概要一般只有一页，包括研究的结构化摘要和该领域专家的简要评论。你能在循证医学专业的二次研究循证杂志（secondary evidence-based journals）中找到各种类型的概要。图5-3是ACP文献俱乐部（http：//acpjc.acponline.org）系统综述概要的一个例子，心衰患者应用依普利酮（eplerenone）对比其他醛固酮拮抗剂对死亡率的影响。这篇概要总结了研究方法和研究结果最显著的要点，并且最后有专家评论。这种文献评价不像批判性评价那么系统全面，但至少也包含了一个研究的最主要的优点和不足。类似的资源还有循证医学（http：//ebm.bmj.com）、循证精神卫生（http：//ebmh.bmj.com）、循证肿瘤学（www.sciencedirect.com/science/journal/13634054）或以患者为中心的重要证据（POEMs，Patient-Oriented Evidence that Matters）（www.essentialevidenceplus.com/content/poems）等网站。纽约医学会（The New York Academy of Medicine）网站有包含许多医学领域的当前专科循证医学杂志列表（www.nyam.org/fellows-members/ebhc/eb_publications.html）。

当搜索预先经过评价的研究时，建议优先寻找系统综述概要，因为它总结了该临床问题的重要证据。除了循证医学杂志，你也可以在效果综述总结数据库网站（DARE，Database of Abstracts of Reviews of Effects，http：//www.cochrane.org/editorial-and-publishing-policy-resource/databse-abstracts-reviews-effects-dare）上寻找系统综述概要。如果针对你的问题没有发现概要，再在其他系统综述中直接寻找，比如Cochrane图书馆（http：//www.thecochranelibrary.com）。

不管何种资源，只能增加你迅速发现有意义证据的可能性，但无法确保一定能找到。针对研究发现，你仍然需要运用本书阐述的批判性评价方法衡量研究的质量。

3.更新重要的新证据

除了持续更新的预先经过评价的研究数据库外，还有很多资源提供电子邮件提醒服务。为了保证新证据的数量在可控范围内，这些邮件提醒会根据你注册时提供的信息和需求（比如临床专科、质量选择、提醒频率等）定制。

以McMaster PLUS为例，根据医生对其临床价值的评分，整个过程会剔除99.9%的噪音文献（无临床意义），把某领域可能影响临床

图 5-3

ACP文献俱乐部里一项系统综述的概要

Therapeutics

Review: Eplerenone is not more effective for reducing mortality than other aldosterone antagonists

Chatterjee S, Moeller C, Shah N, et al. Eplerenone is not superior to older and less expensive aldosterone antagonists. Am J Med. 2012; 125:817-25.

Clinical impact ratings: ⑩ ★★★★★☆☆ Ⓖ ★★★★★☆☆

Question

In patients with left ventricular (LV) dysfunction, what is the relative efficacy of eplerenone and other aldosterone antagonists (AAs)?

Review scope

Included studies compared eplerenone or other AAs with control (placebo, angiotensin-converting enzyme inhibitor, angiotensin-receptor blocker, or β-blocker) in patients > 18 years of age with symptomatic or asymptomatic LV dysfunction, had ≥ 8 weeks of follow-up, and reported ≥ 1 outcome of interest. Studies comparing AAs with each other were excluded. Outcomes were all-cause mortality, cardiovascular (CV) mortality, gynecomastia {per trial definition in individual studies}*, and hyperkalemia {serum potassium > 5.5 mEq/L}*.

Review methods

MEDLINE, EMBASE/Excerpta Medica, CINAHL, and Cochrane Central Register of Controlled Trials (all to Jul 2011); reference lists; and reviews were searched for randomized controlled trials (RCTs). 16 RCTs (*n* = 12 505, mean age 55 to 69 y, 54% to 87% men) met selection criteria. 4 RCTs included patients after acute myocardial infarction LV dysfunction, and 12 included patients with heart failure. Study drugs were spironolactone (10 RCTs), canrenone (3 RCTs), and eplerenone (3 RCTs). Risk for bias (Cochrane criteria) was low for 8 RCTs, intermediate for 7, and high for 1.

Main results

Eplerenone and other AAs reduced all-cause mortality and CV mortality compared with no AA (Table). Eplerenone increased risk for hyperkalemia, and other AAs increased risk for gynecomastia, compared with no AA (Table). Based on an indirect comparison, other AAs reduced mortality more than eplerenone (*P* = 0.009).

Conclusion

Based on an indirect comparison, eplerenone is not more effective for reducing mortality in adults with left ventricular dysfunction than other aldosterone antagonists.

Information provided by author.

Source of funding: No external funding.

For correspondence: Dr. S. Chatterjee, Maimonides Medical Center, Brooklyn, NY, USA. E-mail sauravchatterjeemd@gmail.com. ∎

Commentary

In their thorough review of the use of AAs in systolic heart failure, Chatterjee and colleagues conclude that data are insufficient to recommend eplerenone over spironolactone. Only 3 large outcome trials actually address the issue: RALES, assessing spironolactone (1), and EPHESUS (2) and EMPHASIS-HF (3), assessing eplerenone. Although the populations evaluated in each study were quite different, the relative reductions in mortality were similar (25%, 14%, and 19%, respectively). Indirect comparisons of drug efficacy across clinical trials with different patient populations and study protocols are challenging. Without head-to-head trials of AAs, we should not draw conclusions about their relative efficacy.

Chatterjee and colleagues confirm that spironolactone increases risk for gynecomastia. Hyperkalemia is a known adverse effect of any AA, although potassium increases were "not clinically important" in RALES (1). After RALES was published, however, there was a marked increase in the number of spironolactone prescriptions, with an increase in hyperkalemia and associated mortality (4). Gynecomastia can be distressing to male patients, but hyperkalemia may be fatal to either sex.

A strict, evidence-based practitioner would base drug and dosage selection on the clinical trial most closely matching a patient's presentation. While waiting for a definitive head-to-head trial—noting that benefits seem similar in the studied populations—I start with the less expensive spironolactone, switching to eplerenone if troublesome sexual adverse effects develop (while closely monitoring potassium!).

Ellis Lader, MD, FACC
Mid Valley Cardiology, New York University School of Medicine
Kingston, New York, USA

References
1. **Pitt B, Zannad F, Remme WJ, et al.** The effect of spironolactone on morbidity and mortality in patients with severe heart failure. Randomized Aldactone Evaluation Study Investigators. N Engl J Med. 1999;341:709-17.
2. **Pitt B, Remme W, Zannad F, et al; Eplerenone Post-Acute Myocardial Infarction Heart Failure Efficacy and Survival Study Investigators.** Eplerenone, a selective aldosterone blocker, in patients with left ventricular dysfunction after myocardial infarction. N Engl J Med. 2003;348:1309-21.
3. **Zannad F, McMurray JJ, Krum H, et al; EMPHASIS-HF Study Group.** Eplerenone in patients with systolic heart failure and mild symptoms. N Engl J Med. 2011;364:11-21.
4. **Juurlink DN, Mamdani MM, Lee DS, et al.** Rates of hyperkalemia after publication of the Randomized Aldactone Evaluation Study. N Engl J Med. 2004;351:543-51.

Eplerenone or other AAs vs control in patients with left ventricular dysfunction†

Outcomes	Number of trials (*n*)	Weighted event rates		At 2 to 24 mo	
		Eplerenone	Control‡	RRR (95% CI)	NNT (CI)
All-cause mortality	2 (9369)	14%	16%	15% (7 to 23)	41 (27 to 88)
CV mortality	2 (9369)	12%	14%	17% (8 to 25)	42 (29 to 88)
Gynecomastia	2 (9361)	0.49%	0.66%	26% (−27 to 57)	NS
				RRI (CI)	NNH (CI)
Hyperkalemia	3 (9489)	6.1%	3.8%	72% (19 to 147)	37 (19 to 140)
		Other AAs§	Control‡	RRR (95% CI)	NNT (CI)
All-cause mortality	12 (3569)	19%	25%	26% (17 to 34)	16 (12 to 24)
CV mortality	4 (2553)	26%	34%	25% (16 to 33)	12 (9 to 19)
				RRI (CI)	NNH (CI)
Gynecomastia	6 (2279)	5.4%	0.86%	526% (238 to 1057)	23 (11 to 49)
Hyperkalemia	10 (3342)	8.1%	4.5%	80% (−17 to 291)	NS

†AA = aldosterone antagonist; CV = cardiovascular; NS = not significant; other abbreviations defined in Glossary. Weighted event rates, RRR, RRI, NNT, NNH, and CI calculated from control event rates and risk ratios in article using a random-effects model.
‡Placebo, angiotensin-converting enzyme inhibitor, angiotensin-receptor blocker, or β-blocker.
§Other AAs were spironolactone or canrenone.

注：经ACP文献俱乐部允许而使用。

39

实践的重要文献控制在每年20～50篇范围内（图5-2）[28]。你可以在BMJ EvidenceUpdates或ACCESSSS网站上注册获得这些邮件提醒。还有一些综合网站（NEJM Journal Watch，http://www.jwatch.org）和专科网站（OrthoEvidence，http://www.myorthoevidence.com）也提供免费或收费的邮件提醒服务。在选择使用这些邮件提醒资源时，应当检查他们的筛选和评价证据的过程是否清晰、值得信赖、符合你的需求。

4. 未经过评价的研究

如果总结、指南和预先经过评价的研究都没有提供你需要的答案，下一步只能在数量庞大的未经过评价的研究文献中寻找。这些文献被收录于许多不同的数据库（这些数据库同时也收录系统综述），比如PubMed的MEDLINE、EMBASE、CINAHL、Web of Science等，这些数据库可以直接进入或通过其他搜索引擎进入。一些搜索引擎公司，如Ovid（http://www.ovid.com）为适应复杂的检索策略有专门的设计，比如类似图书馆专业人员或系统综述作者做的搜索。PubMed是临床使用最广泛的搜索引擎，免费接入整个MEDLINE数据库。

举个例子，临床问题为"他汀类药物是否能预防痴呆？"，总结类和预先经过评价的资源针对此问题的证据都有限。由于信息量极大，通过搜索PubMed发现有意义的证据需要更复杂的检索技巧，尤其是如何选择和联合检索词。简单搜索会产生巨大的文献量，很难在结果第一页就发现有意义的研究。

可以用一些过滤器，比如临床查询（Clinical Queries）来限制搜索结果的数量。如图5-4所示，除了在PubMed主页搜索框中输入检索词外，你还可以选择"临床查询"或直接到以下页面http://www.ncbi.nlm.nih.gov/pubmed/clinical 搜索。根据你的问题类型，系统会把自动匹配的"研究方法"加到你的检索词后面。比如，表5-4列出了过滤器针对治疗学问题运用的检索策略[30]。两种类型的检索策略，广义的更敏感，狭义的更特异，后者更适用于临床实践。使用过滤器，前两页的PubMed搜索结果（前40篇文献）的相

图5-4

PubMed主页的临床查询功能，包括筛选功能（类别和范围）

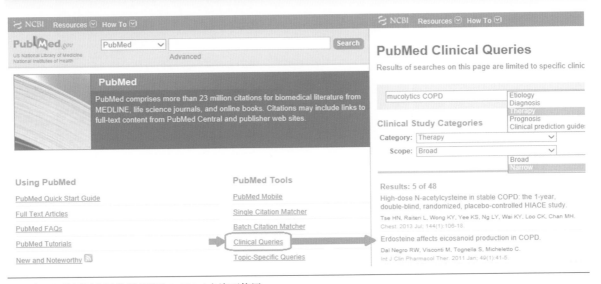

注：经美国国会医学图书馆和PubMed允许而使用。

关性能从2%提高到30%[2]。有关诊断、病因、预后和**临床预测准则**（clinical prediction rule）的问题也有类似的过滤器。

表5-5则列出了类似的PubMed针对系统综述的过滤器[31]。和"临床查询"不同，这些过滤器并没有直接在PubMed应用，需要自己将检索策略复制粘贴到检索词后。回到前面提到的问题"他汀类药物预防痴呆"，无过滤简单搜索会找到成百上千的文章，无法在临床实践中筛选应用。但如表5-5所示，一旦在你的检索词中增加过滤条件，搜索结果会迅速缩减到19篇文献（2013年10月数据）。快速浏览后你会发现6篇系统综述，其中包括1篇2009年更新的Cochrane综述（考科兰综述），发表在2013年9月的《Mayo Clinic Proceedings》：他汀类药物和认知功能——短期和长期认知功能影响的系统综述和荟萃

分析。纽约大学维护着一个目前可用的过滤器名录，包括他们的发展和有效性。比如除了我们前面讨论过的过滤器外，你还可以找到针对不良事件、经济学评价、观察性研究、定性研究的各种过滤器（http://sites.google.com/a/york.ac.hk/issg-search-filters-resource/home/search-filters-by-design）。

还有一个临床有用的数据库是Cochrane临床试验注册数据库，它是最大的临床试验电子数据库，构建在MEDLINE、EMBASE和其他需要手工搜索的主要医学期刊基础上。因为它只收录临床试验，所以这个注册数据库是确定某领域有无临床对照试验结果发表的最快、最可靠的途径。你可以用Cochrane图书馆网站的高级搜索功能搜索注册信息（http://onlinelibrary.wiley.com/cochranelibrary/search；选择"限制搜索"，然后选择

表5-4

临床查询"治疗问题"过滤器：检索策略及其性能

	敏感性，%	特异性，%	PubMed检索策略
广义	99	70	临床［题目/摘要］AND试验［题目/摘要］）OR临床试验［MeSH词］OR临床试验［出版类型］OR随机［题目/摘要］OR随机分配［MeSH词］OR治疗使用［MeSH小标题］
狭义	93	97	随机对照试验［出版类型］OR随机［题目/摘要］AND对照［题目/摘要］AND试验［题目/摘要］

表5-5

PubMed系统综述过滤器[a31]

	敏感性，%	特异性，%	PubMed检索策略
广义	99.9	52	搜索［题目/摘要］OR meta分析［出版类型］OR meta分析［题目/摘要］OR meta分析［MeSH词］OR综述［出版类型］OR诊断［MeSH小标题］OR相关［题目/摘要］
狭义	71	99	MEDLINE［题目/摘要］OR（系统［题目/摘要］AND综述［题目/摘要］）OR meta分析［出版类型］

"临床试验"。但是，如果想获得文献全文，你需要先在Cochrane图书馆或其他Ovid循证医学综述数据库（http：//www.ovid.com/site/catalog/DataBase/904.jsp）注册。

5. 同时搜索金字塔的所有级别

至此你也许想知道，为得到最佳证据，是否能同时搜索金字塔所有级别的资源，而不是顺序搜索不同的资源。联合搜索引擎确实能很方便地做到这一点，其中最全面透明的联合资源是ACCESSSS（http：//plus.mcmaster.ca/accessss）。只要在ACCESSSS中输入你的问题，它会在不同金字塔级别的主要资源同时运行搜索，从摘要到所有类型的预先经过评价的研究，再到PubMed的所有临床查询过滤器。表5-6列出了ACCESSSS搜索的所有资源。搜索结果如图5-5所示，结果按照金字塔的级别组织在一页中，对临床实践最相关最有用的信息列在前面（图5-5）。ACCESSSS注册是免费的，是否能得到全文取决于机构或个人在资源的注册情况。如果想直接关联你所在机构在这些资源的注册信息，可以要求ACCESSSS在列表中加入你所在的机构。

还有一些其他类似同时搜索金字塔不同级别资源的有趣且免费的资源。Trip（http：//www.tripdatabase.com）并不检索总结类资源，而是搜索各个国家的临床实践指南，还包括概要和其他预评价和非预评价研究。它的搜索界面很简单，还有一些有趣的特点，比如能将你的检索策略按照PICO（患者、干预、对比、结局）原则结构化，还可以根据发展中国家的需要来构建检索问题。SumSearch（http：//sumsearch.org）和Trip有类似的特点，也注重搜索临床指南，但与后者不同的是，它把搜索结果按照文献处理的等级来排列，如原始研究、系统综述、指南（图5-1）。SumSearch和NEJM的JournalWatch（http：//www.jwatch.org）链接相对更新。还有一个有创新特点的搜索引擎Epistemonikos（http：//www.epistemonikos.org），它同时搜索各种资源以及相应的应用文献，并链接相关证据。比如，Epistemonikos会关联系统综述和综述所包含的研究，这样能聚类分析系统综述及其原始研究的共同点。Epistemonikos还有一个特殊之处在于它能够提供多语言交流界面，可以用多种语言搜索，摘要有超过9种语言的翻译版本。

表5-6

联合搜索示例：ACCESSSS搜索的循证医学资源

摘要	DynaMed
	UpToDate
	Best Practice
	ACP PIER
预先经过评价的研究	
系统综述概要	ACP Journal Club DARE
系统综述	McMaster PLUS（包括Cochrane综述）
研究概要	McMaster PLUS
非预评价研究	
筛选研究	PubMed临床查询
未筛选研究	PubMed（MEDLINE）

图 5-5

ACCESSSS联合搜索示例

ACCESSSS Federated Search

6S model explained
Criteria for articles in **PLUS**

- **Summaries** ★★★★★
  UpToDate
  DynaMed
  Best Practice
  Stat!Ref PIER

- **Synopses of Syntheses** ★★★★☆
  ACP Journal Club (via PLUS)
  DARE

- **Syntheses** ★★★☆☆
  PLUS Syntheses

- **Synopses of Studies** ★★☆☆☆
  ACP Journal Club (via PLUS)

- **Studies** ★☆☆☆☆
  PLUS Studies

- **Non-Appraised** ★★★★★
  PubMed CQ
  PubMed

History
dabigatran atrial fibrillation

Search
Advanced Options

Current PLUS Database: Physician
Resource Portal: ⓘ McMaster University
Add your institution   Change

Summaries ★★★★★

■ **UpToDate**

Antithrombotic therapy to prevent embolization in atrial fibrillation

Dabigatran: Drug information

More Results...

■ **DynaMed**

Atrial fibrillation

Dabigatran

More Results...

Synopses of Syntheses ★★★★☆

■ **ACP Journal Club (selected via PLUS)**

Review: New oral anticoagulants reduced stroke and systemic embolism compared with warfarin in AF

Review: Dabigatran increases MI and reduces mortality compared with warfarin, enoxaparin, or placebo

Syntheses ★★★☆☆

◻ **PLUS Syntheses**

Stroke Prevention in Atrial Fibrillation *(Systematic Review)*

Combined anticoagulation and antiplatelet therapy for high-risk patients with atrial fibrillation: a systematic review. *(Systematic Review)*

Synopses of Studies ★★☆☆☆

■ **ACP Journal Club (selected via PLUS)**

$CHADS_2$ score predicted bleeding and death in atrial fibrillation treated with anticoagulants

Dabigatran led to less major bleeding than warfarin in younger but not older patients with atrial fibrillation

Studies (pre-appraised by these criteria) ★★★★★

■ **PLUS Studies**

Dabigatran versus warfarin in patients with mechanical heart valves. *(Original Study)*

Intracranial hemorrhage in atrial fibrillation patients during anticoagulation with warfarin or dabigatran: the RE-LY trial. *(Original Study)*

More Results...

Below this bar you must do your own critical appraisal. (and can use these criteria if you wish)

■ **PubMed Clinical Queries**

These results are yielded from your search term combined with Search Filters which are a modified version of our PubMed Clinical Queries.

Systematic Reviews

Meta-Analysis of Randomized Controlled Trials on Risk of Myocardial Infarction from the Use of Oral Direct Thrombin Inhibitors.

Cost-effectiveness of pharmacogenetic guided warfarin therapy versus alternative anticoagulation in **atrial fibrillation**.

More Results...

Therapy

The new oral anti-coagulants and the phase 3 clinical trials - a systematic review of the literature.

Safety and Efficacy of **Dabigatran** Compared With Warfarin for Patients Undergoing Radiofrequency Catheter Ablation of **Atrial Fibrillation**: A Meta-analysis.

注: 经McMaster大学健康医学数据研究团队允许而使用。

6.何时使用谷歌搜索

谷歌（http://www.google.com）的出现给我们带来网络搜索的革命，它强大的算法可以寻找所有问题的答案。但是许多因素会影响搜索结果，比如和查询问题的相关性、某网站以前接入或引用的次数、搜索使用的计算机或服务器的IP地址、国籍、其他可能的经济或非经济利益等。由于缺乏搜索策略的透明度，谷歌并不是一个从众多未经证实或非科学监管的资源中检索目前最佳证据的可靠途径。在网络搜索时，要记住自己并不是在特定的数据库搜寻，而是在变幻莫测的互联网大海中航行，有证据支持的资料并不会在你需要的时刻自动浮出海面。

但另一方面，使用谷歌对于目的性搜索往往非常有用。它经常是搜寻普通**背景问题**的最快途径。比如它可以通过Wiki百科（http://www.wikipedia.org）这样的多语言资源搜索，或者对于某些吸引媒体眼球的新话题或治疗，还没来得及被收入各种循证医学资源前就能在谷歌上发现答案，比如"中东呼吸综合征冠状病毒是什么"。谷歌还能帮助你快速确定不是很熟悉的检索词，比如你想知道肠促胰岛素（incretin）是否和胰腺癌相关，但是你不是很清楚有哪些种类的肠促胰岛素。用谷歌或Wiki百科搜索，你很快能找到DDP-4抑制剂（dipeptidyl peptidase 4 inhibitor）或GLP-1类似物（glucagon-like peptide 1 analogs）这样的单词，可以复制粘贴。最后，谷歌还是一个用来搜索少见综合征的神奇工具，你只需要在搜索栏中输入各种临床发现。如果你在各种医学数据库中同样简单输入这些检索词，往往得不到任何信息，而谷歌有时能发现少见的引用文献，从而给你一些线索。

如果想用谷歌搜寻**前景问题**的答案，最好使用谷歌学者（Google Scholar，http://www.google.com/scholar），它在学术文献中使用谷歌算法。虽然谷歌学者的搜索算法也是不透明的，但有人比较了谷歌学者和其他数据库的搜索结果[32]，分析发现和PubMed相比，谷歌学者能找到两倍的相关文献，而对于找到的免费全文，更是PubMed的三倍[33]，还能发现更多对某些少见话题有用的会议论文摘要。谷歌学者是一个复杂的搜索系统，它的帮助信息能对精确搜索提供有用的指导（http://scholar.google.com/intl/en/scholar/help.html）。

五、将问题翻译成检索词

1.如何选择和联合检索词

表5-7举例说明如何按PICO原则分解你的问题并选择对应的检索词。下一步你需要根据不同的资源要求，将检索词组成不同的检索策略。搜索顶层循证医学资源的优点在于，数据库是经过高度选择的，文献数量相对较少，搜索比较简单。根据人群、问题、干预、暴露等信息，选择一至两个检索词就能找到最相关的内容。举个例子，如果你想知道化痰药对稳定期慢性阻塞性肺疾病（COPD）患者是否有效，只需要在摘要类资源（如UpToDate）或预评价研究类资源（如DARE）的搜索框中输入"COPD和化痰药"就够了。如果过于限制你的检索词反而会损失重要信息。而对于在未经过评价的研究资源（如PubMed）中搜索，则需要更有针对性和结构化的检索条件。

如果在大的数据库中寻找你需要的证据，你的检索词应该严格根据PICO原则选择（见第4章"问题是什么"）。有些检索词比较简单。比如，如果你的目标人群是糖尿病患者，你可以直接使用"糖尿病"或"糖尿病的"作为检索词。而有些检索词的确定则有一定挑战，比如干预项是"抗甲状腺药物治疗"，你可以选择"抗甲状腺"单一检索词，也可以选择不同药物组合的搜索方式，如"卡比马唑OR丙硫氧嘧啶OR甲巯咪唑"。

表 5-7

将检索词组合成不同的检索策略

PICO 原则	检索词
P 稳定期慢性支气管炎患者	COPD 或（慢性支气管炎）
I 化痰药物	化痰药
C 安慰剂（和目前最佳诊治）	安慰剂
O 疾病加重人数，死亡率	加重或死亡率

金字塔资源分类	检索策略
摘要类和预先经过评价的研究	慢性支气管炎 化痰药
	COPD 化痰药
非预评价研究	COPD 化痰药 加重
	［COPD OR（慢性支气管炎）］AND 化痰药
	［COPD OR（慢性支气管炎）］AND 化痰药 AND 加重
	［COPD OR（慢性支气管炎）］AND 化痰药 AND（加重 OR 死亡率）

注意联合检索条件中大写字母"OR"是一种**布尔运算符**（Boolean operator），表明任一药物治疗研究的合集。而如果不加入运算符实际是代表用"AND"连接这些检索词。比如，键入"神经氨酸酶抑制剂（neuraminidase inhibitors）"相当于键入"神经氨酸酶 AND 抑制剂（neuraminidase AND inhibitors）"，搜索结果是同时包含两个检索词的研究，而不是包含任何类型的抑制剂的所有研究。

检索词的选择是否有效，一方面取决于你对该问题的熟悉程度，另一方面也基于反复的错误和尝试。医学主题词（Medical Subject Headings，MeSH）索引库（http：//www.nlm.nih.gov/mesh/MBrowser.html）能帮助你根据医学概念来选择相应的主题词。使用谷歌搜索也能快速找到合适的检索词。如果你惊讶地发现搜索不到相关的证据，先检查一下是不是有拼写错误，或者是不是限制太过具体（比如罗列过多检索词，这些词自动用"AND"连接）。有的时候，定义也会有所不同，比如，MeSH词"ventilation"是指"给建筑物的房间和走廊通风"，而"pulmonary ventilation"是指"单位时间吸入或呼出的气体总量，单位为 L/min"，临床更常用后者。

2. 放宽或限制检索条件

表 5-8 列举了精确搜索的方法。如果你最开始找到的证据很少，你应该放宽检索条件（增加敏感性），例如每个概念增加同义词，或使用截词符（比如 diabet* 代表以 diabet 开头但结尾不同的所有词汇，如 diabets、diabetic 等）。相反，如果你得到的搜索结果太多需要筛选，你应该限制检索条件（增加特异性），如用"AND"连接更多 PICO 成分，或者增加方法学过滤器（比如用临床查询过滤器限制；http：//www.ncbi.nlm.nih.gov/pubmed/clinical）。针对比较大的数据库，比如 PubMed，更复杂的方法为根据 PICO 组分的重要性排列检索词，以获得可控的文献数量[34]。

表 5-8

精确化检索策略

增加敏感性的方法	增加特异性的方法
类似PICO检索词用"OR"连接	用"AND"连接PICO检索词：（P）AND（I）AND（C）AND（O）
截词符，通配符（如diabet＊，wom？n）	使用NOT排除不相关的检索词
同义词（压疮，褥疮）	使用NOT布尔运算符
拼写不同（tumour，tumor）	限制（时间，年龄等）
增加MeSH词	方法学过滤器（临床查询）
使用PubMed"相关引用文献"或参考文献中的相关文章	内容筛选（主题或疾病）

3. 寻找相关文献

当你感到在PubMed上搜索很吃力时，还有一个小技巧是先找一篇和你的问题相关的文献，然后使用"相关引用文献"（related citation）功能（图5-6）。它会自动根据题目、摘要、检索词寻找其他类似文献，你可以在新的搜索结果中筛选所需，每一篇相关文献再选择"相关引用文献"功能。筛选时，可能相关的引用文献发送到PubMed的剪切板

图 5-6

PubMed主页的"相关引用文献"和"剪切板"功能

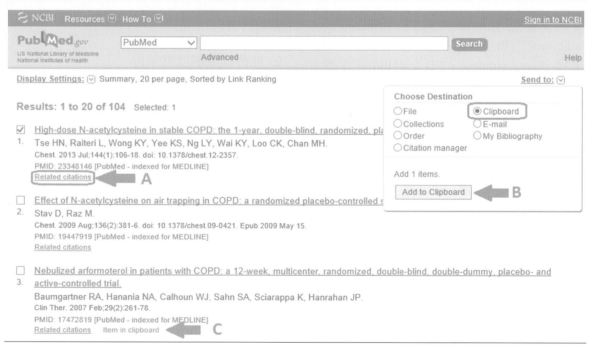

注：A链接"相关引用文献"。B对话框，在对话框内可将文献发送至剪切板。C发送至剪切板后文献被标记。
经美国国会医学图书馆和PubMed允许而使用。

（PubMed clipboard）工具，如图5-6所示相关文章会在剪切板上有标识。这种方法能帮助你如滚雪球般迅速积累文献。

使用多种资源。本章指导你如何在循证医学金字塔中有效搜寻，以及如何使用联合搜索引擎。

4. 寻求帮助

最后，由于医学数据库的复杂性和相互关联性，有些搜索需要医学信息专家的帮助。当你在临床实践中遇到相关问题时，友好地求助于医学图书馆专业人员，他们本身就是巨大的资源，帮助你解决困难问题和制定复杂的检索策略。

六、结论：在日常工作中提高检索技巧

框5-2总结了在日常工作中如何提高自己的检索技巧。由于质量各不相同的新研究发现不断涌现，寻找当前最佳证据总是具有一定的挑战。但是，许多循证医学资源也在不断充实和完善，使得这一过程愈加便利，可以让医生在工作场所就能快速找到答案。尚不存在可以满足所有信息需求的单一资源。为寻找当前最佳证据，往往需要联合

框5-2　提高检索技巧

记住循证医学资源金字塔，通过所在机构或个人注册以掌握可用的循证医学资源。

根据你的信息需求和本章提供的标准，选择用以检索的资源。

在你的个人电子设备浏览器中，标记这些资源作为书签，例如笔记本电脑、智能手机、平板电脑等。尝试你是否能通过所在机构登录，如果可以则设置为自动登录。

对于公开、透明、可信赖的资源，可注册电子邮件提醒系统，以及时发现新的证据。

训练自己的检索能力，比较不同的循证医学资源。不断更新新问题答案，这能帮助你不断学习，为自己的循证实践能力提供反馈。

最后，总是从患者的角度看问题。这能帮助你关注证据的全部要点，关注所有患者−重要结局指标，避免只考虑先发现的证据。

黄晓明　袁　晶　译

张　渊　谢　锋　审

参考文献

1. Straus SE. Evidence-Based Medicine: How to Practice and Teach EBM. 4th ed. New York, NY: Elsevier/Churchill Livingstone; 2011.

2. Agoritsas T, Merglen A, Courvoisier DS, et al. Sensitivity and predictive value of 15 PubMed search strategies to answer clinical questions rated against full systematic reviews. J Med Internet Res. 2012; 14 (3): e85.

3. Green ML, Ciampi MA, Ellis PJ. Residents' medical information needs in clinic: are they being met? Am J Med. 2000; 109 (3): 218-223.

4. González-González AI, Dawes M, Sánchez-Mateos J, et al. Information needs and information-seeking behavior of primary care physicians. Ann Fam Med. 2007; 5 (4): 345-352.

5. Graber MA, Randles BD, Ely JW, Monnahan J. Answering clinical questions in the ED. Am J Emerg Med. 2008; 26 (2): 144-147.

6. Hoogendam A, Stalenhoef AF, Robbé PF, Overbeke AJ. Answers to questions posed during daily patient care are more likely to be answered by UpToDate than PubMed. J Med Internet Res. 2008; 10 (4): e29.

7. Hoogendam A, Stalenhoef AF, Robbé PF, Overbeke AJ. Analysis of queries sent to PubMed at the point of care: observation of search behaviour in a medical teaching hospital. BMC Med

Inform Decis Mak. 2008; 8: 42.

8. Thiele RH, Poiro NC, Scalzo DC, Nemergut EC. Speed, accuracy, and confidence in Google, Ovid, PubMed, and UpToDate: results of a randomised trial. Postgrad Med J. 2010; 86 (1018): 459-465.

9. McKibbon KA, Fridsma DB. Effectiveness of clinician-selected electronic information resources for answering primary care physicians' information needs. J Am Med Inform Assoc. 2006; 13 (6): 653-659.

10. Glasziou P, Burls A, Gilbert R. Evidence based medicine and the medical curriculum. BMJ. 2008; 337: a1253.

11. Bastian H, Glasziou P, Chalmers I. Seventy-five trials and eleven systematic reviews a day: how will we ever keep up? PLoS Med. 2010; 7 (9): e1000326.

12. GuyattGH, AklEA, CrowtherM, SchunemannHJ, GuttermanDD, Zelman Lewis S. Introduction to the ninth edition: Antithrombotic Therapy and Prevention of Thrombosis, 9th ed: American College of Chest Physicians Evidence-Based Clinical Practice Guidelines. Chest. 2012; 141 (2 suppl): 48S-52S.

13. Haynes RB, Cotoi C, Holland J, et al; McMaster Premium Literature Service (PLUS) Project. Second-order peer review of the medical literature for clinical practitioners. JAMA. 2006;

295 (15)：1801-1808.

14. Holland J, Haynes RB; McMaster PLUS Team Health Information Research Unit. McMaster Premium Literature Service (PLUS)：an evidence-based medicine information service delivered on the Web. AMIA Annu Symp Proc. 2005; 2005：340-344.

15. Garg AX, Adhikari NK, McDonald H, et al. Effects of computerized clinical decision support systems on practitioner performance and patient outcomes: a systematic review. JAMA. 2005; 293 (10)：1223-1238.

16. Del Fiol G, Curtis C, Cimino JJ, et al. Disseminating context-specific access to online knowledge resources within electronic health record systems. Stud Health Technol Inform. 2013; 192：672-676.

17. Roshanov PS, Fernandes N, Wilczynski JM, et al. Features of effective computerised clinical decision support systems: meta-regression of 162 randomised trials. BMJ. 2013; 346：f657.

18. Jeffery R, Navarro T, Lokker C, Haynes RB, Wilczynski NL, Farjou G. How current are leading evidence-based medical textbooks? an analytic survey of four online textbooks. J Med Internet Res. 2012; 14 (6)：e175.

19. Prorok JC, Iserman EC, Wilczynski NL, Haynes RB. The quality, breadth, and timeliness of content updating vary substantially for 10 online medical texts: an analytic survey. J Clin Epidemiol. 2012; 65 (12)：1289-1295.

20. Vandvik PO, Lincoff AM, Gore JM, et al. Primary and secondary prevention of cardiovascular disease: Antithrombotic Therapy and Prevention of Thrombosis, 9th ed: American College of Chest Physicians Evidence-Based Clinical Practice Guidelines. Chest. 2012; 141 (2 suppl)：e637S-e668S.

21. Wentz R. Visibility of research: FUTON bias. Lancet. 2002; 360 (9341)：1256.

22. Kung J, Miller RR, Mackowiak PA. Failure of clinical practice guidelines to meet institute of medicine standards: two more decades of little, if any, progress. Arch Intern Med. 2012; 172 (21)：1628-1633.

23. Vandvik PO, Brandt L, Alonso-Coello P, et al. Creating clinical practice guidelines we can trust, use, and share: a new era is imminent. Chest. 2013; 144 (2)：381-389.

24. Banzi R, Cinquini M, Liberati A, et al. Speed of updating online evidence based point of care summaries: prospective cohort analysis. BMJ. 2011; 343：d5856.

25. Martínez García L, Arévalo-Rodríguez I, Solà I, Haynes RB, Vandvik PO, Alonso-Coello P; Updating Guidelines Working Group. Strategies for monitoring and updating clinical practice guidelines: a systematic review. Implement Sci. 2012; 7: 109.

26. Ruschitzka F, Abraham WT, Singh JP, et al; EchoCRT Study Group. Cardiac-resynchronization therapy in heart failure with a narrow QRS complex. N Engl J Med. 2013; 369 (15)：1395-1405.

27. Haynes RB, Holland J, Cotoi C, et al. McMaster PLUS: a cluster randomized clinical trial of an intervention to accelerate clinical use of evidence-based information from digital libraries. J Am Med Inform Assoc. 2006; 13 (6)：593-600.

28. Haynes RB. ACP Journal Club: the best new evidence for patient care. ACP J Club. 2008; 148 (3)：2.

29. Lader E. Review: Eplerenone is not more effective for reducing mortality than other aldosterone antagonists. Ann Intern Med. 2012; 157：JC6-10.

30. Haynes RB, McKibbon KA, Wilczynski NL, Walter SD, Werre SR; Hedges Team. Optimal search strategies for retrieving scientifically strong studies of treatment from Medline: analytical survey. BMJ. 2005; 330 (7501)：1179.

31. Montori VM, Wilczynski NL, Morgan D, Haynes RB; Hedges Team. Optimal search strategies for retrieving sys-tematic reviews from Medline: analytical survey. BMJ. 2005; 330 (7482)：68.

32. Kulkarni AV, Aziz B, Shams I, Busse JW. Comparisons of citations in Web of Science, Scopus, and Google Scholar for articles published in general medical journals. JAMA. 2009; 302 (10)：1092-1096.

33. Shariff SZ, Bejaimal SA, Sontrop JM, et al. Retrieving clinical evidence: a comparison of PubMed and Google Scholar for quick clinical searches. J Med Internet Res. 2013; 15 (8)：e164.

34. DansAL, DansLF, SilvestreMAA. Literaturesearches. In: DansAL, Dans LF, Silvestre MAA, eds. Painless Evidence-Based Medicine. Chichester, England: John Wiley & Sons; 2008：115-136.

35. DiCenso A, Bayley L, Haynes RB. ACP Journal Club. Editorial: Accessing preappraised evidence: fine-tuning the 5S model into a 6S model. Ann Intern Med. 2009; 151 (6)：JC3-JC2, JC3-JC3.

第6章

为什么研究结果会产生误导：偏倚和随机误差

Gordon Guyatt，Roman Jaeschke，and Maureen O.Meade

内容提要

随机误差
偏倚
减少偏倚风险的策略

临床问题存在基于真实情况的正确答案。比如，β受体阻滞剂对心衰患者死亡率的影响；吸入糖皮质激素对哮喘急性加重的影响；胫骨骨折扩髓髓内钉固定和不扩髓髓内钉固定的疗效区别；髋关节骨关节炎的**预后**（prognosis）；妊娠试验的诊断作用等，这些干预都有符合实际情况的真实效果。临床研究的目的，就是要设法估计这些真实效果。但不幸的是，真实效果我们永远也无法得知。原因在于研究在设计或实施过程中会出现缺陷，产生**系统误差**（systematic error），或称**偏倚**（bias）。另一方面，即使研究设计实施过程完美，也会因为**随机误差**（random error）造成治疗效果估计不精确。本章主要讨论为什么会出现误差。

一、随机误差

假设我们有一个重量完全对称的硬币，我们抛这个硬币时，正面朝上和反面朝上的概率是相等的，都是50%。但是我们并不知道这枚硬币是否完全对称，因此试图通过试验证明它是否对称。我们的问题是：每一次抛硬币，正面朝上或反面朝上的真实概率是多少？第一次试验抛了10次，结果为8次正面，2次反面。我们能得出什么结论？从表面现象分析这个结果，我们能

得出推断，这枚硬币并不对称（正面朝上的机会更大），任意一次抛硬币正面朝上的概率是80%。

很少有人会同意这个结论，原因是我们知道世界并不是理想状态的，即使一枚完全对称的硬币任意抛10次，也不总是5次正面5次反面。这样的结果符合随机规律，我们称为随机误差。有时完全对称的硬币抛10次也会出现8次正面，甚至10次里有9次正面，更罕见的情况有可能出现10次均为正面。图6-1显示了不断重复抛硬币，正面和反面的实际出现情况。

假使抛了10次，正好5次正面5次反面，能得出什么结论？我们意识到随机性仍让我们无法确定硬币是否完全对称：一枚重量不对称的硬币（真实正面朝上的概率是0.8）抛10次，因为随机概率也有可能出现正好5次正面5次反面。

设想一个资助机构对我们的第一次小型试验感兴趣，提供资金让我们实施一个更大的研究。这一次，我们显著增加了试验样本量，抛了1000次硬币，如果最后的试验结果为500次正面500次反面，这次我们是不是能得出结论：我们的硬币确实是一枚完美的硬币呢？我们有更强的信心得出此结论，但仍然不能保证100%正确。原

图6-1

一枚完全对称的硬币任意抛10次，正面朝上和反面朝上的理论分布

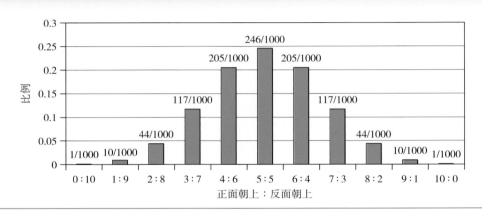

因是，如果正面朝上的真实概率是51%，抛1000次硬币完全有可能观察到500次正面的结果。

我们把上述案例所阐述的原理，应用到如何看待临床研究结果，包括预后、诊断、**伤害**（harm），以及针对治疗的**随机对照试验**（RCT）。比如，一个RCT研究发现100名治疗组患者有10人死亡，而对照组死亡为20人。该治疗确实能降低50%的死亡率吗？有可能，但是考虑到随机性，我们对治疗效果的估计值存在一些不确定性，甚至对治疗是否有效感到不确定。

在一项充血性心衰的研究中，1320名中至重度心衰患者分到安慰剂组，其中228人（17%）死亡，而1327名患者接受比索洛尔治疗，其中156人（12%）死亡[1]。虽然研究结论是死亡的相对风险降低接近32%，但我们必须意识到，真实的治疗效果有可能存在明显的不确定性（见第10章"可信区间：单个研究或荟萃分析是否足够大"）。

让我们重新回到开始提出的问题，为什么不管研究设计多么完美，我们永远无法知道真实效果？答案是随机误差是没有方向性的，有可能高估或低估治疗效果。

二、偏倚

偏倚是研究结果可能出现问题的另一个原因。和随机误差不同，偏倚是导致偏离真实情况的系统误差（这是有方向的误差）。比如在预后研究中，偏倚会导致错误地得出乐观或悲观的结论。对于诊断研究，偏倚则会让我们更乐观（更常见）或更悲观地评价特定情况下诊断试验在区分患有和不患有某种疾病的价值。在治疗或伤害研究中，偏倚会低估或高估实际的获益或伤害（见框6-1）。

框6-1　干预（治疗）研究如何受偏倚影响？

干预组和对照组在研究开始时就存在差异

　例如：对照组患者年龄更大，疾病更严重

干预组和对照组在研究实施过程中逐渐出现差异（差异独立于实验干预）

　例如：干预组患者除干预治疗外还接受了其他有效的药物治疗

干预组和对照组在研究结束时出现差异（差异独立于实验干预）

　例如：干预组里疾病更严重的患者失访了

如果在研究开始时，除了**试验干预**（experimental intervention）外，治疗组患者和**对照组**（control group）患者存在差异，这种差异会带来偏倚。在研究开始时，每一个患者如果不治疗，疾病的自然结局可能好，也可能坏，后者是指研究过程中出现不良事件（如卒中）。不良事件是针对研究的**目标结局**（target outcome）或**目标事件**（target event）而言。如果治疗组和对照组在研究开始时就倾向于出现不同的预后（即目标结局的可能性），则会产生偏倚。举例说明，如果与治疗组相比，对照组患者年龄更大，有更严重的动脉粥样硬化，他们出现不良事件的比例也更大，研究的结果会出现有利于治疗组的偏倚。易言之，相比于在基线时预后因素更加均衡的研究，这个有偏倚的研究会得到更大的治疗效果。

即使干预组和对照组患者在开始时有相同的**预后**（prognosis），研究结果也有可能出现偏倚。比如，治疗组和对照组接受的（除了干预用药以外的）其他治疗不同。举个例子，在一项**预防**动脉粥样硬化并发症的新药研究中，干预组所接受的他汀类药物治疗强度可能高于对照组。

最后，即使两组患者开始和过程中预后情况都类似，在研究的结束阶段仍有可能发生偏倚，比如患者**随访**（follow-up）不够（见第7章"治疗：随机试验"）或研究由于明显的治疗效果而**提前终止**（stopped early）（见第11章第3节基于获益而提前终止随机试验）。

三、减少偏倚风险的策略

本书教你如何识别研究的**偏倚风险**（risk of bias），不仅仅针对治疗和伤害研究，也针对预后和诊断研究。比如，在预后研究中，研究者应通过纳入有代表性的受试者及尽量保证完整随访来减少偏倚的发生。对于诊断学研究，研究者需要确定合适的诊断**金标准**，且应当在不知道金标准结果的情况下判读试验结果（盲法）。在本章接下来的部分，我们还会重点解读关于治疗和伤害的研究。

我们已知偏倚的产生是由于治疗组和对照组在研究开始或过程中**预后因素**（prognostic factors）的分布不同。研究者如何预防这种偏倚的产生？表6-1总结了在RCT和**观察性研究**（observational study）中减少偏倚的策略。

当研究新的治疗时，研究者有很多方法来控制偏倚风险。例如，可以在基线时用**随机分配**（randomly allocating）的方法把患者纳入治疗组和非治疗组，以减少出现两组预后特点不同的情况。还可以通过给对照组外观相同但实际无有效成分的安慰剂，以减少安慰剂效应。对医生实施盲法，使其不知道患者接受的是治疗用药还是安慰剂，这样能减少**联合干预**（co-intervention）的风险。对评价结局的研究者应用盲法，能减少评估事件发生率过程中出现的偏倚。

使用观察性研究来探讨治疗效果或伤害，不利于控制偏倚风险。研究者需要接受无法知道患者的**暴露**（exposure）是出于自身的选择，还是由于环境因素的影响，在这种情况下只能用统计学方法来调整已知的预后因素。盲法是不可能的。为了减少安慰剂效应和结果评估的偏倚，最好是选择不容易受影响的研究**终点**（例如死亡）。关注上述偏倚风险的研究者，还可以通过努力减少失访来降低偏倚发生（表6-1）。

要记住，如果研究者选择观察性研究来探讨治疗问题，医生在解读研究结果时须应用伤害研究的偏倚风险评价标准。同理，如果潜在的伤害因素来自某个有益的药物，研

表6-1

治疗学和伤害研究中减少偏倚的方法

偏倚来源	治疗：减少偏倚的策略	伤害：减少偏倚的策略
研究开始时的差异		
治疗组和对照组预后因素不同	随机化	分析数据时根据预后因素作统计学调整
	分层随机	匹配
研究过程中产生的差异		
安慰剂效应	对患者应用盲法	选择受安慰剂效应小的结局指标（如死亡率）
共同干预	对医疗照顾者应用盲法	记录治疗差异和统计学调整
评估结局时的偏倚	对结局评估者应用盲法	选择受观察者偏倚影响小的结局指标（如死亡率）
研究结束时的差异		
失访	保证完整随访	保证完整随访
提前结束研究（由于疗效很好）	根据样本量估计的预先计划完成研究	不适用
忽略没有接受预期治疗的患者	纳入随机分配后各组的所有有数据患者	不适用

究者也可以通过将患者随机分入干预组和对照组来控制偏倚。此时，医生可以应用治疗研究的偏倚风险评价标准。无论是治疗还是伤害研究，从RCT得到的证据效力总是高于观察性研究。

黄晓明　袁　晶　译
张　渊　谢　锋　审

参考文献

1. CIBIS-II Investigators and Committees. The Cardiac Insufficiency Bisoprolol Study II (CIBIS-II): a randomised trial. Lancet. 1999; 353 (9146): 9-13.

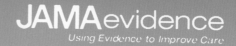

第二篇 治 疗

治
疗

第12章　治疗试验结果的进阶内容

应用治疗试验结果的进阶内容

第7章

治疗（随机对照试验）

Michael Walsh，Vlado Perkovic，Braden Manns，Sadeesh
Srinathan，Maureen O.Meade，PJ Devereaux，and Gordon
Guyatt

治
疗

内容提要

如何提高一位外周动脉疾病患者的肢体运动和行走功能？

假设你是一位普通内科医生，持续随访一位62岁男性患者。该患者被诊断为2型糖尿病、高血压和高血脂，应用口服降糖药、他汀类药物和噻嗪类利尿剂治疗。患者因间歇性跛行就诊于血管外科，医生诊断为外周动脉疾病。为了降低患者血管事件的风险并改善行走能力，医生开具了低剂量阿司匹林和己酮可可碱。该处方主要基于2项**系统综述**的研究结果：其中一项综述总结了在外周动脉疾病患者中抗血小板药物的效果，发现此类治疗可以降低22%的血管事件的风险（OR0.78，95%CI0.63～0.96）；另一项综述评估了外周动脉疾病患者中己酮可可碱的治疗效果，发现可有效增加59米（95%可信区间37～81米）的最大行走距离[1,2]。尽管服用了上述药物，但患者仍然无法在无痛感的情况下行走2分钟以上，该情况已经严重影响到患者的生活质量。

了解该患者病史和主诉后，你想起曾经读到过一篇可能相关的研究。因此，你请患者一周后复诊，并计划根据相关研究结果重新评估治疗方案。

一、寻找证据

为了寻找相关研究证据，你将此例患者的情况转换为可回答的临床问题：对于已经接受抗血小板药物和己酮可可碱治疗且无外科手术指征的外周动脉疾病患者，如何改善患者无症状行走功能？根据该临床问题，你使用ACP Journal Club（http://acpjc.acponline.org）进行了快速检索（检索相关内容可参考本书第5章"寻找当前最佳证据"），检索词为"外周动脉疾病（peripheral vascular disease）"

和"间歇性跛行（intermittent claudication）"。该检索发现了7项预先经过评价的研究，其中1项与你的临床问题相关：雷米普利可改善外周动脉疾病患者行走事件和生活质量[3]。你将该证据摘要及研究全文打印出来并阅读[4]。

该研究为1项随机对照试验，纳入了212例患有外周动脉疾病并有间接性跛行症状的患者。患者被随机分配至每天雷米普利10mg组或安慰剂组接受治疗24周。研究主要结局是患者无痛最长行走时间和最长行走时间。

二、怎样使用文献

框7-1总结了使用研究证据指导临床实践的3个一般步骤。实际上，这些步骤不限于回答上述外周动脉疾病的治疗问题，还可应用于许多治疗效果的研究包括：治疗缓解某种症状（如哮喘或关节炎），预防某疾病的远期不良预后（如心梗后的远期心血管死亡），

框7-1　如何使用治疗学研究的研究证据：使用者指南

相关研究证据的偏倚风险

研究起始时干预组和对照组发生结局的风险是否相似？

患者是否经过了随机化？

随机化过程是否经过分配隐藏？

干预组和对照组的预后因素是否可比？

研究是否在实施中维持着预后因素的可比性？

研究是否使用盲法？如使用了盲法，施盲的对象包括哪些？

研究结束时预后因素是否仍在组间可比？

研究是否按照预期完成了随访？

研究是否采用了意向性分析策略？

研究是否提前终止？

结果是什么？

治疗效果有多大？

治疗效果的估计有多精确？

如何将研究结果用于临床

研究中纳入的人群是否与临床实践中的患者相似？

研究证据是否考虑了全部患者-重要结局？

治疗带来的收益是否会超过治疗带来的潜在风险与花费？

筛查某些隐匿但可治疗的疾病（如筛查结肠癌），或寻找最佳的诊断策略（如通过随机对照试验比较不同诊断策略对患者—重要结局的影响）。

如果对某个关键问题的回答为否，则一些其他相关问题的具体答案就不再重要了。如患者未经过随机化，则不需再进一步考虑是否设计了分配隐藏和意向性分析等内容。一般来说，非随机的观察性研究在因果推断的力度上远逊于随机对照试验，但这并不意味着医生只能根据随机对照试验的结果指导临床实践。在相关研究的证据质量较低的情形下，医生也必须基于目前最佳的研究证据（即使并非随机对照试验）进行临床实践。本书第14章"伤害（观察性研究）"详细介绍了相关方法，感兴趣的读者可参考。

三、偏倚风险有多大

1. 研究起始时干预组和对照组发生结局的风险是否相似

患者是否经过了随机化？

以住院治疗是否可以延长生命为例说明此问题。某研究发现，重症患者更有可能死于医院而非社区环境。这是否意味着医院导致患者死亡？我们很容易推翻该结论，因为住院患者病死率更高很可能不是由于住院这个因素本身，而是住院患者往往比社区患者病情更严重，是更严重的病情导致了高死亡风险。

在这个例子中，我们可以较容易地发现组间不均衡的因素（病情轻重）对患者预后的影响，但在其他临床问题中，发现这些组间不均衡的预后因素可能并不容易。许多观察性研究指出，膳食中含有更高比例的ω3脂肪酸的人群与那些膳食中ω3脂肪酸比例较低的人群相比，未来发生心血管事件的风险较低[5]。因此，有人主张富含ω3脂肪酸的膳食有助于降低发生心血管事件风险。然而，针对

此研究问题的大型随机对照试验发现，ω3脂肪酸补充剂对预防心血管事件并无益处[6,7]。

随机对照试验否认了其他研究提示潜在疗效的例子还包括：抗氧化类维生素未能降低胃肠肿瘤风险[8]，其中维生素E甚至可能会增加全死因死亡风险[9]；早期一系列被认为在心衰患者中有效的药物却可能增加病死率[10-12]。通过随机对照试验来验证观察性研究发现的潜在效果时，类似的矛盾结果经常出现。

非随机研究设计（本质上是观察性研究），即由医生或患者决定接受某种治疗措施，而不是由随机化过程决定接受某种治疗措施，往往会导致有偏倚的估计。产生这种偏倚估计的主要原因是疾病的发病与预后往往同时受到许多因素的影响。在治疗学研究中，将想通过干预达到治疗效果的结局称为试验**目标结局**（target outcome），而诸如患者年龄、疾病本身病情轻重、合并并发症等因素可称为**预后因素**或预后影响因素，这些因素往往会对试验目标结局产生影响。在研究中，如果已知的或未知的预后因素在干预组和对照组之间分布不均衡，则评估试验目标结局时会产生偏倚，这种偏倚可能使研究高估或低估治疗效果。在研究中，已知的预后因素常常会影响到医生或患者对治疗措施的选择。此时，几乎可以预计，通过医生或患者意向接受的治疗措施会导致预后因素在不同治疗选择的组间不均衡。这种不均衡常常导致有偏倚的结果，有时这种偏倚影响较小，估计的治疗效果方向尚且正确，只是因偏倚而导致估计值与真实值有偏差；有时这种偏倚影响很大，可能会导致估计效应量与真实值的方向相反。

理论上来说，观察性研究在设计或统计分析阶段可以按照已知的预后因素进行入组患者的匹配［本书第14章"伤害（观察性研究）"和第11章第1节"偏倚和随机误差释例"中有相关内容的介绍］。尽管如此，在实际研究中，经常出现部分预后因素无法测量，或在某些疾病中，研究者掌握的预后因素只占该疾病所有预后因素的一小部分。在这种

治疗

情况下，即使采用了最严格的患者入组方案和统计学分析方法，也无法彻底根除偏倚对治疗效果估计值的影响。随机化分组相对于观察性研究最突出的优势在于，经过随机化后的治疗组和对照组在已知和未知的预后因素上都趋于均衡。

让我们再次回到关于ω3脂肪酸治疗的例子中。在该例中，到底是什么因素可能导致观察性研究的效应估计出现偏倚呢？一般来说，摄入ω3脂肪酸更多的人群相对于摄入较少ω3脂肪酸的人群具有更优的社会经济背景，这部分人群同时可能还会避免摄入较多的不健康饮食，并且更注意控制其他心血管病危险因素（如不吸烟、少饮酒和锻炼）。表面上看，他们似乎从ω3脂肪酸治疗中获益，但实际上治疗效果是由于该人群更健康的生活方式导致的，而非ω3脂肪酸的作用。类似的解释可能有很多，但无论哪种解释，其意义都在于，心血管事件发生率的组间差异是由于在接受治疗前不均衡的预后因素导致的，而不能归因于治疗本身的作用。

当然，随机化并不是万能的。在实际研究中，随机化并不能绝对保证组间预后因素的分布均衡。研究者的错误或误差都可能造成随机化失败。单纯由于误差而导致随机分组出现不均衡的概率很小，但小概率事件在真实的研究环境中也是可能发生的。本章后续内容将会讨论这些问题。

如果在随机分组过程中，研究者事先不知道即将入组的患者要分配到哪个干预组，或即使知道患者要被分配到哪个组，但研究者完全无法改变分组结果或干预分组过程，则称这种情况为**分配隐藏**（allocation concealment）。若研究未进行分配隐藏，则在研究者入组患者时，可能会主观地在干预组或对照组中纳入更重或更轻的患者，此类行为将会降低随机化均衡两组预后因素的作用，而导致研究得到的效应值存在偏倚。远程随机化即是为了确保在随机化分组过程中实施了分配隐藏的一种方法，其原理是在对每个纳入的患者进行随机化分组时，需要给远程方法学中心打电话确认该患者的分组，这样，实际负责入组的研究者事先不知道患者的分组情况，避免了随机化过程中产生的偏倚。

曾有某项使用密封信封进行分配隐藏的随机对照试验比较β受体阻滞剂（β-blocker）与血管紧张素转化酶抑制剂（angiotensin converting enzyme inhibitor，ACEI）对高血压的治疗效果[16]。在研究设计实施的年代，研究证据提示在有心脏疾病史的患者中，β受体阻滞剂是优于ACEI的，而在合并糖尿病的患者中，可能ACEI的效果更优。在试验分组中，更多有心脏疾病病史的患者被分配到了β受体阻滞剂治疗组（$P = 0.037$），而更多具有糖尿病病史的患者被分配到了ACEI治疗组（$P = 0.048$）。在研究分组中，很可能因为实际进行患者入组的医生打破了密封的信封，从而使某些患者进入他认为更"合适"的治疗组，导致组间预后因素不均衡。

2. 干预组和对照组是否在预后影响因素上可比？

随机化的最终目的是使目标结局的预后因素在试验组之间分布达到均衡。有时即便经过了随机化，仍然可能纯粹由于随机误差而无法达到组间均衡的目标。小样本的随机对照试验更容易出现随机化后预后因素仍不均衡的情况。

想象一项探索治疗心脏衰竭的新疗法效果的随机对照试验。该试验入组纽约心脏协会功能分级Ⅲ级至Ⅳ级的心衰患者，根据该分级，Ⅳ级患者的预后会远差于Ⅲ级患者。该试验样本量很小，只有8例患者，在这种情况下，有一定概率出现4例Ⅲ级心功能患者均被分至治疗组，而余下4例Ⅳ级心功能患者均被分至对照组。如果该试验的分组方案确实如此，将产生高度有利于治疗组的偏倚结果。但如果同样的试验入组800人，出现400例Ⅲ级的患者全部被分配到治疗组的概率将会小很多。因此，样本量越大，通过随机分组实现组间预后因素平衡的可能性越高。

可以通过组间基线预后因素是否均衡来评价随机分组的效果。尽管这种方法无法测量那些未知的预后因素是否在组间均衡，但至少可以确保研究开始时已知预后因素在组间是均衡的。

如果在研究开始时发现组间预后因素不均衡，这并不代表该研究将彻底失败。在这种情况下，仍有一些统计学方法可以对这些组间不均衡的因素进行调整。如果最终分析显示无论是否进行统计学调整，研究的主要结论都没有明显改变，则在一定程度上佐证了基线的不均衡并未对该试验造成偏倚风险。

3. 研究是否在实施中维持着预后影响因素的可比性？

研究是否使用盲法？如使用了盲法，施盲的对象包括哪些？

如果研究中成功实施了随机化分组，则两组患者在研究起始时预后因素是均衡的。但这并不意味着在研究过程中，组间预后因素始终保持均衡。为了保证在研究实施过程中组间预后因素仍然保持均衡，**盲法**是一个有效的办法。

框7-2中描述了在随机对照试验中，应当考虑施盲的5类对象。所谓盲法，就是指被施盲的对象不清楚患者是被分配到了干预组还是对照组。即便某种治疗完全没有任何生物学活性或作用，患者仍然会因为接受了"治疗"而感觉自己的病情改善。这类效应被称为**安慰剂效应**，该效应对目标结局在组间的差异估计可能存在影响[17-20]，因此，如果研究者的目的是探索某干预措施是否真正由于生物学机制而导致目标结局变化，则应该尽量对患者施盲以避免出现安慰剂效应。基于类似的考量，若想严谨地探索组间差异是否由于治疗效果所致，则应当同时对医生、数据收集者、结局评估者和统计分析者施盲（框7-2）。由此可见，为了准确估计治疗效果，盲法在随机对照试验的设计中是非常重要的。缺乏盲法的研究可能会引起偏倚，例如，一项评估多发性硬化疗效的随机对照试验未对结局评估者施盲，结果显示出该治疗有效。然而，当对结局评估者重新施盲后，发现治疗效果并不存在[21]。盲法的重要性与结局评估本身的主观性有关，试验结局的评估方法越主观，盲法就越重要。如果试验结局是全因死亡，则不需要对结局评估者施盲。

给患者施加试验干预以外的联合干预（cointervention），同样会对研究结局造成偏倚。有效实施盲法，可以避免有意和无意的联合干预。当盲法完全无法实施时，详细记录组间可能出现的不同的联合干预，有助于判断结局效应估计是否有偏倚。

4. 研究结束时预后影响因素是否仍在组间可比？

实际研究中，即使研究者有效地实施了分配隐藏，并对患者接受的干预实施了盲法，但仍可能得到有偏的效应估计值。

（1）研究是否按照预期完成了随访？

理想情况下，在试验结束时，研究者应当知道每一位患者被关注的结局。试验结束时不清楚结局状态的患者比例越高（被称为失访患者），效应估计值受偏倚影响的可能性越大。

框7-2 研究中应考虑进行施盲的对象	
患者	避免安慰剂效应
医生	避免医生在研究中为了得到预期的结果，而在不同组间施加了不同的额外干预措施
数据收集者	避免在数据收集中产生偏倚
结局评定者	避免结局评定者在判断患者是否发生了某结局时出现偏倚
数据分析者	避免在统计分析中因知晓患者分组情况而产生偏倚

产生这种偏倚的原因是，失访患者常常具有与持续保持随访的患者不同的特征。例如，失访患者中出现药物不良事件的比例更高，很多人因此而退出试验；失访患者中干预有效的比例也可能更高，因为有效的这部分人觉得疾病已经好转，而不再返回试验实施者那里进行评估。[22] 由于失访带来的偏倚有时可能对效应估计值产生重大影响。一项系统综述指出，如果仔细考虑了组间失访率的差异，顶尖杂志上超过三分之一的报告了阳性结果的随机对照试验将变得没有统计学意义[23]。

到底失访的患者达到多大比例会造成严重偏倚？你可能认为20%是代表严重失访的一个临界点。然而，这种相对主观的数值可能造成误解。表7-1中展现了2项假想的随机对照试验。2项试验每个干预组均被随机分入1000人，每组均有30人失访（失访率3%）。在试验A中，干预组患者死亡风险是对照组的一半（200：400），因此相对危险度为50%。失访在多大程度上会影响该估计？我们可以假设一种最坏的情况，即失访患者全部死亡。此时，干预组中死亡的总数为230（23%）。如果同时，对照组失访患者中没有出现死亡，则我们对于死亡相对危险度的估计将从50%变化至58%（230/400）。在这种情况下，即使我

们做了最差的假设，效应量估计值仍然没有与真实值之间产生明显的偏倚，试验给出的估计值是较为准确的。

B试验则与A试验的情况不同。在该试验中，未考虑失访时死亡相对危险度也是50%。但B试验的不同之处在于组内事件数远低于A试验。B试验中，干预组和对照组分别有30和60例患者死亡，如果我们同样在B试验中做最差的假设，即干预组中失访患者全部死亡，而对照组失访的患者全部存活，效应估计值将发生巨大改变。此时，干预组死亡数从30增加至60，而对照组中死亡数仍为60，因此，在B试验中干预是无效的（相对危险度为1），在先前未考虑失访时我们却估计此干预的相对危险度为50%。由此我们可以发现，在某些条件下（例如结局事件数量较少时），即使较低的失访率（3%）也可能造成严重的偏倚。

当然，在实际研究中这种最坏的情况发生概率并不高。所谓"最坏的情况"（worst-case scenario），本质上是假设干预组和对照组失访患者的**结局事件**发生率差别巨大。研究者可以使用**敏感性分析**来解决这个问题，但实际研究中采用这样的分析策略并不常见。有一些指南可以帮助你判断随机对照试验受失访的影响有多大[23]。

表7-1

失访比例与偏倚风险

	试验A		试验B	
	干预	对照	干预	对照
随机化的患者数	1000	1000	1000	1000
失访数（%）	30（3）	30（3）	30（3）	30（3）
死亡数（%）	200（20）	400（40）	30（3）	60（6）
不考虑失访者的RR	0.2/0.4＝0.50		0.03/0.06＝0.50	
最坏假设[a]下的RR	0.23/0.4＝0.58		0.06/0.06＝1	

注：RR，相对危险度。

[a] 此处最坏的假设是指所有干预组失访的患者均死亡，而所有对照组失访的患者均存活。

综上所述，失访有可能导致严重的偏倚。如果两组失访患者结局事件发生率差异巨大（最坏的情况），研究主要发现仍没有显著改变，则失访对效应估计的影响可能比较小。但如果最坏的情况将导致研究结果发生严重改变，则失访带来的偏倚大小主要取决于两组失访患者结局事件发生率到底有多大差异。对于偏倚大小的判断，取决于对组间失访患者结局差异的判断。

（2）研究是否提前终止？

由于研究显示出巨大的治疗收益而提前终止试验（例如还未达到计划中入组的样本量即终止试验），有时会带来偏倚风险，并抵消随机化的优势（详见第11章第3节"基于获益而提前终止随机试验"）。此类提前终止的试验有高估治疗效果的风险[24]。

试验中某些重要的信息需要较长的随访时间才会显现，因此，研究者在随访较短的试验中无法发现这些信息。例如，某项随机对照试验比较腹主动脉瘤患者中开放修复手术和保守治疗（血管内修复术）的效果[25]。在30天随访结束时，保守治疗组病死率显著低于开放手术组［相对危险度降低（RRR）0.61，95%CI，0.13～0.82］。研究者继续随访患者2年，发现组间病死率1年后没有差异。设想一下，如果该试验提前终止，则研究者可能认为保守治疗组优于开放手术组，造成效应的错误估计。

（3）研究是否采用了意向性分析策略？

分析随机对照试验的数据时，研究者可能会忽略那些实际上没有接受干预（不依从）的患者，或将这部分不依从的患者归为对照组，这些做法都可能削弱整个研究的随机化设计，后一种做法此风险尤为严重。如果不依从的原因与预后相关，则这种不依从可能对效应估计带来偏倚。很多试验中，即使考虑了所有已知的预后因素，不依从者仍然比依从者病情更重[26-31]。如果实际情况确实如此，在分析中去除不依从者将破坏由随机化

带来的组间无偏比较的好处。避免这种偏倚的方法是使用**意向性分析**（详见本书11章第4节"意向性分析的原则和模糊脱落"），即按照患者随机化分组的组别进行分析，而不是按照患者实际接受治疗的情况（重新划分组别）进行分析[32]。需要注意的是，意向性分析不能降低由于失访带来的偏倚风险[33]。

使用文献

让我们回到本章开头的临床问题。该随机对照试验干预组和对照组是否有相同的预后风险？该研究实施了分配隐藏。212例参加试验的患者中，随访率为95%[4]。研究者使用了意向性分析，并且试验在完成了计划样本量后才终止。结果发现在基线特征方面，雷米普利组有更多的患者患有闭塞性动脉疾病（雷米普利组39.6%，对照组22.7%）。该差异可能会导致偏倚，但该偏倚将使安慰剂组的效应更佳，因此研究者并未针对此基线特征差异进行统计学调整。该研究中对医生、患者、数据收集者、结局评估者和统计分析者施盲。

在上述偏倚风险评估中，研究偏倚风险的分布是一个从极低偏倚风险到极高偏倚风险的一个连续谱。偏倚风险越高，该研究估计的效应量则可能越偏离真实值。总之，对于某项具体研究的偏倚风险评估总是需要一些针对该研究设计的判断。在本例中，尽管基线特征在组间是不均衡的，但我们仍然认为该研究整体上偏倚风险较低。

四、结果

1.治疗效果有多大？

随机对照试验中往往使用**二分类**结局变量（如肿瘤复发、心肌梗死或死亡）。这些试

治疗

验中，患者要么发生，要么不发生结局事件，试验报告的结果一般是发生结局事件的患者的比例。假设在某研究中，对照组病死率为20%，干预组病死率只有15%（表7-2）。这样的试验结果应该如何描述？

一种描述干预效应的方法是**绝对危险度降低**（或称为**危险差**），该指标的计算方法是对照组死亡患者的比例减去干预组死亡患者的比例，此例中为20%−15%＝5%。另一种表示干预效应的方法是相对危险度，计算方法为干预组死亡患者比例与对照组死亡患者比例之比，此例中为0.15/0.20＝0.75。

对于二分类结局，最常用的效应指标实际上是相对危险度和1的差值：**相对危险度降低**，其计算方法是1−相对危险度（%），本例中为（1−0.75）×100%＝25%。相对危险度降低的数值是25%，其含义是对照组患者如果全部接受治疗，将可以避免25%原本发生的死亡事件。相对危险度降低数值越大，说明治疗越有效。有时研究者会统计某个随访时间段内的相对危险度。此时，考虑的不仅仅是是否发生某结局事件，还同时考虑了事件发生的时间，例如**生存分析**。此类效应测量指标被称为**风险比**（hazard ratio）（本书第9章"治疗能否降低危险度？解读研究结

表7-2

假想的试验结果

暴露分组	结局事件，患者例数		
	死亡	生存	总计
治疗组	15	85	100
对照组	20	80	100

注：对照组危险：20/100＝20%。
干预组危险度：15/100＝15%。
绝对危险度差异或率差：对照组危险度−干预危险度＝20%−15%＝5%。
相对危险度：干预组/对照组＝（15/100）/（20/100）×100%＝75%。
相对危险度降低：[1−（干预组/对照组）]×100%＝1−75%＝25%。

果"中有相关内容介绍）。如果研究者没有特殊说明（如，某药物可有效降低30%的死亡风险，或某疫苗的有效率是92%），一般情况下指的都是相对危险度降低（见本书第9章"治疗能否降低危险度：解读研究结果"）。

2. 治疗效果的估计有多精确？

我们永远不可能知道真实的治疗效果。对疗效的最佳估计来自于设计良好的随机对照试验。该估计被称为**点估计**，从点估计这个名称中可以看出，我们可以推测真实的效应在点估计值附近的某个地方，但我们得到的点估计不太可能完全准确地反映了真实效应。此时，研究者往往使用**可信区间**来报告真实值在点估计周围一定范围内的把握大小。可信区间的含义是，我们有多大把握推测真实值在这个区间的范围内[34]。

最常用的可信区间范围是95%可信区间（可参考本书第10章"可信区间：单个研究或荟萃分析是否足够大？"）。简而言之，如果一项研究设计严谨，偏倚风险较低，则该研究给出的95%可信区间有95%的把握包含了真实效应量。从概率上来讲，真实效应量超出了研究给出的95%可信区间范围的可能性只有5%，选择5%作为节点是为了与传统的统计学显著性的节点值保持一致。以下为了说明该问题举一些例子。

例1

假设某项随机对照试验干预组与对照组分别有100名患者，对照组中有20例出现死亡，干预组中有15例出现死亡，则研究者给出相对危险度降低为25%（对照组危险度＝20/100＝0.2，干预组危险度＝15/100＝0.15，相对危险度降低＝1−0.15/0.2＝0.25＝25%）。考虑到两组之间死亡人数的差别只有5例，你认为真实的相对危险度降低可能远高于或低于25%。你甚至怀疑，真实的相对危险度降低可能是0（治疗完全无效）或是负值（治疗有害）。这种怀疑是合理的，因为该研究得到

的效应量95%可信区间是−38% ～ 59%，也就是说，无论真实情况下这个干预措施会增加38%的死亡风险，还是真实情况下会降低59%的死亡风险，都有可能得到25%这个相对危险度降低的点估计值。如此宽的可信区间几乎无法给我们提供任何关于确切疗效的信息（图7-1）。

例2

如果将上述研究中两组的结局事件发生率不变，而增加样本量至每组1000人，则干预组将会出现150例死亡病例，对照组将会出现200例死亡病例。与前述例1相同，此例中相对危险度降低的点估计值也是25%（相对危险度降低 = 1−0.15/0.2 = 0.25 = 25%）。

例2的样本量远超例1。此时，相对于例1，我们更有把握说真实的相对危险度降低接近25%。统计分析的结果印证了我们的猜想：例2中相对危险度降低的95%可信区间是9%至41%，均大于0。

本例展示了当样本量和结局事件发生数增加时，根据点估计值来推测效应

真实值的把握增加了。例2中的点估计值25%很有可能比较接近该治疗效果的真实值。可信区间中的值离点估计值越远，则该值可以准确估计真实值的可能性越低。当点估计值超出95%可信区间的上限或下限时，一般认为点估计值即已无法准确估计真实的相对危险降低。以上所有的讨论均在研究本身处于低偏倚风险的前提假设下。

实际开展的随机对照试验不可能全部使用二分类变量作为研究结局。某项研究针对的是慢性气道阻塞的治疗效果，主要结局是患者在一个封闭的走廊中6分钟最大行走距离[35]。研究中发现，在呼吸肌训练干预组，通过干预该行走距离从406米增加至416米（增加了10米），而在对照组中，该行走距离从409米提高至429米（增加了20米）。因此，对于呼吸肌训练干预改善行走距离的绝对效应点估计值是−10米（10−20 = −10米）。该效应可以等效的表达为，研究发现对照组相对于呼吸肌训练干预组可以增加10米的患者行走距离。

治疗

图 7-1

不同样本量试验的可信区间

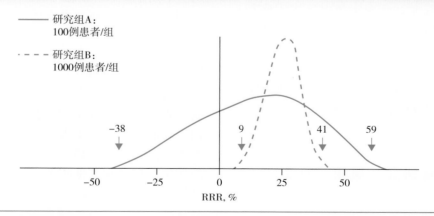

注：2项研究具有完全相同的点估计值（相对危险度降低为25%），但样本量和可信区间不同。图中X轴代表真实的相对危险度降低可能存在的位置，Y轴代表真实的相对危险度降低在对应位置的可能性。实线描绘的是上述例1中的情况，干预组和对照组各100名患者，两组结局事件分别发生了15例和20例。虚线描绘的是上述例2中的情况，两组样本量各1000名患者，分别发生了150例和200例结局事件。

本例中，你同样需要考虑上述点估计值的95%可信区间及其临床意义。本研究发现治疗效果的点估计值95%可信区间下限是−26米（可表达为对照组相对干预组可以改善26米的患者行走距离），上限是5米。即便我们采用最理想的估计，即认为接受干预的患者相对于对照组患者可增加5米的行走距离，该数值很可能没有实际的临床意义。通过上述分析，我们发现该研究基本上排除了呼吸肌训练干预可有效改善患者行走距离的可能性。

确定了效应量的大小和精确度后，医生即可开始考虑最后一个问题：如何将研究结果应用到实际的患者中。

> ### 使用文献
>
> 根据前述文章中报告的结果[4]，接受雷米普利组治疗的患者无痛行走时间比安慰剂组患者平均多出75秒（95%可信区间：60秒至89秒），若使用总行走时间为结局，则雷米普利组平均多出255秒（95%可信区间：215～295秒）。此结果表明，雷米普利治疗组效果点估计值的可信区间较窄，而且可信区间的下限离0较远，基本可以认为雷米普利疗效明确。因为在基线情况下患者平均无痛行走时间为140秒，雷米普利可延长75秒的平均无痛行走时间，可以认为该值是有一定临床意义的。针对研究次要结局的分析与主要结局的分析一致，发现雷米普利显著提高患者生活质量。

五、如何将研究结果用于临床

1.研究中纳入的人群是否与临床实践中的患者相似？

如果临床实践中的患者符合研究的纳入标准，则基本可以认为该研究结果可外推至医生面前的真实患者。但很多时候，医生面对的患者不符合研究的纳入标准，或某些特征与研究对象显著不同。例如，真实的患者可能更年长或更年轻，病情可能更重或更轻，也有可能罹患其他疾病，而这样的患者一般在研究中是被排除的。

即便真实的患者比研究对象年长2岁，病情重一些，既往使用过其他治疗措施，或有其他合并症，研究结果仍然可能对该真实患者具有外推性。直接套用研究的纳入和排除标准来判断是否可以使用研究证据，有时并不妥当。更好的方案是判断是否有比较充分的理由导致研究结果无法外推。如果无法找到这样的理由，则说明可以将研究结果外推至实际患者。

另一个相关问题不是关于患者特征的外推性，而是关于治疗措施的外推性。将研究中发现的某药物疗效外推至另一个类似或相关的药物，其把握有多大？对于同一个药物类别的整体效果到底应该做何种假设，仍然存在争议（详见本书第28章第4节"理解类效应"）。对于外科干预的外推条件可能更严格一些。例如，某研究报道了颈动脉内膜剥脱术围术期卒中和死亡的结果，该结果可能会与医生所在的社区医院实际情况显著不同，这些不同主要来自于患者或医生的差异[36]。以下例子说明了应如何考虑医疗服务提供者可能产生的影响。

2.医生的技术水平

某些干预需要医生具备一定的操作能力，这一点与药物干预不同。在药物干预中，我们一般假设患者与患者之间接受的干预差异不大。但在操作干预中，如果参与整个过程的医生、技术和其他相关人员发生变化，最终的干预效果可能变化极大。

有人指出与常规的体外循环下冠状动脉旁路移植术相比，非体外循环下冠状动脉旁路移植术可以降低术后并发症风险。

如果某项随机对照试验比较这两种术式，其他医生在使用该试验结果时应警惕医生技术能力的差异。试验中进行手术操作的医生可能对非体外循环术式不熟悉，则接受该治疗组的患者出现的结局反映的可能是外科医生缺乏经验，而并非真实的手术术式的风险或优势。外科医生也可能更多的将术式从非体外循环转至体外循环，而不是相反。这些改变会使两组展现出来的差异比真实的差异更小。为了避免这些偏倚，一些研究（如 CORONARY 试验[37]）只在两组中纳入具有丰富手术经验的外科医生；另一种解决方案是在随机分组时，将患者随机化至对某术式经验丰富的医生，或者对另一术式经验丰富的医生，而不是随机化至一个同时要做两种手术的医生[38]。

关于外推性还有一个问题需要探讨，即患者如果符合研究某个亚组的特征，应如何理解和应用研究结果。我们建议，对研究报告的亚组分析结果应保持谨慎的态度[39]。只有不同亚组间的治疗效果差异足够大时，才可以认为某个人群的治疗效果与另一个人群不同。即便满足该条件，如果研究者是事后进行的亚组分析，或做了太多的亚组分析，或其他研究无法重复该亚组分析的结果，则仍然有理由对该分析结果持怀疑态度[40]。

3. 研究证据是否考虑了全部患者－重要结局？

仅当治疗获益有重要的实际意义时，治疗本身才有价值。如果有研究指出，某支气管扩张药可提高慢性气道阻塞患者的用力呼气容积，或某血管扩张药可提高心衰患者的心输出量，或某降脂药可改善患者的血脂水平。这些证据均不足以支持在医疗实践中应用这些药物（详见本书 13 章第 4 节"替代结局"）。上面的 3 个例子中，研究者使用的都是**替代结局**，这些结局并不是对患者来说最重要的结局。医生和患者需要的证据必须考量患者真正关心的结局，例如药物能否改善日

常活动中的气短症状，是否能降低因心衰导致的住院，是否能降低卒中风险[41]。

心梗后患者抗心律失常药物的研究提醒人们，某些时候使用替代结局是很危险的。异常的心室去极化会增加死亡风险，因此，理论上来说，能够有效控制异常心室去极化（替代结局）的抗心律失常药物应当可以降低患者死亡风险。研究者针对 3 种既往研究明确证实了可以有效控制异常心室去极化的抗心律失常药物（恩卡胺、氟卡胺和莫雷西嗪）进行研究，结果却是研究不得不提前终止，因为研究中发现治疗组的病死率高于对照组[42,43]。如果医生仅仅根据替代结局的疗效对患者应用上述 3 种药物，将对患者造成巨大的伤害（其他类似的例子请参考本书 11 章第 2 节"令人吃惊的随机对照试验"）。

即便研究报告治疗可以改善患者重要结局，医生仍需考虑该治疗是否在其他方面对患者有伤害。例如，癌症化疗可能延长患者的总体生存期，但可能同时降低患者的生活质量，而随机对照试验中对于治疗措施的毒性和不良反应往往未进行详细的记录、分析和报告[44]。

对待研究中的**复合终点**（composite end points）同样需要谨慎（相关内容可参考本书第 12 章第 4 节"复合终点"）。与替代终点类似，使用复合终点有助于缩小研究样本量，并缩短随访时间，然而使用这些结局可能会受偏倚影响。例如，在某项随机对照试验中，干预措施成功降低了由病死率、非致死性心肌梗死和因急性冠脉综合征入院所组成的复合终点的发生率，然而数据显示该干预有增加患者死亡的风险，而复合终点的获益仅来自因急性冠脉综合征入院的减少[45]。实际上，复合终点的益处往往反映的是最常见的结局事件，本例中即是因急性冠脉综合征入院，而对于死亡或心肌梗死则没有显示出效果。

除了上述提到的结局外，一个长期被忽视的结局是使用不同策略对卫生资源的影响。卫生服务系统目前正面对资源消耗的快速增加，这引发了对相关干预进行**经济学分析**的

治疗

必要性（详见本书第28章第2节"经济学分析"）。

4. 治疗带来的收益是否会超过治疗带来的潜在风险与花费？

假如研究显示的干预措施可以用于你的实际患者，并且使用的结局也是患者所关心的，接下来需要考虑的问题就是治疗带来的收益，及其潜在风险、负担和资源消耗，二者相比是否值得。某治疗可以降低25%的死亡风险，这听上去非常有效，但该治疗对具体每一位患者带来的影响是需要仔细考量的。我们使用**需治疗人数**（NNT）的概念来说明此问题。NNT指的是使用某治疗措施每预防一例不良结局需要治疗的人数[46]。

治疗的影响不仅体现在相对危险度降低，还体现在该治疗到底能降低多少不良结局的绝对危险度。某项大型随机对照试验指出，相比于单用阿司匹林，阿司匹林合并氯吡格雷可以降低20%左右的心血管死亡、非致死心肌梗死和卒中风险[47]。表7-3展示了2例罹患非ST段抬高急性心肌梗死的情况。

第1个例子中，通过心电图发现一位40岁的男性发生前壁心肌梗死并出现ST段抬高。患者未表现出心衰的征兆，正常窦律80次/分钟，肌钙蛋白未见升高。此例患者1年内发生再发心梗或死亡的风险是5.3%。与单用阿司匹林相比，合用阿司匹林和氯吡格雷可以降低20%的基线风险，

因此，用药后患者1年内再发心梗或死亡的风险是4.2%，两组率差为1.1%（0.011）。1.1%的倒数即是需治疗人数，表示的是为了预防1例事件（本例中事件指的是再发心梗或死亡）而需要治疗的人数。本例中，需治疗人数是91（1/1.1%）。该例中，因为治疗获益较小，而氯吡格雷有微小的增加出血的风险，再同时考虑到合用药物的额外花费，许多医生对于此患者推荐单用阿司匹林。

第2例患者是70岁男性，出现了前壁心肌梗死，合并肺水肿和心源性休克。该患者1年内发生再发心梗或死亡的风险是36%，同样是20%的相对危险度降低，可以将此患者出现上述结局的风险降低7.2%，因此，对于此例的需治疗人数是14。对于如此显著的疗效，很多医生可能会推荐联合使用氯吡格雷。

到底是否应该给予治疗干预？回答该问题的关键，取决于如果不予治疗，该患者出现结局事件的绝对风险有多大。在相对危险度降低保持恒定的情况下，患者在不治疗的条件下出现结局事件的危险度越高，则该患者越有可能从该治疗中受益。易言之，需治疗的人数越小（详见本书第9章"治疗能否降低危险度：解读研究结果"）。在实践中，需治疗人数有助于医生和患者权衡治疗带来的受益和风险。

权衡治疗获益和风险，还需要仔细评估

表7-3

2例心肌梗死患者使用阿司匹林合并氯吡格雷或单用阿司匹林的治疗决策

	阿司匹林组1年后死亡或心梗的危险度	阿司匹林合并氯吡格雷组死亡或心梗的危险度（率差）	需治疗人数（1/率差）
40岁男性小面积心梗	5.3%	4.2%（1.1%或0.011）	91
70岁男性大面积心梗	36%	28.8%（7.2%或0.072）	14

治疗的不良反应。随机对照试验的样本量如果偏小，往往不利于发现一些罕见但严重的不良反应。很多情况下医生需要寻找其他证据来获得关于治疗不良反应的信息，这些研究证据往往有较高的偏倚风险［详见本书第14章"伤害（观察性研究）"］。

当根据获益和风险进行治疗决策时，还需要考虑患者的**价值**（value）和**偏好**（preference）。如何将研究证据信息有效传递给患者，如何在临床决策过程充分尊重患者的自主性，仍需要循证医学领域的不断探索与研究（详见本书第27章"决策与患者"）。

临床场景解决方案

通过文献检索与复习，我们发现雷米普利治疗可以有效增加患者无痛行走时间[4]。研究者报告，雷米普利组比对照组更容易因出现咳嗽而退出研究，此外没有报告其他不良反应。依据这些结果，尚难以全面综合评估该治疗的效果和风险。特别值得注意的是，对于雷米普利最严重的不良反应（肾衰竭或高钾相关的心脏骤停），该研究并未报告。然而，通过复习其他研究会发现，罹患其他血管疾病的患者使用该研究剂量的雷米普利治疗，特别是在定期监测的情况下，该药物整体上是易耐受且安全的。

你的患者受到间歇性跛行的折磨。该患者与研究对象类似，考虑到该药物对行走时间和生活质量的改善，以及相对较小的不良反应，你建议对该患者使用雷米普利治疗。

该患者认为行走能力受限和疼痛对自己影响很大，并且认为提高1分钟的行走距离是值得的。但该患者经济条件有限，担心雷米普利每片1.2美元的价格（或1年450美元）带来的经济负担。你向患者解释，目前对于选择哪种药物治疗最优尚有争议。有研究认为可以使用赖诺普利，该药同属ACEI类药物，但价格只有雷米普利的三分之一。最终，基于同类药物疗效相仿的想法，患者选择使用赖诺普利治疗自己的血管病变。

张越伦　吴　东　译
张　渊　谢　锋　审

参考文献

1. Momsen A, Jensen MB, Norager C, Madsen M, Vestersgaard-Andersen T, Lindholt JS. Drug therapy for improving walking distance in intermittent claudication: a systematic review and meta-analysis of robust randomised controlled studies. European Journal of Vascular and Endovascular Surgery. 2009; 38 (4): 463-474.

2. Wong PF, Chong L-Y, Stansby G. Antiplatelet therapy to prevent cardiovascular events and mortality in patients with intermittent claudication. JAMA. 2013; 309 (9): 926-927.

3. Jaar BG. Ramipril improved walking times and QOL in peripheral artery disease and intermittent claudication. trial. 2013; 309: 453-460.

4. Ahimastos AA, Walker PJ, Askew C, et al. Effect of ramipril on walking times and quality of life among patients with peripheral artery disease and intermittent claudication: a randomized controlled trial. JAMA. 2013; 309 (5): 453-460.

5. Hu FB, Bronner L, Willett WC, et al. Fish and omega-3 fatty acid intake and risk of coronary heart disease in women. Jama. 2002; 287 (14): 1815-1821.

6. Kotwal S, Jun M, Sullivan D, Perkovic V, Neal B. Omega 3 fatty acids and cardiovascular outcomes: systematic review and meta-analysis. Circulation: Cardiovascular Quality and Outcomes. 2012: CIRCOUTCOMES. 112. 966168.

7. Investigators OT. n−3 Fatty acids and cardiovascular outcomes in patients with dysglycemia. New England Journal of Medicine. 2012; 367 (4): 309-318.

8. Bjelakovic G, Nikolova D, Simonetti RG, Gluud C. Antioxidant supplements for prevention of gastrointestinal cancers: a systematic review and meta-analysis. The Lancet. 2004; 364 (9441): 1219-1228.

9. Miller ER, Pastor-Barriuso R, Dalal D, Riemersma RA, Appel LJ, Guallar E. Meta-analysis: high-dosage vitamin E supplementation may increase all-cause mortality. Annals of internal medicine. 2005; 142 (1): 37-46.

10. Group XiSHFS. Xamoterol in severe heart failure. The Lancet. 1990; 336 (8706): 1-6.

11. Califf RM, Adams KF, McKenna WJ, et al. A randomized controlled trial of epoprostenol therapy for severe congestive heart failure: the Flolan International Randomized Survival Trial (FIRST). American heart journal. 1997; 134 (1): 44-54.

12. Hampton J, Van Veldhuisen D, Kleber F, et al. Randomised study of effect of ibopamine on survival in patients with advanced severe heart failure. The Lancet. 1997; 349 (9057): 971-977.

13. Schulz KF, Chalmers I, Hayes RJ, Altman DG. Empirical evidence of bias: dimensions of methodological quality associated with estimates of treatment effects in controlled trials. Jama. 1995; 273 (5): 408-412.

14. Moher D, Jones A, Cook DJ, et al. Does quality of reports of randomised trials affect estimates of intervention efficacy reported in meta-analyses? The Lancet. 1998; 352 (9128): 609-613.

15. Balk EM, Bonis PA, Moskowitz H, et al. Correlation of quality measures with estimates of treatment effect in meta-analyses of randomized controlled trials. Jama. 2002; 287 (22): 2973-2982.

16. Hansson L, Lindholm LH, Niskanen L, et al. Effect of angiotensin-converting-enzyme inhibition compared with conventional therapy on cardiovascular morbidity and mortality in hypertension: the Captopril Prevention Project (CAPPP) randomised trial. The Lancet. 1999; 353 (9153): 611-616.

17. Kaptchuk TJ. Powerful placebo: the dark side of the randomised controlled trial. The Lancet. 1998; 351 (9117): 1722-1725.

18. Hróbjartsson A, Gøtzsche PC. Is the placebo powerless? An analysis of clinical trials comparing placebo with no treatment. New England Journal of Medicine. 2001; 344 (21): 1594-1602.

19. McRae C, Cherin E, Yamazaki TG, et al. Effects of perceived treatment on quality of life and medical outcomesin a double-blind placebo surgery trial. Archives of general psychiatry. 2004; 61 (4): 412-420.

20. Rana JS, Mannam A, Donnell-Fink L, Gervino EV, Sellke FW, Laham RJ. Longevity of the placebo effect in the therapeutic angiogenesis and laser myocardial revascularization trials in patients with coronary heart disease. The American journal of cardiology. 2005; 95 (12): 1456-1459.

21. Noseworthy JH, Ebers GC, Vandervoort MK, Farquhar R, Yetisir E, Roberts R. The impact of blinding on the results of a randomized, placebo-controlled multiple sclerosis clinical trial. Neurology. 1994; 44 (1): 16-16.

22. Ioannidis JP, Bassett R, Hughes MD, Volberding PA, Sacks HS, Lau J. Predictors and impact of patients lost to follow-up in a long-term randomized trial of immediate versus deferred antiretroviral treatment. JAIDS Journal of Acquired Immune Deficiency Syndromes. 1997; 16 (1): 22-30.

23. Akl EA, Briel M, You JJ, et al. Potential impact on estimated treatment effects of information lost to follow-up in randomised controlled trials (LOST-IT): systematic review. Bmj. 2012; 344: e2809.

24. Montori VM, Devereaux P, Adhikari NK, et al. Randomized trials stopped early for benefit: a systematic review. JOURNAL-AMERICAN MEDICAL ASSOCIATION. 2005; 294 (17): 2203.

25. Investigators UKET. Endovascular versus open repair of abdominal aortic aneurysm. New England Journal of Medicine. 2010; 362 (20): 1863-1871.

26. Group CDPR. Influence of adherence to treatment and response of cholesterol on mortality in the Coronary Drug Project. New England Journal of Medicine. 1980; 303 (18): 1038-1041.

27. Asher W, Harper HW. Effect of human chorionic gonadotrophin on weight loss, hunger, and feeling of well-being. The American journal of clinical nutrition. 1973; 26 (2): 211-218.

28. Hogarty GE, Rockville SCG. Drug and sociotherapy in the aftercare of schizophrenic patients: one-year relapse rates. Archives of General Psychiatry. 1973; 28 (1): 54-64.

29. Fuller R, Roth H, Long S. Compliance with disulfiram treatment of alcoholism. Journal of Clinical Epidemiology. 1983; 36 (2): 161-170.

30. Pizzo PA, Robichaud KJ, Edwards BK, Schumaker C, Kramer BS, Johnson A. Oral antibiotic prophylaxis in patients with cancer: a double-blind randomized placebo-controlled trial. The Journal of pediatrics. 1983; 102 (1): 125-133.

31. Horwitz RI, Viscoli CM, Donaldson R, et al. Treatment adherence and risk of death after a myocardial infarction. The Lancet. 1990; 336 (8714): 542-545.

32. Montori VM, Guyatt GH. Intention-to-treat principle. Canadian Medical Association Journal. 2001; 165 (10): 1339-1341.

33. Alshurafa M, Briel M, Akl EA, et al. Inconsistent definitions for intention-to-treat in relation to missing outcome data: systematic review of the methods literature. PLoS One. 2012; 7 (11): e49163.

34. Altman DG, Gore SM, Gardner MJ, Pocock SJ. Statistical guidelines for contributors to medical journals. British Medical Journal. 1983; 287 (6385): 132-132.

35. Guyatt G, Keller J, Singer J, Halcrow S, Newhouse M. Controlled trial of respiratory muscle training in chronic airflow limitation. Thorax. 1992; 47 (8): 598-602.

36. Benavente O, Moher D, Pham B. Executive Committee for the Asymptomatic Carotid Atherosclerosis Study. Endarterectomy for asymptomatic carotid artery stenosis. JAMA. 1995; 273: 1421-1429.

37. Lamy A, Devereaux P, Prabhakaran D, et al. Off-pump or on-pump coronary-artery bypass grafting at 30 days. New England Journal of Medicine. 2012; 366 (16): 1489-1497.

38. Devereaux P, Bhandari M, Clarke M, et al. Need for expertise based randomised controlled trials. Bmj. 2005; 330 (7482): 88.

39. Oxman AD, Guyatt GH. A consumer's guide to subgroup analyses. Annals of internal medicine. 1992; 116 (1): 78-84.

40. Sun X, Briel M, Walter SD, Guyatt GH. Is a subgroup effect believable? Updating criteria to evaluate the credibility of subgroup analyses. Bmj. 2010; 340: c117.

41. Guyatt G, Montori V, Devereaux P, Schünemann H, Bhandari M. Patients at the center: in our practice, and in our use of language. ACP journal club. 2004; 140 (1): A11-A11.

42. Echt DS, Liebson PR, Mitchell LB, et al. Mortality and morbidity in patients receiving encainide, flecainide, or placebo: the Cardiac Arrhythmia Suppression Trial. New England journal of medicine. 1991; 324 (12): 781-788.

43. Investigators* CASTI. Effect of the antiarrhythmic agent moricizine on survival after myocardial infarction. New England Journal of Medicine. 1992; 327 (4): 227-233.

44. Ioannidis JP, Lau J. Completeness of safety reporting in randomized trials: an evaluation of 7 medical areas. Jama. 2001; 285 (4): 437-443.

45. Pfisterer M, Buser P, Osswald S, et al. Outcome of elderly patients with chronic symptomatic coronary artery disease with an invasive vs optimized medical treatment strategy: one-

year results of the randomized TIME trial. Jama. 2003; 289 (9) : 1117-1123.

46. Laupacis A, Sackett DL, Roberts RS. An assessment of clinically useful measures of the consequences of treatment. New England journal of medicine. 1988; 318 (26) : 1728-1733.

47. Investigators CiUAtPRET. Effects of clopidogrel in addition to aspirin in patients with acute coronary syndromes without ST-segment elevation. New England Journal of Medicine. 2001; 345 (7) : 494-502.

治

疗

第8章

怎样使用非劣效性试验

Sohail M.Mulla，Ian A.Scott，Cynthia A.Jackevicius，John J.You，and Gordon Guyatt

治疗

内容提要

你是一名内科医生，接诊了一位51岁的患有严重骨关节炎、活动受限的女性，近3天出现进行性呼吸困难。她焦躁不安，心率105次/分，呼吸28次/分，自然呼吸状态下动脉血氧饱和度85%。除了骨关节炎外，体格检查没有特殊发现。下肢检查没有深静脉血栓的征象，但肺动脉CT血管成像发现两个肺叶动脉内均有明确血栓。

你最近在门诊使用低分子肝素治疗未住院的深静脉血栓的患者。但对这样一个肺栓塞的患者，你觉得如果不收入院治疗可能会有风险。你回想起自己订阅的证据更新服务（见第5章"寻找当前最佳证据"）的信息中有一项近期的**随机对照研究**与此相关。在和患者讨论是否入院之前，你快速浏览了这篇文章，结果发现这是一项非劣效性试验[1]。在开始阅读方法和结果之前，你希望先了解一些相关知识，以便更好地将该研究结果用于指导临床决策。

一、引言

传统意义上的随机对照试验是要确定新治疗是否在提高生活质量、预防并发症或减少死亡方面优于标准治疗或**安慰剂**——我们称为有效性终点（effectiveness outcome）。在这些优效性试验（superiority trial）中，主要目的是确定与标准治疗相比，试验性治疗能在多大程度上改善有效性终点。

近年来出现了一个新的研究方法。它并不论证实验性治疗能够提高多少疗效，而是关注实验性治疗能够减少标准治疗带来的**伤害**或者其他治疗负担。现代医学使得医生幸运地拥有多种治疗方法可供选择；但不幸的是，这些治疗通常都会带来一定的伤害、不便或产生额外费用。减少治疗负担（包括给患者带来的限制或不便），为研究新的治疗方法提供了正当的理由。

由此产生了一个新问题：医生如何能够具备足够的信心来判断，新疗法在有效性方面（治疗的主要目的）与标准治疗足够接近，以至于能够替代标准治疗？用术语来说，即新治疗是否不劣于（noninferior to）标准治疗？

非劣效性试验（noninferiority trials）不同于**等效性试验**（equivalent trials），后者主要致力于论证实验性治疗既不优于也不差于（在某一明确界限之内）标准治疗。相反，非劣效性试验者不关心实验性治疗是否更好，只要"不是太差"（not much worse）即可。事实上，"非劣效"这一术语有一定的误导性，因为一个"非劣效性研究"的疗效可能确实不如标准治疗，只是还没有差到值得关注的程度。医生能够接受疗效下降的幅度，取决于有效性终点的重要性，以及实验性治疗能够减轻多少伤害或负担。

让我们思考一下，如何把这种"不是太差"的理念应用于刚才那位患者。她或许不希望住院而强烈要求回家治疗，但选择在家中治疗存在一定的风险。或许住院治疗能够降低血栓复发以及严重出血的风险（出血事件将增加抗凝治疗的难度）。那么，患者能够接受回家治疗可能带来的血栓及严重出血风险吗？如果能，那么她又能够承受多大的风险呢？

通过这一案例想说明的是：只有相比标准治疗，实验治疗的结果不算太差的条件下，患者才可能会愿意选择后者。如果确实如此，那么关键就在于如何选择"不是太差"的可接受阈值。非劣效性阈值（图8-1中以 Δ 标注的虚线）是指相对标准治疗，实验性治疗增加结果事件的最大允许程度。

在设计非劣效性试验时，研究者大多采用统计学标准设定自己的阈值。目前没有

图 8-1

非劣效性试验的可能结果

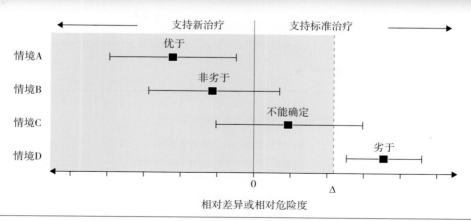

注：Δ 代表非劣效性阈值，即与标准治疗相比，对实验性治疗的治疗效果的最大容许差异。阴影部分代表了非劣效性区域。

广泛接受的阈值设定的统一方法，主要取决于研究者自己的判断。专家推荐应当采用合理的统计推理和临床判断来确定非劣效性阈值[2,3]。然而，某个研究者的"合理判断"可能并不被其他研究者所接受。

美国食品药品监督管理局关于非劣效性阈值设定的指南草案得到了广泛认同[4]。其核心内容包括，首先要考虑标准治疗可能优于实验性治疗（希望是非劣效性治疗）的可信的最小获益。通过标准治疗与既往最好治疗或安慰剂相比较的研究结果，来确定这一可信的最小获益。可信的最小获益主要取决于标准治疗疗效的**可信区间**（即点估计周围的可信区间），特别是接近无效一侧的可信区间阈值。

例如，点估计结果可能显示与安慰剂相比，标准治疗能够使卒中的绝对发生率降低3%，95%可信区间为 2%～4%（图 8-2A）。那么标准治疗的可信的最小获益即为2%，意味着每100患者减少2例卒中。

如果关于实验性药物的非劣效性试验发现，卒中发生率增加2%是位于结果的95%可信区间内（例如，差异的点估计为0，可信区间为降低 2%～升高 2%），那么结论就是新治疗并不优于安慰剂（图 8-2A）。这是因为标准治疗的绝对获益为至少降低卒中2%，而实验性治疗组的卒中发生率比标准治疗组增加2%——那就等同于安慰剂水平。

使用文献

有时上述设定非劣效性阈值的方法并不适用。在我们这个关于住院还是门诊治疗肺栓塞的案例中，由于缺少随机对照研究来比较肺栓塞抗凝或不抗凝的结局，作者无法通过可信的最小获益来设定非劣效性阈值。作为替代选择，作者考察了肺栓塞低危住院患者90天的深静脉血栓复发率，估计为0.9%。接下来，他们将非劣效性阈值定义为4%，这意味着在院外治疗的患者深静脉血栓复发率应低于4.9%（患者可以接受的水平）。作者的理由是，4%这个阈值与其他比较急性静脉血栓不同抗凝方法的研究，以及比较深静脉血栓住院和不住院治疗的研究中的非劣效性阈值（3%～5%）相仿。作者将出血事件的非劣效性阈值也定为4%，但没有给予明确解释。

因此，判定实验性治疗的"非劣效"的

图 8-2

___

确定合适的非劣效性阈值

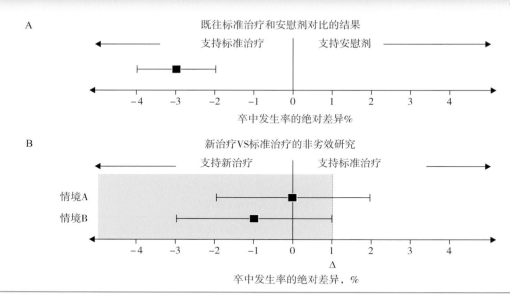

注：A，与安慰剂相比，标准治疗能够降低卒中发生率绝对值3%，95%可信区间2%～4%。B，蓝色区域代表非劣效性区域。在情境A中，试验性新治疗与标准治疗降低卒中发生率差异的95%可信区间包括了2%，即没有达到标准治疗最小疗效的50%。在情境B中，该95%可信区间最大值不超过1%，因此能够确保至少达到标准治疗疗效2%的50%。

前提，是该治疗至少要有一定的效果。药物管理机构通常规定，实验性治疗最少应达到标准治疗50%的疗效。上述案例中如果实验性治疗组卒中发生率较标准治疗增加不超过1%，就达到了标准治疗降低卒中发生率（2%）的50%，故判断非劣效的阈值为1%。（图8-2，情境B）。根据结局的严重程度，研究者可以适当增加最小获益的阈值，从而设定一个更加严格的非劣效性标准。阈值设定主要是看绝对值差异，但有时也会基于相对值差异来进行设定。

进一步评估研究结果时，如果发现实验性治疗组与标准治疗组结局差异的可信区间低于非劣效性阈值，则表明非劣效性推论成立（图8-1，情境B），有时甚至可达到优效性（图8-1，情境A）。如果可信区间跨越了阈值，则不能证实非劣效性（图8-1，情境C）。如果可信区间完全高于非劣效性阈值，则可认为

实验性治疗劣于标准治疗（图8-1，情境D）。

阈值设定对于非劣效性试验十分关键。如果阈值选择不严格，即使得出非劣效的结论，很多患者得知新治疗可能带来的最大风险（获益减低）后，仍将不愿接受该治疗。如果没有仔细考察非劣效性阈值，采用新治疗甚至可能对患者有害。当诠释非劣效性阈值时，我们鼓励读者自己做出判断，而不是轻易接受其他研究者的阈值，从而避免模糊不确定的统计推理过程。

很多其他著作已经阐述了应如何解读非劣效研究的方法和标准[2,3,5-9]，本章的重点在于为读者提供一个简洁而实用的方法。我们将采用当前最新的例子来展示能够指导最佳临床实践的概念。在这一过程里，我们采用其他章节所采用的三步法，即特别适用于非劣效性试验的结果真实性、结果解读和结果的适用性（框8-1）。

框8-1　评价非劣效性试验的方法

研究结果是否真实？ [a]

实验性治疗组与标准治疗组患者的预后是否相同？

随着研究进展，组间预后因素是否一直保持平衡？

研究结束时两组的预后因素是否平衡？

研究者是否避免无根据的非劣效性结论？ [b]

标准治疗是否达到预期疗效？

研究者是否根据患者接受治疗情况以及分组情况进行分析？

研究结果是什么？

应当如何把研究结果用于患者治疗？

研究中的患者与我的患者相似吗？

是否考虑到所有的患者－重要结局？

实验性治疗的可能获益能否抵消伤害和降低成本？ [b]

注： [a]非劣效性试验设计的缺陷并不仅限于偏倚风险。因此，在这一章里，我们继续使用真实性（validity）来阐述偏倚风险和其他问题。

[b]非劣效性试验特有的问题。

二、研究结果是否真实？

非劣效性试验设计的缺陷并不仅限于偏倚风险。因此，在这一章我们继续采用"真实性"这一术语来讨论偏倚和其他问题。

研究结果是否真实？这一问题的核心意思，是指研究结果多大程度上代表了对真实疗效的无偏估计，从而避免了受系统因素干扰而高估或低估疗效。与其他评估治疗的研究类似，非劣效研究也可通过随机分配隐藏、平衡已知**预后因素**、**盲法**（针对医生、患者及结局评定者）以及完整**随访**等措施来控制研究偏倚。［见第7章"治疗（随机对照试验）"］。但是与优效性试验相比，非劣效性试验更容易得出错误结论。框8-1中的黑体文字列出了影响结果真实性的一些关键因素，有些并不是严格意义上的偏倚风险。

研究者是否严格避免产生不合理的非劣效结论？

（1）标准治疗的疗效是否得到充分发挥？

标准治疗的疗效未得到充分发挥，有利于获得非劣效结果。例如，纳入对标准治疗依从性不好的患者；纳入终点事件低危的患者（尤其是当非劣效阈值是绝对值时）；降低标准治疗的强度或改变最佳给药途径（例如：将静脉用药改为口服）；在疗效充分发挥之前终止随访等，这些因素都可能降低标准治疗的效果。因此，有必要了解在研究设计及实施阶段是否克服了上述缺陷，以评估标准治疗的效果是否得到充分发挥。

评价标准治疗的疗效是否被充分发挥，另一个方法是比较非劣效性试验和既往研究的事件发生率。如果在非劣效性试验中，标准治疗组的**对照事件发生率**（control event rate）高于既往研究，那么就有理由怀疑标准治疗没有被优化。然而，终点事件发生率不同，也可能是由于非劣效性试验的人群预后因素与既往研究存在差异。比较不同研究人群的预后因素，有助于判断终点事件差异是哪种原因所致更有可能，但不能排除一些未知预后因素的潜在影响造成事件发生率存在差异。

例如在ROCKET AF研究中，试验组的房颤患者每日口服一片利伐沙班（Xa因子直接抑制剂）以预防卒中和血栓栓塞，标准治疗组则接受维生素K拮抗剂（华法林）治疗，结果显示利伐沙班不劣于华法林[10]。但是，这一结果引发了一些争议。例如，该研究中标准治疗组抗凝达标率是否与既往研究（华法林与安慰剂比较的随机对照试验）处于同等水平？结果表明ROCKET AF 研究中华法林组抗凝治疗达标率（time in therapeutic range，TTR）为55%，显著低于既往研究和[11,12]近期其他非劣效性试验中的75%（42% ~ 83%）[12]。因此，我们没有足够的信心认为ROCKET AF研究中的华法林组充分发挥了预期疗效。表面上利伐沙班不劣于华法林，但原因可能是后者没有得到最优化的使用[13]。

采用第二个方法来评估标准治疗的疗

效是否得到保持，发现尽管ROCKET AF研究的患者年龄更大，高血压和糖尿病比率更高，但华法林组的卒中及血栓栓塞事件却低于以往报道，提示华法林有效[11]。因此，对照组事件发生率这一点，并不支持华法林使用未达最优。但无论如何，较低的抗凝治疗达标率仍是一个问题。

（2）研究者是否根据治疗和分组情况进行分析？

对于那些完成了随机分组和随访，但没有接受意向性治疗或根本未接受治疗的患者应如何分析？随机分组的目的，在于保证不同治疗组之间与结局相关的预后因素具有可比性。那些没有按照分组方案接受治疗的患者与接受治疗的患者相比，二者预后很可能存在差异[15]。研究者在分析时可能倾向于纳入那些接受分配方案治疗的患者，而忽略掉那些**非依从**（non-adherent）患者，这被称为**符合方案分析**（per-protocol analysis）。但是，这会损害研究开始阶段通过随机化建立的预后因素平衡。原因在于，那些非依从患者的预后很可能比坚持治疗的患者差，忽略掉他们会导致结果偏倚，即夸大优效性试验中的治疗效果。相反，严格根据随机方案进行分析的策略（称为Intention-to-treat analysis，**意向性分析**）则不论患者是否坚持分配方案，均根据最开始随机分配情况进行分析（参见第11章第4节"意向性分析原则与模糊脱落"）。因此在优效性试验中可以减少偏倚，以更保守的态度评价疗效[16]。不幸的是，在非劣效性试验中，上述意向性分析策略存在严重缺陷。我们可以想象在一个非劣效研究中，实验性治疗实际上显著劣于标准治疗。然而，很多标准治疗组的患者基于各种原因没有坚持分配治疗。此时如果采用意向性分析，那么纳入这些未坚持治疗的患者可能会显著低估标准治疗的疗效，从而得出实验性治疗非劣效性的错误结论。

符合方案分析则仅关注那些按照分配方

案进行治疗的患者。这样做可能导致预后因素不平衡，但可以减少非劣效性的偏倚。如果得出的结果与意向性分析一致，并且两者均低于非劣效性阈值，那么得出的非劣效性推断比较有说服力。但是，如果两种方法的结果存在显著差异，则非劣效性推断的效力减弱。

例如，CIBIS三期临床试验研究的是心衰患者首先使用β受体阻滞剂而非血管紧张素转换酶抑制剂来预防死亡或住院[17]。该研究设定的非劣效阈值，是使用β受体阻滞剂导致主要**终点**结局（死亡或住院）事件发生率绝对值增加5%。意向性分析达到了这一阈值，可信区间上限显示β受体阻滞剂组患者死亡/住院率增加不太可能超过4.4%。然而，符合方案分析显示可信区间上限为5.1%，刚好超过了非劣效阈值。如果接受该研究的阈值，那么符合方案分析的结果就不支持非劣效性推论。是否应该接受研究者设定的阈值，我们将在下文进一步阐述。

使用文献

在上述肺栓塞研究中，研究者将344例急性、有症状、低死亡风险的肺栓塞患者随机分配至门诊和住院治疗（5天或5天以上）[1]。通过中心计算机随机系统进行**分配隐藏**（allocation concealment）。患者及医生均不处于盲态，仅结果判定人员处于盲态。治疗组与对照组在预后因素方面（包括血栓分布、合并症、临床表现等）具有可比性。除5例之外，其余患者均完成随访。尽管盲法实施不完全，但结果判定人员的盲态有助于控制**偏倚风险**。

本研究中标准治疗组是否得到优化，关键在于住院患者接受低分子肝素治疗的时间及后续华法林治疗的治疗范围内的时间百分比（TTR）。患者平均接受低分子肝素治疗8.9天，这长于或等于其他诸多研究，因此是满意的。但是TTR仅为52%，说明华法林的治疗强度不足，研究存在一定的问题。但对照组的TTR也仅为52%，从而减轻了该情况引发的顾虑。

研究者进行了意向性分析和符合方案分析，后者排除了住院组24小时内出院和门诊组24小时后出院的患者。如下文所示，两种分析的结果无太大差异。

因此，尽管这项研究存在一定的偏倚风险，我们认为研究结果为中至高度可信。

三、研究结果是什么？

评价非劣效性试验的结果，主要关注以下三个方面（框8-1）：①实验组与标准治疗组有效性终点的差异；②实验组较标准治疗组应该降低的危害及负担；③标准治疗的疗效是否得到充分发挥。

使用文献

对于肺栓塞，主要有效性终点是减少静脉血栓（VTE）复发，而治疗负担（住院而非在家治疗）的评估较为易行。另一个重要指标是严重出血事件，这可以作为非劣效性试验的另一个终点。尽管门诊治疗的主要有效性终点能达到非劣效性水平，但患者可能会因为在家治疗的出血风险增高而选择入院。

对于每一个终点指标，我们主要关注实验组与标准治疗组之间事件发生率差异的点估计（最佳估计）和其可信区间。可信区间的上下限代表了可信度范围——不像点估计但依然可信（单个研究或荟萃分析是否足够？）这里我们关注的是90天时两组的绝对差异。意向性分析显示，门诊组有1例复发静脉血栓，而住院组为0。组间差异为0.6或6/1000，95%可信区间上限为2.7%（1000名门诊患者中27例）[1]。结果显示门诊组静脉血栓复发率较住院组增加不太可能超过4%（$P=0.01$），即研究者设置的非劣效性阈值。

对于严重出血事件，研究者观察到门诊组3例，而住院组为0（门诊组1.8%或18/1000）。95%可信区间上限为4.5%，超过了研究者设定的非劣效性阈值（4%）。因此非劣效性推论不成立（$P=0.09$）。

研究者还进行了符合方案分析，静脉血栓复发率的结果与意向性分析结果一致，并且门诊组严重出血事件也达到了非劣效性标准（组间差异1.2%，95%可信区间上限为3.8%，低于非劣效阈值，$P=0.04$）。

四、怎样把研究结果用于我的患者？

将文献结果应用于具体患者诊疗时，我们建议考虑3个问题（框8-1），其中之一就是权衡新治疗的可能获益与潜在风险及成本，包括非劣效性试验的一些特殊问题。

新的治疗方法可能的获益能否抵消伤害和成本？

非劣效性试验会不会仅仅是一个失败的优效性试验，只不过在悲伤的结局上画了一个笑脸？在设计阶段研究者就应当确定分析框架，从而规定试验结果的解读方法。学术期刊的编辑需要明确，一项非劣效研究在最初设计时就应该是非劣效性试验。可惜的是，部分编辑并没有注意这一点[18]。

最终报道为非劣效研究有可能最初并不是非劣效设计，这一风险提醒我们独立判断非劣效性阈值的重要性。你可能倾向于接受研究者对非劣效性的推论——实验性治疗的优势是否超过其可能的风险？这样做相当于默认并接受研究者的非劣效性阈值。然而由于种种原因，研究者在选择非劣效性阈值容易过于宽松。这样的阈值可能并不符合患者的最佳利益。

在CIBIS三期研究中，研究者比较心衰患者中优先使用β受体阻滞剂而非ACE抑制剂对结局的影响。上文已经讨论了符合方案分析的好处[17]。意向性分析和符合方案分析结果恰好在研究者设定的非劣效性阈值（5%）的两侧。问题是：这一阈值本身合理吗？相较于ACEI，β受体阻滞剂在减少伤害或增加便利方面几乎没有优势。因此，如果使用β受体阻滞剂确实增加了5%的死亡率或住院率，那么患者不太可能接受其作为初始治疗。

在PORTEC-2研究中，研究者比较了阴道短距离放疗（VBT）和骨盆外放疗（EBRT）对子宫内膜癌阴道复发率的影响[19]。研究者设定的非劣效性阈值为6%，即5年随访期间VBT组的复发率较EBRT组增加6/100。结果发现可信区间上限的绝对值为5%，低于非劣效性阈值，即VBT方案非劣于EBRT组。尽管VBT组患者较EBRT组有更好的生活质量，考虑到肿瘤复发的严重性，有理由认为如果VBT治疗增加5%的复发风险，很少有患者会选择该项治疗。

非劣效性阈值所代表的，其实是实验性治疗的可能益处与有效性降低之间的取舍。这样的取舍有时很困难，但与其他临床决策并无本质区别，都需要对替代治疗的优势和劣势进行权衡。这就涉及患者的**价值观和偏好**，而且一定是患者个人的偏好来推动医疗决策。当优势和劣势基本相当时，确保对患者最有利的方法——也有人认为是唯一的方法——是医患共同决策（shared decision-making）（参见第27章"决策与患者"）。

在为医患共同决策做准备时，考虑到时间有限，故有必要提前了解患者的价值观和偏好，在此基础上选择非劣效性阈值。为了更好地理解患者如何看待获益和风险，你可能需要参考这一领域的相关研究[20]。

临床场景解决方案

你的患者临床表现提示肺栓塞死亡风险较低，与上述临床研究的对象相似1，故研究结果可以应用于她的治疗决策。点估计显示复发静脉血栓风险两组间相似并且均较低（6/1000），但出血风险则在院外治疗组中稍高（18/1000）。可信区间分析更增加了我们的顾虑，90天内院外治疗组栓塞事件增加2.7%（27/1000），出血则增加4.5%（45/1000）。

因为达到了静脉血栓的非劣效性阈值，研究者推论：在一些低危肺栓塞患者中，院外治疗能够安全、有效地替代住院治疗。如果患者更愿意选择在家治疗并且只关注不良事件的点估计值（至少包括静脉血栓复发），可能会同意上述结论。然而，对于一些不愿承担风险的患者来说，如果了解到院外治疗可能增加静脉血栓复发率和出血发生率，他们会认为在家用药的获益并不能抵消其风险，因此可能不会接受在家接受治疗。我们相信，这类不希望承担风险的患者为数并不少，该研究的非劣效性结论可能并不适合这类患者。

在评估了实验性治疗的可能获益与风险后，如果你判断所有或几乎所有患者都能得出一致结论，那么你和患者可能会很快做出一个满意的决定。（参见第26章"如何使用患者管理推荐：临床实践指南及决策分析"）。但是如果风险和获益比较接近，就需要与患者进行更深入的讨论。

考虑最合适的非劣效性阈值，可能有助于区别上述两种情况。首先，观察主要终点事件可信区间的上限；接下来注意可信区间上限超出阈值的程度，阈值代表患者能够为减少损害或者治疗负担而选择实验性治疗所能接受的最高风险。

如果可信区间上限明显超过了你的阈值，意味着没有或极少数患者会接受这种治疗方法，那么临床决策可能比较容易。但是如果可信区间上限与阈值接近，说明获益和风险比较接近，这种情况下需要与患者充分交流，

深入了解患者对利弊的看法后，才能做出正确的决策。

五、结论

对于非劣效性试验进行细致评估，需要遵循评估治疗研究的基本原则。就结果真实性来说，非劣效性评价需要特别关注标准治疗是否得以优化，以及意向性分析和符合方案分析两种不同的结果。为了权衡实验性治疗的利弊，需要仔细评价两组间有效性差异的点估计及可信区间。值得注意的是，医生应当考虑患者是否愿意接受95%可信区间上限所代表的有效性降低，不论这一结果是低于还是高于研究者设定的非劣效性阈值。

庄乾宇　田　庄　译
张　渊　谢　锋　审

参考文献

1. Aujesky D, Roy PM, Verschuren F, et al. Outpatient versus inpatient treatment for patients with acute pulmonary embolism: an international, open-label, randomised, non-inferiority trial. Lancet. 2011; 378 (9785): 41-48.

2. Fleming TR. Current issues in non-inferiority trials. Stat Med. 2008; 27 (3): 317-332.

3. Kaul S, Diamond GA. Good enough: a primer on the analysis and interpretation of noninferiority trials. Ann Intern Med. 2006; 145 (1): 62-69.

4. Temple R, O'Neill R. Guidance for Industry Non-Inferiority Clinical Trials. Rockville, MD: Food and Drug Administration, Dept of Health and Human Services; 2010.

5. Le Henanff A, Giraudeau B, Baron G, Ravaud P. Quality of reporting of noninferiority and equivalence randomized trials. JAMA. 2006; 295 (10): 1147-1151.

6. Piaggio G, Elbourne DR, Pocock SJ, Evans SJW, Altman DG; CONSORT Group. Reporting of noninferiority and equivalence randomized trials: extension of the CONSORT 2010 statement. JAMA. 2012; 308 (24): 2594-2604.

7. Scott IA. Non-inferiority trials: determining whether alternative treatments are good enough. Med J Aust. 2009; 190 (6): 326-330.

8. Gøtzsche PC. Lessons from and cautions about noninferiority and equivalence randomized trials. JAMA. 2006; 295 (10): 1172-1174.

9. Schumi J, Wittes JT. Through the looking glass: understanding non-inferiority. Trials. 2011; 12: 106.

10. Patel MR, Mahaffey KW, Garg J, et al; ROCKET AF Investigators. Rivaroxaban versus warfarin in nonvalvular atrial fibrillation. N Engl J Med. 2011; 365 (10): 883-891.

11. Jackson K, Gersh BJ, Stockbridge N, et al; Duke Clinical Research Institute/American Heart Journal Expert Meeting on Antithrombotic Drug Development for Atrial Fibrillation. Antithrombotic drug development for atrial fibrillation: proceedings, Washington, DC, July 25-27, 2005. Am Heart J. 2008; 155 (5): 829-840.

12. Granger CB, Alexander JH, McMurray JJ, et al; ARISTOTLE Committees and Investigators. Apixaban versus warfarin in patients with atrial fibrillation. N Engl J Med. 2011; 365 (11): 981-992.

13. Fleming TR, Emerson SS. Evaluating rivaroxaban for nonvalvular atrial fibrillation—regulatory considerations. N Engl J Med. 2011; 365 (17): 1557-1559.

14. Hart RG, Benavente O, McBride R, Pearce LA. Antithrombotic therapy to prevent stroke in patients with atrial fibrillation: a meta-analysis. Ann Intern Med. 1999; 131 (7): 492-501.

15. Kunz R, Guyatt G. Which patients to include in the analysis? Transfusion. 2006; 46 (6): 881-884.

16. Montori VM, Guyatt GH. Intention-to-treat principle. CMAJ. 2001; 165 (10): 1339-1341.

17. Willenheimer R, van Veldhuisen DJ, Silke B, et al; CIBIS III Investigators. Effect on survival and hospitalization of initiating treatment for chronic heart failure with bisoprolol followed by enalapril, as compared with the opposite sequence: results of the randomized Cardiac Insufficiency Bisoprolol Study (CIBIS) III. Circulation. 2005; 112 (16): 2426-2435.

18. Yank V, Rennie D, Bero LA. Financial ties and concordance between results and conclusions in meta-analyses:

治疗

retrospective cohort study. BMJ. 2007; 335 (7631) : 1202-1205.

19. Nout RA, Smit VT, Putter H, et al; PORTEC Study Group. Vaginal brachytherapy versus pelvic external beam radiotherapy for patients with endometrial cancer of high-intermediate risk (PORTEC-2) : an open-label, non-inferiority, randomized trial. Lancet. 2010; 375 (9717) : 816-823.

20. MacLean S, Mulla S, Akl EA, et al; American College of Chest Physicians. Patient values and preferences in decision making for antithrombotic therapy: a systematic review: Antithrombotic Therapy and Prevention of Thrombosis, 9th ed: American College of Chest Physicians Evidence-Based Clinical Practice Guidelines. Chest. 2012; 141 (2) (suppl) : e1S-e23S.

第9章

治疗能否降低危险度：解读研究结果

Waleed Alhazzani，Stephen D.Walter，Roman Jaeschke，
Deborah J.Cook，and Gordon Guyatt

治
疗

内容提要

医生解读临床试验结果时，他们感兴趣的是治疗与结局之间的关联。本章将有助于读者理解，对于每个患者来说一般是出现或者不出现的结局（**二元结局或二分类结局**）的相关研究结果。此类二元结局包括死亡、卒中、心肌梗死、住院或病情恶化等。本章中相关**概念**的详细解读见参考文献[1]。

一、2×2表格

表9-1是一个2×2表格，描述了一个临床试验的二分类结果

例如，在食管静脉曲张出血患者中进行一个比较内镜下套扎或者内镜下注射硬化剂对死亡率影响的随机试验[2]。套扎干预组的64例患者中18例死亡，而硬化干预组的65例患者中29例死亡（表9-2）。

表9-1

2×2表格

暴露	结果	
	阳性	阴性
是	a	b
否	c	d

暴露危险度 $= a/(a+b)$

未暴露危险度 $= c/(c+d)$

暴露比数 $= a/b$

未暴露比数 $= c/d$

相对危险度 $= \dfrac{a/(a+b)}{c/(c+d)}$

相对危险度降低 $= \dfrac{c/(c+d) - a/(a+b)}{c/(c+d)}$

危险差[a] $= \dfrac{c}{c+d} - \dfrac{a}{a+b}$

需要治疗人数 $=100/$危险差（%）

比数比 $= \dfrac{a/b}{c/d} = \dfrac{ad}{cb}$

注：[a] 又名绝对危险度降低。

表9-2

内镜套扎治疗和硬化剂治疗食管静脉曲张出血的随机对照试验[a]

暴露	结果		总数
	死亡	存活	
套扎治疗	18	46	64
硬化剂治疗	29	36	65

相对危险度 $=$（18/64）/（29/65）$= 0.63$ 或 63%

相对危险度降低 $= 1 - 0.63 = 0.37$ 或 37%

危险差 $= 0.446 - 0.281 = 0.165$ 或 16.5%

需要治疗人数 $= 100/16.5 = 6$

比数比 $=$（18/46）/（29/36）$= 0.49$ 或 49%

注：[a] 数据来源 Stiegmann et al[2]。

二、危险度

衡量事件发生最简单的指标是**危险度**（或者绝对危险度）。通常将对照组发生不良事件的危险度称为基线危险度、对照危险度或对照事件率。

套扎组的死亡危险度是28%（18/64或者 $[a/(a+b)]$），硬化组死亡危险度为45%（29/65或者 $[c/(c+d)]$）。

三、危险差（绝对危险度降低）

比较两组危险度的方法之一是计算二者之间的绝对差值。我们将其称为绝对危险度降低（absolute risk reduction，ARR）或者**危险差**（risk difference，RD）。从数学角度上，危险差（对照组危险度减去干预组危险度）的计算公式是 $[c/(c+d)] - [a/(a+b)]$（表9-1）。这种检测效果的方法是采用绝对值而非相对值来直接显示未发生不良事件的患者比例。

本例中，RD为（0.446-0.281）或者0.165（即16.5%）。

四、相对危险度

比较两组之间危险度差异的另一个方法是取二者比值，被称为**相对危险度**或者危险比（risk ratio，RR）。RR告诉我们患者接受**试验治疗**（本例中就是套扎）时仍会有多大比例的原有危险度（在本例中就是接受硬化剂治疗患者的死亡危险度）。在2×2表中，RR的计算式为 $[a/(a+b)]/[c/(c+d)]$（表9-1）。

本例中，最初接受套扎治疗的患者相较于硬化组的死亡RR为18/64（套扎组的危险度）除以29/65（硬化组的危险度）或者0.63。用日常用语来讲，套扎组死亡危险度大约是硬化组的2/3。

五、相对危险度降低

另一个测量治疗有效率的相对指标是**相对危险度降低**（relative risk reduction，RRR），即治疗大概会降低多少原有危险度。可以通过1−RR来计算。也可以通过RD（危险度降低）除以对照组的绝对危险度来计算。

在本例曲张出血中，RR是0.63，RRR即为1−0.63（或者16.5%除以44.6%，硬化组的危险度），无论哪种方法，结果都是0.37。换句话说，与硬化剂治疗相比，套扎可以使死亡率降低1/3以上。

六、比数比

除了可以计算事件发生的危险度，我们也可以估测发生与不发生事件的比值。当考虑治疗效果时，将**比数比**（odds ratio，OR）等同于RR不会太大的出入。但是当发生事件

的危险度极高时，例如对照组患者心梗或者死亡发生率超过40%时，OR与RR就会相差极大（见第12章第2节"结果的解读：关于比数比"）。

七、相对危险度与危险差：有何区别？

解读随机试验结果时若不能区分比数比（OR）和相对危险度（RR），一般很少会误导你。但读者必须能够区分相对危险度（RR）与危险差（RD）。因为通常RR远远大于RD，以RR或RRR（相对危险度降低）展示结果可能会有误导性。另外，最终使患者获益的是危险差。将患者危险度降低50%看起来非常显著，但是可能就是将危险度从2%降至1%，相对应的危险差（RD）仅有1%，这看起来就没那么显著了，而恰恰这是关键信息。

如图9-1所示，三个不同亚组患者接受同一种治疗，每一组中，相对危险度降低（RRR）均为1/3（RRR 0.33；RR 0.67）。当应用于死亡危险度30%的一组患者时，治疗能将危险度降低至20%，而用于死亡危险度10%的一组人群时，治疗将危险度降低至6.7%。第三组中，治疗仅将死亡危险度从1%降低至0.67%。

尽管每一组均将死亡危险度降低1/3，但这一信息并不足以显示治疗的效果。假设这是一个严重副作用发生率高达50%的化疗药物，对于图9-1的最低危险组而言，由于其RD仅为0.3%，大多数患者可能就不会使用该种药物。对于中等危险人群，死亡绝对危险度降低约为3%，一些患者可能会接受这种药物，但是多数可能仍会拒绝。绝对获益在10%的高危患者中大多数会接受治疗，但仍有患者会拒绝。

我们建议在患者基线危险度（baseline risk）的基础上衡量RRR的价值。例如，给予可能罹患心血管疾病的患者他汀类降脂

图 9-1

同等相对危险度，不同危险差

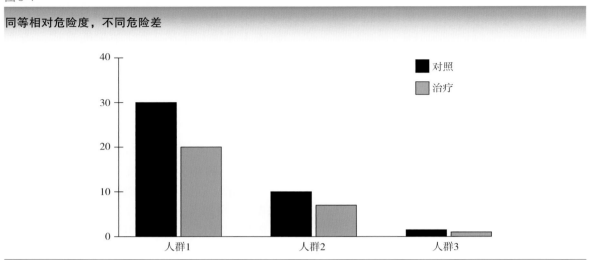

药，预期减少血管事件的 RRR 达到 25%，但对一个没有高血压、糖尿病或吸烟史，低密度脂蛋白仅轻度升高的 40 岁女性（5 年心血管事件危险度约为 2%，ARR 约为 0.5%）和对一个有高血压、糖尿病、吸烟的 70 岁老年女性（5 年危险度为 30%，ARR 为 7.5%）来讲是截然不同的。当然，这些计算的前提是假定各危险组的 RRR 恒定。幸运的是，通常情况下 RRR 数值是相对稳定的，我们建议可以先假定如此，除非有证据显示这个假设不正确[3-5]。

八、需要治疗人数

治疗效果也可以表示为预防一例不良事件需要治疗的人数，即**需要治疗人数**（number needed to treat，NNT）[6]。表 9-2 显示套扎组的死亡危险度为 28.1%，而硬化剂组为 44.6%，RD 为 16.5%，即如果治疗 100 例患者可以避免 16.5 例事件发生。那避免 1 例事件发生需要治疗多少患者呢？答案是 100 除以 16.5，NNT 约等于 6。

NNT 的计算通常还包含**随诊**时间（就是说，预防 1 例事件需要治疗 50 例患者达 1 年或 5 年？）。当采用生存方法分析长期随访的试验时，有不同方法计算 NNT（见下文"生存

资料"）。虽然方法不同，但结果的临床意义一般相差不大[7]。

假设 RRR 恒定，NNT 与对照组中发生不良事件的患者比例成反比。例如，如果对照组危险度加倍，NNT 则在原有数字上除以 2（即原有的一半）。如果不良事件的危险度翻倍（例如，我们治疗患者的死亡危险度高于临床试验中的患者），仅需要治疗一半的患者就能预防不良事件发生。另外，如果危险度减少为原有的 1/4（患者较试验人群更年轻、**合并症**更少），则需要治疗 4 倍的人数。

NNT 也和 RRR 成反比。同样的基线危险度，能够获得 2 倍 RRR 的有效治疗就会使 NNT 减半。如果一种治疗的 RRR 仅为另一种治疗方法的 1/4，那 NNT 将会增加 4 倍。

表 9-3 用一组假设的数据展示上述关系。

九、造成伤害人数

临床医师可以用同样方法计算造成伤害人数（number needed to harm，NNH）。服用 β 受体阻滞剂 1 年后，如果预计 5% 患者会发生疲乏，治疗 20 例患者会发生 1 例此副作用，因此 NNH 是 20。

表9-3

基线危险度，相对危险度降低和需要治疗人数的关系[a]

对照组 危险度	干预组 危险度	相对危 险度，%	相对危险度 降低，%	危险差，%	需要治疗 人数
0.02/2%	0.01/1%	50	50	1	100
0.4/40%	0.2/20%	50	50	20	5
0.04/4%	0.02/2%	50	50	2	50
0.04/4%	0.03/3%	75	25	1	100
0.4/40%	0.3/30%	75	25	10	10
0.01/1%	0.005/0.5%	50	50	0.5	200

注：[a] 相对危险度＝干预组危险度/对照组危险度；相对危险度降低＝1－相对危险度；危险差＝对照组危险度－干预组危险度；需要治疗人数＝100/百分比形式的危险差。

十、可信区间

看上去，套扎相比于硬化剂治疗的相关获益是真实的。然而，任何一次试验的结果仅仅是对真实情况的一次估计。真实的疗效可能会好于或差于我们看到的结果。**可信区间**（confidence intervals，CI）告诉我们，在可信度界限内（同时假设有较低的**偏倚风险**），真实效果可能会好多少或者差多少（见第10章"可信区间：单个研究或荟萃分析是否足够大？"）。

十一、生存数据

分析2×2表意味着在特殊时间点研究数据。如果针对相对短期内就会发生的事件，并且所有患者随访时间一致，这种分析是可以满足需要的。然而，在长期研究中，我们不仅关心事件的总数，同样关心事件发生的时间。例如，对于通常以死亡为结局的疾病（如无法手术切除的肺癌），我们更关心治疗能否推迟死亡发生。

当事件发生的时间是一项重要的观察指标时，研究者可以在研究开始后几个不同时间节点创建2×2表来展示结果。如，表9-2显示的是研究结束时的结果。在试验开始1

周、1个月、3个月，或者任何我们感兴趣的时间点都可以建立相似的表格，显示当时能纳入分析患者的结局。将事件发生时间加入到累积数据分析的被称作**生存分析**（survival analysis）。请不要望文生义，认为该分析方法仅适用于死亡。实际上，任何与时间相关的二分类结局都可使用生存分析方法。

生存曲线描述一组患者在一个明确起始点之后不同时间点的状态[8]。图9-2显示食管静脉曲张出血研究的生存曲线。由于研究者

图9-2

套扎和硬化剂治疗的生存曲线

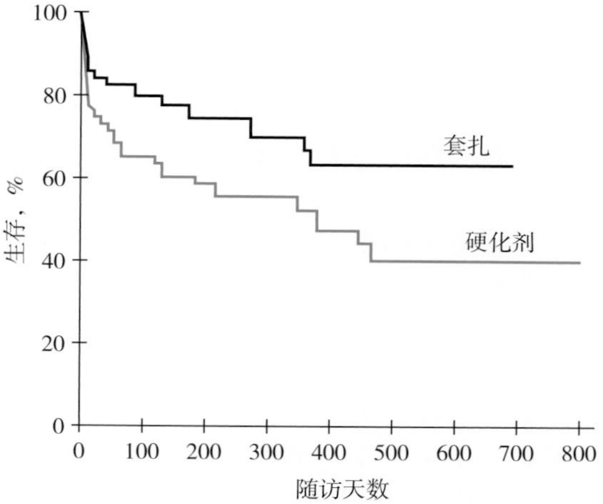

对一部分患者随诊时间较长，生存曲线超过平均随诊时间约10个月。由于在一些时间点患者所剩无几，难以估计生存**概率**，因此预测趋于不精确。生存曲线的可信区间显示的是估测的精确性。

在随访过程中，即使真实的RR或者RRR是固定的，机遇的参与也会使得点估计值发生变化。理想状态下，我们会通过根据所剩患者数赋予权重的加权平均方法为整个生存分析估测总的RR。统计学方法可以实现这样的估测。每一组在任何时间点发生事件的可能性被认为是该组的风险，整个研究阶段的加权RR被称为**风险比**（hazard ratio）。

生存分析的主要优势在于能够校正不同的随访时间。在许多时间固定的试验中，一些患者较早入选从而有较长的随诊时间，而入选较晚者随诊时间较短。通过一个**删失**（censoring）的处理步骤，生存分析可以将随诊时间较短和较长的患者同时纳入分析，使其都能参与到风险和风险比的评估中来。患者在终止随访的时间点被删失。2×2表格不能对不同的随访时长进行准确的校正，仅能分析事件发生的数量。

当一个事件影响另一个事件发生的可能性时，就出现所谓的"竞争危险"（competing risk）。最极端的例子是死亡：如果结局是卒中，那么死亡患者永远不会再发生卒中。在存活患者中有2个或2个以上结局事件时，也会出现竞争危险（例如，如果患者发生卒中，则再发生一过性脑缺血的可能性会降低）。研究者可以通过在"竞争"事件发生时删失患者（前面所举的死亡和卒中的例子）来解决这个问题。然而，删失这样的方法本身也有缺陷[9]。

需要指出的是，通常认为删失事件独立于主要结局。但是在实践中，这种假设不一定都能成立。在我们前面所说的案例中，发生心肌梗死的患者较无梗死者可能有更高的死亡率，这就与独立假设相矛盾。有时研究者也对失访患者采用删失。这样做的问题更大，因为删失是假设那些随访期较短者与较长者除随访时间外无其他差异。但失访者恰恰可能有较高或较低的事件发生率（因此，失访者与随访者不同），故删失不能解决失访相关的偏倚风险[9]。

十二、评价关联的哪种方法最好？

作为**循证临床实践者**，我们必须确定哪种评价关联的方法最值得关注。这很重要吗？当然重要。同样的结果以不同方法表现出来，可能会导致不同的治疗方案[9-13]。例如，Forrow等人[10]发现用结局事件的相对变化值来展示试验结果，医生更容易接受；而以绝对变化值显示时，医生就不太愿意采纳该方法治疗患者。在一个类似的研究中，Naylor等[11]发现，当事件以绝对值而非RRR显示时，医生认为干预治疗的有效率较低。

此外，同一组数据以NNT方式显示结果时，医生认为有效率低于以RRR或者ARR显示的结果。制药企业意识到这个现象，因此他们更愿意向医生以RRR方式展示治疗效果。患者与医生一样，容易受到试验效果表述方式的影响。在一项试验中，当研究者向患者展示一个假想的危及生命的疾病的情景时，以RRR或者相应的ARR表述治疗结果，患者同样更愿意选择前者描述的治疗[14]。其他研究也有类似结果[15,16]。

考虑到我们对结果的解读受数据展示方式的影响，建议要考虑所有数据（如2×2表格，或者生存分析），然后用相对和绝对数共同反映结果。在检验结果时，你会发现，如果你能够估计患者的基线危险度，知道治疗能够起到多大作用——即相对危险度（RR）或相对危险度下降（RRR），就可以估计治疗后患者的危险度。在个体中，指导治疗决策的最有用数据是危险差（RD）——即治疗组与对照组之间的危险差异，以及它的倒数，即需要治疗的患者数（NNT）。

田　庄　吴　东　译

张　渊　谢　锋　审

参考文献

1. Barratt A, Wyer PC, Hatala R, et al. Tips for learners of evidence-based medicine, 1: relative risk reduction, absolute risk reduction and number needed to treat. CMAJ. 2004; 171 (4: online-1 to online-8) : 353-358. http: //www. cmaj. ca/cgi/ data/171/4/353/DC1/1. Accessed August 25, 2014.

2. Stiegmann GV, Goff JS, Michaletz-Onody PA, et al. Endoscopic sclerotherapy as compared with endoscopic ligation for bleeding esophageal varices. N Engl J Med. 1992; 326 (23) : 1527-1532.

3. Deeks JJ. Issues in the selection of a summary statistic for meta-analysis of clinical trials with binary outcomes. Stat Med. 2002; 21 (11) : 1575-1600.

4. Schmid CH, Lau J, McIntosh MW, Cappelleri JC. An empirical study of the effect of the control rate as a predictor of treatment efficacy in meta-analysis of clinical trials. Stat Med. 1998; 17 (17) : 1923-1942.

5. Furukawa TA, Guyatt GH, Griffith LE. Can we individualize the'number needed to treat'? an empirical study of summary effect measures in meta-analyses. Int J Epidemiol. 2002; 31 (1) : 72-76.

6. Laupacis A, Sackett DL, Roberts RS. An assessment of clinically useful measures of the consequences of treatment. N Engl J Med. 1988; 318 (26) : 1728-1733.

7. Barratt AL, Wyer PC, Guyatt G, et al. NNT for studies with long-term follow-up. CMAJ. 2005; 172 (5) : 613-615.

8. Coldman AJ, Elwood JM. Examining survival data. Can Med Assoc J. 1979; 121 (8) : 1065-1068, 1071.

9. Kleinbaum DG, Klein M. Survival Analysis: A Self-Learning Text. New York, NY: Springer; 2012.

10. Forrow L, Taylor WC, Arnold RM. Absolutely relative: how research results are summarized can affect treatment decisions. Am J Med. 1992; 92 (2) : 121-124.

11. Naylor CD, Chen E, Strauss B. Measured enthusiasm: does the method of reporting trial results alter perceptions of therapeutic effectiveness? Ann Intern Med. 1992; 117 (11) : 916-921.

12. Hux JE, Levinton CM, Naylor CD. Prescribing propensity: influence of life-expectancy gains and drug costs. J Gen Intern Med. 1994; 9 (4) : 195-201.

13. Redelmeier DA, Tversky A. Discrepancy between medical decisions for individual patients and for groups. N Engl J Med. 1990; 322 (16) : 1162-1164.

14. Bobbio M, Demichelis B, Giustetto G. Completeness of reporting trial results: effect on physicians' willingness to prescribe. Lancet. 1994; 343 (8907) : 1209-1211.

15. Malenka DJ, Baron JA, Johansen S, Wahrenberger JW, Ross JM. The framing effect of relative and absolute risk. J Gen Intern Med. 1993; 8 (10) : 543-548.

16. McNeil BJ, Pauker SG, Sox HC Jr, Tversky A. On the elicitation of preferences for alternative therapies. N Engl J Med. 1982; 306 (21) : 1259-1262.

治
疗

第10章

可信区间：单个研究或荟萃分析是否足够大

Gordon Guyatt，Stephen D.Walter，Deborah J.Cook，and Roman Jaeschke

治 疗

内容提要

在讨论某一项研究是不是足够大时，你可能会听到人们更倾向于依靠研究样本量获得对研究的把握度。类似这样的讨论复杂而且混乱。在本章，我们将提出判断单个研究或**荟萃分析**的样本量是否足够大，只需要看**可信区间**。

假设检验（hypothesis testing）是计算研究样本量的基础，其核心思想是当无效假设为真（即干预组和对照组没有差异）时，受机遇影响出现特定研究结果的可能性有多大。临床研究人员和医学教育者日益认识到假设检验的局限性[1-5]，因此，一种新的统计思想"估计法"（estimation）逐渐流行起来。

一、我们应如何治疗心衰患者？解读研究结果遇到的问题

在一项包含804例心衰患者的**随机盲法临床试验**中，观察者比较了应用依那普利（ACEI类药物）和应用肼苯哒嗪联合硝酸酯类药物两种治疗的效果[6]。随诊6个月到5.7年，依那普利组的403例患者中有132例（33%）死亡，而肼苯哒嗪联合硝酸酯类药物干预组的401例患者中有153例（38%）死亡。两组死亡率差异的P值为0.11。

我们将这一研究作为分析假设检验的一个实例。研究采用通常的5%（<5%）作为可接受的获得**假阳性**结果的风险。这样的结果表明，组间差异有可能只是机遇（chance）造成。我们将这一研究归类为**阴性研究**（也就是在干预组和**对照组**间没有显著性差异）。

研究人员也进行了更多的分析，比较了两组死亡发生的时间模型。这被称为"生存分析"，通常较单纯比较事件发生率更为敏感（见第9章"治疗能否降低危险度？解读研究结果"）。生存分析的P值为0.08，仍然没有达到显著性水平；因此得到了相同的结论，即两组之间无显著性差

异。但作者同时也告诉我们，两组的2年死亡率（预先设定的主要研究终点）存在显著差异，P值为0.016.

在这里，人们或许忽略了医生所感到的一些困惑。扪心自问，这到底是一个**阳性研究**，还是一个**阴性研究**？是决定ACEI类药物代替肼苯哒嗪联合硝酸酯类药物治疗心衰；还是两种治疗方法没有显著性差异，因此无法决定如何选择药物。

二、解决问题：什么是可信区间？

医生怎样才能消除假设检验造成的困惑？这个问题其实包含了2个子问题：①最能反映干预组和对照组间真实差异的单一指标是什么？②根据干预组和对照组之间的差异，真实差异所存在的可信的范围是什么？可信区间为第二个问题提供了答案：它给出了一个区间，某一真实变量（如均数或**相对危险度**）很可能在其数值范围内。在应用可信区间解决ACEI类与肼苯哒嗪联合硝酸酯类药物治疗心衰的问题前，我们先看一组假设的临床试验。

在一系列的5个试验（持续时间相等但样本量不同）中，针对低密度脂蛋白升高合并陈旧心梗的患者，研究者希望评价一个新药（降胆固醇药）在增强他汀类药物（statin）**预防**心梗复发方面是否优于安慰剂（表10-1）。样本量最小的试验只纳入了8例患者，最大的试验纳入了2000例患者。

假设所有试验均显示干预组相对危险度降低（RRR）50%，即干预组再次发生心梗的风险相当于对照组的50%。在每个试验中，我们怎么才能确定真正的相对危险度降低（RRR）？针对这5个研究，哪一个研究的结论会让你最有信心推荐给自己的患者呢？

表 10-1

5个临床试验相对危险度降低的可信区间

对照组的 危险度	治疗组的 危险度	相对 危险度，%	相对危险度 降低，%	相对危险度降低的95%可信 区间，%
2/4	1/4	50	50	−174 ～ 92
10/20	5/20	50	50	−17 ～ 79.5
20/40	10/40	50	50	9.5 ～ 73.4
50/100	25/100	50	50	26.8 ～ 66.4
500/1000	250/1000	50	50	43.5 ～ 55.9

注：授权引用参考文献[7]。

大多数医生凭直觉会认为，大样本量的临床试验较小样本量的更为可信。为什么？这是因为在**偏倚**或**系统误差**不存在的情况下，如果这个世界上所有适合入组的患者都参加了一项研究，研究结果就可以反映治疗的**真实疗效**。但是当只有一部分患者参加时，机遇就可能造成对真实疗效的估计（**点估计**）远离真实值。可信区间提供了一个范围，点估计可能在这范围中发生变化。在生物医学杂志上看到95%可信区间，指的就是很可能包含这个真实效应的区间。更精确（更窄的可信区间）的估计只能来源于更大的样本，以及随大样本而产生的更多的事件。针对治疗效果的任何评估，统计学家（以及对医生友好的统计软件）都可以进行计算95%可信区间。

为了更好地理解可信区间，让我们回到表10-1。在第一个试验中，对照组4例患者中的2例，以及治疗组4例患者中的1例，均出现了心梗。干预组的危险度因此是对照组的一半，即相对危险度（RR）和相对危险度降低（RRR）均为50%（RR）。

看到如此明显的相对危险度降低后，你准备给患者推荐这样的治疗吗？在回答之前需要思考，该研究纳入如此少的患者，我们是否仅仅是因为运气好而发现50%的RR，而真实效果完全有可能是增加而非减

少50%的RR？换言之，干预组中真正的**事件发生率**是四分之三，而不是四分之一，有可能吗？

针对这一问题，绝大多数医生的回答是肯定的。他们是对的。实际上，可信区间的计算告诉我们，第一个试验的干预组死亡率有可能达到目前的三倍水平。

第二个试验纳入了40例患者，可信区间显示治疗组有可能增加了17%的死亡率。第三个试验结果告诉我们，治疗很有可能是有效的，但真实效果可能很小（相对危险度降低可能小于10%）。最后一个纳入2000例的试验，虽然干预组和对照组的事件发生率与其他试验相同，但可信区间显示治疗的真实效果很可能接近50%。

三、应用可信区间来解读临床研究结果

对于使用血管舒张药的心衰患者，可信区间怎样帮助我们理解临床试验结果[6]？截至研究结束时，ACEI类药物组的死亡率为33%，而肼苯哒嗪联合硝酸酯类药物组的死亡率为38%，**绝对差异**为5%，相对危险度（RR）为0.86。5%的绝对差异和14%的相对危险度降低（RRR），是我们

对ACEI类药物降低死亡率的最佳点估计。相对危险度降低（RRR）的95%可信区间为−3.5%～29%。注意到当相对危险度（RR）的可信区间包括1.0的时候，RRR为负，说明对照组较干预组获益。在本例中，意味着肼苯哒嗪的相对危险度降低（RRR）3.5%。

现在如何解读研究结果呢？我们可以推断，使用ACEI类药物的患者很有可能（但还远不确定）会比使用肼苯哒嗪联合硝酸酯类的患者生存时间延长，真实差异可小可大。同时，肼苯哒嗪联合硝酸酯类药物降低死亡率的效果优于ACEI类药物，这种可能性也不能排除。

可信区间的使用避免了假设检验中的是/否二分法，并不需要讨论研究结果是阳性还是阴性。我们可以得出的结论是：在其他条件相同的前提下，对于心衰患者，ACEI类药物是恰当的选择。但我们做出此结论的信心最多处于中等水平。因此，药物毒性、费用及其他研究的证据都会影响最终治疗决策（见第26章"如何使用患者管理建议：临床实践指南和决策分析"）。因为许多大型随机试验表明心衰患者使用ACEI类药物后死亡率下降，故有信心推荐使用这类药物治疗[8]。另外有一项试验表明，比较服用ACEI类药物，肼苯哒嗪和硝酸盐类的联合用药可进一步降低黑人患者的死亡率[9]。

四、阴性试验结果通常不能排除重要获益

另一个运用可信区间解释临床试验结果的例子，是在成人呼吸窘迫综合征（ARDS）使用高或低的呼气末正压通气（PEEP）的一项随机试验[10]。273名低PEEP组患者的死亡率为24.9%；276名高PEEP组患者的死亡率为27.5%。根据这一结果得到的点估计为：高PEEP组中死亡的**绝对危险度**升高2.6%。

这是一项纳入了500多例患者的试验，似乎否认了高PEEP的获益。两组绝对危险度差值的95% CI为−4.7%～10%，意味着低PEEP组更优的可能性上限为10%，而高PEEP组更优的可能性上限是4.7%。假如高PEEP真的能减少近5%的死亡风险，那么所有患者都希望接受高PEEP的治疗方案。这就意味着医生需要治疗大约20例患者以减少1例死亡。所以该试验的样本量还不够大，还不足以排除患者−重要获益。正如这个研究所示，阴性结果极少表明某一种治疗方案无效，更准确地说，只是未能证明其有效。

五、单个研究或荟萃分析是否足够大？看可信区间就足够了

目前的几个例子已经表明单个试验的局限性，入组患者过少以至于不能得到满意的较窄的可信区间（CI）。这就是我们推荐**系统综述**和荟萃分析的原因，系统综述和荟萃分析可综合多个研究的数据，因而获取比单个研究更大的样本量和更窄的CI（见第5章"寻找当前最佳证据"）。

正如上文所述，可信区间（CI）可以回答"单一试验或荟萃分析是否足够大"这一问题。在接下来的讨论中，我们重点关注荟萃分析。但是如果你评价单个试验，原理也是相同的。

我们用图10-1来说明。在该图中，我们展示了四个荟萃分析的**合并估计**（pooled estimates）。荟萃分析的可信区间（CI）宽度更多地受患者数量而非研究数量的影响（而二元结果更多地受事件数量的影响；参见12章第3节"什么决定了可信区间的宽度"）。因此，更窄的可信区间（CI）（A和C）源自荟萃分析中有更多事件和患者，而非更多的研究数量。

尽管大多数**森林图**（forest plot）（试验结果的可视图）重点关注的是相对危险

度（RR）或比数比（OR），但图10-1显示的是结果的绝对数值。因此，图中位于中央的垂直实线代表了危险差（RD）（或绝对危险度降低）为0，即干预组和对照组的死亡率相等。直线左边的数值代表干预组死亡率低于对照组，直线右边的数值代表干预组死亡率高于对照组。

假设该治疗有一定的毒性或者风险，只有在RD大于等于1%时才选择该治疗。也就是说，死亡率降低大于1%时，患者才会认为毒性和治疗风险值得承担；如果死亡率降低小于1%，就不值得。图10-1的虚线代表了死亡率降低的1%阈值。

现在考虑荟萃分析A的合并估计：如果点估计为真，你会向患者推荐这种治疗方案吗？如果CI上限（代表最大可能效应值）为真，又该如何？CI下限（代表最小可能效应值）呢？

上述三个问题答案都是肯定的。最小的患者-重要差异为1%，上述三个数值都大于1%。因此，荟萃分析是决定性的，可以提供较强的治疗决策证据。

在荟萃分析B的例子中，如果合并估计和CI上限有一项代表真实结果，你会建议患者选择该治疗方案吗？答案是肯定的。患者之所以会选择，是因为死亡率降低会大于1%的阈值。如果换成CI下限呢？答案是否定的。因为死亡率降低比最小差异小，患者需要谨慎考虑接受该治疗。虽然荟萃分析B得到阳性结果（也就是说CI偏离0线），但样本量还不够大，危险度降低小于最低患者-重要差异。

对于阴性结果，即未能排除治疗效果为0，你应关注CI的另一端，它代表了治疗结果最大可能值；还应考虑CI的上限是否落在患者可能认为重要的最小差异以下。如果这样，那么样本量是足够的，且荟萃分析也是决定性的：即治疗方案是弊大于利（图10-1，荟萃分析C）。如果上限显示最大可能值超过了最小患者-重要差异，则荟萃分析并非决定性，需要更多试验、

图 10-1

荟萃分析的样本量是否足够大？四个假设的荟萃分析结果

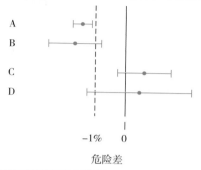

危险差

更大的样本量（图10-1，荟萃分析D）[7]。

应用本章的原理有时会得出令人惊讶的推断。在一个血管疾病的单盲试验中，19185例患者随机服用氯吡格雷或阿司匹林（图10-2）[11]。服用氯吡格雷的患者在一年内缺血性脑卒中、心肌梗死、血管性死亡的风险总计为5.32%，阿司匹林组为5.83%，氯吡格雷组的相对危险度降低（RRR）为8.7%（95%CI，0.3%～16.5%；$P = 0.04$）。氯吡格雷比阿司匹林贵得多。假设患者在下一年的严重血管事件的风险为10%（1000/10000），用该试验的点估计的RRR为8.7%，即预期严重血管事件绝对降低为0.87%（10%的8.7%），或者说，在

图 10-2

阿司匹林或氯吡格雷预防血管事件

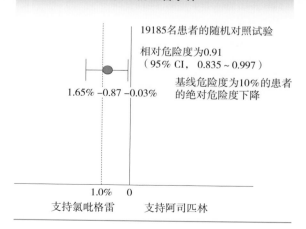

19185名患者的随机对照试验

相对危险度为0.91
（95% CI，0.835～0.997）

基线危险度为10%的患者的绝对危险度下降

1.65%　−0.87　−0.03%

1.0%　0

支持氯吡格雷　　支持阿司匹林

10000名受治疗患者中血管事件减少87例。假使CI上限为真（16.5%的RRR，同时假设基线危险度为1000/10000，则10000例中减少165例），不愿意发生血管事件的患者很可能选择氯吡格雷。如果下限为真，绝对降低为10000位患者中仅3例，极少人会选择更昂贵的氯吡格雷。由于CI的两端对应不同选择，我们可以推断这一样本量——近20000例患者——仍然不足以提供明确结果。

我们建议基于一定的治疗副作用、费用和负担水平下的获益阈值来做出决策，阈值之下患者不太可能选择该干预方法。研究者很少讨论阈值。然而，为避免患者接受某项只有微小获益却有巨大弊端的治疗，同时兼顾患者的**价值观和偏好**，参考阈值来做出诊疗决策才是正确的做法。

非劣效性研究的问世，即是否应用更低价、更易实施、毒性更小的治疗来替代目前治疗，迫使研究者必须明确疗效的阈值。在这样的**非劣效性试验**中，只有确定干预组比标准治疗的效果不会差太多，我们才会用它替代标准治疗。第8章"怎样使用非劣效性试验"已经详细讨论了这方面的内容。

六、结论

在阳性结果的临床试验或荟萃分析中，你对结果的信心建立在治疗效果大于0。同时你需要注意CI的下限，以此来判定样本量是否足够大。如果根据研究数据得出的CI下限（最小可能疗效）大于你认为重要的最小差异，那么样本量是足够的，试验或荟萃分析的结果是确切的。反之，如果CI下限并未大于最小差异阈值，则说明该研究的样本量还不够大。

在阴性结果的临床试验或荟萃分析中，你需要通过CI的上限来判定样本量是否足够大。如果根据研究数据得出的CI上限，即最大可能疗效低于你认为重要的最小差异，那么样本量是足够的，临床试验或荟萃分析的阴性结果就是确切的。反之，如果CI上限超过了最小差异阈值，则说明该研究的样本量还不够大，还需要开展更多的研究。

致谢

本章部分内容来自Montori的研究[7]。

杜顺达　吴　东　译

张　渊　谢　锋　审

参考文献

1. Simon R. Confidence intervals for reporting results of clinical trials. Ann Intern Med. 1986; 105 (3) : 429-435.

2. Gardner M. Statistics With Confidence: Confidence Intervals and Statistical Guidelines. London, England: BMJ Publishing Group; 1989.

3. Bulpitt CJ. Confidence intervals. Lancet. 1987; 1 (8531) : 494-497.

4. Pocock SJ, Hughes MD. Estimation issues in clinical trials and overviews. Stat Med. 1990; 9 (6) : 657-671.

5. Braitman LE. Confidence intervals assess both clinical significance and statistical significance. Ann Intern Med. 1991; 114 (6) : 515-517.

6. Cohn JN, Johnson G, Ziesche S, et al. A comparison of enalapril with hydralazine-isosorbide dinitrate in the treatment of chronic congestive heart failure. N Engl J Med. 1991; 325 (5) : 303-310.

7. Montori VM, Kleinbart J, Newman TB, et al; Evidence-Based Medicine Teaching Tips Working Group. Tips for learners of evidence-based medicine, 2: measures of precision (confidence intervals) . CMAJ. 2004; 171 (6) : 611-615.

8. Garg R, Yusuf S; Collaborative Group on ACE Inhibitor Trials. Overview of randomized trials of angiotensin-converting enzyme inhibitors on mortality and morbidity in patients with heart failure. JAMA. 1995; 273 (18) : 1450-1456.

9. Taylor AL, Ziesche S, Yancy C, et al; African-American Heart Failure Trial Investigators. Combination of isosorbide dinitrate and hydralazine in blacks with heart failure. N Engl J Med. 2004; 351 (20) : 2049-2057.

10. Brower RG, Lanken PN, MacIntyre N, et al; National Heart, Lung, and Blood Institute ARDS Clinical Trials Network. Higher versus lower positive end-expiratory pressures in patients with the acute respiratory distress syndrome. N Engl J Med. 2004; 351 (4) : 327-336.

11. CAPRIE Steering Committee. A randomised, blinded, trial of clopidogrel versus aspirin in patients at risk of ischaemic events (CAPRIE) . Lancet. 1996; 348 (9038) : 1329-1339.

第11章

关于治疗试验偏倚风险的进阶内容

11.1 随机误差和偏倚释例

Toshi A Furukawa and Gordon Guyatt

治

疗

和其他知识领域一样，**循证医学**的学员们在理解**概念**和熟悉术语方面可能会遇到困难。当被问及什么因素可以保证研究结果真实（或降低**偏倚风险**）时，学员通常会回答"大样本量"。实际上，小样本量本身并不导致**偏倚**，但可能通过**随机误差**造成研究结果具有误导性。

误差（error）是指与真相的偏离，可以是随机的（取决于机遇），也可以是系统性的（朝着某一方向）。如果用术语来描述，"偏倚"（bias）就是**系统误差**（systematic error）的同义词。通过阅读本节，或许有助于澄清这些概念。

让我们设想一下，一些研究具有完全相同的设计和样本量，受试者也都来自同样的患者人群。这些具有完全相同类型的受试者和设计的研究，其结果会完全相同吗？显然不会。正如10次抛掷硬币不会总是出现5个正面和5个背面，尽管研究设计相同，但由于随机误差的存在，不同研究的结果仍有差异。

假设四组这样的研究，组内每个研究的设计和样本量都是相同的。四组研究中有两组样本量较小，另外两组样本量较大。

其中两组研究采用**随机对照试验**（RCTs），对患者、医生和结局评估者均实施**盲法**。使用盲法并**完全随访**可以减少偏倚。其余两组则采用了**观察性研究**（患者或医生自由选择进入干预组或**对照组**），这样的设计方法显然容易产生偏倚。假设我们知道真实

的**疗效**有多大。在图11.1-1中，4个方框中央的圆点代表真实疗效，圆点周围每个较小的点不是代表单个患者，而是代表每次重复研究所得到的结果。小点距离中央圆点越远，研究结果偏离真实疗效就越大。

以上4组研究包括了RCT和观察性研究，以及大样本和小样本的研究。在阅读后面的内容之前，建议读者先仔细看一下图11.1-1，判断各方框（A到D）中每组研究的设计方法和样本量。

图11.1-1A代表了一组大样本量的随机对照试验。由于研究设计严格，重复研究产生的结果均匀分布于中央圆点周围。由于机遇或随机误差，结果不会完全与真实疗效一致。但大样本量可以减少随机误差，因此所有研究的结果都比较接近真实疗效。

图11.1-1B代表的也是随机对照试验，其结果也均匀分布在中央圆点周围。但是因为样本量小，随机误差大，所以部分研究的结果偏离真实疗效较多。

回顾第6章"为什么研究结果会产生误导：偏倚和随机误差"的抛掷硬币实验，有助于理解图11.1-1A和图11.1-1B中之间的差异。在一系列实验中，每个实验均做10次硬币抛掷，个别研究的结果可能偏离真实概率（50%：50%）很远。正反面次数比为7：3（70%）甚至8：2（80%）的结果并不少见，这种情况和图11.1-1B类似。但是，如果每个实验抛掷硬币1000次，结果就会类似于

图11.1-1

展示偏倚和随机误差的四组研究

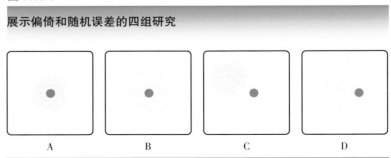

注：A和B代表随机对照试验，C和D代表观察性研究。组内所有研究的设计和样本量均相同。

图11.1-1A，分布比一般不会超过540∶460。研究的样本量越小，结果偏离真实情况的可能性越大；研究样本量越大，结果相对越接近真实情况。

在图11.1-1C中，代表这一组研究结果的点的中心远离真实疗效。这是因为观察性研究即使样本量很大也容易产生偏倚。由于研究设计相同，故有着相同大小和方向的偏倚风险。这些结果的随机误差很小，结果是精确的，但却是错误的。

反映这一现象的一个例子是一系列大型观察性研究。这些研究提出维生素E明确降低了冠心病的死亡率。然而，随后发表了一项大样本、严格设计的RCT[1]以及纳入所有RCT的一篇荟萃分析[2]，二者均未能证实维生素E可降低冠心病死亡率或全因死亡率。类似的例子还有很多（见第11章2节"令人吃惊的随机试验结果"）。

图11.1-1C所示的情况特别具有误导性。因为样本量大，容易使医生对研究结果的准确性抱有错误的信心。但第11章第2节"令人吃惊的随机试验结果"提供了许多观察性研究的对结果产生误导的例子，其中一些对临床实践产生过重大影响，尽管并不持久。如果没有随后的RCT问世，这些误导性的结果仍会继续当道。

与图11.1-1C相似，图11.1-1D描绘了一系列偏离真实情况的观察性研究。然而，由于样本量小，因此不同研究结果之间的差异很大。人们可能会试图对这些数据进行荟萃分析，这种行为是有风险的，因为我们冒险将具有大的随机误差的不精确估计转换为具有小的随机误差的精确估计。然而，这两种情况都不能避免偏倚，因此仍会产生具有误导性的结果。

最后，请注意，即使在图11.1-1A所示的情况下（更不用说图11.1-1B），任何单个研究都可能和图11.1-1C或11.1-1D一样偏离真实情况。易言之，在任何研究中，随机误差都可能导致结果偏离真实情况，偏离程度可以和系统误差一样大。这就是我们始终需要对所有研究进行系统综述的一个重要原因，因为这样才能降低随机误差的影响。

陈　霞　吴　东　译
张　渊　谢　锋　审

治疗

参考文献

1. Yusuf S, Dagenais G, Pogue J, Bosch J, Sleight P; The HeartOutcomes Prevention Evaluation Study Investigators. VitaminE supplementation and cardiovascular events in high-riskpatients. N Engl J Med. 2000; 342 (3)∶154-160.

2. Miller ER III, Pastor-Barriuso R, Dalal D, Riemersma RA, Appel LJ, Guallar E. Meta-analysis: high-dosage vitamin Esupplementation may increase all-cause mortality. Ann InternMed. 2005; 142 (1)∶37-46.

第11章

关于治疗试验偏倚风险的进阶内容

 令人吃惊的随机试验结果

Romina Brignardello-Petersen，John P.A.Ioannidis，George Tomlinson，and Gordon Guyatt

治疗

内容提要

一、基础科学和临床前研究提示有效的干预多数未得到临床试验证实

理想情况下，有效的诊断、预防或干预措施的证据，应来自测量患者－重要结局的严格设计的**随机对照试验**，患者－重要结局包括卒中，心肌梗死和死亡等。通常情况下，考虑某个干预是否对**患者－重要结局**有影响时，该领域的不同数量和质量的其他证据已经存在。这些证据包括基础研究，临床前研究，**观察性研究和Ⅰ期或Ⅱ期临床试验**。

有时医生采取的干预措施，从未经过随机对照试验评价其对患者－重要结局的影响。这种情况在紧急外科手术中十分常见，择期外科手术和精神卫生领域也比较常见，但在内科治疗中比较少见[1]。然而，即使是内科治疗，某些领域仍然缺少随机试验提供的证据，特别是最初重要决策之后的一些特殊问题。例如，在血液肿瘤学领域，很少有随机试验探讨疾病复发后的治疗[2]。这些干预措施在临床实践中的应用是基于基础研究、临床前研究以及观察性研究的结果。

此外，在科学界有一股强大的暗流，支持使用**替代终点**来测试干预措施对常见病的疗效。与使用患者－重要结局的试验相比，使用替代终点的试验需要较小的样本量和较短的**随访期**。因此，药物和其他干预措施可以快速完成研究并获批用于临床[3]。

现有证据数量相对匮乏，分布也不均衡，一些原本看上去有希望的干预（甚至获得了相对较高质量证据的支持），却在后续的大样本随机对照试验（RCTs）中失败。从基础实验到采用患者－重要结局的RCTs，始终保持有效的干预数量通常越来越少。例如一项调查发现[4]，1979年至1983年顶级基础科学期刊发表了101项重大研究，研究人员自信地宣称其成果将转化为重要的治疗或者预防措施。然而，最终仅有27项干预进入了RCTs阶段。截止到2002年，只有19项干预得到了至少1次RCT的支持，无论研究终点是什么。获批进入临床应用的仅有5项干预，其中只有1项疗效比较肯定，另外4项的适应证不常见或存疑。由此可见，基础科学、临床前研究和观察性研究的结果可信度往往很低，即使看上去很有吸引力[5]。

二、低质量证据的类型

证据可信度低的原因有很多[6]；在这里，我们主要讨论三种类型。首先，虽然研究方法可能是真实可靠的，但受试者可能与最终受益者有很大的区别。例如，基础研究发现某治疗方法可以加速大鼠从诱导性肾功能衰竭中恢复，该结果给人启发，但它的临床意义极为有限，原因在于实验动物和人相去甚远。

第二，结果可能是有趣的，但对患者不重要。例如，证明某项干预可以影响心排血量或肺毛细血管楔压，提示其对心力衰竭患者可能有益。但医生在向患者自信地提供该药物之前，必须证明该药可以提高患者活动能力，降低住院频率及死亡率（见第13章第4节"替代结局"）。

第三，研究人员检查药物，器械，操作或程序对患者－重要结局（如卒中，心肌梗死或死亡）的影响时，或许选择了正确的人群和结局，但使用了相对较差的研究设计（例如观察性研究），这导致对**治疗效果**的估计产生偏倚。

这些缺点可能同时存在于某些证据中。例如，通过观察性研究来测试某项干预对人类以外其他物种的替代终点的影响。

我们不是要大家放弃所有低可信度的证据。确实，有较高**偏倚风险**的研究偶尔会强烈支持临床使用某项干预措施。而且由于伦理限制，观察性研究的结果甚至可能阻止患者，医生和研究人员实施以患者－重要结局为终点的临床试验。循证医学决策要求我们使用最佳的现有证据，即使证据质量较低。此外，部分RCT研究结果也有可能是高度偏

倚的，而针对同一问题的观察性研究方法学却更严格，其结果更接近真实情况。

我们建议，当医生依靠低质量的证据进行决策时，他们需要对干预无效甚至有害的风险保持清醒的认识[7]。我们需要关注的是医生基于非人体研究、替代终点或观察性研究得出结论，却被随后的RCT所推翻。低质量证据表明应该使用的治疗，多数后来被认为是误导性的。偶尔也有相反的情形，即低质量证据认为无用或有害的干预措施，最终却得到了高质量证据的推荐。

在下文中，我们提供了一些案例，即针对患者－重要结局的RCT结果与以前低质量证据相悖。我们根据低质量证据的类型对这些案例进行分类。所有这些案例都表明了同样的信息：医生们，要警惕！

三、随机对照试验和非人体研究结果冲突

表11.2-1是一些使用动物或组织进行的研究得出误导性结论的例子。正如最近

表11.2-1

动物或组织研究的证据随后被RCTs推翻[a]

问题	来自动物或组织研究的证据	来自RCT的证据
心房利尿钠肽对肾功能有什么影响？	实验评估了α-人心房钠尿肽在肾动脉闭塞诱发的实验性缺血性肾衰竭大鼠中的作用。缺血后，肾内输注4小时α-人心房钠尿肽，恢复了14C-菊糖清除率（$P < 0.001$）。髓质充血逐渐减少和预防了肾小管细胞脱落和中性粒细胞活化；在24～48小时，组织学检查结果基本正常[8]	多中心RCT研究了504名急性肾小管坏死的重症患者的阿那立肽治疗。其中120例少尿患者中，安慰剂组无透析患者生存率为8%，阿那立肽组为27%（$P = 0.008$）。然而，在378例没有少尿的患者中，安慰剂组无透析患者生存率为59%，阿那立肽组为48%（$P = 0.03$）[9]
乙酰半胱氨酸是否预防多柔比星诱导急性心肌形态损伤？	实验研究了乙酰半胱氨酸（NAC）给药对小鼠多柔比星产生毒性的影响。结果表明，多柔比星给药1小时前用乙酰半胱氨酸对小鼠进行预处理，显著降低了小鼠死亡率，长期死亡率和总体重。乙酰半胱氨酸预处理也消除了电子显微镜下的多柔比星心肌病表现[10]	20例心血管功能正常者随机分为2组。第一组接受安慰剂，第二组接受NAC，两组均在服药后1小时服用多柔比星。随后进行心内膜活检，通过电子显微镜和立体技术观察标本。管状区域和线粒体肿胀的变化在2组中相似，并且在整个细胞中成比例。这项研究发现，急性多柔比星诱导的损伤是弥漫性的，不能被NAC预防[11]
纳洛酮（阿片拮抗剂）治疗是否能改善脊髓损伤患者的神经康复？	阿片拮抗剂纳洛酮已经用于治疗颈椎受伤的猫。与用盐水治疗的对照相比，纳洛酮治疗显著改善了颈椎损伤后观察到的低血压。更重要的是，纳洛酮治疗显著改善神经恢复[12]	多中心、随机、盲法试验评估纳洛酮（和其他药物）对急性脊髓损伤患者的疗效和安全性。试验给予154名患者纳洛酮和171名患者安慰剂，通过系统的神经系统检查进行评估运动和感觉功能。结果显示，用纳洛酮治疗的患者的神经学结果与给予安慰剂的患者没有差异。组间的死亡率和主要并发症率也相似。研究人员得出结论，用纳洛酮治疗本研究中使用的剂量不能改善急性脊髓损伤后的神经系统恢复[13]
重组松弛素（rhRIx）作为宫颈成熟剂的功效是什么？	在妊娠期卵母细胞中合成的肽激素——松弛素，在分娩前释放到血液中。通过标准子宫收缩生物测定法评估，合成松弛素表现出松弛素样生物活性。结果显示"合成松弛素可能促进临床治疗的改善，以减轻分娩时遇到的一些问题"[14]	多中心、盲法、安慰剂对照试验评估了rhRIx在较差宫颈软化不良的女性诱导分娩前作为宫颈成熟剂使用的疗效和安全性。用0，1，2或4mg的rhRIx处理妊娠37～42周的96名女性。结果显示，4组治疗组改良Bishop评分变化无显著差异，其中第1和第2阶段分娩时长在所有4组均相似。研究人员得出结论，在术前15天，诱导分娩前，1～4mg的rhRIx作为子宫颈成熟剂没有作用[15]

治疗

103

（续　表）

问题	来自动物或组织研究的证据	来自RCT的证据
维生素D₃代谢物在白血病患者中的治疗作用是什么？	患有早幼粒细胞白血病患者的HL-60细胞通过快速获得许多单核细胞样特征而对维生素D₃的生理水平产生反应。在这些表型变化之前，c-myc致癌基因（与癌症发展过程相关的基因）的表达明显减少。此外，成熟变化发生后，去除维生素D₃将导致高水平myc mRNA的再次出现。作者得出结论，"这是首次证明了外源诱导剂的应用，myc mRNA水平的降低和与正常细胞成熟相关特征的顺序关系"[16]	一项RCT评估了63名骨髓增生异常综合征患者，其中15名患有急性骨髓性白血病。患者随机分入低剂量胞嘧啶ara-C组和低剂量ara-C联合13-CRA和维生素D₃组。结果表明，加入13-CRA和维生素D₃对患者的生存率，缓解率或缓解期持续时间没有正面影响[17]
CA对带状疱疹病毒患者的治疗效果如何？	CA的体外抗病毒作用的几项研究显示，CA在细胞培养物中具有针对DNA病毒（包括疱疹）的抗病毒活性。结果还表明，在饲养活跃生长细胞的培养基中，CA抑制了复制所需的一些细胞功能[18]	一项随机、盲法试验用CA治疗播散性带状疱疹，发现治疗期间的传播持续时间大于安慰剂组（$P = 0.03$）。作者得出结论，CA在100mg/（m²·24h）的剂量下对疾病没有有益的影响[19]
TNF Fc-融合蛋白受体对脓毒性休克患者的作用是什么？	革兰阳性菌和革兰阴性菌脓毒血症的动物模型揭示了融合蛋白受体对TNF-α具有抑制作用，保护动物免于死亡[20-23]	评估3种不同剂量TNF Fc受体效应的多中心、随机、盲法、安慰剂对照试验发现，使用该药物时死亡率并没有降低，并表明较高剂量可能会增加死亡率（安慰剂组、低剂量组、中剂量组和高剂量组的死亡率分别为30%、30%、48%和53%）[24]

注：1-α-D₃，1α-羟基维生素D₃；ara-C，阿糖胞苷；CA，胞嘧啶阿拉伯糖苷；13-CRA，13-顺-视黄酸；mRNA，信使RNA；NAC，N-乙酰半胱氨酸；RCT，随机对照试验；rhRlx，重组人松弛素；TNF，肿瘤坏死因子。

ᵃ 数据来自原始研究。

的研究中所发现的那样，通常情况下，基础研究的结果即使富有吸引力，但在临床研究中却很难被证实，正如最近的多项经验性研究中提示的一样[25-28]。基础研究看到的阴性结果，更难在人体研究被证实有效，可能是因为在基础科学和动物实验层面上没有希望的干预措施不太可能向临床研究转化。

四、随机对照试验与采用替代终点的人体研究结果冲突

表11.2-2中的研究，反映了患者-重要结局的RCT与使用生理指标或替代终点的研究结果不一致。采用替代终点的研究既有观察性研究，也有随机试验。多数情况下，采用替代终点的研究结果都过于乐观；少数情况下替代终点显示无获益，甚至有**伤害**，但患者-重要结局却表明有效。

关于干预效果和伤害，使用替代终点的研究可能产生误导性的推论。很难找到可以充分反映最终临床获益的替代指标，验证这些指标的有效性则更为困难[3,7,74]。在本文的一些例子中，研究设计和替代终点的选择都是有问题的（随机对照试验未能支持具有较高风险偏倚的研究提示的替代终点上的显著效应，也未能支持对患者-重要结局的有益影响）。我们的经验性调查发现，在高影响因子期刊发表的试验中，替代终点的效应量大小通常远高于患者-重要结局[75]。

表11.2-2

采用生理指标和替代终点的研究中被推翻的结果

问题	替代终点的证据	采用患者－重要结局的随机对照试验
慢性心力衰竭患者，β-肾上腺素阻滞剂对死亡有何影响？	在前后研究中，4例晚期冠状动脉疾病和先前心肌梗死患者的静脉内普萘洛尔产生的射血分数（范围为0.05～0.22）和舒张末期容积（范围为30～135 ml）均有所下降。普萘洛尔在2例患者中发生壁运动异常。研究人员提出，"结果与β-肾上腺素能阻断药物可能抑制代偿性交感神经机制的其他研究一致"[29]	一项包括了18项心力衰竭患者β-受体阻滞剂随机对照试验的荟萃分析发现，使用β-受体阻滞剂后死亡率RR降低32%（95% CI，12%～47%；$P=0.003$），同时住院心律失常的RR降低41%（95% CI，26%～52%；$P<0.001$）。同时纽约心脏协会的心功能分级也有显著改善[30]
临床上没有明显的缺血性心脏病时，氯贝丁酯对男性死亡率有何影响？	在一项前后对照研究中，在用750～1500mg氯贝丁酯治疗4周后，86%的患者总胆固醇水平显著降低（30/35），91%的患者中的β-胆固醇显著降低（21/23）。此外，所有患者对氯贝丁酯的耐受性良好，没有观察到不良反应[31]	一项RCT将没有缺血性心脏病且胆固醇水平位于高值1/3区间的男性随机分配到氯贝丁酯组或安慰剂组。经过9.6年的平均观察，氯贝丁酯组与高胆固醇对照组相比，缺血性心脏病发生率（$P<0.05$）降低了20%，但死亡率却增加了25%（$P<0.01$）[32]
抗心律失常药物恩卡尼和氟卡尼对心肌梗死后患者心律失常有什么影响？	一项针对症状性、复发性、耐药难治性室性心动过速患者的前后对照研究发现，治疗6个月后54%的患者完全消除室性心动过速，治疗18～30个月后29%的患者消除室性心动过速。研究人员得出结论："恩卡尼是一种安全且易耐受的抗心律失常药物"[33]	一项RCT评估了恩卡尼和氟卡尼对急性心肌梗死幸存者的影响，发现接受药物治疗的患者与接受安慰剂的患者相比，前者心脏死亡和心脏骤停明显增加，RR为2.64（95% CI，1.60～4.36）[34]
慢性心力衰竭患者接受米力农治疗是否会改变死亡率？	一项前后对照研究纳入了12例充血性心力衰竭患者，发现米力农治疗后运动中左心室功能改善，心脏指数，每搏输出量指数和肺毛细血管楔压也有显著改善（$P<0.001$）。全身氧消耗量（$P<0.05$）和最大运动能力（$P<0.001$）均增加。运动血流动力学和耐受性的有益效果在整个4周的治疗期间持续。没有药物相关的不良反应发生[35]	在1088例重度慢性心力衰竭和晚期左心室功能障碍患者中，米力农组（与安慰剂组相比）的总死亡率增加了28%（95% CI，1%～61%；$P=0.04$），心血管死亡率增加了34%（95% CI，6%～69%；$P=0.02$）。按照左心室分数、心力衰竭病因、心功能分级、血清钠和肌酐水平、年龄、性别、有无心绞痛、心胸比和室性心动过速等指标来评价，米力农的作用在所有亚组中都是有害的[36]
心力衰竭患者应用维西那酮治疗对发病率和死亡率有何影响？	一项前后对照研究中，11例中度充血性心力衰竭患者接受OPC-8212（喹啉酮衍生物），发现8小时后心排血量和每搏输出量分别增加11%（$P<0.01$）和20%（$P<0.005$），舒张期肺动脉（25%；$P<0.005$）和右心房压力（33%；$P<0.01$）随之降低。心功能曲线证实了正性变力作用。研究人员声称："OPC-8212显著改善了静息血流动力学，可能特别适用于轻度至中度心脏衰竭的治疗"[37]	RCT研究了维纳咪酮60mg或30mg的每日剂量对死亡率和发病率的影响。结果显示，安慰剂组、30mg维纳咪酮组和60mg维纳咪酮组的死亡率分别为18.9%、21.0%和22.9%。60 mg组的猝死风险比为1.35（95% CI，1.08～1.69），与安慰剂组相比，30 mg组风险比为1.15（95% CI，0.91～1.17）。维纳咪酮的死亡率增加被归因于猝死增加，很可能来自恶性心律失常[38]
心脏骤停患者ACD（主动压缩减压），CPR（心肺复苏）与标准CPR相比，对死亡率有何影响？	心脏停搏患者随机接受两分钟的标准CPR或ACD CPR，接着是两分钟的替代技术。平均（SD）呼气末二氧化碳分别为4.3（3.8）mmHg和9.0（0.9）mmHg（$P<0.001$）。收缩期动脉压分别为52.5（14.0）mmHg和88.9（24.7）mmHg（$P<0.003$）。速度时间积分从7.3（2.6）cm增加到17.5（5.6）cm（$P<0.001$），舒张期充盈时间从0.23（0.09）秒增加到0.37（0.12）秒（$P<0.004$）[39]	RCT随机分配1784名心脏骤停成人，在复苏期间接受标准CPR或ACD-CPR，发现在住院期间患者中，标准CPR组和ACD-CPR组之间1小时生存率差异无统计学意义（35.1% vs 34.6%；$P=0.89$），出院生存率也无显著差异（11.4% vs 10.4%；$P=0.64$）。对于在院外猝死的患者，1小时生存率（16.5% vs 18.2%；$P=0.48$）或出院生存率（3.7% vs 4.6%；$P=0.49$）均无显著差异[40]

治疗

105

（续　表）

问题	替代终点的证据	采用患者－重要结局的随机对照试验
在心肌炎患者中，免疫抑制治疗对死亡率有何影响？	接受硫唑嘌呤和泼尼松龙治疗的16例心肌炎患者的前后对照研究中，作者除了采用标准措施外，发现治疗后患者的心胸比显著下降［62.3%（4.7%）至50.6%（1.5%），$P<0.001$］，6个月治疗后平均肺动脉压［34.3（13.05）下降至20.0（2.75）mmHg；$P<0.01$］，平均肺楔压［26.0（9.1）下降至13.24.6 mmHg；$P<0.001$］均下降。左室射血分数从24.3%（8.4%）升至49.8%（18.2%）；$P<0.001$[41]	一项RCT纳入了111名心肌炎患者，单独接受常规治疗或接受24周免疫抑制治疗（泼尼松龙加环孢菌素或硫唑嘌呤）。28周时，左心室射血分数在两组之间没有显著差异。两组间生存率也无显著差异（RR，0.98；95% CI，0.52～1.87；$P=0.96$）[42]
在接受机械通气的早产新生儿中，吗啡是否安全有效？	需要辅助通气的透明膜肺病早产儿随机分配给吗啡治疗组或安慰剂组。结果显示，吗啡治疗组自主呼吸与呼吸机同步时间的百分比显著更高［中位数（IQR），72%（58%～87%）vs 31%（17%～51%）。$P=0.001$］。吗啡治疗组婴儿心率和呼吸频率降低。氧疗时间减少［中位数（IQR），4.5（3～7）天vs 8（4.75～12.5）天；$P=0.046$］[43]。	接受通气支持的新生儿随机分配至安慰剂组（$n=449$）或吗啡治疗组（$n=449$）。在这项开放性试验中，吗啡可以根据临床判断给药。安慰剂组和吗啡组的新生儿死亡率（11% vs 13%），重度脑室内出血（11% vs 13%）和脑室周围白质软化（9% vs 7%）均无显著差异[44]
在晚期结直肠癌患者中，氟尿嘧啶（5-FU）联合甲酰四氢叶酸（LV）治疗对生存率有何影响？	研究纳入了343例未经治疗且可以评估转移的结直肠癌患者，评估LV联合5-FU治疗的毒性，应答率和生存率。研究分为三种治疗方案：5-FU单药最大耐受剂量；大剂量LV联合5-FU方案；小剂量LV联合5-FU方案。观察到大剂量LV联合5-FU方案的应答率为30.3%（$P<0.01$对照），低剂量LV联合5-FU方案为18.8%，5-FU对照组为12.1%。作者得出结论："甲酰四氢叶酸显著增强5-FU在转移性结肠直肠癌中的治疗效果"[45]	对9例RCT进行荟萃分析，比较5-FU与5-FU联合静脉注射LV治疗晚期结直肠癌的疗效，研究终点是肿瘤应答率和总体生存率。结果显示，5-FU联合LV治疗对肿瘤应答率（23% vs 11%；OR 0.45；$P<0.001$）具有非常显著的优势。但并没有导致整体生存率明显改善（OR 0.97；$P=0.57$）。作者得出结论："……在规划未来的试验中，肿瘤应答率不应被视为晚期结直肠癌患者生存率的有效替代终点"[46]
在乳腺癌患者中，新辅助治疗对死亡率有何影响？	一项RCT纳入了196例绝经前和绝经后可手术的乳腺癌的患者，比较了新辅助化疗与辅助化疗方案（联合放疗、联合或不联合手术）。结果显示，新辅助化疗2周后评估的肿瘤应答率与剂量显著相关（$P=0.003$）[47]	荟萃分析比较了术前全身治疗（新辅助化疗）和相同方案术后治疗（辅助化疗）的乳腺癌患者的结局，共纳入9项随机对照研究。两组之间以下指标无显著差异：死亡率（RR，1.00；95% CI，0.90～1.12）；疾病进展率（RR，0.99；95% CI，0.91～1.07）；远处复发率（RR，0.94；95% CI，0.83～1.06）。然而，新辅助治疗组局部疾病复发风险增加（RR，1.22；95% CI，1.04～1.43），特别是那些仅接受放疗而未接受手术的新辅助治疗患者（RR，1.53；95% CI，1.11～2.10）[48]
在慢性肉芽肿病患者中，干扰素-γ治疗对感染有何影响？	盲法研究随机分配128例慢性肉芽肿病患者，每周3次接受干扰素γ或安慰剂治疗长达一年。次要终点是吞噬细胞功能。结果显示，吞噬细胞过氧化物产生量无明显变化[49]	相同的随机、双盲、安慰剂对照研究纳入了128例慢性肉芽肿病患者，主要终点是发生首次严重感染的时间，发生严重感染的定义为需要住院和使用静脉抗生素治疗。结果显示，与安慰剂相比，干扰素-γ治疗组在发生首次严重感染的时间这个结局上明显受益（$P=0.001$）。干扰素-γ治疗组的63名患者中，14名患有首次严重感染，而安慰剂组的65名患者中有30名感染（$P=0.002$）。总体严重感染次数干扰素-γ治疗组为20例次，安慰剂组为56例次（$P<0.001$）[49]

（续　表）

问题	替代终点的证据	采用患者－重要结局的随机对照试验
在心脏骤停的成年人中，高剂量肾上腺素治疗对死亡率有何影响？	在32例患者中研究了标准剂量和高剂量肾上腺素对冠状动脉灌注压的影响。在多次1mg剂量的肾上腺素后，心脏骤停患者接受高剂量的肾上腺素（0.2mg/kg）。标准剂量肾上腺素给药后冠状动脉灌注压的增加无统计学意义。高剂量给药后冠状动脉灌注压增加与给药前存在统计学差异，大于标准剂量。高剂量肾上腺素更有可能将冠状动脉灌注压力提高到先前发现的临界值15 mmHg以上。作者得出结论，由于冠状动脉灌注压力是心脏骤停临床结局的良好预测因子，大剂量肾上腺素可能会提高复苏成功率[50]	根据高级心脏生命支持的标准方案，RCT随机分配650名心脏骤停患者，以5分钟间隔接受5次高剂量（7mg）或标准剂量（1mg）肾上腺素。结果显示，高剂量组与标准剂量组比较，1小时生存率（18% vs 23%）或出院生存率（3% vs 5%）无显著差异。在幸存者中，达到脑功能最佳康复的比例在两组之间（90% vs 94%）没有显著性差异，而简易精神状态检查评分中位数也无显著差异（36 vs 37）。包括院外和院内心脏骤停的亚组分析同样未能确定大剂量肾上腺素的益处，一些患者接受大剂量肾上腺素后结局反而更差[51]
在急性肺损伤或急性呼吸窘迫综合征患者中，吸入NO对死亡率有何影响？	连续10例严重成人呼吸窘迫综合征患者，吸入2种浓度的NO各40分钟，以研究吸入NO气体是否会引起通气肺区域选择性血管扩张，从而降低肺动脉高压并改善气体交换。结果显示，吸入浓度为18ppm的NO降低了平均肺动脉压（$P=0.008$）和肺内分流（$P=0.03$）。NO给药期间动脉氧分压与吸入氧分数的比值增加（$P=0.03$）。作者得出结论，严重成人呼吸窘迫综合征患者吸入NO可改善通气与灌注的匹配，从而降低肺动脉压力并改善氧合，而不产生全身性血管舒张[52]	为了评估低剂量NO对急性肺损伤患者的临床疗效，在美国46家医院的重症监护室进行了一项多中心随机安慰剂对照研究。患者（$n=385$）被随机分配到安慰剂组（氮气）或NO组（5ppm），终点为28天脱离呼吸机或死亡。意向性治疗分析显示，5ppm的NO没有增加患者存活天数或脱离呼吸机的天数（$P=0.97$）。两组死亡率相似（20% vs 23%，$P=0.54$）。成功脱离呼吸机2小时后的存活天数NO组为11.99.9g天，安慰剂组为11.4（9.8g天）（$P=0.54$）[53]
莫索尼定治疗心力衰竭患者的疗效和安全性如何？	一项RCT旨在评估中枢交感神经抑制对充血性心力衰竭患者临床和神经体液状态的影响，纳入了25例接受标准治疗后病情稳定的症状性心衰患者。患者以盲法分配至安慰剂组（$n=9$）或缓释莫西尼定（$n=16$）的11周口服治疗组；剂量调整也遵循盲法。6周后，与安慰剂相比，血浆去甲肾上腺素（PNE）峰值下降了50%（$P<0.001$）。24小时平均心率降低（$P<0.01$）与PNE降低相关（r=0.70；$P<0.05$）。长期治疗后突然停止导致PNE、血压和心率显著增加[54]	比较缓释莫索尼定和安慰剂的RCT发现，莫索尼定组的死亡率和不良事件早期增加。这导致了招募1934名患者后由于安全考虑而提前终止试验。最终分析显示，在治疗期间，莫索尼定组共54例患者死亡（5.5%），安慰剂组32例死亡（3.4%）。生存曲线显示莫西尼定组的生存率显著低于安慰剂组（$P=0.012$）。因心力衰竭住院、急性心肌梗死和不良事件发生率在莫西尼定组中也更高[55]
在低氧急性呼吸功能衰竭患者中，俯卧位通气对死亡率有何影响？	一项重症监护病房的随访研究纳入了13例由创伤，败血症，误吸和烧伤引起的严重急性呼吸衰竭患者。患者接受俯卧位周期，除了氧饱和度增加时降低吸气氧分压外不改变其他通气设置。结果显示，13例患者中有12例接受了俯卧位通气。没有患者需要体外膜氧合。俯卧位氧合指数升高（$P<0.001$），肺动脉血氧梯度显著降低（$P<0.001$）。作者得出结论，俯卧位通气明显改善严重急性呼吸衰竭引起的气体交换障碍，并建议在尝试更复杂的通气方法之前先使用这种治疗方法[56]	791例急性呼吸衰竭患者的多中心随机对照试验（RCT）研究了俯卧位通气是否能改善死亡率。患者被随机分配到俯卧位通气（$n=413$），在标准床上尽可能早地应用至少8小时，或仰卧位通气（$n=378$）。仰卧位组28天死亡率为31.5%，俯卧位组32.4%（RR 0.97；95% CI为0.79～1.19；$P=0.77$）。仰卧位组90天死亡率为42.2%，俯卧位组43.3%（RR 0.98；95% CI为0.84～1.13；$P=0.74$）。作者得出结论，这项试验没有发现俯卧位通气对急性呼吸衰竭的患者有益，反而带来一些安全性问题[57]

治疗

（续　表）

问题	替代终点的证据	采用患者－重要结局的随机对照试验
在严重肺气肿患者中，肺减容手术（LVRS）对死亡率有何影响？	98例连续严重肺气肿患者接受双侧LVRS，前瞻性随访3年以上。患者接受术前肺功能检查，6分钟步行试验和胸部计算机断层扫描（CT），并回答了呼吸困难的基线问卷。使用肺部肺气肿百分比，正常下肺百分比和CT肺气肿比率分析65例患者的肺气肿程度和分布。结果显示，与基线相比，一秒用力呼气容积（FEV_1）在手术后36个月显著增加（$P \leqslant 0.008$）。6分钟步行距离从手术后的871英尺（基线）增加到1326英尺（12个月）、1342英尺（18个月）、1371英尺（24个月）和1390英尺（36个月）。尽管FEV_1随着时间的推移而下降，但6分钟步行距离得以保持。手术后3，6，12，18，24和36个月发生呼吸困难。作者认为LVRS可改善肺功能，减少呼吸困难，提高严重肺气肿患者的运动能力[58]	多中心RCT随机分配1033例患者接受LVRS或药物治疗。结果显示，69例患者FEV_1不超过其预测值的20%，CT上肺气肿均匀分布或一氧化碳弥散率不超过预测值的20%，该组患者手术后30天死亡率为16%（95% CI，8.2%～26.7%），而70名药物治疗患者死亡率为0（$P < 0.001$）。在这些高风险患者中，手术的总死亡率［0.43/（人·年）］高于药物治疗［0.11/（人·年）］，RR为3.9，95% CI为1.9～9.0。作者告诫说，在具有低FEV 1，均匀肺气肿或非常低的一氧化碳弥散率的肺气肿患者中使用LVRS具有手术后死亡的高风险，并且这种患者不太可能从手术获益[59]
吲哚美辛治疗低出生体重婴儿动脉导管未闭的效果如何？	37名具有症状性动脉导管未闭（PDA）的婴儿被定义为历史比较组，39名婴儿在出生后6至12h持续给予低剂量吲哚美辛，直到确认PDA消失。与历史比较组相比，低剂量吲哚美辛治疗显著降低5天症状性PDA的检出率（$P < 0.01$）。吲哚美辛组中没有发生尿量减少和坏死性小肠结肠炎。作者得出结论，低剂量连续吲哚美辛治疗可降低症状性PDA发生率，并且无明显不良反应[60]	一项RCT随机分配出生体重为500～999 g的1202名婴儿，每天接受吲哚美辛或安慰剂，持续3天。结果显示，被分配到吲哚美辛组的574名早产儿中，271名（47%）出现损伤或死亡，分配给安慰剂组的569名婴儿（46%）中则有261名（OR，1.1；95% CI，0.8～1.4；$P = 0.61$）出现损伤或死亡。吲哚美辛降低了PDA的发生率（24% vs 50%；OR为0.3；$P < 0.001$），以及严重的脑室周围和脑室内出血的发生率（9% vs 13%；OR为0.6；$P = 0.02$）。作者得出结论，尽管极低出生体重婴儿的PDA发生率和重度脑室周围和脑室内出血发生率降低，但在这类早产儿中，吲哚美辛并不能改善无严重神经损害的18个月生存率[61]
沙丁胺醇在急性呼吸窘迫综合征患者中的作用是什么？	一项RCT中40例机械通气患者接受静脉注射沙丁胺醇（$15\mu g/kg \cdot h$）或安慰剂治疗7天.作为主要终点，通过热稀释法测定血管外肺水。沙丁胺醇组患者肺水量较低（平均差异4 ml/kg；95% CI，0.2～8.3 ml/kg）。沙丁胺醇组的气道平台压也较低[62]	一项多中心RCT纳入326例气管插管机械通气的患者，随机接受静脉注射沙丁胺醇（$15\mu g/kg.h$）或安慰剂治疗7天。沙丁胺醇组有较高的死亡率（35% vs 23%，RR = 1.47；95% CI，1.03～2.08）。由于心动过速，心律不齐和乳酸性酸中毒，沙丁胺醇在治疗急性呼吸窘迫综合征的早期阶段的耐受性差。出于安全考虑，该试验被提前终止[63]
阿利吉仑在心力衰竭住院患者中的作用如何？	一项RCT纳入了302名患有 Ⅱ～Ⅳ 级心力衰竭和高血压病史的患者，用阿利吉仑150 mg/d或安慰剂治疗。阿利吉仑组患者血浆脑利尿钠肽水平降低（$244\mu g/ml$），而安慰剂组则升高［762（pg/ml）pg/ml］。治疗组醛固酮水平也减少[64]	RCT纳入1639例血流动力学稳定的住院心力衰竭患者，给予阿利吉仑150 mg/d或安慰剂。6个月（HR 0.92；95% CI，0.76～1.12；$P = 0.41$）后和12个月（HR 0.93；95% CI，0.79～1.09；$P = 0.36$）后的出院后死亡率或再住院率无显著差异。作者得出结论，阿利吉仑对心血管死亡和住院治疗无影响[65]

（续　表）

问题	替代终点的证据	采用患者－重要结局的随机对照试验
一氧化氮合酶（NOS）抑制剂在感染性休克患者中的作用如何？	小样本的无对照组的临床研究评估了感染性休克患者应用NOS抑制剂的疗效。11例患者被纳入研究，发现治疗后平均动脉压（从653到934mmHg）、血管阻力（从42654到70075达因秒/cm^5）、肺动脉压（从312到362mmHg）和肺血管阻力（从14613到21023达因秒/cm^5）等指标都增加了。另有一项研究报告表明，36例患者血管张力和心脏指数升高[67]	一项多中心、双盲、安慰剂对照的RCT纳入797例感染性休克，除标准治疗外接受NOS抑制剂546C88或安慰剂。NOS抑制剂组28天死亡率为59%，安慰剂组为49%（$P < 0.001$）。干预组的心血管死亡率较高（14% vs 6%）[68]
血液超滤对失代偿性心肾综合征患者有何影响？	试验将24例中度充血性心力衰竭患者随机分为超滤组或对照组。超滤组血管外肺水的放射学评分减少，同时心室充盈压力和氧消耗增加。这些研究结果与其他观察性研究相似[70,71]。另一项研究观察到用药后右心房压、肺动脉压和肺毛细血管楔压下降[72]	188例急性失代偿性心衰患者进行超滤或接受药物治疗。组间体重减轻无差异［药物治疗组为12.1（11.3）磅，超滤组为12.6（8.5）磅；$P = 0.58$］。超滤组不良反应，例如肾衰竭和出血，静脉导管相关并发症等发生率较药物治疗对照组高（72% vs 57%，$P = 0.03$）[73]

注：ACD，主动按压减压；ARF，急性呼吸衰竭；CA，胞嘧啶阿拉伯糖苷；CI，可信区间；CPR，心肺复苏；CT，计算机断层扫描；5-FU，氟尿嘧啶；FEV$_1$，一秒用力呼气容积；IQR，四分位数；LV，甲酰四氢叶酸LVRS，肺减容手术；NO，一氧化氮；NOS，一氧化氮合酶；OR，比数比；PDA，动脉导管未闭；PNE，血浆去甲肾上腺素；RCT，随机对照试验；RR，相对危险度；SR，缓释制剂。

五、随机对照试验和采用患者－重要结局的观察性研究结果冲突

　　表11.2-3表明，观察性研究的结果往往不足以指导治疗决策，即使它们与患者－重要结局有关。一些作者提出，随机对照试验和观察性研究所提供的证据常常是一致的[124-126]。然而，一项经验性评估研究了45个问题，每个问题都得到了随机对照试验（RCT）和观察性研究的探讨，且两者采用相同的结局变量。整体上，观察性研究较随机对照试验发现了更大的获益。在其中7个问题中，两者差异具有统计学意义[127]。大体来说，观察性研究的估计比样本量相仿的随机试验变异更大，反映了不受控制的研究设计可能引入更多的干扰因素[128]。一些观察性研究的样本量很大（远大于随机试验可以实现的），可产生具有误导性的较窄的可信区间。Young和Karr总结了52项曾经产生重大影响的观察性研究，

其中没有一项在后续的随机对照试验中得到验证[129]。

六、随机对照试验和先前的随机对照试验结果冲突

　　尽管精心设计的采用患者－重要结局的RCT（以及这些试验的**荟萃分析**）代表了治疗决策的**金标准**，但这样的金标准也并不总是完美的。越来越多的例子表明一项RCT的结果完全可能会被后续的RCT所推翻，因为后续试验样本量更大，更好地避免了**偏倚**，或结论更有**外推性**[5]。即使是大样本量的，很少或没有明显偏倚的，结果具有统计学显著意义（$P < 0.05$）的确证性的RCT，其结论也不一定能经受住时间的考验。对于偏倚风险较高、样本量较小的随机试验，产生误导性结果的可能性超过半数，即使其具有统计学显著意义[5,130]。样本量不足，真实效应小，偏倚风险高，以及为求得阳性结果而

表 11.2-3

与随机对照试验冲突的观察性研究结果[a]

问题	相同终点的证据	随机对照试验证据
在脑疟疾患者中，地塞米松对并发症率和死亡率有何影响？	一名40岁的脑疟疾患者昏迷24小时的病例报告表明，地塞米松具有很强的治疗作用，因此"地塞米松应与抗疟药一起常规给予脑疟疾患者"[76]	100名脑疟疾昏迷患者的盲法安慰剂对照试验发现，地塞米松组与安慰剂组之间总死亡率无显著性差异，但地塞米松组中幸存者长期昏迷时间延长（$P = 0.02$）。地塞米松组包括肺炎和胃肠道出血的并发症发生率为52%，而安慰剂组为22%（$P = 0.004$）[77]
在需要起搏器纠正的症状性心动过缓的患者中，生理（AAI）和心室（VVI）起搏对心血管发病率和死亡的风险有什么影响？	对168例患者进行平均随访4年后，AAI与VVI起搏对心脏发病率和死亡率影响的队列研究发现，与AAI起搏（6.7%）（RR，7.0；$P < 0.001$）相比，VVI起搏患者的永久性房颤发生率显著增高（47%）。充血性心力衰竭在VVI组的发生率明显高于AAI组（37% vs 15%；RR，2.5；$P < 0.005$）。存活数据分析显示，VVI组（23%）的总体死亡率高于AAI组（8%）（RR，2.9；$P < 0.05$）[78]	研究人员将2568例患者随机分配AAI或VVI起搏器，发现起搏器类型对死亡率几乎没有影响（AAI组为6.3%，VVI组为6.6%；RRR为4%；95% CI，$-29\% \sim 29\%$）。两组患者充血性心力衰竭住院率无显著性差异（3.1% vs 3.5%，RRR 12%，95% CI，$-35\% \sim 2\%$）。卒中年发病率为1.0% vs 1.1%。与VVI起搏相比，AAI起搏的围术期并发症明显更多（9.0% vs 3.8%；$P < 0.001$）[79]
血浆置换对皮肌炎和多发性肌炎患者有何影响？	对1980年至1986年间进行血浆置换的38名患者进行了前后对照研究，发现根据肌力变化，24例（63%）得到改善（10例明显改善和14例适度改善），14例维持不变。23例患者血浆置换耐受性良好[80]	39例确诊的多发性肌炎或皮肌炎患者接受血浆置换、白细胞去除或假置换手术的RCT发现，三种治疗组在最终肌力或功能方面没有显著性差异。研究者得出结论，白细胞去除和血浆置换并不比假置换术更有效[81]
氟化钠对椎体骨折有何影响？	在使用定量计算机断层扫描技术测量18例女性骨质疏松症患者腰椎间盘的TVBD对照试验中，干预组TVBD明显高于未经治疗的按照年龄匹配的女性骨质疏松症患者（$P < 0.001$）。18例氟化物治疗患者中只有1例在治疗期间发生脊柱骨折。发病率（每87.2例患者年中发生4例骨折）明显低于未经治疗的患者（每91例患者年发生76例骨折，$P < 0.001$）[82]	随机对照试验（RCT）研究了接受氟化钠或安慰剂的患者，两组均每日补充钙剂。与安慰剂组相比，治疗组腰椎中位骨矿物质密度增加35%（$P < 0.001$），股骨颈中增加12%（$P < 0.001$），股骨转子中增加10%（$P < 0.001$）。然而，两组新的椎体骨折例数相似（分别为163例和136例，$P = 0.32$），氟化物治疗组患者的非手术骨折是安慰剂组患者的3.2倍（95% CI，$1.8 \sim 5.6$；$P < 0.01$）[83]
雌激素替代疗法是否会改变绝经后女性卒中风险？	一项全国性调查纳入了1910名白人绝经后女性（2371名符合资格），年龄55 ~ 74岁，既往无卒中史。结果显示，确诊250例卒中事件，其中64例死亡。年龄调整后激素治疗组每10000名女性随访期间发生82例卒中，而对照组为124例。调整基线危险因素后，绝经后使用激素仍然是卒中发生（RR，0.69；95% CI，$0.47 \sim 1.00$）和卒中死亡（RR，0.37，95% CI，$0.14 \sim 0.92$）的保护因素[84]	一项多中心、双盲、安慰剂对照的RCT纳入了16608名年龄在50至79岁的女性，患者接受雌激素加醋酸甲羟孕酮（$n = 8506$）或安慰剂（$n = 8102$）治疗。结果显示，治疗组卒中发生率为1.8%，安慰剂组为1.3%。缺血性和出血性卒中为结局事件，意向性治疗相比安慰剂的HR为1.31（95% CI，$1.02 \sim 1.68$）。缺血性脑卒中HR为1.44（95% CI，$1.09 \sim 1.90$），出血性脑卒中HR为0.82（95% CI，$0.43 \sim 1.56$）[85]
雌激素替代治疗（ERT）是否会改变绝经后女性患痴呆的风险？	一项前瞻性纵向队列研究纳入了472例绝经后或围绝经期女性，随访16年，其中约45%的女性应用ERT。随访期间新发阿兹海默病34例（采用美国国家神经和传染病、卒中、阿兹海默病及相关疾病学会诊断标准），包括ERT治疗组的9例。校正教育程度等因素后，ERT治疗组患阿兹海默病的相对危险度为0.46（95% CI，$0.21 \sim 1.00$），提示ERT可降低阿兹海默病的发病风险[84]	一项随机、双盲、安慰剂对照的RCT纳入了4532名65岁以上的绝经后女性，入组时无阿兹海默病征象。患者接受雌激素加醋酸甲羟孕酮（$n = 2145$）或安慰剂（$n = 2236$）治疗。结果显示，治疗组简易精神状态检查评分（Modified Mini-Mental State Examination Total Score）分值下降的比例（6.7%）高于安慰剂组（4.8%）[85]

（续　表）

问题	相同终点的证据	随机对照试验证据
在患有单纯收缩压升高（ISH）的糖尿病患者中，利尿剂降压治疗对死亡率有何影响？	在759名血清肌酐水平正常、年龄在35至69岁的糖尿病患者的队列研究中，调整危险因素后，接受利尿剂治疗的ISH患者心血管死亡率是未治疗者的3.8倍（$P < 0.001$）。研究人员得出结论，"迫切需要重新考虑这类患者继续使用利尿剂控制收缩压"[86]	作者对1736例年龄60岁的ISH患者随机给予利尿剂与安慰剂，结果发现，与接受安慰剂的糖尿病患者（95% CI，6%～54%）和非糖尿病患者（95% CI，21%～45%）相比，积极治疗5年后主要心血管死亡率相对下降34%。糖尿病患者接受治疗5年后绝对风险降低是非糖尿病的患者的两倍（101/1000 vs 51/1000）[87]
在危重患者中，人生长激素（HGH）治疗对死亡率有何影响？	53例呼吸机撤离失败并随后用HGH治疗的患者进行了自身对照试验，结果81%的先前无法脱机患者最终成功脱机，总生存率为76%。研究组的预期死亡率明显高于实际死亡率（$P < 0.05$）。研究人员得出结论，"在经过选择的一组外科ICU患者中，本研究提供了临床证据，支持应用人生长激素以利于促进患者脱离呼吸机，该治疗具有安全性和有效性"[88]	在ICU患者中进行了两项多中心RCT。患者接受HGH或安慰剂治疗，直到出院或完成21天疗程。治疗组住院死亡率较高（两项研究均$P < 0.001$）。芬兰研究的死亡率相对危险度为1.9（95% CI，1.3～2.9），跨国研究为2.4（95% CI，1.6～3.5）。在幸存者中，HGH组ICU住院时间以及机械通气时间延长[89]
在深静脉血栓（DVT）患者中，下腔静脉滤网（与不用滤网相比）对肺栓塞和复发性DVT有何影响？	一项自身对照研究在DVT患者中置入了61个下腔静脉滤网（47例永久性和14例临时性），置入滤网的患者中无死亡或临床肺栓塞发生。研究人员得出结论："下腔静脉滤网可有效预防肺栓塞，并减少药物和手术干预"[90]	研究人员随机分组了400例患有肺栓塞风险的DVT患者，接受或不接受下腔静脉滤网置入。结果显示，在12天时治疗组肺动脉栓塞的OR为0.22（95% CI，0.05～0.90）。然而，2年时间内DVT复发率的增加（OR 1.87；95% CI，1.10～3.20）基本抵消了治疗获益，两组死亡率没有明显差异[91]
教育和社区干预是否会改变青少年怀孕的风险？	观察性研究的荟萃分析发现，教育和社区干预可显著推迟初次性交时间（OR 0.64；95% CI，0.44～0.93）并降低怀孕风险（OR 0.74；95% CI，0.56～0.98）[92]	关于随机试验的荟萃分析不支持教育或社区干预可以推迟青少年初次性交时间（OR 1.09；95% CI，0.90～1.32）或降低怀孕风险（OR 1.08；95% CI，0.91～1.27）[92]
膝关节镜手术减轻疼痛和改善功能的效果如何？	对40例退行性关节病患者进行了43次膝关节病历和手术录像的回顾性研究，并进行了随访评估。平均随访24个月。随访发现72.1%的患者治疗效果良好，16.3%的患者结果一般，11.6%的患者治疗失败。术前临床状况、退行性变化严重程度、手术例数等与治疗结果相关。作者得出结论，关节镜清创术是保守治疗失败后轻度至中度退行性关节病的有效治疗方法[93]	在一项随机、盲法、安慰剂对照试验中，180例膝关节骨性关节炎患者随机接受关节镜清创术、关节镜灌洗术或安慰剂手术。安慰剂组患者接受皮肤切口，进行模拟清创术，但并未插入关节镜。结果显示，干预组患者疼痛减轻和功能恢复情况并不优于安慰剂组。安慰剂组和干预组的患者一重要结局均无显著差异[94]
他汀类药物对癌症发病率和死亡率有何影响？	魁北克省建立了由享受医保计划的6721名受益人组成的队列，并进行了一项巢式病例对照研究。65岁及以上的患者进入队列前至少1年无癌症，并进行降脂治疗。队列中发现542例首发恶性肿瘤，并随机抽取5420例对照，以比较他汀类药物使用者与胆汁酸结合树脂的使用者的癌症风险。同时考虑了特定的癌症部位。发现他汀类药物使用者患任一种癌症的风险比胆汁酸结合树脂的使用者低28%（RR，0.72；95% CI，0.57～0.92）。所有特定癌症类型与他汀类药物的使用均不相关或负相关[95]	纳入26项随机对照试验（RCT）的荟萃分析研究了他汀类药物对癌症发病率和死亡率的影响。包括6662例癌症患者和2407例癌症死亡患者的分析显示，他汀类药物没有降低癌症发病率（OR，1.02；95% CI，0.97～1.07）或死亡率（OR，1.01；95% CI，0.93～1.09）。任一类型癌症的发生没有减少。作者得出结论，他汀类药物对RCT中的癌症发病和死亡风险的作用是中性的。研究者发现使用他汀类药物对任何特定类型的癌症都没有影响，他汀类药物的各亚型也都没有影响癌症的风险[96]

治疗

111

（续　表）

问题	相同终点的证据	随机对照试验证据
胃冷冻治疗对十二指肠溃疡有何影响？	24例十二指肠溃疡患者的临床观察结果显示，温度为 $-17^\circ C$ 至 $-20^\circ C$ 的短时间胃冷冻治疗耐受性好。患者主观症状减轻，十二指肠溃疡消失，胃分泌反应明显降低[97]	一项随机、盲法试验研究了胃冷冻治疗十二指肠溃疡的疗效。两组患者或接受 $-10^\circ C$ 的冷冻液进行真正冷冻，或接受 $37^\circ C$ 的冷却液进行假冷冻。结果显示，两组患者疼痛缓解，胃酸分泌抑制，溃疡复发的次数和严重程度、穿孔、住院、幽门梗阻、消化道出血、手术、反复低温或放射治疗等方面均无明显差异[98]
闭塞性水解胶卷伤口敷料是否能比单纯的非黏性（NA）敷料更快地治愈下肢静脉性溃疡？	18例患者患有24例不同病因的皮肤溃疡，采用其他保守治疗无效，接受新的水胶体敷料进行治疗。报告显示，所有病变的愈合时间都有缩短。作者得出结论，水溶性敷料比目前用于治疗非感染性皮肤溃疡的其他敷料更有效[99]	一项纳入56例慢性静脉溃疡患者的RCT，平均病程为2.4年，患者随机接受新的闭塞性水胶体敷料或多孔NA敷料。所有患者均在标准分级的加压绷带下使用辅料。12周后28例闭合性敷料患者中21例完全愈合（75%），28例NA敷料患者中有22例完全愈合（78%），两组之间没有差异。即使在大多数所谓的耐药性慢性静脉溃疡中，通过小心的逐渐加压包扎也能够使溃疡愈合。应用昂贵的闭塞性敷料并无额外获益[100]
叶酸和维生素B对于高危心血管疾病的女性有何影响？	纳入了30项观察性研究的系统综述评估了高半胱氨酸水平与心血管疾病之间的关系。调整潜在的混杂因素后，作者发现，若同型半胱氨酸水平降低25%，则缺血性心脏病风险降低11%，卒中风险降低19%。这一点对女性的影响更大（女性缺血性心脏病OR值为0.68；95% CI，0.55～0.85；男性缺血性心脏病的OR值为0.85；95% CI，0.79～0.92）。作者讨论了降低同型半胱氨酸水平对公众健康的潜在影响[101]	一项在高危心血管疾病的女性中应用叶酸（2.5mg）、维生素 B_6（50mg）和 B_{12}（1mg）或安慰剂的RCT，用以评估降低同型半胱氨酸水平的效果。在7年的随访中，两组患者卒中，心肌梗死，冠状动脉血运重建或死亡率的复合终点发生率相似（RR，1.03；95% CI，0.90～1.19）。尽管在干预组患者中观察到血浆高半胱氨酸水平降低更显著，但上述所有终点事件的发生率均无差异[102]
心血管疾病患者降低同型半胱氨酸水平有何作用？	系统综述包括了20项前瞻性观察性研究，评估同型半胱氨酸与缺血性心脏病，DVT，肺栓塞和卒中之间的关系。作者发现二者之间的关联具有统计学显著性。同型半胱氨酸水平增加 $5\mu mol/L$，则缺血性心脏病的OR为1.32（95% CI，1.19～1.45），卒中OR为1.59（95% CI，1.29～1.76）[103]	一项系统综述纳入了在有或无心血管疾病患者中降低同型半胱氨酸水平的12项RCT。来自47429名参与者的资料显示，干预组和安慰剂组之间的心肌梗死（RR，1.02 95% CI，0.95～1.10）、卒中（RR，0.91 95% CI，0.82～1.00）和全因死亡（RR，1.01；95% CI，0.96～1.07）均无差异。作者得出结论，降低同型半胱氨酸水平对预防心血管事件无效[104]
主动脉内球囊支持对心肌梗死合并心源性休克患者有什么影响？	对9项队列研究的系统综述发现，接受主动脉内气囊支持（RD 0.11；95% CI，0.09～0.13）的患者30天死亡率低于未接受主动脉球囊支持的患者。作者得出结论，这一证据支持主动脉内球囊支持可作为溶栓的辅助治疗手段[105]	一篇系统综述[105]纳入了7项RCT（$n=1009$例），是否接受主动脉内球囊支持对30天死亡率无影响（RD 0.01；95% CI，-0.03～0.04）。该系统评价发表后，还进行了一项多中心开放RCT（$n=600$例），也未发现30天死亡率存在差异（RR 0.96；95% CI，0.79～1.17）[106]
维生素B治疗对糖尿病肾病患者疾病进展有何影响？	前瞻性队列研究随访了396例2型糖尿病患者，以确定高半胱氨酸水平与微血管并发症（如肾病和视网膜病变）之间是否存在关联。调整性别、年龄和糖尿病病程等风险因素后，同型半胱氨酸水平每升高 $5\mu mol/L$，微血管病并发症发病风险增加1.42倍（95% CI，1.09～1.84）。作者据此认为高半胱氨酸水平与肾病发病有关[107]	多中心盲法RCT评估了238例1型和2型糖尿病患者接受维生素B治疗降低同型半胱氨酸后，对肾病的影响。作者通过测量肾功能的变化来评估肾病进展。与安慰剂组相比，接受维生素B的患者肾小球滤过率明显下降（-5.8 ml/min1.73 m^2，95% CI，-10.6～-1.1）。作者得出结论，在糖尿病肾病患者中应避免维生素B的有害影响[108]

（续 表）

问题	相同终点的证据	随机对照试验证据
补充抗氧化剂对慢性疾病导致的死亡率的一级和二级预防有何影响？	抗氧化剂（如维生素C和E、类胡萝卜素和其他营养物质）被认为有助于预防慢性病引起的死亡[109,110]。流行病学研究的数据显示，富含抗氧化剂饮食的人群发生癌症和心血管疾病的风险较小[109]	纳入了78项RCT的系统综述评估了抗氧化剂对死亡率的影响。来自296707名患者的资料显示，所有抗氧化剂都无助于降低死亡率（RR 1.02；95% CI，0.98 ~ 1.05）[111]
维生素E和C在预防男性心血管疾病方面有什么作用？	纳入经10年随访的2972例患者的9项队列研究的荟萃分析显示，维生素E摄入量较高者冠心病（CHD）发生率最低（$P = 0.01$）。维生素C补充剂在700mg/d以上的患者CHD风险低于不补充维生素C的对照组（RR 0.75；95% CI，0.60 ~ 0.93）[112]	一项RCT评估了男性长期补充维生素E和C能否降低心血管事件的风险。该研究共纳入14641名男性医生，并随访了10年。维生素E与安慰剂（HR 1.01；95% CI，0.90 ~ 1.13）相比，以及维生素C与安慰剂相比（HR 0.99；95% CI，0.89 ~ 1.11）均没有差异。作者得出结论，不支持使用维生素E和C预防男性心血管疾病[113]
经皮腔内血管成形术和支架置入术（PTAS）在近期脑缺血发作或卒中的患者中有何作用？	一系列病例报告（8例[114]、61例[115]和100例[116]）表明，PTAS可用于预防卒中复发，并且患者不良事件发生率低，并且预后良好	RCT招募了451例由于颅内动脉狭窄引起的脑缺血发作或卒中患者，在积极内科治疗的基础上接受或不接受PTAS辅助治疗。PTAS组30天的卒中发生率较高（14.7% vs 5.8%），由于伤害明显，该试验被迫提前终止[117]
动脉粥样硬化性肾动脉狭窄患者接受血管重建的效果如何？	一项回顾性研究评估了经腔肾动脉血管成形术的疗效。作者报告，治疗后患者平均动脉压和需要服用降压药物的比例均显著降低。这一组患者中有70%从血管成形术中受益[118]	一项开放性RCT招募了806例动脉粥样硬化性肾动脉狭窄患者，随机分配到单独药物治疗或药物治疗加血运重建。研究发现两组患者收缩压无差异（$P = 0.63$）。肾脏事件（HR 0.97；95% CI，0.67 ~ 1.40）、主要心血管事件（HR，0.94；95% CI，0.75 ~ 1.19）和死亡率（HR，0.90；95% CI，0.69 ~ 1.18）均无差异。此外，在试验中观察到与血运重建相关的严重并发症。作者得出结论，血运重建的临床获益并不能抵偿其风险[119]
维生素E和硒对前列腺癌的发病风险有无影响？	来自观察性研究的证据表明，较高的硒血浆水平与较低的前列腺癌风险相关。一个巢式病例对照研究报告，血浆硒水平处于最高五分位的患者与最低五分位相比，前者前列腺癌发病风险下降（OR 0.39，95% CI，0.16 ~ 0.97）。维生素E与前列腺癌的风险之间没有发现关联[121,122]	多中心试验评估了维生素E和硒对前列腺癌风险的长期影响。随访了35533名男性并观察到2279例新发前列腺癌，发现维生素E组发生前列腺癌的风险（HR，1.17；99% CI，1.004 ~ 1.36）高于安慰剂组。硒组与安慰剂组相比差异无统计学意义（HR，1.09；99% CI，0.93 ~ 1.27）[123]

注：AD，阿尔茨海默病；CABG，冠状动脉旁路移植术；CHD，冠心病；CR，冠状动脉血运重建；DVT，深静脉血栓形成；ERT，雌激素替代疗法；HGH，人生长激素；HMG-CoA，3-羟基-3-甲基戊二酰辅酶A；HR，风险比；ICU，重症监护室；ISH，孤立性收缩期高血压；NA，非黏附；OR，优势比；PTAS，经皮腔内血管成形术和支架置入术；PTCA，经皮腔内冠状动脉成形术；PTS，术前铊扫描；RCT，随机对照试验；RD，风险差异；RR，相对危险度；RRR，相对危险度降低；TVBD，小梁椎体密度。

a数据来自原始研究。

过度挖掘数据，均可能产生关于患者－重要结局的虚假结论。例如，在AIDS有效治疗出现之前进行了许多小样本试验，各研究的受试者生存率存在明显差异，无法用随后的证据解释，因而是不可信的，甚至可能是虚假的[131]。

小样本量的或者方法不严谨的RCT的结论可能会被后续RCT所推翻，即使是引用率很高的著名RCT有时也会产生误导。在1990年～2003年期间发表了39项RCT，平均每项研究有1000次以上的引用。然而，与随后发表的更大规模、质量更高的研究相比较，发现其中9项研究的结果与真实情况相反，或夸大了真实疗效[132]。一个典型的例子是关于治疗革兰阴性菌脓毒症的内毒素单克隆抗体。该RCT纳入了200名患者，结果发现该抗体可降低一半的死亡率[133]。然而，后续样本量扩大10倍的另一个RCT发现该抗体对这些患者的死亡率没有影响[134]。

大型随机试验[135]最终推翻了观察性研究甚至随机试验的结论[136]，表明维生素E并不能降低心血管死亡率。关于该领域RCT的荟萃分析[137]表明，维生素E不仅不能降低死亡率，在高剂量时还可能增加死亡率。

七、证据的演变

关于治疗问题的证据，医生应将其视为随时间和研究设计而逐渐演化的连续体。随着更多研究结果出现，证据会随着时间的推移而产生或大或小的变化。本节所介绍的例子，代表了这一逐渐演化中相对极端的情况。理想情况下，人们希望证据一旦达到某个数量和质量后就固定不变，即使进行更多的研究，证据也不会有任何重要的改变。不幸的是，在许多重要的医学问题上，这一理想状态还远未实现[138,139]。

对于非常小的研究产生的非常大的治疗效果，我们应该持相对怀疑的态度，哪怕随机对照研究也一样。对超过85000项RCT的荟萃分析显示，小规模研究得出的**比数比**常超过5，但是就同一问题进行更多试验后，效果几乎总是变得更小，甚至可能消失[140]。高影响力期刊发表的效果较好的小型试验，特别容易出现类似向均值回归的现象（见第11章第3节"基于获益而提前终止随机试验"和第13章第3节"临床研究结果的误导性"）[141]。GRADE（**证据推荐评估、开发与评价分级标准**）方法为评价结果的可信度提供了指导意见[6]，包括在何种情况下获得的证据足够充分因此可以对证据有很高的信心[142]（见第23章"系统综述和荟萃分析的过程"）。

八、结论

某些情况下，根据生理学、病理生理学原理或观察性研究结果可以预测RCT的结果，但并非总是如此。不幸的是，我们无法知道哪些初步数据有助于预测RCT的结果，而哪些却具有误导性。因此，临床决策的信心通常还是应该基于RCT的结果。即便如此，证据也不是一成不变的。医生应将证据视为不断演化的连续体。在时间的长河里，即使是最佳的经典证据也无法始终经受住考验。

陈　霞　吴　东　译
张　渊　谢　锋　审

参考文献

1. Gray JAM. Evidence-Based Healthcare. London, England: Churchill Livingstone; 1997.

2. Djulbegovic B, Loughran TP Jr, Hornung CA, et al. The quality of medical evidence in hematology-oncology. Am J Med. 1999;

106 (2):198-205.

3. Fleming TR. Surrogate endpoints and FDA's accelerated approval process. Health Aff (Millwood). 2005; 24 (1):67-78.

4. Contopoulos-Ioannidis DG, Ntzani E, Ioannidis JP. Translation

of highly promising basic science research into clinical applications. Am J Med. 2003; 114 (6) : 477-484.

5. Ioannidis JP. Why most published research findings are false. PLoS Med. 2005; 2 (8) : e124.

6. Guyatt GH, Oxman AD, Kunz R, Vist GE, Falck-Ytter Y, Schünemann HJ; GRADE Working Group. What is "quality of evidence" and why is it important to clinicians? BMJ. 2008; 336 (7651) : 995-998.

7. Fleming TR, DeMets DL. Surrogate end points in clinical trials: are we being misled? Ann Intern Med. 1996; 125 (7) : 605-613.

8. Shaw SG, Weidmann P, Hodler J, Zimmermann A, Paternostro A. Atrial natriuretic peptide protects against acute ischemic renal failure in the rat. J Clin Invest. 1987; 80 (5) : 1232-1237.

9. Allgren RL, Marbury TC, Rahman SN, et al; Auriculin Anaritide Acute Renal Failure Study Group. Anaritide in acute tubular necrosis. N Engl J Med. 1997; 336 (12) : 828-834.

10. Doroshow JH, Locker GY, Ifrim I, Myers CE. Prevention of doxorubicin cardiac toxicity in the mouse by N-acetylcysteine. J Clin Invest. 1981; 68 (4) : 1053-1064.

11. Unverferth DV, Jagadeesh JM, Unverferth BJ, Magorien RD, Leier CV, Balcerzak SP. Attempt to prevent doxorubic ininduced acute human myocardial morphologic damage with acetylcysteine. J Natl Cancer Inst. 1983; 71 (5) : 917-920.

12. Faden AI, Jacobs TP, Holaday JW. Opiate antagonist improves neurologic recovery after spinal injury. Science. 1981; 211 (4481) : 493-494.

13. Bracken MB, Shepard MJ, Collins WF, et al. A randomized, controlled trial of methylprednisolone or naloxone in the treatment of acute spinal-cord injury: results of the Second National Acute Spinal Cord Injury Study. N Engl J Med. 1990; 322 (20) : 1405-1411.

14. Hudson P, Haley J, John M, et al. Structure of a genomic clone encoding biologically active human relaxin. Nature. 1983; 301 (5901) : 628-631.

15. Brennand JE, Calder AA, Leitch CR, Greer IA, Chou MM, MacKenzie IZ. Recombinant human relaxin as a cervical ripening agent. Br J Obstet Gynaecol. 1997; 104 (7) : 775-780.

16. Reitsma PH, Rothberg PG, Astrin SM, et al. Regulation of myc gene expression in HL-60 leukaemia cells by a vitamin D metabolite. Nature. 1983; 306 (5942) : 492-494.

17. Hellström E, Robèrt KH, Samuelsson J, et al; The Scandinavian Myelodysplasia Group (SMG). Treatment of myelodysplastic syndromes with retinoic acid and 1 alpha-hydroxy-vitamin D3 in combination with low-dose ara-C is not superior to ara-C alone: results from a randomized study. Eur J Haematol. 1990; 45 (5) : 255-261.

18. Buthala DA. Cell culture studies on antiviral agents, I: action of cytosine arabinoside and some comparisons with 5-iodo-2-deoxyuridine. Proc Soc Exp Biol Med. 1964; 115: 69-77.

19. Stevens DA, Jordan GW, Waddell TF, Merigan TC. Adverse effect of cytosine arabinoside on disseminated zoster in a controlled trial. N Engl J Med. 1973; 289 (17) : 873-878.

20. Mohler KM, Torrance DS, Smith CA, et al. Soluble tumor necrosis factor (TNF) receptors are effective therapeutic agents in lethal endotoxemia and function simultaneously as both TNF carriers and TNF antagonists. J Immunol. 1993; 151 (3) : 1548-1561.

21. Opal SM, Palardy JE, Romulo RLC, Cross AS, Rousfeau A-M, Widmer M. Tumor necrosis factor receptor-Fc fusion protein (sTNFR: Fc) in the treatment of experimental Pseudomonas sepsis. Paper presented at: 33rd Interscience Conference on Antimicrobial Agents and Chemotherapy; October 17-20, 1993; New Orleans, Louisiana.

22. Evans T, Carpenter A, Martin R, Coehn J. Protective effect of soluble tumor necrosis factor receptor in experimental gram-negative sepsis. Paper presented at: 33rd Interscience Conference on Antimicrobial Agents and Chemotherapy; October 17-20, 1993; New Orleans, Louisiana.

23. MacVittie T, Kittell C, Kirschner K, Agosti J, Williams D, Widmer M. Effect of soluble rhu IL-1 and TNF receptors on hemodynamics, metabolism, hematology and circulating levels of inflammatory cytokines in a nonhuman primate model of endotoxin shock. Paper presented at: Second Conference of the International Endotoxin Society; August 17-20, 1992; Vienna, Austria.

24. Fisher CJ Jr, Agosti JM, Opal SM, et al; The Soluble TNF Receptor Sepsis Study Group. Treatment of septic shock with the tumor necrosis factor receptor: Fc fusion protein. N Engl J Med. 1996; 334 (26) : 1697-1702.

25. Tsilidis KK, Panagiotou OA, Sena ES, et al. Evaluation of excess significance bias in animal studies of neurological diseases. PLoS Biol. 2013; 11 (7) : e1001609.

26. Landis SC, Amara SG, Asadullah K, et al. A call for transparent reporting to optimize the predictive value of preclinical research. Nature. 2012; 490 (7419) : 187-191.

27. O'Collins VE, Macleod MR, Donnan GA, Horky LL, van der Worp BH, Howells DW. 1, 026 experimental treatments in acute stroke. Ann Neurol. 2006; 59 (3) : 467-477.

28. Begley CG, Ellis LM. Drug development: raise standards for preclinical cancer research. Nature. 2012; 483 (7391) : 531-533.

29. Coltart J, Alderman EL, Robison SC, Harrison DC. Effect of propranolol on left ventricular function, segmental wall motion, and diastolic pressure-volume relation in man. Br Heart J. 1975; 37 (4) : 357-364.

30. Lechat P, Packer M, Chalon S, Cucherat M, Arab T, Boissel JP. Clinical effects of beta-adrenergic blockade in chronic heart failure: a meta-analysis of double-blind, placebo-controlled, randomized trials. Circulation. 1998; 98 (12) : 1184-1191.

31. Delcourt R, Vastesaeger M. Action of Atromid on total and beta-cholesterol. J Atheroscler Res. 1963; 3: 533-537.

32. Report from the Committee of Principal Investigators. A co-operative trial in the primary prevention of ischaemic heart disease using clofibrate. Br Heart J. 1978; 40 (10) : 1069-1118.

33. Mason JW, Peters FA. Antiarrhythmic efficacy of encainide in patients with refractory recurrent ventricular tachycardia. Circulation. 1981; 63 (3) : 670-675.

34. Echt DS, Liebson PR, Mitchell LB, et al. Mortality and morbidity in patients receiving encainide, flecainide, or placebo: The Cardiac Arrhythmia Suppression Trial. N Engl J Med. 1991; 324 (12) : 781-788.

35. Timmis AD, Smyth P, Jewitt DE. Milrinone in heart failure. Effects on exercise haemodynamics during short term treatment. Br Heart J. 1985; 54 (1) : 42-47.

36. Packer M, Carver JR, Rodeheffer RJ, et al; The PROMISE Study Research Group. Effect of oral milrinone on mortality in severe chronic heart failure. N Engl J Med. 1991; 325 (21) : 1468-1475.

37. Asanoi H, Sasayama S, Iuchi K, Kameyama T. Acute hemodynamic effects of a new inotropic agent (OPC-8212) in patients with congestive heart failure. J Am Coll Cardiol. 1987; 9 (4) : 865-871.

38. Cohn JN, Goldstein SO, Greenberg BH, et al; Vesnarinone Trial Investigators. A dose-dependent increase in mortality with vesnarinone among patients with severe heart failure. N Engl J Med. 1998; 339 (25) : 1810-1816.

39. Cohen TJ, Tucker KJ, Lurie KG, et al; Cardiopulmonary

治
疗

Resuscitation Working Group. Active compression-decompression: a new method of cardiopulmonary resuscitation. JAMA. 1992; 267 (21): 2916-2923.

40. Stiell IG, Hébert PC, Wells GA, et al. The Ontario trial of active compression-decompression cardiopulmonary resuscitation for in-hospital and prehospital cardiac arrest. JAMA. 1996; 275 (18): 1417-1423.

41. Talwar KK, Goswami KC, Chopra P, Dev V, Shrivastava S, Malhotra A. Immunosuppressive therapy in inflammatory myocarditis: long-term follow-up. Int J Cardiol. 1992; 34 (2): 157-166.

42. Mason JW, O'Connell JB, Herskowitz A, et al; The Myocarditis Treatment Trial Investigators. A clinical trial of immunosuppressive therapy for myocarditis. N Engl J Med. 1995; 333 (5): 269-275.

43. Dyke MP, Kohan R, Evans S. Morphine increases synchronous ventilation in preterm infants. J Paediatr Child Health. 1995; 31 (3): 176-179.

44. Anand KJ, Hall RW, Desai N, et al; NEOPAIN Trial Investigators Group. Effects of morphine analgesia in ventilated preterm neonates: primary outcomes from the NEOPAIN randomized trial. Lancet. 2004; 363 (9422): 1673-1682.

45. Petrelli N, Douglass HO Jr, Herrera L, et al; Gastrointestinal Tumor Study Group. The modulation of fluorouracil with leucovorin in metastatic colorectal carcinoma: a prospective randomized phase III trial. J Clin Oncol. 1989; 7 (10): 1419-1426.

46. Advanced Colorectal Cancer Meta-Analysis Project. Modulation of fluorouracil by leucovorin in patients with advanced colorectal cancer: evidence in terms of response rate. J Clin Oncol. 1992; 10 (6): 896-903.

47. Scholl SM, Asselain B, Palangie T, et al. Neoadjuvant chemotherapy in operable breast cancer. Eur J Cancer. 1991; 27 (12): 1668-1671.

48. Mauri D, Pavlidis N, Ioannidis JP. Neoadjuvant versus adjuvant systemic treatment in breast cancer: a meta-analysis. J Natl Cancer Inst. 2005; 97 (3): 188-194.

49. The International Chronic Granulomatous Disease Cooperative Study Group. A controlled trial of interferon gamma to prevent infection in chronic granulomatous disease. N Engl J Med. 1991; 324 (8): 509-516.

50. Paradis NA, Martin GB, Rosenberg J, et al. The effect of standard-and high-dose epinephrine on coronary perfusion pressure during prolonged cardiopulmonary resuscitation. JAMA. 1991; 265 (9): 1139-1144.

51. Stiell IG, Hebert PC, Weitzman BN, et al. High-dose epinephrine in adult cardiac arrest. N Engl J Med. 1992; 327 (15): 1045-1050.

52. Rossaint R, Falke KJ, López F, Slama K, Pison U, Zapol WM. Inhaled nitric oxide for the adult respiratory distress syndrome. N Engl J Med. 1993; 328 (6): 399-405.

53. Taylor RW, Zimmerman JL, Dellinger RP, et al; Inhaled Nitric Oxide in ARDS Study Group. Low-dose inhaled nitric oxide in patients with acute lung injury: a randomized controlled trial. JAMA. 2004; 291 (13): 1603-1609.

54. Dickstein K, Manhenke C, Aarsland T, McNay J, Wiltse C, Wright T. The effects of chronic, sustained-release moxonidine therapy on clinical and neurohumoral status in patients with heart failure. Int J Cardiol. 2000; 75 (2-3): 167-177.

55. Cohn JN, Pfeffer MA, Rouleau J, et al; MOXCON Investigators. Adverse mortality effect of central sympathetic inhibition with sustained-release moxonidine in patients with heart failure (MOXCON). Eur J Heart Fail. 2003; 5 (5): 659-667.

56. Mure M, Martling CR, Lindahl SG. Dramatic effect on oxygenation in patients with severe acute lung insufficiency treated in the prone position. Crit Care Med. 1997; 25 (9): 1539-1544.

57. Guerin C, Gaillard S, Lemasson S, et al. Effects of systematic prone positioning in hypoxemic acute respiratory failure: a randomized controlled trial. JAMA. 2004; 292 (19): 2379-2387.

58. Flaherty KR, Kazerooni EA, Curtis JL, et al. Short-term and long-term outcomes after bilateral lung volume reduction surgery: prediction by quantitative CT. Chest. 2001; 119 (5): 1337-1346.

59. National Emphysema Treatment Trial Research Group. Patients at high risk of death after lung-volume-reduction surgery. N Engl J Med. 2001; 345 (15): 1075-1083.

60. Nakamura T, Tamura M, Kadowaki S, Sasano T. Low-dose continuous indomethacin in early days of age reduce the incidence of symptomatic patent ductus arteriosus without adverse effects. Am J Perinatol. 2000; 17 (5): 271-275.

61. Schmidt B, Davis P, Moddemann D, et al; Trial of Indomethacin Prophylaxis in Preterms Investigators. Long-term effects of indomethacin prophylaxis in extremely-low-birth-weight infants. N Engl J Med. 2001; 344 (26): 1966-1972.

62. Perkins GD, McAuley DF, Thickett DR, Gao F. The beta-agonist lung injury trial (BALTI): a randomized placebo-controlled clinical trial. Am J Respir Crit Care Med. 2006; 173 (3): 281-287.

63. Gao Smith F, Perkins GD, Gates S, et al; BALTI-2 study investigators. Effect of intravenous β-2 agonist treatment on clinical outcomes in acute respiratory distress syndrome (BALTI-2): a multicentre, randomised controlled trial. Lancet. 2012; 379 (9812): 229-235.

64. McMurray JJ, Pitt B, Latini R, et al; Aliskiren Observation of Heart Failure Treatment (ALOFT) Investigators. Effects of the oral direct renin inhibitor aliskiren in patients with symptomatic heart failure. Circ Heart Fail. 2008; 1 (1): 17-24.

65. Gheorghiade M, Böhm M, Greene SJ, et al; ASTRONAUT Investigators and Coordinators. Effect of aliskiren on postdischarge mortality and heart failure readmissions among patients hospitalized for heart failure: the ASTRONAUT randomized trial. JAMA. 2013; 309 (11): 1125-1135.

66. Avontuur JA, Tutein Nolthenius RP, van Bodegom JW, Bruining HA. Prolonged inhibition of nitric oxide synthesis in severe septic shock: a clinical study. Crit Care Med. 1998; 26 (4): 660-667.

67. Grover R, Zaccardelli D, Colice G, Guntupalli K, Watson D, Vincent JL; Glaxo Wellcome International Septic Shock Study Group. An open-label dose escalation study of the nitric oxide synthase inhibitor, N (G) -methyl-L-arginine hydrochloride (546C88), in patients with septic shock. Crit Care Med. 1999; 27 (5): 913-922.

68. López A, Lorente JA, Steingrub J, et al. Multiple-center, randomized, placebo-controlled, double-blind study of the nitric oxide synthase inhibitor 546C88: effect on survival in patients with septic shock. Crit Care Med. 2004; 32 (1): 21-30.

69. Pepi M, Marenzi GC, Agostoni PG, et al. Sustained cardiac diastolic changes elicited by ultrafiltration in patients with moderate congestive heart failure: pathophysiological correlates. Br Heart J. 1993; 70 (2): 135-140.

70. Rimondini A, Cipolla CM, Della Bella P, et al. Hemofiltration as short-term treatment for refractory congestive heart failure. Am J Med. 1987; 83 (1): 43-48.

71. Agostoni PG, Marenzi GC, Pepi M, et al. Isolated ultrafiltration in moderate congestive heart failure. J Am Coll Cardiol. 1993; 21 (2): 424-431.

72. Marenzi G, Lauri G, Grazi M, Assanelli E, Campodonico J, Agostoni P. Circulatory response to fluid overload removal by extracorporeal ultrafiltration in refractory congestive heart failure. J Am Coll Cardiol. 2001; 38 (4) : 963-968.

73. Bart BA, Goldsmith SR, Lee KL, et al; Heart Failure Clinical Research Network. Ultrafiltration in decompensated heart failure with cardiorenal syndrome. N Engl J Med. 2012; 367 (24) : 2296-2304.

74. Albert JM, Ioannidis JP, Reichelderfer P, et al. Statistical issues for HIV surrogate endpoints: point/counterpoint: an NIAID workshop. Stat Med. 1998; 17 (21) : 2435-2462.

75. Ciani O, Buyse M, Garside R, et al. Comparison of treatment effect sizes associated with surrogate and final patient relevant outcomes in randomised controlled trials: meta-epidemiological study. BMJ. 2013; 346: f457.

76. Woodruff AW, Dickinson CJ. Use of dexamethasone in cerebral malaria. Br Med J. 1968; 3 (5609) : 31-32.

77. Warrell DA, Looareesuwan S, Warrell MJ, et al. Dexamethasone proves deleterious in cerebral malaria: a double-blind trial in 100 comatose patients. N Engl J Med. 1982; 306 (6) : 313-319.

78. Rosenqvist M, Brandt J, Schüller H. Long-term pacing in sinus node disease: effects of stimulation mode on cardiovascular morbidity and mortality. Am Heart J. 1988; 116 (1, pt 1) : 16-22.

79. Connolly SJ, Kerr CR, Gent M, et al; Canadian Trial of Physiologic Pacing Investigators. Effects of physiologic pacing versus ventricular pacing on the risk of stroke and death due to cardiovascular causes. N Engl J Med. 2000; 342 (19) : 1385-1391.

80. Herson S, Lok C, Roujeau JC, et al. Echanges plasmatiques au cours des dermatomyosites et polymyosites: etude retrospective de 38 séries d'échanges [Plasma exchange in dermatomyositis and polymyosis: retrospective study of 38 cases of plasma exchange]. Ann Med Interne (Paris). 1989; 140 (6) : 453-455.

81. Miller FW, Leitman SF, Cronin ME, et al. Controlled trial of plasma exchange and leukapheresis in polymyositis and dermatomyositis. N Engl J Med. 1992; 326 (21) : 1380-1384.

82. Farley SM, Libanati CR, Odvina CV, et al. Efficacy of longterm fluoride and calcium therapy in correcting the deficit of spinal bone density in osteoporosis. J Clin Epidemiol. 1989; 42 (11) : 1067-1074.

83. Riggs BL, Hodgson SF, O'Fallon WM, et al. Effect of fluoride treatment on the fracture rate in postmenopausal women with osteoporosis. N Engl J Med. 1990; 322 (12) : 802-809.

84. Finucane FF, Madans JH, Bush TL, Wolf PH, Kleinman JC. Decreased risk of stroke among postmenopausal hormone users: results from a national cohort. Arch Intern Med. 1993; 153 (1) : 73-79.

85. Wassertheil-Smoller S, Hendrix SL, Limacher M, et al; WHI Investigators. Effect of estrogen plus progestin on stroke in postmenopausal women: the Women's Health Initiative: a randomized trial. JAMA. 2003; 289 (20) : 2673-2684.

86. Warram JH, Laffel LM, Valsania P, Christlieb AR, Krolewski AS. Excess mortality associated with diuretic therapy in diabetes mellitus. Arch Intern Med. 1991; 151 (7) : 1350-1356.

87. Curb JD, Pressel SL, Cutler JA, et al; Systolic Hypertension in the Elderly Program Cooperative Research Group. Effect of diuretic-based antihypertensive treatment on cardiovascular disease risk in older diabetic patients with isolated systolic hypertension. JAMA. 1996; 276 (23) : 1886-1892.

88. Knox JB, Wilmore DW, Demling RH, Sarraf P, Santos AA. Use of growth hormone for postoperative respiratory failure. Am J Surg. 1996; 171 (6) : 576-580.

89. Takala J, Ruokonen E, Webster NR, et al. Increased mortality associated with growth hormone treatment in critically ill adults. N Engl J Med. 1999; 341 (11) : 785-792.

90. Cotroneo AR, Di Stasi C, Cina A, Di Gregorio F. Venous interruption as prophylaxis of pulmonary embolism: vena cava filters. Rays. 1996; 21 (3) : 461-480.

91. Decousus H, Leizorovicz A, Parent F, et al; Prévention du Risque d'Embolie Pulmonaire par Interruption Cave Study Group. A clinical trial of vena caval filters in the prevention of pulmonary embolism in patients with proximal deep-vein thrombosis. N Engl J Med. 1998; 338 (7) : 409-415.

92. Guyatt GH, DiCenso A, Farewell V, Willan A, Griffith L. Randomized trials versus observational studies in adolescent pregnancy prevention. J Clin Epidemiol. 2000; 53 (2) : 167-174.

93. Gross DE, Brenner SL, Esformes I, Gross ML. Arthroscopic treatment of degenerative joint disease of the knee. Orthopedics. 1991; 14 (12) : 1317-1321.

94. Moseley JB, O'Malley K, Petersen NJ, et al. A controlled trial of arthroscopic surgery for osteoarthritis of the knee. N Engl J Med. 2002; 347 (2) : 81-88.

95. Blais L, Desgagné A, LeLorier J. 3-Hydroxy-3-methylglutaryl coenzyme A reductase inhibitors and the risk of cancer: a nested case-control study. Arch Intern Med. 2000; 160 (15) : 2363-2368.

96. Dale KM, Coleman CI, Henyan NN, Kluger J, White CM. Statins and cancer risk: a meta-analysis. JAMA. 2006; 295 (1) : 74-80.

97. Wangensteen OH, Peter ET, Nicoloff DM, Walder AI, Sosin H, Bernstein EF. Achieving "physiological gastrectomy" by gastric freezing. A preliminary report of an experimental and clinical study. JAMA. 1962; 180: 439-444.

98. Ruffin JM, Grizzle JE, Hightower NC, McHardy G, Shull H, Kirsner JB. A co-operative double-blind evaluation of gastric "freezing" in the treatment of duodenal ulcer. N Engl J Med. 1969; 281 (1) : 16-19.

99. Mulder GD, Albert SF, Grimwood RE. Clinical evaluation of a new occlusive hydrocolloid dressing. Cutis. 1985; 35 (4) : 396-397, 400.

100. Backhouse CM, Blair SD, Savage AP, Walton J, McCollum CN. Controlled trial of occlusive dressings in healing chronic venous ulcers. Br J Surg. 1987; 74 (7) : 626-627.

101. Homocysteine Studies Collaboration. Homocysteine and risk of ischemic heart disease and stroke: a meta-analysis. JAMA. 2002; 288 (16) : 2015-2022.

102. Albert CM, Cook NR, Gaziano JM, et al. Effect of folic acid and B vitamins on risk of cardiovascular events and total mortality among women at high risk for cardiovascular disease: a randomized trial. JAMA. 2008; 299 (17) : 2027-2036.

103. Wald DS, Law M, Morris JK. Homocysteine and cardiovascular disease: evidence on causality from a meta-analysis. BMJ. 2002; 325 (7374) : 1202.

104. Martí-Carvajal AJ, Solà I, Lathyris D, Karakitsiou DE, Simancas-Racines D. Homocysteine-lowering interventions for preventing cardiovascular events. Cochrane Database Syst Rev. 2013; 1: CD006612.

105. Sjauw KD, Engström AE, Vis MM, et al. A systematic review and meta-analysis of intra-aortic balloon pump therapy in ST-elevation myocardial infarction: should we change the guidelines? Eur Heart J. 2009; 30 (4) : 459-468.

106. Thiele H, Zeymer U, Neumann FJ, et al; IABP-SHOCK II Trial Investigators. Intraaortic balloon support for myocardial infarction with cardiogenic shock. N Engl J Med. 2012; 367 (14) : 1287-1296.

治
疗

107. Looker HC, Fagot-Campagna A, Gunter EW, et al. Homocysteine as a risk factor for nephropathy and retinopathy in Type 2 diabetes. Diabetologia. 2003; 46 (6): 766-772.

108. House AA, Eliasziw M, Cattran DC, et al. Effect of B-vitamin therapy on progression of diabetic nephropathy: a randomized controlled trial. JAMA. 2010; 303 (16): 1603-1609.

109. Stanner SA, Hughes J, Kelly CN, Buttriss J. A review of the epidemiological evidence for the 'antioxidant hypothesis'. Public Health Nutr. 2004; 7 (3): 407-422.

110. Willcox JK, Ash SL, Catignani GL. Antioxidants and prevention of chronic disease. Crit Rev Food Sci Nutr. 2004; 44 (4): 275-295.

111. Bjelakovic G, Nikolova D, Gluud LL, Simonetti RG, Gluud C. Antioxidant supplements for prevention of mortality in healthy participants and patients with various diseases. Cochrane Database Syst Rev. 2012; 3: CD007176.

112. Knekt P, Ritz J, Pereira MA, et al. Antioxidant vitamins and coronary heart disease risk: a pooled analysis of 9 cohorts. Am J Clin Nutr. 2004; 80 (6): 1508-1520.

113. Sesso HD, Buring JE, Christen WG, et al. Vitamins E and C in the prevention of cardiovascular disease in men: the Physicians' Health Study II randomized controlled trial. JAMA. 2008; 300 (18): 2123-2133.

114. Rasmussen PA, Perl J II, Barr JD, et al. Stent-assisted angioplasty of intracranial vertebrobasilar atherosclerosis: an initial experience. J Neurosurg. 2000; 92 (5): 771-778.

115. SSYLVIA Study Investigators. Stenting of Symptomatic Atherosclerotic Lesions in the Vertebral or Intracranial Arteries (SSYLVIA): study results. Stroke. 2004; 35 (6): 1388-1392.

116. Suh DC, Kim JK, Choi JW, et al. Intracranial stenting of severe symptomatic intracranial stenosis: results of 100 consecutive patients. AJNR Am J Neuroradiol. 2008; 29 (4): 781-785.

117. Chimowitz MI, Lynn MJ, Derdeyn CP, et al; SAMMPRIS Trial Investigators. Stenting versus aggressive medical therapy for intracranial arterial stenosis. N Engl J Med. 2011; 365 (11): 993-1003.

118. Bonelli FS, McKusick MA, Textor SC, et al. Renal artery angioplasty: technical results and clinical outcome in 320 patients. Mayo Clin Proc. 1995; 70 (11): 1041-1052.

119. Wheatley K, Ives N, Gray R, et al; ASTRAL Investigators. Revascularization versus medical therapy for renal-artery stenosis. N Engl J Med. 2009; 361 (20): 1953-1962.

120. Li H, Stampfer MJ, Giovannucci EL, et al. A prospective study of plasma selenium levels and prostate cancer risk. J Natl Cancer Inst. 2004; 96 (9): 696-703.

121. Gilbert R, Metcalfe C, Fraser WD, et al. Associations of circulating retinol, vitamin E, and 1, 25-dihydroxyvitamin D with prostate cancer diagnosis, stage, and grade. Cancer Causes Control. 2012; 23 (11): 1865-1873.

122. Gill JK, Franke AA, Steven Morris J, et al. Association of selenium, tocopherols, carotenoids, retinol, and 15-isoprostane F (2t) in serum or urine with prostate cancer risk: the multiethnic cohort. Cancer Causes Control. 2009; 20 (7): 1161-1171.

123. Klein EA, Thompson IM Jr, Tangen CM, et al. Vitamin E and the risk of prostate cancer: the Selenium and Vitamin E Cancer Prevention Trial (SELECT). JAMA. 2011; 306 (14): 1549-1556.

124. Benson K, Hartz AJ. A comparison of observational studies and randomized, controlled trials. N Engl J Med. 2000; 342 (25): 1878-1886.

125. Concato J, Shah N, Horwitz RI. Randomized, controlled trials, observational studies, and the hierarchy of research designs. N Engl J Med. 2000; 342 (25): 1887-1892.

126. Ioannidis JP, Haidich AB, Lau J. Any casualties in the clash of randomised and observational evidence? BMJ. 2001; 322 (7291): 879-880.

127. Ioannidis JP, Haidich AB, Pappa M, et al. Comparison of evidence of treatment effects in randomized and nonrandomized studies. JAMA. 2001; 286 (7): 821-830.

128. Deeks JJ, Dinnes J, D'Amico R, et al; International Stroke Trial Collaborative Group; European Carotid Surgery Trial Collaborative Group. Evaluating non-randomised intervention studies. Health Technol Assess. 2003; 7 (27): iii-x, 1-173.

129. Young S, Karr A. Deming, data and observational studies. Significance. 2011; 8 (3): 116-120.

130. Ioannidis JP, Cappelleri JC, Sacks HS, Lau J. The relationship between study design, results, and reporting of randomized clinical trials of HIV infection. Control Clin Trials. 1997; 18 (5): 431-444.

131. Ioannidis JP, Lau J. The impact of high-risk patients on the results of clinical trials. J Clin Epidemiol. 1997; 50 (10): 1089-1098.

132. Ioannidis JP. Contradicted and initially stronger effects in highly cited clinical research. JAMA. 2005; 294 (2): 218-228.

133. Ziegler EJ, Fisher CJ Jr, Sprung CL, et al. Treatment of gramnegative bacteremia and septic shock with HA-1A human monoclonal antibody against endotoxin. A randomized, doubleblind, placebo-controlled trial. The HA-1A Sepsis Study Group. N Engl J Med. 1991; 324 (7): 429-436.

134. McCloskey RV, Straube RC, Sanders C, Smith SM, Smith CR; CHESS Trial Study Group. Treatment of septic shock with human monoclonal antibody HA-1A. A randomized, doubleblind, placebo-controlled trial. Ann Intern Med. 1994; 121 (1): 1-5.

135. Yusuf S, Dagenais G, Pogue J, Bosch J, Sleight P; The Heart Outcomes Prevention Evaluation Study Investigators. Vitamin E supplementation and cardiovascular events in high-risk patients. N Engl J Med. 2000; 342 (3): 154-160.

136. Stephens NG, Parsons A, Schofield PM, Kelly F, Cheeseman K, Mitchinson MJ. Randomised controlled trial of vitamin E in patients with coronary disease: Cambridge Heart Antioxidant Study (CHAOS). Lancet. 1996; 347 (9004): 781-786.

137. Miller ER III, Pastor-Barriuso R, Dalal D, Riemersma RA, Appel LJ, Guallar E. Meta-analysis: high-dosage vitamin E supplementation may increase all-cause mortality. Ann Intern Med. 2005; 142 (1): 37-46.

138. Ioannidis J, Lau J. Evolution of treatment effects over time: empirical insight from recursive cumulative metaanalyses. Proc Natl Acad Sci U S A. 2001; 98 (3): 831-836.

139. Trikalinos TA, Churchill R, Ferri M, et al; EU-PSI project. Effect sizes in cumulative meta-analyses of mental health randomized trials evolved over time. J Clin Epidemiol. 2004; 57 (11): 1124-1130.

140. Pereira TV, Horwitz RI, Ioannidis JP. Empirical evaluation of very large treatment effects of medical interventions. JAMA. 2012; 308 (16): 1676-1684.

141. Siontis KC, Evangelou E, Ioannidis JP. Magnitude of effects in clinical trials published in high-impact general medical journals. Int J Epidemiol. 2011; 40 (5): 1280-1291.

142. Guyatt GH, Oxman AD, Kunz R, et al. GRADE guidelines 6: rating the quality of evidence—imprecision. J Clin Epidemiol. 2011; 64 (12): 1283-1293.

第11章

关于治疗试验偏倚风险的进阶内容

11.3 基于获益而提前终止随机试验

Dirk Bassler, Victor M.Montori, PJ Devereaux, Holger
J.Schünemann, Maureen O.Meade, Deborah J.Cook,
and Gordon Guyatt

治
疗

内容提要

基于获益而提前终止的随机对照试验在医学文献中扮演了很重要的角色

提前终止随机对照试验有高估治疗效果的风险

提前终止随机对照试验获得的预测值常常好得令人难以置信

提前终止随机对照临床试验阻碍了对治疗效果的综合评价

伦理学考量

有预先计划好的终止试验的规则吗?

计划的终止规则是否包含了较少的期中评估,试验是否纳入了大部分的计划样本量?

是否有大量的事件?

回答相同问题的其他研究结果是什么?

结论: 对临床的指导

一、基于获益而提前终止的随机对照试验在医学文献中扮演了很重要的角色

研究者可能基于以下原因提前终止**随机对照试验**（randomized clinical trials，RCTs）：发现了**试验干预**导致的损害；失去发现阳性结果的希望；试验发起者希望省钱[1]。然而，对临床实践最有影响的提前终止试验的原因是研究者发现**治疗效果**不太可能是偶然出现的——疗效通常很显著——以至于能说服他们提前相信试验干预是有益的。由于显著获益而提前终止的临床试验——我们称其为**截尾试验**（truncated RCTs）——常常受到相当程度的关注。它们经常出现在最重要的杂志、影响力最大的公共媒体上[2,3]，大大增加了它们广泛传播、继而被引用的可能性。这些试验可能以惊人的速度成为**实践指南**的基础和医疗照护的标准——这种推荐常持续到后续临床试验揭穿了截尾试验的真相。类似的截尾试验包括重症监护病房使用胰岛素严格控制血糖，在血管手术中使用β受体阻滞剂，以及在脓毒血症中活化蛋白C的疗效等[4]。

1. 提前终止随机对照试验有高估治疗效果的风险

截尾试验通常会高估疗效，这种高估可以是很大的，尤其当截尾试验的结局事件数量很小时。为了理解这个高估，设想一下大量相同的临床试验用来回答某一个研究问题，而真实疗效很弱。如果这些试验具有**低偏倚风险**，其结果的变化仅仅是因为随机误差。一些试验将以接近真相的方式开始和结束。然而，当样本含量始终很小的时候，由于随机误差带来的不精确性，有些试验在早期就展现了显著的**伤害**，有些试验则明显高估了疗效。随着数据的逐渐积累，后两种试验的结果将逐渐接近真实疗效（图 11.3-1）。

截尾试验属于一组临床试验中的一个。之所以产生高估，是由于它处于试验结果随机分布的高端。与其对应，非截尾试验有轻度低估结果的趋势。因此，从截尾试验处得来的结果高估很大程度上是由于随机误差所致。如果这些研究继续进行到计划的样本含量，将会像Pocock和White已经描述过那样的"回归到真实值"[5]，它们仍会产生对效应的高估，但这种高估将小于在临床试验早期就终止的试验。

图 11.3-1

随着资料的积累，随机对照试验结果的理论分布

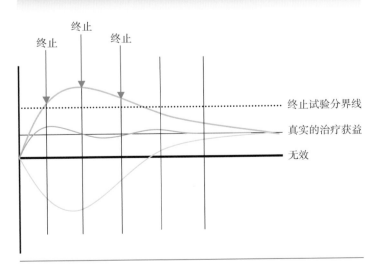

正如图11.3-1所示，与真实效应相差很大的随机差异更容易发生在试验的早期、即当样本含量很小时[5,6]。因此，当试验由于达到终止分界线早期终止时，常导致疗效被大大地高估。临时数据集的样本量越小，尤其当结局事件的数量越小时（见第12章第3节"什么决定了可信区间的宽度"），用以作为标准的**停止规则**所需的效应估计值就应该越高，因为在这种情况下更有可能高估疗效。

尽管统计学模拟能很容易地证实截尾试验是如何高估疗效的，当研究者看到这一结果时并没有早期终止试验，并且随着资料的积累能提供有说服力的证据。例如一个试验比较了5程化疗与4程化疗治疗急性粒细胞白血病的疗效[7]。在RCT早期，他们发现了相当大的治疗效果（图11.3-2）。这一结果超过了设定的试验终止分界线。尽管如此，由于他们正确地推断这样的疗效太好，不大可能是真实的，因此继续招募和随访患者。最后，显著的有益效应消失了，最终结果证实有轻微偏向有害的趋势。如果研究者遵循最初的计划，由于看到了足够的疗效而早期终止试验并发表了错误的结果，白血病患者就有可能在没有获益的情况下接受额外的、有害的化疗。

2. 提前终止随机对照试验获得的预测值常常好得令人难以置信

某个系统综述和荟萃分析，比较了截尾试验与针对相同问题而没有提前终止的RCTs，结果发现截尾试验与非截尾试验相比，**相对危险度**（relative risks，RRs）的合并值为0.71（95% CI，0.65～0.77）[3]。这意味着，例如，如果非截尾试验的RR为0.8（20%的RRR下降），则截尾试验的RR平均应当接近0.57（0.43的RRR，即获益超过一倍多）。

图11.3-2

险些铸成错误的白血病化疗试验

| 时间点 | 死亡/患者 | | 统计值 | | HR 和95%CI | 减少比值 |
	5疗程	4疗程	（O-E）	Var	5疗程：4疗程	（SD）
1997	7/102	15/100	−4.6	5.5		57%（29）；2P = 0.05
1998（1）	23/171	42/169	−12.0	15.9		53%（18）；2P = 0.003
1998（2）	41/240	66/240	−16.0	26.7		45%（15）；2P = 0.002
1999	51/312	69/309	−11.9	30.0		33%（15）；2P = 0.03
2000	79/349	91/345	−9.5	42.4		20%（14）；2P = 0.1
2001	106/431	113/432	−6.2	53.7		11%（13）；2P = 0.4
2002	157/537	140/541	6.7	74.0		−9%（12）；2P = 0.4

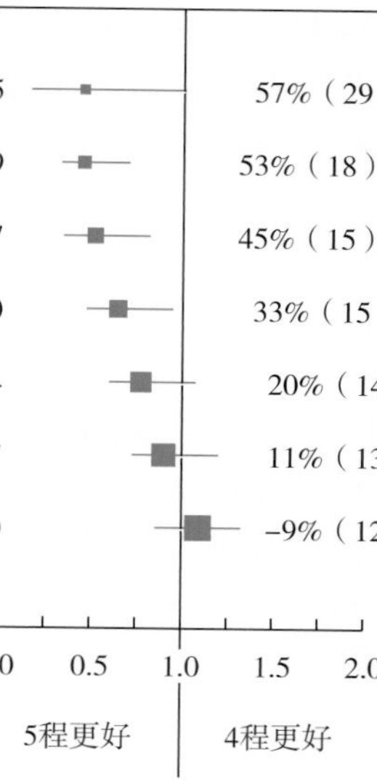

0.0　0.5　1.0　1.5　2.0

5程更好　　4程更好

注：CI，可信区间；HR，危险比。

与无获益的非截尾试验（即 RR 为 1.0）相比，针对相同研究问题的截尾试验的 RRR 平均为29%。

这个高估无法用方法学的质量差别（**分配隐藏**和**盲法**）或存在统计学终止规则所解释，但是与结局事件的总数量相关[3]。正如我们下面即将描述的，荟萃分析结果能够为依据事件数量来防止过高地估计疗效提供指导。

3. 提前终止随机对照临床试验阻碍了对治疗效果的综合评价

在另一个系统综述中，143 个截尾试验中的 32 个试验，其终止试验的决定基于复合终点（不同重要性终点的集合）[2]。使用复合终点使产生误导性结果的风险更加复杂化：对患者最不重要的结局虚构成复合终点（例如，复合终点死亡、心肌梗死和心绞痛中的心绞痛）（见第 12 章第 4 节 "复合终点"），导致研究者决定提前终止试验。正因为如此，对患者最重要的事件就鲜有机会得以累积。

即使研究并没有使用复合终点，结局事件若发生较少则难有机会得以累积，以促使研究者不要基于获益而提前终止试验。这些研究终点包括对患者重要的获益事件（例如总体生存期而非无进展生存期[8]）或不良事件。其次，由于获益提前终止试验还导致试验缺乏足够的安全性资料，试验呈现的风险－获益比与真实的风险－获益比存在差别（即高估获益而低估风险），进而影响在临床实践中应用该干预。

二、伦理学考量

在此时，读者可能会陷入进退两难的困境。即使研究者对过早终止临床试验的风险保持警觉，即可能高估治疗获益，难以对所有患者－重要的获益和风险进行精确的估计[10]，他们又如何能获得伦理的许可而继续纳入患者呢？有 50% 的患者将进入安慰剂组，而结果却提示治疗有显著而明显的获益？这个问题的答案是，防止更多的患者由于虚假信息而做出错误的治疗决策，恰恰是伦理学的责任[11]。例如，正如我们前面的例子所表明的，白血病患者可能因此接受没有任何获益，甚至有害的化学治疗，这显然不符合伦理。对于将要接受的治疗，患者有权利知道对治疗效果更有力、更准确及误差更小的估计。

三、有预先计划好的终止试验的规则吗？

如果研究者定期检查数据，一旦发现明显而巨大的治疗效果就终止试验，高估治疗效果的风险就会很大（图 11.3-1）。但如果预先制定计划，定期检查数据（例如在计划纳入 1000 名患者的试验中，仅在完成纳入 250 例、500 例及 750 例时检查数据），当结果符合预先确定的标准（例如，$P < 0.001$）时，才考虑终止试验，这就会大大降低提前终止试验的可能性。

然而，这个按计划终止试验的规则仍有三个重大的局限性。首先，有时终止试验的标准令人不满意。在一个试验中，在纳入 28 例患者并发现干预组显著优于对照组后，研究者决定每纳入 5 例患者就检查一遍数据，一旦 P 值达到 0.001 的标准就终止试验（结果再纳入 25 例，也就是纳入 53 例患者时达到了上述标准，其中 28 例患者已经死亡）[12]。

其次，如果试验没有公布提前终止的正式标准，那么该试验可能也隐瞒了被提前终止的事实。这也是对有很大效应的小型临床试验持怀疑论的理由——真实情况可能是由于反复监测数据，一旦发现有巨大的治疗效果就停止试验（见第 13 章第 3 节 "临床研究结果的误导性"）。

第三，在相当少的事件之后，符合预先计划好提前终止标准的试验，依然有高估试验效应的可能。即使是那些事件较多的试验，平均起来也会高估试验效应；但是，正如我们已经指出的那样，在样本量非常大的试验中，高估的程度不会太大。没有预先制定的规则，高估效应的风险就会非常高。

计划的终止规则是否包含了较少的期中评估，试验是否纳入了大部分的计划样本量？

　　试验的停止规则中，若非常短的间隔就包含了多次评估，例如像前文所述的每纳入5个患者就评估一次，这就无法防止试验效应是机遇所致，从而增加了高估治疗效果的风险。不够严格的P值（比如0.02），也会产生问题[13,14]。更为严格的标准要求$P \leqslant 0.001$，可以更好地防止这一问题。但是，严格的P值要求仍然有一个重大风险：尽管这项措施减少了提前终止试验的可能，但P值要求越严格，就意味着一旦符合标准，被高估的治疗效果就会很大。换一句话说，严格的P值降低了提前终止试验的风险，但无法降低当符合终止标准时高估治疗效果的风险。除此之外，减少评估试验数据的频率，在试验后期（当大部分预期事件已经发生时）评估数据，符合终止标准时在监测数据的基础上继续纳入患者，均有助于减少上述风险。正如下面的标准所建议的那样，在大样本量的临床试验中，当大部分患者经历了研究相关的重要结局时尤其应当如此。

四、是否有大量的事件？

　　随着结局事件的累积，高估疗效的概率有所降低（图11.3-1）。系统综述和荟萃分析比较了针对相同问题的截尾试验和非截尾试验，发现截尾试验往往严重高估了疗效[3]。结局事件的数量很关键，如果总数量小于100，对疗效的估计常常明显偏高；如果事件数量达到200，对疗效的估计也可能偏高；当事件的数量介于200到500之间时，可能发生小而重要的高估；但当试验的事件数超过500时，高估的可能性很小。因此，如果治疗的效应非常明显（通常情况下也是如此），以至于造成小的临床试验提前终止，但只有相对较少的结局事件（＜200个事件），很可能

导致疗效被大大高估。样本量更大的临床试验如果被提前终止，总体来讲也会高估疗效，这样的高估将产生重要而错误的结论。因此，对任何提前终止的试验保持怀疑的态度是必要的，而对小数量事件的临床试验持高度怀疑则是必须的。

五、回答相同问题的其他研究结果是什么？

　　循证医学的首要原则是诊疗决策应该基于针对最佳证据的系统综述（见第2章"什么是循证医学"）。这个原则说明，纳入了大量试验的荟萃分析，如果其中包括了一个或更多有合理终止规则，并包括了大量结局事件的截尾试验，只会对治疗效果造成不重要的高估。因此，符合这些规则的荟萃分析可能有助于解决提前终止试验导致高估疗效的问题[15]。但是，在某种情况下，截尾试验将不均衡地影响荟萃分析的估计值，依然有着过高估计疗效的风险。当截尾试验发表时尚没有很多后续研究，或当非截尾试验的发表有所延迟，或存在**发表偏倚**时，这就成为事实。更为严重的是，这些截尾试验将阻碍未来开展相关临床试验[15]。当存在以下三种情况时，高估的风险将会非常高：① 截尾试验的结局事件数量很小（例如＜200例次）；② 截尾试验和非截尾试验的RRs差别非常大（例如RR＜0.7）；③ 截尾试验在荟萃分析中的权重很大（例如＞20%）。如果以上三种情况均不存在，而且试验有效地防止了**偏倚**，并产生了对结果的精确估计，且不同试验的结果保持一致[16,17]，那么系统综述和荟萃分析的读者就可以相信结果的可信度很高，无论它们中是否存在截尾试验。

六、结论：对临床的指导

　　医生应如何看待提前终止的临床试验？如果符合传统的偏倚风险标准［见第7章"治疗（随机对照试验）"］，而且截尾试验的结

治疗

局事件数量很大（＞500个事件），该试验可能很好地估计了获益，那么医生可以对结果抱有信心。否则，医生面对这类试验的态度与有高偏倚风险的试验并无二致：结果很可能被高估，尤其当结局事件的数量很小时（＜200个事件），高估的程度可以很大。

针对任何单个临床试验，医生应当检索纳入所有类似临床试验的系统综述。倘若没有系统综述，也应当是现有证据的总结（尽管不是以系统综述的形式）。如果在这些证据中截尾试验占据了主体地位，那么患者潜在的**价值观和偏好**（他们如何看待治疗相关的不确定的获益、不方便、风险和可能的花费），在进行决策时就变得尤为重要（见27章"决策和患者"）。

洪　霞　吴　东　译
张　渊　谢　锋　审

参考文献

1. Psaty BM, Rennie D. Stopping medical research to save money: a broken pact with researchers and patients. JAMA. 2003; 289 (16) : 2128-2131.

2. Montori VM, Devereaux PJ, Adhikari NK, et al. Randomized trials stopped early for benefit: a systematic review. JAMA. 2005; 294 (17) : 2203-2209.

3. Bassler D, Briel M, Montori VM, et al; STOPIT-2 Study Group. Stopping randomized trials early for benefit and estimation of treatment effects: systematic review and meta-regression analysis. JAMA. 2010; 303 (12) : 1180-1187.

4. Guyatt GH, Briel M, Glasziou P, Bassler D, Montori VM. Problems of stopping trials early. BMJ. 2012; 344: e3863. doi: 10. 1136/bmj. e3863.

5. Pocock S, White I. Trials stopped early: too good to be true? Lancet. 1999; 353 (9157) : 943-944.

6. Schulz KF, Grimes DA. Multiplicity in randomised trials II: subgroup and interim analyses. Lancet. 2005; 365 (9471) : 1657-1661.

7. Wheatley K, Clayton D. Be skeptical about unexpected large apparent treatment effects: the case of an MRC AML12 randomization. Control Clin Trials. 2003; 24 (1) : 66-70.

8. Cannistra SA. The ethics of early stopping rules: who is protecting whom? J Clin Oncol. 2004; 22 (9) : 1542-1545.

9. Juurlink DN, Mamdani MM, Lee DS, et al. Rates of hyperkalemia after publication of the Randomized Aldactone Evaluation Study. N Engl J Med. 2004; 351 (6) : 543-551.

10. Guyatt G, Montori V, Devereaux PJ, Schünemann H, Bhandari M. Patients at the center: in our practice, and in our use of language. ACP J Club. 2004; 140 (1) : A11-A12.

11. Bernard GR, Vincent JL, Laterre PF, et al; Recombinant human protein C Worldwide Evaluation in Severe Sepsis (PROWESS) study group. Efficacy and safety of recombinant human activated protein C for severe sepsis. N Engl J Med. 2001; 344 (10) : 699-709.

12. Amato MB, Barbas CS, Medeiros DM, et al. Effect of a protective-ventilation strategy on mortality in the acute respiratory distress syndrome. N Engl J Med. 1998; 338 (6) : 347-354.

13. Pocock SJ. When (not) to stop a clinical trial for benefit. JAMA. 2005; 294 (17) : 2228-2230.

14. DAMOCLES Study Group, NHS Health Technology Assessment Programme. A proposed charter for clinical trial data monitoring committees: helping them to do their job well. Lancet. 2005; 365 (9460) : 711-722.

15. Bassler D, Montori VM, Briel M, et al. Reflections on meta-analyses involving trials stopped early for benefit: is there a problem and if so, what is it? Stat Methods Med Res. 2013; 22 (2) : 159-168.

16. Guyatt GH, Oxman AD, Vist G, et al; GRADE Working Group. GRADE: an emerging consensus on rating quality of evidence and strength of recommendations. BMJ. 2008; 336 (7650) : 924-926.

17. Guyatt GH, Oxman AD, Kunz R, Vist GE, Falck-Ytter Y, Schünemann HJ; GRADE Working Group. What is "quality of evidence" and why is it important to clinicians? BMJ. 2008; 336 (7651) : 995-998.

第11章

关于治疗试验偏倚风险的进阶内容

11.4 意向性分析的原则和模糊脱落

Matthias Briel，Victor M.Montori，Pierre Durieux，PJ Devereaux，and Gordon Guyatt

治疗

内容提要

一、模糊脱落和本章目的

随机对照试验（RCT）的报告经常提到研究中的"脱落"（dropouts）。然而，作者们所说的"脱落"，指的是两种不同的现象。第一种是指那些不再遵从干预方式（通常是试验组所给予的干预，大多是一种药物），但仍愿意继续参与结局事件随访的受试者。第二种是指因为各种可能的原因（如搬家或拒绝继续参与试验）退出研究，以及失访的受试者。

近几十年来，在研究的分析阶段怎么处理这两组患者吸引了临床试验研究者的注意。如何分析这类数据，对理解一项RCT的结果也有重要意义。本章将讨论**非依从**和**失访**的问题，以及作者们在分析数据时是否应该和怎样处理此类受试者。

二、随机试验该怎么处理不接受治疗的干预组患者？

如果患者不服药，就不能从药物中获益。我们不需要RCT或任何一类研究来证明这种无法获益。有人可能因此推论说，RCT研究者就应该比较干预组真正接受治疗的患者和对照组未接受治疗者。然而，事实表明这么做通常是错误的。我们需要知道试验中所有患者的情况，包括干预组那些不依从或不能完成治疗的患者[1]。

在最终分析中应当纳入全部患者，包括那些对治疗不依从者。理由之一是，这样做可以更真实地反映最终接受治疗的社区人群的疗效。如果人们对一种药物在某特定人群中的疗效有兴趣，那么必须包括该人群中所有成员。当患者不依从一种治疗方案，尤其当这种不依从是由不良事件引起时，那么应该对该药物在人群中的疗效持保留意见。这对政策制定者和其他研究者来说都是重要的信息，尽管对医生来说也许没那么重要。

医生通常更关注干预措施对个体患者而非人群的效应。想想那些下定决心接受并坚持完成某种治疗方案的患者。假设干预组50%的患者并不遵从治疗方案，那么那些有治疗意愿的患者想知道不依从治疗的另外50%患者的平均效果吗？不，他们只想知道自己服药时药物的最佳疗效。这一结果则来自于接受治疗方案的亚组。

三、一项假想的手术随机试验

想象一项研究脑血管疾病的RCT，比较服用阿司匹林同时接受或不接受某项实验性的手术操作。假设（虽然该RCT研究者并不知道）手术的实际效果是0，即手术组患者并不比单用阿司匹林组结局更好或更差。

随机分配到手术的1000例患者，其中100例在等待手术的1个月内发生了试验的主要研究结局（中风），因此手术被取消。而900例接受手术的患者中，100例在随后一年中发生了中风（图11.4-1）。那么对照组患者会发生什么？因为当样本量足够大时，随机分配会产生有相同命运的两组，而由于我们已经假设手术对结局没有影响，我们可以预测对照组中100位患者在随机后1个月内发生中风，另100位在随后一年内发生中风。

意向性分析的原则要求我们计算所有被随机分组的患者中发生的所有事件，无论他们是否接受了干预。当我们在上述研究中使用意向性分析时，我们发现每组各有200个事件，因此没有证据支持阳性疗效。然而，若我们认为应该去除手术组未接受手术的患者所发生的事件，那么干预组事件的发生率是100/900（或11%），而对照组发生率为20%，所以手术组的相对风险度（relative risk，RR）下降了45%，尽管实际相对风险度降低（relative risk reduction，RRR）为0。这些数据表明，若将分析局限于依从治疗的患者（称为**符合方案分析**，**效力分析**或解释性分析），可能会对手术疗效造成错误的估计。

图 11.4-1

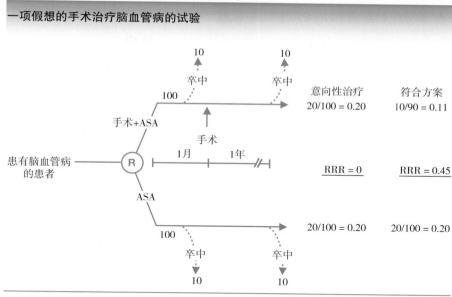

一项假想的手术治疗脑血管病的试验

注：ASA，阿司匹林；R，随机化；RRR，相对危险度降低。

四、一项来自真实世界的药物治疗随机试验的例子

多年前的一项安慰剂对照试验，研究氯贝丁酯（一种降脂药）能否降低30 ~ 64岁既往心梗的男性患者的病死率。经过5年**随访**，随机分到氯贝丁酯组的患者病死率（1103例中20%死亡）轻度低于安慰剂组（2789例中20.9%死亡），但没有**统计显著差异**（$P=0.55$）[2]。但是，服用低于80%处方剂量的氯贝丁酯治疗的357个患者病死率为24.6%，而服用高于80%处方量的患者病死率为15.0%（$P<0.001$）。研究在安慰剂组也发现了类似的结果：依从性低的患者病死率为28.2%，依从性高的为15.1%（$P<0.001$）。所以无论干预组还是对照组依从性高的患者都明显具有更好的预后。对药物治疗良好的依从性与较好**健康结局**之间存在相关性，支持"健康的依从者"效应，即对药物治疗的依从性代表了整体健康行为[3]。因

此，在干预组和对照组依从性存在差异的研究中，任何基于符合方案分析的疗效推论都可能非常具有误导性。

无论干预措施（手术、药物或行为治疗）或结局指标（病死率、患病率或行为结局如戒烟）是什么，意向性分析原则都适用。随机分配后再剔除患者容易增加**偏倚风险**。

五、采用意向性分析并不意味着所有被随机的患者都必须被纳入分析

意向性分析的目的在于防止因干预组和对照组患者的预后差异而引入**偏倚**，但这不是绝对的。有时也可以去除随机分配后的患者，且不会造成组间**预后因素**的不平衡[4]。这需要满足以下两个条件：①分配到干预组或对照组，不影响某一个特定患者是否符合随机后剔除的标准；②做出随机后剔除的决定时，不应存在偏倚（常常由不知晓分配结果的人做出）。

例如，一项RCT研究比较胫骨骨折的不同固定方式。因为对既往患肢有骨髓炎的患

治疗

者而言，固定方式不是重要的结局决定因素，因此研究者希望排除掉此类受试者[5]。然而，研究人员有时未能识别这一排除标准，可能偶尔会错误地纳入一个这样的患者。对这些患者，研究者计划进行随机后剔除。一组对分配结果不知情的评估人员常规回顾随机时的全部信息，如果患肢有骨髓炎的证据，那么就决定在分析中排除这些患者。

六、意向性分析原则的不足

即使在理解意向性分析的逻辑之后，医生可能仍认为计算大量没有接受干预组治疗的患者中不良**目标事件**欠合理。毕竟，某个特定的患者感兴趣的是如果他或她服用某种药物会产生什么后果。对这一结局的最佳预测，应来自于全部接受了试验性干预措施的患者，而非一组部分接受、部分未接受干预措施的患者。遗憾的是，意向性分析原则不能得出这种最佳预测，而且非依从性越高，基于意向性分析原则的分析距离最佳预测就越远。不幸的是，如我们已经指出的，其他解决方案（如符合方案分析）都很容易引入偏倚。

即使无论依从性如何患者都按照被随机分组的结果进行分析，不同的依从性仍可能带来潜在的错误结果。在有效治疗与安慰剂或标准治疗对照的试验中，高比例的**非依从性**将导致疗效被低估。

在那些有两种阳性治疗方案的试验（如治疗A优于治疗B）中，这种解决方法会有更多问题。如果在这种试验中，治疗A的非依从性高于治疗B，治疗A原本的疗效优势可能会丧失。如果非依从性足够大，优效治疗甚至可能显得更劣效。

遗憾的是，符合方案分析并不能解决这个问题，因为我们无法区分是治疗依从性的影响，还是**预后因素**的基线差异所引入的偏倚。当存在大量非依从受试者时，我们只能选择通过符合方案分析而有偏倚地估计疗效，或者根据所有患者原来的分组方案不偏倚地

估计疗效。有一些"矫正"不依从现象的统计学方法，但它们要么应用受限，要么太复杂而不被广泛使用[6]。

面对用阳性治疗对照安慰剂或标准治疗的试验时，如果治疗可能有效但非依从性很高，最保险的方法是把这种疗效当作（很可能被低估了的）真实疗效。例如，在心脏保护研究中，辛伐他汀治疗的整体依从性约85%，而对照组使用他汀类药物的比例约17%[7]。因此，可以认为服用辛伐他汀者在血管性死亡方面，17%的相对危险度降低（RRR）很可能低估了完全依从该药物治疗相较于完全不服药的获益。关于比较两种阳性治疗方案的研究中依从性差异问题，我们将在下文讨论。

七、意向性，毒性，非劣效研究及依从性差异

有时，研究者在评估治疗获益的**终点结局**时采用意向性分析原则，但在评估毒性结局时并不采用，而是采用符合方案分析。因为他们认为只有那些暴露于某种干预措施的患者发生不良事件才是合理的（如，伤口开裂只可能发生于接受了手术操作的患者）。

在其他情况下，非偏倚地评估干预措施的毒性则如同评估获益一样，需要根据随机分组方案分析。理由是，干预组和对照组不依从的患者与依从的患者发生不良事件或毒性反应的风险可能不同，同样地，他们发生不良结局的风险也不同，而不良结局正是治疗本身所要预防的。

我们注意到当非依从性较高时，意向性分析可能会低估治疗获益，同样也会低估治疗毒性。但是相较于低估获益，我们更不愿意低估毒性。如果这样的话，有的人可能建议对毒性做一个平行的符合方案分析，以使我们对意向性分析的结果更放心。有两种治疗方案而依从性不同的试验也是如此，其研究目标可能是展示一种在毒性或负担方面具有优势，而轻度牺牲疗效

的新治疗方法（见第8章"怎样使用非劣效性试验"）。

八、失访和错误使用"意向性"

不幸的是，在RCT分析中关于如何处理失访者的问题上，"意向性分析"一词存在高度的模糊性。让我们来分析一下模糊性的原因，并澄清应如何处理失访者。

失访的患者和成功随访但不依从的患者一样可能带来偏倚。例如，假设一项研究中，20%干预组的患者和20%对照组的患者不服用药物，研究者决定在该时间点停止继续随访这些不依从的患者。试验结束时，研究者计算随机分组后所有患者的事件发生率。理论上，研究者可以声称自己做到了意向性分析，因为他们计算了随机分组后所有已知的结局事件。事实上，这并非严格的意向性分析，因为这样做实际上去除了被终止随访的患者，故有可能引入偏倚。如果研究者选择随访所有的患者（不论他们依从性如何），本可以避免这种问题。

评价RCT的临床工作者需要知道研究者是否真正遵从了意向性分析原则。一个快捷的方式是浏览RCT的方法学部分，寻找"意向性分析"的字样。虽然大多数RCT提到这个词（当然这是强调意向性分析原则的结果），他们的用法常常是错误的或不当的[8-11]。因此，读者不仅需要找到"意向性分析"的字眼，更重要的是弄清楚研究者到底是怎么做的。2010年新版的CONSORT声明建议："把意向性分析这个广泛错误使用的术语换为更清晰明确的要求，即提供如何根据原始分组方案保留患者所有的信息[12]。"

九、处理失访

失访经常导致声称"意向性分析"的RCT丢失结局数据[8,11]。大量的失访可能引入与符合方案分析类似的偏倚。因为失访的患者较成功随访的患者更有可能出现较差的结

局[13]。

临床工作者将会发现，区分意向性分析和失访这两个不同的问题很有帮助[14]。如同前面章节所讨论的，如果干预组和对照组失访患者的预后不同，或两组间失访的程度不同，那么假设失访者全都发生了结局事件或全都没有发生，并把这种分析方法当作"意向性分析"，是无助于减小偏倚的。

例如Silverstein等报告了一项RCT，纳入了8843例服用非甾体抗炎药治疗类风湿关节炎患者[15]。患者被随机分配到米索前列醇组（4404人）或对照组（4439人），比较两组的胃十二指肠并发症，该结局指标的评估人员对治疗分组不知情。根据作者描述，该试验采用了意向性分析。他们在计算事件发生率的分母中包括了失访的患者，但却没有在分子中包含失访患者的结局，这意味着默认所有失访的患者都没有发生胃十二指肠溃疡。不仅如此，失访的患者人数（米索前列醇组1851人和对照组1617人）远远超过发生主要结局事件的人数（米索前列醇组25人和对照组42人），这让读者无从判断疗效的真实性。研究者本可以通过严格随访所有患者来避免这个问题，或起码通过对失访患者做出不同假设而进行敏感性分析，来让这个问题变得更可控[16,17]。

研究者应该在报告的分析部分透明地描述如何处理失访患者。处理该问题的最佳方式可能是，首先仅分析那些具有完整数据的患者（称为完整案例分析），然后通过对缺失结局进行不同的假设来执行一个或多个**敏感性分析**，以评估结果的严谨性。这对个体水平的试验和对RCT的**系统综述**和**荟萃分析**同样适用。对缺乏明确的方法学描述又存在大量失访的研究，临床工作者应对报告中所谓的意向性分析保持警惕[16]。

十、结论

为了保证RCT对疗效的评估不产生偏倚，研究者应遵循意向性分析原则，提供所有患

者在随机分配的组内所发生的事件。若要严格评估RCT，仅仅在方法学部分寻找"意向性分析"的字样是不够的。读者需要核对该试验实际是如何操作的，尤其是涉及以下2个威胁到可信度的关键方面：不遵从研究方案的患者和失访的患者。在某些特殊情况下（例如毒性、两种阳性治疗方案的不同依从性，以及非劣效研究），**符合方案分析**可能提供有用（或不那么有用）的信息。

洪　霞　吴　东　译

张　渊　谢　锋　审

参考文献

1. Montori VM, Guyatt GH. Intention-to-treat principle. CMAJ. 2001; 165 (10) : 1339-1341.

2. The Coronary Drug Project Research Group. Influence of adherence to treatment and response of cholesterol on mortality in the coronary drug project. N Engl J Med. 1980; 303 (18) : 1038-1041.

3. Simpson SH, Eurich DT, Majumdar SR, et al. A meta-analysis of the association between adherence to drug therapy and mortality. BMJ. 2006; 333 (7557) : 15.

4. Fergusson D, Aaron SD, Guyatt G, Hébert P. Post-randomisation exclusions: the intention to treat principle and excluding patients from analysis. BMJ. 2002; 325 (7365) : 652-654.

5. Bhandari M, Guyatt G, Tornetta P III, et al; Study to Prospectively Evaluate Reamed Intramedullary Nails in Patients with Tibial Fractures Investigators. Randomized trial of reamed and unreamed intramedullary nailing of tibial shaft fractures. J Bone Joint Surg Am. 2008; 90 (12) : 2567-2578.

6. Dunn G, Maracy M, Tomenson B. Estimating treatment effects from randomized clinical trials with noncompliance and loss to follow-up: the role of instrumental variable methods. Stat Methods Med Res. 2005; 14 (4) : 369-395.

7. Heart Protection Study Collaborative Group. MRC/BHF Heart Protection Study of cholesterol lowering with simvastatin in 20, 536 high-risk individuals: a randomised placebo-controlled trial. Lancet. 2002; 360 (9326) : 7-22.

8. Hollis S, Campbell F. What is meant by intention to treat analysis? survey of published randomised controlled trials. BMJ. 1999; 319 (7211) : 670-674.

9. Ruiz-Canela M, Martínez-González MA, de Irala-Estévez J. Intention to treat analysis is related to methodological quality. BMJ. 2000; 320 (7240) : 1007-1008.

10. Kruse RL, Alper BS, Reust C, Stevermer JJ, Shannon S, Williams RH. Intention-to-treat analysis: who is in? who is out? J Fam Pract. 2002; 51 (11) : 969-971.

11. Gravel J, Opatrny L, Shapiro S. The intention-to-treat approach in randomized controlled trials: are authors saying what they do and doing what they say? Clin Trials. 2007; 4 (4) : 350-356.

12. Schulz KF, Altman DG, Moher D; CONSORT Group. CONSORT 2010 statement: updated guidelines for reporting parallel group randomised trials. BMJ. 2010; 340: c332.

13. Ioannidis JP, Bassett R, Hughes MD, Volberding PA, Sacks HS, Lau J. Predictors and impact of patients lost to follow-up in a long-term randomized trial of immediate versus deferred antiretroviral treatment. J Acquir Immune Defic Syndr Hum Retrovirol. 1997; 16 (1) : 22-30.

14. Alshurafa M, Briel M, Akl EA, et al. Inconsistent definitions for intention-to-treat in relation to missing outcome data: systematic review of the methods literature. PLoS One. 2012; 7 (11) : e49163.

15. Silverstein FE, Graham DY, Senior JR, et al. Misoprostol reduces serious gastrointestinal complications in patients with rheumatoid arthritis receiving nonsteroidal anti-inflammatory drugs: a randomized, double-blind, placebo-controlled trial. Ann Intern Med. 1995; 123 (4) : 241-249.

16. Akl EA, Johnston BC, Alonso-Coello P, et al. Addressing dichotomous data for participants excluded from trial analysis: a guide for systematic reviewers. PLoS One. 2013; 8 (2) : e57132.

17. Akl EA, Briel M, You JJ, et al. Potential impact on estimated treatment effects of information lost to follow-up in randomised controlled trials (LOST-IT) : systematic review. BMJ. 2012; 344: e2809.

第 11 章

关于治疗试验偏倚风险的进阶内容

11.5 单病例随机对照试验

Gordon Guyatt, Yuqing Zhang, Roman Jaeschke, and Thomas McGinn

治
疗

内容提要

一、引言

医生应使用**随机对照试验**（RCT）的研究结果指导临床实践。然而，在决定哪种治疗方法最适合某一个患者时，医生不能总是依赖于RCT的研究结果。RCT可能并不适用于一些特殊问题。例如，某些疾病非常罕见，以至于随机试验很难实施。进一步讲，即使相关RCT研究得到了明确的结果，也可能并不适用于个体患者。首先，如果患者与受试者差异较大，那么试验结果可能不适用于该患者（见第13章第1节"试验结果在患者个体的应用"）。第二，不管试验总体结果如何，一部分具有某些相似特征的患者可能从既定治疗中获益，而其他人则没有获益。尤其当试验干预的**治疗效果**微弱，其临床意义尚不肯定时，医生对于将RCT结果直接用于患者可能会持强烈的保留态度。

基于以上原因，医生有时会开展**治疗性试验**（trials of therapy），在试验过程中开始治疗患者，并根据随后的病情变化决定是否继续接受治疗。然而，许多因素可能会误导正在进行治疗性试验的医生。例如，即使没有用药，患者病情也可能有所改善（自然病程）。医生和患者的乐观情绪可能导致高估疗效。人们在服用新药时往往会感觉更好，即使新药对该疾病没有任何作用（**安慰剂效应**），这些因素可能导致对于新疗法效果的错误推断。

为了避免这些误导因素，医生进行治疗性试验时必须采取一些保障措施，以降低**偏倚**风险。可能的措施包括：①重复实施和撤走目标治疗；②定量测量**目标结局**；③对患者和医生采用盲法。研究者在大样本的RCT研究中通常采用这些措施。

为了制定最佳的个体化治疗方案，医生可以在单个患者身上进行RCT研究，即单病例随机对照试验（n-of-1 RCTs）。与本书的大部分内容（提供如何阅读医学文献的方法）不同，本章提供了在实践中遵循**循证医学**原则进行单病例随机对照试验的方法。

二、单病例随机对照试验：研究设计

虽然有许多方法实施单病例随机对照试验，但我们发现以下方法应用最广泛：

1.医生和患者同意研究一项干预性治疗的效果，该治疗有可能改善或控制患者症状、体征或其他临床表现（治疗目标）。

2.接下来患者将进入成对的治疗周期。在每一对治疗周期里，一个周期使用新的治疗方法，而另一个周期应用替代性治疗或安慰剂（图11.5-1）。**随机**决定（例如投掷

图 11.5-1

单病例随机对照试验的基本设计

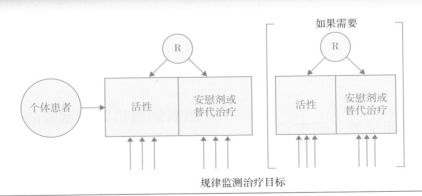

注：圆圈R提示在每个治疗对中，安慰剂和活性治疗的顺序是由随机分配决定的。框内的治疗对以"如果需要"标注，表示在首个治疗周期对之后，可以按需进行若干次附加的治疗周期对，直到患者和医生能够确定试验药物有效或无效。

硬币或其他方法）每一对周期里采用治疗方法的先后顺序，目的是确保患者在任一治疗期间都有相同的可能性接受干预组治疗或对照组治疗。

3.药剂师尽量独立准备试验中所用药物，以确保医生和患者对于所接受的治疗措施均处于盲态。

4.医生监测治疗目标，记录当前所用治疗措施的效果，患者日记是经常选择的一种方式。

5.成对的治疗周期将重复进行，直到医生和患者可以判定该治疗方法有效、无效或造成伤害，就可以终止该临床研究。通常至少需要经历3对治疗周期。

下面我们详细列举一个单病例随机对照研究的案例。为了便于说明，我们按顺序列出每个步骤需要考虑和回答的问题，如框11.5-1所示[1]。

框11.5-1　单病例随机对照试验的指导原则

单病例随机对照研究适用于该患者吗？

该疗法对于某患者的效果是否真的无法确定（框11.5-2）？

如果治疗有效，患者是否需要长期接受治疗？

单病例随机对照研究用于该患者的可行性如何？

患者是否迫切希望参与这项单病例随机对照试验？

该治疗能否快速起效，停止治疗后其作用是否很快消失？

理想的疗程持续时间是否具有可行性？

能否准确测量患者一重要结局？

医生能否判断何时该终止该项研究？

有药剂师可以提供帮助吗？

是否建立了分析和解读数据的策略？

1.单病例随机对照试验适用于该患者吗？

单病例随机对照试验对于某些疾病（自限性疾病或急性、迅速进展的疾病）是不必要的，对于某些治疗方式（如外科手术，或预防远期不良结局如死亡、中风或心肌梗死）则是不适合的。所以，试验开始前首先需要

确定，单病例随机对照试验是否适用于该患者，该疗法的效果是否未知。只有当框11.5-1中的每个问题的答案都为"是"，才可以开展单病例随机对照试验。

（1）该疗法对于某患者的疗效是否真的无法确定？

一个或多个RCT研究结果可能表明该治疗是非常有效的。但是，如果这些试验中有50%或更多的患者被证明无效，那么单病例随机对照试验仍然是合适的选择。计算**需要治疗的患者数**就可以发现，的确是可以这样做的，无论干预是为了预防严重不良事件还是提高健康相关生活质量[2]。

例如，一项RCT评估了绝经女性应用5-羟色胺再摄取抑制剂（SSRIs）减轻潮热的效果，超过60%的女性症状减少了50%[3]。尽管这一结果令人印象深刻，但仍有相当比例的女性依然有明显的症状。因此，对于SSRIs的疗效尚不肯定的一位女性患者，单病例随机对照试验或许可以发挥作用。

另一方面，患者可能对治疗措施反应非常好，以至于医生和患者都确信该疗法有效。研究者最好在框11.5-2所示的情况下应用单病例随机对照试验。

框11.5-2　何时采用单病例随机对照试验

1.医生不确定这项尚未开始的治疗措施是否对特定患者有效。

2.患者已经开始接受药物治疗，但是无论是患者还是医生都不能确定患者是否能获益。

3.医生和患者尚未明确药物最佳剂量。

4.患者出现某些症状，医生和患者都怀疑但是不确定这些症状是由药物引起的不良反应。

5.到目前为止，患者依然坚持治疗，即便医生认为该疗法无效或有害。虽然合乎逻辑的论证并没能说服患者停止治疗，但是单病例随机对照试验的阴性结果或许可以让患者明白。

（2）如果治疗有效，患者是否需要长期接受治疗？

如果疾病是自限性的，并且治疗只在短期内进行，那么单病例随机对照试验可能并不适合。单个患者的RCT研究适用于慢性疾病，且需要长期的治疗。

2.单病例随机对照试验用于该患者的可行性如何？

在某些情况下，医生希望明确某疗法对于个体患者的疗效，但是患者、疾病或者治疗本身并不适合采用单病例随机对照试验。

（1）患者是否迫切希望参与这项单病例随机对照试验？

只有当患者充分理解了试验的性质并主动要求参加时，才能开展单病例随机对照试验。单病例随机对照试验可以看作是医生和患者之间一项具有一定风险的合作项目。

（2）该治疗能否快速起效，停止治疗后其作用是否很快消失？

如果疗效可在短期内呈现，单病例随机对照试验将更易于实施。虽然单病例随机对照试验也可以用于研究疗效需要较长时间才能显现的干预（如类风湿关节炎或抑郁症的治疗），但要评估这类干预就需要很长的研究周期。较长的研究周期可能是单病例随机对照试验的阻碍因素。

同样，如果停止该治疗，其作用最好能很快消失，这样的情况最适合于单病例随机对照试验研究。如果停止治疗很久之后，药物仍继续起作用，就需要延长试验的**洗脱期**（washout period）。如果这种洗脱期持续数天，试验的可行性就会受影响。类似地，如果某疗法可以治愈疾病或者产生永久性的疗效，则不适合采用单病例随机对照试验。

（3）理想的疗程持续时间是否具有可行性？

虽然缩短治疗周期可以增加单病例随机

对照试验的可行性，但整个试验可能要进行很长时间才能证明疗效。例如，如果某疗法需要几天才能起效，而一旦停止治疗又需要几天疗效才能停止，那么为了延迟的峰值效应和洗脱期不被扭曲，需要相对较长的治疗周期。因此，我们在哮喘患者中开展的关于茶碱治疗的单病例随机对照试验研究，治疗周期至少需要10天，3天使茶碱达到稳定状态或完全洗脱，7天以观测治疗效果[4,5]。

此外，由于多数单病例随机对照试验是验证某种疗法能否预防或减少疾病发作/恶化（如偏头痛或癫痫），所以每个治疗周期必须足够长，以保证有疾病发作或恶化事件发生。一个粗略的经验估计方法被称为"3s**逆规则**"（inverse rule of 3s）：如果一个事件平均每X天发生一次，那么我们需要观察3倍于X的天数，才能有95%的信心观察到至少一个事件发生。例如，家族性地中海热平均每2周发作一次，对这样的患者应用此规则，治疗周期应至少6周。

（4）能否准确测量患者－重要结局？

单病例随机对照试验需要评估患者的症状和感受。医生可以用一种简单的方法将生活质量测评的原则应用于单病例随机对照试验（参见第12章第5节"测量患者体验"）。首先，请患者指出他/她正在遭受的最糟糕的疾病、症状或问题，然后确定针对哪些症状或问题治疗可能会有效。这些有可能被改善的症状或问题，就形成了患者自填式日记或问卷的基础。

例如，慢性气流受限的患者可能会说他在上楼梯、弯腰或清洁居所时会出现呼吸急促[4]。纤维肌痛患者会将疲劳、全身疼痛、晨僵和睡眠障碍作为主要的治疗目标[6]。

研究者可以使用多种调查表来记录患者的症状。图11.5-2是一项单病例随机对照试验研究的数据表，该研究验证了酮替林治疗雷诺现象的有效性。对于某些患者，每日症状评分可能是评估效果最好的方式；而对于另一些患者，每周进行总结可能更合适。选

图11.5-2

单病例随机对照试验的数据表

医师姓名：_____

患者姓名：_____

性别：□男　□女　出生日期：_____

疾病诊断：_____

职业：_____

目前服用药物：_____

试验药物：酮替林　　　　剂量：_____

研究时间：2周

结局指标：症状评分

知情同意（请签字）：_____

请回答以下问题，第一组，第1周期：

1.上周您发生过多少次雷诺现象？

第一周（完成时间：_____）_____

第二周（完成时间：_____）_____

2.跟你之前发作情况相比，平均持续时间如何？

1）特别长；跟之前最长的时候一样，或更长

2）非常长；几乎跟之前最长的时候一样长

3）比平时更长

4）和平时一样长

5）没有平时那么长

6）比平时短

7）非常短暂；跟以往最短暂的时候一样，或比以往任何时候都要短暂

请对您治疗期间每周的感觉进行评分

第一周（完成时间：_____）_____

第二周（完成时间：_____）_____

3.跟你之前发作情况相比，平均来说，现在的发作严重性如何？

1）特别严重；比之前最严重的时候一样，或比那更严重

2）非常严重；几乎之前最严重的时候一样

3）比平时更严重

4）像平时一样严重

5）没有平时那么严重

6）比平时发作更轻微

7）轻微；跟之前最轻的时候一样，或者比以往任何时候都轻微

请对您治疗期间每周的感觉进行评分

第一周（完成时间：_____）_____

第二周（完成时间：_____）_____

治疗

项的最佳呈现方式是将症状分级，从"无"到"非常严重"。例如，"无气短"，"轻度气短"，"中度气短"和"重度气短"。构建一个简洁的症状调查问卷，从而使得医生和患者能够一起定量评估患者的症状，这也是单病例随机对照试验研究数据分析的基础。

研究者可在记录主要症状的同时，采用患者日记或问卷来测评如恶心、胃肠功能紊乱、头晕或其他常见的副作用。但是对于一项旨在研究药物副作用是否是引起患者症状的单病例随机对照研究（如疲劳是否由降压药物引起），副作用是主要的治疗目标。

（5）医生能否判断何时该终止该项研究？

如果医生和患者决定不预先设定治疗周期，他们可以在任何他们认为应该停止的时间终止研究。在此种情况下，如果发现最初两个治疗周期相比，目标事件就有显著的改善，医生和患者可能会希望立即停止试验并揭盲。另一方面，如果患者和医生察觉到每一对周期之间没有差异或差异很小，那么医生和患者可能需要3对、4对甚至5对治疗周期才能判断治疗是否有效。

然而，如果想要对单病例随机对照试验的数据进行规范的统计分析，提前设定治疗周期有助于增加分析效率。不管研究者是否提前设定了治疗周期的数目，我们建议医生应保持耐心，不要轻易违反研究方案，而是在真正确定研究应当结束之后再停止试验。

（6）有药剂师可以提供帮助吗？

多数情况下，需要汇集上述所有保障措施，以减小偏倚。开展单病例随机对照试验研究需要医生和药剂师之间的协作。药剂师可以制备在外观、口感和质地方面均与活性药物相同的安慰剂。少数情况下，制药公司可以提供安慰剂。更常见的情况是，研究者希望药剂师能够重新包装这个有活性的药物。如果药物是片剂，除非属于改良释放剂型，否则药剂师可以将药物粉碎后重新包装成胶囊。因此，如果在研究中药物起效时间是一个关键因素，那么研究改良释放制剂的疗效的医生可能要被迫放弃盲法。

如果研究需要使用安慰剂，药剂师可以将乳糖制作成外观相同的安慰剂胶囊。虽然这样做需要花费一定时间，但是安慰剂的制备在技术上并不困难。如果没有制药公司赞助安慰剂，平均每项单病例随机对照试验的药物成本是200加元。放弃长期使用可能无效或有害治疗所节约的成本，以及确保长期使用的药物确实有效，将会带来极大的获益，远远超过单病例随机对照试验的药物成本。

药剂师还负责准备随机方案表（每对治疗周期只需通过掷硬币决定采用何种治疗方式）。这样做可以确保医生和患者对于分配的结果处于盲态。药剂师还可以提供关于药物起效时间和洗脱期的信息，进而帮助医生确定研究的时间进度。

（7）是否建立了数据分析和解读的策略？

当研究者仔细收集并获得了单病例随机对照试验研究的数据后，应该如何恰当地解释它们呢？一种方法是简单地绘制图形并观察可视化的结果。基于可视化的图形检查单个受试者的研究结果，在心理学文献中有着悠久的历史[7,8]。视觉检查简单易行，但缺点是容易受到**观察者偏倚**的影响。

另一种分析单病例随机对照试验研究数据的方法是使用**统计学显著性**检验。最简单的方法是基于患者在每对治疗周期内对新疗法偏好的概率。这种情况类似于反复投掷硬币时，一直得到正面朝上的概率。例如，如果治疗无效，那么患者在连续3对治疗周期内，相比于安慰剂更偏好新治疗方式的可能性为 $(1/2) \times (1/2) \times (1/2) = 1/8$，即0.125。这种方法被称为**符号检验**（sign test），其缺点是把握度（power）比较低。要达到常规的统计显著性水平（0.05），至少需要完成5对治疗周期。

第二个统计学方法是使用*t*检验。采用*t*

检验有助于增加把握度，因为不仅考虑了疗效的方向，同时还考虑了每对治疗周期中效应的强度。

为了避免被机遇误导，如果研究者计划进行统计学检验，最好在研究开始前设定好治疗周期的数目。

如果采用配对 t 检验，需要用药物周期的平均分减去安慰剂周期的平均分，从而计算出每对研究周期的分差。可以用这些得分的差值进行配对 t 检验，其**自由度**为治疗周期对的数目减去1。统计软件可以快速计算出统计学检验的 P 值。

表11.5-1给出了一项单病例随机对照试验研究的结果。该研究的目的是评估纤维肌痛患者睡前服用阿米替林10mg的疗效[8]。患者需要每周填写症状严重性评估问卷，症状严重程度采用7级量表评定，包括疲劳、疼痛和睡眠障碍。得分越高表示症状改善越明显。设定了3对治疗周期，每个治疗周期的持续时间是4周。表11.5-1列出了整个研究24周中每周的平均得分。

首先计算每个周期的平均分数（表11.5-1最右边一栏）。在每一对治疗周期中阿米替林治疗组得分更高。符号检验表明如果治疗无效，则该研究结果由机遇造成的**概率**为：（1/2）×（1/2）×1/2 = 1/8（即0.125）。

但是，这样的分析忽略了治疗药物和安慰剂之间差异的大小和方向的一致性。而配对 t 检验考虑到了这点，它将同一患者在不同时期的数据配成对子。我们只需将配对的数据输入统计软件：4.68和4.22，5.01和4.07，以及5.04和4.18，即可进行配对 t 检验。分析结果显示，t 统计量的值为5.07，自由度为2，P 值为0.04。这样的结果使我们相信，新疗法优于安慰剂不太可能是偶然性所致。医生可以使用在线的简单统计工具来完成这样的分析。

另一种分析方法是贝叶斯层次模型。当有疗效方面证据时，贝叶斯层次模型尤其适用[9,10]。该方法可以考虑合理的参数估计和区间，还可将先验信息、协变量和患者亚组均代入模型中。此外，该方法还有一个优点：可以计算个体患者或一组患者结果发生的概率。然而，研究者如果想使用这种分析方法，最好与熟悉该方法的统计学家合作[11,12]。

使用单病例随机对照试验来提升医疗质

治疗

表11.5-1

一例纤维肌痛患者单病例随机对照试验的结果[a]

治疗	严重程度评分				
	第1周	第2周	第3周	第4周	平均得分
第1对					
活性药物	4.43	4.86	4.71	4.71	4.68
安慰剂	4.43	4.00	4.14	4.29	4.22
第2对					
活性药物	4.57	4.89	5.29	5.29	5.01
安慰剂	3.86	4.00	4.29	4.14	4.07
第3对					
活性药物	4.29	5.00	5.43	5.43	5.04
安慰剂	3.71	4.14	4.43	4.43	4.18

注：[a]活性药物是盐酸阿米替林，得分越高代表功能越好。

量，并不完全依靠统计分析才能下结论。即使整个试验没有使用统计方法，单纯依靠随机、盲法、重复和量化评估结局的策略，同时运用可视化的图形仔细观察，依然可以比传统临床实践对疗效的评估更为严谨。

三、单病例随机对照试验的伦理问题

开展一项单病例随机对照试验是临床任务还是研究课题？如果是前者，能否将其视为（和侵入性检查一样）需要签署知情同意的治疗方法？我们认为单病例随机对照试验可以也应该成为临床常规工作的一部分。然而，还需要考虑很多重要的伦理问题。患者应对所参与的研究完全知情，而且对研究中安慰剂的使用不应有欺骗。医生应获取患者书面知情同意，如图11.5-3所示。患者应意识到他们可以随时终止参与试验，而不会影响到自己的治疗，以及自己与医生的关系。最后，应及时随访以预防重要不良后果或退出治疗的发生。与医院伦理委员会讨论单病例随机对照试验的合理性和价值，有助于和本地的政策保持一致。

四、临床实践中单病例随机对照试验的效果

我们报告了一系列共五十多个单病例随机对照试验，目的都是为了提升个体患者的医疗照护[5]。患者的状况各不相同，包括慢性气流受限、哮喘、筋膜炎、关节炎、晕厥、焦虑、失眠和心绞痛。在确定治疗是否有效方面，这些试验总体是成功的。约三分之一的研究结束后，最终给予的治疗有别于原方案，多数情况是停用了原本要长期服用的药物。还有一些研究团队报告了单病例随机对照试验的经验，支持这一方法的可行性和有效性[13-15]。一项系统综述发现1986年到2010年间共108例单病例随机对照试验方案，共计2154个受试者。这些试验多数（27%）是为了验证神经精神疾病（其中36%是注意力缺陷/多动障碍）、呼吸（13%）和运动系统（12%，其中21%是骨关节炎）疾病的治疗是否有效[16]。表11.5-2展示了一些适合开展单病例随机对照试验的病种和治疗。

图11.5-3

单病例随机对照试验知情同意

我们认为参与以下（药物名称）的治疗性试验是对您有帮助的。我们将在一些周期内开展对照研究。每个周期持续（时间）。在一个周期中，您会服用有活性的药物治疗，在另一个周期您会服用安慰剂。安慰剂看上去和药物完全一样，但不含有活性成分。如果在研究中任何时候，您感到情况更糟了，我们可以考虑结束本周期治疗，并进入下一周期治疗。因此，如果您感到自己情况变差，请联系我的办公室（电话号码），我会跟您联系。

如果您认为这种开展治疗性试验的新方式对您不适合，我们会以普通方式给您试用这种新药。您的决定不会以任何方式影响您的治疗。您可以随时决定退出试验，这并不会影响您的治疗。我们研究中所收集的全部信息将是保密的。

患者签名：＿＿＿＿＿＿＿＿＿＿＿＿＿＿＿＿＿＿＿＿＿＿＿＿＿

见证者签名：＿＿＿＿＿＿＿＿＿＿＿＿＿＿＿＿＿＿＿＿＿＿＿＿

医生签名：＿＿＿＿＿＿＿＿＿＿＿＿＿＿＿＿＿＿＿＿＿＿＿＿＿

日期：＿＿＿＿＿＿＿＿＿＿＿＿＿＿＿＿＿＿＿＿＿＿＿＿＿＿＿

表 11.5-2

单病例随机对照试验举例

疾病	可能的结局指标	干预措施
慢性头痛	头痛的持续时间、严重程度和频率	三环类抗抑郁药或β受体阻滞剂
腰痛	疼痛或功能	环苯扎林或针灸
反复晕厥	晕厥发作	β受体阻滞剂
慢性气道梗阻	呼吸困难，峰流速	β-激动剂雾化，异丙托溴铵，糖皮质激素类
纤维肌痛	疼痛，乏力，睡眠障碍	低剂量三环类抗抑郁药
乏力	乏力	人参含片[a]
失眠	睡眠障碍，满意度	低剂量三环类抗抑郁药
焦虑	焦虑，焦虑量表如Beck	黑升麻[a]
更年期潮热	潮热的频率和严重程度	可乐定或豆奶[a]

注：[a] 支持证据有限的替代治疗，但常常被患者使用，有时花费昂贵。

参加单病例随机对照试验的患者其临床结局是否优于接受常规治疗的患者？这些报告并没有给出确切的答案。回答这一问题的最佳方式是进行RCT。有三项RCT将患者随机分配到常规治疗组或单病例随机对照试验组，以检验单病例随机对照试验的效果。

同一组研究者做了其中2项研究，都是检验氨茶碱治疗慢性气流受限的疗效[17,18]。研究者发现，虽然单病例随机对照试验不会影响最初接受氨茶碱治疗的患者的生活质量或功能状态，但可以免除无效患者长期服用该药。因此，单病例随机对照试验通过减少不必要的药物使用，从而节约了治疗花费，减少了患者不便，并避免了药物毒副作用。

第3项研究是为了检验在骨关节炎患者中用单病例随机对照试验的方法，能否提升传统治疗基础上非甾体抗炎药的效果[19]。随机分配后单病例随机对照试验组纳入27名患者，进入双氯芬酸和米索前列醇（后者用于避免胃肠道副作用）及安慰剂的治疗周期。对照组纳入24名类似患者，常规接受双氯芬酸和米索前列醇治疗。结果发现两组之间差异很小，最终服用双氯芬酸并有相似生活质量的患者比例两组相仿。尽管生活质量指标趋于显示单病例随机对照试验组的优势，但该组治疗花费更高。这一结果表明，单病例随机对照试验并非永远优于常规治疗。何种情况下单病例随机对照试验更能让患者获益，还需要进一步研究。

五、结论

总之，单病例随机对照试验可能有助于提高医疗服务的质量和慢性疾病药物使用的合理性。

使用本章提供的指南，临床人员将发现开展单病例随机对照试验是可行的，能提供丰富的信息并充满乐趣。

洪 霞 庞海玉 吴 东 译
张 渊 谢 锋 审

治疗

参考文献

1. Carruthers SG, Hoffman BB, Melmon KL, Nierenberg DF, eds. Melmon and Morelli's Clinical Pharmacology: Basic Principles in Therapeutics. 4th ed. New York, NY: McGraw-Hill; 2000.

2. Guyatt GH, Juniper EF, Walter SD, Griffith LE, Goldstein RS. Interpreting treatment effects in randomised trials. BMJ. 1998; 316 (7132) : 690-693.

3. Stearns V, Beebe KL, Iyengar M, Dube E. Paroxetine controlled release in the treatment of menopausal hot flashes: a randomized controlled trial. JAMA. 2003; 289 (21) : 2827-2834.

4. Patel A, Jaeschke R, Guyatt GH, Keller JL, Newhouse MT. Clinical usefulness of n-of-1 randomized controlled trials in patients with nonreversible chronic airflow limitation. Am Rev Respir Dis. 1991; 144 (4) : 962-964.

5. Guyatt GH, Keller JL, Jaeschke R, Rosenbloom D, Adachi JD, Newhouse MT. The n-of-1 randomized controlled trial: clinical usefulness: our three-year experience. Ann Intern Med. 1990; 112 (4) : 293-299.

6. Jaeschke R, Adachi J, Guyatt G, Keller J, Wong B. Clinical usefulness of amitriptyline in fibromyalgia: the results of 23 N-of-1 randomized controlled trials. J Rheumatol. 1991; 18 (3) : 447-451.

7. Kratchowill T. Single Subject Research: Strategies for Evaluating Change. New York, NY: Academic Press; 1978.

8. Kazdin A. Single-case Research Designs: Methods for Clinical and Applied Settings. New York, NY: Oxford University Press; 1982.

9. Zucker DR, Schmid CH, McIntosh MW, D'Agostino RB, Selker HP, Lau J. Combining single patient (N-of-1) trials to estimate population treatment effects and to evaluate individual patient responses to treatment. J Clin Epidemiol. 1997; 50 (4) : 401-410.

10. Schluter PJ, Ware RS. Single patient (n-of-1) trials with binary treatment preference. Stat Med. 2005; 24 (17) : 2625-2636.

11. Berger JO. Statistical Decision Theory and Bayesian Analysis. 2nd ed. New York, NY: Springer; 1985.

12. Oleson JJ. Bayesian credible intervals for binomial proportions in a single patient trial. Stat Methods Med Res. 2010; 19 (6) : 559-574.

13. Ménard J, Serrurier D, Bautier P, Plouin PF, Corvol P. Crossover design to test antihypertensive drugs with self-recorded blood pressure. Hypertension. 1988; 11 (2) : 153-159.

14. Johannessen T. Controlled trials in single subjects, 1: value in clinical medicine. BMJ. 1991; 303 (6795) : 173-174.

15. Larson EB, Ellsworth AJ, Oas J. Randomized clinical tri-als in single patients during a 2-year period. JAMA. 1993; 270 (22) : 2708-2712.

16. Gabler NB, Duan N, Vohra S, Kravitz RL. N-of-1 trials in the medical literature: a systematic review. Med Care. 2011; 49 (8) : 761-768.

17. Mahon J, Laupacis A, Donner A, Wood T. Randomised study of n of 1 trials versus standard practice. BMJ. 1996; 312 (7038) : 1069-1074.

18. Mahon JL, Laupacis A, Hodder RV, et al. Theophylline for irre-versible chronic airflow limitation: a randomized study comparing n of 1 trials to standard practice. Chest. 1999; 115 (1) : 38-48.

19. Pope JE, Prashker M, Anderson J. The efficacy and cost effectiveness of N of 1 studies with diclofenac compared to standard treatment with nonsteroidal antiinflammatory drugs in osteoarthritis. J Rheumatol. 2004; 31 (1) : 140-149.

第11章

关于治疗试验偏倚风险的进阶内容

 11.6 **临床决策支持系统**

Anne M.Holbrook，Adrienne G.Randolph，Linn Brandt，Amit
X.Garg，R.Brian Haynes，Deborah J.Cook，and Gordon Guyatt

治疗

内容提要

一、寻找证据

结束下午的工作之后，你花了几分钟时间搜索文献。考虑到这些年来科技的进步，你相信很可能只有最新的研究才会适用于当前的临床诊疗。病房里的电脑允许你进入PubMed，所以你迅速在临床查询（Clinical Queries）搜索领域输入"计算

机化的决策支持和糖尿病"（http://www.ncbi.nlm.nih.gov/pubmed/clinical；参见5章"寻找当前最佳证据"）。一共检索到16篇文献，包括4篇可以解决该问题的系统综述。在筛选出摘要后，第二步显示一篇系统综述和**荟萃分析**直接相关[1]（见第22章"系统综述和荟萃分析的过程"）。

在这篇系统综述中，作者搜索了包括糖尿病患者在内的门诊诊疗随机对照试验，并比较了计算机化临床决策支持系统与普通诊疗系统，无论后者是否包含患者教育材料。试验的结局包括诊疗过程的测量或**患者-重要结局**。

二、什么是临床决策支持系统？

医生的工作依赖于计算机和数字科技。诊断影像学、实验室数据、处方、临床医嘱和记录都是通过计算机来实现存储、访问和呈现。许多类型的计算机系统中诸如条形码药物技术、患者识别带、诊断试验、机械通气、输液泵、透析机等包含许多类型的计算机系统，已成为医院和门诊不可或缺的组成部分。

许多医生和患者都通过移动设备上的应用程序使用**临床预测准则**（clinical prediction rule），检查药物相互作用或传送图像进行电子会诊。这些设备和系统捕获、转换、显示或分析用于临床决策的各类数据。临床决策支持系统（CDSS）被定义为"整合临床和患者信息并提供诊疗决策支持的以计算机为基础的信息系统"[2]。

CDSS通过电子医疗记录（electronic medical record，EMR）输入或（最好是）自动获取患者数据，采用一系列的算法进行处理，并为医生提供患者个体化的评估或建议[3]。框11.6-1描述了CDSS的各类功能。

框11-6.1　临床决策支持系统的功能

功能	实例
警报	标注超出范围（过高或过低）的实验室检查数值
提醒	提醒医生安排一次乳腺X线检查
监管	当医嘱给予的药物剂量过大时，暂停静脉泵入
解释	分析心电图
计算	根据疾病严重程度评分计算死亡风险
协助诊断	列出胸痛患者的鉴别诊断
建议	给出机械通气参数的建议
指导	脓毒症患者入院和早期治疗的医嘱

投资CDSS的出发点是要改善患者结局。建立可检索的病历系统，储存大量研究文献，甚至基于研究结果给予诊疗建议，都是为了让患者获得更好的**健康结局**。若不能实现这一点，应视为对宝贵医疗资源的浪费。评估CDSS是否有效的原理和方法和评估其他干预措施一样。

本节我们将介绍如何评价关于CDSS的研究，其方法与本书其他章节一致。我们考虑3个主要问题：与研究方法相关的**偏倚风险**；结果；临床应用（框11.6-2）。针对临床场景中的问题，我们定期检索系统综述来解决CDSS对糖尿病结局的效果[1]。

框11.6-2　评估关于临床决策支持系统（CDSS）的文献

偏倚的风险有多大？
受试者是否随机分组？
如果没有，两组之间所有已知预后因素是否相似？
若有差异，是否进行了校正？
如果干预主要针对医生，医生或医生群体是分析单位吗？
是否按照随机分组的方案进行分析？
对照组受到CDSS的影响了吗？
除了试验干预外，各组的治疗是否相同？
干预组和对照组的结局评估是否一致？
结果是什么？
临床决策支持系统的效果如何？

效果的估计有多精确？
如何将研究结果用于临床？
临床决策支持系统需要哪些要素？
临床决策支持系统可以在新场景应用吗？
医生是否愿意接受临床决策支持系统？
临床决策支持系统的获益是否超出伤害和成本？

三、偏倚风险有多大？

评判CDSS对患者管理或结局的效果，其标准与评估其他干预时相同。框11.6-2总结了我们评估CDDS效果的方法，包括一些指导治疗的标准［见第7章"治疗（随机试验）"］，以及关于伤害研究的一些分析指导［见14章"伤害（观察性研究）"］。尽管随机试验已用于评价CDSS的效果，大多数评估CDSS引起伤害的研究仍是观察性（非随机）研究。我们的讨论仅包括在评价CDSS中特别重要的问题[4]。这些问题与诊疗质量的相关研究多有重叠（见第11章第7节"如何使用关于质量改善的文章"）。读者可参考该节作为本节内容的补充。

读者可能会注意到，虽然本章中我们举例的文章是一篇系统综述和荟萃分析[1]，评估CDSS的标准仍然主要关注个体研究（框11.6-2），并不采用系统综述和荟萃分析的标准（见第22章"系统综述和荟萃分析的过程"和第23章"理解和应用系统综述和荟萃分析的结果"）。用于释例的系统综述提出了明确、适当的入选标准，进行了全面的文献检索，完成了一个荟萃分析，并进行了重复、独立的偏倚风险评估。因此，这篇文章符合过程和结果可信的标准（见第22章"系统综述和荟萃分析的过程"）。

1. 受试者是否随机分组？

（1）如果没有，两组之间所有已知预后因素是否相似？若有差异，是否进行了校正？
采用观察性研究这类具有偏倚风险的方

法来评估CDSS其实是有问题的。例如，一个观察性研究采用前后对照设计（before-after design），比较某项技术实现之前与之后的结局。如果前后持续时间较长，该研究的有效性可能会被质疑，即前后效果的变化更可能是由于随着时间推移，患者群体或诊疗方法变异所致，但研究人员却将其归因于CDSS。这一点又被称为**长期趋势**（secular trends）或时间趋势（temporal trends）。

20世纪80年代末，美国曾应用CDSS来管理抗生素的使用，随后5年里抗生素医嘱的成本−效果明显改善[5]。尽管这种前后对照研究的结果表面上很有说服力，但研究期间毕竟同时发生了包括医疗管理在内的诸多变化。为了校正长期趋势带来的影响，研究人员同时比较了同时期美国其他急症医院的抗生素使用。这些其他医院除了CDSS外在许多方面也有区别，一定程度上限制了比较的有效性。尽管如此，设置**对照组**仍然增强了研究设计的科学性。

研究人员也可以通过多次实施或停止干预（on-and-off）来加强前后对照的设计，这种研究方法被称为**中断时间序列设计**（interrupted time series design）。例如，研究人员用这种方法来验证应用CDSS为手术患者预防静脉血栓栓塞提供建议，能否改善血栓预防的效果[6]。有三个10周的干预期，交替四个10周的对照期，干预期和对照期之间有4周的洗脱期。每次干预期间医生对诊疗指南的依从性均显著改善，然后在对照期又恢复到基线水平。

虽然交替干预和对照期加强了前后对照设计，但是**随机分组**仍然是评估治疗或预防性干预措施最合理的研究设计。作为随机化的一部分，分组方案应该被隐藏。幸运的是，随机分组已被认为是评价CDSS的一个重要途径[7]。

（2）如果干预主要针对医生，医生或医生群体是分析单位吗？

分析单位（unit of analysis）是CDSS评估中的一个特殊问题。大多数RCT的分析单位是患者，但多数CDSS评价的却是医生的行为。为此，研究人员应将医生或医生群体（如医疗团队、医院病房或门诊）进行随机分组[8]。糟糕的是，有的研究采用上述分组方案，其数据分析的单位却是每组患者（而不是医生或医生群体）的数量[9,10]。这种**分析单位误差**（unit of analysis error）经常发生，并可以导致非常低（即具有显著性的）P值[11]。如果一项关于CDSS的研究没有在试验环节中描述医生的数量和特征（如临床经验、专业水平、性别、电子病历使用时间等），应怀疑其存在分析单位误差[9-11]。

为了加深对这一问题的理解，让我们来看一个例子。假设在一项研究中，研究者随机将2个医生团队分配到CDSS，另外2个团队则提供常规医疗服务。在研究过程中，每个医生团队要看5000例患者。如果研究人员分析数据时将个体患者视为分析单位，那么样本量看起来就非常大。然而，如果各医生团队的患者特征或诊疗方法存在根本差异，那么组间差异——而不是干预——就能很好地解释患者预后的差异。在这种情况下，需要更大的样本量进行多次随机分组，才能使患者特征及诊疗方法在组间取得平衡。在极端情况下，这4个医生团队有很大的不同。这种情况下随机分组的对象就是4个医生团队，有效样本量仅为4。在另一个极端情况下，除CDSS之外，所有医生团队的特征都是完全相同的，这种情况就相当于我们将20000例患者随机分配，每组各10000例。

可以用**组内相关系数**（intraclass correlation coefficient）这一统计学工具来测量组内差异（在这一情况下是观察患者）。例如，如果一组患者含有较高比例的卒中老年人且预后不佳，而另一组有高比例的年轻肺炎患者，均结局良好，那么组内相关系数将会很高（接近1.0）。这种情况下，我们很难把预后差异归因为干预而非患者特征的差异。另一方面，如果两组患者疾病谱类似但结局差异较大，组内相关系数将会很低（接近0），就有理由相信干预是造成差异的真实原因。因此，如果组内相关系数很高，即两组患者的基线特征差异过大，那么我们做出的推断仅相当于随机化分配4个受试者（每组2个）所能得到的结论。如果组内相关性较低，两组之间预后因素达到平衡的可能性就要大得多，我们做出的推断相当于随机分配每组10000例患者所能得到的结论。

当随机化医生或医生团队时，获得足够的样本量以保证重要预后因素的组间平衡可能会有难度。如果只有少数的医生团队，研究人员可以根据众多因素中的相同点对他们进行配对，然后在两个配对组内随机分配干预[12-15]。例如，一篇系统综述纳入了88个RCT来评价CDSS效果，发现其中43个RCT为整群随机试验（cluster randomized analysis），另有53个未将整群作为分析单位，也未能校正分析中的整群因素（整群分析）[7]。

（3）是否按照随机分组的方案进行分析？

应该特别关注随机化的问题。不同医生使用电脑的能力可能有区别。因此被分入CDSS组的医生完全有可能并没有真的使用电脑，或使用时遇到困难。需考虑以下问题：如果一些医生被分配到CDSS组但最终未能使用或拒绝使用CDSS，那么这些医生还应该被视为CDSS组的受试者并纳入分析吗？答案是肯定的，虽然看上去有些违背常理（参见第11章第4节"意向性分析的原则和模糊脱落"）。

如果患者（或医生）按照随机分组方案进行分析，可以最好地实现对已知和未知预后因素的平衡。这就是意向性治疗的原则（intention-to-treat principle）。随机化后剔除受试者或改变分组方案，会损害随机分组的原则（参见第11章第4节"意向性分析的原则和模糊脱落"）。

（4）对照组受到CDSS的影响了吗？

对照组的医生或患者如果也得到了CDSS

的干预，会产生沾染（contamination）。如果对照组受到干预的影响，CDSS的效果可能被稀释。沾染可能会减少甚至消除干预的真实效果。

例如，一项RCT比较根据计算机方案或临床判断来实施机械通气的效果[16]。随机分配患者，调整其机械通气支持的水平[16]。该研究中，使用计算机方案的医生和呼吸治疗师同样也要治疗对照组（临床判断）的患者，故无法避免沾染，计算机方案的干预效果会因此而降低。

只有组间无相互作用，才能减少整群随机试验中对照组被沾染的机会。确保组间无相互影响可能有难度。例如，即使整个医院是一个整群，涉及医学生的试验有时也很难实施，因为这些人员往往在多家医院轮转。

最近一项RCT尝试使用CDSS的干预措施来促进医患共同决策（shared decision-making），确保医生和患者在决策时可以得到相应的支持。在上述系统综述中[1]，一个试验描述了在我们开放的临床场景中随机化患者而不是医生或医生群体[17]。这么做的理由是，CDSS干预是为了鼓励糖尿病患者在两次就诊期间自我管理病情，接受针对13个**危险因素**的个体化建议[17]。在这种情况下，沾染仍然可能发生且降低组间差异。

富有想象力的研究设计可能有助于减少沾染。例如，在一项整群随机试验中，一组医生接受哮喘诊疗的计算机指南而另一组接受了心绞痛的管理指南[18]。两组都是针对不同疾病干预的一部分，所以当他们作为彼此的对照组时，不太可能去关注另一组的情况。

2.除了试验干预外，各组的治疗是否相同？

所有CDSS干预都有复杂性[4]。有时

145

CDSS会产生意想不到的积极影响。例如，有些积极影响可能来自于结构化的数据收集形式（**清单效应**），或来自于绩效评估（**检查和反馈效应**）[19,20]。此外，研究人员应当描述CDSS的多个组成部分。比如，如果不知道干预的具体细节，就难以评估特定的、独特的、本地开发的一些特殊系统的效果。有作者建议，分析CDSS的报告应包括显示CDSS屏幕截图，CDSS特征和功能，以及CDSS的演算和源代码[21]。这可能有助于评估CDSS的可重复性、**外推性**及**联合干预**（即干预与CDSS相关但又独立于它）的可行性。例如，假设关于静脉血栓的CDSS报告不告诉读者，阳性的超声检查结果总会引发血栓病专家的电话会诊。这种重要的联合干预的信息有助于了解CDSS本身的作用，而不是干预相关的其他方面。

如果患者、诊疗人员和研究人员对治疗是不知情的，那么针对治疗或预防干预措施的研究结果更可信［参见第7章"治疗（随机试验）"］。盲法也减少了**安慰剂效应**。在CDSS案例中，这体现在医生和患者把某些正面或负面效果不恰当地归因于计算机工作站的使用。虽然对医生和患者设盲不太可能，但对收集结果信息的研究人员通常可以——而那些分析结果的人总是可以——实施盲法。结果评估时设盲，有助于防止因过分偏袒某一组而对所收集的数据进行主观解释[20]。未经审查的其他干预措施若被有差别地应用于干预组和对照组，尤其当医生在他们的自由裁量权内可以使用研究以外的有效治疗时，缺乏盲法会导致偏倚。但如果作者可以详细报道（联合）干预的细节，在一定程度上可以弥补不设盲法的缺陷。

涉及单纯的医生和患者的整群随机试验有发生差异性**失访**的风险。一旦医生和患者知道他们被分配到对照组，即使对照组延迟一段时间后最终仍将接受干预，他们也很可能会失去兴趣，随后不愿参与研究，从而使研究结果产生偏倚[22]。

3.干预组和对照组之间的结果评估是否一致？

在一些研究中，信息系统可以自动收集数据以评估CDSS干预组的结局。使用信息系统的CDSS组和使用手动系统的非CDSS组记录各自组内的情况（如发作事件），可能导致数据完整性偏倚（data completeness bias）[19]。这是由于若信息系统记录发作的次数比手工系统更多，将显示CDSS组有更多的事件，这种结果的偏倚会支持或反对CDSS干预。为了防止这种偏倚，研究人员应该在两组中用相似的方法来收集和测量数据。

使用文献

如上文所述，针对CDSS能否改善糖尿病患者结局的系统综述和荟萃分析被认为是可信的[1]（见第22章"系统综述和荟萃分析的过程"和第23章"理解和应用系统综述和荟萃分析的结果"）。它包括15个试验，共纳入35557名所有类型和严重程度的糖尿病患者。大多数试验评估比较了CDSS和常规诊疗，其中10个试验使用整群随机化，多数研究进行了分配隐藏，但各研究之间盲法和随访差异较大。有四项试验是在2000年以前，它们可能不适用于当前的信息技术标准。在临床结果方面，有2项研究调查了住院率，3项研究测量了生活质量。由于**异质性**过大，无法合并结果数据［检查糖化血红蛋白（HbA1c）、血压或胆固醇］，因此不能进行荟萃分析。该系统综述的作者指出，在这一领域全面缺乏高质量的试验，只有1项试验被认为是偏倚风险较低[1]。

该系统综述纳入的最新研究是一项比较了4个组的整群随机试验[23]。该试验的一个干预组使用移动CDSS软件、门户网站及电话教育糖尿病患者，将患者提供的数据与指南链接起来并为家庭医生的临床决策提供支持[23]。跟常规诊疗组比较，干预组主要结局的变化体现在第12个月的HbA1c水平。报告没有提供关于收集和评估最终结局时设盲的细节。研究人员使用混合效应模型来解释实践中的聚类分析。作者还进行了额外的**敏感性分析**来检验缺失数据的影响。在文本中详细描述了干预细节，但截图仅见于附录文件，且未提供流程图或代码。此外，尽管开展涉及信息和通信技术的复杂干预措施经常有重大的意外的挑战，但作者并未讨论这一重要问题。

该研究征询了71名医生的意见，其中有26人愿意加入研究。在这26位医生看过的患者中，有2602例符合条件，其中213例入选，最终只有163例可分析数据，包括干预组62例和对照组56例。如上文所述。研究人员提及了处理大量缺失数据的归责技术，但没有讨论它们对结果的影响。同样，尽管提醒在12个月的终点检测HbA1c，但是更为密切监测的干预组患者很可能比常规诊疗组有更多可供分析的HbA1c检测结果。

四、结果是什么？

1. 临床决策支持系统的效果如何？

理解了第7章"治疗（随机试验）"和第9章"治疗能否降低危险度：解读研究结果"的结果后，围绕相对危险度（RR）、相对危险度降低（RRR）、危险差（RD）及绝对危险度降低（ARR），有助于判断治疗效果的大小。正如我们已经讨论的，为了让患者获益，一个CDSS必须改变研究对象的行为（例如医生、患者或两者都有），且行为的改变应该对健康结局产生积极的影响。现在医学研究中普遍存在的问题是，将CDSS集成到临床诊疗后发现干预措施确实改变了行为（例如改变了诊疗过

程），但却没有影响到临床结局[7,24,25]。如果没有改善患者−重要结局，为改变工作流程、文档实践、知识更新和培训所需的资源耗费就是不值得的[26]。

此外，CDSS研究很少报告发生干预相关的危害，这可能会带来严重的问题[24,27,28]。例如，荷兰最近发表的药物相关不良事件的综述发现，12个月内4161个事件中有16.2%是信息系统故障所致，可能是软件或人机界面错误；发生在住院患者的错误中，有9.3%导致死亡或严重伤害[27]。

2. 效果的估计有多精确？

在低偏倚风险的研究中，**可信区间**（CI）反映了一个CDSS的真实效果可能存在的范围［见第7章"治疗（随机对照试验）"和第10章"可信区间：单个研究或荟萃分析是否足够大"］。

使用文献

在系统综述[1]中，基于合并9项研究的HbA1c结果并无显著性差异。同样，2项研究报告了CDSS对住院率的影响，3项研究报告了生活质量的变化，均未发现显著获益。没有报告患者−重要结局，如死亡率或心血管事件发生率等。

在我们评估的试验中，干预组12个月的HbA1c（1.2%）比常规诊疗组下降更多（95%CI，0.5%～1.9%；$P=0.001$）[23]。次要结局包括抑郁症、糖尿病症状量表、住院率和急救科就诊率等，均无明显改善。

认识到大多数试验的高偏倚风险，因此系统综述的结果有可能是不准确的。有趣的是，一直缺乏证据表明糖尿病管理的CDSS可以改善患者结局。医生某些方面的表现据称有所改善，但在荟萃分析中未得到证实。文章没有讨论干预相关的伤害，包括因过度强化治疗糖尿病而引起严重的低血糖事件，但类似事件完全可能发生。

五、如何将研究结果用于临床？

CDSS应用中出现的许多相关的问题都与环境有关。在你自己的环境中实施CDSS可能有一定的挑战。

1. 临床决策支持系统需要哪些要素？

CDSS包含两个主要因素：①运算方法；②显示界面。除非有RCT专门比较不同的运算方法或显示界面，否则无法确定哪些因素是成功的关键，哪些通常会导致失败。CDSS的开发和部署需要耗费大量的时间和资源，确定成功要素是重要的研究方向，遗憾的是迄今为止还没有得到可靠的结果[25,29]。

如果CDSS的干预描述不清，医生可能没有认识到，接入CDSS需要技术支持、临床诊疗协调员、持续"热线"服务或与本地EMRs不兼容。同样，某一家机构的CDSS可能经过了若干年的开发，而该机构的CDSS可能和医生所在的机构差异甚大。

2. 临床决策支持系统可以在新场景应用吗？

一个CDSS要被导出到新网站，必须与现有的信息系统和软件集成。此外，新站点的用户必须能够接受、维护该系统并不断更新。需要双份记录的系统通常效果不好，原因是增加了工作人员的文书录入时间，影响用户体验，占用了本该用于患者诊疗的时间。成功的系统很容易集成工作流程，并按优先级别满足临床需求，为医生节省时间或至少不占用医生额外的时间。因此，重要的是评估CDSS进入系统所需的必要信息——理想情况下，应自动对接现有的数据系统。不幸的是，建立不同计算机系统的接口常常充满挑战，有时甚至是不可能的。

基于专有EMR系统的CDSS程序往往无法移植到其他设置。从界面引擎单独构建运算方法变得日益普遍，这样做尽管增加了开发CDSS的难度，但好处是使CDSS变得便携。除了技术上的整合，CDSS在临床环境中的相关性、质量和可用性，也是重要的考虑因素。理想情况下，应在局域网络中彻底测试每个项目，以确保CDSS安装后能够顺利运转。但目前医疗决策的节奏日益加快，增加了CDSS的部署和组织的难度。模拟实验室、试验站点或分阶段实施，有助于在CDSS全面上线之前发现问题。

3. 医生是否愿意接受临床决策支持系统？

在真实世界里，如果医务人员与参与研究的医生在某些方面差异较大，前者就有可能拒绝使用CDSS。如果一项研究招募的多数医生或患者都青睐新技术（早期适应者），那么被分配到对照组（常规临床工作）可能会令他们失望。

根据荟萃分析和一些原始研究，医生对CDSS的接受度取决于系统是否稳定（很少停机和定期升级），反应时间，数据的准确性，以及能否清楚呈现有用的信息[29]。用户界面是决定CDSS效果的重要因素。开发CDSS界面时应考虑未来用户的能力、不足、用户任务和执行任务的环境[30]。

警报系统（alerting system）的一个主要困难是，以适当的速度将潜在的风险（如异常实验室数值）告知有决策权限的医务人员。例如，研究人员曾尝试使用多种不同的报警方法，从电脑屏幕上醒目的图标到置于电脑顶部的闪烁黄灯[31]。甚至后来应用寻呼机将异常的实验室数值通知护士[32]。然而，除非能根据临床意义来调整报警速度和方式，否则警报系统的实用意义会受影响。

CDSS的目标是专业知识、准确而清晰地呈现，具有良好的外推性，易于融入日常实践或生活。这些要求中任何一个得不到满足，都可能导致系统失败。

面向患者的CDSS也有外推方面的问题，因为试验倾向于招募熟悉计算机操作的受试者，常常是对健康隐私不太在意的年轻人和健康个体[33]。通常情况下，老年人和那些社会弱势群体的进入临床试验的机会较少，但他们反而是许多疾病的高危人群。

4. 临床决策支持系统的获益是否超出伤害和成本？

一套CDSS系统包括硬件、软件、界面和培训，其成本很高[34]。另外，雇佣维护和升级CDSS的人员也是一笔不菲的开支。虽然采购一套系统的考量因素应是成本效果比而非成本本身，但有时CDSS的价格远远超出了预算范围，以至于无法实施。对全科医生来说更是如此，因为他们常常要自己付费来建立、维护、升级及应用EMR系统。

系统综述表明，尽管已有几十年的发展历史，但CDSS相关研究的质量以及对患者结局的影响总体上令人失望[35,36]。针对随机对照试验的最新系统综述发现，在用药治疗，选择诊断试验，疾病一级预防，慢性病管理以及急病诊疗方面，CDSS提高医疗有效性和安全性的效果有限，对发病率、病死率或生活质量等患者结局无显著影响。对诊疗过程的影响各研究结果不一致，对CDSS的潜在危害普遍关注不够[37-42]。如果缺乏关于有效性和安全性的可靠证据，谈论成本效果是无意义的（见第28章第2节"经济学分析"）。在已经完成的关于糖尿病的随机试验中加入了经济分析，这些经济学分析是基于一些替代标志物（如HbA1c和胆固醇）的改善。基于患者-重要结局的经济学分析将是今后研究的重点[34]。

临床场景解决方案

在第二天的晨报中，高年住院医生总结了CDSS用于糖尿病管理的系统综述和荟萃分析[1]。她汇报说，很少有证据表明CDSS能改善糖尿病患者的结局。考虑到偏倚风险（多数会高估CDSS的效果），你同意她的评价。接下来又进行了很多讨论，有人主张消除所有由计算机产生的中断（例如，无必要地弹出临床意义较低的药物-实验室检查相互作用）。有人建议开发一种计算机系统，当睡眠不足的住院医生在深夜开医嘱时，该系统可以纠正他们可能会犯的错误。但大家都认识到CDSS及其组成部分的复杂性，应用CDSS能否带来成功是不确定的。

最后，你得出这样的结论：虽然糖尿病患者随访系统在管理临床数据方面有吸引力，但你必须与医院信息部门合作，以确定是否可以购买或开发一个廉价的"糖尿病仪表盘"。你同意应首先评估所在医院的糖尿病管理质量，并尽量帮助医生和患者进一步优化疾病管理。

关　凯　吴　东　译

张　渊　谢　锋　审

治疗

参考文献

1. Jeffery R, Iserman E, Haynes RB; CDSS Systematic Review Team. Can computerized clinical decision support systems improve diabetes management? a systematic review and meta-analysis. Diabet Med. 2013; 30 (6) : 739-745.

2. Medical Subject Headings (MeSH) Database. Bethesda, MD: National Center for Biotechnology Information; 1998, http: // www. ncbi. nlm. nih. gov/mesh/68020000. Accessed February 26, 2014.

3. Johnston ME, Langton KB, Haynes RB, Mathieu A. Effects of computer-based clinical decision support systems on clinician performance and patient outcome: a critical appraisal of research. Ann Intern Med. 1994; 120 (2) : 135-142.

4. Shcherbatykh I, Holbrook A, Thabane L, Dolovich L; COMPETE III investigators. Methodologic issues in health informatics trials: the complexities of complex interventions. J Am Med Inform Assoc. 2008; 15 (5) : 575-580.

5. Evans RS, Pestotnik SL, Classen DC, et al. A computer-assisted management program for antibiotics and other antiinfective agents. N Engl J Med. 1998; 338 (4) : 232-238.

6. Durieux P, Nizard R, Ravaud P, Mounier N, Lepage E. A clinical decision support system for prevention of venous thromboembolism: effect on physician behavior. JAMA. 2000; 283 (21) : 2816-2821.

7. Garg AX, Adhikari NK, McDonald H, et al. Effects of computerized clinical decision support systems on practitioner performance and patient outcomes: a systematic review. JAMA. 2005; 293 (10) : 1223-1238.

8. Cornfield J. Randomization by group: a formal analysis. Am J Epidemiol. 1978; 108 (2) : 100-102.

9. Whiting-O'Keefe QE, Henke C, Simborg DW. Choosing the correct unit of analysis in Medical Care experiments. Med Care. 1984; 22 (12) : 1101-1114.

10. Divine GW, Brown JT, Frazier LM. The unit of analysis error in studies about physicians' patient care behavior. J Gen Intern Med. 1992; 7 (6) : 623-629.

11. Calhoun AW, Guyatt GH, Cabana MD, et al. Addressing the unit of analysis in medical care studies: a systematic review. Med Care. 2008; 46 (6) : 635-643.

12. Klar N, Donner A. The merits of matching in community intervention trials: a cautionary tale. Stat Med. 1997; 16 (15) : 1753-1764.

13. Thompson SG, Pyke SD, Hardy RJ. The design and analysis of paired cluster randomized trials: an application of meta-analysis techniques. Stat Med. 1997; 16 (18) : 2063-2079.

14. Campbell MK, Mollison J, Steen N, Grimshaw JM, Eccles M. Analysis of cluster randomized trials in primary care: a practical approach. Fam Pract. 2000; 17 (2) : 192-196.

15. Mollison J, Simpson J, Campbell M, Grimshaw J. Comparison of analytical methods for cluster randomised trials: an example from a primary care setting. J Epidemiol Biostat. 2000; 5 (6) : 339-348.

16. Strickland JH Jr, Hasson JH. A computer-controlled ventilator weaning system: a clinical trial. Chest. 1993; 103 (4) : 1220-1226.

17. Holbrook A, Thabane L, Keshavjee K, et al; COMPETE II Investigators. Individualized electronic decision support and reminders to improve diabetes care in the community: COMPETE II randomized trial. CMAJ. 2009; 181 (1-2) : 37-44.

18. Eccles M, McColl E, Steen N, et al. Effect of computerised evidence based guidelines on management of asthma and angina in adults in primary care: cluster randomised controlled trial. BMJ. 2002; 325 (7370) : 941.

19. Friedman C, Wyatt J. The design of demonstration studies. In: Friedman C, Wyatt J, eds. Evaluation Methods in Biomedical Informatics. New York, NY: Springer Science and Business Media; 2006: 188-223.

20. Guyatt GH, Pugsley SO, Sullivan MJ, et al. Effect of encouragement on walking test performance. Thorax. 1984; 39 (11) : 818-822.

21. Eysenbach G. CONSORT-EHEALTH: implementation of a checklist for authors and editors to improve reporting of web-based and mobile randomized controlled trials. Stud Health Technol Inform. 2013; 192: 657-661.

22. Hahn S, Puffer S, Torgerson DJ, Watson J. Methodological bias in cluster randomised trials. BMC Med Res Methodol. 2005; 5 (1) : 10.

23. Quinn CC, Shardell MD, Terrin ML, Barr EA, Ballew SH, Gruber-Baldini AL. Cluster-randomized trial of a mobile phone personalized behavioral intervention for blood glucose control.

Diabetes Care. 2011; 34 (9) : 1934-1942.

24. McKibbon KA, Lokker C, Handler SM, et al. The effectiveness of integrated health information technologies across the phases of medication management: a systematic review of randomized controlled trials. J Am Med Inform Assoc. 2012; 19 (1) : 22-30.

25. Mollon B, Chong J Jr, Holbrook AM, Sung M, Thabane L, Foster G. Features predicting the success of computerized decision support for prescribing: a systematic review of randomized controlled trials. BMC Med Inform Decis Mak. 2009; 9 (1) : 11.

26. O'Reilly D, Tarride JE, Goeree R, Lokker C, McKibbon KA. The economics of health information technology in medication management: a systematic review of economic evaluations. J Am Med Inform Assoc. 2012; 19 (3) : 423-438.

27. Cheung KC, van der Veen W, Bouvy ML, Wensing M, van den Bemt PM, de Smet PA. Classification of medication incidents associated with information technology. J Am Med Inform Assoc. 2014; 21 (e1) : e63-e70.

28. Top 10 health technology hazards for 2013. Health Devices. 2012; 41 (11) : 342-365.

29. Roshanov PS, Fernandes N, Wilczynski JM, et al. Features of effective computerised clinical decision support systems: meta-regression of 162 randomised trials. BMJ. 2013; 346: f657.

30. Adams ID, Chan M, Clifford PC, et al. Computer aided diagnosis of acute abdominal pain: a multicentre study. Br Med J (Clin Res Ed). 1986; 293 (6550) : 800-804.

31. Bradshaw KE, Gardner RM, Pryor TA. Development of a computerized laboratory alerting system. Comput Biomed Res. 1989; 22 (6) : 575-587.

32. Tate KE, Gardner RM, Scherting K. Nurses, pagers, andpatient-specific criteria: three keys to improved critical value reporting. Proc Annu Symp Comput Appl Med Care. 1995; 164-168.

33. Brann M, Mattson M. Toward a typology of confidentiality breaches in health care communication: an ethic of care analysis of provider practices and patient perceptions. Health Commun. 2004; 16 (2) : 231-251.

34. O'Reilly D, Holbrook A, Blackhouse G, Troyan S, Goeree R. Cost-effectiveness of a shared computerized decision support system for diabetes linked to electronic medical records. J Am Med Inform Assoc. 2012; 19 (3) : 341-345.

35. Black AD, Car J, Pagliari C, et al. The impact of eHealth on the quality and safety of health care: a systematic overview. PLoS Med. 2011; 8 (1) : e1000387.

36. Bright TJ, Wong A, Dhurjati R, et al. Effect of clinical decision-support systems: a systematic review. Ann Intern Med. 2012; 157 (1) : 29-43.

37. Roshanov PS, Misra S, Gerstein HC, et al; CCDSS Systematic Review Team. Computerized clinical decision support systems for chronic disease management: a decision-maker-researcher partnership systematic review. Implement Sci. 2011; 6 (1) : 92.

38. Sahota N, Lloyd R, Ramakrishna A, et al; CCDSS Systematic Review Team. Computerized clinical decision support systems for acute care management: a decision-maker-researcher partnership systematic review of effects on process of care and patient outcomes. Implement Sci. 2011; 6: 91.

39. Hemens BJ, Holbrook A, Tonkin M, et al; CCDSS Systematic Review Team. Computerized clinical decision support systems for drug prescribing and management: a decision-maker-researcher partnership systematic review. Implement Sci. 2011; 6: 89.

40. Roshanov PS, You JJ, Dhaliwal J, et al; CCDSS Systematic Review Team. Can computerized clinical decision support systems improve practitioners' diagnostic test ordering behavior? a decision-maker-researcher partnership systematic review. Implement Sci. 2011; 6: 88.

41. Souza NM, Sebaldt RJ, Mackay JA, et al; CCDSS Systematic Review Team. Computerized clinical decision support systems for primary preventive care: a decision-maker-researcher partnership systematic review of effects on process of care and patient outcomes. Implement Sci. 2011; 6 (1) : 87.

42. Nieuwlaat R, Connolly SJ, Mackay JA, et al; CCDSS Systematic Review Team. Computerized clinical decision support systems for therapeutic drug monitoring and dosing: a decision-maker-researcher partnership systematic review. Implement Sci. 2011; 6 (1) : 90.

治
疗

第11章

关于治疗试验偏倚风险的进阶内容

 如何使用关于质量改善的文章

Eddy Fan，Andreas Laupacis，Peter J.Pronovost，Gordon Guyatt，and Dale M.Needham

内容提要

临床场景

作为重症监护病房（ICU）的主任，你发现近期病房里脓毒症患者的病死率增加了。你考虑实施一项**质量改善**（quality improvement，QI）计划，以改善脓毒症患者的医疗质量及预后。然而，你也担心许多QI研究设计不严谨，数据质量差，常常高估获益。在开始实施QI之前，你决定先检索和评估已发表的QI干预措施。

一、寻找证据

你使用PubMed进行文献检索，发现了一篇西班牙的教育性QI研究，旨在评估59个内科及外科ICU在QI实施前后的变化[1]。此项目的理论基础是循证临床指南——"拯救脓毒症运动"（Surviving Sepsis Campaign），该指南训练医生识别和治疗严重脓毒症[2]。该项目涉及指南推荐的两大集束化治疗：①复苏策略（需要同时实施的一组最佳医疗干预），该QI研究要求在诊断脓毒症6小时内完成6项任务；②管理策略（24小时内完成4项任务）。该研究结果看上去令人鼓舞。你想知道自己的病房采用这种方法是否有价值，于是开始批判性地阅读这篇文献。

二、质量改善概述

很多领域需要进行QI研究[3,4]。例如，很多治疗措施缺乏证据支持[5]，9%以上的住院患者受到不良事件的伤害[6]。通过改变医生的行为，质量改善措施希望医疗服务变得更一致、更恰当和更高效，从而改善诊疗质量并改善患者结局[7]。QI研究的干预目标不是疗效，而是干预能在多大程度上改变医护人员的行为，通常表现为对指南的**依从性**提高。

传统临床研究（例如治疗试验）在受控环境里实施，以确保在该试验背景下患者确实接受了干预[3,4]。与此不同，QI研究通常是为了强化已被证实有效的诊疗方案，所使用的数据也是临床实践中常规收集的。因此，有人并不把QI看作是一种临床研究[8]。伦理委员会可能会同意在QI研究中免除知情同意和详细审查，因为参与QI研究的患者所承受的风险与标准诊疗差异甚微[9]。

旨在改善质量的干预常依赖于环境，具有复杂性和渐进性。研究目的是寻找阻碍或促进质量改善的因素[10]。当高质量**证据**明确支持现有治疗有益时，评估诊疗过程（例如治疗方法的应用增加）即足以实现QI干预的目的。当治疗的净获益尚不明确时，则有必要评估QI干预能否改善**患者-重要结局**。

1. 如何改善医疗质量是一门科学

随机对照试验（RCTs）提供了最佳策略，可减少两组预后因素不平衡所致偏倚，以及随时间推移而产生的预后因素变化造成的影响（见第6章"为什么研究结果会产生误导：偏倚和随机误差"）。QI领域的文献质量参差不齐[11]，以自身经验为主且偏倚风险较高的研究远多于设计严格的研究[12]。可能正是由于其较低的**偏倚风险**，严格的随机对照试验得到的结果往往不如**观察性研究**那样显著[13]。

QI初步研究可以提出新的假设，促进管理创新，并鼓励医生做出合理的改变[14]。在不准备推广的情况下，即使QI的证据质量较低，可能也是可以接受的。然而，如果一项QI干预显示出很大获益并被广泛宣传，一旦结果虚假就会导致患者**伤害**，滥用宝贵的医疗资源，或两者都有。因此，QI研究必须经过严格的设计、实施和评估[14-16]。

一些QI研究方案过早地接受了基于随机试验结果的干预措施，但这些随机试验其实存在重大瑕疵。例如，非心脏手术中使用β受体阻滞剂作为QI评估的对象，后来的证据却表明，这种干预可能会增加全因病死率和卒中风险[17-19]。在广泛实施QI研究之前，应确保 QI 采用的干预来自偏倚风险较低和易于推广的研究[12,16]。

2. 与本书其他章节的关系

这一章是对本书其他章节的补充，包括第 7 章"治疗（随机试验）"，第 11 章第 6 节"临床决策支持系统"和第 14 章"伤害（观察性研究）"。框 11.7-1 总结了 QI 研究中特定问题的相关证据。此外，本节侧重于介绍各**原始研究**（primary study），解释研究结果时也应该结合考虑所有相关的高质量证据（见第 2 章"什么是循证医学"）。本节同时也是对"质量改善报告卓越标准"（Quality Improvement Reporting Excellence，SQUIRE）指南的补充说明[20,21]。

框 11.7-1　怎样使用质量改善领域的文献

偏倚风险有多大？
- 干预组和对照组的基线预后是否一致？
- 患者是否随机分组？如果不是，研究人员是否使用其他设计来最大限度地降低偏倚风险？
- 是否实施了分配隐藏？
- 干预组和对照组的预后因素是否一致？
- 如果干预主要针对医生，医生或医生群体（集群）是分析单位吗？
- 数据质量如何？
- 随着时间推移，两组之间的预后因素是否仍然保持平衡？
- 实施盲法到了何种程度？
- 除了试验干预外，两组其他治疗是否相仿？
- 在试验结束时，两组预后因素是否仍然保持平衡？
- 是否实施了意向性分析？
- 试验有无提前终止？
- 随访是否完整？

结果是什么？
- 质量改善干预的效果多大？
- 效果的估计有多精确？

如何把研究结果用于临床？
- 如果质量改善研究关注的是某个诊疗过程，支持该过程改善患者-重要结局的证据质量如何？
- 随访时间是否足够长？
- 用于改进质量的干预是否适用于我所在的机构？
- 是否考虑到所有患者-重要结局？
- 干预获益是否超出其代价、伤害和成本？

三、偏倚风险有多大？

1. 患者是否随机分组？如果不是，研究人员是否使用其他设计来最大限度地降低偏倚风险？

大多数观察性 QI 研究的对象并不受研究者控制（例如新政策引起的改变），或无法实施**随机分组**（不愿意被分入**对照组**）[13]。这样的观察性设计难以确定 QI 干预与变化之间是否存在因果关联，因此产生的证据可信度较低[22]。

QI 研究中常用的非随机性设计包括前后对照研究（before-after study）（设或不设平行对照）、**时间序列设计**（time series designs）（中断或不中断）和**阶梯设计**（stepped wedge designs）[23]。患者或医疗行为的一些特征与 QI 干预无关，但却随时间而变化，可能会成为无对照前后研究的偏倚因素，造成获益被高估[23]。例如，纽约州接受冠状动脉旁路移植术的患者预后变得更好，研究人员将其归因于公开报道医院和外科医生的医疗质量[24]。然而，随后的调查发现，这样的 QI 干预在美国其他地区均未引起类似的改善[25]。

由于很难确定合适的对照，前后研究设计很少使用对照组。基线情况下配对良好的两组受试者（例如具有相似的人口学特征），也可能在重要的不可测因素（例如对研究干预的依从性）上有差异。

另一个不常用但可能更有说服力的设计，是在不同的时间和环境中实施干预，以某个干预为对象进行一系列的前后研究。这样的设计，我们称之为**中断时间序列设计**，可能会增加干预和结果之间因果联系的可信度——或推翻先前虚假的因果关系。

例如，一项胸外科的研究讨论了临床路径对术后管理的影响。作者对比了基线和干预后的结果并发现了显著的改善[26]。然而，重新分析其数据显示，干预组的患者在干预前就与对照组有显著的统计学差异，时间序列回归分析未发现干预有明确的效果[27]。

然而，中断时间序列设计并不能防止与研究干预同时发生的其他重要事件的影响。因此，必须明确定义研究的持续时间，并且统计技术可能需要考虑到自相关（在相邻时间点收集相同的数据类型可能比较长时间间隔收集的数据更相似），以避免高估干预效果[23]。**统计性过程控制**（statistical process control）是另一种常用的分析方法，这种方法可以分析随着时间变化而改变的反应。这些改变例如随着时间的推移QI干预带来的改善会逐渐稳定在一个新的改善后的水平上[28]。

阶梯设计（stepped wedge design）研究按一定顺序对不同的受试者实施QI干预，在研究结束时所有受试者都暴露于干预措施[29]。干预的实施顺序可能是随机决定的，以进一步降低偏倚风险。

例如，为了确定英国推荐的"重症医疗延伸团队"（critical care outreach team，CCOT）的实际效果，某家医院进行了一项阶梯试验来评估CCOT对住院患者病死率和住院时间的影响[30]。CCOT的干预时限为32周，并选取配对病房以平衡组间患者的重要特征。某个病房（干预组）随机引入CCOT，与其配对的病房（对照组）同时进行常规医疗，直至干预组结束CCOT4个月后对照组也引入CCOT。该研究共设置了8对配对病房。配对病房CCOT的起始时机是随机决定的，并逐步分阶段进行。本研究发现，与常规治疗相比CCOT干预可降低住院病死率（OR 0.52，95%CI，0.32～0.85）。

一些非随机研究——如果设计、执行和分析是适当的——也可以提供可靠的结果[16,31,32]。采用统计方法（如回归分析）来控制混杂变量（可能造成偏倚的预后因素，因其同时与QI干预和预后相关联），可能提升观察性研究的可信度[32]。采用随机对照的QI研究往往设计比较实用，来评估QI干预是否对真实世界中的广泛患者人群有效[23,33]。

例如，一项随机对照研究针对46名家庭医生管理下的511例2型糖尿病患者，对照组接受常规治疗，干预组的患者和医生则共享基于网络的糖尿病电子跟踪器，来监测13项指标的变化〔如血压、糖化血红蛋白（HbA1c）水平〕等，还提供改进糖尿病治疗的临床建议[34]。这项RCT在全科诊所进行，这也是大多数糖尿病患者的治疗场所，故具有实用意义。结果发现，6个月后干预组患者比对照组更频繁地检测糖尿病相关指标（增多1.27次，95%CI，0.79～1.75），血压和HbA1c水平也有更显著的改善。然而，HbA1c水平可能不能很好地替代患者－重要结局。例如，强化控制血糖的RCT发现降低HbA1c水平并不能预防卒中或心血管死亡[35]。血压可能是一个更好的替代结局指标，尽管有时它也无法替代所有结局变量[36]。

2.如果干预主要针对医生，医生或医生群体（集群）是分析单位吗？

在同一个诊所、病房或医院工作的医生处于同样的环境中，而环境因素可能影响医疗行为和患者预后。QI研究人员必须考虑这个问题。例如，如果研究人员随机分配接受QI干预的医院，在分析医生个体的数据时没有考虑到环境的影响，有可能会对结果产生较大影响，原因是在同一家医院工作的医生互相之间医疗行为的相似度，要大于他们和其他医院医生的相似度[19]。未恰当地考虑分析单位问题，在QI研究中很常见[37]。

例如，一项RCT评估临床汇报对终末期肾病患者使用腹膜透析的影响。照顾152

名患者的10名医生被随机分为干预组和对照组[38]。作者报道，随机分入干预组的患者开始腹膜透析的比例更高（$P = 0.04$）。但是，正确的分析对象应当是10名医生而非152例患者。或者，如果采用统计方法来校正医生对患者的集群影响（clustering），结果将不太可能达到统计学显著性[37]。

常用的解决方法是把医生随机分配为干预组和对照组，称为**整群随机试验**（cluster randomized trial）。

3. 数据质量如何？

在临床研究中，提高数据质量的方法十分重要且得到了广泛承认。但在QI研究中，数据收集往往只是常规医疗工作的一部分，数据无其他来源，对研究方法也无特殊要求[32,39]。数据质量缺陷会导致偏倚风险增高，作为QI研究的读者，你需要在学习阶段考虑到数据质量（框11.7-2）。

框11.7-2 质量改善（QI）中控制数据质量的方法

项目设计
QI研究的目的是否明确？
重要数据是否都有适当的定义和测量方法？

数据收集
数据收集人员是否得到了必要的培训，并进行了适当的质控？

数据管理
是否对缺失和离群/错误数据有适当审查和报告？

数据分析
是否清晰地报告了研究受试者（患者、医生和医院）的流程图，即最初邀请、同意参与以及最终退出的受试者数量

例如，一项前瞻性、多中心研究评价了手术安全清单对并发症的影响[40]。研究包括8个跨国研究中心（部分位于欠发达地区），共纳入7688例患者。根据美国外科学院的国家外科质量改善计划（National Surgical Quality Improvement Program，NSQIP）的要求，数据收集人员在当地接受培训，以正确识别、分类和记录诊疗措施及并发症。但只是在QI研究开始时做了这样的培训，而标准的NSQIP培训需为期一年，这就造成数据收集可能不够准确。此外，许多并发症的评估（如，下肢深静脉血栓）需要特殊的诊断试验，但接受常规治疗的患者是否接受了类似的评估，该研究并未提供相关数据。因此，数据质量可能影响人们对手术安全清单效果的信心。

4. 随访是否完整？

考虑到大多数QI研究能动用的资源有限，缺失数据是常见的。数据丢失可能引起研究偏倚，故应该在结果部分明确说明。但如果相对于结局事件数量而言数据缺失的程度较轻，引起结果偏倚的风险较小[19]，那么仅报告丢失数据而不做具体分析或许是可行的[32]。否则研究人员应进行**敏感性分析**，以确定**失访**的潜在影响。若敏感性分析发现结果未受数据丢失的影响，将提升研究的可信度[32]。

使用文献

该研究采用无对照的前后对比，偏倚风险较高。如果采用中断时间序列或阶梯楔形（随机）设计，则有助于降低偏倚风险。但作者明确报告了数据收集的质量，数据缺失很少。而且，作者还使用了回归方法来校正组间不平衡的因素[1]。

五、结果是什么？

质量改善干预的效果如何？

本书之前的章节（见第9章"治疗能否降低危险度：解读研究结果"）介绍了一种描述

干预效果的常用方法（例如**相对危险度**和**危险差**），以及如何通过CI来描述结果估计的精确性（见第10章"可信区间：单个研究或荟萃分析是否足够大"）[19]。

使用文献

与干预前2个月相比，QI实施后4个月内脓毒症患者对指南推荐的复苏（5.3% vs 10%，$P < 0.001$）和治疗（10.9% vs 15.7%，$P = 0.001$）的依从性均得到改善，住院期间的病死率降低（44% vs 39.7%，$P = 0.04$）[1]。随访参与研究的部分ICU一年后发现，对指南的依从性又回落到基线水平，但对治疗的依从性和医院病死率与研究期间相仿。

六、如何把研究结果用于临床？

1. 如果质量改善研究关注的是某个诊疗过程，支持该过程改善患者－重要结局的证据质量如何？

当诊疗过程可以被准确测量，且之前的随机试验表明，提高诊疗过程的质量可以改善患者－重要结局时，QI可以把诊疗过程作为干预对象。例如，RCT发现阿司匹林可以降低心血管病的病死率[41]，故QI研究可关注如何增加急性心梗患者阿司匹林的使用率，而无须监测病死率的变化。这是因为人们普遍相信阿司匹林可以改善这类患者的预后[19]。当RCT未能证实QI所鼓励采用的治疗有明确获益时，研究人员也可以努力去寻找患者－重要结局有无改善。有时，QI干预虽然不能改善患者－重要结局，但却可以提高医疗效率或降低医疗成本，这也是有价值的。反之，在获得足够证据支持之前就广泛推广某一项干预，会有相当的风险[16]。

例如，一项前瞻性研究在内科ICU的脓毒症合并高血糖的患者中，评估了输注胰岛素控制血糖的实施和修正方案［目标血糖水平为4.48 ～ 6.72mmol/L（80 ～ 120mg/dl）］。尽管研究过程中方案逐步修正，低血糖的发生率从7.6%（初始方案）降至0.3%（第四版方案），但在接受该方案的70名患者中，最终仍出现86次低血糖事件[42]。随后的荟萃分析发现该方案显著增加低血糖风险（**风险比**6.0，95%CI，4.5 ～ 8.0）[43]。重要的是，中度（**风险比**1.41，95% CI，1.21 ～ 1.62）或重度（风险比2.10，95% CI，1.59 ～ 2.77）低血糖均与死亡风险增加有关[44]。

2. 随访时间是否足够长？

QI干预所产生的变化可能是短暂的。一旦干预刺激不复存在，许多医生或机构会逐渐恢复常态，被称为"行为漂移"（例如医生行为的漂移）[13]。此外，团体或机构往往需要相当长的时间才能充分实施复杂的**多重干预**（multifaceted interventions）。多数QI研究评估干预结果的中位随访时间少于1年，这可能不足以确定干预措施的可持续性[13]。为解决这一问题，应对成功的QI干预措施进行足够的随访。如果随访时间少于1年，广泛采用QI干预措施可能是不明智的。

例如，一项队列研究评估了针对导管相关血流感染的干预措施的可持续性，发现干预后36个月感染率仍然很低[45]。相反，澳大利亚的一项QI研究采用多重干预（通过电子注册、召回和提醒系统、工作人员教育、审计和**反馈**来制定和传播临床指南）改善糖尿病治疗和预后，结果发现干预1年后有显著成效（临床检查和实验室检测结果），治疗依从率从40%升至49%，但在第2年和3年却出现下降（均降至44%）[46]。

3. 用于改善质量的干预是否适用于我所在的机构?

QI研究的背景是影响结果可推广性的关键因素。研究背景包括当地环境、诊疗过程、卫生资源、领导、文化和习俗等[7]。参与QI研究的医生或受试者可能有别于现实世界中的普通人。判断一个QI研究能否被推广,需要充分理解不同地区阻碍和促进医疗质量改善的各种因素[10,47]。

例如,尽管专业协会和国家级指南均建议,在低麻醉风险患者中选择性地开展常规术前检查,但法国的一所大学医院却进行了大量的检查[48]。以往研究也发现,尽管熟悉指南建议,但大多数医院的麻醉医师却并不遵循指南。医生会根据所在机构的具体情况(如缺乏术前麻醉咨询),对国家指南进行调整使用。在改善了医生执业环境,给予反馈以及充分沟通和讨论后,该医院低风险患者的术前检查明显减少(80% vs 48%,$P < 0.05$)。

QI研究的背景对于不同环境下干预的成功性和可接受性也很重要。不同地区阻碍(如替代治疗方案)和促进(如支持QI的意见领袖)QI的因素存在差异。例如,一项RCT在老年急性心肌梗死患者中比较了常规医疗和QI的差异,QI包括意见领袖对医生的教育和反馈。结果发现QI组患者阿司匹林(13% vs-3%,$P = 0.04$)和β受体阻滞剂(31% vs 18%,$P = 0.02$)的使用率明显增高[47]。此外,可能需要调查当地医疗实践的基线状况。遵守循证实践的基线状况越不理想,反馈和干预越有可能产生效果[49]。最后,在多样的环境中重复某一QI措施均取得成功,我们对结果可推广性越有信心。因此,对不同机构的环境和背景因素有清晰的认识,对于了解一项QI干预在本地实践中实施的适用性和接受性是非常重要的。

4. 是否考虑了所有患者 – 重要结局?

在回顾QI研究结果时,必须考虑干预措施是否还有一些重要影响未被测量[50]。QI有时会产生非预期的后果。例如,在许多患者拒绝**筛查**结直肠癌(基于他们自己的**价值观和偏好**)的医院中试图增加对指南的依从性,可能会导致患者和医生满意度下降[51]。非预期的后果也可能包括对资源使用和医生行为的影响(表11.7-1)[52]。

一个重要的非预期后果是"挤出"行为(crowding-out behavior),即局部的质量改善是以其他部分的质量下降为代价[52]。

表 11.7-1

质量改善的非预期后果

非预期后果	潜在问题	解决方案
资源	额外干预的直接费用增加,推高了医疗成本 QI执行过程及其后数据收集和信息管理的成本增加 占用了原本可以分配到其他方面的资源	评估干预的成本和成本效益并作为QI研究的一部分 QI过程中参与和监控潜在增加的成本;只收集必要的数据/信息
医生	对不参与QI干预区域的关注下降(即"挤出"效应) 对不合格的患者不恰当地应用干预以获取广泛成功	监测可能受负面影响的所有临床结局和医生实践 确保QI干预的实施区域需要改进的迫切性最高
患者和政策制定者	有偏倚或不严谨的QI结果可能导致错误决策 QI的干预措施执行得更好,但患者 – 重要结局无改善 QI措施或目标与患者的偏好不一致	适当的设计、分析和报告QI的干预措施 保证QI措施与患者预后之间存在密切的关联(选择良好的替代结局) 将患者满意度作为QI研究的目标之一

治疗

例如，一项评估加强抑郁症用药管理的QI研究最初改善了心理健康，但随着时间的推移，患者的心理状况反而恶化[53]。这是由于QI干预过度关注患者的用药情况，反而忽视了抑郁症的非药物干预。如果抑郁症的全面治疗策略不被用药这一新重点"挤出来"，患者原本可能会有持续获益。

5. 干预获益是否超出其代价、伤害和成本？

基于获益、伤害、财务成本和**机会成本**的差异，实施QI干预具有不同的阈值（表11.7-2）。应当重视QI干预的成本（例如为改变医生行为而投入的时间和精力），干预获益有限时更是如此。反之，若不实施QI干预则失去了改善患者-重要结局的机会，其潜在危害更是不容忽视。在决定实施某项QI干预之前，了解其成本往往是必要的，缺乏此类信息可能导致有效的QI措施被延误。遗憾的是，仅有少数QI研究（12%）提供了**经济学分析**[13]。

当干预的风险或成本较高时，谨慎的做法是寻找样本量更大、结果更精确（更窄的可信区间）、设计更严格的研究。在这种情况下，只有效应较大且很明确时才值得实施干预[54]。如果QI措施成本和风险很低，即使其获益不大或证据可信度较低，仍然可以根据QI干预采取相应的行动[54]。成本和风险较低的干预，本身就很难产生显著的效果。

但偶尔也有例外。例如，美国密歇根州的103个ICU中实施了一项成本和风险较低的QI观察性研究。该研究旨在通过相对简单的干预措施（置入中心静脉导管之前的核对清单，在医疗车里放置洗必泰及其他消毒物品等），增加医务人员对循证实践的依从性，并降低导管相关性血流感染。该研究发现，QI实施15至18个月后平均和中位感染发生率均显著下降，分别从基线水平的7.7次/1000天和2.7次/1000天下降到1.4次/1000天和0（两组P值均≤0.002）[46]。

表11.7-2

落实质量改善干预的措施及决策阈值

决策阈值	QI研究的实例			
	多重干预以简化治疗流程，保证院前急性ST段抬高的MI患者在90分钟内接受急诊心脏导管术和血管重建	急诊室疑诊社区获得性肺炎患者早期经验性抗生素的教育和自动提示	旨在提高中心静脉导管置入过程中预防导管相关性血流感染循证实践依从性的多重干预	从ICU基数药中去除高浓度静脉补钾制剂，以避免人为差错
有关QI研究中的干预效果的证据	高质量证据支持获益[56]	高质量证据支持获益[57]	中-高质量证据支持获益[57]	无直接证据
预期落实QI干预措施的成本和伤害	高成本，可能的伤害，或两者皆有	低-中成本，可能的伤害，或两者皆有	低成本和可能的伤害	低成本和可能的伤害
所需的QI证据质量	至少中等质量的证据	至少中等质量的证据	至少低质量证据	不需要QI研究
关于推广该干预的GRADE分级[a]	弱	强	强	无特定推荐

注：GRADE，证据推荐评估、开发与评价分级标准；ICU，重症监护病房；MI，心肌梗死[a]。建议基于GRADE分级来权衡干预利弊、证据质量、患者价值观和偏好、成本（资源配置）等因素[19]。

临床场景解决方案

作为ICU主任，你面临着两个重要的问题：①QI措施在其最初实施的环境中是否有效？②如果有效，在你的ICU里同样的干预能否带来相似的效果？你发现该QI研究的理论基础——"拯救脓毒症运动指南" 2008版[2]，是在GRADE分级的基础上制定的[55]。尽管集束治疗（bundle intervention）中的一些干预得到的推荐较弱（如对液体复苏无效的感染性休克应用氢化可的松），但该QI研究实施后，得到强烈推荐的治疗措施应用率持续增加（如进行液体复苏和给予血管活性药物，以维持平均动脉压≥65mmHg）。QI项目实施1年后，该医院脓毒症患者的住院病死率持续显著下降（绝对风险降低4%），但研究的设计相对薄弱，使得QI干预和研究结果之间因果联系的可信度降低。此外，你注意该研究没有报告干预的成本及非预期后果。然而，如果医院病死率的大幅下降真的归因于干预，那么与如此明显的获益相比，非预期的后果或许是可以忽略的。

你应用本节介绍的方法来评估这项研究，认为尽管结果可信度较低，但QI干预有助于降低病死率且成本较低，危害很小。你相信在自己的ICU里可以成功地教育医务人员，并且将与医院管理人员一起收集有关诊疗过程和病死率的数据。

七、结论

医生常常不执行可带来明显获益的干预措施。评价QI效果的研究往往有较高的偏倚风险。由于QI潜在的广泛应用前景，高质量的研究方法在QI研究中和在其他类型的研究中一样重要。医生和其他人员应当意识到QI研究的偏倚风险，考虑研究者是否恰当地测量了结局，在QI研究的结果未能得到重复时应保持谨慎，仔细考虑在自己的执业环境里QI干预获得成功的可能性，并兼顾实施QI的成本和非预期效果。

关 凯 吴 东 译
张 渊 谢 锋 审

参考文献

1. Ferrer R, Artigas A, Levy MM, et al; Edusepsis Study Group. Improvement in process of care and outcome after a multicenter severe sepsis educational program in Spain. JAMA. 2008; 299 (19): 2294-2303.

2. Dellinger RP, Levy MM, Carlet JM, et al; International Surviving Sepsis Campaign Guidelines Committee; American Association of Critical-Care Nurses; American College of Chest Physicians; American College of Emergency Physicians; Canadian Critical Care Society; European Society of Clinical Microbiology and Infectious Diseases; European Society of Intensive Care Medicine; European Respiratory Society; International Sepsis Forum; Japanese Association for Acute Medicine; Japanese Society of Intensive Care Medicine; Society of Critical Care Medicine; Society of Hospital Medicine; Surgical Infection Society; World Federation of Societies of Intensive and Critical Care Medicine. Surviving Sepsis Campaign: international guidelines for management of severe sepsis and septic shock: 2008. Crit Care Med. 2008; 36 (1): 296-327.

3. Institute of Medicine. Crossing the Quality Chasm: A New Health System for the 21st Century. Washington, DC: National Academies Press; 2001.

4. Institute of Medicine. To Err Is Human: Building a Safer Health System. Washington, DC: National Academies Press; 2000.

5. McGlynn EA, Asch SM, Adams J, et al. The quality of health care delivered to adults in the United States. N Engl J Med. 2003; 348 (26): 2635-2645.

6. de Vries EN, Ramrattan MA, Smorenburg SM, Gouma DJ, Boermeester MA. The incidence and nature of in-hospital adverse events: a systematic review. Qual Saf Health Care. 2008; 17 (3): 216-223.

7. Batalden PB, Davidoff F. What is "quality improvement" and how can it transform healthcare? Qual Saf Health Care. 2007; 16 (1): 2-3.

8. Lynn J, Baily MA, Bottrell M, et al. The ethics of using quality improvement methods in health care. Ann Intern Med. 2007; 146 (9): 666-673.

9. Miller FG, Emanuel EJ. Quality-improvement research and

治
疗

informed consent. N Engl J Med. 2008; 358 (8) : 765-767.

10. Davidoff F, Batalden P, Stevens D, Ogrinc G, Mooney S; SQUIRE Development Group. Publication guidelines for quality improvement in health care: evolution of the SQUIRE project. Qual Saf Health Care. 2008; 17 (suppl 1) : i3-i9.

11. Rubenstein LV, Hempel S, Farmer MM, et al. Finding order in heterogeneity: types of quality-improvement intervention publications. Qual Saf Health Care. 2008; 17 (6) : 403-408.

12. Thomson RG, Moss FM. QIR and SQUIRE: continuum of reporting guidelines for scholarly reports in healthcare improvement. Qual Saf Health Care. 2008; 17 (suppl 1) : i10-i12.

13. Alexander JA, Hearld LR. What can we learn from quality improvement research? a critical review of research methods. Med Care Res Rev. 2009; 66 (3) : 235-271.

14. Pronovost P, Wachter R. Proposed standards for quality improvement research and publication: one step forward and two steps back. Qual Saf Health Care. 2006; 15 (3) : 152-153.

15. Landefeld CS, Shojania KG, Auerbach AD. Should we use large scale healthcare interventions without clear evidence that benefits outweigh costs and harms? no. BMJ. 2008; 336 (7656) : 1277.

16. Auerbach AD, Landefeld CS, Shojania KG. The tension between needing to improve care and knowing how to do it. N Engl J Med. 2007; 357 (6) : 608-613.

17. Bangalore S, Wetterslev J, Pranesh S, Sawhney S, Gluud C, Messerli FH. Perioperative beta blockers in patients having non-cardiac surgery: a meta-analysis. Lancet. 2008; 372 (9654) : 1962-1976.

18. Devereaux PJ, Yang H, Yusuf S, et al; POISE Study Group. Effects of extended-release metoprolol succinate in patients undergoing non-cardiac surgery (POISE trial) : a randomised controlled trial. Lancet. 2008; 371 (9627) : 1839-1847.

19. Guyatt GH, Briel M, Glasziou P, Bassler D, Montori VM. Problems of stopping trials early. BMJ. 2012; 344: e3863.

20. Ogrinc G, Mooney SE, Estrada C, et al. The SQUIRE (Standards for QUality Improvement Reporting Excellence) guidelines for quality improvement reporting: explanation and elaboration. Qual Saf Health Care. 2008; 17 (suppl 1) : i13-i32.

21. Davidoff F, Batalden P, Stevens D, Ogrinc G, Mooney SE; SQUIRE development group. Publication guidelines for quality improvement studies in health care: evolution of the SQUIRE project. BMJ. 2009; 338: a3152.

22. Li LC, Moja L, Romero A, Sayre EC, Grimshaw JM. Nonrandomized quality improvement intervention trials might overstate the strength of causal inference of their findings. J Clin Epidemiol. 2009; 62 (9) : 959-966.

23. Eccles M, Grimshaw J, Campbell M, Ramsay C. Research designs for studies evaluating the effectiveness of change and improvement strategies. Qual Saf Health Care. 2003; 12 (1) : 47-52.

24. Hannan EL, Kilburn H Jr, Racz M, Shields E, Chassin MR. Improving the outcomes of coronary artery bypass surgery in New York State. JAMA. 1994; 271 (10) : 761-766.

25. Ghali WA, Ash AS, Hall RE, Moskowitz MA. Statewide quality improvement initiatives and mortality after cardiac surgery. JAMA. 1997; 277 (5) : 379-382.

26. Zehr KJ, Dawson PB, Yang SC, Heitmiller RF. Standardized clinical care pathways for major thoracic cases reduce hospital costs. Ann Thorac Surg. 1998; 66 (3) : 914-919.

27. Ramsay CR, Matowe L, Grilli R, Grimshaw JM, Thomas RE. Interrupted time series designs in health technology assessment: lessons from two systematic reviews of behavior change strategies. Int J Technol Assess Health Care. 2003; 19 (4) : 613-623.

28. Thor J, Lundberg J, Ask J, et al. Application of statistical process control in healthcare improvement: systematic review. Qual Saf Health Care. 2007; 16 (5) : 387-399.

29. Brown C, Lilford R. Evaluating service delivery interventions to enhance patient safety. BMJ. 2008; 337: a2764.

30. Priestley G, Watson W, Rashidian A, et al. Introducing Critical Care Outreach: a ward-randomised trial of phased introduction in a general hospital. Intensive Care Med. 2004; 30 (7) : 1398-1404.

31. Glasziou P, Chalmers I, Rawlins M, McCulloch P. When are randomised trials unnecessary? picking signal from noise. BMJ. 2007; 334 (7589) : 349-351.

32. Needham DM, Sinopoli DJ, Dinglas VD, et al. Improving data quality control in quality improvement projects. Int J Qual Health Care. 2009; 21 (2) : 145-150.

33. Treweek S, Zwarenstein M. Making trials matter: pragmatic and explanatory trials and the problem of applicability. Trials. 2009; 10: 37.

34. Holbrook A, Thabane L, Keshavjee K, et al; COMPETE II Investigators. Individualized electronic decision support and reminders to improve diabetes care in the community: COMPETE II randomized trial. CMAJ. 2009; 181 (1-2) : 37-44.

35. Ray KK, Seshasai SR, Wijesuriya S, et al. Effect of intensive control of glucose on cardiovascular outcomes and death in patients with diabetes mellitus: a meta-analysis of randomised controlled trials. Lancet. 2009; 373 (9677) : 1765-1772.

36. Chew EY, Ambrosius WT, Davis MD, et al; ACCORD Study Group; ACCORD Eye Study Group. Effects of medical therapies on retinopathy progression in type 2 diabetes. N Engl J Med. 2010; 363 (3) : 233-244.

37. Calhoun AW, Guyatt GH, Cabana MD, et al. Addressing the unit of analysis in medical care studies: a systematic review. Med Care. 2008; 46 (6) : 635-643.

38. Balas EA, Boren SA, Hicks LL, Chonko AM, Stephenson K. Effect of linking practice data to published evidence: a randomized controlled trial of clinical direct reports. Med Care. 1998; 36 (1) : 79-87.

39. Solberg LI, Mosser G, McDonald S. The three faces of performance measurement: improvement, accountability, and research. Jt Comm J Qual Improv. 1997; 23 (3) : 135-147.

40. Haynes AB, Weiser TG, Berry WR, et al; Safe Surgery Saves Lives Study Group. A surgical safety checklist to reduce morbidity and mortality in a global population. N Engl J Med. 2009; 360 (5) : 491-499.

41. Baigent C, Blackwell L, Collins R, et al; Antithrombotic Trialists' (ATT) Collaboration. Aspirin in the primary and secondary prevention of vascular disease: collaborative meta-analysis of individual participant data from randomised trials. Lancet. 2009; 373 (9678) : 1849-1860.

42. Clayton SB, Mazur JE, Condren S, Hermayer KL, Strange C. Evaluation of an intensive insulin protocol for septic patients in a medical intensive care unit. Crit Care Med. 2006; 34 (12) : 2974-2978.

43. Griesdale DE, de Souza RJ, van Dam RM, et al. Intensive insulin therapy and mortality among critically ill patients: a meta-analysis including NICE-SUGAR study data. CMAJ. 2009; 180 (8) : 821-827.

44. Finfer S, Liu B, Chittock DR, et al; NICE-SUGAR Study Investigators. Hypoglycemia and risk of death in critically ill patients. N Engl J Med. 2012; 367 (12) : 1108-1118.

45. Pronovost PJ, Goeschel CA, Colantuoni E, et al. Sustaining reductions in catheter related bloodstream infections in

Michigan intensive care units: observational study. BMJ. 2010; 340: c309.

46. Bailie RS, Si D, Robinson GW, Togni SJ, D'Abbs PH. A multifaceted health-service intervention in remote Aboriginal communities: 3-year follow-up of the impact on diabetes care. Med J Aust. 2004; 181 (4) : 195-200. Soumerai SB, McLaughlin TJ, Gurwitz JH, et al. Effect of local medical opinion leaders on quality of care for acute myocardial infarction: a randomized controlled trial. JAMA. 1998; 279 (17) : 1358-1363.

47. Soumerai SB, McLaughlin TJ, Gurwitz JH, et al. Effect of local medical opinion leaders on quality of care for acute myocardial infarction: a randomized controlled trial. JAMA. 1998; 279 (17) : 1358-1363.

48. Capdenat Saint-Martin E, Michel P, Raymond JM, et al. Description of local adaptation of national guidelines and of active feedback for rationalising preoperative screening in patients at low risk from anaesthetics in a French university hospital. Qual Health Care. 1998; 7 (1) : 5-11.

49. Jamtvedt G, Young JM, Kristoffersen DT, O'Brien MA, Oxman AD. Does telling people what they have been doing change what they do? A systematic review of the effects of audit and feedback. Qual Saf Health Care. 2006; 15 (6) : 433-436.

50. Guyatt G, Montori V, Devereaux PJ, Schünemann H, Bhandari M. Patients at the center: in our practice, and in our use of language. ACP J Club. 2004; 140 (1) : A11-A12.

51. Walter LC, Davidowitz NP, Heineken PA, Covinsky KE. Pitfalls of converting practice guidelines into quality measures: lessons learned from a VA performance measure. JAMA. 2004; 291 (20) : 2466-2470.

52. Bardach NS, Cabana MD. The unintended consequences of quality improvement. Curr Opin Pediatr. 2009; 21 (6) : 777-782.

53. Wells KB, Tang L, Miranda J, Benjamin B, Duan N, Sherbourne CD. The effects of quality improvement for depression in primary care at nine years: results from a randomized, controlled group-level trial. Health Serv Res. 2008; 43 (6) : 1952-1974.

54. Berwick DM. The science of improvement. JAMA. 2008; 299 (10) : 1182-1184.

55. Jaeschke R, Guyatt GH, Dellinger P, et al; GRADE Working Group. Use of GRADE grid to reach decisions on clinical practice guidelines when consensus is elusive. BMJ. 2008; 337: a744.

56. Le May MR, So DY, Dionne R, et al. A citywide protocol for primary PCI in ST-segment elevation myocardial infarction. N Engl J Med. 2008; 358 (3) : 231-240.

57. Houck PM, Bratzler DW, Nsa W, Ma A, Bartlett JG. Timing of antibiotic administration and outcomes for Medicare patients hospitalized with community-acquired pneumonia. Arch Intern Med. 2004; 164 (6) : 637-644.

治
疗

JAMAevidence
Using Evidence to Improve Care

治疗试验结果的进阶内容

12.1 假设检验

Romina Brignardello-Petersen，Gordon Guyatt，Kameshwar Prasad，Roman Jaeschke，Deborah J.Cook，Stephen D.Walter, and George Tomlinson

治
疗

内容提要

对于每一种治疗都有一个真实效应值，任何单独的试验只能对其真实效应进行估计（见第6章"为什么研究结果会产生误导：偏倚和随机误差"）。研究人员使用统计方法提高他们对这一真实效应的认识。本章探讨统计调查的方法之一假设检验（hypothesis testing）的逻辑基础。希望将本章概念用于教学的读者，可能对我们开发的互动脚本会有兴趣[1]。

统计研究的假设检验方法是从所谓的"无效假设"（null hypothesis）开始，随后试着去拒绝这一假设。通常，无效假设的含义是：正在比较的干预措施之间没有差异。首先，我们要重点关注**二分类结局**（是/否），例如死亡或生存，住院或非住院。

例如，在用血管扩张剂治疗804例心力衰竭男性患者的比较中，研究人员比较了接受依那普利治疗的患者，与接受肼屈嗪和硝酸盐联合治疗的患者的病死率[2]。我们先假设这两种治疗方法同样有效，并且准备坚持这个说法，除非最终结果使这一论点站不住脚。在这里，更规范的无效假设表达是：在用依那普利治疗与用肼屈嗪和联合硝酸盐治疗的患者之间，患者存活率的真实差异为0。

在这个假设检验框架中，统计分析需要解决的问题是观察到的数据是否与无效假设一致。即便治疗确实对结局没有正面或负面的影响（即**效应量**为0），观察到的结局也很少与无效假设完全一致。例如，即使治疗对患者死亡没有真正的影响，治疗组和**对照组**的病死率也很少完全相同。然而，由于实际结局与"无差异"之间分歧越来越远，治疗方法之间没有真实差异的无效假设就变得越来越不可信。如果干预组和对照组之间结局差异足够大，我们就有理由放弃对无效假设的坚持。通过讲解偶然性在临床研究中的作用，让我们进一步阐明这其中的逻辑。

一、偶然性的作用

在第6章"为什么研究结果会产生误导：偏倚和随机误差"中，我们抛掷一枚无偏硬币，在任意一次抛掷中抛出正面或反面的**概率**均为0.5。如果把这样一个硬币抛10次，恰好抛出5次正面和5次反面的结果完全可以不出现。偶尔，我们可能会抛出与5:5相差甚远的结果，比如8:2甚至9:1。在极少数情况下，也会出现10次均为正面或均为反面的结果。

机遇导致了结果的可变性。某些博彩游戏说明了机遇的运作方式。偶尔，两次投掷无偏骰子（即投掷骰子时1到6之间的任何数字朝上的概率相等）将产生两个1或两个6。有时候（这种情况令玩家很高兴），扑克游戏的庄家会发一手5张同一花色（single suite）的牌。甚至可能出现更为罕见的情况：这5张牌不仅是同一花色，而且还是顺子（consecutive face values）。

机遇并不局限于投硬币、骰子和纸牌游戏。如果我们从社区患者中抽取样本，机遇也许会导致我们获得的慢性疾病（如高血压或糖尿病）分布异常，并产生误导性。机遇还会导致使用两种效果相同的治疗方案治疗的两组患者的**事件发生率**有很大的不同。许多统计调查旨在确定不平衡分布有多少可以归因于机遇，又有多少需要给出其他的解释（例如**治疗效果**差异）。正如我们在本章所讨论的，研究的规模（相应决定了事件的数量）在很大程度上决定了统计分析的结论。

二、*P*值

研究人员可能出现的一个错误是，实际上干预组和对照组之间结局并不存在差异，但却得出有差异的结论。在统计学术语中，在干预组与对照组实际上无差异时得出有差异的结论被称作**I类错误**，犯这种错误的概率被称作**α水平**。

假定我们不确定硬币的两面是否有偏，则可以构造一个无效假设，即抛掷硬币时正面朝上和背面朝上的真实比例是相等的（即硬币是无偏的）。在这种情况下，任意一次抛掷正面朝上的概率为50%，背面朝上的概率也是如此。我们可以通过一系列的硬币抛掷试验来验证这个假设。通过分析实验结果，就可以知道观察结果是否完全由机遇导致。

我们来进行一个假想实验。在这个实验中，这枚可能有问题的硬币被抛10次，结果10次正面朝上。如果硬币确实是无偏的，这种情况发生的可能性有多大？大多数人都会认为这种可能性太小了，以至于无法用机遇来解释如此极端的结果。因此，我们准备拒绝硬币是无偏的假设（无效假设），并得出结论：硬币抛出后更容易正面朝上。

我们可以通过统计学方法更精确的计算，在无效假设为真的情况下出现这种不寻常结果的可能性。独立事件的**概率乘法法则**（law of multiplicative probabilities）（一种事件不影响其他事件的发生）告诉我们，抛10次硬币连续得到10次正面的概率，等于将每次抛硬币得到一次正面的概率（1/2）连乘10次，即（1/2）×（1/2）×（1/2）等，则会产生一个小于千分之一的值。连续10次反面朝上也是一样不寻常，让我们怀疑这枚硬币是有偏的。因为10次均为正面朝上或10次均为反面朝上的概率只有不到2/1000。

在期刊文章中，我们可能会看到这个概率表示为P值，如$P = 0.002$（如果数值精确到小数点后三位）。这个P值的确切含义是什么？如果硬币是无偏的（即如果无效假设是真实的），并且我们多次重复抛掷10次硬币的试验，10次均正面朝上或均反面朝上的结果在1000次重复试验中大概会出现2次。

假设检验的框架涉及一个"是/否"的决定。我们愿意拒绝无效假设吗？这个选择与我们愿意冒多大的风险犯Ⅰ类错误有关。在做选择的过程中我们设定了一个阈值作为边界。在边界的一边，我们不拒绝无效假设；而在另一边，我们认为机遇不再是对结果的合理解释。我们所选择的阈值就是上述的α水平。

再回到抛硬币10次连续正面或反面的例子，大部分观察到这种分布的人会拒绝无效假设，因为这种情况的发生在每1000次试验中可能少于两次。那如果我们重复假想试验，这次得到9次反面1次正面朝上呢？这种结果依然不太可能是完全由机遇造成的。如图12.1-1所示（同第6章图6-1"一枚完全对称的硬币任意抛10次，正面朝上和反面朝上的理论分布"），P值为0.02，或2/100。也就是说，如果硬币是无偏的，无效假设是真实的，那么我们预期在100次重复试验中偶尔有2次试验的结果与观察到的结果同样极端或更极端（即10次正面或10次反面，9次正面1次反面或9次反面1次正面）。

将阈值或边界设定在哪里，这是一个需要讨论的问题。习惯上统计分析以5/100作为

图12.1-1

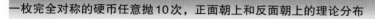

一枚完全对称的硬币任意抛10次，正面朝上和反面朝上的理论分布

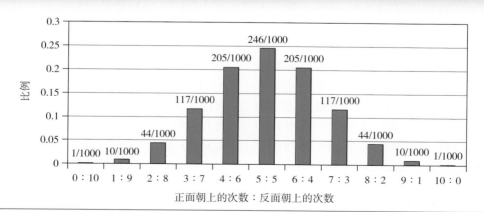

可信与不可信间的界限，以 α 值为0.05表示。一旦我们选好了阈值（例如，$\alpha = 0.05$），我们称超出该边界的结果（即 $P \leq 0.05$）称为具有"统计学意义"。因此，具有统计学意义就意味着"该结果不可能完全由机遇所致，我们准备拒绝无效假设"。

机遇偶尔会使有统计学意义的事件出现，只是惯例上0.05的阈值不容轻易变更。假设我们设置 $\alpha = 0.01$，则当 $P \leq 0.01$ 时，我们拒绝无效假设。如果无效假设为真，则将有1%的可能发生 $P < 0.01$ 的事件；这意味着我们有1%的可能拒绝一个真实的无效假设。如果我们希望比5%更保守（更加确定机遇无法解释所观察到的差异才拒绝无效假设时），就可以选择1%为阈值。

让我们再重复两次抛硬币试验，每次都用新的硬币。在第一次重复，我们获得8次正面朝上和2次反面朝上。通过计算这种情况的 P 值，我们知道，如果硬币是无偏的，则与8/2（或2/8）一样极端或更为极端的结果，每100次中可能出现11次（$P = 0.11$）（图12.1-1）。我们已经跨越了习惯上划定的合理与不合理的界限。按照惯例，则结果不具有统计学意义，因此我们不会拒绝无效假设。

在最后一次重复试验中，我们获得7次反面朝上和3次正面朝上。经验告诉我们，在硬币无偏的情况下，这种结果虽然不是最常见的，却也不少见。P 值证实了我们的直觉：与这种7/3的分布一样极端或更为极端的结果，在无效假设为真的情况下每100次中可能发生34次（$P = 0.34$）（图12.1-1）。同样，我们不会拒绝无效假设。

当研究人员比较2种治疗方法时，他们提出的问题是，观察到的或更大的差异有多大的可能单纯由机遇造成？如果我们采用常规的边界或阈值（$P \leq 0.05$），在对上述问题的回答是，若重复实验产生和我们观察到的结果一样极端或更极端的差异的可能性小于5%，我们将拒绝无效假设，并得出结论：治疗有效。5%是指观察到的差异以及相反方向同等大小的差异，因为这两种结果同样的不

可信（即一个双侧显著性检验）。当研究人员只考虑单向差异时，他们也会进行单侧显著性检验。

让我们回到那个随机试验的例子，在试验中，研究人员比较了依那普利治疗和肼屈嗪与硝酸盐联合治疗804例心力衰竭男性患者的效果。本研究的结果说明了使用二分类（是/否）结局（在这种情况下为病死率）的假设检验[2]。在6个月至5.7年的**随访**期间，403例接受依那普利治疗的患者中有132人（33%）死亡，401例接受肼屈嗪和硝酸盐联合治疗的患者中有153人（38%）死亡。通过统计学比例比较的方法（**卡方检验**）进行检验，结果表明，如果两组之间实际上没有潜在的病死率差异，那么预计每100次中有11次出现差异大于或等于实际观察到的差异（$P = 0.11$）。使用假设检验框架和 $P < 0.05$ 的常规阈值，我们得出的结论是不能否定无效假设，即观察到的差异可以由机遇来解释。

三、Ⅰ类和Ⅱ类错误

假设有一个怀疑自己怀孕并进行妊娠试验的女性。该试验的结果可能产生几种相关的错误。图12.1-2表示4个可能的结果：该女性怀孕或未怀孕，测试结果为阳性或阴性。如果该女性怀孕，结果可能是阳性（**真阳性**，单元格 a）或阴性（**假阴性**，单元格 b）。如果该女性未怀孕，结果可能是阳性（**假阳性**，单元格 c）或阴性（**真阴性**，单元格 d）。

我们可以对检验治疗效果的试验结果应用相同的逻辑。治疗有效或无效，对应的试验结果为阳性（$P \leq 0.05$）或阴性（$P > 0.05$）（图12.1-3）。这里，当治疗有效且研究结果的 $P \leq 0.05$ 时结果为真阳性（单元格 a）；而当治疗无效且研究结果的 $P > 0.05$ 时为真阴性。我们将假阳性结果（治疗无效，$P \leq 0.05$，单元格 b）称为Ⅰ类错误。当我们将阈值 α 设置为0.05时，犯Ⅰ类错误的概率固定为5%：每20次中有1次我们会错误地将正确的无效假设拒绝。

图 12.1-2

妊娠试验的4种可能的结果

	存在妊娠	
	是	否
试验阳性	*a* 真阳性	*b* 假阳性
试验阴性	*c* 假阴性	*d* 真阴性

图 12.1-3

实验干预研究随机试验的4种可能的结果

	疗效存在	
	是	否
研究结果阳性	*a* 真阳性	*b* 假阳性 I 类错误
研究结果阴性	*c* 假阴性 II 类错误	*d* 真阴性

研究人员可能出现的另一类错误，是将实际有效的治疗视为无效。我们将这种假阴性结果（治疗有效，$P > 0.05$，单元格 *c*）称为 II 类错误。当我们错误地否定了实际存在的治疗效果，或可能有效的治疗方法时，会出现 II 类错误。产生 II 类错误的可能性称为 β 水平。我们将在下面的讨论中进一步阐述其中的逻辑。

四、假阴性结果的风险

医生可能会这样评价依那普利与肼屈嗪和硝酸盐联合治疗的结果比较："虽然我接受5%的阈值，并因此同意不拒绝无效假设，但我仍然怀疑应用依那普利的病死率低于联合应用肼屈嗪和硝酸盐。试验结果仍然令我不能十分确定。"这样的评价说明医生认识到在假设检验中出现 II 类错误的可能性。

在对依那普利治疗与肼屈嗪和硝酸盐联合治疗的疗效比较中，我们没有拒绝无效假设（$P > 0.05$），问题在于，这究竟是真阴性

结果（单元格 *d*）还是假阴性结果——即 II 类错误（单元格 *c*）。研究人员发现，接受依那普利治疗的患者病死率比接受替代血管扩张剂治疗的患者低5%。如果病死率的真实差异的确是5%，那么我们很容易得出这样的结论：接受依那普利治疗的患者将会获益。尽管如此，我们却无法拒绝无效假设。为什么研究人员观察到病死率之间存在差异，但仍无法断定依那普利优于肼屈嗪和硝酸盐呢？

每当我们观察到干预组和对照组之间有很大的差异，但不能否定无效假设时，问题可能在于没有入组足够的患者。未能承认重要差异（因而犯 II 类错误）的可能性，随着样本量（以及代表事件数量）的增加而减小。我们将能避免 II 类错误发生的可能性称作**把握度**（power）。当一项研究产生 II 类错误风险很高时，我们认为该研究甄别重要差异的把握度不足。样本量越大，产生 II 类错误的风险越低，研究的把握度越大。

尽管进行血管扩张剂试验的研究招募了804名患者，听起来似乎很可观，但是对于二分类结局（如病死率）而言，通常需要更大的样本量来检测很小的疗效。例如，研究人员通过试验确定急性心肌梗死的最佳治疗方案，其中使用溶栓剂的干预组与对照组病死率之间预计和实际发现的**绝对差异**小于5%。由于干预组和对照组之间很小的绝对差异，他们需要（也确实）招募了数以千计的患者以确保研究有足够的把握度。

每当一次试验未能拒绝无效假设（即 $P > 0.05$）时，研究人员就可能忽视了实际存在的治疗效果。在这些得到阴性结果的研究中，实验性治疗相较于对照组的优势越大，则被研究人员忽视的治疗效果越有可能是真实存在的[3]。本书的另一章描述了如何确定研究规模的大小是否能充分支持临床决策（见第10章"可信区间：单个研究或荟萃分析是否足够大"）。

因此，一定要谨记，当试验不能拒绝无效假设时，这只意味着没有证据表明所比较的干预措施之间存在差异。这并不等于两种

治疗

干预措施的效果相同[4]。

五、非劣效性和等效性试验

一些研究并非旨在确定新治疗是否比目前的治疗方法更好，而是在确定一种更廉价、更易于实施或是毒性更小的治疗与标准治疗相比差不多一样好，或是最多只差一点。这些研究通常被称为**等效性试验**或**非劣效性试验**（见第8章"怎样使用非劣效性试验"）[5]。

在假设检验中，我们的目的是拒绝无效假设。等效性和非劣效性试验中的无效假设与优效性试验中的不同。等效性试验的无效假设表示两种治疗之间存在真正的差异，而非劣效性试验的无效假设则表示一种治疗方法优于另一种。因此，Ⅰ类错误和Ⅱ类错误的解释也会发生变化。

假设对一种新治疗方法进行非劣效性研究，该方法实际上并不比标准治疗差。进一步假设研究的样本量不足（这就决定了研究的把握度不足）。这样的话，研究人员可能会犯Ⅱ类错误：不拒绝无效假设，因而无法证明新治疗方法不比以前的标准治疗差。在这种情况下，继续接受标准治疗的患者可能会错失更易于实施、更便宜或毒性更小的非劣效治疗方案带来的益处。

六、连续结局的分析

现在我们所举的例子中已经使用过诸如"是/否"、"正面朝上/反面朝上"还有"死亡/未死亡"作为结局，这些结局都可以总结为一个比例。研究人员通常使用一个变量来比较两种或多种治疗的疗效，如住院天数或生活质量问卷调查表中的评分。我们称这样的变量为**连续变量**，这些变量可以有很多取值，而这些值之间的差异可以很小。当我们使用连续变量结局来比较不同组之间的差异时，通常会考虑是否能够通过机遇解释均值的差异。

之前讨论的依那普利治疗和肼屈嗪、硝酸盐联合治疗心力衰竭患者的研究[2]为我们提供了一个使用连续变量作为结局进行假设检验的例子。研究人员比较了两种方案在提升运动耐力方面的效果。使用依那普利的病死率更低，而使用肼屈嗪和硝酸盐联合治疗的患者运动耐力提高。通过使用针对连续变量的检验（如t检验），研究人员比较了同期接受依那普利治疗的患者与接受肼屈嗪和硝酸盐联合治疗的患者的运动耐力从基线到6个月的变化。肼屈嗪组的运动耐力提升更多，两组之间的差异不太可能是由机遇导致的（$P=0.02$）。

七、多重检验

假设我们收集了一整套共5种加元硬币（5分，10分，25分，1元，2元），并想检验这5个硬币是无偏的假设。与前面的例子一样，我们将每个硬币抛掷10次，正面朝上的次数分别为4，7，5，9和4。从单个硬币连续抛掷10次的结果中我们注意到，如果硬币是无偏的，抛掷10次1元的硬币有9次正面朝上是极不可能的，所以我们得出结论，1元硬币是有偏的（如前所述，$P=0.02$）。如果我们只关注1元硬币而忽略其他硬币抛掷的结果，这个试验将与单独的投币试验相同。

然而，我们抛掷5枚硬币，如果任何一枚硬币出现9次及以上的正面（或反面）朝上，我们都会认为是非常不可能的。为了计算单个硬币出现9次正面朝上结果的P值，我们需要计算出在5枚硬币均无偏的前提下至少1枚硬币出现9次及以上的正面（或反面）朝上有多么不可能。根据直觉，抛掷5枚硬币时有1枚9次正面朝上比只抛掷1枚硬币时更容易发生。概率论可以准确地告诉我们它的可能性。

抛1枚无偏硬币获得9次及以上相同结果的概率是0.021或2.1%。这意味着获得少于9次相同结果的概率是$1-0.021=0.979$。抛5枚硬币均获得少于9次相同结果的概率是$0.979 \times 0.979 \times 0.979 \times 0.979 \times 0.979 = 0.90$。所以抛掷5枚无偏硬币至少有1枚硬币获得9次及以上相同的结果的概率是$1-0.90=0.10$

或10%。

上面的例子说明在单次试验中非常不可能的结局，在重复试验中出现的可能性会增加。假设有一项研究，检测治疗对6项结局产生的作用。为了简化计算，我们假设它们是独立的，这意味着患者的一个结局与其他结局完全不相关。

假设我们决定在 $\alpha = 0.05$ 水平检测每个结局。对于任何单一的结局，如果治疗完全无效，我们确实只有5%的机会超过显著性阈值并拒绝无效假设，有95%的机会不拒绝。当我们检测6个结局时会发生什么？前两个结局没有超过阈值的概率是0.95乘以0.95；对于所有6个结局，没有一个结局超过5%阈值的概率为0.95的六次方，或0.74。因此，至少有1个结局超过显著性阈值的概率为 $1.0 \sim 0.74 = 26\%$，或约为1/4，而不是1/20。如果我们希望保持整体的Ⅰ类错误率为0.05，我们可以将阈值 α 除以6，使得6个试验中的每一个试验使用约 $0.05/6 = 0.0083$ 的阈值[6]。

如果我们同时考虑超过1个假设，那么确定假设检验的正确 α 水平将变得相当复杂。例如，在上面的投币试验中，我们选择使用抛掷单个硬币有9次正面朝上，作为衡量结果是多么不可能的标准。面对同样的结局，有人可能会思考恰好有2枚硬币分别7次正面朝上和9次正面朝上这种情况有多么不可能。还有人可能会想，5枚硬币分别有4，7，5，9和4次正面朝上是多么的极端的情况。我们还需要确定一个或者多个相关假设进行检验。我们是想检验每一枚硬币都无偏的假设，并计算出每个硬币的 P 值吗？还是想检验一个整体的无效假设，即所有的硬币都是无偏的？如果后者是我们的无效假设并且我们拒绝它，我们只能得出结论：至少有1枚硬币有偏，且不确定那一枚是有偏的。

这里的一个例子说明了随机试验中使用多重结局的风险。在随机试验"康复对心肌梗死后生活质量的影响"中，研究人员随机分配患者接受标准疗法、运动疗法或心理咨询。他们获得的报告包括10项结局：工作、休闲、工作和休闲质量、性生活、对医嘱的依从性、心脏症状、精神症状、一般健康状况和对结局的满意度[7]。几乎所有这些变量在3个组之间都没有差异。然而，经过18个月的随访，患者对运动疗法比其他两种方案更满意，心理咨询组家属的保护更少，心理咨询组患者的工作时间更长且性生活更频繁。

是否因为部分结局显示运动和康复治疗有良好的效果，就应当对患者实施这种方案？还是因为多数结局表明他们与其他方案没有差异，所以就拒绝实施？作者得出的结论是：研究结果不支持康复在提高生活质量方面的有效性。然而，康复治疗的倡导者可能会认为，只要部分指标获得改善，干预就是值得的。事实上，是多重结局的应用引发了这些争议。

我们应该警惕多重假设检验可能产生的误导。有一些统计学方法专门用于处理同一数据集上的多重假设检验。我们已经在前面的例子中为医生展示了一个有用的方法：将 P 值除以检验次数。在研究开始之前还应当明确，研究的主要结论取决于其主要结局。进行研究的另一种方法是得出一个单一的全局检验统计量，将多重结局有效地结合到一个检验中。

最后可以认为，在某些情况下我们也可以进行多个假设检验，而不用为多重比较进行校正。前提是，被检验的假设代表着完全不同的科学问题和不同的关注点，并且每个假设的解释都不应该受其他被检验的假设数量的影响[6]。

对多重结局处理方法的全面充分讨论超出了本书的范围，但感兴趣的读者可以自行阅读相关文献[8]。

八、假设检验的局限性

现在，有些问题可能会让读者不安。为什么可以用一个有点像是任意选择的阈值（0.05）作为拒绝无效假设的界值？当治疗效果更适合用连续变量进行描述（例如"非常不可能有效"到"几乎肯定有效"）时，为什么要将其二分化成"是/否"呢？这一问题可以参考本书第10章"可信区间：单个研究或荟萃分析是否足够大"，该章解释了为什么假设检验可能会有更好的替代方法。

裴丽坚　孙　琛　张妙颜　译

张　渊　谢　锋　审

参考文献

1. Montori VM, Kleinbart J, Newman TB, et al. Tips for learners of evidence-based medicine, 2: measures of precision (confidence intervals). CMAJ. 2004; 171: online-1 to online-12. http: //www.cmaj. ca/cgi/data/171/6/611/DC1/1. Accessed February 10, 2014.

2. Cohn JN, Johnson G, Ziesche S, et al. A comparison of enalapril with hydralazine-isosorbide dinitrate in the treatment of chronic congestive heart failure. N Engl J Med. 1991; 325 (5) : 303-310.

3. Detsky AS, Sackett DL. When was a "negative" clinical trial big enough? how many patients you needed depends on what you found. Arch Intern Med. 1985; 145 (4) : 709-712.

4. Altman DG, Bland JM. Absence of evidence is not evidence of absence. BMJ. 1995; 311 (7003) : 485.

5. Kirshner B. Methodological standards for assessing therapeutic equivalence. J Clin Epidemiol. 1991; 44 (8) : 839-849.

6. Cook R, Dunnett C. Multiple comparisons. In: Armitage P, Colton T, eds. Encyclopedia of Biostatistics. New York, NY: Wiley; 1999: 2736-2746.

7. Mayou R, MacMahon D, Sleight P, Florencio MJ. Early rehabilitation after myocardial infarction. Lancet. 1981; 2 (8260-61) : 1399-1402.

8. Pocock SJ, Geller NL, Tsiatis AA. The analysis of multiple endpoints in clinical trials. Biometrics. 1987; 43 (3) : 487-498.

第12章

治疗试验结果的进阶内容

12.2 结果的解读：关于比数比

Bram Rochwerg，Mahmoud Elbarbary，Roman Jaeschke，
Stephen D.Walter，and Gordon Guyatt

治
疗

内容提要

一、日常生活中的比数

你可能对体育赛事中的**比数**（odds）最为熟悉，博彩公司或报纸评论员常常用比数来估计赛马、拳击或网球比赛中哪一方获胜的可能性。在游戏中，假设你有一个6面的骰子。掷一次骰子得到4朝上的**概率**（可能性或机遇）是多少？答案是1/6。得到4以外的数字朝上的概率是多少？答案是5/6。

赌徒常常用比数来考虑问题。比数是指特定事件发生的概率与不发生的概率之比。掷一次骰子得到4朝上的比数是多少？答案是（1/6）/（5/6）或1:5。得到4以外的数字朝上的比数是多少？答案是（5/6）/（1/6），即5:1。

二、2×2表

作为医生，我们感兴趣的是诊治患者而不是掷骰子。我们也更习惯于用概率思考问题而不是比数。然而，因为比数相较于概率在统计分析中有一定的优势，我们在阅读医学期刊文章时经常会看到比数。因此，我们会遇到有关某个特定预后结局出现与不出现的比数问题。

另一方面，在**病例对照研究**中，我们会想了解暴露（exposure）与未暴露的比数。当我们比较两组的比数时，我们最终得到了两组比数的比，称为**比数比**（odds ratio，OR）。在第9章"治疗能否降低危险度：解读研究结果"中，我们讨论了表示**治疗效果**的方式，如**相对危险度**（relative risk，RR），也介绍了OR的概念。RR关注的是暴露组发生某事件的危险度（概率或可能性）（事件数/有发生事件风险的总数），而OR则是基于对事件发生比数的估计（事件发生/未发生）。为了帮助读者理解这个概念，我们再展示一遍2×2表（表12.2-1）以及第9章的例子，食管静脉曲张出血的套扎与硬化剂治疗对比的结果（表12.2-2）[1]。

表 12.2-1

2×2表

暴露[a]	结局	
	有	无
有	a	b
无	c	d

比数比 OR $= \dfrac{a/b}{c/d} = \dfrac{ad}{cb}$

相对危险度 RR $= \dfrac{a/(a+b)}{c/(c+d)}$

相对危险度降低 RRR $= 1 - \text{RR} = \dfrac{c/(c+d)-a/(a+b)}{c/(c+d)}$

危险度差异 RD $= \dfrac{c}{c+d} - \dfrac{a}{a+b}$

需要治疗人数 NNT $= 100/\text{RD}$（以百分率表示）

注：[a]这里的暴露可以是可能有益的治疗，也可以可能有害的物质。

表 12.2-2

随机试验的结果：对比食管静脉曲张出血的内镜下套扎和硬化剂治疗[a]

暴露	结局		总计
	死亡	生存	
套扎	18	46	64
硬化剂	29	36	65

比数比 OR ＝（18/46）/（29/36）＝0.39/0.80＝0.49
相对危险度 RR ＝（18/64）/（29/65）＝0.63
相对危险度降低 RRR ＝1−0.63＝0.37
危险度差异 RD ＝0.455−0.28＝0.165
需要治疗人数 NNT ＝100%/16.5%＝7[b]

注：[a]数据来自Stiegmann等[1]。
[b]实际数值为6.06，但需要治疗人数应向上取接近的整数。

在上述例子中，关注对象（我们希望）是可以降低不良事件发生概率的干预措施。因此，OR小于1.0表示事件发生的比数降低（通常表示治疗有好处），OR大于1表示事件发生的比数增加（通常表示**伤害**），OR等于1表示无影响。

在这个例子中，套扎组死亡的比数是18

（死亡）对 46（存活），或 18/46（*a/b*），而硬化剂组死亡的比数是 29/36（*c/d*）。比数比的公式为（*a/c*）/（*b/d*）（表 12.2-1），于是得到 OR 为（18/46）/（29/36）即 0.49。如果制定一个与**危险度**平行的术语（我们称危险度比为 RR），则可以称比数的比为**相对比数**（relative odds）。流行病学家选择 RR 作为危险度的比值的术语，选择 OR 作为比数比值的术语。

三、比数与危险度

因为你所阅读的研究有些会涉及 RR，而另一些则涉及 OR，所以知道它们之间的关系是很有帮助的（表 12.2-3）。请注意，虽然比数总是高于危险度，但当危险度较高时，比数与危险度之间有很大的差异，而当危险度低的时候，差异很小。当危险度非常低时，差异极小。比数比可能会出现在研究治疗效果的**随机对照试验**（randomized clinical trial，RCT），或者是旨在评估有益或有害（更常用）暴露影响的**观察性研究**中。

四、治疗效果研究中的比数比

作为医生，我们希望用直观的 RR 来替换相对更难理解的 OR。当危险度较低时，RR 和 OR 相近，此时替换是合适的（表 12.2-3）。当危险度较高时，RR 和 OR 相偏离（表 12.2-3）。

幸运的是，在医学研究的大多数情况下，我们希望阻止的不良结局是罕见的。例如，大多数经历过心肌梗死的，或慢性阻塞性肺疾病病情恶化的，或经历非心脏手术的患者都活了下来。由于危险度较低，RR 和 OR 非常接近，此时替换虽然不是精确的，但也不会误导。在一些不良结果的危险度很高的情况下（危重患者或转移性癌症患者），这种替换可能会产生误导。

无论事件发生率是低（此时 OR 和 RR 在数值上很接近）还是高（此时 OR 与 RR 相差较大），OR 总是比 RR 使治疗看上去更有效（即相同的结果下，OR 将比 RR 更远离 1.0）

（表 12.2-4）。

当事件发生率高，治疗影响大时，有些方法可以将 OR 转换为 RR[2,3]，所幸医生很少会遇到这种情况。

为了搞清楚原因，我们来设想食管静脉曲张的套扎与硬化剂疗法的**荟萃分析**[4]，其中硬化剂治疗后的再出血率（高）为 0.47。而套扎治疗相关的 OR 值很可观：0.52。套扎治疗相关的 RR 值也很可观（0.67），但与 OR 不

表 12.2-3

危险度与比数[a]

危险度	比数
0.05	0.05/0.95 = 0.053
0.1	0.1/0.9 = 0.11
0.2	0.2/0.8 = 0.25
0.25	0.25/0.75 = 0.33
0.33	0.33/0.66 = 0.5
0.4	0.4/0.6 = 0.67
0.5	0.5/0.5 = 1.0
0.6	0.6/0.4 = 1.5
0.8	0.8/0.2 = 4.0

注：[a]危险度等于［比数/（1＋比数）］。
比数等于［危险度/（1－危险度）］。

表 12.2-4

相对危险度和比数比的比较

对照组危险度	暴露组危险度	对照组比数	暴露组比数	RR	OR
不良事件					
4%	3%	0.042	0.031	0.75	0.74
40%	30%	0.67	0.43	0.75	0.65
良性事件					
10%	15%	0.11	0.18	1.5	1.59
30%	45%	0.43	0.82	1.5	1.91

注：RR，相对危险度；OR，比数比。

治疗

相同。尽管事件发生率高，治疗影响大，但差异的实际后果可以忽略不计。关键是两个数值足够接近，不论选择RR还是OR都不太可能对治疗决策有重要的不同影响。

即使危险度较高，RR和OR之间的差异也只有在治疗效果显著时才会体现出来。设想一种既无利也无害的治疗方案，此时RR为1.0，OR也为1.0。当影响接近1.0时，RR和OR之间的任何差异都会很小。这就是为什么只有在危险度高且治疗影响大的情况下，将OR当作RR解释结果才会产生误导。

研究人员报告OR而不是RR时，对**需要治疗人数**（number needed to treat，NNT）和**造成伤害人数**（number needed to harm，NNH）的计算产生了另一个问题。当事件发生率低时，我们可以合理地认为RR会与OR非常接近。危险度越高，这种假设就越不稳妥。如果读者在某些情况（罕见）下需要更具体的信息，而研究人员只提供了OR值，表12.2-5和表12.2-6提供了在不同的**基线危险度**

表12.2-5

由比数比获得需要治疗人数[a]

CER	治疗干预（OR）								
	0.5	0.55	0.6	0.65	0.7	0.75	0.8	0.85	0.9
0.05	41	46	52	59	69	83	104	139	209
0.1	21	24	27	31	36	43	54	73	110
0.2	11	13	14	17	20	24	30	40	61
0.3	8	9	10	12	14	18	22	30	46
0.4	7	8	9	10	12	15	19	26	40
0.5	6	7	8	9	11	14	18	25	38
0.7	6	7	9	10	13	16	20	28	44
0.9	12	15	18	22	27	34	46	64	101

注：CER，对照事件发生率；NNT，需要治疗人数；OR，比数比。

[a]确定NNT的公式是：$NNT = \dfrac{1-CER(1-OR)}{CER(1-CER)(1-OR)}$

表12.2-6

由比数比获得造成伤害人数[a]

CER	治疗干预（OR）								
	1.1	1.2	1.3	1.4	1.5	2	2.5	3	3.5
0.05	212	106	71	54	43	22	15	12	9
0.1	112	57	38	29	23	12	9	7	6
0.2	64	33	22	17	14	8	5	4	4
0.3	49	25	17	13	11	6	5	4	3
0.4	43	23	16	12	10	6	4	4	3
0.5	42	22	15	12	10	6	5	4	4
0.7	51	27	19	15	13	8	7	6	5
0.9	121	66	47	38	32	21	17	16	14

注：CER，对照事件发生率；NNH，造成伤害人数；OR，比数比。

[a]确定NNH的公式是：$NNH = \dfrac{CER(OR-1)+1}{CER(OR-1)(1-CER)}$

（**对照事件发生率**）下准确估计NNT和NNH的方式。

五、暴露患者病例对照研究中的比数比

到目前为止，我们的例子都来自随机对照试验。在这些试验中，我们首先将一组患者**随机分配**到干预组，另一组患者随机分配到对照组。研究人员在一段时间内随访患者并记录事件发生的频率。这一过程在观察性研究（例如**队列研究**）中类似，只不过在这种情况下，研究人员不能控制是否暴露或治疗。对于随机对照试验和队列研究，我们可以合理计算危险度（risk）、比数（odds）、**危险差**（risk difference）、相对危险度（relative risk）、比数比（odds ratio）甚至比数降低（odds reduction）。

在病例对照研究中，研究人员并不是根据是否暴露于治疗或**危险因素**来选择研究对象，而是根据他们是否经历过**目标结局**。在研究开始时，研究人员首先要明确哪些人已经经历过目标结局，哪些人没有；而不是明确哪些人接受暴露或干预，哪些人没有，并继续追踪随访。然后，研究人员将曾经暴露于某些因素（如射线，光线，有毒化学物质）的病例组（如患有脑卒中，心肌梗死或癌症的患者）的比例与对照组（如无脑卒中、心肌梗死或癌症的患者）的比例作比较。

需要注意的是，病例组和对照组的相对数量是由研究人员决定的，他们可以选择每研究1名病例患者时研究1名或多名对照患者。因此，病例对照研究不能提供关于疾病**患病率**的信息。以表12.2-7中展示的病例对照研究为例。在这项研究中，研究人员调查的问题是日光浴床或太阳灯是否会增加患皮肤黑色素瘤的危险度[5]。在情景1中，对照组的患者暴露和非暴露使用的数量相对任意。在情景2中，我们将对照组数量翻了一倍，从而减少了这个人群中疾病表面的患病率（apparent prevalence of disease）。由结果可知，表面上RR取决于患病率，并且随着对照组患者数量的选择而变化，而OR保持不变。因此，病例对照研究中应使用OR衡量关联的强度，而非RR[6]。

六、比数比的优点

历史上，OR因其众多的优点（框12.2-1），已经成为衡量关联的主要指标[2]。但OR的计算优势在现代统计学体系中变得不那么突出了。

表12.2-7

病例对照研究的结果：皮肤黑色素瘤与使用日光浴床或太阳灯的关联[a]

暴露于日光浴床或太阳灯	病例数	情景1中的对照数[b]	情景2中的对照数[c]
是	67	41	82
否	210	242	484

注：OR，比数比；RR，相对危险度。

[a] 数据来自Walters等。

[b] 情景1：表面上的RR＝（67/108）/（210/452）＝1.35；OR＝（67/210）/（41/242）＝1.88

[c] 情景2：表面上的RR＝（67/149）/（210/694）＝1.49；OR＝（67/210）/（82/484）＝1.88

治疗

框12.2-1　比数比的优点

1. 病例对照研究中表面上的结局发生率取决于抽样病例与对照组的比例，这个比例由研究人员决定。因此，在这类研究中用OR衡量暴露和结局之间关联比RR更合适。

2. 如果我们对事件发生率差异较大的试验进行荟萃分析，采用比数比进行分析可能更可取。

3. 如果我们调换分析的结局为良性结局（生存率），而不是不良结局（病死率），两种分析的OR互为倒数（但RR并不互为倒数）。

4. 无论基线事件发生率如何，比数比都适用（如果事件发生率较高，RR就会出现问题——例如，如果危险度大于0.5，则RR不能大于2）。

5. 比数比是在**逻辑回归**中首选用于关联或效应的指标（见第15章"相关和回归）。

6. 如果我们需要使用多重回归分析来校正混杂因素，那么OR也是首选。

7. 比数比可以取0到无穷大之间的任意值（RR不能）。

七、结论

比数比（OR）可用于描述暴露和结局之间的关系。在队列研究或RCT中，我们调查组间特定结果发生和不发生比数之比。在事件发生率较低的情况下，OR和RR在数值上相近，而当事件发生率较高时，两者差异很大。在病例对照研究中，我们调查了患病和不患病组间过去暴露和非暴露的比数之比；OR（而非RR）可用于此类研究。在某些统计模型中，OR是分析关联的首选指标。尽管OR有很多优点，但RR更直观，更容易理解，使我们更喜欢RR这一指标。

裴丽坚　孙　琛　张妙颜　译

张　渊　谢　锋　审

参考文献

1. Stiegmann GV, Goff JS, Michaletz-Onody PA, et al. Endoscopic sclerotherapy as compared with endoscopic ligation for bleeding esophageal varices. N Engl J Med. 1992; 326 (23) : 1527-1532.

2. Davies HT, Crombie IK, Tavakoli M. When can odds ratios mislead? BMJ. 1998; 316 (7136) : 989-991.

3. Zhang J, Yu KF. What's the relative risk? A method of correcting the odds ratio in cohort studies of common outcomes. JAMA. 1998; 280 (19) : 1690-1691.

4. Laine L, Cook D. Endoscopic ligation compared with sclerotherapy for treatment of esophageal variceal bleeding. A meta-analysis. Ann Intern Med. 1995; 123 (4) : 280-287.

5. Walter SD, Marrett LD, From L, Hertzman C, Shannon HS, Roy P. The association of cutaneous malignant melanoma with the use of sunbeds and sunlamps. Am J Epidemiol. 1990; 131 (2) : 232-243.

6. Elbarbary M. Understanding and expressing "Risk." J Saudi Heart Assoc. 2010; 22 (3) : 159-164.

第12章

治疗试验结果的进阶内容

12.3 什么决定了可信区间的宽度

Jan Brozek and Maicon Falavigna

治疗

内容提要

样本量不能决定可信区间的宽度

小样本量可以产生比大样本量更小的可信区间

随着事件数量的增加，可信区间变得越来越窄

如果考虑绝对效应而不是相对效应，会发生什么？

当随机对照试验的事件数太少时，对结果的解释需谨慎

一、样本量不能决定可信区间的宽度

医生有时将研究规模的大小或研究中参与者的数量，与可信区间（confidence interval，CI）的宽度以及研究的精确度相混淆。本章讨论精确度问题和治疗效果对二分类（是/否）结局影响的CI，如死亡、脑卒中或心肌梗死。事实上，对于效应量的相对度量〔如相对危险度（relative risk，RR）或相对危险度降低（relative risk reduction，RRR）〕来说，研究中的患者数量是决定可信区间宽度的次要因素，主要决定因素是事件的绝对数。

二、小样本量可以产生比大样本量更小的可信区间

我们假想两个研究。两者都显示出干预A相对于对照组的某些不良结局的RRR为33%。研究1在干预组和对照组中各招募了100名患者，研究2每组招募了1000名患者。2项研究中的哪一项对治疗效果估计更精确（有较窄的可信区间）？从表面上看，答案应该是研究2，因为其样本量比研究1大一个数量级。

但是，假设具有较大样本量的研究2在接受干预A的1000人中仅出现2例结局，对照组1000人中出现3例结局，从而得到的RRR为33%。而研究1在接受干预A的100人中出现20例结局，对照组中出现30例结局，从而得到33%的RRR。

你更信任哪一个33%的RRR？哪一个结果更精确（可信区间更窄）？如表12.3-1所示，研究1的可信区间更窄，因为最重要的不是受试者的数量，而是结局事件的数量。

三、随着事件数量的增加，可信区间变得越来越窄

在下图中，我们通过从一组假想的研究中计算RRR的可信区间，来探索样本量、事件数量和研究结果精确度之间的关联。起始点为每组100例，治疗组有8例发生事件，对照组12例发生事件，RRR为33%，相应的95% CI为-52%～71%。这告诉我们，与对照治疗相比，治疗A可能将事件的危险度降低不超过71%，增加不超过52%——这个信息并不是非常有用。

图12.3-1显示随着样本量的增加，而保持两组的事件发生率不变时，可信区间的宽度减小，最终窄到有足够的统计意义，甚至更窄，从而提供对效果的精确估计。图12.3-2显示的是如果样本量保持不变而增加事件发生率的情况。通过入组更多的患者，研究人员可以实现前者；通过另一些方法，包括延长研究持续时间、入组有更高结局危险度的患者、使用复合终点（composite outcomes）或使用具有较高事件发生率的替代结局（surrogate outcomes）等，研究人员也可以实现后者。然而，使用复合和替代结局会遇到很多问题：复合终点的解读往往具有挑战性，而且会使疗效看上去更显著（实际却存

表12.3-1

样本量和事件发生率与可信区间宽度的关系

研究编号	对照组事件数	对照组总数	干预组事件数	干预组总数	RRR（95% CI）
1	30	100	20	100	33%（-8%～59%）
2	3	1000	2	1000	33%（-233%～87%）

注：CI，可信区间；RRR，相对危险度降低。

图 12.3-1

样本量与可信区间宽度（假设事件发生率恒定）

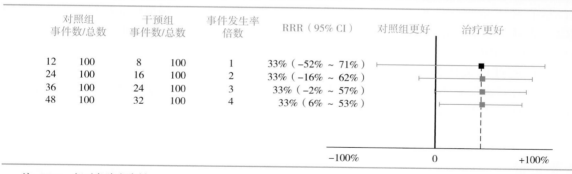

对照组 事件数/总数		干预组 事件数/总数		样本量 倍数	RRR（95% CI）	对照组更好	治疗更好
12	100	8	100	1	33%（−52% ~ 71%）		
24	200	16	200	2	33%（−20% ~ 63%）		
36	300	24	300	3	33%（−8% ~ 59%）		
48	400	32	400	4	33%（−2% ~ 56%）		
60	500	40	500	5	33%（2% ~ 54%）		
120	1000	80	1000	10	33%（13% ~ 49%）		
240	2000	160	2000	20	33%（19% ~ 45%）		

注：RRR，相对危险度降低。

图 12.3-2

事件发生率与可信区间宽度（样本量恒定）

对照组 事件数/总数		干预组 事件数/总数		事件发生率 倍数	RRR（95% CI）	对照组更好	治疗更好
12	100	8	100	1	33%（−52% ~ 71%）		
24	100	16	100	2	33%（−16% ~ 62%）		
36	100	24	100	3	33%（−2% ~ 57%）		
48	100	32	100	4	33%（6% ~ 53%）		

注：RRR，相对危险度降低。

疑）；而替代结局对患者的真正价值是不确定的（见第12章第4节"复合终点"；第13章第4节"替代结局"）[1]。

更仔细观察这些数字，会有两个额外发现。第一，随着样本量或事件发生率的增加，可信区间的宽度不会呈线性缩小。事实上，可信区间宽度的变化与样本量或事件发生率的平方根成线性相关。因此，将样本量从100增加到200，比将其从200增加到300的效果更大，后者又比从300增加到400的效果更大。

第二，通过加倍事件发生率而保持参与者数量不变（例如，入组身体状况更差的患者，结局发生的危险度更高），比通过加倍参与者从而加倍事件数的方式缩小 CI 宽度的幅度更大。

例如在妇女健康研究报告中[1]，一个关于心血管疾病一级预防的**随机对照试验**，每组纳入近20000名妇女，经过10年的观察（RRR 17%；95% CI，1%~31%）发现低剂量阿司匹林组与**安慰剂组**相比在减少卒中方面几乎没有显著的益处。尽管样本量非常大，但估计的干预效果是不精确的——可信区间很宽，卒中的 RRR 可能多达31%，也可能低至1%。缺乏精确度是由于卒中事件发生率低：安慰剂组为1.3%（266/19942），而阿司

治
疗

匹林组为1.1%（221/19934）。

相反，斯堪的纳维亚辛伐他汀生存研究（4S）[2]是个样本量较小的试验，评估辛伐他汀对心血管疾病的二级预防，每组约2200人（几乎比女性健康研究少10倍），在5.4年的中位随访期间内，严重冠状动脉事件的RRR为34%（95% CI，50%～25%）。可信区间的宽度比前面的示例略窄，这是因为，尽管样本量较小，在这个人群中事件发生的危险度很高：安慰剂组为28%，辛伐他汀组为19%。

四、如果考虑绝对效应而不是相对效应，会发生什么？

回想一下本节开始的例子：一项研究显示，在1000例治疗患者中，有2例死亡，1000例对照患者中有3例死亡。这样一个研究，尽管样本量很大，但我们非常不确定RRR是否就是表观显示的33%——确实，可信区间包括了RR增加2倍以上或降低87%。

我们还可以关注另一个问题：干预的绝对效果有多大？它不仅看起来很小（只有1/1000），而且大的分母让我们相信，绝对危险度降低很小。事实上，可信区间的上限是5.4/1000的差异。这个证据表明，每干预1000人死亡人数减少最多不到6人。因此，尽管RRR可能还是很大（87%），但我们可以确定干预的任何绝对效应都很小。

五、当随机对照试验的事件数太少时，对结果的解释需谨慎

如果事件发生率和组间绝对差异足够大，那么事件数很小的研究也可能得到统计学显著意义的可信区间。然而，事件数过少可能导致结果易变（干预组或对照组中事件数的少量变动即可导致统计显著性的损失），从而降低结果的可信度。因此我们在本书中一再提醒读者，在对患者的疗效进行推断前，一定要有较大的事件发生数，而不要通过仅有很少事件数的试验进行推断[3]（参见第11章第3节"基于获益而提前终止随机试验"；第13章第3节"临床研究结果的误导性"）。

裴丽坚　孙　琛　张妙颜　译
张　渊　谢　锋　审

参考文献

1. Ridker PM, Cook NR, Lee IM, et al. A randomized trial of low-dose aspirin in the primary prevention of cardiovascular disease in women. N Engl J Med. 2005; 352 (13): 1293-1304.

2. Scandinavian Simvastatin Survival Study Group. Randomised trial of cholesterol lowering in 4444 patients with coronary heart disease: the Scandinavian Simvastatin Survival Study (4S). Lancet. 1994; 344 (8934): 1383-1389.

3. Guyatt GH, Oxman AD, Kunz R, et al. GRADE guidelines 6. Rating the quality of evidence—imprecision. J Clin Epidemiol. 2011; 64 (12): 1283-1293.

第12章

治疗试验结果的进阶内容

12.4 复合终点

Ignacio Ferreira-González，Victor M.Montori，Jason W.Busse，
Holger J.Schünemann，Roman Jaeschke，PJ Deveraux，
Gaietà Permanyer-Miralda，and Gordon Guyatt

治疗

内容提要

一、寻找证据

　　你想知道最近有无**证据**可以解答患者的困惑。你邀请患者一同坐在电脑前，访问《ACP Journal Club》的在线版本（http://acpjc.acponline.org/gsa-search）。为了方便搜索，你以PICO的形式写下了要解决的问题：在冠状动脉三支病变的患者中，PCI与CABG对心绞痛、主要心血管事件和总体病死率的影响有何差异？（见第4章"问题是什么"）由于《ACP Journal Club》只选择了一小部分相关的临床研究，所以你决定先把搜索条件放宽（见第5章"寻找当前最佳证据"）。因此，你输入仅描述患者群体的搜索术语：具有多支冠状动脉疾病的患者。共搜索出16篇引文，其中第二篇是PCI与CABG的**随机对照试验**（RCT），即Taxus支架的PCI与心脏手术之间的协同作用（SYNTAX试验）[1]。你告诉患者，你会仔细阅读这项研究并在一周后与他讨论。

　　在SYNTAX试验中有1800例三支血管或左主干病变的患者**随机**接受CABG或PCI。

　　该研究发现CABG组（12.4%）因任何原因而死亡、脑卒中、心肌梗死（myocardial infarction，MI）或术后再次血运重建的**复合终点**发生率明显低于PCI组（17.8%）[**相对危险度**（relative risk，RR），0.69；95%**可信区间**（confidence interval，CI），0.55～0.87；$P=0.002$]。作者得出的结论是，CABG仍应是严重冠状动脉疾病患者的标准治疗方案。

　　你该如何向患者解释这些结果，并帮助他做出最佳决定？治疗对复合终点的影响等同于对其组成部分（死亡、脑卒中、心肌梗死和术后再次血运重建）的影响吗？或者还是应该更仔细地考察每个组成部分，让患者关注治疗方案对不同终点的独立影响？

　　在本章中，当研究人员将有不同重要性的终点组合为复合终点评估治疗效果时，我们为医生提供了一种解释这类临床试验结果的方法。临床场景中的SYNTAX试验[1]就是这种情况。

二、复合终点

　　在过去20年中，随着医疗技术的进步，常见病如MI的患者遭遇后续不良事件（包括死亡，复发性MI或脑卒中）的概率有所降低。虽然对患者来说这是个好消息，但由此导致的低事件发生率使临床研究人员面临挑战——他们需要通过非常大的样本量和更长时间的**随访**，才能检验新疗法是否使患者增加获益。

　　通过应用复合终点，研究者逐渐可以应对这些挑战。复合终点以经历任意不良事件（例如死亡，心梗或住院）之一的患者数量作为主要研究终点[2]。通过增加事件的数量，这样的复合终点可以减少必要的样本量，还可以减少随访的时间。当代临床试验应用复合终点的根本原因，是其中任意单个组分的事件发生率低，且根据生物学原理，治疗对于各个组分的作用方式大体一致[2]。

　　使用复合终点的另一个好处，是避免结

局之间的**竞争风险**（competing risk）[3]。例如，理论上**预防**脑卒中的另一种方法是，实施一种治疗，以增加有风险的患者发生脑卒中前的病死率。在这种情况下，采用非致死性脑卒中和病死率的复合结局，可以避免只以脑卒中作为主要结局产生的潜在误导性结果。

最后，试验者可以通过使用复合终点，提供与干预相关的潜在风险和获益的总体评估，来避免解释的复杂性。例如，一些RCT旨在评估华法林与乙酰水杨酸对心房颤动患者的作用，均采用缺血性卒中和出血性卒中的复合终点[4]。这些试验发现华法林治疗的患者缺血性脑卒中发生率显著降低〔**风险比**（hazard ratio，HR），0.48；95%CI，0.37～0.63〕；然而，华法林治疗后出血性脑卒中发生率的降低趋势并不明显（HR，1.84；95%CI，0.87～3.87）。这个发现可能让医生和患者对最佳治疗方案感到困惑。当医生和患者对预防出血性和缺血性卒中同样重视时，考量对缺血性或出血性卒中的综合影响（HR，0.55；95%CI，0.43～0.71）可能有助于解决问题。

复合终点需要处理竞争风险的情况很少。上述的简化有吸引力，但却要求结局的重要性大体一致，这其实很少见。到目前为止，复合终点最常用于减少样本量。确实，现在心血管领域的试验大约50%都在使用复合终点[5]。不幸的是，选择复合终点以减少样本量的做法常常使最终结果很难解读。

三、复合终点的解读：医生的选择是什么？

医生可以假设干预对复合终点的相对影响可以推及复合终点的每个组成部分。将这个假设应用到SYNTAX试验中[1]，我们假设**相对危险度降低**（relative risk reduction，RRR）0.69代表了CABG对死亡、脑卒中、心肌梗死和血运重建这几个结局的影响。将这些RRR应用于PCI中的事件发生率，可知在

1000名患者中，约减少12人死亡，减少2人脑卒中，减少13人心肌梗死，减少37人术后再次血运重建。但你将看到，实际的结果难以证明医生的这种假设。

或者，医生可以仅仅将死亡、脑卒中、心肌梗死和术后再次血运重建组合的**治疗效果**视为一个组合，而治疗对终点每个组分的影响则不进行任何推断。基于这种解释，患者关于CABG方案好处的问题可以这样回答："相对PCI而言，CABG可以将严重心脏事件的危险度降低约31%，绝对风险降低约5.4%。换句话说，在像你一样的1000名患者中，行PCI术比CABG术后发生严重心脏事件的患者多54人。"

如果医生和患者需要的是不同重要性的终点RRR的大小、**绝对危险度降低**（absolute risk reduction，ARR）或**危险差**（risk difference，RD）的具体信息，那么这种解释的意义就十分有限。例如，上述临床场景中的患者可能会问："医生，你说的严重心脏事件是什么？"，以及"因为我最在意的是预防死亡和脑卒中，其次是严重的心梗，最后才是术后再次通过PCI进行血运重建，所以你可以告诉我CABG和PCI在死亡、脑卒中、心梗以及术后再次血运重建的危险度方面有什么区别吗？"

医生如果坚持这种数据解释方式，则不能保证31%的RR降低也适用于复合终点中最严重的组分：死亡和脑卒中。因此，采用这种解释方式的医生能对患者说："对不起，我不能告诉你治疗对单个组分的影响，只能告诉你整体影响。"

第三种解释方法关注SYNTAX试验[1]终点的各个组分（表12.4-1和图12.4-1）。这里，我们看到了与前面两种都截然不同的情况。CABG组患者的死亡更少（少0.9%），但结果可以由机遇解释（即可信区间包含1.0，且结果不排除CABG病死率增加1.0%）（见第10章"可信区间：单个研究或荟萃分析是否足够大"）。类似的，CABG组心梗患者少1.5%，且结果也不能排除心梗增加约3‰。血运重建

表 12.4-1

SYNTAX试验的结果[1]

终点	PCI患者数（%）	CABG患者数（%）	危险差%（95% CI）	相对危险度[a]（95% CI）
出现复合终点的患者[b]	159（17.8）	105（12.4）	5.4（2.13～8.83）	0.69（0.65～0.87）
死亡	39（4.4）	30（3.5）	0.9（−0.98～2.6）	0.8（0.5～1.3）
脑卒中	5（0.6）	19（2.2）	−1.6（−2.8～−0.57）	4（1.5～10.6）
心肌梗死	43（4.8）	28（3.3）	1.5（−3.2～3.38）	0.68（0.43～1.09）
术后再次血运重建	120（13.5）	50（5.9）	7.6（4.83～10.32）	0.44（0.32～0.6）

注：CABG，冠状动脉旁路移植术；CI，可信区间；PCI，经皮冠状动脉介入治疗；SYNTAX，Taxus支架的PCI与心脏手术之间的协同作用。

[a] 此表中，CABG是参照类。但在原文献中以PCI为参照类。

[b] 复合终点包括死亡、心肌梗死、脑卒中和术后再次血运重建。

图 12.4-1

SYNTAX试验中的危险差[1]

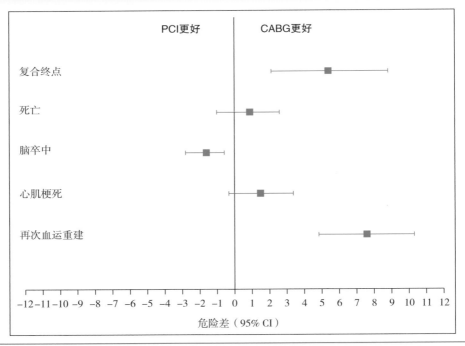

注：CABG，冠状动脉旁路移植术；CI，可信区间；PCI，经皮冠状动脉介入治疗；SYNTAX，Taxus支架的PCI与心脏手术之间的协同作用。

结果更为明确：需要进行术后再次血运重建的患者减少7.6%，至少减少4.8%（因为4.8%这个可信区间的边界足够大，所以大多数患者会认为这个减少很可观）。然而，不幸的是，CABG组患者的脑卒中增加了1.6%，且由可信区间可知增量至少为6‰。终点各个组分绝对减少的程度明显不同，而能证明实验性治疗效果更好的最显著的差异出现在最不重要的组分。这种结果在应用复合终点的试验中很常见[5]。

研究人员和制药公司常常希望医生关注复合终点，而不是终点的各个组分。毕竟，CABG相比于PCI，降低了死亡、脑卒中、心肌梗死和术后血运重建的复合终点的风险，这一结论是很有说服力的，因为它让我们感觉干预对4个终点都有很积极的影响。但如果我们说，CABG肯定会降低术后再次血运重建的危险度，但会增加脑卒中的危险度，并且其对死亡和心梗的影响是不确定的，这又是一个截然不同的信息。

框12.4-1提出了一系列问题，指导医生根据治疗对复合终点还是对终点各组分的影响进行临床决策。下面我们将介绍如何应用这些标准。

框12.4-1 解释复合终点的使用指南

对患者来说，复合终点的每个组分是否同样重要？

相对重要的和不那么重要的组分发生频率是否相近？

我们能否确信终点各组分相对危险度降低的数值相近？

各组分终点的生物学基础是否相似到使它们的相对危险度降低也相似？

相对危险度降低的点估计是否相同，可信区间是否足够窄？

对以上问题得到的肯定回答越多，我们就越能大胆地以治疗对复合终点的影响作为决策的依据。

得到的否定回答越多，我们就越应当分别探讨治疗对终点各组分的影响，并以此作为决策的依据。

四、终点的各组分对患者来说是否同样重要？

如果复合终点的所有组分对患者来说同等重要，那么复合终点就可以准确描述治疗的综合效应。例如，如果患者认为死亡、脑卒中、心肌梗死和术后再次血运重建同等重要，那么5%的绝对危险度降低在复合终点中的这4个组分中如何分布就并不重要。即使治疗效果实际上在各组分间差异很大，我

们假设疗效相同也不会对决策产生不利影响。

然而，患者几乎总是为不同的**健康结局**赋予不同程度的重要性。因此，假设终点不同组分对患者具有相同的重要性，并忽略它们之间治疗效果的可能差异，一般而言是不合理的。因此，终点各组分重要性的大小就成了我们必须思考的问题。

考虑一个使用华法林治疗特发性肺纤维化的RCT[6]。研究人员选用了一个复合终点，包括任何原因的死亡、住院治疗和功能肺活量绝对降低10%以上。患者可能会认为与需要住院和死亡相比，不伴随其他不良后果的功能性肺活量下降不那么重要。像这种大的重要性梯度就会加重我们对于复合终点有效性的怀疑。

考虑另一个试验，比较一种新的口服抗血栓药物和传统的维生素K拮抗剂对非瓣膜性房颤患者的疗效，其使用的主要复合终点包括脑卒中和体循环栓塞[7-9]。大多数患者会认为脑卒中更严重，但重要性差异要比上一个例子小得多。这种较小的差异增加了复合终点的可靠性。

五、终点的各组分是否以相似的频率发生？

如果复合终点中，对患者更重要的组分的发生频率远小于不重要组分，那么复合终点要么没有意义，要么是有明显的误导性。医生必须仔细查看每个单一组分的具体结果，以便向患者解释复合终点的意义。

考虑以下论点：在CABG支架内狭窄患者中，γ放射减少了包括心源性死亡、Q波型心梗和靶血管血运重建的复合终点的发生。这个结果看上去很了不起，因为它表明γ放射减少了死亡、心肌梗死以及需要再次血运重建的发生率。在这个试验中

我们将120例隐静脉移植物支架内狭窄患者随机分配到γ放射组（铱192）或者**安慰剂**组[10]。12个月后，γ放射组中32%的患者出现了主要复合终点——包括心源性死亡、Q波型心肌梗死和靶血管血运重建，安慰剂组为63%（RRR，50%；95%CI，25% ~ 68%）。

虽然这个结果看起来令人信服，但只有安慰剂组的2名患者（3.3%）和γ放射组的1名患者（1.7%）遭遇了心肌梗死（RD，1.7%；95%CI，−5.9% ~ 9.9%）。心源性死亡的结果相似，每组4例（7%）（RD，0%；95%CI，−10.3% ~ 10.3%）。结局事件的大部分由再次血运重建构成：安慰剂组出现了结局事件的38名患者中有32人仅有再次血运重建；γ放射组也一样，19名患者出现了结局事件，其中14人仅有再次血运重建。由于本试验终点中较重要和较不重要组分的发生频率差异很大，所以最合理的结论是干预措施将目标血管再次血运重建的RR降低了54%（95%CI，29% ~ 71%），RD为33%（95%CI，16% ~ 49%）。然而，这项试验基本上没有为干预对心肌梗死或死亡的影响提供有价值的信息。

将此结果与心脏结局预防评估（heart outcomes prevention evaluation，HOPE）试验[11]的结果进行对比，HOPE试验将9297例有高风险发生心脏事件的患者随机分配到雷米普利组和安慰剂组。雷米普利将心血管病死率从8.1%降至6.1%（RRR，26%；95%CI，13% ~ 36%），将心肌梗死从12.3%降至9.9%（RRR，20%；CI，10% ~ 30%），将脑卒中从4.9%降至3.4%（RRR，32%；95%CI，16% ~ 44%）。试验中，**对照组**死亡、心肌梗死、脑卒中的发生率差异相对较小（分别为8.1%，12.3%，和4.9%）。干预组和对照组的发生率之差则更为相近（死亡2.0%，心肌梗死2.4%，脑卒中1.5%）。因为终点中较重要和较不重要组分的发生频率相近，所以支持了依赖于复合终点的临床决策。

六、能否确信终点的各组分有相近的相对危险度降低？

1. 终点各组分生物学基础的相近程度是否足以预计其相近的相对危险度降低？

在较重要和较不重要的组分有相似的RRR时，我们才能轻松愉快地使用研究的复合终点作为临床决策的基础。因此，研究人员在构建复合终点时应该考虑通过相近的生物学基础，使干预对终点各组分产生相似的效应。

例如，在厄贝沙坦糖尿病肾病研究[12]中，将1715例患有高血压、肾病和2型糖尿病的患者随机分配到厄贝沙坦组，氨氯地平组和安慰剂组。主要复合终点包括基础血清肌酐浓度翻倍、终末期肾病（血清肌酐>6.0mg/dl，开始透析治疗或肾移植）和全因死亡。非常可信的是，对于这3个组分中的2个——肌酐浓度翻倍和肌酐>6.0mg/dl，治疗效果将是相似的。如果结果不是这样，那会让人吃惊。而另一方面，除了肾功能衰竭外，导致死亡的原因还有很多（如心脏疾病），治疗对这些方面很可能有不同的影响。因此，治疗对全部3种组分的作用相似的生物学依据很弱。相对较弱的生物学依据使我们不愿意以复合终点结果作为治疗决策依据，而更愿意采用各个单一组分的结果。事实上，在这个例子中，厄贝沙坦降低了肌酐翻倍和终末期肾病的发生率，但对全因死亡没有明显影响（图12.4-2）。

相反，在氯吡格雷相较于阿司匹林在高缺血性事件风险患者中的作用（CAPRIE）研究中，研究者们明确指出了复合终点的生物学根据[13]。通过引用先前抗血小板剂与安慰剂对比试验的结果，他们注意到缺血性脑卒中、心肌梗死和血管性死亡有相似的生物学决定因素："一个对142项试验的荟萃分析……表明，抗血小板药物可以降低包含缺血性脑卒中、心肌梗死和血管性死亡的复合终点的发生率，比

图 12.4-2

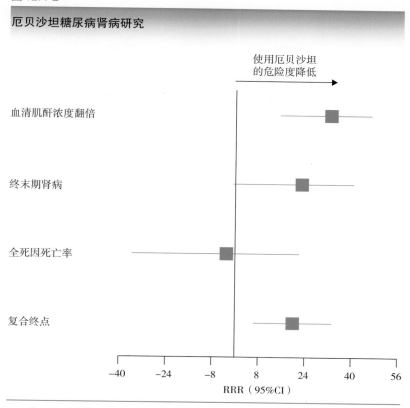

厄贝沙坦糖尿病肾病研究

注：CI，可信区间；RRR，相对危险度降低。

值降低为27%，这与大量的临床表现是一致的[13]。"除非有事实证据证明与此相反，他们的论证有力支持了RRR在试验复合终点的各组分中一致的假设。

2. 相对危险度降低率的点估计是否相近，可信区间是否足够窄？

无论研究人员的生物学根据多么令人信服，只有RRR相似才能让我们放心地应用复合终点。

例如，在评估通过普拉格雷溶栓优化血小板抑制治疗心肌梗死患者治疗结局改善（the trial to assess improvement in therapeutic outcomes by optimizing platelet inhibition with prasugrel-thrombolysis in myocardial infarction，TRITON-TIMI）的38试验中[14]，研究人员将13608例中度高危急性冠状动脉综合征并计划行PCI的患者随机分配到普拉格雷组和氯吡格雷组，进行6至15个月的治疗，并记录了这些药物对包括心血管死亡率、心肌梗死和脑卒中的主要复合终点的影响。合理的生物学依据提示，如果这两种抗血小板药物之间存在差异，则三种组分的差异应该相似。然而，图12.4-3显示情况并不是这样。复合终点19%的RRR（95%CI，10%～27%）不适用于单个组分：脑卒中RRR为-2%，心肌梗死为24%，心血管死亡为11%。这种差异提示医生应该单独关注终点的各个组分。TRITON-TIMI 38试验表明，对急性冠状动脉综合征并计划行PCI的患者，基于普拉格雷的方案与基于氯吡格雷的方案相比，

图 12.4-3

TRITON-TIMI 38 试验

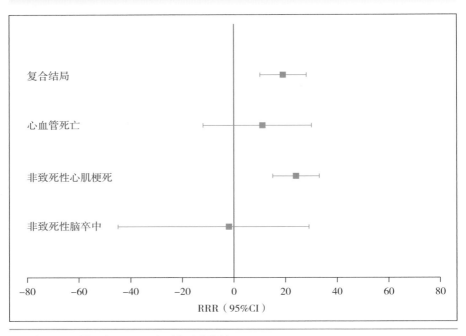

注：CI，可信区间；RRR，相对危险度降低。

可能降低心肌梗死的风险，但对心血管死亡率和脑卒中的影响是不确定的。

研究 2 型糖尿病患者强化血糖控制与常规对照的英国前瞻性糖尿病研究（the UK prospective diabetes study，UKPDS），为我们提供了另一个例证[15]。这项试验的主要终点是首次糖尿病相关结局（猝死、高血糖或低血糖死亡、致死或非致死性心肌梗死、心绞痛、心力衰竭、脑卒中、肾衰竭、截肢、玻璃体出血，视网膜激光治疗，单眼失明或白内障摘除）的发生时间；糖尿病相关死亡（心梗死亡、脑卒中、外周血管疾病、肾脏疾病、高血糖或低血糖、猝死）或全因死亡。尽管研究人员报告复合终点 RR 显著降低 12%（95%CI，1% ～ 21%），但结果并不排除强化血糖控制对糖尿病相关死亡（RR，0.90；95%CI，0.73 ～ 1.11），全因死亡（RR，0.94；95%CI，0.80 ～ 1.10）的有害影响[15]。此外，视网膜激光治疗危险度降低占了复合终点显著效应中的大部分（微血管并发症危险度降低 3.2% 中有 2.7%，占绝对降低的 80%）[15,16]。

评论人员通常将结果总结为强化血糖控制后 21 个糖尿病相关终点中任一者的减少。在 35 篇对 UKPDS 结果的评论中，只有 1 篇强调了在总体效应中激光治疗危险度降低所占的主导地位[17]。

这些结果与我们前面提到的雷米普利与安慰剂在高血管事件风险患者中的 HOPE 试验相反[11]。在这里，同样的 3 个组分终点的相对危险度降低分别为心血管死亡 26%（95%CI，13% ～ 36%），心肌梗死 20%（95%CI，10% ～ 30%），脑卒中 32%（95%CI，16% ～ 44%）。对于复合终点的这 3 个组分中的每一个，医生都可以确信治疗将对其产生有利的影响。

最后，我们来看氯吡格雷预防不稳定型心绞痛事件复发（clopidogrel in unstable

angina to prevent recurrent events，CURE）试验的结果。此试验中研究人员将12562例急性冠状动脉综合征患者随机分配到氯吡格雷组和安慰剂组，检测的复合终点与开篇临床场景中的试验相同：心血管死亡、心肌梗死和脑卒中[18]。在这项试验中，复合结局的RR降低了20%，其中心肌梗死、心血管死亡和脑卒中的RR分别降低了23%，7%和14%。尽管可以认为复合终点及其各组分RRR的**点估计值**一致，但是可信区间的范围却并不理想。心肌梗死RRR的点估计值（23%）和95%CI（11%～33%）表示治疗效果显著，但心血管死亡（7%；95%CI，−8%～21%）或脑卒中（14%；95%CI，−18%～37%）则不然。因此，氯吡格雷使心血管死亡、脑卒中和心肌梗死复合终点降低20%的结论是有潜在误导性的，不能用复合终点作为临床决策的基础。

我们举的许多例子突出了典型的情况。通常不太重要的终点事件的数量和治疗产生的影响比更为重要的事件大（而且经常大很多）。我们发现在心血管疾病干预治疗的随机试验中就是这种情况，其中患者认为较重要的组分与较不重要的相比，治疗效果更小（死亡的RRR为8%，而重要性较小的组分

RRR为33%）[5]。在单独的试验中，宽的可信区间使我们不能确定干预对不同重要性组分的相对影响。但有时候，当许多试验中的数据累积时，即使有令人信服的证据表明治疗对不太重要的组分有影响，也有必要对最重要组分的治疗效果产生怀疑。

例如，比较药物洗脱支架与裸金属支架效果的试验结果表明，相比金属裸支架，药物洗脱支架可降低复合终点——主要不良心脏事件（major adverse cardiac events，MACE：包括死亡、心肌梗死和靶点病变血运重建）的发生率。第一个RCT表明，药物洗脱支架在1年内对最重要组分——死亡（RRR，2%；95%CI，−680%～76%）和心肌梗死（RRR，51%；95% CI，−530%～96%）的影响尚无定论，但对减少血运重建有较大的影响（RRR，97%；95%CI，75%～99%）[19]。这些早期结果显示，药物洗脱支架对重要和不太重要的组分终点的影响存在很大差异，但因为前者的可信区间较宽，所以这个论点仍存疑。随后的系统综述发现，药物洗脱支架在改善生存或Q波型心梗方面没有好处（事实上，对Q波型心梗有不利的影响），但可以很有效地减少血运重建。

治疗

临床场景解决方案

让我们回到本节最开始讨论的临床场景，患者不愿意通过心脏手术来改善预后并控制心绞痛。使用SYNTAX试验[1]中死亡、心肌梗死、脑卒中和术后血运重建的复合终点来指导临床决策是否合理？还是应该分别关注3个重要组分的结果？

为了解决这个问题，我们可以提出使用指南中的3个问题（框12.4-1）。大多数患者会发现，死亡、脑卒中和大面积心肌梗死导致功能丧失的重要性远远超过术后再次血运重建。但术后血运重建的发生率要比3个更重要的事件的发生率高（表12.4-1）。生物学依据可能支持手术方案对心脏事件终点的各组分有相同影响的假设，但是，我们也可以持有相反的论点，即手术方案对减少心肌梗死和术后血运重建有积极影响，而对脑卒中没有。事实证明手术对这3个结果的相对影响是截然不同的（表12.4-1）。SYNTAX试验的复合终点在3个标准下都不合格，因此试验需要关注各组分。在这个场景中，患者认为脑卒中极为重要。"医生"说："PCI非常简单，所以需要重复治疗对我来说并不重要。你告诉我，虽然CABG可能降低死亡或心肌梗死的危险度，但你并不确定。但是很有可能增加我中风的风险。对我来说，中风很可怕，所以我选择PCI。"

七、总结

RCT中复合终点的广泛使用，源于其解决事件发生率下降的有效性，从而可以更好地评估治疗对存在竞争风险的结果的影响，并获得干预的综合效益。不幸的是，使用复合终点作为主要终点通常会使RCT结果的解释具有挑战性。

在一种极端情况下，你可能会发现在试验中：①各组分具有相似但不完全相同的重要性；②更重要的终点与不太重要的终点发生频率相近；③强有力的生物学依据支持终点各组分相对危险度降低相近且可信区间排除了微小的效应。在这些情况下，医生可以放心地用复合终点作为决策的主要依据。

在另一种极端情况下，你可能会发现在试验中①终点各组分对患者来说重要性截然不同；②更重要的终点发生率远小于不太重要的终点；③生物学依据欠缺，相对危险度降低差异很大，更重要的终点可信区间包含了不利影响的可能性。在这些情况下，终点各组分的点估计和可信区间应成为临床决策的依据。尽管在两种极端之间的情况下对结果的最佳解释方式可能存在争议，但这些**使用指南**将帮助医生合理解释采用复合终点的研究结果，并将其正确应用到临床决策中。

裴丽坚　孙　琛　张妙颜　译

张　渊　谢　锋　审

参考文献

1. Serruys PW, Morice MC, Kappetein AP, et al; SYNTAX Investigators. Percutaneous coronary intervention versus coronary-artery bypass grafting for severe coronary artery disease. N Engl J Med. 2009; 360 (10)：961-972.

2. Freemantle N, Calvert M, Wood J, Eastaugh J, Griffin C. Composite outcomes in randomized trials: greater precision but with greater uncertainty? JAMA. 2003; 289 (19)：2554-2559.

3. Ferreira-González I, Alonso-Coello P, Solà I, et al. Composite endpoints in clinical trials [in Spanish]. Rev Esp Cardiol. 2008; 61 (3)：283-290.

4. van Walraven C, Hart RG, Singer DE, et al. Oral anticoagulants vs aspirin in nonvalvular atrial fibrillation: an individual patient meta-analysis. JAMA. 2002; 288 (19)：2441-2448.

5. Ferreira-González I, Busse JW, Heels-Ansdell D, et al. Problems with use of composite end points in cardiovascular trials: systematic review of randomised controlled trials. BMJ. 2007; 334 (7597)：786.

6. Noth I, Anstrom KJ, Calvert SB, et al; Idiopathic Pulmonary Fibrosis Clinical Research Network (IPFnet). A placebocontrolled randomized trial of warfarin in idiopathic pulmonary fibrosis. Am J Respir Crit Care Med. 2012; 186 (1)：88-95.

7. Patel MR, Mahaffey KW, Garg J, et al; ROCKET AF Investigators. Rivaroxaban versus warfarin in nonvalvular atrial fibrillation. N Engl J Med. 2011; 365 (10)：883-891.

8. Connolly SJ, Ezekowitz MD, Yusuf S, et al; RE-LY Steering Committee and Investigators. Dabigatran versus warfarin in patients with atrial fibrillation. N Engl J Med. 2009; 361 (12)：1139-1151.

9. Granger CB, Alexander JH, McMurray JJ, et al; ARISTOTLE Committees and Investigators. Apixaban versus warfarin in patients with atrial fibrillation. N Engl J Med. 2011; 365 (11)：981-992.

10. Waksman R, Ajani AE, White RL, et al. Intravascular gamma radiation for in-stent restenosis in saphenous-vein bypass grafts. N Engl J Med. 2002; 346 (16)：1194-1199.

11. Yusuf S, Sleight P, Pogue J, Bosch J, Davies R, Dagenais G; The Heart Outcomes Prevention Evaluation Study Investigators. Effects of an angiotensin-converting-enzyme inhibitor, ramipril, on cardiovascular events in high-risk patients. N Engl J Med. 2000; 342 (3)：145-153.

12. Lewis EJ, Hunsicker LG, Clarke WR, et al; Collaborative Study Group. Renoprotective effect of the angiotensin-receptor antagonist irbesartan in patients with nephropathy due to type 2 diabetes. N Engl J Med. 2001; 345 (12)：851-860.

13. CAPRIE Steering Committee. A randomised, blinded, trial of clopidogrel versus aspirin in patients at risk of ischaemic events (CAPRIE). Lancet. 1996; 348 (9038)：1329-1339.

14. Wiviott SD, Braunwald E, McCabe CH, et al; TRITON-TIMI 38 Investigators. Prasugrel versus clopidogrel in patients with acute coronary syndromes. N Engl J Med. 2007; 357 (20)：2001-2015.

15. UK Prospective Diabetes Study (UKPDS) Group. Intensive blood-glucose control with sulphonylureas or insulin compared with conventional treatment and risk of complications in patients with type 2 diabetes (UKPDS 33). Lancet. 1998; 352 (9131)：837-853.

16. McCormack J, Greenhalgh T. Seeing what you want to see in randomised controlled trials: versions and perversions of UKPDS data. United Kingdom prospective diabetes study. BMJ. 2000; 320 (7251)：1720-1723.

17. Shaughnessy AF, Slawson DC. What happened to the valid POEMs? A survey of review articles on the treatment of type 2 diabetes. BMJ. 2003; 327 (7409)：266.

18. Yusuf S, Zhao F, Mehta SR, Chrolavicius S, Tognoni G, Fox KK; Clopidogrel in Unstable Angina to Prevent Recurrent Events Trial Investigators. Effects of clopidogrel in addition to aspirin in patients with acute coronary syndromes without ST-segment elevation. N Engl J Med. 2001; 345 (7)：494-502.

19. Morice MC, Serruys PW, Sousa JE, et al; RAVEL Study Group. Randomized Study with the Sirolimus-Coated Bx Velocity Balloon-Expandable Stent in the Treatment of Patients with de Novo Native Coronary Artery Lesions: a randomized comparison of a sirolimus-eluting stent with a standard stent for coronary revascularization. N Engl J Med. 2002; 346 (23) : 1773-1780.

20. Garg S, Serruys PW. Coronary stents: current status. J Am Coll Cardiol. 2010; 56 (10) (suppl) : S1-S42.

治
疗

第 12 章

治疗试验结果的进阶内容

12.5 测量患者体验

Toshi A.Furukawa，Ian A.Scott，and Gordon Guyatt

治疗

内容提要

你是一位精神科医生，随诊一名罹患精神分裂症20余年的49岁患者。他20多岁时出现急性精神异常，并入住精神病医院3周。后恢复良好，一直在一家小工厂工作。他多年来持续服用氯丙嗪，200mg/d，仍然偶有幻觉，除了相隔一个街区的姐姐一家以外没有亲密的朋友。半年前，由于工作压力增加，患者用药开始不规律，病情轻度恶化：他变得恐惧，开始失眠，并更频繁地幻听。你将他的氯丙嗪剂量提高到300mg/d，患者没有那么不安了，但仍有一些症状。服用加量的氯丙嗪后，患者开始手抖并且动作僵硬。患者比较在意自己的手抖，但他的家人更担心他动作僵硬的问题，因为"他看起来很奇怪，冷漠，而且病恹恹的。"他和他的家人现在正在犹豫，是否应该尝试一种在精神分裂症患者互助会上宣传的新型抗精神病药物。

最近一项政府资助的大型试验在1500名慢性精神分裂症患者中比较了4种新一代抗精神病药物和1种老一代药物（氯丙嗪属于此类），这让你印象深刻[1]。作者得出结论，尽管每组中大多数患者有用药中断，但奥氮平被证实在整体停药率和**症状**减轻方面是最有效的。然而有的患者不能忍受奥氮平的副作用：体重增加、血糖升高、血脂升高。

听完治疗方案后，患者说："医生，请告诉我，服用这些药物会让我感觉到有多少好转，以及会有什么副作用？比起长期坚持服药，我更关心的是这些。"你带着问题浏览了文章，但你觉得自己无法回答这个患者的问题。你答应他和他的家人，你会在一周内搜索到更多有用的信息，并建议他在此之前继续服用氯丙嗪。

一、评估手段和医学检测的类型

为什么我们为患者提供治疗？有3个原因。我们相信干预措施会：①延长寿命；②减轻症状；③预防疾病。减轻患者症状或改善体验包括减轻不适（例如疼痛、恶心和气促），忧虑（情绪的煎熬）和残疾（功能丧失）[2]。

至少部分由于测量困难，多年来，医生愿意用生理或实验室检查替代直接测量这些**终点结局**，甚至完全忽视它们。然而在过去的20年来，日益增高的慢性病**患病率**使大家认识到，直接测量患者感受以及他们日常活动能力是很重要的。

研究人员已经开发了精密的方法来测量患者感受，于是才有研究报道工业化国家一半以上的疾病**负担**与残疾有关[3]，向监管机构提交的药物申报中有三分之一声称该药物可以改善症状或功能[4,5]。作为医生，我们最感兴趣的是与健康直接相关的生活，而不是像偿债能力或环境质量这样的问题，所以我们经常提的测量人们感受的指标是"**健康相关生命质量**"（health related quality of life，HRQL）。最近，人们更加重视信息的来源，"患者报告结局"（patient report outcome，PRO）这个术语得到普及[6]。在本章中，我们使用通用术语PRO来指代直接来自患者的健康状况报告，患者的反馈不会经过或任何其他人解读。

研究人员通过"自我评价问卷"来测量HRQL，向患者询问他们的感受。这种调查问卷可以使用**二分法**选项，例如：是/否或5分（或任何其他数字）的**李克特量表**（如，感觉很好、好、一般、不好或糟透了），也可以使用**视觉模拟量表**。研究人员将这些问题的回答汇总到不同的域或维度，从而对HRQL的各方面产生一个单一的分数。例如，在慢性呼吸调查问卷（Chronic Respiratory Questionaire，CRQ）中[7]，5个问题产生呼吸困难评分，另外7个问题产生情绪功能评分。

医生常常不熟悉测量患者感受的方法。同时，他们阅读的文章是基于治疗对患者健康的影响，然后决定是否给予治疗推荐。临床试验如果不认真设计与报告对患者感受的调查，就可能误导临床决策[8,9]。本章希望回答的问题是：这种治疗方法会使患者体验好些吗？本章涉及4个问题：你是否应该关心如何测量患者感受，方法的**真实性**（例如**偏倚风险**和其他问题的程度），解释结果，并将结果应用于患者（框 12-5-1）。

框12-5-1　测量患者报告结局相关文章的使用指南

测量健康相关生活质量（HRQL）重要吗?[a]
结果是否可信[a]?
初级指南
　研究人员是否测量了患者认为对生活重要的方面？
　评估手段是否可靠（测量严重性时）和反应灵敏（测量变化时）？
　评估手段与其他指标的相关性如何？
次级指南
　有没有健康相关生活质量的重要方面被忽略？
结果是什么?
　如何解释评分？
如何将结果应用于我的患者?
　研究提供的信息是否解决了患者认为重要的问题？

---
[a]测量患者感受的研究设计的局限性包括偏倚风险以外问题。因此，在本章中我们继续使用"真实性"来体现偏倚风险和这些额外的问题。

二、测量健康相关生活质量重要吗?

患者经常会同意，在大多数情况下，延长生命是接受治疗的充分理由。在这种情况下，HRQL的测量可能没有那么重要。

例如，几年前研究人员发现，严重慢性气流受限患者24小时持续吸氧，可以降低死亡率[10]。最终认为原始文章中的HRQL

数据的遗漏并不重要。因为干预延长了生命，所以我们对连续给氧的积极性并未因随后的报告而减退：强化氧疗对HRQL几乎没有影响[11]。

但是，在三种情况下HRQL的测量变得重要。首先，虽然很多能延长生命的治疗对于HRQL的影响可以忽略不计，但当他们确实使HRQL恶化时，患者可能会觉得预期寿命的小幅增长并不值得。例如，患者可能不会接受能稍许延长生存期但却毒性很大的化疗方案。在极端情况下，机械通气等干预措施可能会延长患者植物状态的存活时间，但家属可能认为患者并不希望在这种情况下延长生命。

第二，当治疗目标是让患者体验更好（而不是延长生命），但却缺乏与患者感受之间可靠的生理关系时，PRO的测量势在必行。例如，我们几乎不会关注无法评估患者情绪的抗抑郁药物试验，或无法测量疼痛的偏头痛药物试验。

第三，生理或实验室检测与PRO之间的关联不确定时，更难做出决策。过去医生往往依靠**替代终点**，并不是因为他们对患者感受不在意，而是因为他们认为生理指标和患者健康之间关系密切。正如这本书的另一章（第13章第4节"替代结局"）所讨论的，替代终点或**替代结局**——如用骨密度替代骨折，用胆固醇水平替代冠状动脉疾病死亡，以及用实验室运动能力替代日常活动能力——常常有误导性。这些传统的临床指标的变化往往只与PRO[12]有弱到中等强度的关联，遑论患者认为重要的PRO改变[12]。同时测量生理终点和PRO的**随机试验**可能会发现对二者之一有作用，但对另一个没有作用。例如，慢性肺部疾病的试验发现治疗改善了峰流速但却没有改善PRO[13]。因此，我们主张在使用替代结局时必须非常谨慎。

使用文献

参考开篇场景，在抗精神病药物的这一著名研究中，即临床抗精神病药物干预效应试验（Clinical Antipsychotic Trials of Intervention Effectiveness，CATIE）[1]，美国57个分中心的1493例成年慢性精神分裂症患者，经随机分组以接受以下5种药物中的1种：奥氮平，喹硫平，利培酮，齐拉西酮（都是新一代或第二代或非典型抗精神病药）或奋乃静（第一代抗精神病药）。患者平均年龄41岁，平均病程24年。

与接受新型抗精神病药物相比，接受奋乃静治疗的患者因不能容忍锥体束外不良反应，故停药率高于新一代抗精神病药物。因此，你决定关注新一代抗精神病药物，特别是奥氮平和利培酮，因为其他2种新型抗精神病药（喹硫平和齐拉西酮）被证实在任何方面都不具有优效性。

分配到奥氮平的患者有半数在3个月时仍未停药，而分配到利培酮的患者中有半数仅在1个月后就停用药物了。到18个月时，64%分配到奥氮平的患者和74%分配到利培酮的患者停止使用研究药物（$P=0.002$，可惜的是，作者没有报告**可信区间**[1]）。

在1～3个月期间，奥氮平组阳性和阴性症状量表（positive and negative syndrome scale，PANSS）平均改善5～7分，这个量表是评估精神分裂症症状的标准度量（分数范围30～210）[13]。而利培酮组有大约3至4分的改善（$P=0.002$）。你想知道这是否代表了两组患者精神病症状改善程度有重要的临床差异。如果是的话，不良反应是否比差异更重要？这篇文章本身并没有提供解决第一个问题的线索，你要在其他地方寻找答案。

三、寻找证据

使用文献

确定一个测量方法是否有用之前需要进行很多研究。因此，需要阅读很多文章后才能对PRO的测量进行严格的评估。在我们的临床场景中，可以从关于评估手段的原始报告入手，通常会在其中找到有关其测量属性的详细说明和初始数据。你在PubMed中输入"PANSS"，共搜到2441篇文章。你跳到检索最后一页，并找到了关于PANSS的第一个报告[14,15]。对于一些较为成熟评估手段，如果这个评估手段对于你的很多患者都非常重要，那么你可以考虑购买一本已发布的使用手册。PANSS手册可从Multi-Health Systems Inc（http://www.mhs.com/product.aspx?gr=cli&id=overview&prod=panss）获取。

有时，初步研究可能为你的严格评估提供足够的数据。当它们不能提供时（如在PANSS的情况下，在第一份报告中的**反应度**不明显），我们需要寻找额外的研究。要识别关于反应度或对于变化的敏感度的文章，请在输入"response OR sensitivity"作为自由词并在标题字段输入"PANSS"，搜索得到23篇引用文献。一篇文章的标题《PANSS是什么意思》[16]看上去可以提供你需要的数据。

1.结果是否可信?

测量患者感受的研究设计，其局限性不仅仅是偏倚风险。因此，在本章中，我们继续使用"真实性"（validity）一词来表示偏倚风险和这些附加的问题。

2. 研究人员是否测量了患者认为对生活重要的方面？

前文业已介绍，研究人员经常用他们认为合理的终点替代患者看重的终点。这样的情况可以通过询问以下问题来识别：如果研究人员测量的终点指标是治疗后唯一发生改变的，患者仍愿意接受治疗吗？除了临床或生理指标的变化外，患者还希望自己能感觉更好或活得更长。比如说，如果骨质疏松症的治疗增加了骨密度但不能缓解背部疼痛，不能防止身高变矮或骨折，患者将不愿承担治疗的副作用、花费以及不便。通过HRQL采集的对患者重要的健康状况相关概念和维度，其全面性反映了评估手段的**内容效度**。

如何确保研究人员测量了患者在生活中重视的方面？研究人员可以通过直接询问患者得知他们测量的结局对于患者是否重要。

例如，有一项研究调查了慢性气流受限的患者的PRO，这些患者是从二级呼吸病护理门诊招募的。研究人员通过文献综述并与医师和患者访谈，确定了123种可以反映疾病对患者生活质量的可能影响的指标[7]。随后研究人员请100名患者从中指出他们认为重要的指标，以及这些指标的重要程度。他们发现患者最重视的问题是他们在日常活动中的呼吸困难以及慢性疲劳。此外情绪障碍也很重要，包括沮丧和不耐烦。

如果作者没有直接**证据**表明测量的结局指标对患者很重要，他们可以引用以前的工作。例如，研究人员在慢性肺疾病患者中进行呼吸康复治疗的随机试验，使用的PRO测量方式就是基于上述研究获得的患者反馈[17]。该报告最好包含有关问卷的充足信息，这样读者就不需要查阅以往文献。

另一个选择是详细描述结局测量指标。对问卷内容充分描述，使读者能够通过自己的经验来确定被测量的指标对患者是否重要。

例如，一项随机试验比较了良性前列腺增生患者手术治疗与密切观察随访的效果，评估指标包括：排尿困难给患者造成的困扰、对日常生活的影响、性功能、社会活动和一般健康状况[18]。很少有人怀疑这些指标的重要性，以及将其纳入试验结果的必要性。

使用文献

用于慢性精神分裂症抗精神病药物研究中的PANSS覆盖的精神分裂症患者可能经历的精神病理学症状非常广泛，包括所谓的阳性症状（共7项，如妄想、幻觉等），所谓的阴性症状（共7项，如感情迟钝、退缩等）和一般精神病理学症状（共16项，如焦虑、抑郁等）[14]。通过这些项目可以很好地掌握患者症状的整体情况，但可能会错过HRQL中更常规的方面，如幸福感（sense of well-being）或对生活满意感（satisfaction with life）。

---

3. 评估手段是否可靠（测量严重性时）和反应灵敏（测量变化时）？

调查员使用PRO的方式有两种。他们可能希望帮助医师区分HRQL水平更好或更差的患者，或者确定随着时间推移患者是否感觉越来越好[19]。

例如，假设对心力衰竭患者的新药进行试验，发现它对纽约心脏协会（New York Heart Association，NYHA）心功能分级Ⅲ和Ⅳ级的患者最有效。NYHA分级可用于2个目的。首先，对于治疗，分级可用于区分患者是否有治疗的适应证。我们可能还想确定该药物能否有效改善个体患者的功能状态，这样可以监测患者NYHA分级的变化。然而，NYHA分级只有4个级别，可能不足以实现这个目的。

（1）测量严重性

如果当我们试图在某一时间点区分不同疾病严重程度的患者时，每个患者却得分相同，我们将无法将病情严重与轻微的个体分开。我们试图检测到的疾病严重程度的信号差异，来自患者得分的横断面差异。差异越大，评估手段在区分疾病不同严重程度时表现越出色。

同时，如果重复测量同一位状况稳定的患者时，记录的分数波动很大——我们称这种波动是干扰——那么我们将完全无法确定患者相对健康状况[20]。干扰是源于患者自身的变异，干扰越大，检测信号的难度就越大。

用于描述患者间变异性（信号）与总体变异性（信号加干扰）之比的术语是**信度**（reliability）。如果患者的分数随着时间的推移变化很小（患者的实际状态没有改变），但是患者之间的差异很大并与疾病严重程度一致，那么信度将会很高。如果患者自身的评分变化相较于患者之间的差异较大，则信度将降低。

信度的数学表达式是患者之间的**方差**（或变异性）除以包括患者之间和患者内方差的总方差。信度的一个指标测量了问卷项目分数记录的**同质性**或内部一致性，构成了由**克朗巴哈系数**（Cronbach α coefficient.）表示的评价等级。克朗巴哈系数的范围为0至1，理想的值至少是0.7。

"重测信度"是一个更有用的指标，是指将同一评估手段应用于同一稳定患者时测量结果的可重复性。当评价等级是二分类或多分类时（见第19章第3节"测量非机遇一致性"），一般用κ作为这种信度的数学表达式；当评价等级连续时则为**组内相关系数**（intraclass correlation coefficient，ICC）。这两种方法得出

的值都在−1和1之间变化。根据粗略的经验法则，理想的κ或ICC的值应该超过0.7。

（2）测量变化

在慢性心力衰竭患者中，我们可能想确定新药能否有效改善患者的功能状态。为了达到这一目标，我们可以监测患者NYHA功能分级的变化。当我们评估患者随时间的变化时，评估手段必须能够检测到患者体验的任何重要变化，即便这些变化很小。在这种情况下，信号来自状态改善或恶化的患者分数的差异，干扰来自状态未改变的患者评分的变异性。检测到随时间推移信噪比（signal-to-noise ratio）变化的能力就是反应度。有时也被称为对变化的敏感度。

不够敏感的评估手段可能导致假阴性结果，即干预确实使患者感受发生了改善，但评估手段未能检测到。当问卷调查涵盖HRQL所有相关领域但每个领域都较浅显时，这个问题尤为突出。NYHA功能分级这种粗糙的评估手段只分4个级别，能够根据患者的功能障碍水平进行分层，但不大可能检测到由治疗引起的小而重要的健康改善。

反应度没有公认的数学表达式。有些研究认为，在已知效力的干预后可以发生具有**统计学显著性**的变化时，评估量表具有反应度。例如，当所有领域得分都在治疗开始或改变后有大幅改善时，CRQ就是有反应度的，尽管肺功能测量值只有很小的改善。有时，虽然CRQ量表的反应度（responsiveness）很高，但信度（reliability）却平平（内部一致性=0.53；重测信度=0.73）[21]。

在一些研究中，干预组与**对照组**相比，没有发现PROs的变化。这时应在以前的研究中寻找证据证明评估手段能够检测出小而重要的效应。在没有这种证据的情况下，未能检测到干预组和对照组之间PROs差异的原因，可能是评估手段缺乏必要的反应度。

例如，研究人员进行了对于糖尿病教育计划的随机试验。报告称，2项健康指标

没有发生变化，这导致教育计划与标准治疗缺乏一致性[22]。然而，与对照组相比，接受了教育的患者在知识和自我保健方面得到了改善，对医生的依赖感也有所降低。这些变化说明假阴性结果（不同的治疗方案之间患者健康状况的改变没有差异）的另一个解释是研究人员使用的2项测量健康的指标的反应度不足。

使用文献

在CATIE试验[1]的报告中，作者没有提及PANSS的反应度。然而，先前对PANSS和另一个独立的整体评估进行了比较，并很有说服力地证明了其反应度[16]。

---

4. 评估手段与其他指标的相关性如何？

有效性取决于评估手段所要测量的内容。缺少HRQL的**参考标准**会增加测量患者体验的难度。如果评估手段测量了预期的内容，则认为评估手段至少具有表面效度（face validity），我们可以对该方法的有效性更有信心。虽然表面效度本身提供的帮助有限。但如果有证据表明它能够测量预期内容，推论就更有力。

为了提供这样的证据，研究人员借鉴了心理学家的验证策略。心理学家多年来一直在思考，如何确定评估智力和态度的调查表是否真正测量了预期的指标。

有效性能否成立，取决于评估措施和结局之间是否存在逻辑关联。例如，我们预计在日常生活中运动能力较低的患者呼吸困难通常会比运动能力较强的患者更严重。我们期望看到，新的情绪功能测量方式与现有的情绪调查表之间有很强的相关性。

当评估随时间推移的变化时，我们要考虑各类变化之间的相关性。例如，运动能力下降的患者呼吸困难通常会加重，而运动能力改善的患者呼吸困难减轻；现有的情绪

功能评价认为有改善的患者，通过新的情绪功能评价时也应显示有改善。用于描述这个过程的术语是检测评估手段的**结构效度**（construct validity）。

医生应寻找临床研究中使用PRO测量的效度的证据。使用PRO测量的随机试验很少回顾其使用的评估手段的效度证据，但会说明调查问卷的效度已得到验证（有引文支持），这会让读者更安心一些。在缺少表面效度或结构效度经验证据的情况下，有理由怀疑研究对HRQL的测量是否有效[23]。

最后一个问题是评估手段的使用环境与开发环境的文化和语言差异（通常的情况是将英文问卷调查表翻译成非英文后使用）。理想情况下，翻译过程应确保翻译后的问卷符合当地居民的习惯和态度，这个过程称为语言和文化验证（linguistic and cultural validation）[24]。评估手段的翻译至少应遵循"回译"程序：第一组研究人员将英文原版翻译成新语言，第二组未阅读过原版的研究人员再将新版翻译回英文，最后由第三组研究人员确定原版和回译版的等同性，并解决两版之间的差异。如果研究人员不提供任何对语言验证的验证，那么就有理由对结果持怀疑态度。一篇综述回顾了44种不同版本的McGill疼痛问卷，这些问卷代表了26种不同的语言/文化下，不论用何种方法进行跨文化改写的版本。总的来说对新版问卷的效度验证是不足的，只有9个版本进行了回译。有18个版本根本没有进行过任何测试[25]。

使用文献

在抗精神病药物研究中，研究者没有提供支持PANSS有效性的引文。如上所述，快速搜索PubMed（输入"PANSS"而不加其他限制）共找到2441篇文章，表明它是一种广泛应用于精神病学的评估手段。有两份报告描述了对这个评估手段的广泛认可[14,15]。

5. 有没有健康相关生活质量的重要方面被忽略？

虽然研究人员可能已涉及了HRQL问题，但他们做的可能并不全面。当测量患者的不适，忧虑和功能障碍时，我们可以想到一个从症状开始，到症状产生的功能性后果，直至更复杂的元素（如情绪功能）而结束的层次。详尽的评估可能只在某些情况下很重要。

如果你认为患者只在乎治疗是否缓解了主要症状或改善了最重要的功能受限，那么有限的评估就足够了。例如，在患有偏头痛[26]和带状疱疹后遗神经痛[27]患者中进行的随机试验主要限于疼痛的测量。对类风湿关节炎[28]和背痛[29]患者的研究主要测量疼痛和身体功能，不涉及情绪或社会功能。缺乏对结局的全面测量是否重要，取决于药物对疼痛的作用强度，药物的不良影响以及患者个人情况（疼痛程度、对毒性的担忧、功能障碍程度或忧虑的情绪）等。

因此，你可以判断这些遗漏对医生或患者是否重要。你应该考虑，虽然遗漏对于某些患者来说不重要，但对其他患者来说可能是至关重要的（见第27章"决策与患者"）。因此，我们建议你尽量考虑疾病对患者生活更广泛的影响。

疾病特异性健康相关生命质量评估涵盖了患者的全部问题和感受，提醒我们可能会遗漏的领域。如果开发者对该疾病的患者进行了详细的调查，我们可以相信这些评估是全面的。

例如，美国风湿病学会制定了类风湿关节炎的7项核心疾病活动指标，其中3项代表患者自己对疼痛、全身疾病活动和身体功能的报告[30]。尽管7个核心指标的制定过程已经非常广泛而细致，但在临床应用时，仍然发现遗漏了疾病活动的一个重要方面：疲劳[31]。

如果你希望不限于特定的疾病，并在不同疾病间比较治疗对PROs的效应，就需要有更全面的评估。这些比较需要通用的HRQL评估，涵盖HRQL的所有相关领域，针对所

有健康问题（或根本没有问题）。

通用评估的其中一种类型是**健康评估量表**，可以为HRQL的所有领域（如活动能力、自理能力和身体、情绪及社会功能）进行评分。最受欢迎的健康评估量表是医学结局研究中使用的评估工具的缩减版[32,33]。无法避免的是，这种评估工具对每个领域的覆盖都比较肤浅，这可能会限制其反应度。在检测治疗效果方面，通用评估手段确实没有疾病特异性评估手段那么强大[34]。此外，通用评估手段可能也不够全面；在某些情况下，可能会完全忽略患者的主要症状。即便研究者同时使用疾病特异性和通用性评估，可能仍然无法充分反映治疗的副作用或毒性。

例如，在对炎症性肠病（inflammatory bowel disease，IBD）患者应用甲氨蝶呤治疗的研究中[35]，患者完成了IBD调查问卷，涉及了患者的肠道功能、情绪功能、全身症状和社会功能。巧合的是，它评估了甲氨蝶呤的一些不良反应，包括恶心和嗜睡，不服用甲氨蝶呤的IBD患者也会有这些问题。但该问卷却没有评估甲氨蝶呤的其他不良反应，如皮疹或口腔溃疡。

研究人员可以采取通用评估工具来评估与IBD无关的患者健康状况，但还是不能直接反映皮疹或口腔溃疡等问题。研究人员设计了一个核对清单（checklist）来调查不良反应，并记录了足以或不足以引起停药的不良事件的发生频率。但是这种方式提供的有关不良反应对患者生活的影响的信息很有限。

使用文献

在CATIE试验[1]中，研究人员不仅使用了PANSS，而且通过系统性地询问来监测不良事件，使用了3个锥体外征评分量表，并测量体重、心电图和实验室检查的变化[1]。评估是充分而全面的。

四、结果是什么？

1. 评分该如何解释？

解读涉及PROs的试验结果有特殊的挑战。例如，在治疗急性背痛的临床试验中，Oswestry腰背功能障碍指数（Oswestry back-disability index，ODI）的基线平均得分为34.6，这是测量疾病特异性功能状态的评估手段（分数较低代表功能障碍较少）[29]。随机分组后，卧床组患者的平均分降至16.0，比对照组高了3.9分（比对照组差）[29]。另一项试验研究了运动训练对慢性心力衰竭患者的影响。堪萨斯城心肌病调查问卷（Kansus City Cardiomyopathy Quesionnaire，KCCQ）反映了心力衰竭患者的疾病特异性健康状况指标，干预组的基线评分从65.9提高到71.1（改善了5.2），对照组从66.5提高到69.8（改善了3.7）[36]。干预组和对照组变化变化的差异是微小但重要的，是中等程度的，还是很大且非常重要的？

这样的例子表明，大多数对PRO评估的解释并不是不言自明的。在解释PROs时，必须记住，不同患者对身体或情绪功能的改善或恶化的重视程度可能会有所不同。这通常需要和患者在共同决策的过程中权衡获益和伤害（见第27章"决策与患者"）。例如，患者可能渴求PRO特定领域的小幅改善，并愿意为此服用不良反应风险较高的药物。然而，另一个患者可能并不在乎这样的改善，甚至连很小的毒性风险都不愿承担。充分了解患者的偏好，是**循证医学**实践的一个重要部分（见第1章"如何利用文献及本书提高诊疗水平"，第2章"什么是循证医学"和第27章"决策与患者"）。

当向患者提供建议时，需要估计患者预期在PRO中看到的**干预效应**（如果存在）的大小。这需要了解PROs的变化的意义，例如ODI或KCCQ——这就是我们所称的评估手段的可解释性。我们可以将确立PRO的可解释性的方法分成**锚定法**和**分布法**。可以通过这些方法估计个体或群体患者PRO变化反映的治疗效果是极微小、小、中等还是大。虽然所有的办法都有其局限性，但它们都能提供重要的信息。

2. 锚定法确立PRO评估的可解释性

锚定法需要一个独立的参考标准（standard）或锚点（anchor），其本身是可解释的，并且至少与评估手段有中等程度的相关性。该锚点有助于确定PRO评估手段的**最小重要差异**（minimal important difference，MID）。MID是指在所关注的领域中，患者认为有益的最小的变化，并且在没有不良反应和过高成本的情况下，可以据此改变医疗实践[30]。这个概念也被称为"最小临床重要差异"或"最小重要变化"。

常用的一个锚点是对变化进行整体评估，然后将其划分为"无变化""小而重要变化""中等变化"和"大的变化"。PRO评估手段中与"小而重要的变化"对应的分数，即视为该评估手段的MID。例如，研究人员会询问慢性呼吸疾病或心力衰竭患者的呼吸困难，疲劳和情绪随时间变化的程度。为了确立MID，重点关注整体评分提示小而重要的变化的患者。他们发现，对于所有3个领域，在1至7的分数等级中MID约为0.5分，其中1表示极度的功能障碍/抑郁/症状，7表示无功能障碍/抑郁/症状。其他对慢性气流受限、哮喘或鼻炎患者的研究使用1到7分的量表，显示每个问题的MID通常也约为0.5[30,31,37]。中等变化可能对应于每个问题约1.0的分数变化，大于1.5则变化可能很大[38]。

使用文献

Leucht等人对PANSS进行了更深入的解释[16]，将其与评估的临床整体改善量表进行比较。这是整体转型评级，将患者分为7类，从1（非常有进步）到7（非常

差）。他们发现，要评估最低限度的改善，PANSS评分需要下降19%至28%。因为数据集中PANSS的基线评分为94（得分范围为30～210），相当于PANSS约12分到18分。因为PANSS包含30个病理性精神分裂症的项目，每个都通过7分李克特量表进行评分，范围从1（无症状）到7（极限），该MID大致对应于呼吸和心力衰竭的0.5分。

3. 分布法确立PRO评估的可解释性

分布法（distribution-based methods）根据观察效果与得分变化之间的关系来解释结果。效果的大小可能是患者在治疗前后的评分差异或终点评分的差异。作为变异性的指标，研究者可以选择患者间变异性（例如患者基线评分的SD）或患者内变异性（例如患者在研究期间评分改变量的SD）。

一种**效应量**的计算方式是得分变化的平均值除以基线分数的标准差。研究发现如此计算的效应量为0.5时，大致与锚定法确定的MID一致[39,40]。其他研究人员认为分步法可能过于简单，需要进一步的研究来确定其实用性。如果认同这个规则的话，对于基线SD为16的ODI[29]，MID应为$16 \times 0.5 = 8$。

4. 我们如何解释报告PRO得分的试验？

研究人员回顾了锚定法和分布法得出的结果，确定了ODI的10分的变化代表了MID[41]。因为MID指的是患者状态的变化，所以知道了MID后仍然不能解释临床试验中组间的差异。让我们回到之前提到的例子，正常活动组患者的ODI比卧床休息组改善了3.9分。3.9分的差异远低于MID，我们可以推断出治疗对患者不重要吗？不一定，是因为试验中并不是每个人都经历的是平均效应。虽然一些患者可能没有从治疗获益，但其他患者可能有重大改善。

通过检查个体患者的PRO变化分布并计算应答者（即在干预组和对照组中获得MID及更大改善的患者）的比例，研究人员试图解决这一问题。两组中应答者比例的差异是获益的百分比，也称为**危险差**（见第9章"治疗能否降低危险度：解读研究结果"）[41]。受试者获益百分比的倒数（100/获益百分比）是**需要治疗人数**（number needed to treat，NNT）。在使用PRO的试验中，如果研究人员报告了达到特定获益程度患者的百分比及相应的NNT，则提供了有用的信息。

当研究人员不报告应答率的差异以及相应的NNT时，我们可以比较MID与治疗组和对照组之间PRO分数的平均差异。必须小心的是，组间差异小于MID时不一定没有效果。

例如，在哮喘药物试验中，分数范围为1分到7分，干预组与对照组得分平均差异为0.9、0.5、0.3和0.2，与0.5的MID相比，得到反应率差异约为30%、30%、20%和5%，对应的NNT为3、3、5和20[42]。注意，后面的2例平均差异小于MID，但药后有20%的机会能获得重要改善，患者几乎肯定会认为这样的机会是值得争取的，甚至5%的机会都值得。根据经验，如果组间的平均差异小于MID的20%，则应答率的差异可能非常小。

对慢性心力衰竭患者进行运动训练试验的研究人员报告的PRO结果是有用的[36]。运动组和对照组KCCQ的平均改善分别为5.2和3.3分，组间差异为1.9分，有统计学意义（95% CI，0.8～3.0；$P < 0.001$）。作者解释称，KCCQ是一个包含23个项目由患者自己填写的疾病特异性调查问卷，得分范围从0～100，其中较高的分数代表更好的健康状况。一项质量较高的研究通过锚定法确定其MID约为5[43]。由于平均差异不到MID的一半，患者可能从直觉上认为这种变化大概不重要。然而，研究人员明确报告受试者KCCQ改善5分及以上的比例为运动组54%，常规护理组为29%，应答率差异为25%，NNT为4。

5.MID 未知时怎么办？

倘若作者没有报告应答者或达到MID及更大改善的患者数量呢？许多PRO评估没有一个确定好的MID，即使有，试验报告往往也不提及。例如，在肿瘤学中使用PRO评估的试验中，约75%的研究没有讨论其影响的大小或对患者的意义[44]。

一个可能的选择是比较观察到的组间差异与该评估手段的总分范围。如果差异小于取值范围的5%（例如，取值范围1分至100分时差异为5分或以下，或取值范围0分至60分时差异为3分或以下），则不太可能是重要的。如果差异大于10%，则可能很重要。

另一种方法是用效应量解释（如果报告中有的话）。如果报告中没有，也可以自己计算。效应量是组间平均终点得分（或平均变化）之差除以对照组的标准差（或治疗组和对照组的合并标准差）。这个方法也被称为**标准化均数差**（standardized mean difference，SMD）。科恩（Cohen）提供了一个粗略的经验法则来解释效应量的大小。SMD在0.2以内表示效果小，0.5左右代表效果中等，0.8左右代表效果大[45]。

更复杂的方法是将效应量进一步转换为NNT。表12.5-1列出了效应量到NNT的转换表，对应对照组或治疗组中各个近似效应量和反应率[46]。我们可以使用研究报告的效应量，也可以使用我们通过临床知识推测的治疗组或对照组的应答率。几个现实世界的例子表明，应答率在20%到80%之间时这种转换很好用[47-49]。表12.5-1仅提供了典型效应量和应答率对应的NNT，但也可以使用Excel电子表格计算任意效应量和任意应答率，并计算NNT（见http：//ebmh.in.kyoto-u.ac.jp/toolbox.html上的NNT Calculator2）。

进行类风湿关节炎试验的研究人员并没有解释PRO的差异程度[50]。他们报告说，干预组与对照组之间功能障碍评分的平均差异为−0.28（95% CI，−0.43 ～ −0.13；$P < 0.001$）。我们不知道这个功能障碍量表的MID，那么应该如何解释结果呢？首先，我们可以比较0.28这样的差异与分数取值范围，在文章中为0 ～ 3。所以差异大致是总分的10%，可能是重要的。

然后，我们可以计算出SMD。

SMD = 0.28（干预组和对照组之间的差异）/0.50（对照组的SD）= 0.56。

我们根据科恩指南将此解释为中等的效果。可以通过假设对照组的应答率做进一步分析。该文章描述了对照组中16%的患者症状和功能均有改善。如果我们假设功能障碍方面的应答率近似为20%，则0.56的效应量对应的NNT将在3.5和6之间（表12.5-1）。

这些计算的可信度肯定远远小于研究

表12.5-1

从效应量到需要治疗人数

对照组应答率，%	20	30	40	50	60	70	80
治疗组应答率，%	80	70	60	50	40	30	20
ES = 0.2	16.5	13.7	12.7	12.6	13.4	15.2	19.5
ES = 0.5	6.0	5.3	5.1	5.2	5.7	6.8	9.1
ES = 0.8	3.5	3.2	3.3	3.5	3.9	4.8	6.7
ES = 1.0	2.8	2.6	2.7	2.9	3.4	4.2	6.0

注：ES，效应量。

治疗

人员报告MID，并计算干预组和对照组达到MID的比例。虽然在肿瘤学试验PRO评估报告中有一些改进建议[51]，但使用哪些评估[52]、如何报告以及如何解释他们[9]仍有很大的改进空间。在医学文献能达到这些标准之前，建议采取我们在此提出的策略，以便医生和患者都可以解释研究结果。

使用文献

CATIE试验显示，在3个月的时候，奥氮平组PANSS约减少了7分，而利培酮组只减少了3分，组间差异为4分（这些数据来源于图表，其中总体差异在$P=0.002$时有统计学意义）[1]。因为PANSS的MID为12至18，所以我们倾向于认为没有哪一种抗精神病药物可以带来实质性的改变，但正如我们之前讨论的，这可能是一个有误导性的结论。

试验报告没有提供任何有改善、保持不变或恶化的患者比例，因此我们使用了其他的标准。差异大约是MID的25％，但小于180分的总分取值范围的5％，这更让我们相信差异可能不重要，甚至可能是微不足道的。奥氮平与利培酮在3个月时PANSS评分的平均差异约为4分，PANSS基线的SD为18分，可得组间效应量为$4/18=0.22$。根据科恩指南，这种组间效应量是小的，进一步加强了任何差异都可能不重要的印象。在这组患有慢性精神分裂症的患者中，获得重要改善的患者的绝对百分比一定很小，可能大约为20％。因此，表12.5-1中对应3个月时效应量0.2、治疗组应答率20％的单元格表明，使一名患者出现小而重要变化的NNT为19.5。或者，读者也可以访问网址http://ebmh.med.kyoto-u.ac.jp/toolbox.html（见NNT Calculator2），在相应的Excel计算器中输入3个月的效应量为0.22，应答率为20％，我们得到的NNT约为18。

五、如何将结果应用于我的患者？

研究提供的信息是否解决了生活中患者认为重要的问题？

在回答关于治疗如何影响患者生活的问题之前，必须了解患者正在经历的问题，他们对这些问题的重视程度，以及他们认为改善问题具有的价值（见第27章"决策与患者"）。关注患者的功能和症状特定方面的PRO评估手段，可能比一些通用手段或仅简单说明患者满意度或健康程度的评估手段更有用。例如，患有慢性肺病的患者会认为"其他患者接受治疗后日常活动中呼吸困难和乏力有缓解"这个信息更有用，而不是其他患者简单地判断自己生活质量有提升。当PRO的评估结果有助于你和患者的实际应用时，这个评估最有用。

使用文献

患者问你2个具体问题：他可能会遇到的不良反应是什么？服用替代药物时会感觉好多少？除了震颤之外，患者不太在意自己正在经历的锥体外系不良反应，但他的家人却感到担心。CATIE研究发现，奥氮平和利培酮的神经学作用非常相似，约8％的患者出现锥体外系异常。该研究还告诉我们一些其他不良反应——奥氮平将导致额外的体重增加（30％使用奥氮平的患者体重增加大于7％，服用利培酮体重增加的患者比例则为14％；$P<0.001$），糖化血红蛋白增加——但没有报告是否因血糖增高而产生对患者重要的不良后果。该研究还报道了服用利培酮的患者血浆催乳素水平的增量比使用其他药物的患者更大（$P<0.001$），但是要再次指出，并不清楚上述不良反应是否对患者重要。患者担心他目前的失眠、恐惧和幻听等症

状。研究没有单独报告这些特定症状的变化，但是由PANSS的变化，我们可以预期奥氮平与利培酮相比平均效应较小，获得重要改善的可能性也很小。

并在临床试验中寻找有关此类影响的信息。反应灵敏、有效度且可解释的评估手段可以测量多数重要的患者体验，这将越来越有助于指导我们的临床决策。

六、总结

我们鼓励考虑治疗对患者HRQL的影响，

临床场景解决方案

回到我们最开始的临床场景。根据现有资料你可以告知患者，他使用新型抗精神病药物后，发生无法忍受的锥体外系不良反应的可能性更小。并且鉴于他自己对震颤的担忧，而他的家人担心他看起来状态不佳，你推荐他更换为其中一个较新的药物。患者同意了。在新的抗精神病药物中，奥氮平改善症状最显著，但你的患者可能获益的概率很小：每20名患者中有1名服用奥氮平后获得小而重要的症状改变，如果他/她服用利培酮就不会出现这样的改变。因此，考虑到通过奥氮平减轻症状的可能性存在（虽然很小），以及奥氮平有导致体重增加和意义未定的血糖升高的概率，患者决定先尝试使用奥氮平，同时如果出现明显的不良反应（例如由于高血糖引起的体重明显增加或多饮多尿）准备立即改用利培酮。

裴丽坚　张妙颜　吴　东　译

张　渊　谢　锋　审

参考文献

1. Lieberman JA, Stroup TS, McEvoy JP, et al; Clinical Antipsychotic Trials of Intervention Effectiveness (CATIE) Investigators. Effectiveness of antipsychotic drugs in patients with chronic schizophrenia. N Engl J Med. 2005; 353 (12) : 1209-1223.

2. Fletcher RH, Fletcher SW, Wagner EH. Clinical Epidemiology. Baltimore, MD: Williams & Wilkins; 1996.

3. Murray CJ, Vos T, Lozano R, et al. Disability-adjusted life years (DALYs) for 291 diseases and injuries in 21 regions, 1990-2010: a systematic analysis for the Global Burden of Disease Study 2010. Lancet. 2012; 380 (9859) : 2197-2223.

4. Szende A, Leidy NK, Revicki D. Health-related quality of life and other patient-reported outcomes in the European centralized drug regulatory process: a review of guidance documents and performed authorizations of medicinal products 1995 to 2003. Value Health. 2005; 8 (5) : 534-548.

5. Willke RJ, Burke LB, Erickson P. Measuring treatment impact: a review of patient-reported outcomes and other efficacy endpoints in approved product labels. Control Clin Trials. 2004; 25 (6) : 535-552.

6. Patrick DL, Guyatt GH, Acquadro C. Patient-reported outcomes. In: Higgins JPT, Green S, eds. Cochrane Handbook for Systematic Reviews of Interventions. Version 5. 0. 1. Oxford, England: The Cochrane Collaboration; 2008. http: //handbook. cochrane. org/. Accessed January 15, 2014.

7. Guyatt GH, Berman LB, Townsend M, Pugsley SO, Chambers LW. A measure of quality of life for clinical trials in chronic lung disease. Thorax. 1987; 42 (10) : 773-778.

8. Kvam AK, Fayers P, Hjermstad M, Gulbrandsen N, Wisloff F. Health-related quality of life assessment in randomized controlled trials in multiple myeloma: a critical review of methodology and impact on treatment recommendations. Eur J Haematol. 2009; 83 (4) : 279-289

9. Scott IA. Cautionary tales in the clinical interpretation of trials assessing therapy-induced changes in health status. Int J Clin Pract. 2011; 65 (5) : 536-546.

10. Nocturnal Oxygen Therapy Trial Group. Continuous or nocturnal oxygen therapy in hypoxemic chronic obstructive lung disease: a clinical trial. Ann Intern Med. 1980; 93 (3) : 391-398.

11. Heaton RK, Grant I, McSweeny AJ, Adams KM, Petty TL. Psychologic effects of continuous and nocturnal oxygen therapy in hypoxemic chronic obstructive pulmonary disease. Arch Intern Med. 1983; 143 (10)：1941-1947.

12. Juniper EF, Svensson K, O'Byrne PM, et al. Asthma quality of life during 1 year of treatment with budesonide with or without formoterol. Eur Respir J. 1999; 14 (5)：1038-1043.

13. Jaeschke R, Guyatt GH, Willan A, et al. Effect of increasing doses of beta agonists on spirometric parameters, exercise capacity, and quality of life in patients with chronic airflow limitation. Thorax. 1994; 49 (5)：479-484.

14. Kay SR, Fiszbein A, Opler LA. The positive and negative syndrome scale (PANSS) for schizophrenia. Schizophr Bull. 1987; 13 (2)：261-276

15. Kay SR, Opler LA, Lindenmayer JP. Reliability and validity of the positive and negative syndrome scale for schizophrenics. Psychiatry Res. 1988; 23 (1)：99-110.

16. Leucht S, Kane JM, Kissling W, Hamann J, Etschel E, Engel RR. What does the PANSS mean? Schizophr Res. 2005; 79 (2-3)：231-238.

17. Goldstein RS, Gort EH, Stubbing D, Avendano MA, Guyatt GH. Randomised controlled trial of respiratory rehabilitation. Lancet. 1994; 344 (8934)：1394-1397.

18. Wasson JH, Reda DJ, Bruskewitz RC, Elinson J, Keller AM, Henderson WG; The Veterans Affairs Cooperative Study Group on Transurethral Resection of the Prostate. A comparison of transurethral surgery with watchful waiting for moderate symptoms of benign prostatic hyperplasia. N Engl J Med. 1995; 332 (2)：75-79.

19. Kirshner B, Guyatt G. A methodological framework for assessing health indices. J Chronic Dis. 1985; 38 (1)：27-36.

20. Guyatt GH, Kirshner B, Jaeschke R. Measuring health status: what are the necessary measurement properties? J Clin Epidemiol. 1992; 45 (12)：1341-1345.

21. Wijkstra PJ, TenVergert EM, Van Altena R, et al. Reliability and validity of the chronic respiratory questionnaire (CRQ). Thorax. 1994; 49 (5)：465-467

22. de Weerdt I, Visser AP, Kok GJ, de Weerdt O, van der Veen EA. Randomized controlled multicentre evaluation of an education programme for insulin-treated diabetic patients: effects on metabolic control, quality of life, and costs of therapy. Diabet Med. 1991; 8 (4)：338-345

23. Marshall M, Lockwood A, Bradley C, Adams C, Joy C, Fenton M. Unpublished rating scales: a major source of bias in randomised controlled trials of treatments for schizophrenia. Br J Psychiatry. 2000; 176: 249-252

24. Guillemin F, Bombardier C, Beaton D. Cross-cultural adaptation of health-related quality of life measures: literature review and proposed guidelines. J Clin Epidemiol. 1993; 46 (12)：1417-1432.

25. Menezes Costa LdaC, Maher CG, McAuley JH, Costa LO. Systematic review of cross-cultural adaptations of McGill Pain Questionnaire reveals a paucity of clinimetric testing. J Clin Epidemiol. 2009; 62 (9)：934-943.

26. Mathew NT, Saper JR, Silberstein SD, et al. Migraine prophylaxis with divalproex. Arch Neurol. 1995; 52 (3)：281-286.

27. Tyring S, Barbarash RA, Nahlik JE, et al; Collaborative Famciclovir Herpes Zoster Study Group. Famciclovir for the treatment of acute herpes zoster: effects on acute disease and postherpetic neuralgia: a randomized, double-blind, placebocontrolled trial. Ann Intern Med. 1995; 123 (2)：89-96.

28. Kirwan JR; The Arthritis and Rheumatism Council Low-Dose Glucocorticoid Study Group. The effect of glucocorticoids on joint destruction in rheumatoid arthritis. N Engl J Med. 1995; 333 (3)：142-146.

29. Malmivaara A, Häkinen U, Aro T, et al. The treatmet of acute low back pain—bed rest, exercises, or ordinary activity? N Engl J Med. 1995; 332 (6)：351-355.

30. Jaeschke R, Singer J, Guyatt GH. Measurement of health status: ascertaining the minimal clinically important difference. Control Clin Trials. 1989; 10 (4)：407-415.

31. Juniper EF, Guyatt GH, Griffith LE, Ferrie PJ. Interpretation of rhinoconjunctivitis quality of life questionnaire data. J Allergy Clin Immunol. 1996; 98 (4)：843-845.

32. Tarlov AR, Ware JE Jr, Greenfield S, Nelson EC, Perrin E, Zubkoff M. The Medical Outcomes Study: an application of methods for monitoring the results of medical care. JAMA. 1989; 262 (7)：925-930.

33. Ware JE Jr, Kosinski M, Bayliss MS, McHorney CA, Rogers WH, Raczek A. Comparison of methods for the scoring and statistical analysis of SF-36 health profile and summary measures: summary of results from the Medical Outcomes Study. Med Care. 1995; 33 (4) (suppl)：AS264-AS279.

34. Wiebe S, Guyatt G, Weaver B, Matijevic S, Sidwell C. Comparative responsiveness of generic and specific quality-of-life instruments. J Clin Epidemiol. 2003; 56 (1)：52-60.

35. Feagan BG, Rochon J, Fedorak RN, et al; The North American Crohn's Study Group Investigators. Methotrexate for the treatment of Crohn's disease. N Engl J Med. 1995; 332 (5)：292-297.

36. Flynn KE, Piñ IL, Whellan DJ, et al; HF-ACTION Investigators. Effects of exercise training on health status in patients with chronic heart failure: HF-ACTION randomized controlled trial. JAMA. 2009; 301 (14)：1451-1459.

37. Juniper EF, Guyatt GH, Willan A, Griffith LE. Determining a minimal important change in a disease-specific Quality of Life Questionnaire. J Clin Epidemiol. 1994; 47 (1)：81-87

38. Guyatt GH, Juniper EF, Walter SD, Griffith LE, Goldstein RS. Interpreting treatment effects in randomised trials. BMJ. 1998; 316 (7132)：690-693.

39. Norman GR, Sloan JA, Wyrwich KW. Interpretation of changes in health-related quality of life: the remarkable universality of half a standard deviation. Med Care. 2003; 41 (5)：582-592.

40. Sloan JA. Assessing the minimally clinically significant difference: scientific considerations, challenges and solutions. COPD. 2005; 2 (1)：57-62.

41. Ostelo RW, de Vet HC. Clinically important outcomes in low back pain. Best Pract Res Clin Rheumatol. 2005; 19 (4)：593-607.

42. Samsa G, Edelman D, Rothman ML, Williams GR, Lipscomb J, Matchar D. Determining clinically important differences in health status measures: a general approach with illustration to the Health Utilities Index Mark II. Pharmacoeconomics. 1999; 15 (2)：141-155.

43. Spertus J, Peterson E, Conard MW, et al; Cardiovascular Outcomes Research Consortium. Monitoring clinical changes in patients with heart failure: a comparison of methods. Am Heart J. 2005; 150 (4)：707-715.

44. Bridoux V, Moutel G, Lefebure B, et al. Reporting on quality of life in randomised controlled trials in gastrointestinal surgery. J Gastrointest Surg. 2010; 14 (1)：156-165.

45. Cohen J. Statistical Power Analysis in the Behavioral Sciences. Hillsdale, NJ: Erlbaum; 1988.

46. Furukawa TA. From effect size into number needed to treat. Lancet. 1999; 353 (9165)：1680.

47. Furukawa TA, Leucht S. How to obtain NNT from Cohen's d: comparison of two methods. PLoS One. 2011; 6 (4) : e19070.

48. da Costa BR, Rutjes AW, Johnston BC, et al. Methods to convert continuous outcomes into odds ratios of treatment response and numbers needed to treat: meta-epidemiological study. Int J Epidemiol. 2012; 41 (5) : 1445-1459.

49. Samara MT, Spineli LM, Furukawa TA, et al. Imputation of response rates from means and standard deviations in schizophrenia. Schizophr Res. 2013; 151 (1-3) : 209-214.

50. Tugwell P, Pincus T, Yocum D, et al; The Methotrexate-Cyclosporine Combination Study Group. Combination therapy with cyclosporine and methotrexate in severe rheumatoid arthritis. N Engl J Med. 1995; 333 (3) : 137-141

51. Efficace F, Osoba D, Gotay C, Sprangers M, Coens C, Bottomley A. Has the quality of health-related quality of life reporting in cancer clinical trials improved over time? Towards bridging the gap with clinical decision making. Ann Oncol. 2007; 18 (4) : 775-781

52. Hayes JA, Black NA, Jenkinson C, et al. Outcome measures for adult critical care: a systematic review. Health Technol Assess. 2000; 4 (24) : 1-111.

治

疗

第13章

应用治疗试验结果的进阶内容

13.1 试验结果在患者个体的应用

Antonio L.Dans，Leonila F.Dans，Thomas Agoritsas，and Gordon Guyatt

治疗

内容提要

临床场景

一位66岁华裔男性到你诊所进行定期健康检查。他是当地一所大学的退休教授，经常在本地象棋俱乐部的比赛中获胜，身体很好。然而，病历资料显示2年前患者曾有轻度脑卒中。左臂和下肢仍然感到有些沉重，但讲话已恢复正常，可以独立完成日常活动，甚至可以每天慢跑2千米。他从不抽烟，每天喝2～3杯红酒。继续询问后，知道他有原发性高血压和2型糖尿病，脑卒中前一年曾被诊断患有心房颤动（atrial fibrillation，AF）。

除了血压较高（130/90mmHg）和心律不齐（64次/分钟）外，体格检查并无其他异常发现。心电图证实了房颤。

患者每日两次服用500mg二甲双胍用于控制糖尿病，每日一次10mg雷米普利用于控制高血压，过去一年中均控制较好。唯一用于**预防**卒中的药物是阿司匹林，每天325 mg。

因为患者有反复栓塞性卒中的高危险度，你考虑增加一种口服抗凝剂。你在行医过程中一般都会开华法林，但在过去一年，你已和一些患者讨论过使用达比加群（dabigatran）。该药最近由美国食品和药物管理局批准用于预防房颤患者卒中。最近，听说了华法林在亚裔患者中使用可能有安全隐患，所以你想知道达比加群是否会是这个患者更好的选择。

一、寻找证据

你将患者的血样送检，并约定复诊时讨论关于脑卒中预防的治疗选择。一天晚上，你想要找到当前在亚裔房颤患者中使用达比加群的最佳证据。使用联合搜索引擎ACCESSSS（http://plus.mcmaster.ca/accessss），输入了2个检索词"达比加群"（dabigatran）和"亚洲"（Asia），可以检索到来自循证医学资源金字塔的各个级别的**证据**（参见第5章"寻找当前最佳证据"）。从金字塔的塔尖开始找，发现Best Practice和UpToDate有一些笼统的总结，但这些证据并不适用于亚裔患者。在预评估研究中，你在任何搜索到的资源中都没有找到可靠的**系统综述**（如ACPJournal Club，DARE，Cochrane或MacPLUS）。然后你看到了金字塔的底部，显示来自PubMed的非预评估研究。筛选出其中的综述，发现一个题为"亚洲静脉血栓栓塞指南：静脉血栓栓塞的预防"的指南，发表在2012年《International Angiology》。但很不幸，无法通过所在研究机构获取全文。PubMed筛选出的治疗部分，你找到了3个研究，其中1个看上去相关，是2013年7月发表在《Stroke》上"达比加群与华法林：对亚裔和非亚裔房颤患者缺血性与出血性脑卒中及出血的影响"[1]。这是对2009年8月发表在新英格兰医学杂志上的"房颤患者中达比加群与华法林"试验[2]的二次分析。最终你找到了这两篇文章。

二、引言

参考**随机对照试验**（RCTs）的结果进行医疗决策，医生必须知道如何将结果应用于个体患者。第7章"治疗（随机试验）"，提出了2个适用性的决定标准：①可以将试验结果应用于我的患者吗？②是否值得为可能的获益承担潜在的**风险**和成本？在本章中，我们将更详细地讨论这些准则。

临床试验人员通常要通过一些策略如**随机**、**盲法**和**意向性分析**努力确保干预组和**对照组**的可比性。他们通常很少通过诸如人口抽样等策略来确保参与试验的患者对社区中典型患者的代表性[3]。这是因为试验主要回答"药物在对照试验中是否有效"，而不是回答

"药物能否应用于社区中的典型患者"。

尽管如此，发表的试验所提供的信息可以帮助医生决定研究结果对于患者个体的适用性。举例来说，**纳入标准**和**排除标准**让我们知道患者是否符合试验的入组标准。**亚组分析**则可以阐明对特定人群的治疗效果（第25章第2节"如何做亚组分析"）。然而，在医疗实践中我们会面对无数亚型的患者，而临床试验在处理亚组假设时却往往效力不足。

因此，医生需要熟练地将试验结果应用于个体患者。框13.1-1总结的标准将帮助你应用试验结果时避免以偏概全或过度谨慎。本书可以对是否应用研究结果给出明确的指导，或者至少会帮助你增加（或降低）应用研究结果的信心。例如，用GRADE（**证据推荐评估、开发与评价分级标准**，Grading of Recommendations Assessment, Development and Evaluation）在评价干预效应估计值可信度时，适用性的问题可以部分由证据的**间接性**解答（参见第23章"理解和应用系统综述和荟萃分析的结果"）。证据的直接性试图解决对于某个完整的研究问题与特定情境的相关性，但本章主要关注的是研究结果在不同人群中的适用性。

框13.1-1　将研究结果应用于患者个体的使用指南

我可以将试验结果应用于我的患者吗？
1. 是否已排除可能影响治疗反应的生物因素？
2. 患者能否依从治疗的要求？
3. 医生能否依从治疗的要求？
是否值得为获益承担风险和损失？

相对危险度降低（relative risk reductions, RRRs）反映了治疗在人群中的平均效应。由于患者个体的生物学和社会经济学特征有时会影响**治疗效果**，不同患者亚群的平均治疗效果可能不尽相同。在这里，我们回顾了可能会改变治疗反应的生物学和社会经济学特征。

在回顾这些因素时，我们列出了有明显亚组效应的例子。然而，这种明显效应可能

是机遇作用的结果，并不能反映真正的差异。在每一个案例中，我们都应用了评价亚组分析可靠性的标准（参见第25章第2节"如何做亚组分析"）。任何亚组分析的**可靠性**都在"一定真实"和"一定虚假"之间连续变化。我们虽然不会在此按上述标准评估所有亚组分析，但在描述案例时会尽量符合推断的可靠性。

三、我可以将试验结果应用于我的患者吗？

1. 是否已排除可能影响治疗反应的生物因素？

表13.1-1列出的5种生物学因素有时会影响结果的适用性。只要记住"SCRAP"这个词就可以记住这5种因素，包括患者的性别（sex）、共病（comorbidity）、种族（race）或民族、年龄（age）和疾病病理（pathology）。下面的例子说明了这些因素是如何影响患者个体的治疗效果的。

（1）性别

研究人员已确认，男女之间对预防心血管疾病干预措施的反应存在明显差异[4]。例如，一项**荟萃分析**指出当阿司匹林用于一级预防时，给健康妇女服用阿司匹林并没有像男性那样减少心肌梗死的发病率[5,16]（图13.1-1）。相比之下，阿司匹林减少了女性脑卒中的发病率，而男性却没有减少。

治疗反应差异的另一个例子是使用药物洗脱支架和裸金属支架治疗患有冠心病且冠状动脉直径相近的男性和女性患者。Hansen等[6]研究发现，与裸金属支架相比，药物洗脱支架能显著降低男性和女性的主要心脏不良事件，但治疗效果女性（**风险比HR**，0.25；95%**可信区间CI**，0.13～0.46）比男性（HR，0.60；95% CI，0.42～0.84）更好。

表 13.1-1

可能会影响个体对治疗反应的生物学因素

生物学因素	实　例
性别	阿司匹林预防动脉粥样硬化：女性脑卒中和冠状动脉疾病的相对危险度降低比男性显著[4]
	血管成形术后支架的使用：旁路手术的危险度降低在女性中较小[5,6]
共病	麻疹疫苗：对疫苗的抗体反应在营养不良者中更弱[7,8]
	高血压的治疗：控制舒张压在80mmHg或更低可减少糖尿病患者而非普遍人群的不良事件[9]
种族	利尿剂治疗高血压：黑种人的治疗效果比白种人更显著[10]
	质子泵抑制剂治疗消化性溃疡：对亚裔比非亚裔患者更有效[11]
年龄	流感疫苗预防流感：老年人免疫应答更低[12]
	消化性溃疡病的联合治疗：老年患者有更高的幽门螺杆菌根除率[13]
病理	流感疫苗预防流感：有效性取决于所使用的病毒株[14]
	乳腺癌化疗：疗效取决于特定基因的表达[15]

图 13.1-1

阿司匹林在男性和女性心肌梗死和卒中一级预防中的荟萃分析

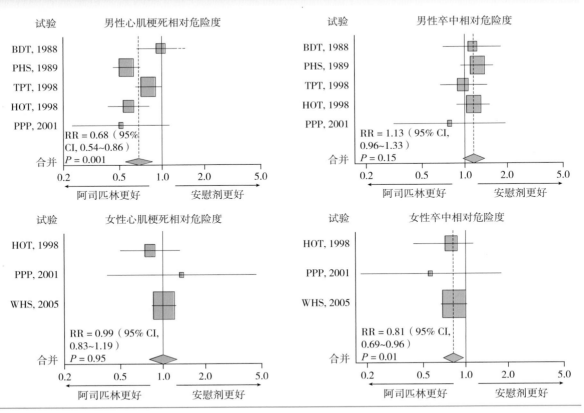

注：BDT，英国医生试验；CI，可信区间；HOT，高血压最佳治疗；PHS，医生健康研究；PPP，一级预防项目；RR，相对危险度；TPT，血栓预防试验；WHS，妇女健康研究。

© 2005 马萨诸塞州医学会 版权所有。经允许，转载自 Ridker[16]。

（2）共病

共病可以改变干预的安全性。例如，通常不会给近期有消化道出血的患者使用华法林。事实上，共病既可减少也可增加治疗效果。麻疹预防就是一个共病降低预防效果的例子。队列研究发现，诸如营养不良、疟疾或人类免疫缺陷病毒感染等共病可能通过降低疫苗的免疫原性，来削弱疫苗的治疗反应[7]。

表13.1-2提出一个共病会明显增强治疗效果的例子。"高血压最佳治疗"研究[8]表明，控制舒张压低于80mmHg可减少糖尿病患者而非普遍人群的心血管事件。因此大多数高血压指南推荐降低糖尿病患者的目标血压。

（3）种族

种族或民族差异有时可能会影响患者对治疗的反应。以高血压的治疗为例，已证实黑种人相较于白种人，对利尿剂更敏感而对β受体阻滞剂不敏感[9]。最近一项对消化性溃疡病患者出现急性消化道出血的荟萃分析表明，质子泵抑制剂（proton pump inhibitors，PPIs）在降低亚裔患者死亡率、预防再出血和手术干预方面比白种人更有效（表13.1-3）[11]。这可能是因为亚裔患者的壁细胞数目较少，幽门螺杆菌感染率更高或PPIs代谢较慢。

（4）年龄

年龄会影响某些治疗的效果。例如，与年轻人相比，老年人接种流感疫苗后发生流感的危险度降低较小[12]。这或许是因为对抗原刺激的免疫反应低下（表13.1-4）。有时疗效也可以随年龄增长而增加。研究发现，50岁以上患者使用PPIs和抗生素治疗幽门螺杆菌的根除率约为50岁以下患者的2.5倍（63.6% vs 24%）[13]。这种差异的机制尚不清楚。但研究者认为，由于老年患者幽门螺杆菌感染持续时间更长，时间相关的胃黏膜功能或结构改变可能有助于提高局部药物疗效。年龄相关的肾功能下降也可能导致药代动力学的变化从而影响治疗效果[14]。

（5）疾病病理

最后，用同一名称命名的疾病有时也会存在潜在的发病机制差异，因而治疗反

表 13.1-2

比糖尿病患者和普通人群不同等级的目标血压对主要心血管事件发生率的影响[9]

目标血压（mmHg）	不良事件数	不良事件数/（1000人·年）	趋势P值	对比	RR（95%CI）
糖尿病患者					
≤90	45	24.4		≤90 vs ≤85	1.32（0.84～2.06）
≤85	34	18.6		≤85 vs ≤80	1.56（0.91～2.67）
≤80	22	11.9	0.005	≤90 vs ≤80	2.06（1.24～3.44）
普通人群					
≤90	232	9.9		≤90 vs ≤85	0.99（0.83～1.19）
≤85	234	10.0		≤85 vs ≤80	1.08（0.89～1.29）
≤80	217	9.3	0.5	≤90 vs ≤80	1.07（0.89～1.28）

注：CI，可信区间；DBP，舒张压；RR，相对危险度。

治疗

表 13.1-3

PPI治疗溃疡出血的荟萃分析，比较亚裔和非亚裔的RCT

	PPI组（%）	安慰剂组（%）	OR（95%CI）	NNT（95%CI）
死亡率				
亚裔	1.5	4.7	0.35（0.16～0.74）	31（20～100）
非亚裔	4.8	3.6	1.36（0.94～1.96）	无法计算
再出血				
亚裔	6.8	22.5	0.24（0.16～0.36）	6（5～8）
非亚裔	11.9	15.5	0.72（0.58～0.89）	27（17～100）
手术				
亚裔	2.9	9.2	0.29（0.16～0.53）	16（11～33）
非亚裔	7.5	9.8	0.74（0.56～0.97）	43（20～100）

注：CI，可信区间；NNT，需要治疗人数；OR，比数比；PPI，质子泵抑制剂；RCT，随机对照试验。经Wiley-Blackwell许可，转载自 Leontiadis et al[11]，© 2005。

表 13.1-4

年龄在健康成人预防接种流感疫苗疗效评估试验中影响大小的评估

患者年龄中位数（岁）	临床确诊病例		实验室确诊病例	
	试验数	RR（95%CI）[a]	试验数	RR（95%CI）[a]
＜33	15	0.54（0.44～0.67）	5	0.22（0.13～0.37）
≥33	23	0.89（0.85～0.94）	16	0.43（0.33～0.57）

注：CI，可信区间；RR，相对危险度。

[a]RR合并估计值（随机效应模型与DerSimonian和Laird的方法）。经Belshe许可转载[15]。

应也不同。例如流感疫苗的有效性取决于疫苗中所包含的流感病毒株与未来一年的病毒株是否相同[15]。乳腺癌是另一个疾病病理差异会改变治疗效果的例子，其对化疗的反应取决于特定基因的表达[17]。

2. 避免过于谨慎

决定何时可以将试验结果应用于患者个体是具有挑战性的。虽然我们列举说明了生物学因素可能会改变治疗效果的实例，但读者在应用试验或系统综述的结果时也要避免过于谨慎。通常我们建议，先假设试验结果适用于个体，除非有强有力的证据表明生物

学差异将显著增强或减弱治疗反应。许多情况下，没有必要因影响适用性的生物学问题而停止治疗。许多亚组效应最终被证明是虚假的，然而作者们仍然表示有亚组效应存在，尽管数据不能满足可靠性标准[18]（参见第25章第2节"如何做亚组分析"）。

例如，女性在预防和治疗心血管疾病方面得到的治疗通常较差[4]。虽然最近的研究结果表明，治疗反应存在性别差异，但大多数时候这些差异并不意味着不能给予治疗。阿司匹林预防脑卒中时，女性似乎比男性获益更多。

另一个例子是利尿剂在糖尿病患者高血压中的应用。因为利尿剂会升高血糖，许多专家不推荐利尿剂作为糖尿病患者的一线治疗，尽管有充分证据表明，在普通人群中利尿剂可以减少心血管事件的发生[19]。一项长期研究发现，尽管利尿剂影响代谢，但它能减少糖尿病患者中的严重疾病和死亡事件的发生[20]。

类似的，由于他汀类药物影响脂质代谢，最初不推荐作为糖尿病和血脂异常患者的一线治疗，尽管普通人群中有压倒性的证据证实其可减少心血管事件。贝特类药物层作为糖尿病和高脂血症患者的推荐用药，直到一篇系统综述发现他汀类药物在糖尿病患者和其他人群中同样有效[21]。

使用文献

在亚裔和非亚裔房颤患者对比的例子中，针对卒中治疗效力的主要研究结果表明达比加群150mg，每日2次优于华法林（**相对危险度**，0.64；95%CI，0.51～0.81）[2]。亚组分析发现治疗的优势不分性别、共病情况（既往卒中、心肌梗死、糖尿病、高血压、心力衰竭，或需长期服用抗血小板药物）、种族或年龄。似乎也没有理由怀疑这个人群脑卒中存在病理机制差异，因为亚裔和非亚裔患者缺血性和出血性脑卒中比例大致相同。

在主要安全性结局（大出血）方面，Hori等[1]报道的种族潜在亚组效应具有中等可靠性。在亚裔患者中可观察到大出血的减少（风险比，0.57；95%CI，0.38～0.84），而在非亚裔患者中观察不到（风险比，1.00；95% CI，1 0.87～1.16）[1]。

3.患者能否依从治疗的要求？

在确认生物差异不影响治疗的适用性后，医生必须检查可能会影响治疗有效性和安全

性的社会环境限制。这不仅对弱势群体很重要，在条件较好的患者群体中也很重要。

因为试验通常会招募**依从性**非常高的患者，所以试验患者往往与普通人群存在系统差异。研究人员会在管理高血压[22]和哮喘[23]等疾病时记录这些差异。根据入组患者的依从性，医生可以预期到治疗效果也存在差异。人群中依从性的变异可能源于明显的资源条件限制或不太明显的态度或行为特征。当社区研究比临床研究报道的依从率低时需怀疑是否有其他因素影响了依从性，如特殊的态度和信仰[22]。社会学或人类学的研究可以进一步帮助确定这些因素（参见第13章第5节"定性研究"）。

比如，在菲律宾，有种态度叫作"bahala-na"意味着缺乏控制自己命运的能力或意愿[24]。在英文里，相近的说法是"Let's just wait and see. There is really nothing much we can do about the situation"（让我们拭目以待吧；我们真的没有什么可以做的了）。这种自身无法掌控的情况[25]可能会对患者的依从性产生不利影响。

使用文献

当涉及口服抗凝血剂时，依从性问题非常重要，因为患者需要长期，甚至终身服药。对于华法林，这个问题则更严峻，它要求每月检查后调整剂量，使国际标准化比值（international normalized ratio，INR）维持在2.0～3.0。成功调整剂量的主要衡量标准是INR在治疗范围的时间（time in therapeutic range，TTR），即患者的INR维持2.0～3.0的时间所占的百分比，大于65%才能发挥华法林全部的治疗潜力[26]。

Hori等[1]研究发现，服用华法林的亚裔患者平均TTR为54.5%，而非亚裔患者TTR为66.2%。这一发现表明，使用华法林的亚裔患者存在依从性问题。另一种解释可能是医生调整华法林剂量的能力有限。我们将在下一部分详细说明医生的依从性问题。

4. 医生能否依从治疗的要求？

医生的依从性包括大量的诊断检验、监测设备、介入能力、技能，以及其他安全有效实施治疗所需的技术规范。医生遵从这些要求的能力可能会影响治疗效果。医生的能力是其参与临床试验的一个重要标准，在侵入性干预的试验中尤其如此。当普通的医生没有参与研究的医生那样的熟练技能时，应当质疑研究的适用性。

例如，在一项对颈动脉内膜切除术治疗无症状性颈动脉狭窄患者随机对照试验的荟萃分析发生，脑卒中危险度相对较低的患者会从手术中获益[27]。然而，手术相关的脑卒中发生率很低，可能是由于参与试验的中心的外科医生们专业水平高。而社区中其他中心的净效应可能是使不良结局增加[28]，这点尤为令人担忧。由于并发症发生率和手术量未能达标，实际上进行大多数动脉内膜切除术的外科手术团队没有资格参与试验[29]。

像患者依从性的限制一样，医生依从性的不足可能影响有效性和安全性之间的平衡，导致本来有效的试验结果不适用。

使用文献

TTR不仅可以反映患者的依从性，也可以反映医生的依从性或调整华法林剂量的技术水平。这将影响华法林的疗效。安全性受到INR升高的影响，也受发生出血的紧急情况时应对能力的影响。因此，出血事件相关证据的适用性，需要考虑能否获取急救设施以及是否有使用这些设施的专业能力。亚裔患者和非亚裔患者的致命性出血率相似，表明在这方面没有重大差异。

---

5. 是否值得为可能的获益承担潜在的风险和损失？

当你认为生物学和社会经济学的差异不影响试验中预估的危险度及获益的适用性时，应用结果的下一步是估计患者特异的绝对获益。这主要通过诸如**绝对危险度降低**（absolute risk reduction，ARR）或其倒数即**需要治疗人数**（number needed to treat，NNT）来反映。表13.1-5通过假设A药物可

表13.1-5

脑卒中基线危险度对ARR和NNT影响（用假想药物A治疗使事件数减少25%）[a]

未治疗时脑卒中基线危险度，%	RRR，%	治疗后脑卒中危险度Rt，%	ARR，%	NNT
20	25	15	5	20
16	25	12	4	25
12	25	9	3	33
8	25	6	2	50
4	25	3	1	100

注：ARR，绝对危险度降低；NNT，需要治疗人数；RRR，相对危险度降低。

[a]估计NNT需要5个步骤：①估计患者发生事件的基线危险度（Rc）；②用试验结果估计RRR；③通过降低25%的Rc（治疗的RRR）计算事件的新的危险度（Rt）；④通过Rc和Rt的差值计算ARR；⑤用100除以ARR（百分比表示）来估计患者特异的NNT。

减少25%的脑卒中发生率（RRR）的例子，列出了计算的5个步骤。不同个体之间的基线危险度不同，由此产生的危险度差异或ARR可能不同。因此，患者之间的NNT也可能不同。

医生可以从不同来源获得患者基线危险度的估计值。首先，医生可以通过自己的直觉判断，有时这可能是准确的——至少在判断实际患者相对于临床研究典型受试者危险度增加或减少的程度上[30]。其次，如果随机试验或荟萃分析报道了在患者亚组中的危险度，医生可以选择最适合患者的亚组。例如，研究人员从所有测试非瓣膜性房颤抗凝治疗的随机试验中汇集了患者个体的数据，并可以提供有明显危险度差异的亚组患者预后评估[31]。不幸的是，大多数试验和荟萃分析都没有报道患者亚组中基线危险度的估计值。第三，医生可以在**预后**研究中找到关于患者亚组基线危险度的信息（参见第20章"预后"）。有时，研究人员利用这些预后研究的数据来构建包含大量变量的模型，以创建有临床意义的危险度分层（参见第19章第4节"临床预测准则"）。当在新人群中有前瞻性验证时，这些危险度分层系统可以提供准确的预后特异性估计值。一个非常通俗的例子是Framingham危险度公式，它可以根据年龄、性别、血脂水平、血压、体质指数、吸烟和血糖水平来评估个体冠心病事件的危险度[32]。还有类似的公式可以估计各种结局的危险度，如基于骨密度评估骨折[33]和房颤患者卒中的评估[34]。

四、估算患者特异的需要治疗人数：举例

例如，对于1例来自菲律宾的髋关节骨密度T值为−2.5的64岁无症状妇女，决定是否给予阿仑膦酸钠预防髋部骨折。为估计髋部骨折的基线危险度（步骤1），我们使用FORE 10年骨折危险度计算法[33]，发现患者每年面临的危险度约为0.20%（根据年龄、身高157cm、体重51.3kg、髋骨密度T值−2.5、亚裔、无其他**危险因素**如吸烟、饮酒、使用糖皮质激素、既往骨折史或有家族骨折史）。

为估计RRR（步骤2），我们使用阿仑膦酸钠预防绝经后妇女髋部骨折的Cochrane荟萃分析的结果[35]。该研究发现阿仑膦酸钠能降低约40%的髋部骨折的危险度。

为估计髋关节骨折治疗的绝对危险度（步骤3），我们减少患者基线危险度0.20%的40%。这使我们治疗髋部骨折的绝对危险度为0.12%。在步骤4中，我们估计ARR为0.20%−0.12%＝0.08%，这是基线危险度和治疗危险度的差异。最后，在步骤5中，我们通过计算ARR的倒数估计患者特异的NNT。在本例中，结果是100/0.08＝1250例患者。

对于那些想要避免最后一步运算的医生，只需配备一把尺子（或任何其他的直边）就可借助**诺模图**从患者的基线危险度入手，通过RRR（或RR增加），得到NNT或**造成伤害人数**[36]。

无论选择哪种策略，不管你所处的环境如何，患者危险度不同都将影响获益。即使在西方调查人员进行过原始研究的三级医疗机构中工作，你仍然会面临高危险度和低危险度的患者。在这些患者群体中，危险度与收益之间关键性的权衡可能不同，因而会做出不同的治疗决定（参见第26章"如何使用患者管理推荐意见：临床实践指南和决策分析"）。

治疗

使用文献

有卒中史的房颤患者，需要决定是否使用达比加群150mg，每日2次代替华法林。我们可以使用相同的5个步骤来算出一例患者特异的NNT。

步骤1：评估基线危险度。为评估这例未经治疗的脑卒中患者的基线危险度，我们使用CHADS-VASc评分[31]。参与评分的因素包括：充血性心力衰竭、高血压、年龄75岁以上或65～74岁、糖尿病、既往卒中史、短暂性脑缺血发作或血栓栓塞、血管疾病和性别。因为这例66岁患者有糖尿病史、高血压、卒中史，他的CHADS-VASc评分为5分。这意味着如果不给予任何治疗，其卒中危险度约为每年6.7%。给予华法林治疗，滴定剂量使INR介于2.0～3.0，其危险度将下降68%，至2.1%左右。然而，这个估计值还需要最终校正。Hori等[1]研究发现，亚洲人发生卒中的危险度大约是非亚洲人的两倍。所以对于这例华裔患者，应将其基线危险度从2.1%校正至4.2%。

为评估华法林导致患者大出血的基线危险度，我们使用HAS-BLED评分[37]。该评分系统考虑的因素包括未控制的高血压、肝功能异常、肾功能异常、卒中、出血、不稳定的INR值、老年人（65岁以上）、以及药物和酒精摄入。我们这位患者有脑卒中史，年龄在65岁以上，有饮酒史，所以他的HAS-BLED评分是2分。这意味着他服用华法林时出血的危险度为每年1.88%。

步骤2：评估治疗效果。在长期抗凝治疗随机评价研究的基础上，给予达比加群150mg，每日2次代替华法林，将会在华法林降低危险度的基础上，额外将卒中的危险度降低约36%。因为患者是亚裔，大出血的危险度预计会减少43%。

步骤3：计算治疗后危险度。治疗后卒中基线危险度降低36%，大出血基线危险度降低43%，从而得出治疗后危险度。因此，经过治疗，卒中的危险度将从4.2%降至2.7%，大出血的危险度将从1.88%下降到1.07%。

步骤4：计算ARR。ARR是通过基线危险度（步骤1）减去治疗后危险度（步骤3）计算而来。对于卒中而言，ARR＝4.2%～2.7%＝1.5%。对于大出血，ARR＝1.88%～1.07%＝0.81%。这些都适用于1年的时间窗。

步骤5：计算此临床场景的患者特异NNT。最终这个患者特异的NNT是ARR的倒数。对于卒中，NNT＝100/1.5＝67。对于大出血，NNT＝100/0.81＝124。

临床场景解决方案

对于有房颤和缺血性卒中史的66岁华裔男性患者，我们是否应该推荐每日2次达比加群150mg的治疗方案？

在分析可能影响试验结果适用性的生物学因素时，我们发现有研究表明种族或民族可能会影响药物的危险度和获益之间的平衡。与华法林相比，每日2次达比加群150mg在亚裔和非亚裔中降低卒中危险度的程度相似。然而，大出血危险度的降低仅在亚裔患者中可见。

我们也注意到，亚裔患者中服用华法林的有较低的TTR，尽管这可能是由于患者和医生对调整华法林剂量的治疗方案存在依从性问题。最后，我们注意到，亚裔患者卒中的基线危险度大约是非亚裔患者的两倍。因而我们在卒中ARR和NNT的估计中进行了校正。

我们应当向这例患者推荐每日2次达比加群150mg来代替华法林吗？在亚裔患者和非亚裔患者中，该方案同华法林似乎都能减少卒中。在亚裔患者中的额外优势是减少大出血。对任何患者，因为无须监测INR，所以这种治疗方案比华法林更易实施。主要缺点是治疗费用很高，但达比加群的获益是可观的。在菲律宾，这例患者需要自费购买药品，所以就必须根据个人的价值观和偏好来决定治疗的获益是否值得花费。

五、总结

虽然本章的临床场景是药物在亚裔患者中的适用性问题，但可以用于所有适用性相关的决定。通过将问题分解，我们指导医生在日常工作中避免关于适用性的不恰当或过于宽泛的决定，同时也要避免在结论上过于保守。

我们不应把这一指导意见视为能否将某一试验结果应用于某一特定患者的绝对准则。如果在普通人群中获益的证据非常充分，那么仅当医生持强有力的证据证明在患者个体会有不同的反应时，才能决定不将结果应用于患者个体。而当获益的证据不足时，如果怀疑有生物学因素对治疗结果产生影响，就可能打消医生对治疗的推荐。

当医生怀疑适用性有限时该怎么办？这取决于预期的差异是否重要，如果是非常重要的，就要看是否可以校正。生物学差异通常可以通过改变用药方式（如调整药物剂量）来解决。另一方面，患者和医生的依从性问题可以通过教育、培训和提供必要的提醒或设备等策略加以解决。

最后，正如我们已经指出的，医生可以通过评估基线危险度的差异来获取患者特异的绝对危险度降低的估计值（或损害的增加）。然后，他们可以在共同决策中使用这些估计值，帮助患者在利益、危险度和成本之间进行权衡，见第27章"决策和患者"。

关　凯　张妙颜　吴　东　译

张　渊　谢　锋　审

参考文献

1. Hori M, Connolly SJ, Zhu J, et al; RE-LY Investigators. Dabigatran versus warfarin: effects on ischemic and hemorrhagic strokes and bleeding in Asians and non-Asians with atrial fibrillation. Stroke. 2013; 44 (7) : 1891-1896.

2. Connolly SJ, Ezekowitz MD, Yusuf S, et al; RE-LY Steering Committee and Investigators. Dabigatran versus warfarin in patients with atrial fibrillation. N Engl J Med. 2009; 361 (12) : 1139-1151.

3. Rothwell PM. External validity of randomised controlled trials: "to whom do the results of this trial apply?" Lancet. 2005; 365 (9453) : 82-93.

4. Crawford BM, Meana M, Stewart D, Cheung AM. Treatment decision making in mature adults: gender differences. Health Care Women Int. 2000; 21 (2) : 91-104.

5. Berger JS, Roncaglioni MC, Avanzini F, Pangrazzi I, Tognoni G, Brown DL. Aspirin for the primary prevention of cardiovascular events in women and men: a sex-specific meta-analysis of randomized controlled trials. JAMA. 2006; 295 (3) : 306-313.

6. Hansen KW, Kaiser C, Hvelplund A, et al; BASKET PROVE Investigators. Improved two-year outcomes after drug-eluting versus bare-metal stent implantation in women and men with large coronary arteries: importance of vessel size. Int J Cardiol. 2013; 169 (1) : 29-34.

7. Kizito D, Tweyongyere R, Namatovu A, et al. Factors affecting the infant antibody response to measles immunisation in Entebbe-Uganda. BMC Public Health. 2013; 13: 619. doi: 10. 1186/1471-2458-13-619.

8. Hansson L, Zanchetti A, Carruthers SG, et al; HOT Study Group. Effects of intensive blood-pressure lowering and low-dose aspirin in patients with hypertension: principal results of the Hypertension Optimal Treatment (HOT) randomised trial. Lancet. 1998; 351 (9118) : 1755-1762.

9. Falkner B, Kushner H. Effect of chronic sodium loading on cardiovascular response in young blacks and whites. Hypertension. 1990; 15 (1) : 36-43.

10. Wilson TW. History of salt supplies in West Africa and blood pressures today. Lancet. 1986; 1 (8484) : 784-786.

11. Leontiadis GI, Sharma VK, Howden CW. Systematic review and meta-analysis: enhanced efficacy of proton-pump inhibitor therapy for peptic ulcer bleeding in Asia: a post hoc analysis from the Cochrane Collaboration. Aliment PharmacolTher. 2005; 21 (9) : 1055-1061.

12. Villari P, Manzoli L, Boccia A. Methodological quality of studies and patient age as major sources of variation in efficacy estimates of influenza vaccination in healthy adults: a meta-analysis. Vaccine. 2004; 22 (25-26) : 3475-3486.

13. Treiber G, Ammon S, Klotz U. Age-dependent eradication of Helicobacter pylori with dual therapy. Aliment PharmacolTher. 1997; 11 (4) : 711-718.

14. Ammon S, Treiber G, Kees F, Klotz U. Influence of age on the steady state disposition of drugs commonly used for the eradication of Helicobacter pylori. Aliment PharmacolTher. 2000; 14 (6) : 759-766.

15. Belshe RB. Current status of live attenuated influenza virus vaccine in the US. Virus Res. 2004; 103 (1-2) : 177-185.

16. Ridker PM, Cook NR, Lee IM, et al. A randomized trial of low-dose aspirin in the primary prevention of cardiovascular disease in women. N Engl J Med. 2005; 352 (13) : 1293-1304.

17. Trock BJ, Leonessa F, Clarke R. Multidrug resistance in breast cancer: a meta-analysis of MDR1/gp170 expression and its possible functional significance. J Natl Cancer Inst. 1997; 89 (13) : 917-931.

18. Sun X, Briel M, Busse JW, et al. Credibility of claims of subgroup effects in randomised controlled trials: systematic

治疗

review. BMJ. 2012; 344: e1553. doi: 10. 1136/bmj. e1553.

19. Staessen JA, Wang JG, Thijs L. Cardiovascular prevention and blood pressure reduction: a quantitative overview updated until 1 March 2003. J Hypertens. 2003; 21 (6) : 1055-1076.

20. Kostis JB, Wilson AC, Freudenberger RS, Cosgrove NM, Pressel SL, Davis BR; SHEP Collaborative Research Group. Long-term effect of diuretic-based therapy on fatal outcomes in subjects with isolated systolic hypertension with and without diabetes. Am J Cardiol. 2005; 95 (1) : 29-35.

21. Vijan S, Hayward RA; American College of Physicians. Pharmacologic lipid-lowering therapy in type 2 diabetes mellitus: background paper for the American College of Physicians. Ann Intern Med. 2004; 140 (8) : 650-658.

22. Cardinal H, Monfared AA, Dorais M, LeLorier J. A comparison between persistence to therapy in ALLHAT and in everyday clinical practice: a generalizability issue. Can J Cardiol. 2004; 20 (4) : 417-421.

23. Kennedy WA, Laurier C, Malo JL, Ghezzo H, L'Archevêque J, Contandriopoulos AP. Does clinical trial subject selection restrict the ability to generalize use and cost of health services to "real life" subjects? Int J Technol Assess Health Care. 2003; 19 (1) : 8-16.

24. Bulatao J. Split-Level Christianity. Manila, Philippines: University of St. Tomas Press; 1966.

25. Raja SN, Williams S, McGee R. Multidimensional health locus of control beliefs and psychological health for a sample of mothers. Soc Sci Med. 1994; 39 (2) : 213-220.

26. Connolly SJ, Pogue J, Eikelboom J, et al; ACTIVE W Investigators. Benefit of oral anticoagulant over antiplatelet therapy in atrial fibrillation depends on the quality of international normalized ratio control achieved by centers and coun-tries as measured by time in therapeutic range. Circulation. 2008; 118 (20) : 2029-2037.

27. Chambers BR, You RX, Donnan GA. Carotid endarterectomy for asymptomatic carotid stenosis. Cochrane Database Syst Rev. 2000; (2) : CD001923.

28. Barnett HJ, Eliasziw M, Meldrum HE, Taylor DW. Do the facts and figures warrant a 10-fold increase in the performance of carotid endarterectomy on asymptomatic patients? Neurology. 1996; 46 (3) : 603-608.

29. JV, Hannan EL, Anderson GM, et al. The fall and rise of carotid endarterectomy in the United States and Canada. N Engl J Med. 1998; 339 (20) : 1441-1447.

30. Grover SA, Lowensteyn I, Esrey KL, Steinert Y, Joseph L, Abrahamowicz M. Do doctors accurately assess coronary risk in their patients? preliminary results of the coronary health assessment study. BMJ. 1995; 310 (6985) : 975-978.

31. Atrial Fibrillation Investigators. Risk factors for stroke and efficacy of antithrombotic therapy in atrial fibrillation: analysis of pooled data from five randomized controlled trials. Arch Intern Med. 1994; 154 (13) : 1449-1457.

32. Sheridan S, Pignone M, Mulrow C. Framingham-based tools to calculate the global risk of coronary heart disease: a systematic review of tools for clinicians. J Gen Intern Med. 2003; 18 (12) : 1039-1052.

33. Ettinger B, Hillier TA, Pressman A, Che M, Hanley DA. Simple computer model for calculating and reporting 5-year osteoporotic fracture risk in postmenopausal women. J Womens Health (Larchmt). 2005; 14 (2) : 159-171.

34. Van Staa TP, Setakis E, Di Tanna GL, Lane DA, Lip GY. A comparison of risk stratification schemes for stroke in 79, 884 atrial fibrillation patients in general practice. J ThrombHaemost. 2011; 9 (1) : 39-48.

35. Wells GA, Cranney A, Peterson J, et al. Alendronate for the primary and secondary prevention of osteoporotic fractures in postmenopausal women. Cochrane Database Syst Rev. 2008; (1) : CD001155.

36. Chatellier G, Zapletal E, Lemaitre D, Menard J, Degoulet P. The number needed to treat: a clinically useful nomogram in its proper context. BMJ. 1996; 312 (7028) : 426-429.

37. Pisters R, Lane DA, Nieuwlaat R, de Vos CB, Crijns HJ, Lip GY. A novel user-friendly score (HAS-BLED) to assess 1-year risk of major bleeding in patients with atrial fibrillation: the Euro Heart Survey. Chest. 2010; 138 (5) : 1093-1100.

第 13 章

应用治疗试验结果的进阶内容

13.2 需要治疗人数

Gerard Urrutia，Ignacio Ferreira-González，Gordon Guyatt，and PJ Devereaux

治疗

内容提要

一、如何总结获益和风险？

循证实践（evidence-based practice，EBP）要求医生能够权衡患者治疗的获益和风险。此外，医师必须考虑患者对于获益和风险的**价值观和个人偏好**，从而决定哪种治疗最符合患者的利益（参见第27章"决策与患者"）。

这些工作需要对**治疗效果**的强度有清晰的描述。**相对危险度降低**（relative risk reduction，RRR；**对照事件发生率**减去治疗事件发生率再除以对照事件发生率），**绝对危险度降低**（absolute risk reduction，ARR；对照事件发生率减去治疗事件发生率），以及**需要治疗人数**（number needed to treat，NNT）是总结治疗效果的几种不同方式（参见第9章"治疗能否降低危险度：解读研究结果"）。本章我们将以一些报道NNT的试验为例，讨论如何更好地解读NNT并应用在临床决策中。

二、需要治疗人数在衡量获益和伤害中的作用

NNT是指为了**预防**1次不良**目标事件**（例如脑卒中）发生或达到一个阳性结局（如1例患者出现消化不良症状的缓解），医生需要在一段时间内治疗患者的数量。NNT可能是最有吸引力的单一指标。在数学上，NNT是ARR的倒数，因此医生可以直接从**随机对照试验**（randomized clinical trial，RCT）获得ARR，然后取其倒数以得到NNT，用于指导治疗。然而，不同患者发生不良结局的危险度存在差异，因此这一方法有可能存在严重的误导。

以GUSTO研究（链激酶和组织型纤溶酶原激活物应用治疗冠状动脉阻塞全球研究，global utilization of streptokinase and tissue plasminiogen activator for occluded coronary arteries）[1]为例，该研究报道了约20 000例接受链激酶和约10 000例接受组织型纤溶酶原激活物（tPA）治疗的患者入院30天内的死亡率。在接受tPA治疗的患者中，死亡危险度为6.3%。在接受链激酶治疗的患者中，死亡危险度为7.3%。因此使用tPA的死亡相对危险度为6.3/7.3（86%），RRR为1.0 ～ 0.86（14%），ARR为7.3 ～ 6.3（1%），NNT为100/1（100）。当决定某个患者是否应该使用tPA时，可以推测，可能需要使用tPA治疗100例患者才能预防1例死亡事件。

但是这种方法忽略了一个事实，那就是在ST段抬高心肌梗死的急性期，不同的患者死亡危险度截然不同。在心肌梗死溶栓危险度（TIMI）评分系统中，低危患者（例如年轻、无并发症的Killip Ⅰ级的下壁心肌梗死，且无其他不良**预后因素**）ST段抬高心肌梗死后1个月内死亡的可能性为4.4%，而高危患者（例如老年或Killip Ⅲ～Ⅳ级前壁心肌梗死的患者）高达36%[2]。因此，基线危险度的不同导致了用NNT去评估tPA作用时的巨大差异（表13.2-1）。

三、需要治疗人数的应用

表13.2-1提供了使用NNT来衡量获益和伤害的不同临床场景。在任何情况下，NNT的评估都应该考虑时间窗。例如，一项系统综述评估了不同降压治疗方案对主要心血管不良事件的作用[15]。经过1年的治疗，低危和高危高血压患者使用血管紧张素转化酶抑制剂预防脑卒中或心肌梗死的NNT分别为303和151（表13.2-1）。然而，如果治疗时间延长至20年，相应的NNT为27和13。这些数字充分说明了NNT的表示方式可以影响医生和患者对治疗效果的认知。

表 13.2-1

从随机对照试验及荟萃分析报告中提取的需要治疗的人数示例

临床情况或疾病	干预 vs 对照	1年内的结局^a	危险度分组^a	RRR（95%CI）^a	不同危险度分组的ARR	NNT
ST抬高心肌梗死急性期[b]	溶栓治疗：tPA对比链激酶	1个月总死亡率	低危＝0.8%～4.4% 中危＝4.5%～16% 高危＝16.1%～36%	14% （5.9%～21.3%）[1]	0.1%～0.6% 0.6%～2.2% 2.25%～5%	1000～166 166～44 44～20
ST抬高心肌梗死急性期[b]	急诊血管成形术对比溶栓	1个月总死亡、心肌梗死或卒中	低危＝0.8%～4.4% 中危＝4.5%～16% 高危＝16.1%～36%	42% （22%～59%）[3]	0.34%～1.8% 1.8%～6.7% 6.7%～15%	294～55 55～15 15～7
心肌梗死的幸存者[c,d]	ACE抑制剂对比安慰剂	总死亡率	低危＝4% 中危＝19.8% 高危＝28.8%	17% （3%～29%）[4]	0.68% 3.3% 4.8%	147 30 20
未确诊的心血管疾病者[e,f]	他汀类药物治疗对比安慰剂	主要心血管事件[g]	低危≤2% 中危＝6.5% 高危＝12.5% 极高危＝20%	10% （4%～15%）[5]	0.2% 0.65% 1.25% 2%	500 154 80 50
未确诊的心血管疾病者[e,f]	阿司匹林对比安慰剂	5年内任何重要血管事件[h]	低危≤2% 中危＝6.5% 高危＝12.5% 极高危＝20%	15% （0%～28%）[6]	0.3% 1% 1.9% 2.25%	333 100 53 44
未确诊的心血管疾病者[e]	阿司匹林对比安慰剂	主要出血事件（致死性和非致死性）	未提供	RRI＝75% （31%～130%）[7]	0.21%	NNH＝476
充血性心力衰竭[i]	螺内酯对比安慰剂	总死亡率	低危＝8% 中危＝21% 高危＝33%	30% （18%～40%）[8]	2.40% 6.30% 9.90%	42 16 10
临床情况或疾病	干预比对照	1年内的结局^a	危险度分组^a	RRR（95%CI）^a	不同危险度分组的ARR	NNT
充血性心力衰竭[i]	ACE抑制剂对比安慰剂	总死亡率	低危＝8% 中危＝21% 高危＝33%	23% （12%～33%）[9]	1.84% 4.83% 7.59%	54 21 13
充血性心力衰竭[i]	β受体阻滞剂对比安慰剂	总死亡率	低危＝8% 中危＝21% 高危＝33%	35% （20%～47%）[10]	2.8% 7.35% 11.55%	36 14 9
充血性心力衰竭[i]	再同步化治疗联合最优药物治疗对比单纯最优药物治疗	总死亡率	低危＝8% 中危＝21% 高危＝33%	27% （15%～38%）[10]	2.2% 6.7% 9%	45 15 11
有冠脉事件既往病史[j]	心律转复/除颤器植入	心源性猝死危险度	低危＝5% 中危＝20% 高危＝27% 极高危＝35%	53% （48%～74%）[11]	2.65% 10.6% 14.3% 18.5%	38 9 7 5

治疗

（续　表）

临床情况或疾病	干预 vs 对照	1年内的结局[a]	危险度分组[a]	RRR（95%CI）[a]	不同危险度分组的ARR	NNT
非瓣膜病性房颤[k]	华法林对比安慰剂	卒中	低危＝1.9%	62%	1.1%	85
			低中危＝2.8%	（48%～72%）[12]	1.7%	58
			中危＝3.6%		2.2%	45
			中高危＝6.4%		4%	25
			高危＝8%		5%	20
			极高危＝44%		27%	4
非瓣膜病性房颤[k]	口服抗凝药对比阿司匹林	卒中	低危＝1.9%	45%	0.85%	117
			低中危＝2.8%	（29%～57%）[13]	1.26%	79
			中危＝3.6%		1.62%	62
			中高危＝6.4%		2.9%	35
			高危＝8%		3.6%	28
			极高危＝44%		19.8%	5
非瓣膜病性房颤[k]	新型口服抗凝药（利伐沙班，达比加群，阿哌沙班）对比华法林	卒中或系统性栓塞	低危＝1.9%	22%	0.42%	238
			低中危＝2.8%	（8%～33%）[14]	0.6%	166
			中危＝3.6%		0.8%	125
			中高危＝6.4%		1.4%	71
			高危＝8%		1.8%	55
			极高危＝44%		9.7%	10
高血压[l]	ACEI对比安慰剂	致死性/非致死性卒中或致死性/非致死性心肌梗死	低危≤1.5%	22%	0.33%	303
			高危≥3%	（17%～27%）[15]	0.66%	151
高血压[l]	钙拮抗剂对比安慰剂	致死性/非致死性卒中或致死性/非致死性心肌梗死	低危≤1.5%	18%	0.27%	370
			高危≥3%	（5%～29%）[15]	0.54%	185
HIV感染[m]	利托那韦对比安慰剂	AIDS相关性疾病	低危＝0.7%	42%	0.29%	340
			高危＝2.1%	（29%～52%）[16]	0.9%	113
HIV感染[m]	三联对比二联抗反转录病毒治疗	AIDS相关性疾病	低危＝0.7%	25%	0.17%	571
			高危＝2.1%	（19%～48%）[17]	0.52%	190
结直肠癌根治性切除术存活者[n]	强化随访对比一般护理	总死亡率	低危＝2%	19%	0.38%	263
			中危＝6%	（6%～30%）[18]	1.1%	88
			高危＝11%		2.1%	48
结直肠癌根治性切除术存活者[n]	氟尿嘧啶联合亚叶酸辅助化疗对比常规治疗	总死亡率	低危＝2%	16%	0.32%	312
			中危＝6%	（4%～28%）[19]	1.9%	53
			高危＝11%		3.8%	26

（续　表）

临床情况或疾病	干预 vs 对照	1年内的结局[a]	危险度分组[a]	RRR（95%CI）[a]	不同危险度分组的ARR	NNT
症状性颈动脉狭窄[c]	颈动脉内膜剥脱术比最优药物治疗，包括抗血小板治疗	卒中	低危=3.5% 高危=6%	[P]RRI=20%（全距，0%~44%） RRR=27%（全距，5%~44%） RRR=48%（全距，27%~73%）	ARI=3.7 ARR=1.6% ARR=2.9%	NNH=27 NNT=62 NNT=35
应用非甾体抗炎药治疗的风湿性关节炎患者[q]	联合使用米索前列醇对比安慰剂	严重上消化道并发症的发生	低危=0.8% 中危=2.0% 高危=18%	40% （1.8%~64%）[20]	0.23% 0.80% 7.20%	312 125 14
一次以上的非诱发性癫痫发作[r]	立即使用抗癫痫药物对比癫痫复发后再行治疗	癫痫复发	低危=13.5% 中危=30% 高危=34%	60% （40%~70%）[21]	8.1% 18.3% 20.1%	12 6 4
乳腺癌[s]	放疗联合他莫昔芬对比单纯他莫昔芬	任何复发	低危=4.3% 高危=7.8%	22% （13%~29%）[22]	0.94% 1.7%	106 59
乳腺癌[s]	10年对比5年他莫昔芬治疗	任何复发	低危=4.3% 高危=7.8%	13% （4%~22%）[23]	0.56% 1%	178 100

注：ACEI，血管紧张素转化酶抑制剂；ARI，绝对危险度升高；ARR，绝对危险度降低；CI，可信区间；HIV，人类免疫缺陷病毒；NNH，造成伤害人数；NNT，需要治疗人数；RRI，相对危险度升高；RRR，相对危险度降低；tPA，组织型纤溶酶原激活物。

[a]除非特殊说明，所有计算均在假定基线危险度及危险度降低在相应研究的整个过程中恒定的基础上，按照一年时间进行标化。

[b]危险分层采用ST段抬高心肌梗死的心肌梗死溶栓危险评分。危险度的具体分层：低危，低于4分；中危，4~6分；高危，大于6分；其中每分对应着一个事件急性期30天内死亡的预测因子：年龄（<65岁，1分；65~74岁，2分；>74岁，3分），收缩压小于100mmHg（3分），心率大于100次/分（2分），Killip Ⅱ~Ⅳ级（2分），前壁ST抬高或者左束支传导阻滞（1分），糖尿病（1分），体重小于67kg（1分），治疗时间窗小于4小时（1分）[2]。

[c]标志事件发生后1周。

[d]低危对应室性早搏（premature ventricular beats，PVBs）1~10次/时且无充血性心力衰竭（congestive heart failure，CHF）；中危对应PVBs 1~10次/时且存在CHF；高危对应PVBs>10次/时且存在CHF。PVBs的分析是根据标志事件后1周~1个月进行的Holter记录[24]。

[e]超过90%参与研究的患者没有确诊心血管疾病。

[f]一年致死性心血管疾病危险度。根据患者的性别、胆固醇水平、吸烟状态及年龄来确定其危险度。例如，低危患者是年龄40~49岁、收缩压120~140mmHg、总胆固醇水平不超过200mg/dl的非吸烟者；中危患者是年龄50岁及以上、收缩压140~160mmHg、总胆固醇水平超过300mg/dl的非吸烟者；高危患者是60岁及以上、收缩压160~180mmHg、总胆固醇水平超过250mg/dl的非吸烟者；极高危患者是年龄70岁及以上、收缩压180mmHg、总胆固醇水平超过300mg/dl的非吸烟者。以上在Conroy研究基础上修订而成。具体患者危险分层的各种相关因素组合请参考Conroy研究[25]。

[g]主要心血管事件：定义为主要冠脉事件（非致死性心肌梗死或者冠状动脉疾病相关死亡）、非致死性或致死性卒中或冠脉动脉血运重建。

[h]任何重要的血管事件包括血管性死亡、非致死性心肌梗死或非致死性卒中[6]。

[i]低危指纽约心脏协会（NYHA）心功能Ⅱ级；中危，NYHA心功能Ⅲ级；高危，NYHA心功能Ⅳ级[26]。

治疗

[j]心源性猝死的危险度根据以下标准进行危险度分组：低危组，有冠脉事件既往史；中危组，有冠脉事件既往史且射血分数小于30%；高危组，因急性冠脉事件院外心脏性猝死的存活者；极高危组，冠脉事件恢复期（通常在标志事件发生48小时后）出现持续性室性心动过速或心室颤动发作。在Myerburg和Castellanos的基础上修订而成[27]。

[k]校正后卒中率。采用分数量化危险度来定义每一危险度分层，以下每项得一分：近期充血性心力衰竭，高血压，年龄75岁及以上，糖尿病。既往卒中或短暂性脑缺血发作加2分。得分按照以下标准进行危险度分层：低危（0分）；低中危（1分）；中危（2分）；中高危（3分）；高危（4分）；极高危（6分）[28]。

[l]低危：收缩压140～159mmHg或者舒张压90～99mmHg，未合并其他心血管危险因素。中危：收缩压140～159mmHg或者舒张压90～99mmHg，合并1～2个其他心血管危险因素；或者收缩压160～179mmHg或者舒张压100～109mmHg，合并0、1或2个其他心血管危险因素。高危：收缩压140～159mmHg或者舒张压90～99mmHg，合并3个以上其他心血管危险因素；或者收缩压160～179mmHg或者舒张压100～109mmHg，合并3个以上其他心血管危险因素；或者收缩压＞180mmHg或者舒张压＞110mmHg。在Whitworth等的基础上修订而成[29]。

[m]基线人类免疫缺陷病毒1RNA水平：低，501～3000拷贝/ml；中，3001～10000拷贝/ml；高，10001～30000拷贝/ml；极高＞30 000拷贝数/ml[30]。

[n]根据Duke分期结直肠癌1.5年的死亡率。

[o]低危提示狭窄小于50%，中危提示狭窄50%～69%，高危提示狭窄＞70%[31]。

[p]因颈动脉内膜剥脱术的作用随着狭窄程度差异而不同，所以提供了该手术获益和危险度的3种不同表现形式。

[q]低危提示了患者不存在下列任一危险因素：年龄75岁及以上，消化性溃疡病史，消化道出血病史，心血管疾病病史。中危提示患者存在其中任意一种危险因素，高危则意味着同时存在全部4个危险因素[20]。

[r]低危提示首次癫痫发作；中危提示第二次癫痫发作；高危提示第三次癫痫发作[21]。

[s]低危提示无淋巴结受累；中危，1～3个淋巴结受累；高危，超过3个淋巴结受累[22]。

四、结论

医生可以利用表格中的数据指导患者治疗的决策。更重要的是，这些结果说明当我们针对健康问题制定最佳治疗方案时，应充分考虑不同患者的基线危险度和治疗带来RRR的个体差异。

叶益聪　朱铁楠　张妙颜　译
张　渊　谢　锋　审

参考文献

1. The GUSTO investigators. An international randomized trial comparing four thrombolytic strategies for acute myocardial infarction. N Engl J Med. 1993; 329 (10) : 673-682.
2. Morrow DA, Antman EM, Charlesworth A, et al. TIMI risk score for ST-elevation myocardial infarction: a convenient, bedside, clinical score for risk assessment at presentation: an intravenous nPA for treatment of infarcting myocardium early II trial substudy. Circulation. 2000; 102 (17) : 2031-2037.
3. Andersen HR, Nielsen TT, Rasmussen K, et al; DANAMI-2 Investigators. A comparison of coronary angioplasty with fibrinolytic therapy in acute myocardial infarction. N Engl J Med. 2003; 349 (8) : 733-742.
4. Domanski MJ, Exner DV, Borkowf CB, Geller NL, Rosenberg Y, Pfeffer MA. Effect of angiotensin converting enzyme inhibition on sudden cardiac death in patients following acute myocar-dial infarction: a meta-analysis of randomized clinical trials. J Am Coll Cardiol. 1999; 33 (3) : 598-604.
5. Baigent C, Keech A, Kearney PM, et al; Cholesterol Treatment Trialists' (CTT) Collaborators. Efficacy and safety of cholesterol-lowering treatment: prospective meta-analysis of data from 90, 056 participants in 14 randomised trials of statins. Lancet. 2005; 366 (9493) : 1267-1278.
6. Eidelman RS, Hebert PR, Weisman SM, Hennekens CH. An update on aspirin in the primary prevention of cardiovascular disease. Arch Intern Med. 2003; 163 (17) : 2006-2010.
7. Hansson L, Zanchetti A, Carruthers SG, et al; HOT Study Group. Effects of intensive blood-pressure lowering and low-dose aspirin in patients with hypertension: principal results of the Hypertension Optimal Treatment (HOT) randomised trial. Lancet. 1998; 351 (9118) : 1755-1762.
8. Pitt B, Zannad F, Remme WJ, et al; Randomized Aldactone Evaluation Study Investigators. The effect of spironolactone on morbidity and mortality in patients with severe heart failure. N Engl J Med. 1999; 341 (10) : 709-717.
9. Garg R, Yusuf S; Collaborative Group on ACE Inhibitor Trials. Overview of randomized trials of angiotensin-converting enzyme inhibitors on mortality and morbidity in patients with heart failure. JAMA. 1995; 273 (18) : 1450-1456.
10. Brophy JM, Joseph L, Rouleau JL. Beta-blockers in congestive heart failure: a Bayesian meta-analysis. Ann Intern Med.

2001; 134 (7)：550-560.

11. Ezekowitz JA, Armstrong PW, McAlister FA. Implantable cardioverter defibrillators in primary and secondary prevention: a systematic review of randomized, controlled trials. Ann Intern Med. 2003; 138 (6)：445-452.

12. Hart RG, Benavente O, McBride R, Pearce LA. Antithrombotic therapy to prevent stroke in patients with atrial fibrillation: a meta-analysis. Ann Intern Med. 1999; 131 (7)：492-501.

13. van Walraven C, Hart RG, Singer DE, et al. Oral anticoagulants vs aspirin in nonvalvular atrial fibrillation: an individual patient meta-analysis. JAMA. 2002; 288 (19)：2441-2448.

14. Miller CS, Grandi SM, Shimony A, Filion KB, Eisenberg MJ. Meta-analysis of efficacy and safety of new oral anticoagulants (dabigatran, rivaroxaban, apixaban) versus warfarin in patients with atrial fibrillation. Am J Cardiol. 2012; 110 (3)：453-460.

15. Turnbull F; Blood Pressure Lowering Treatment Trialists' Collaboration. Effects of different blood-pressure-lowering regimens on major cardiovascular events: results of prospectively-designed overviews of randomised trials. Lancet. 2003; 362 (9395)：1527-1535.

16. Cameron DW, Heath-Chiozzi M, Danner S, et al; The Advanced HIV Disease Ritonavir Study Group. Randomised placebo-controlled trial of ritonavir in advanced HIV-1 disease. Lancet. 1998; 351 (9102)：543-549.

17. Yazdanpanah Y, Sissoko D, Egger M, Mouton Y, Zwahlen M, Chêne G. Clinical efficacy of antiretroviral combination therapy based on protease inhibitors or non-nucleoside analogue reverse transcriptase inhibitors: indirect comparison of controlled trials. BMJ. 2004; 328 (7434)：249.

18. Renehan AG, Egger M, Saunders MP, O'Dwyer ST. Impact on survival of intensive follow up after curative resection for colorectal cancer: systematic review and meta-analysis of randomised trials. BMJ. 2002; 324 (7341)：813.

19. Gray R, Barnwell J, McConkey C, Hills RK, Williams NS, Kerr DJ; Quasar Collaborative Group. Adjuvant chemotherapy versus observation in patients with colorectal cancer: a randomised study. Lancet. 2007; 370 (9604)：2020-2029.

20. Silverstein FE, Graham DY, Senior JR, et al. Misoprostol reduces serious gastrointestinal complications in patients with rheumatoid arthritis receiving nonsteroidal anti-inflammatory drugs: a randomized, double-blind, placebo-controlled trial. Ann Intern Med. 1995; 123 (4)：241-249.

21. Hauser WA, Rich SS, Lee JR, Annegers JF, Anderson VE. Risk of recurrent seizures after two unprovoked seizures. N Engl J Med. 1998; 338 (7)：429-434.

22. Overgaard M, Jensen MB, Overgaard J, et al. Postoperative radiotherapy in high-risk postmenopausal breast-cancer patients given adjuvant tamoxifen: Danish Breast Cancer Cooperative Group DBCG 82c randomised trial. Lancet. 1999; 353 (9165)：1641-1648.

23. Davies C, Pan H, Godwin J, et al; Adjuvant Tamoxifen: Longer Against Shorter (ATLAS) Collaborative Group. Long-term effects of continuing adjuvant tamoxifen to 10 years versus stopping at 5 years after diagnosis of oestrogen receptor-positive breast cancer: ATLAS, a randomised trial. Lancet. 2013; 381 (9869)：805-816.

24. Maggioni AP, Zuanetti G, Franzosi MG, et al. Prevalence and prognostic significance of ventricular arrhythmias after acute myocardial infarction in the fibrinolytic era. GISSI-2 results. Circulation. 1993; 87 (2)：312-322.

25. Conroy RM, Pyörälä K, Fitzgerald AP, et al; SCORE project group. Estimation of ten-year risk of fatal cardiovascular disease in Europe: the SCORE project. Eur Heart J. 2003; 24 (11)：987-1003.

26. Matoba M, Matsui S, Hirakawa T, et al. Long-term prognosis of patients with congestive heart failure. JpnCirc J. 1990; 54 (1)：57-61.

27. Myerburg RJ, Castellanos A. Cardiac arrest and sudden death. In: Saunders WB, ed. Heart Disease: A Textbook of Cardiovascular Medicine. Philadelphia, PA: Saunders; 1997: 742-779.

28. Gage BF, Waterman AD, Shannon W, Boechler M, Rich MW, Radford MJ. Validation of clinical classification schemes for predicting stroke: results from the National Registry of Atrial Fibrillation. JAMA. 2001; 285 (22)：2864-2870.

29. Whitworth JA; World Health Organization, International Society of Hypertension Writing Group. 2003 World Health Organization (WHO) /International Society of Hypertension (ISH) statement on management of hypertension. J Hypertens. 2003; 21 (11)：1983-1992.

30. Mellors JW, Muñoz A, Giorgi JV, et al. Plasma viral load and CD4+ lymphocytes as prognostic markers of HIV-1 infection. Ann Intern Med. 1997; 126 (12)：946-954.

31. Barnett HJ, Taylor DW, Eliasziw M, et al; North American Symptomatic Carotid Endarterectomy Trial Collaborators. Benefit of carotid endarterectomy in patients with symptomatic moderate or severe stenosis. N Engl J Med. 1998; 339 (20)：1415-1425.

治
疗

第13章

应用治疗试验结果的进阶内容

13.3 临床研究结果的误导性

Alonso Carrasco-Labra，Victor M.Montori，John P.A.Ioannidis，Roman Jaeschke，PJ Devereaux，Michael Walsh，Holger J.Schünemann，Mohit Bhandari，and Gordon Guyatt

治疗

内容提要

一、引言

科学研究常常不够客观[1]。无论研究问题的提出、收集和分析数据的方法，或是结果解读，反映的都是研究者的观点[2]。即使研究者尽力保持客观，避免偏倚，研究者个人的思想、倾注的情感、努力以及对个人学术成就的追求均可能影响研究的客观性。研究者常常会夸大自己研究的意义。仔细阅读本章后，你就会发现读者其实很容易受到这些因素的影响。

除此之外，当营利性机构如器械、生物技术或医药企业对研究、咨询及参加学术会议提供资金资助时，**利益冲突**（conflict of interest）便可能出现。近些年来，作者声明与医药企业存在关系的情况越发多见[3]。研究者在接受厂家资助的基金时可能会出现利益冲突。更严重的是，存在利益冲突的研究者可能会将自己的权利拱手让人，这些权利包括直接监督数据采集，参与或监督数据分析，以及撰写自己署名的研究报告[4-6]。最后，与非营利机构资助的研究相比，盈利机构资助的临床研究更倾向于报道支持干预手段有效的研究结论[7-9]。

大量此类事件的相关报道已引起许多医生的关注。医生其实容易受到偏倚或者有潜在诱导性结论的**随机对照研究**（RCT）的误导。本书详细阐述了判断研究方法学有缺陷的标准，并指导医生有效地识别这些可能导致偏倚的缺陷。然而，按照书中所列的判断标准，并不能使读者一定免受表面上方法学严谨的研究误导性结论的影响。本章中我们列举的所有研究，都符合最小**偏倚风险**的标准，而且绝大多数研究属于高度符合。在本章中，我们抛开偏倚风险这个问题，提出一套"**用户指南**"，识别数据报告和解读中的偏性，以协助医生将研究结论合理地用于临床实践（框13.3-1）。我们将结合真实案例来阐述这些指南。这一做法并非刻意批评研究者，而是意在提醒大家，若不注意提防，医生可能被当今的医学文献误导。

本指南中其他一些章节对于避免被误导同等重要，我们将在相应的章节进行详述（第8章"怎样使用非劣效性试验"；第11章第3节"基于获益而提前终止随机试验"；第12章第4节"复合终点"；第13章第4节"替代结局"；以及第25章第2节"如何做亚组分析"）。有些试验并非以患者获益为导向，关注以上问题和下文的7条指南，可以帮助你避免落入这些临床试验研究的陷阱。

框13.3-1　怎样避免被偏倚的数据呈现与解读方式误导

1. 仅阅读文章的方法与结果，忽略讨论部分
2. 阅读二次发表的循证结构性摘要（经过预评估的资源）
3. 谨防临床事件很少而治疗效果却很显著
4. 谨防错误的对照
5. 谨防微弱的治疗效果，并将其外推至极低危患者
6. 谨防对获益和伤害的区别对待
7. 等待全部的研究结果，避免操之过急

二、避免被误导的7条指南

1. 仅阅读文章的方法与结果，忽略讨论部分

在公开发表的研究性论文中，讨论部分会提出一些因果推论。中立的读者通过阅读该文方法和结果后直接得出的推论，可能和讨论部分的推论并不一致。当然，有些情况下，文章的引言和结论部分也存在这一问题[10]。

以2001年发表的两篇**系统综述**及**荟萃分析**为例，这两个研究汇总了评价白蛋白用于液体复苏的随机试验。其中有一篇由"血浆蛋白治疗协会"资助，该综述纳入42篇报道病死率的短期试验，发现在所有患者（包括烧伤患者）中，使用白蛋白组或晶体液组的病死率并无显著差异（所有患者：**相对危险度** 1.11；95%CI，0.95 ～ 1.28；烧伤患者：RR 1.76；95%CI，0.97 ～ 3.17）[11]。另外一篇综述则是由英国国家卫生署资助的，该研

究汇总了 31 个报道了病死率的短期试验，发现白蛋白的使用显著增加所有患者及烧伤患者的病死率（所有患者 RR 1.52；95%CI，1.17 ~ 1.99；烧伤患者 RR 2.40；95%CI，1.11 ~ 5.19）[12]。

虽然两个系统综述纳入的研究略有不同（前者额外纳入了一个针对烧伤患者的研究），两者得出的**点估计**均提示白蛋白有可能增加病死率，可信区间也提示存在病死率显著增加的可能性。这些被纳入的试验均为小样本量，许多试验偏倚风险高，而且试验结果之间存在异质性。第一篇综述的作者在讨论部分得出这样的结论：他们的研究结果"应该可以消除人们对白蛋白安全性的顾虑"。相反，第二篇综述的作者在讨论部分推荐禁止在这些患者中常规应用白蛋白，除非在严格设计的 RCT 中使用。

第一篇文章的同期述评[13]作者指出，资助来源至少部分影响了作者对研究结果的解读。当时，"血浆蛋白治疗协会"正在为白蛋白这一昂贵的治疗手段进行宣传并对使用者提供补偿。另一方面，英国国家卫生署是白蛋白使用的买单者。

这种潜在利益冲突明显影响结论的例子很常见。如果对经费资助和研究结论相关性这一问题进行深入发掘，就会发现在盈利机构资助的试验中，研究者对**试验干预**的推荐热情要高于非营利组织资助者[14-17]。即使校正了**治疗效果**和不良事件后，营利机构资助的研究推荐将试验干预药物作为治疗选择的比例，也高达非营利机构资助的研究的 5 倍（**比数比** 5.3；95%CI，2.0 ~ 14.4）[14]。

这些问题同样也延伸至 RCT 的系统综述。虽然研究发现治疗效果相近，但与 Cochrane 综述相比，得到企业资助的治疗药物系统综述得出的最终结论，对企业更为有利[18]。企业这种影响同时也延伸到**成本-效果分析**和**临床实践指南**的制定[19]。

应用第一条指南的前提是（跳过研究报告的讨论部分），医生必须具备有解读研究的方法和结果的能力。

2. 阅读二次发表的循证结构性摘要（经过预评估的资源）

二次研究循证杂志，例如《ACP Journal Club》，《Evidence-based Medicine》 和《Evidence-based Mental Health》，总结其他杂志发表的研究性文章，发表相应的结构性摘要和评论。这些材料是由医生和方法学专家组成的团队共同撰写的，通常还有原始文章作者的参与。这些文章的摘要通常包含对研究实施过程（如**分配隐藏**，对患者、医生、数据采集者、数据分析者和结局判定者的**施盲**，**随访**的完成情况）的批判性分析，而这些信息在原始文献中可能并无报道[20]。同时还会减少对原文摘要的曲解[21]。这些结构化摘要并不包含原始论文的引言、讨论及结论部分。二次发表的摘要标题和结论通常由经济或个人利益冲突小或无的人撰写。

以一个预防卒中[23]的重要试验[22]为例，我们将《ACP Journal Club》发表的摘要和评论与原始文献的全文进行对比。原始文献的题目描述该试验为"基于培哚普利的降压治疗方案"，文献内容为报道含有培哚普利的治疗方案在预防复发性卒中上，可以带来 28% 的**相对危险度降低**（RRR）（95%CI，17% ~ 38%）[23]。

《ACP Journal Club》的摘要及评论则指明，该研究实为 2 个平行而又相对独立的随机**安慰剂**对照试验，研究入选了约 6100 例有卒中史或者短暂性脑缺血发作史的患者。在第一个试验中，患者随机接受培哚普利或者安慰剂，阳性治疗并没有为卒中带来明显的获益（RRR 5%，95%CI，-19% ~ 23%）。在第二个试验中，患者被分配至培哚普利联合吲达帕胺组或双重安慰剂组。联合治疗方案预防卒中复发能带来 43% 的相对风险度降低（95%CI，30% ~ 54%）。《ACP Journal Club》的评论提到，作者在与编辑的交流中表示并不认可将该文章视为两个独立 RCT 的解读方式（这也解释了该文带来理解困难的原因，即使是一些对相关领域熟悉的读者，也很难

治疗

从原文弄清该研究的研究设计）。

独立结构性摘要的作者具有客观性，熟谙方法学。对医生来说，阅读他们的文章会有额外的获益。对于发表在高质量预评价的二次发表刊物上的结构性摘要，我们也建议读者进行回顾和反思。这种方法学综述并非完美，毕竟方法学专家也可能被残留的隐匿偏倚和某些论述误导。但无论如何，在某种程度上，这些资源肯定是有帮助的。

3. 谨防临床事件很少而治疗效果却很显著的试验

医生对因治疗效果过于显著（但临床事件少）而提前终止的试验应持怀疑态度（第11章第3节"基于获益而提前终止随机试验"）。医生也应谨慎对待治疗效果格外明显（例如RRR > 50%）但临床事件少（例如 < 100例）的临床试验。其中一个原因是研究者可能没有规范地采用**早停试验**所要求的**停止规则**，只是不停地观察着研究数据的变化，在发现治疗效果较明显时选择提前终止研究。在这种情况下，无论是名义上的 P 值还是可信区间，均属无效。

出现一个非常显著的治疗效果通常是不合情理的，因为多数的疾病发病存在多重机制，而治疗通常针对是其中 $1 \sim 2$ 个机制[24]。血管紧张素转化酶抑制剂（ACEI）、抗血小板药、降脂药和β受体阻滞剂在降低心肌梗死（MI）患者心脏事件的协同作用，充分说明了疾病发病机制的多样性。可以推断，单独一种药物降低风险的作用通常并不会十分显著（20% ~ 33%）。

一项针对系统综述的研究表明，接近10%的文章纳入的首个临床试验结果，具有统计学意义的结果且治疗效果显著，但后续研究治疗效果几乎总是远小于首次试验的结果。该研究从3082个系统综述文章中纳入超过85000个荟萃分析的森林图[25]。

1997年开展的一项研究，目的是比较心力衰竭患者中血管紧张素受体拮抗剂（ARB）与ACEI的有效性和安全性[26]。772例患者接受随机分组，发现ARB治疗组死亡相对危险

度下降46%（ $P = 0.03$ ）。然而仅有49例患者发生不良事件。随后一个入选了3152例患者的大型RCT并没有发现ARB较ACEI有降低死亡风险的获益[27]。一个更大规模试验入选5477例心力衰竭患者，结果发现ARB治疗组病死率偏高，虽差异未达统计学意义（RR 1.13；95% CI，0.99 ~ 1.28； $P = 0.07$ ）[28]。最终，一个Cochrane系统综述（科考兰系统综述）对22个研究，17000余例患者进行汇总发现，ACEI和ARB在降低病死率上作用相似（RR，1.05；95% CI，0.91 ~ 1.22； $P = 0.48$ ）[29]。因此，应谨慎对待小规模RCT的结论。对于规模不小，但治疗效果十分显著的RCT，也应同样谨慎解读。后续更大规模的试验或者荟萃分析有可能得出与早期结论矛盾的结果[24]。

我们来看另外一个提前终止的RCT，该研究旨在评估β受体阻滞剂在112例外周血管病行外科手术治疗患者中的作用[30]。在59例接受干预的患者中，2例出现了主要事件（围术期死亡或者非致死性MI），而接受常规治疗的53例患者中18例发生了主要事件（RR，0.10；95% CI，0.02 ~ 0.41）。该研究总共仅发生了20例事件，结果表明治疗效果显著——相对危险度下降90%。

虽然可信区间是准确无误的，但一个提前终止且事件数仅为20例小样本量研究得出这么大的治疗效果，由其衍生的研究结论应慎重对待（第11章第3节"基于获益而提前终止随机试验"）。随后人们对其研究结果质疑的另外一个原因，是研究者有可能存在学术不端行为[30]。框13.3-2列出6条理由，提示需谨慎对待最早出现的提示某项应用前景光明的研究结论，其中就包括后来发现的学术不端行为。

事件少而治疗效果显著的误导性不仅发生在试验个案中，也有可能出现于系统综述或荟萃分析。一项评估粒细胞缺乏患者应用预防性抗生素治疗的RCT系统综述，得出以下结论：使用喹诺酮作为预防性抗生素可显著降低感染相关的病死率，降低幅度高达62%（RR 0.38；95%CI，0.21 ~ 0.69；

$P=0.001$）[31]。共1022例患者纳入该荟萃分析，仅有47例发生不良事件。假设研究者拟开展同样的RCT研究，即使是证实感染相关死亡率相对危险度下降25%，也至少需要6400例患者的样本量（假定$\alpha=0.05$，$\beta=0.20$，对照组事件率为7%）。我们将单个试验中发现一个中等强度治疗效果的所需样本量称之为**最优信息量**（OIS）。事实上，该荟萃分析的总样本量（$n=1022$）显著小于OIS（$n=6400$），加上极高的62%死亡相对危险度下降，及相对较少的不良事件数量（$n=47$），均提示应怀疑该结果。

最后需要考虑的就是"脆弱性"（fragility）这一概念。脆弱性是指在临床试验中，如果将一些发生的事件变为无事件（反之亦然），可能会导致其推论的变化。我们可以在莱斯特静脉镁剂干预试验（LIMT-2）中应用脆弱性的概念，该研究评估了静脉镁剂在2316例怀疑急性心梗患者中的作用[32]。1159例接受干预的患者中，90例死亡，而安慰剂组1157例患者出现110例死亡（RRR，24%；95%CI，1%～43%）。虽然这个试验的治疗效果相对不大，事件数也不少（>100例），但其结果仍具有误导性，而且这一误导性已经被后续研究（第四次国际梗死存活研究）所证实[33]。

在LIMT-2研究中，如果我们假设干预组有数例事件没有记录到（例如由于失访、评估者偏倚或机遇等原因），CI将迅速向无效线移动。假如LIMT-2研究中的干预组有2例事件未记录，最终结果将无统计学差异。因此，如果仅需少数事件就能将P值改变到统计学显著性阈值的另一侧，改变统计学意义的结论，那么这一疗效的真实性存疑。

可以明确的是，我们要谨防那些治疗效果显著而事件数量较少的研究结果，因为其结果可能存在误导性。即使那些事件不少且治疗效果不甚显著的研究，其结果仍有可能存在脆弱性。考虑到可能的不良反应、负担或者费用问题，统计学模拟结果建议我们如果要改变日常医疗实践，至少需要有一篇重复其结果的研究，且相关所有研究的事件总数达300例以上（本章第7条指南）[34]。

> **框13.3-2 采用新干预手段需要谨慎的原因**
>
> 1. 首批研究可能存在因隐藏或施盲不充分、失访及提前终止等引起的偏倚
> 2. 首批研究极其容易出现报告偏倚
> 3. 首批研究极其容易受到发表偏倚的影响；出现显著阳性结果的研究容易引起关注
> 4. 首批研究容易因机遇问题高估其治疗效果（尤其当治疗效果显著而事件数少时）
> 5. 后续研究发现严重不良事件的可能性不小（20%）（环氧化酶2抑制剂就是一个很好的例子）
> 6. 在少数情况下，研究被后续证实为虚假结果

4. 谨防错误的对照

企业资助的研究得出的治疗效果通常要比非营利机构资助的研究更为显著。其中一个主要原因是研究对照的选择。即使已经有RCT证实了存在阳性治疗药物，对照组仍选择安慰剂或者无干预的情况仍十分常见。

在已有有效治疗手段的情况下，仍频繁使用安慰剂/无干预作为对照，导致其缺乏与潜在首选治疗手段进行头对头的比较[39]。这种对照选择的偏倚直接延伸至随机试验的荟萃分析结果，其目的可能只为宣传某种特定的药物[40]。框13.3-3列举了医生应该警惕的不同类型的错误对照。

> **框13.3-3 错误的对照**
>
> 1. 已存在有效治疗药物的情况下，选择安慰剂作为对照
> 2. 已存在更有效治疗药物的情况下，选择效果较弱的治疗作为对照
> 3. 已存在毒性更小治疗药物的情况下，选择毒性较强的治疗作为对照
> 4. 虽然选择有效的治疗药物作为对照，但是选择的剂量偏小（或者剂量滴定不充分），导致其有效性结论具有误导性
> 5. 虽然选择安全的治疗药物作为对照，但是选择剂量偏大（或者剂量滴定不充分），导致其安全性结论具有误导性

一项针对 136 个多发性骨髓瘤新型治疗药物试验的研究，清晰体现了企业在选择对照时存在的偏倚。在营利性机构资助的试验中，60% 采用安慰剂或无干预作为对照与其新型的干预对比，而在非营利机构资助的研究中这种情况仅占 21%[35]。

另一个案例是 3 项关于 ARB 对糖尿病肾病作用的重要研究，它们均采用安慰剂而非 ACE 抑制剂作为对照，结果证实其有效性确实存在[41-43]。同期述评提出，资助方的经济利益决定了研究对照的选择。资助方避免选择 ACEI 作为对照，原因在于若两种药物被证实同等有效，ARB 的销量将受到影响[44]。

方案和剂量的选择也会导致误导性结果。例如研究中没有选用最好的治疗药物，而是选择效果较差或者毒性较大的药物作为对照[45]；或者研究中确实选择最好的治疗药物，但剂量过小或者过大。

Safer 研究[45] 发现在由 3 个药物公司资助的 8 个试验中，均使用固定的高剂量氟哌啶醇（20mg/d；而最优剂量应为 < 12mg/d）与第二代新型精神病药物作比较。毫无意外，这些试验均发现应用新型药物患者锥体外系不良反应更为少见。Safer 研究还提供另外一个对比帕罗西汀与阿米替林（具镇静作用的三环类抗抑郁药）的例子，该研究中阿米替林给药方式为每日两次，可能直接导致日间嗜睡发生率增多[47]。Johansen 和 Gotzsche[48] 提示在评价肿瘤合并粒细胞缺乏患者抗真菌治疗的一项 RCT 研究中，存在使用无效的药物（如制霉菌素）或者不充分、非正常给药途径的药物（如口服两性霉素 B 在胃肠道吸收极少）作为对照的情况。

医生在阅读 RCT 报告时，如果研究采用安慰剂作为对照，应该追问是否须换用阳性药物作为对照。如果对照组为阳性对照，则应考虑是否为该药物最佳的剂量、剂型及给药方式。

5. 谨防微弱的治疗效果，且将结论外推至极低危患者

制药企业开展大规模 RCT，目的是除

外偶然因素影响，是得出治疗效果偏小结论的原因。当结果的点估计非常靠近无效线 [RRR 或绝对危险度降低（ARR）接近 0，RR 或 OR 接近 1] 或者可信区间接近无效线时，说明其治疗效果的确很小。

以一个非常大型的降压药试验为例，研究者将 6000 余例受试者随机分组接受 ACEI 或者利尿剂治疗，研究得出结论"在老年患者中，与利尿剂相比，使用包含 ACEI 的起始降压方案可能会带来更好的临床结果"[49]。但如果看绝对值的话，两个方案之间的差异很小：ACEI 组和利尿剂组的事件率分别为 4.2 例/（100 人·年）和 4.6 例/（100 人·年）。相应的 RRR 为 11%，95% 为 −1% ~ 21%。

在这种情况下，我们有两个理由来怀疑这个两组之间差异的是否那么有意义。首先，点估计提示两组绝对差异很小 [0.4 例事件/（100 人·年）]；其次，可信区间提示这种差异实际上可能更小。事实上，可能两组之间并不存在真实的差异。

研究者和资助方会通过各种方式制造假象来夸大治疗效果。假如未干预组的患者不良事件绝对危险度（基线危险度）偏低，那么你极有可能发现在研究报告中会以 RRR 为中心，而不强调或甚至忽视 ARR。这种以 RRR 为中心的研究报告会传递一种假象，即夸大研究的重要性。

例如，培哚普利降低稳定性冠心病心脏事件风险的欧洲研究（EUROPA）发现既往心梗的患者，应用培哚普利可以降低再次心梗的风险，此结果在当时被视作为一大突破。心梗的 RRR 为 22%（95%CI，10% ~ 33%），转换为 ARR 的话，4 年只下降 1.4%。这种情况下，医生须治疗 70 例患者 4 年才能预防 1 例心梗复发。尤其是这些患者已在使用阿司匹林或华法林、他汀类及 β 受体阻滞剂来降低心梗的风险时，将这样的微小获益描述为一种突破，是值得商榷的。

除了 RRR 之外，还有其他手段可以令治疗效果看起来更为显著。在绘制生存曲线时，将 x 轴与 y 轴交叉在显著高于 y 轴 0 值处，单从

视觉效果上看，治疗效果会被明显夸大[50]。还有一种方式是调整治疗效果采样时间的间隔：如果希望治疗效果看起来更明显，则延长时间间隔；希望治疗效果看起来不明显，则将时间间隔缩短。

举个例子，McCormack 和 Greenhalgh[51] 指出在英国前瞻性糖尿病研究[52]的第33次报告中采用每年出现严重低血糖患者的比例作为风险指标（例如，接受胰岛素的患者中每年比例为2.3%），而获益指标却采用每10年出现的患者比例（例如，任意糖尿病相关**终点结局**危险度绝对值下降3.2%）。选择一个相对短的时间间隔（1年）描述风险，而选择一个相对长的时间间隔（10年）描述获益，模糊了这样一个事实：强化血糖控制导致的低血糖风险增加的绝对值，大约是糖尿病并发症风险下降绝对值的7倍。

将研究目标人群扩大至包括极低危人群，意味着拓宽该药品的潜在市场份额，结果是医疗保健支出增多，但患者获益却非常有限。在过去几年中，各专业学会均下调了高血压、糖尿病和高脂血症的诊断和治疗的阈值，增加了需要接受治疗的患者比例[53,54]。即使RCT

框13.3-4　放大治疗效果的策略

1. 采用相对危险度，不用绝对危险度。50%的相对危险度的下降可能仅相当于风险度由1%下降至0.5%

2. 报告一个较长时间间隔相对应的风险度；风险度由1%下降至0.5%可能需要10年的时间

3. 绘图时，将x轴的0点绘在显著高于y轴0值的位置；假如x轴与y轴交叉在y轴上的60%处，当生存率由70%的增加至75%时，看起来增加的幅度有33%

4. 在一个主要入选低危患者的试验中纳入一些高危患者，即使主要事件都发生在这些高危患者中，结果仍然强调在广大低危人群的显著获益

5. 忽视可信区间的下限。虽相对危险度降低的可信区间下限接近0时，但仍宣称其显著性，且之后只着重强调点估计的结果

6. 仅关注是否具有统计学意义。当结果显示存在统计学意义，但无论是相对还是绝对效果都很小时，仅强调统计学意义，对其效果的强度轻描淡写或者直接忽略

的研究对象包括了极低危人群，考虑到极低危人群发生的事件数通常很少，研究对象中少数的高危患者才是影响研究结论的最主要因素[55]。

若一个治疗的相对或绝对获益很小或者可信区间的下限接近无效，治疗获益与其带来的潜在**伤害**、不便及费用很可能相互抵消（已经是最好的情况）。在这种情况下不应常规使用新药，而应该更为慎重，因为这样更符合患者利益和医疗保健资源合理分配原则。

6. 谨防对获益和伤害的区别对待

临床决策的制定需要同时衡量一个干预措施带来的获益和伤害。不幸的是，许多临床试验甚至忽略了最基本的伤害报告[56,57]。在一篇针对来自7个不同领域的分析中，研究者发现留给伤害报告部分篇幅很短，甚至比作者姓名和附属机构所占篇幅还要略短一些[56]。即使有些研究者在文中报道了关于伤害的相关信息，但是未报告干预组和对照组的事件发生率，忽略事件的严重程度，或者将不相关的事件进行不恰当的合并，这些做法均会影响结果的正确解读。虽然在某些领域中关于伤害方面的报告已经有了改进，绝大多数领域对干预措施带来的伤害重视程度仍然不足[58]。

例如，一个在进展期人类免疫缺陷病毒（HIV）患者中使用静脉注射免疫球蛋白的试验由于其有效性而提前终止，但并没有任何关于不良事件的报告[59]。在这个试验中，伤害数据的缺失使得试验提前终止所带来的问题更加严重（参见第11章第3节"基于获益而提前终止随机试验"）。另外一个例子是评估萘丁美酮治疗类风湿关节炎的安慰剂对照试验，该研究声称"两组不良事件的发生情况类似"，但并没有提供任何信息具体说明这些不良反应是什么[60]。

7. 等待全部的研究结果，不宜操之过急

许多临床专科医师在引进新的治疗、诊断或其他干预措施方面的速度极快。这种行为是值得兴奋的，因为可能改善患者的预后，

但若医生过早采纳一种新的干预手段，可能也会产生一定的问题。最常见的是早期关于干预的效力或有效性评估具有夸大的成分，随着临床研究的积累，其有效性通常会逐渐缩小，而非逐渐增大[25,61-63]。

首个研究可能发现了显著的治疗效果，然而随后的研究发现可能会引起争议，提示其效果并不显著，甚至为阴性结果。这种情况在分子医学的研究中尤为常见，通常短时间内就会有截然相反的研究结果发布，并迅速推翻之前的研究假想。后续针对这个问题的研究结论可能介乎这两个极端之间[64,65]。

例如，1994年发表的一篇文章声称维生素D受体基因的变异可以解释大部分的人群低骨密度的风险（骨骼脆弱容易出现骨折）[66]。这一发现刊登在 Nature 杂志的封面并预示着"骨质疏松基因"的发现。但是，后续其他研究却发现这个位点突变存在相反的作用，即携带者的骨骼更为强壮。随后，样本量为最早 Nature 文章的100多倍的一项大规模研究表明该突变位点并无作用[67]。

另外一个需要等待更多证据的理由，是RCT通常由于纳入患者数量或者随访时间不足而无法发现一些相对少见的严重不良事件。尤其是那些未经干预时并不少见的不良事件（例如未使用环氧化酶2抑制剂者发生心梗）[68]。作为佐证，有接近20%的FDA审批的药物在上市后的前25年内撤市，或者在药物说明书中添加了严重安全性警告[69]。

在2006年，DREAM研究（雷米普利和罗格列酮减少糖尿病的评估研究）声称与安慰剂相比，罗格列酮8mg/d服用3年"可以降低2型糖尿病的发病率，同时增加成人患者空腹血糖受损或糖耐量异常向正常血糖转化的概率"。研究也报道这种方案增高心梗风险，虽然没有达到统计学显著水平（风险比1.66；95%CI，0.73～3.80）[70]。随后的两个纳入超过35000例患者的系统综述[70,71]为罗格列酮增加心梗风险提供了额外证据（OR1.43；95%CI，1.03～1.98；$P=0.03$[72]；OR1.28；95%CI，1.02～1.63；$P=0.04$[73]）。

最后一个等待的理由是后续证据有可能会发现之前研究结果被错误解读。例如，一个评估抗炎药物治疗毒性试验的原始报告表明，在6个月的随访期内，与布洛芬、双氯芬酸相比，使用塞来昔布出现症状性溃疡和溃疡并发症的风险较低[74]。然而，当FDA回顾该研究12个月的数据时发现，这一结果并不肯定，原因在于塞来昔布与布洛芬、双氯芬酸相比，其溃疡并发症的RR为0.83（95%CI，0.46～1.50）[75]。作者的解释是他们疏忽了两组之间失访率的显著差异，尤其是双氯芬酸组的高危患者在六个月后的失访率[76]。值得庆幸的是，这种错误解读的极端例子比较罕见。

框13.3-2提供了应谨慎采纳新干预手段的若干理由。每当一个有前途的新干预手段出现时，医生应该平衡两种决策的风险：使用既往明确有效的干预手段，但有可能治疗达不到最佳效果；或者使用新的干预手段，但其有可能没有像宣传的那么有效，且有可能存在未发现或未知的毒性作用。这种决策并不容易，尤其是在同时面对市场和同行压力的情况下，医生需要及时跟进科学会议和医学杂志报道的新进展。事实上，很多医生以为采纳新近发表RCT中最新的治疗手段就是在实践**循证医学**的理念。

三、结论

我们为读者提供了7条指南，帮助医生保护自身及其患者免于受到医学文献中数据展示和解读的误导。但这些策略并非万无一失。减少研究工作和管理机构对企业资助的依赖，提高完整临床试验注册和研究结果发表的依从性，建立更加结构化的同行评议及研究报告流程，可能有助于减少研究报告对医生的误导[77,78]。同时，存在潜在误导性的报告无处不在，审慎的医生需要进行批判性评价，并用到本章的7条指南。

叶益聪　朱铁楠　周子月　译

张　渊　谢　锋　审

参考文献

1. Horton R. The rhetoric of research. BMJ. 1995; 310 (6985) : 985-987.

2. Trotter G. Why were the benefits of tPA exaggerated? West J Med. 2002; 176 (3) : 194-197.

3. Buchkowsky SS, Jewesson PJ. Industry sponsorship and authorship of clinical trials over 20 years. Ann Pharmacother. 2004; 38 (4) : 579-585.

4. LaRosa SP. Conflict of interest: authorship issues predominate. Arch Intern Med. 2002; 162 (14) : 1646.

5. Davidoff F, DeAngelis CD, Drazen JM, et al. Sponsorship, author-ship, and accountability. N Engl J Med. 2001; 345 (11) : 825-827.

6. Bodenheimer T. Uneasy alliance: clinical investigators and the pharmaceutical industry. N Engl J Med. 2000; 342 (20) : 1539-1544.

7. Yank V, Rennie D, Bero LA. Financial ties and concordance between results and conclusions in meta-analyses: retrospective cohort study. BMJ. 2007; 335 (7631) : 1202-1205.

8. Brignardello-Petersen R, Carrasco-Labra A, Yanine N, et al. Positive association between conflicts of interest and reporting of positive results in randomized clinical trials in dentistry. J Am Dent Assoc. 2013; 144 (10) : 1165-1170.

9. Safer DJ. Design and reporting modifications in industry-sponsored comparative psychopharmacology trials. J Nerv Ment Dis. 2002; 190 (9) : 583-592.

10. Bero LA, Rennie D. Influences on the quality of published drug studies. Int J Technol Assess Health Care. 1996; 12 (2) : 209-237.

11. Wilkes MM, Navickis RJ. Patient survival after human albumin administration: a meta-analysis of randomized, controlled trials. Ann Intern Med. 2001; 135 (3) : 149-164.

12. Alderson P, Bunn F, Lefebvre C, et al. Human albumin solution for resuscitation and volume expansion in critically ill patients. Cochrane Database Syst Rev. 2002; (1) : CD001208.

13. Cook D, Guyatt G. Colloid use for fluid resuscitation: evidence and spin. Ann Intern Med. 2001; 135 (3) : 205-208.

14. Als-Nielsen B, Chen W, Gluud C, Kjaergard LL. Association of funding and conclusions in randomized drug trials: a reflection of treatment effect or adverse events? JAMA. 2003; 290 (7) : 921-928.

15. Bhandari M, Busse JW, Jackowski D, et al. Association between industry funding and statistically significant pro-industry findings in medical and surgical randomized trials. CMAJ. 2004; 170 (4) : 477-480.

16. Lexchin J, Bero LA, Djulbegovic B, Clark O. Pharmaceutical industry sponsorship and research outcome and quality: systematic review. BMJ. 2003; 326 (7400) : 1167-1170.

17. Bekelman JE, Li Y, Gross CP. Scope and impact of financial conflicts of interest in biomedical research: a systematic review. JAMA. 2003; 289 (4) : 454-465.

18. Jørgensen AW, Hilden J, Gøtzsche PC. Cochrane reviews compared with industry supported meta-analyses and other meta-analyses of the same drugs: systematic review. BMJ. 2006; 333 (7572) : 782.

19. Stamatakis E, Weiler R, Ioannidis JP. Undue industry influences that distort healthcare research, strategy, expen-diture and practice: a review. Eur J Clin Invest. 2013; 43 (5) : 469-475.

20. Devereaux PJ, Manns BJ, Ghali WA, Quan H, Guyatt GH. Reviewing the reviewers: the quality of reporting in three secondary journals. CMAJ. 2001; 164 (11) : 1573-1576.

21. Boutron I, Dutton S, Ravaud P, Altman DG. Reporting and interpretation of randomized controlled trials with statisti-cally nonsignificant results for primary outcomes. JAMA. 2010; 303 (20) : 2058-2064.

22. Tirschwell D. Combined therapy with indapamide and perindopril but not perindopril alone reduced the risk for recurrent stroke. ACP J Club. 2002; 136 (2) : 51.

23. PROGRESS Collaborative Group. Randomised trial of a perindopril-based blood-pressure-lowering regimen among 6, 105 individuals with previous stroke or transient ischaemic attack. Lancet. 2001; 358 (9287) : 1033-1041.

24. Devereaux PJ, Yusuf S. The evolution of the randomized controlled trial and its role in evidence-based decision making. J Intern Med. 2003; 254 (2) : 105-113.

25. Pereira TV, Horwitz RI, Ioannidis JP. Empirical evaluation of very large treatment effects of medical interventions. JAMA. 2012; 308 (16) : 1676-1684.

26. Pitt B, Segal R, Martinez FA, et al. Randomised trial of losartan versus captopril in patients over 65 with heart failure (Evaluation of Losartan in the Elderly Study, ELITE). Lancet. 1997; 349 (9054) : 747-752.

27. Pitt B, Poole-Wilson PA, Segal R, et al. Effect of losartan com-pared with captopril on mortality in patients with symptomatic heart failure: randomised trial: the Losartan Heart Failure Survival Study ELITE II. Lancet. 2000; 355 (9215) : 1582-1587.

28. Dickstein K, Kjekshus J; OPTIMAAL Steering Committee of the OPTIMAAL Study Group. Effects of losartan and captopril on mortality and morbidity in high-risk patients after acute myocardial infarction: the OPTIMAAL randomised trial. Optimal Trial in Myocardial Infarction with Angiotensin II Antagonist Losartan. Lancet. 2002; 360 (9335) : 752-760.

29. Heran BS, Musini VM, Bassett K, Taylor RS, Wright JM. Angiotensin receptor blockers for heart failure. Cochrane Database Syst Rev. 2012; 4 (4) : CD003040. doi: 10.1002/14651858. CD003040. pub2.

30. Poldermans D, Boersma E, Bax JJ, et al; Dutch Echocardiographic Cardiac Risk Evaluation Applying Stress Echocardiography Study Group. The effect of bisoprolol on perioperative mortality and myocardial infarction in high-risk patients undergoing vascu-lar surgery. N Engl J Med. 1999; 341 (24) : 1789-1794.

31. Gafter-Gvili A, Fraser A, Paul M, Leibovici L. Meta-analysis: antibiotic prophylaxis reduces mortality in neutropenic patients. Ann Intern Med. 2005; 142 (12, pt 1) : 979-995.

32. Woods KL, Fletcher S, Roffe C, Haider Y. Intravenous magnesium sulphate in suspected acute myocardial infarction: results of the second Leicester Intravenous Magnesium Intervention Trial (LIMIT-2). Lancet. 1992; 339 (8809) : 1553-1558.

33. ISIS-4 (Fourth International Study of Infarct Survival) Collaborative Group. ISIS-4: a randomised factorial trial assessing early oral captopril, oral mononitrate, and intravenous magnesium sulphate in 58, 050 patients with suspected acute myocardial infarction. Lancet. 1995; 345 (8951) : 669-685.

34. Guyatt GH, Oxman AD, Kunz R, et al. GRADE guidelines 6: rating the quality of evidence-imprecision. J Clin Epidemiol.

2011; 64 (12) : 1283-1293.

35. Djulbegovic B, Lacevic M, Cantor A, et al. The uncertainty principle and industry-sponsored research. Lancet. 2000; 356 (9230) : 635-638.

36. Bero L, Oostvogel F, Bacchetti P, Lee K. Factors associated with findings of published trials of drug-drug comparisons: why some statins appear more efficacious than others. PLoS Med. 2007; 4 (6) : e184.

37. Mann H, Djulbegovic B. Biases Due to Differences in the Treatments Selected for Comparison (Comparator Bias). Oxford, UK: James Lind Library: Library and Information Services Department of the Royal College of Physicians of Edinburgh; 2003.

38. Tonelli AR, Zein J, Ioannidis JP. Geometry of the randomized evidence for treatments of pulmonary hypertension. Cardiovasc Ther. 2013; 31 (6) : e138-e146.

39. Kappagoda S, Ioannidis JP. Neglected tropical diseases: survey and geometry of randomised evidence. BMJ. 2012; 345: e6512. doi: 10. 1136/bmj. e6512.

40. Haidich AB, Pilalas D, Contopoulos-Ioannidis DG, Ioannidis JP. Most meta-analyses of drug interventions have narrow scopes and many focus on specific agents. J Clin Epidemiol. 2013; 66 (4) : 371-378.

41. Parving H-H, Lehnert H, Bröchner-Mortensen J, Gomis R, Andersen S, Arner P. Irbesartan in Patients with Type 2 Diabetes and Microalbuminuria Study Group. The effect of irbesartan on the development of diabetic nephropathy in patients with type 2 diabetes. N Engl J Med. 2001; 345 (12) : 870-878.

42. Brenner BM, Cooper ME, de Zeeuw D, et al; RENAAL Study Investigators. Effects of losartan on renal and cardiovascular outcomes in patients with type 2 diabetes and nephropathy. N Engl J Med. 2001; 345 (12) : 861-869.

43. Lewis EJ, Hunsicker LG, Clarke WR, et al; Collaborative Study Group. Renoprotective effect of the angiotensin-receptor antagonist irbesartan in patients with nephropathy due to type 2 diabetes. N Engl J Med. 2001; 345 (12) : 851-860.

44. Hostetter TH. Prevention of end-stage renal disease due to type 2 diabetes. N Engl J Med. 2001; 345 (12) : 910-912.

45. Safer DJ. Design and reporting modifications in industry-sponsored comparative psychopharmacology trials. J Nerv Ment Dis. 2002; 190 (9) : 583-592.

46. Geddes J, Freemantle N, Harrison P, Bebbington P. Atypical antipsychotics in the treatment of schizophrenia: systematic overview and meta-regression analysis. BMJ. 2000; 321 (7273) : 1371-1376.

47. Christiansen PE, Behnke K, Black CH, Ohrström JK, Bork-Rasmussen H, Nilsson J. Paroxetine and amitriptyline in the treatment of depression in general practice. Acta Psychiatr Scand. 1996; 93 (3) : 158-163.

48. Johansen HK, Gotzsche PC. Problems in the design and reporting of trials of antifungal agents encountered during meta-analysis. JAMA. 1999; 282 (18) : 1752-1759.

49. Wing LM, Reid CM, Ryan P, et al; Second Australian National Blood Pressure Study Group. A comparison of outcomes with angiotensin-converting—enzyme inhibitors and diuretics for hypertension in the elderly. N Engl J Med. 2003; 348 (7) : 583-592.

50. Pocock SJ, Clayton TC, Altman DG. Survival plots of time-to-event outcomes in clinical trials: good practice and pitfalls. Lancet. 2002; 359 (9318) : 1686-1689.

51. McCormack J, Greenhalgh T. Seeing what you want to see in randomised controlled trials: versions and perversions of UKPDS data. United Kingdom prospective diabetes study. BMJ. 2000; 320 (7251) : 1720-1723.

52. UK Prospective Diabetes Study (UKPDS) Group. Intensive blood-glucose control with sulphonylureas or insulin compared with conventional treatment and risk of complica-tions in patients with type 2 diabetes (UKPDS 33). Lancet. 1998; 352 (9131) : 837-853.

53. Thorpe KE. The rise in health care spending and what to do about it. Health Aff (Millwood). 2005; 24 (6) : 1436-1445.

54. Thorpe KE, Florence CS, Howard DH, Joski P. The rising prevalence of treated disease: effects on private health insurance spending. Health affairs (Project Hope). Jan-Jun 2005; Suppl Web Exclusives: W5-317-w315-325.

55. Ioannidis JP, Lau J. The impact of high-risk patients on the results of clinical trials. J Clin Epidemiol. 1997; 50 (10) : 1089-1098.

56. Ioannidis JP, Lau J. Completeness of safety reporting in randomized trials: an evaluation of 7 medical areas. JAMA. 2001; 285 (4) : 437-443.

57. Ioannidis JP, Evans SJ, Gøtzsche PC, et al; CONSORT Group. Better reporting of harms in randomized trials: an extension of the CONSORT statement. Ann Intern Med. 2004; 141 (10) : 781-788.

58. Ioannidis JP. Adverse events in randomized trials: neglected, restricted, distorted, and silenced. Arch Intern Med. 2009; 169 (19) : 1737-1739.

59. Kiehl MG, Stoll R, Broder M, Mueller C, Foerster EC, Domschke W. A controlled trial of intravenous immune globulin for the prevention of serious infections in adults with advanced human immunodeficiency virus infection. Arch Intern Med. 1996; 156 (22) : 2545-2550.

60. Lanier BG, Turner RA Jr, Collins RL, Senter RG Jr. Evaluation of nabumetone in the treatment of active adult rheumatoid arthritis. Am J Med. 1987; 83 (4B) : 40-43.

61. Ioannidis JP. Contradicted and initially stronger effects in highly cited clinical research. JAMA. 2005; 294 (2) : 218-228.

62. Pereira TV, Ioannidis JP. Statistically significant meta-analyses of clinical trials have modest credibility and inflated effects. J Clin Epidemiol. 2011; 64 (10) : 1060-1069.

63. Trikalinos TA, Churchill R, Ferri M, et al; EU-PSI project. Effect sizes in cumulative meta-analyses of mental health randomized trials evolved over time. J Clin Epidemiol. 2004; 57 (11) : 1124-1130.

64. Ioannidis JP, Trikalinos TA. Early extreme contradictory estimates may appear in published research: the Proteus phenomenon in molecular genetics research and randomized trials. J Clin Epidemiol. 2005; 58 (6) : 543-549.

65. Ioannidis J, Lau J. Evolution of treatment effects over time: empirical insight from recursive cumulative metaanalyses. Proc Natl Acad Sci U S A. 2001; 98 (3) : 831-836.

66. Morrison NA, Qi JC, Tokita A, et al. Prediction of bone den-sity from vitamin D receptor alleles. Nature. 1994; 367 (6460) : 284-287.

67. Uitterlinden AG, Weel AE, Burger H, et al. Interaction between the vitamin D receptor gene and collagen type Ialpha1 gene in susceptibility for fracture. J Bone Miner Res. 2001; 16 (2) : 379-385.

68. Hippisley-Cox J, Coupland C. Risk of myocardial infarction in patients taking cyclo-oxygenase-2 inhibitors or conventional non-steroidal anti-inflammatory drugs: population based nested case-control analysis. BMJ. 2005; 330 (7504) : 1366.

69. Lasser KE, Allen PD, Woolhandler SJ, Himmelstein DU, Wolfe SM, Bor DH. Timing of new black box warnings and

withdrawals for prescription medications. JAMA. 2002; 287 (17)：2215-2220.

70. Gerstein HC, Yusuf S, Bosch J, et al; DREAM (Diabetes REduction Assessment with ramipril and rosiglitazone Medication) Trial Investigators. Effect of rosiglitazone on the frequency of diabetes in patients with impaired glucose tolerance or impaired fasting glucose: a randomised controlled trial. Lancet. 2006; 368 (9541)：1096-1105.

71. Psaty BM, Furberg CD. The record on rosiglitazone and the risk of myocardial infarction. N Engl J Med. 2007; 357 (1)：67-69.

72. Nissen SE, Wolski K. Effect of rosiglitazone on the risk of myocardial infarction and death from cardiovascular causes. N Engl J Med. 2007; 356 (24)：2457-2471.

73. Nissen SE, Wolski K. Rosiglitazone revisited: an updated meta-analysis of risk for myocardial infarction and cardiovas-cular mortality. Arch Intern Med. 2010; 170 (14)：1191-1201.

74. Silverstein FE, Faich G, Goldstein JL, et al. Gastrointestinal toxicity with celecoxib vs nonsteroidal anti-inflammatory drugs for osteoarthritis and rheumatoid arthritis: the CLASS study: a randomized controlled trial. Celecoxib Long-term Arthritis Safety Study. JAMA. 2000; 284 (10)：1247-1255.

75. Hrachovec JB, Mora M. Reporting of 6-month vs 12-month data in a clinical trial of celecoxib. JAMA. 2001; 286 (19)：2398-2400.

76. Silverstein F, Simon LS, Faich G. Reporting of 6-month vs 12-month data in a clinical trial of celecoxib. JAMA. 2001; 286 (19)：2399-2400.

77. Docherty M, Smith R. The case for structuring the discussion of scientific papers. BMJ. 1999; 318 (7193)：1224-1225.

78. Moher D, Schulz KF, Altman DG. The CONSORT state-ment: revised recommendations for improving the quality of reports of parallel-group randomised trials. Lancet. 2001; 357 (9263)：1191-1194.

治
疗

第13章

应用治疗试验结果的进阶内容

13.4 替代结局

Heiner C.Bucher，Deborah J.Cook，Anne M.Holbrook，and Gordon Guyatt

治 疗

内容提要

你是一名内科医师，接诊了一位8年前诊断为2型糖尿病的56岁超重妇女。患者已服用二甲双胍，你已多次建议她控制体重和加强锻炼，然而在过去的一年中她的糖化血红蛋白（HbA1c）仍控制不佳（约为8.3%）。在服用他汀类药物、血管紧张素转换酶抑制剂（ACEI）联合噻嗪类利尿剂的情况下，低密度脂蛋白胆固醇（LDL-C）为99mg/dl，血压控制在<135/80mmHg。患者血糖控制得很不理想，而且基于前期与患者的沟通，她不愿意再增加治疗药物，而且因为顾虑体重增长，也不愿意改用胰岛素治疗。患者头脑十分清醒，她曾向你咨询降糖药物对于包括卒中和心肌梗死在内的糖尿病并发症的影响。

同事之前曾向你提及一种每周注射一次的胰高血糖素样肽-1受体激动剂（艾塞那肽）。对于控制不佳的2型糖尿病患者，该药可更好地控制HbA1c水平。他提到该药无低血糖风险，并且与二肽基肽酶-4（DPP-4）抑制剂、磺脲类、噻唑烷二酮类药物和胰岛素相比，该药在控制体重方面更具优势。尽管如此，你并不确定该患者能否接受药物注射。不过，如果艾塞那肽在改善血糖控制的同时也能够减少糖尿病的严重血管合并症，患者就可能会愿意尝试该药。因此，你决定进行文献检索以寻找相关证据。

一、寻找证据

与糖尿病治疗相关的研究纷繁复杂，包括不同的药物种类、不同的给药剂量以及不同的药物组合。为了快速回顾相应文献，你决定基于主题级别（参见第5章"寻找当前最佳证据"）从对现有证据进行总结

的资源开始。你在UpToDate数据库输入"exenatide"（艾塞那肽），并找到"胰高血糖素样肽-1（GLP-1）受体激动剂治疗2型糖尿病"这一章节。除了一些研究可部分回答你的问题外，你注意到该章节还引用了一篇纳入有17项GLP-1受体激动剂**随机对照试验（RCTs）**的Cochrane系统综述[1]。在这一篇系统综述文章中，没有找到头对头比较艾塞那肽联合二甲双胍与二甲双胍单药治疗并对**患者－重要结局**例如心血管事件进行报告的相关临床试验，然而，你发现了一篇标注为低**偏倚风险**的研究。该研究以HbA1c为**终点结局**，对比了在接受二甲双胍治疗的患者应用艾塞那肽与西格列汀或吡格列酮的疗效比较[2]。

二、什么是替代结局？

在理想的情况下，医生应基于对患者－重要结局的疗效进行检验的RCT研究结果来指导临床决策。患者－重要结局包括卒中、心肌梗死、**健康相关生命质量（HQRL）**或死亡等。然而，进行这样的临床试验通常需要较大的样本量或长时间的**随访**，因此研究者或发起方常常会寻找一些替代指标。选择与患者－重要结局相关的实验室或生理指标作为**替代终点**（surrogate end points），可以减小试验样本量，缩短试验周期，似乎为这一难题提供了一个有效的解决方案[3]。

替代终点是一个结局指标，用以代替对患者主观感受、功能或生存情况的直接测量[4]。替代终点可为生理或功能指标，例如HbA1c作为2型糖尿病患者心血管结局的替代终点，血压作为卒中的替代终点，将实验室运动耐量作为**健康相关生活质量**的替代终点等。替代终点亦可选择亚临床疾病的测量指标，例如将冠状动脉造影显示的动脉粥样硬化程度作为远期心肌梗死或心源性死亡的替代终点。

如果这些患者－重要结局的替代指标简便易行，可更早、更容易、更频繁地检测，

精准度高，而且较少受到其他危险因素或治疗措施混杂的影响，就非常具有吸引力。然而为了能得出可信的推断，该标志物不仅应与患者－重要结局存在统计学相关性，而且需要能够最大限度地捕捉到干预措施对患者－重要结局的净效应[3]。

三、替代结局的应用：有利？有弊？无影响？

替代结局的应用有利有弊。一方面，采用替代终点可能会促进新的治疗方案更快地获批进入临床。例如，由于人类免疫缺陷病毒（HIV）感染患者一度缺乏有效的治疗，FDA曾根据基于替代终点的临床试验结果，批准了新的抗病毒药物上市。第一代蛋白酶抑制剂在基于患者－重要结局的RCT研究中被证明有效[5]。近期的临床试验发现不同种类的抗病毒药物对HIV感染的替代指标有效，且队列研究的结果显示这些替代指标的改善与获得性免疫缺陷综合征（AIDS）的发病率及其相关死亡的降低相关[6]。

另一方面，采用替代终点可能会造成误导，进而导致发病率及死亡率升高。例如，氟司喹南、米力农、异波帕胺、维司力农、扎莫特罗都可以改善非卧床心衰患者血流动力学功能（替代结局），然而RCT研究发现这些药物却导致患者死亡率增加（11.2章节"令人吃惊的随机试验结果"）。

医生究竟该如何区分真实有效的（即治疗后该指标的改善可持续预测患者－重要结局的改善）和**真实性**存疑的替代指标？本章给出了一些针对替代终点的评价方法，可帮助医生合理应用替代终点研究的结果来指导患者个体的治疗。

为判定这些替代终点是否真实有效，比较多项研究的结论至关重要。医生常需要对探讨**替代终点**与**目标终点**之间相关性的**观察性研究**进行系统综述，而更好地则是进行荟萃分析。至于同时应用替代终点和目标终点评估疗效的RCT，对其进行综述意义尤其重大。虽然大部分医生没有时间进行这一工作，

我们的指南可帮助他们正确分析专家（或医药公司）给出的基于替代终点疗效的治疗依据。如框13.4-1所示，指南中列举的判定标准，可帮助医生判断他们是否能够相信采用替代终点的临床试验的结论。

框13.4-1　替代终点试验的使用指南

替代终点是否真实可信？

替代结局与患者－重要结局之间是否存在强烈且独立一致的相关性？

既往同类药物的随机试验是否一致显示替代终点的改善可带来患者－重要结局的改善？[a]

既往其他类型药物的随机试验是否一致显示替代终点的改善可带来患者－重要结局的改善？[a]

研究结果如何？

疗效的显著性、准确性及持续性如何？

如何将研究结果应用于临床实践？

治疗可能的获益是否超过潜在的风险与成本？

———

注：[a]如果要将采用替代终点的临床试验结果用于指导临床实践，这两个问题其中一项或两项（依情况而定）必须是肯定的回答

---

1. 替代结局与患者－重要结局之间是否存在强烈且独立一致的相关性？

要能够有效地代替重要的目标结局，替代终点必须与目标结局相关。通常情况下，研究者选择替代终点是因为他们发现在观察性研究中替代结局与目标结局**相关**。基于对生物特征的了解，研究者相信替代指标的变化会导致患者－重要结局的改变。两者的相关性越强，替代结局与目标结局之间越可能存在真实的联系。相对危险度（RR）或比数比（OR）等统计学指标可用于反映相关性的强度（第9章"治疗能否降低危险度：解读研究结果"）。

许多替代指标看似存在生物学合理性，但其与患者－重要结局之间仅存在弱相关。例如慢性肺病患者的肺功能或心肺疾病患者的传统运动试验，与日常生活中的运动耐量仅存在较弱的关联[7,8]。在这种情况下，替代指标常不能很好地代替目标结局。

除了两者的关联强度以外，对于替代指标能代替目标结局的信心，还取决于不同研究中的结论是否一致，以及是否校正了已知的**混杂因素**。例如，生态学研究如"七国研究"（seven countries study）[9]显示在对年龄、吸烟、收缩压等其他危险因素进行校正后，血清胆固醇水平与冠状动脉疾病的死亡率密切相关。若校正多个其他**预后因素**后替代指标仍与患者结局存在相关性，则证实两者之间确实**独立相关**，虽然不一定是因果关系（参见第15章"相关与回归"）。随后的大型观察性研究进一步证实了胆固醇水平在所有国家均与冠状动脉疾病死亡率相关[10]。

与此类似，队列研究一致显示，HIV感染者的单次血浆病毒载量测定结果可预测其罹患AIDS或死亡的风险[11-17]。例如其中一项研究表明，病毒载量从最低到最高四分位数的患者5年内AIDS发病率分别为8%、26%、49%和62%[17]。而且，在校正了其他可能的预测指标（如CD4细胞计数）后，病毒载量水平仍具有较好的预测能力[11-16]。这种独立一致的强相关性，提示该指标有可能成为真实的替代指标。

使用文献

对于2型糖尿病患者，我们面临的问题是HbA1c水平是否可以作为患者－重要结局（心血管事件，如致命或非致命性心梗或卒中）的替代指标。为确定两者之间的相关性，最好在2型糖尿病患者进行大型队列研究，从糖尿病发病开始随访至部分患者发生心血管事件。既往大规模的队列研究确实发现血糖控制程度与大血管合并症相关[18,19]。一项纳入有13个队列研究的荟萃分析显示，患者HbA1c水平每升高1%，其发生心血管事件的风险增加约18%（相对危险度，1.18；95% CI，1.10～1.26）[20]。因此，有充分的证据显示HbA1c水平升高与患者心血管不良结局间存在独立一致的关联。

---

2. 既往同类药物的随机试验是否一致显示替代终点的改善可带来患者－重要结局的改善？

符合第一条标准，即替代指标与患者－重要结局间存在独立密切相关，是其可替代目标结局的必要但非充分条件。替代结局不仅应在其发病机制中占据有一席之地，而且它的任何变化必须能反映患者－重要结局的所有关键改变[3]。有时我们对替代指标的认知有限，例如替代指标虽然与疾病存在某种病因学的相关性，但却与待考察的治疗方案无关；或者是治疗方案虽然会对发病率或死亡率产生正向或负向的影响，但却不依赖于它对替代终点的作用。回顾临床试验的历史，这样的例子比比皆是。许多药物或手术干预提示可以显著改善替代终点，而这些替代终点均与患者－重要结局密切独立相关。然而，在RCT研究中其疗效却未能证实，甚或显示患者－重要结局恶化（参见第11章第2节"令人吃惊的随机试验结果"）。

由于替代终点本身具有吸引力，我们再为大家列举两个典型范例。

更高的高密度脂蛋白胆固醇（HDL-C）水平，与心梗和心血管死亡风险的降低存在独立、一致的强关联。因此可以推测，增加HDL-C水平的药物可能降低心血管事件的风险。尽管托塞匹布（torcetrapib）对替代结局疗效满意（升高了HDL-C水平），但却增加了患者的死亡率[21]。

I类抗心律失常药物可有效预防室性期前收缩[22]，后者与心梗患者的不良**预后**高度相关[23]。在尚无RCT研究结果的前提下，该类药物被广泛用于临床实践。最终以发病率和死亡率为终点的RCT研究显示，该类药物可增加患者的死亡率[24]。由于该类药物已应用了相当长一段时间，出于对替代终点的过度依赖而抑制非致命性心律失常，可能已经导致数千例患者死亡。

在根据替代结局的疗效为患者提供干

预措施之前，医生尤其应关注RCT研究是否一致显示替代结局与患者－重要结局的相关性。如果某种新药所属的所有同类药物在RCT研究中均显示了替代终点与目标结局存在强关联，则采用替代终点判定该药疗效的试验结果较为可信。例如多个大型临床试验表明，他汀类药物用于冠心病一级和二级预防可减少心血管不良事件的发生（虽然并非所有研究均取得一致的结果，参见第28章第4节"理解类效应"）[25,26]。如果基于**类效应**（classeffect·）的考虑，我们可以有保留地推测新型他汀类药物如瑞舒伐他汀由于具备相似甚或更强的降低LDL-C的效果，同样可能会改善患者－重要结局。然而，姑且不论降低LDL-C与改善临床结局之间的相关性尚且存疑，近期观察性研究发现另一种他汀类药物（西立伐他汀）增加横纹肌溶解的风险达10倍，该药仅基于其降脂活性而获批上市[27]。这提醒我们，仅依赖于替代指标的改善会导致我们忽视药物的潜在毒性。

基于以下两个原因，我们不能将他汀类药物的临床试验结果简单类推至其他类型的降脂药物。首先，某一类药物的替代结局与患者－重要结局间的生物学关联，可能并不存在于其他类型药物。例如，骨密度与骨折减少存在独立一致的相关，而且骨密度的增加是双膦酸盐类抗骨质疏松药物减少骨折发生的重要机制之一。然而，氟化钠治疗虽然可导致治疗相关的骨密度增加，但却会升高而不是降低骨折的发生率[28,29]。如前例所示，把在双膦酸盐类药物中得出的骨密度与骨折发生间的结论引申至其他类型药物，就可能产生极大的谬误[30]。

不能将在某类药物观察到的替代结局与患者－重要结局间的关联轻易外推至其他类药物，另一个原因在于，一些药物对患者－重要结局产生的影响可能与替代结局无关。例如，贝特类降脂药可显著减少心梗的发生，但却同时增加其他原因（如胃肠道疾病）的患者死亡，两者最终相互抵消而对患者总体生存率无影响[25]。

对"药物种类"的不同释义会造成对上述标准的判定困难。当某一类药物替代终点与目标终点间具有一致的相关性时，例如β受体阻滞剂用于心梗患者或ACEI用于预防蛋白尿性肾病的进展，药品生产商更愿意采用广义的"药物种类"概念并将其生产的药品纳入其中。相反，当该药与对目标事件具有已知或潜在不良影响的某类药物（例如氯贝丁酯或某些环氧化酶-2抑制剂）存在某种相似性时，生产商则更愿意辩解说其新药与该类药物存在化学或生理学特性的差异，因而不能被划归一类（参见第28章第4节"理解类效应"）。

如果缺乏来自新一类药物中其他药物的证据，医生就只能依靠不同种类药物间比较研究的数据来判定替代终点与目标结局之间的相关性，而据此得出的推论可信性明显弱于同类药物提供的相应证据。因此，在证实新药对患者－重要结局的疗效之前，谨慎而明智的做法是暂缓将其用于临床。

使用文献

回到开始的临床场景，观察性研究结果显示，HbA1c水平具有成为心血管事件潜在替代标志物的基本特性。然而，目前尚没有RCT比较二甲双胍联合GLP-1受体激动剂或联合其他降糖药对患者－重要结局的疗效差异。一项将二甲双胍与其他药物联合治疗的RCT进行汇总的荟萃分析显示，在HbA1c控制不佳的2型糖尿病患者，与DPP-4抑制剂西格列汀或匹格列酮相比，长效艾塞那肽和利拉鲁肽可以更好地降低HbA1c水平与患者体重[1,31]。因此，对于其他类型的降糖药，HbA1c和患者临床终点之间是否存在一致的类效应，是我们下一步考察的重点。

治疗

3. 既往其他类型药物的随机试验是否一致显示替代终点的改善可带来患者－重要结局的改善？

如果某类新药对患者－重要结局的影响尚不明确，譬如之前列举的GLP-1受体激动剂，我们就必须考察其他类型药物的临床试验是否一致观察到替代指标和患者－重要终点之间具有相关性。

之前的示例说明，应用双膦酸盐和氟化钠两种药物治疗均可增加骨密度[28]，但在是否减少骨折发生的结局上却结论相反。而心衰的治疗是另外一个典型范例。心衰患者应用ACEI的临床试验表明，患者运动耐量的提高[32-35]与死亡率的减低[36]存在相关性。这提示运动耐量可能成为一个有效的替代指标。米力农（一种磷酸二酯酶抑制剂）[37]和依前列醇（一种前列腺素类药物）[38]均可以改善症状性心衰患者的运动耐量。然而RCT研究显示，两者均增加心血管疾病的死亡率，其中米力农的研究结果具有统计学差异[39]，而依前列醇的研究结果导致临床试验提前终止[40]。因此，运动耐量预测死亡率降低的一致性并不好，故不能成为一个有效的替代指标。

其他可用于心衰患者的替代终点包括射血分数、心率变异性以及自主神经功能标志物[41]。多巴胺能药物异波帕胺对上述三种替代终点均可产生正向影响，然而RCT研究却发现该药可增加心衰患者的死亡率，主要原因是该药可导致快速性心律失常[42]。该例说明射血分数、心率变异性以及自主神经功能标志物同样不能成为可信赖的替代终点。

然而，同样有范例显示，在包含同类或不同类药物的临床试验方案，若能采用合适的替代指标反映药物对患者－重要结局的影响，所得结论可能具有一致性。例如，HIV患者的治疗性试验一致发现CD4细胞计数恢复以及HIV-1RNA血浆病毒载量的完全抑制，与患者－重要结局的改善密切相关（表13.4-1）。比较不同种类抗反转录病毒药物的试验发现，随机分组至接受更强效治疗的患者CD4细胞计数更高，HIV-1病毒载量的抑制率更高，且更少进展至AIDS或死亡[5,43]。随后进行的大型队列研究显示，其他类新型抗反转录病毒药物同样可减少AIDS发病及其相关死亡[44]。尽管无法保证今后其他抗病毒药物试验一定会得出一致结论，但既往试验的结果令我们更有信心地推测，针对HIV感染的新型整合酶抑制剂若能增加患者CD4细胞计数并有效抑制HIV-1病毒载量，将有望降低AIDS相关发病率和死亡率。

尽管有充分的证据显示替代指标真实可信，我们仍然需要警惕药物潜在的长期毒性。该毒性在药物治疗初期可能表现得并不显著。例如，第一代蛋白酶抑制剂洛匹那韦和印地那韦可能增加心梗风险，而非核苷类反转录酶抑制剂则未观察到该类风险[45]。

表13.4-1中以GLP-1受体激动剂以及几个近期存有争议的替代终点应用案例为例，说明如何采用我们推荐的标准来评价采用替代终点的研究。

使用文献

下面回到本章开头的病例。除了胰岛素之外，现已知有6类糖尿病药物可以降低HbA1c水平[46]。评价患者－重要终点的RCT研究包括二甲双胍、噻唑烷二酮类药物（罗格列酮和匹格列酮）、DPP-4抑制剂沙格列汀和阿格列汀[47,48]。这些药物分别与不同的对照药物进行了比较。一项系统综述研究显示，二甲双胍单药治疗可降低糖尿病相关死亡率、心梗相关死亡率以及总死亡率[49]。然而英国前瞻性糖尿病研究显示，在磺脲类药物基础上早期加用二甲双胍可使糖尿病相关死亡增加96%[50]。对RCT研究汇总的一项系统综述表明，在胰岛素基础上加用二甲双胍并不能改善2型糖尿病患者的心血管结局[51]。而另外一项纳入RCT研究的系统综述显示，罗格列酮与对照药物相比虽然在降低HbA1c水平上具有优势，

表 13.4-1

争议性替代终点研究的真实性评价案例

干预措施	替代终点	目标终点	标准1	标准2	标准3
			替代终点与临床终点之间是否存在强烈且独立一致的相关性？	既往同类药物的随机试验是否一致显示替代终点的改善可带来目标结局的改善？	既往其他类药物的随机试验是否一致显示替代终点的改善可带来目标结局的改善？
GLP-1受体激动剂（艾塞那肽）[2]	HbA1c	心血管事件	是[18,9]	否[1,31]	否[50-53]
降脂药物（dalcetrabid）[57]	HDL-C	心血管事件	是[58,59]	否[57]	否[60,61]
降脂药物（瑞舒伐他汀）[62,63]	胆固醇或LDL-C降低	心梗或心梗相关死亡	是[9,64]	是[25]	否[25]
叶酸联合维生素 B_6、维生素 B_{12}[65]	同型半胱氨酸	心血管事件[b]	是[66-69]	否[65,70,71]	否[72c]
蛋白酶抑制剂[a]（阿扎那韦）[73]	HIV-1 血浆病毒载量	AIDS或死亡	是[11-16]	是[5,43]	是[74]
蛋白酶抑制剂[a]（阿扎那韦[73]或地瑞那韦）[75]	CD4细胞数量	AIDS或死亡	是[11-16]	是[5,43]	是[74]

注：HbA1c，糖化血红蛋白；HDL-C，高密度脂蛋白胆固醇；HIV，人类免疫缺陷病毒；LDL-C，低密度脂蛋白胆固醇。
[a]与两种反转录抑制剂联合治疗。
[b]冠心病相关死亡、非致死性心梗、缺血性卒中、不稳定心绞痛或需心肺复苏的心脏骤停。
[c]对比：维生素 B_6 联合维生素 B_{12}。

但却增加心梗和充血性心衰的风险[52]。另外一项采用不同纳入标准的系统综述显示，罗格列酮与匹格列酮都可能增加充血性心衰的风险，这可能与该类药物的液体潴留副作用相关[53]。在两项大型的安慰剂对照RCT研究中，沙格列汀和阿格列汀并不能够改善包括心血管死亡、心梗和缺血性卒中在内的复合终点，而沙格列汀可增加患者因充血性心衰而住院的风险[47,48]。一系列采用不同策略进行严格血糖管理的临床试验发现，严格血糖控制与标准血糖控制相比，仅伴有心梗轻度**相对危险度降低**，对患者总死亡率、心血管死亡率以及卒中风险并无显著影响。这进一步支持了前述针对特定

药物的临床试验结果。因此，目前不同种类的降糖药物并未一致显示降低HbA1c水平可导致心血管事件的减少。事实上，许多研究得出了与之相反的结论。

四、结果是什么？

1. 疗效的显著性、精确性及持续性如何？

在分析干预性研究的结果时，我们不仅应关注干预措施是否会对替代终点产生影响，还需要观察该疗效的显著性、精确性以及持续性。如果干预措施能够显著改善替代终点，且其95%的可信区间窄，疗效持续足够

治疗

长的时间，可使我们更确信干预措施对目标结局会产生有利影响。相反，如果干预措施对替代指标的改善较小，可信区间较宽，且随访时间较短，则会降低我们对治疗效果的信心。

前文引述的证据提示，CD4细胞计数有可能成为HIV感染患者死亡率的替代终点[11-16]。在高效抗反转录病毒治疗取得成功之前进行的一项RCT显示，齐多夫定早期治疗无症状HIV感染患者较推迟治疗更具优势。该研究中干预组患者CD4细胞计数＞350/μl的比例高于对照组，中位随访时间为1.7年[54]。随后的一项RCT（Concorde试验）对同一问题进行了研究，其中位随访时间为3.3年[55]。该试验的研究者观察到，干预组和对照组患者的CD4细胞数均有持续减少。但在研究截止时，干预组患者CD4细胞计数的中位下降值为30/μl，与对照组相比差异有统计学意义，提示干预组可能具有优势。然而该研究却未能证实齐多夫定可降低AIDS进展或死亡的风险。该研究的作者认为，干预组和对照组的CD4细胞计数虽有持续而显著的差异，却并不能转化为显著的临床获益。该结果提示"不加鉴别地将CD4细胞数用于替代终点的做法值得商榷"[55]。因此，即使判断替代终点有效可行，干预措施对于替代终点的疗效必需足够显著且持续存在，才能使其对患者-重要结局疗效的推论更为可信。

使用文献

现在我们回到本章开头的病例和检索到的RCT研究。该研究共纳入了170例接受二甲双胍治疗的2型糖尿病患者，其基线HbA1c水平为8.5%，随机给予每周一次艾塞那肽（2mg）注射联合口服安慰剂，或安慰剂注射联合口服西格列汀（100mg），或安慰剂注射联合口服匹格列酮（45mg）共26周[2]。艾塞那肽、西格

列汀及匹格列酮治疗组患者的HbA1c水平在治疗后分别下降1.5%（95% CI，1.4%～1.7%），0.9%（95%CI，0.7%～1.1%）和1.2%（95%CI，1.0%～1.4%）。艾塞那肽与西格列汀的疗效差异为−0.6%（95% CI，−0.9%～−0.4%；$P<0.0001$），与匹格列酮的疗效差异为−0.3%（95% CI，−0.6%～−0.1%；$P=0.0165$）。我们对采用HbA1c水平来替代患者-重要结局已经深有疑虑，即使不考虑这一点，相较于其他药物，艾塞那肽降低HbA1c水平的疗效优势也并不突出。因此，我们并不能够确信艾塞那肽在改善患者-重要结局方面亦具有优势。

2.治疗获益是否超过潜在的风险与成本？

如同我们对任何治疗或干预措施建议的一样［详见第7章"治疗（随机对照试验）"］，医生在应用替代结局的研究结果之前，应先回答以下三个问题：①该研究中的试验人群与我的患者是否相似？②该研究是否考虑到所有的患者-重要结局？③治疗获益是否超过潜在的风险与成本？这里的挑战在于，读者可能会过度关注替代终点而忽略应用其中第三项标准，即平衡治疗的获益与风险。

在给予患者相应的治疗之前，医生需要了解患者可能从治疗中获益的程度。如果该信息仅能从干预措施对替代终点的效果获得，那么评估患者真正的受益大小就会变得非常困难。其中一种可行的解决方案是，搜集相似研究人群的另一个或更多的RCT试验，这项试验应同时采用替代终点和目标终点，并从这些数据推断患者的获益。如果同样缺乏数据，我们就只能从预后模型中进行推算，该预后模型将关联替代结局和目标结局。然而既往的经验显示，这样的推断容易受偏倚影响，导致预估**疗效**偏高（超出依据患者重要终点得出的疗效约50%）[56]。

临床场景解决方案

对于已经服用二甲双胍治疗的2型糖尿病患者，在我们只了解长效GLP-1受体激动剂艾塞那肽对HbA1c的疗效的前提下，我们如何能够确信（相较于其他降糖药物）该药可以进一步降低心血管事件风险呢？事实上，我们不能。我们并不清楚，更好地控制HbA1c是否会降低患者发生大血管不良事件的风险，我们也没有信心通过统计模型来估算其疗效程度。

2型糖尿病患者的HbA1c与心血管事件存在独立的强关联，不同研究的结果或多或少地对此保持一致，且两者相关存在生物学合理性。但是，目前尚无充分的证据显示，能够降低HbA1c的各类降糖药物一定能够降低糖尿病患者心血管事件的风险。目前唯一的证据来自于二甲双胍的单药治疗，提示2型糖尿病的肥胖患者降低HbA1c水平可减少心血管事件发生。我们不能就此推断其他降糖药或二甲双胍的联合治疗方案也可减少患者心血管事件的风险。

在做出治疗决策时，医生和患者同样需要考虑到治疗潜在的风险以及不良反应。虽然大多数患者对艾塞那肽的耐受性良好，但临床试验中干预组恶心（24%）、腹泻（18%）和呕吐（11%）的发生率明显高于对照药物。而且任何一个新药在大规模使用后都存在发生罕见的严重不良反应的风险。

我们究竟该如何告知患者？如果患者希望进一步降低发生心血管事件的风险，高质量的RCT研究证据表明，她应该继续使用他汀类药物及降压治疗。该患者担忧GLP-1受体激动剂较高的恶心发生率以及需要注射给药。与她之前拒绝使用的药物相比，医生也不能保证艾塞那肽能进一步减少糖尿病的大血管合并症。对于这一点，患者尤其不能接受。因此，最终患者拒绝使用艾塞那肽。

五、结论

当采用替代终点来推断治疗的可能获益时，我们已经预先假设替代终点与患者-重要结局间存在关联。在本章，我们介绍了如何判断该假设能否成立。能够满足所有标准的替代终点非常罕见，HIV病毒载量是我们目前所知唯一一个。即使满足了前述的标准，只有干预对替代终点的疗效显著、一致、持久时，我们才更有信心相信干预能给患者带来真正的获益。

以上种种考虑提示我们，解决替代终点研究困境的唯一可靠方法，是等待以患者-重要结局为研究终点的明确的RCT证据。替代终点研究结果误导医生的例子不胜枚举，对此采取谨慎态度是必要的（参见第11章第2节"令人吃惊的随机试验结果"）。但从另一个角度来看，当严重疾病的并发症率或死亡率较高时，这种"等等看"的保守策略也会给医患双方带来困扰。当获益不明确而风险、毒性和花费却很肯定时，患者是否愿意放手一搏，需要实施医患共同决策（shared decision-making）（参见第27章"决策与患者"）。

当证据仅来自于替代终点研究时，我们鼓励医生质疑这些干预措施。当替代终点满足所有的有效性标准，干预措施对于替代终点的疗效显著，患者发生目标结局的风险较高，患者强烈希望避免目标结局，且目前尚无满意的备选治疗方案时，医生可能有理由依据应用替代终点的RCT结果给予相应治疗。无论任何情况，若仅有替代终点的研究结果，医生在做出相应的治疗推荐前必须慎重考虑该治疗已知或潜在的不良反应，以及治疗花费。

朱铁楠 周子月 吴 东 译

张 渊 谢 锋 审

参考文献

1. Shyangdan DS, Royle P, Clar C, Sharma P, Waugh N, Snaith A. Glucagon-like peptide analogues for type 2 diabetes mel-litus. Cochrane Database Syst Rev. 2011; (10) : CD006423. doi: 10. 1002/14651858. CD006423. pub2.

2. Bergenstal RM, Wysham C, Macconell L, et al; DURATION-2 Study Group. Efficacy and safety of exenatide once weekly versus sitagliptin or pioglitazone as an adjunct to metformin for treatment of type 2 diabetes (DURATION-2) : a randomised trial. Lancet. 2010; 376 (9739) : 431-439.

3. Biomarkers Definitions Working Group. Biomarkers and surrogate endpoints: preferred definitions and conceptual framework. ClinPharmacolTher. 2001; 69 (3) : 89-95.

4. Temple RJ. A regulatory authority's opinion about surro-gate endpoints. In: Nimmo WS, Tucker GT, eds. Clinical Measurement in Drug Evaluation. New York, NY: J Wiley; 1995: 3-22.

5. Hammer SM, Squires KE, Hughes MD, et al. A controlled trial of two nucleoside analogues plus indinavir in persons with human immunodeficiency virus infection and CD4 cell counts of 200 per cubic millimeter or less. AIDS Clinical Trials Group 320 Study Team. N Engl J Med. 1997; 337 (11) : 725-733.

6. Olsen CH, Gatell J, Ledergerber B, et al; EuroSIDA Study Group. Risk of AIDS and death at given HIV-RNA and CD4 cell count, in relation to specific antiretroviral drugs in the regimen. AIDS. 2005; 19 (3) : 319-330.

7. Guyatt GH, Thompson PJ, Berman LB, et al. How should we measure function in patients with chronic heart and lung disease? J Chronic Dis. 1985; 38 (6) : 517-524.

8. Mahler DA, Weinberg DH, Wells CK, Feinstein AR. The mea-surement of dyspnea: contents, interobserver agreement, and physiologic correlates of two new clinical indexes. Chest. 1984; 85 (6) : 751-758.

9. Verschuren WM, Jacobs DR, Bloemberg BP, et al. Serum total cholesterol and long-term coronary heart disease mortality in different cultures: twenty-five-year follow-up of the seven countries study. JAMA. 1995; 274 (2) : 131-136.

10. Yusuf S, Hawken S, Ounpuu S, et al; INTERHEART Study Investigators. Effect of potentially modifiable risk fac-tors associated with myocardial infarction in 52 countries (the INTERHEART study) : case-control study. Lancet. 2004; 364 (9438) : 937-952.

11. Mellors JW, Rinaldo CR Jr, Gupta P, White RM, Todd JA, Kingsley LA. Prognosis in HIV-1 infection predicted by the quan-tity of virus in plasma. Science. 1996; 272 (5265) : 1167-1170.

12. Mellors JW, Kingsley LA, Rinaldo CR Jr, et al. Quantitation of HIV-1 RNA in plasma predicts outcome after seroconversion. Ann Intern Med. 1995; 122 (8) : 573-579.

13. Ruiz L, Romeu J, Clotet B, et al. Quantitative HIV-1 RNA as a marker of clinical stability and survival in a cohort of 302 patients with a mean CD4 cell count of 300 x 10 (6) /l. AIDS. 1996; 10 (11) : F39-F44.

14. O'Brien TR, Blattner WA, Waters D, et al. Serum HIV-1 RNA levels and time to development of AIDS in the Multicenter Hemophilia Cohort Study. JAMA. 1996; 276 (2) : 105-110.

15. Hammer SM, Katzenstein DA, Hughes MD, et al; AIDS Clinical Trials Group Study 175 Study Team. A trial comparing nucleo-side monotherapy with combination therapy in HIV-infected adults with CD4 cell counts from 200 to 500 per cubic millimeter. N Engl J Med. 1996; 335 (15) : 1081-1090.

16. Yerly S, Perneger TV, Hirschel B, et al. A critical assessment of the prognostic value of HIV-1 RNA levels and CD4+ cell counts in HIV-infected patients: The Swiss HIV Cohort Study. Arch Intern Med. 1998; 158 (3) : 247-252.

17. Ho DD. Viral counts count in HIV infection. Science. 1996; 272 (5265) : 1124-1125.

18. Khaw KT, Wareham N, Bingham S, Luben R, Welch A, Day N. Association of hemoglobin A1c with cardiovascular disease and mortality in adults: the European prospective investigation into cancer in Norfolk. Ann Intern Med. 2004; 141 (6) : 413-420.

19. Kuusisto J, Mykkänen L, Pyörälä K, Laakso M. NIDDM and its metabolic control predict coronary heart disease in elderly subjects. Diabetes. 1994; 43 (8) : 960-967.

20. Selvin E, Marinopoulos S, Berkenblit G, et al. Meta-analysis: glycosylated hemoglobin and cardiovascular disease in diabe-tes mellitus. Ann Intern Med. 2004; 141 (6) : 421-431.

21. Barter PJ, Caulfield M, Eriksson M, et al; ILLUMINATE Investigators. Effects of torcetrapib in patients at high risk for coronary events. N Engl J Med. 2007; 357 (21) : 2109-2122.

22. McAlister FA, Teo KK. Antiarrhythmic therapies for the preven-tion of sudden cardiac death. Drugs. 1997; 54 (2) : 235-252.

23. Bigger JT Jr, Fleiss JL, Kleiger R, Miller JP, Rolnitzky LM. The relationships among ventricular arrhythmias, left ventricu-lar dysfunction, and mortality in the 2 years after myocardial infarction. Circulation. 1984; 69 (2) : 250-258.

24. Echt DS, Liebson PR, Mitchell LB, et al. Mortality and mor-bidity in patients receiving encainide, flecainide, or placebo. The Cardiac Arrhythmia Suppression Trial. N Engl J Med. 1991; 324 (12) : 781-788.

25. Studer M, Briel M, Leimenstoll B, Glass TR, Bucher HC. Effect of different antilipidemic agents and diets on mortality: a sys-tematic review. Arch Intern Med. 2005; 165 (7) : 725-730.

26. Mihaylova B, Emberson J, Blackwell L, et al; Cholesterol Treatment Trialists' (CTT) Collaborators. The effects of lower-ing LDL cholesterol with statin therapy in people at low risk of vascular disease: meta-analysis of individual data from 27 randomised trials. Lancet. 2012; 380 (9841) : 581-590.

27. Furberg CD, Pitt B. Withdrawal of cerivastatin from the world market. Curr Control Trials Cardiovasc Med. 2001; 2 (5) : 205-207.

28. Riggs BL, Hodgson SF, O'Fallon WM, et al. Effect of fluoride treatment on the fracture rate in postmenopausal women with osteoporosis. N Engl J Med. 1990; 322 (12) : 802-809.

29. Haguenauer D, Welch V, Shea B, Tugwell P, Adachi JD, Wells G. Fluoride for the treatment of postmenopausal osteoporotic fractures: a meta-analysis. Osteoporos Int. 2000; 11 (9) : 727-738.

30. Guyatt GH, Cranney A, Griffith L, et al. Summary of meta-analyses of therapies for postmenopausal osteoporosis and the relationship between bone density and fractures. Endocrinol MetabClin North Am. 2002; 31 (3) : 659-679, xii.

31. Deacon CF, Mannucci E, Ahrén B. Glycaemic efficacy of glucagon-like peptide-1 receptor agonists and dipeptidyl peptidase-4 inhibitors as add-on therapy to metformin in subjects with type 2 diabetes: a review and meta analysis. Diabetes ObesMetab. 2012; 14 (8) : 762-767.

32. Drexler H, Banhardt U, Meinertz T, Wollschläger H, Lehmann

M, Just H. Contrasting peripheral short-term and long-term effects of converting enzyme inhibition in patients with congestive heart failure: a double-blind, placebo-controlled trial. Circulation. 1989; 79 (3) : 491-502.

33. Lewis GR. Comparison of lisinopril versus placebo for congestive heart failure. Am J Cardiol. 1989; 63 (8) : 12D-16D.

34. Giles TD, Fisher MB, Rush JE. Lisinopril and captopril in the treatment of heart failure in older patients: comparison of a long-and short-acting angiotensin-converting enzyme inhibitor. Am J Med. 1988; 85 (3B) : 44-47.

35. Riegger GA. Effects of quinapril on exercise tolerance in patients with mild to moderate heart failure. Eur Heart J. 1991; 12 (6) : 705-711.

36. Garg R, Yusuf S; Collaborative Group on ACE Inhibitor Trials. Overview of randomized trials of angiotensin-converting enzyme inhibitors on mortality and morbidity in patients with heart failure. JAMA. 1995; 273 (18) : 1450-1456.

37. DiBianco R, Shabetai R, Kostuk W, Moran J, Schlant RC, Wright R. A comparison of oral milrinone, digoxin, and their combination in the treatment of patients with chronic heart failure. N Engl J Med. 1989; 320 (11) : 677-683.

38. Sueta CA, Gheorghiade M, Adams KF Jr, et al; Epoprostenol Multicenter Research Group. Safety and efficacy of epoprostenol in patients with severe congestive heart failure. Am J Cardiol. 1995; 75 (3) : 34A-43A.

39. Packer M, Carver JR, Rodeheffer RJ, et al; The PROMISE Study Research Group. Effect of oral milrinone on mortality in severe chronic heart failure. N Engl J Med. 1991; 325 (21) : 1468-1475.

40. Califf RM, Adams KF, McKenna WJ, et al. A randomized controlled trial of epoprostenol therapy for severe congestive heart failure: The Flolan International Randomized Survival Trial (FIRST). Am Heart J. 1997; 134 (1) : 44-54.

41. Yee KM, Struthers AD. Can drug effects on mortality in heart failure be predicted by any surrogate measure? Eur Heart J. 1997; 18 (12) : 1860-1864.

42. Hampton JR, van Veldhuisen DJ, Kleber FX, et al; Second Prospective Randomised Study of Ibopamine on Mortality and Efficacy (PRIME II) Investigators. Randomised study of effect of ibopamine on survival in patients with advanced severe heart failure. Lancet. 1997; 349 (9057) : 971-977.

43. Cameron DW, Heath-Chiozzi M, Danner S, et al; The Advanced HIV Disease Ritonavir Study Group. Randomised placebo-controlled trial of ritonavir in advanced HIV-1 disease. Lancet. 1998; 351 (9102) : 543-549.

44. Sterne JA, Hernán MA, Ledergerber B, et al; Swiss HIV Cohort Study. Long-term effectiveness of potent antiretroviral therapy in preventing AIDS and death: a prospective cohort study. Lancet. 2005; 366 (9483) : 378-384.

45. Worm SW, Sabin C, Weber R, et al. Risk of myocardial infarction in patients with HIV infection exposed to specific individual antiretroviral drugs from the 3 major drug classes: the data collection on adverse events of anti-HIV drugs (D: A: D) study. J Infect Dis. 2010; 201 (3) : 318-330.

46. Nathan DM. Finding new treatments for diabetes—how many, how fast... how good? N Engl J Med. 2007; 356 (5) : 437-440.

47. Scirica BM, Bhatt DL, Braunwald E, et al; SAVOR-TIMI 53 Steering Committee and Investigators. Saxagliptin and cardiovascular outcomes in patients with type 2 diabetes mellitus. N Engl J Med. 2013; 369 (14) : 1317-1326.

48. White WB, Cannon CP, Heller SR, et al; EXAMINE Investigators. Alogliptin after acute coronary syndrome in patients with type 2 diabetes. N Engl J Med. 2013; 369

49. Saenz A, Fernandez-Esteban I, Mataix A, Ausejo M, Roque M, Moher D. Metformin monotherapy for type 2 diabetes mellitus. Cochrane Database Syst Rev. 2005; (3) : CD002966.

50. UK Prospective Diabetes Study (UKPDS) Group. Effect of intensive blood-glucose control with metformin on complications in overweight patients with type 2 diabetes (UKPDS 34). Lancet. 1998; 352 (9131) : 854-865.

51. Hemmingsen B, Christensen LL, Wetterslev J et al. Comparison of metformin and insulin versus insulin alone for type 2 diabe-tes: systematic review of randomised clinical trials with meta-analyses and trial sequential analyses. BMJ. 2012; 344: e1771. doi: 10. 1136/bmj. e1771.

52. Singh S, Loke YK, Furberg CD. Long-term risk of cardiovascular events with rosiglitazone: a meta-analysis. JAMA. 2007; 298 (10) : 1189-1195.

53. Lago RM, Singh PP, Nesto RW. Congestive heart failure and cardiovascular death in patients with prediabetes and type 2 diabetes given thiazolidinediones: a meta-analysis of randomised clinical trials. Lancet. 2007; 370 (9593) : 1129-1136.

54. Cooper DA, Gatell JM, Kroon S, et al; The European-Australian Collaborative Group. Zidovudine in persons with asymptomatic HIV infection and CD4+ cell counts greater than 400 per cubic millimeter. N Engl J Med. 1993; 329 (5) : 297-303.

55. Concorde Coordinating Committee. Concorde: MRC/ANRS randomised double-blind controlled trial of immediate and deferred zidovudine in symptom-free HIV infection. Lancet. 1994; 343 (8902) : 871-881.

56. Ciani O, Buyse M, Garside R, et al. Comparison of treatment effect sizes associated with surrogate and final patient relevant outcomes in randomised controlled trials: meta-epidemiological study. BMJ. 2013; 346: f457. doi: 10. 1136/bmj. f457.

57. Schwartz GG, Olsson AG, Abt M, et al; dal-OUTCOMES Investigators. Effects of dalcetrapib in patients with a recent acute coronary syndrome. N Engl J Med. 2012; 367 (22) : 2089-2099.

58. Miller NE, Thelle DS, Forde OH, Mjos OD. The Tromsø heart-study: high-density lipoprotein and coronary heart-disease: a prospective case-control study. Lancet. 1977; 1 (8019) : 965-968.

59. Gordon T, Castelli WP, Hjortland MC, Kannel WB, Dawber TR. High density lipoprotein as a protective factor against coronary heart disease: The Framingham Study. Am J Med. 1977; 62 (5) : 707-714.

60. Boden WE, Probstfield JL, Anderson T, et al; AIM-HIGH Investigators. Niacin in patients with low HDL cholesterol levels receiving intensive statin therapy. N Engl J Med. 2011; 365 (24) : 2255-2267.

61. Nissen SE, Tardif JC, Nicholls SJ, et al; ILLUSTRATE Investigators. Effect of torcetrapib on the progression of coronary atherosclerosis. N Engl J Med. 2007; 356 (13) : 1304-1316.

62. Jones PH, Davidson MH, Stein EA, et al; STELLAR Study Group. Comparison of the efficacy and safety of rosuvastatin versus atorvastatin, simvastatin, and pravastatin across doses (STELLAR* Trial). Am J Cardiol. 2003; 92 (2) : 152-160.

63. Brown WV, Bays HE, Hassman DR, et al; Rosuvastatin Study Group. Efficacy and safety of rosuvastatin compared with pravastatin and simvastatin in patients with hypercholesterolemia: a randomized, double-blind, 52-week trial. Am Heart J. 2002; 144 (6) : 1036-1043.

64. Law MR, Wald NJ, Thompson SG. By how much and how quickly does reduction in serum cholesterol concentration

lower risk of ischaemic heart disease? BMJ. 1994; 308 (6925) : 367-372.

65. Lonn E, Yusuf S, Arnold MJ, et al; Heart Outcomes Prevention Evaluation (HOPE) 2 Investigators. Homocysteine lowering with folic acid and B vitamins in vascular disease. N Engl J Med. 2006; 354 (15) : 1567-1577.

66. Boushey CJ, Beresford SA, Omenn GS, Motulsky AG. A quantitative assessment of plasma homocysteine as a risk factor for vascular disease: probable benefits of increasing folic acid intakes. JAMA. 1995; 274 (13) : 1049-1057.

67. Wald DS, Law M, Morris JK. Homocysteine and cardiovascular disease: evidence on causality from a meta-analysis. BMJ. 2002; 325 (7374) : 1202.

68. Homocysteine Studies Collaboration. Homocysteine and risk of ischemic heart disease and stroke: a meta-analysis. JAMA. 2002; 288 (16) : 2015-2022.

69. Eikelboom JW, Lonn E, Genest J Jr, Hankey G, Yusuf S. Homocyst (e) ine and cardiovascular disease: a critical review of the epidemiologic evidence. Ann Intern Med. 1999; 131 (5) : 363-375.

70. Bønaa KH, Njølstad I, Ueland PM, et al; NORVIT Trial Investigators. Homocysteine lowering and cardiovascular events after acute myocardial infarction. N Engl J Med. 2006; 354 (15) : 1578-1588.

71. Liem A, Reynierse-Buitenwerf GH, Zwinderman AH, JukemaJW, vanVeldhuisen DJ. Secondary prevention with folic acid: effects on clinical outcomes. J Am Coll Cardiol. 2003; 41 (12) : 2105-2113.

72. Myung SK, Ju W, Cho B, et al; Korean Meta-Analysis Study Group. Efficacy of vitamin and antioxidant supplements in prevention of cardiovascular disease: systematic review and meta-analysis of randomised controlled trials. BMJ. 2013; 346: f10. doi: 10. 1136/bmj. f10.

73. Johnson M, Grinsztejn B, Rodriguez C, et al. Atazanavir plus ritonavir or saquinavir, and lopinavir/ritonavir in patients experiencing multiple virological failures. AIDS. 2005; 19 (2) : 153-162.

74. Montaner JS, Reiss P, Cooper D, et al. A randomized, double-blind trial comparing combinations of nevirapine, didanosine, and zidovudine for HIV-infected patients: the INCAS Trial. Italy, The Netherlands, Canada and Australia Study. JAMA. 1998; 279 (12) : 930-937.

75. Orkin C, DeJesus E, Khanlou H, et al. Final 192-week efficacy and safety of once-daily darunavir/ritonavir compared with lopinavir/ritonavir in HIV-1-infected treatment-naïve patients in the ARTEMIS trial. HIV Med. 2013; 14 (1) : 49-59.

第 13 章

应用治疗试验结果的进阶内容

13.5 定 性 研 究

Mita Giacomini and Deborah J.Cook

治
疗

内容提要

一、寻找证据

周一中午你参加了医院的内科大查房（grand medical rounds）。来自邻近医疗机构的一位讲者做了题为"住院患者临终关怀最新研究"的报告。她强调了与患者面对面交流的重要性，这引发了你的极大兴趣。其中一张幻灯片所引述的文献，描述了严重疾病医患沟通的定性研究结果，着重描述医患双方围绕着死亡话题交换信息的过程。文献称为"于死亡共舞（dance around death）"。这正好是你最主要的关注点。你用手机拍下文章作者、杂志名称以及发表日期等信息，下午回到办公室后开始检索。通过输入作者名字和杂志名称，利用PubMed的单篇文献匹配工具（http://www.ncbi.nlm.nih.gov/pubmed/citmatch），你很快就找到这篇文献并下载阅读。

二、引言

定性研究主要阐释与"社会"科学密切相关的社会规则与含义，而不是"自然"科学的自然法则或物理定律。定性研究的目的是去发现、描述和理解，而不是检验或评价。定性研究和定量研究针对的是显著不同的现象或问题，无论是研究目的还是研究方法，两者都无法相互替代。

什么是社会现象？它与自然现象和生物医学现象的区别是什么？假设你从未见过腕表而想探其究竟。如果你是一位把手表视为自然现象的科学家，可能就会观察它的机械方式并探究表针转动的原理。然后你会发现手表和其他物质一样，同样遵循不变的物理法则。然而，这些证据能帮助你理解手表对人类社会生活的影响吗？显然不能。观察手表的自然属性并不能揭示其巨大的社会影响力。要理解该方面的影响，就需要细致的描述和深入的解读。例如，表盘上的数字到底有何用途？这些数字的影响在于它们的符号特性，即每天对时间的一致约定，与社会规则相关（如午饭）。凭借社会规则的力量，手表指针和数字驱动着我们的行为。有趣的是，由于我们对于手表指针与数字之间的关联已经形成了默契，即使没有数字显示，手表依然可以发挥同样的作用。定性研究的学者就是去探索和发现这些社会含义和规则。社会规则依背景不同而变化，即使被违背仍占据主流。发现和理解这些社会规则，也需要细致的描述与说明[2]，而定性研究的方法为之提供了描述和调查的工具。

对于**定量研究**，批判性评估的重点是在评价**干预效应**、**预后**和诊断试验效力过程中的**偏倚风险**。定性研究的批判性评估则着眼于描述或解读相关研究背景或使用者个人背景的真实价值。许多定性研究的学者反对使用"**真实性**"（validity），而更愿意使用"**可靠性**"（credibility）、"**可信性**"（trustworthiness）这样的术语。使用者需要相信，在研究方法的简要介绍背后，定性研究者进行了细致全面的工作。对研究方法的描述应能体现研究者了解并仔细遵循了研究流程。在作者提供的参考文献中，读者可以找到研究方法所涉及的术语和实施流程的具体描述，也能看到定性研究通用的标准方案，还可以看到方案的实施细节，从而间接地对研究的方法学质量做出评价。这里我们着重介绍最后两条便于读者使用的定性研究的批判性评价标准（通用流程和参考文本）。第一条标准（方法学语言的高级应用）适合于接受过定性方法专业培训的读者。我们使用"可靠性"这一术语来代表整体的严谨性和可信度标准。读者还需要对结论质量抱有信心。低质量的定性研究更多的是表现为内容肤浅或缺乏洞见，而不是存在谬误。事实上，我们也难以证明某个解读是完全错误的。与之相反，高质量的定性研究发现则值得读者深入思考[3]。

社会科学各专业已发展出多种多样的定性研究方法。每一种方法都有适用的研究问题，而且对于社会现实的本质以及如何去探究，每一种方法都有独特的专业性和哲学性假设[4]。读者在其他一些文献中可以找到对这些特定研究方法的概述和对比[5-8]。不同研究方法之间的差异不仅对于研究者有意义，对于评价某项研究是否对某一学科的科学知识做出了重大贡献（不同于读者在实践中的知识）也很有价值。一些学者并不认同标准化评价在不同方法甚或不同个体研究的评价中是有意义的[9,10]。定性研究方法的多样性可以部分解释这一现象：目前尚缺乏可被广泛接受的标准，来严格评价所有定性研究[11]。

然而，医生在评价一篇已发表的经过同行评议的研究时，会更实用地关注它是否提出了可信、有益、能解决实际问题的观点。框13.5-1 中给出了定性研究的评价方法。定性研究设计的局限性包括偏倚风险之外的诸多方面。因此，本章中我们使用"可靠性"来说明其偏倚风险和其他方面的问题。我们将重点阐述如何理解定向研究的信息并在临床实践中加以应用。至于如何设计和实施定性研究[12-14]，如何评价同行评议的科学目的，如何分析**系统综述**所纳入的每个研究的可靠性[9,15,16]，感兴趣

的读者可参考其他的相关文献。

框13.5-1　健康领域定性研究结果的文献使用指南

该定性研究是否与临床实践相关？
结果是否可靠？[a]
　是否引用了专门的定性方法？
　对参与者的选择和观察是否清楚、全面？
　研究是否通过了伦理审批？
　数据采集是否足够全面和详尽？
　研究者对数据的分析是否恰当？结论是否论证充分？
研究结果如何？
如何将研究结果应用于患者治疗？
　该研究是否提供了有益的理论？
　该研究是否有助于我理解临床实践中的场景？
　该研究是否有助于我理解临床实践中的社会现象？

注：[a]定性研究设计的缺陷并不仅限于偏倚风险。因此，本章中我们使用"可靠性"来说明其偏倚风险和其他方面的问题。

三、该定性研究是否与临床实践相关？

对医生具有参考价值的定性研究结果，不仅需要与临床实际问题相关，而且需要满足以下两条标准。首先，临床问题必须与社会现象相关。例如，定性研究并不会告诉你干预措施能否改善预后（**随机对照试验**可以）。然而，它可以帮助揭示患者对干预措施的主观感受、接受程度及反应情况，或是患者最重视的临床结局及其原因。其次，定性研究需要对这个问题提供理论性的或概念性的解读。定量研究是针对人群做出推论，而定性研究是对社会现象做出描述性的推断并形成**理论**。

定性研究可以产生简单或复杂的理论，可以增加我们对社会科学的认知，对非专业、专业或是跨学科的读者均可能大有裨益。对于医生来说，定性研究的结果有助于理解和解释既往未曾注意、不甚理解或是陌生的现象。它们也可以为熟知的模式或问题提供新

的思路，例如沟通障碍。尽管扶手椅假设（armchair hypothesizing）（译注：哲学领域一种形象化的表达，指思想家坐在扶手椅上思考得来的知识，代指理论建构）仍有一定的作用，但定性研究可以帮助我们更缜密、更有经验依据地去理解正在发生的情况。

除了寻找总体上（例如针对社会问题或个人意义）相关的定性证据外，读者更需要评估该文章与个人想解决的特定问题或困惑是否直接相关。在定性研究中，研究者通常将其研究的核心总结为一个研究问题或研究目标。读者应注意在文中寻找与所关注的主题密切相关的明确陈述。

使用文献

Anderson等[1]对其研究目的做出了明确的阐述："我们的目的是描述医生和住院患者之间就严重疾病的初始沟通过程，以期寻找一种谈话模式能让有关死亡或临终问题的交流变得更加体恤和诚实，即便这是两人的首次对话"[1]。而这恰好是主要的关注点。你想了解如何与患者及其家属就死亡的话题更好地交流，这将有助于找到解决该问题的更优方案。

四、结果是否可信？

定性研究并不只是一种方法，而是包括多种研究方法的集合，例如**扎根理论**（grounded theory）、**民族志**（ethnography）、**现象学**（phenomenology）、**案例研究**（case study）、**批判理论**（criticaltheory）和**历史编纂**（historiography）[4]。这些方法起源于不同学科，从不同角度去研究社会现实。本节我们着重讨论定性研究的可靠性和实用性，基本特征适用于大多数临床文献。

定性研究的方法学部分应阐述研究设计的以下方面：①遵循了何种方法学传统？②如何选定和采样研究对象或其他现象？

③如何产生和记录数据？④数据采集的全面性如何？⑤数据分析和结果验证的具体过程是什么？

1.是否引用了专门的定性方法？

虽然研究者需要具备令人信赖的专业素养，但评价或使用一篇定性研究的文章，并不需要医生掌握定性研究方法学的专业知识。作者应阐明他所采用的定性方法，以及对指导性假设和实施步骤的严格执行。读者应在文章的引言或方法部分寻找特定的研究方法（如扎根理论或民族志）。某个特定的定性方法可能存在不同的衍变，因此作者还需另外引用与之相关并具权威性的方法学版本。通过给定的方法以及引用的标准版本，读者可以进一步确认研究者是否恪守研究规范。如文中缺乏相应的陈述，则会导致研究结果的可靠性降低。

使用文献

Anderson等[1]在研究方法部分，一开始就指出其采用的是扎根理论，并引用了Charmaz关于该方法的参考文献[18]。他们的方法并不同于早期的两个扎根理论学派，其研究目的与实施步骤均稍有差异。研究者还进一步说明其采用了**维度分析**（dimensional analysis）的技术来进行数据分析，并同样附上了相应的参考文献。读者可通过阅读这些参考文献来加深对方法学部分的了解。有理由假定研究者严格遵循了其引用研究方法的规范。

2.对参与者的选择和观察是否清楚、全面？

在定性研究的文章中，读者应留意作者如何描述和解释样本选择的策略。研究选取的样本应契合研究问题，样本量也应满足全面了解和分析所需。定性研究的**分析单位**通常为研究的参与者。观察的样本除了参与者外，还可包括如互动、观察期、事件、访谈、仪式、例行程序、声明等元素。一些研究采用了多种分析单位并需要多种来源的数据。基于定性研究其探索和归纳的本质，研究者通常不会对其观察的样本进行严格的限定，以免遗漏一些事先无法预测的重要的观察对象或其他的分析单位。

与定量研究需要纳入大量代表性的参与者不同，定性研究只需要基于相关特征有目的地选择少量的研究对象（或观察）。这一过程称之为**目的抽样**（purposive sampling）。目的抽样应符合相关多样性的原则。入选标准随着研究的进行可不断演进，以进一步覆盖新出现的主题或视角。依研究问题不同，目的抽样可纳入以下研究对象：典型个案、罕见个案、关键个案——反映重要政治观点的个案，或有相互关联的个案。**方便抽样**（convenience sampling）和**随机抽样**（random sampling）通常不能胜任全面调查的需要，如果使用就需要同时给出令人信服的解释。

使用文献

Anderson等[1]在20个月对美国2家医院的医生与患者的入院谈话进行了采样。该研究的分析单位为入院谈话（一种社交互动），而不是个体。为了采集相关访谈的目的，他们纳入了两家医院的所有医生（91%同意参加）。由医生再去发现和邀请"1年内可能会死亡或入住重症监护病房的患者"[1]加入研究。共有66%的患者同意加入研究。研究目的抽样过程中共收集到39次入院谈话的录音资料，涉及23名医院医生和39名危重患者。由于排除了不能用英语交流以及无法获得知情同意的患者，本研究的发现可能无法反映这些人群中存在的特定的交流障碍和沟通动态的能力。

该研究在美国西部进行，读者需要考虑到该地区的沟通方式、文化与卫生系统可能与其他地域存在差异。

---

3. 研究是否通过了伦理审批？

对人类研究参与者的人道主义对待，是任何医学研究的基本特征。定性研究符合伦理规范并通过伦理审查，可侧面反映出研究者对参与者抱有必要的尊敬和同情[20]，能够给予全心关注并时刻对"**自反性**"（reflexivity）进行检视[16]。自反性是指研究者认识到自己不可避免地成为所研究的社会环境的一部分，并考量研究的社会环境对研究结果的影响。自反性与定量研究中**偏倚**的不同之处就在于其不能被去除。与之相反，研究者应充分认识到自反性的本质并在数据采集和分析的过程中给予说明。

清晰的伦理程序本身虽然并不能够决定定性研究的可靠性，但对其是一种支持[20]。定性研究需要通过正式的伦理委员会审查，以确定其研究方案及获得知情同意过程中参与者是否面临潜在的风险，例如有无泄露患者隐私、可能损害自愿同意的激励措施、访谈的负担、提供给参与者信息的真实程度、研究者是否干扰参与者的医疗或其他行为，以及参与研究对参与者可能造成的心理创伤等。知情同意的标准实践方案包括保障受试个体或其委托人自愿的知情同意，通过谨慎私密的数据收集来保护参与者的隐私，并保证最后数据的匿名报道。定性研究的报告应阐明其通过了正式的伦理审核，读者还应进一步留意研究者在与受试对象接触过程中的伦理行为，例如研究者是否对参与者所处的社会环境及境况抱有尊重的态度？如何分析和描述参与者的弱势状态？

使用文献

Anderson等[1]指出其研究方案通过了所在大学伦理委员会的批准。考虑到重病患者处于一定的弱势状态，作者同时说明他们对知情同意过程进行了部分修正（如对于可能的参与者，不告知他们是因为预后不良才入选研究）。

治疗

4. 数据采集是否足够全面和详尽？

为了深入全面地了解参与者的个人体验和社会交往，研究需纳入足够多的参与者类型、情境或个案来进行严谨的分析。研究者采集数据的基本策略通常有以下三种：①**现场观察**（field observation），指的是在事件发生时对事件的观察和记录；②**访谈**（interview），是指通过与研究对象谈话，听取他们对事件的诠释以及自我感受；③**文件分析**（document analysis），则是指对文字材料的解释性综述。研究目的决定研究的最佳策略，包括是采用单一还是多元化的数据类型。在某些社会环境中，最佳策略可能不符合伦理或不易施行。如果作者未使用最佳的研究策略，应详细说明其原因。

（1）现场观察

现场观察意味着"实时"观察参与者的行为。**直接观察**是指研究者亲临现场观察社会环境中的事件并进行详尽地记录。在所研究的互动关系中，研究者可以是参与人或非参与人。在**参与观察**中，研究者假定自己是该社会场景中的一员（如医生或委员会成员）而不仅仅是研究者。在**非参与观察**中，研究者尽量保持其超然的角色而尽可能少地和环境发生互动。无论是参与观察还是非参与观察，读者都应该考虑研究者的存在及其扮演的角色，是否会影响到他们与参与者之间进行坦诚而有意义的互动。依据环境不同，研究者的参与可能会使研究者获得额外的发现，或改变参与者的行为模式。

通过记录的音像资料来进行**间接观察**，可以使研究者在抽离该社会环境的情况下仍可以捕捉到目标事件。然而监控技术本身就可能影响到参与者的言行。无论采用哪一种观察方法，观察者都会对观察对象产生一定的影响。这是定性研究自反性的一部分，在数据分析过程中应给予考虑并加以说明。

（2）访谈

定性研究者常采用访谈的形式来获知研究对象当下的体验与想法，或倾听其讲述既往经验和事件。访谈可具有不同程度的结构化，涉及一名或多名研究对象。基于其探索性的本质，大多数定性研究的访谈或是采用**半结构化**访谈或是**开放式提问**。其中前者是指在预先设定的题目框架下用研究者自己的语言去设计提问，并在对话的过程中根据需要来扩展题目范围。而后者目的是在访谈中更多地获取参与者自身的反应，故较少给予预先设定，例如，"请告诉我……情况如何。"

标准化或结构化访谈会提前设计对话内容，并预先判断被访谈者的回应，往往难以获得研究者意料之外的访谈内容，因此一般不适合用于定性研究。研究者可以与研究对象单独或是成组进行访谈（**焦点组**）。个人访谈有助于受访者畅言其个人体会和观点，特别是对于一些敏感性话题。小组访谈不利于个人披露较为私密的信息，但受访者在同一群体面前也可能因为勇气的增加而更愿意主动表达[21]。对于观察人际交往、语言以及文化，小组访谈可以提供非常宝贵的信息。读者需要评价研究者选择访谈形式的依据是否充分，并判断该形式与访谈话题是否适宜。

（3）文件分析

文件和其他类型的记录资料（如病历、网络报道或媒体报道）可为卫生政策相关研究、历史研究或组织研究提供非常有用的数据[22]。研究者在解读这些资料时，需要结合作者、目标读者以及制作文件的初衷。例如，有些资料代表的是集体而非个人的观点。除了内容以外，文件中包括论据、比喻以及插图在内的修辞策略都有助于我们了解和分析作者的观点与议题。

通过观察、访谈或是文件分析获取的定性研究资料，要满足研究问题所需的质量、数量以及多样性的要求。定性研究报告可帮助我们判断研究者是否进行了广泛的资料收集：观察、访谈或文件的数量，观察时间，研究周期，分析单位以及数据采集技术的多样性，参与数据采集或分析的研究者的数量或类型，每个研究者在数据采集分析过程中的参与程度[23,24]。

使用文献

Anderson等[1]采用了一类具有高度相关性的数据：医患对话的转录录音。该录音涵盖了患者和医生之间的整个沟通过程，不仅有交谈的内容，还包括交流的许多细微之处，例如对话中间的沉默、语气语调以及音量的变化。录音带不能记录如躯体语言这样视觉上的沟通过程，但如果通过录像或直接观察来采集可视数据具有"侵入性"，可能会干扰或妨碍医患交流。研究者尽可能少地介入，有利于更好地观察医患临床沟通的细节。因此，可以认为本研究收集的关于医患交流的资料是详尽和广泛的。

接下来，读者需要关心的是该研究是否纳入了足够数量和类型的观察对象。该研究共采样了39次的医患对话。一般来说，扎根理论研究大概需要20～40例研究对象，这可为研究设计和预算提供粗略的判断依据。然而，该数量是否确实满足研究要求还需要在随后的数据分析中（后文将有讨论）进一步判断。

作者在表格中列举了受试对象类型和多样性的一些指标。参与者以中年白人为主，男女性别比例相当。研究者采用了传统的方法对种族/人种的特征进行表述。对美国跨种族人群的研究或对社会人口学特征不同的其他国家，该研究结果不一定有意义[25]。该研究中癌症患者占半数以上，其他疾病患者均不超过5例，如慢性疾病、移植后患者、终末期肝肾疾病等。读者需要分析两家医院和自己所感兴趣的地区危重病患者的构成情况，例如患者的诊断以及探讨自己病情的主观意愿。患者健康程度的自我评价可以揭示患者对自身病情的看法，以及医生与患者在交流之初对疾病转归预

测的差异。尽管在医生看来，所有这些患者都处于终末期（研究的纳入标准），但只有23%的患者自己意识到这一点。大部分患者（56%）认为自己只是得了重病而非绝症，其他21%的患者仍然认为自己相对健康。

---

5. 研究者对数据的分析是否恰当？结论是否论证充分？

定性研究通常是一个循环而非线性的过程。研究者首先从一个探索性的问题和初步概念开始，进而确定研究对象及研究方法。紧接着采集相关资料，观察数据模式，并进一步组织整理形成主题（概念及其联系）。随后研究者继续收集资料，再次分析评估前期形成的主题，并给予修正或提炼。如此反复数次，直至用于分析的资料详尽完备，而进一步的观察并不能提供更多有价值的信息为止。依方法不同，通常将此阶段称为达到**理论饱和**（theoretical saturation）[26]或**信息冗余**（informational redundancy）[27]。这一信息饱和原则是定性研究的一项基本特征，因此许多作者会在文章中略去不提。但如果作者在文章中对停止采集数据的标准做出了明确陈述，读者会更确信研究者对资料的采集和分析达到了全面彻底的程度。

在资料分析的过程中，研究者通常会采用多个来源的信息来进一步验证其核心发现，这被称为**三角互证法**（triangulation）。三角互证法只是一种修辞上的象征手法，资料并不一定来自三个不同来源。资料来源的数量以及类型取决于该资料的重要性及其争议程度。对于定性研究而言，不同来源的资料内容以及对资料的解释都不尽相同，研究者需要说明多源资料之间的共同点以及差异。采用多个资料来源，有时不但没有解决问题反而会导致新的问题产生。例如，在一次定性研究的访谈中，一名参与者报告其有静脉吸毒史，然而在随后的访谈中她又否认了这一点。

治疗

此时，研究的问题就不仅是患者是否为药物滥用者，还包括患者对自己的认知以及患者前后讲述不一致的原因（对问题的误解？撒谎？吹嘘？思维混乱？）。该例说明了与定量研究的固定变量不同，定性分析所探讨的概念在研究过程中可能会变化。判断定量研究的测量者自身与测量者之间的**信度**，与验证定性研究的发现有很大的不同。在定量研究中，我们事先假设一固定事实，偏离这一事实则称为误差（error）[29]。而在定性研究中，偏离假设仅仅意味着新的信息。

多种三角互证方法可用于验证定性研究[3,30]，各自有其优缺点。"**研究者三角互证**"（investigator triangulation）是指多个研究者采集并分析数据，最后汇总并达成研究共识。跨学科的研究团队通常有利于丰富观察的视角。然而，如果研究者之间不能充分沟通，则可能导致研究结论仅限于他们共有的认知或理解的概念[31]。外部的研究者虽然可以带来新的观点，但其对研究背景和研究资料的理解可能非常有限或肤浅[3]。

"**参与者确认**"（member checking）是指将研究的初步结果与参与者分享，并听取参与者的反馈。这些反馈包括：参与者能否理解研究结果？研究者对他们的观点是否给出了令人信服的解释？研究结论是否有偏离事实之处？然而，也有人对研究者收集参与者的反馈和意见持保留态度[9]。最后，"**理论三角互证法**"（theory triangulation）是指将得出的研究结论与先前的社会科学理论相互参照和验证[32]。

一些定性研究报告采用了定性分析软件。这并非必需，但有助于处理、追踪和分析大量的数据资料。不论研究者是否使用软件以及使用何种软件，资料分析的质量最终还是取决于研究者自己的判断。

通过资料分析来驱动资料收集，才能最终完成定性研究的分析工作。实现并验证研究发现的需要，决定了研究最终（而不是开始时）的样本量大小。随着研究进行，资料分析的重点更多地集中于审视现有数据和补充与研究问题相关的附加数据，以进一步验证、质疑或详细阐释新的发现。研究者应在报告中指出，其资料收集是在资料分析或其迭代过程中不断进行的。如果定性研究在资料分析前就已收集完所有的数据，则难以得出更广泛或更坚实的结论。

使用文献

与社会科学杂志发表的大多数研究一致，Anderson等[1]对其研究资料的分析方法和步骤给出了详细的描述。部分是由于篇幅所限，临床杂志通常并不会在研究方法部分给出如此具体的说明。方法和结果部分阐述的越详尽具体，越有助于读者判断研究的可靠性。Anderson等[1]对其采用的扎根理论和维度分析方法，从开放性阐释到理论形成，包括不同阶段的资料分析步骤都进行了全面的描述。他们不仅着眼于发现不同的人际互动方式，还重点观察其复杂的过程与动态特征。每一个分析阶段都涉及数据采集、资料读取、构建组成研究发现的维度、矩阵以及象征的循环过程。作者对其停止采集资料的标准（信息冗余和理论饱和）进行了说明，以证实其资料的完整性。他们采用了不同的方法来保证即使基于不同视角，研究发现都具有重要意义。研究采用了研究者三角互证法。这项研究的实施者是多名研究人员组成的团队，初步研究发现经过了外部定性研究专家组的同行评议。在参与者确认过程中，研究者与医生进行了焦点组访谈，听取他们对研究结果的反馈。由于病情危重、死亡或出院等多种原因，该研究无法对患者进行参与者确认。作者摘录了医患之间的对话来说明研究发现，有助于读者了解和判断作者对资料是如何做出阐释的。如果作者对上述医患对话做出了恰如其分的诠释，研究者对其余资料解读的可信性进一步增加。

五、研究结果是什么？

定性研究的目的，是形成可以描述事物本

质并阐释事物在特定社会环境下意义的理论。作者通过构建合理的记述与论据，引人思考的象征，寓意深刻的术语与标签来总结他们的观点，并最终撰写报告，形成定性分析的结论。理想情况下，无论是对于参与者、作者或是读者，研究结论均需令人信服。定性理论（或发现）是由概念以及概念之间的关系所组成的，后者通常被称为主题。

使用文献

Anderson等[1]观察到在不同医患沟通话题和交流进程中，话题如何导向或偏离患者死亡这一可能性。图13.5-1总结了医患沟通的动态过程。在交流过程中，有时医患双方通过互动将话题导向死亡的可能性，或远离这个话题。对话双方会采取各自的策略来引领对话的走向。当讨论指向死亡时，患者可能会暗示医生他/她想要了解更多的信息或直接表达情绪，而医生则会询问患者对自身病情的认识或鼓励患者表达情绪。

当讨论偏离死亡的可能性时，患者会更多地关注目前的不适，而医生也会更多地聚焦于疾病急性期表现或生物医学异常，或建议患者进一步与其他医师沟通。通过医患对话，患者对死亡认知程度的变化范围从一无所知到完全知晓。患者的诊断会影响到披露不良预后的方式，突出地表现于：①终末期疾病（如转移癌）；②慢性病（如糖尿病）；③急性病（如肺栓塞）患者。对于急性或慢性病患者，医患对话中会更直接地使用"死亡"这一字眼，而对于终末期疾病患者则更愿意使用"最后"这样委婉的说法。患者之前对死亡可能的猜测也会影响医生披露不良预后的主观意愿，而对于自认为身体状况相对良好的患者，医生主动告知的可能性会降低。

治疗

图 13-5.1

"与死亡共舞"：医患之间关于严重疾病如何沟通的解释性矩阵

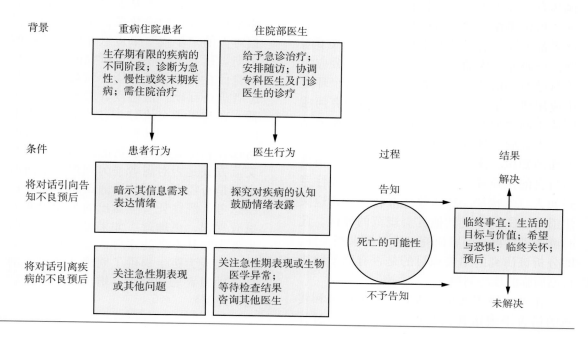

一种常用（但可能过于简单）的展示理论发现的方法是列举出一组核心概念以构成主要和次要类别[33]。该形式可以为读者提供有意义的标签，便于其对自己观察到的现象进行分类和反思。然而，想要更深入地理解社会现象，读者仍需参考对不同分类之间关系做出详尽阐述的理论[9,33]。不同类别之间更多的是一种动态的关系，而不是简单的等级分层（如动态过程、相互影响或象征关系）。

一份好的定性研究报告应给予足够细致的描述，以生动展现参与者的互动与体验及其内在含义。作者通常利用现场笔记、访谈录音或文档摘录等资料来说明其核心发现。这些信息可以帮助读者了解作者如何分析和解释研究资料。说明性的摘录应该明确支持其对研究资料的诠释，否则读者可能会质疑研究者诠释结果和（或）全面分析资料的能力。

六、如何将研究结果应用于患者治疗？

1. 该研究是否提供了有益的理论？

定性研究的发现在于形成理论而不是推广至人群[17]。读者若想将该理论转移应用于其他场合，必须进行"可转移性"的评估。这种"**可转移性**"对于每个想使用研究结论的读者都不同，需要他们根据情况回答以下问题：把研究发现的全部或特定的一部分应用于自己所在的环境中是否合理？在这个环境中应用研究结论，与原始研究环境中有何相同或不同之处？要想回答这些问题，需要结合个人经验、训练、理论或经验共识等其他方面的知识。读者应将参与者以及研究情境与自己的执业环境进行比较，不仅需要注意到如人口学特征、场所等标准特征，还应关注语言、文化以及其他社会规范的异同。此时读者需要再次回顾研究内容以探求相关性，即分析该研究的结果和目的是否有助于解决自己面临的核心问题。

作者应使用通俗、清晰、便于理解和实施的语言来表达其核心思想[34]。读者通过分析统一性（coherence）、全面性（comprehensiveness）和相关性（relevance）等特征，可进一步评估该研究的质量及其理论的实用价值。统一性包括简约（援引尽可能少的假设）、一致（与既有理论相符，并可对未知方面做出解释）、清晰（表达方式引人深思并富于条理）并有深远意义（指引未来研究或行动的方向）。文章中的表格、模型或流程图，应充分说明其各个组成部分及其之间的联系。定性研究得出的理论虽不必与既成看法或社会科学理论保持一致，但无论何种情况，作者都应就其研究结果与现有的主流知识有何联系给予充分地讨论[36]。

使用文献

Anderson等在图13.5-1中对研究结果进行了总结。该图列举了医患交流的常见话题以及不同类型的话题是如何引导对话指向或偏离对死亡可能性的告知。图示和文字对交流的动态过程做出了清晰地表述，不要求读者做出复杂或是可疑的假设，对医生和社会学者来说都具有一定的借鉴意义。用"跳舞"来做比喻，可以为读者形象地说明就死亡这一话题，是否需要及如何采取不同的策略来达成最佳沟通效果，还包括如何根据对方的"步伐"来进退并引导话题的走向。读者可以参考该研究的结果，反思自己在医院或其他场合究竟应如何与患者进行互动。值得读者思考的问题包括：在与患者交流时，自己是否采用了同样的"与死亡共舞"的方式？自己如何选择和患者交流病情的时间或地点？交流方式是否对患者最为理想？不同的患者是否需要不同的沟通策略？通过这些思考，既往凭直觉做出的举动会变得更有意识，更理智。如果想更直接地向患者告知其不良的预后，Anderson等的研究发现为医生提供了明确的建议，例如鼓励患者表达情绪，增进其对自身病情的理解[36]。

2.该研究是否有助于理解临床实践中的社会现象？

释义性的定性研究有助于医生深度认知自身社会角色、人际互动、社会关系和经验。许多针对医生的定性研究都聚焦于患者、家庭以及医疗人员之间的沟通与行为。这些定性研究为理解这些问题提供了理论依据，却不能给出确切的解决方案。由于读者所处的环境与研究场景不可能完全一致，应用定性研究结论时一定要审慎。然而，即使定性研究的结果不符合读者的个人经验，仍然会有助于读者准确理解现实情况。

使用文献

Anderson等[1]的研究可帮助读者更透彻地理解和区别不同类型的危重病患者，他们对于讨论死亡可能性的态度，以及医生与患者在讨论死亡这个话题时的策略与步骤。即使患者的预后极差，但如果患者仍然认为自己相对健康，他们通常都会回避死亡这一话题。在交代病情时，对于慢性疾病或急性发作的患者，医生的表述通常会更直接，而对于终末期患者医生多会采用相对委婉的说法。试探或表达情绪可将医患对话导向告知患者死亡的可能性，而如果谈话着重于生物医学指标的异常，则与之相反。尽管该研究中医生已获知大概的对话流程，但对于某一特定患者是否告知以及如何告知患者预后，仍主要取决于医生自己。医生也可以根据该研究的结果，即"dancing with death（与死亡共舞）"的理论，创立自己与患者达成良好沟通的方法或理念。例如，医生可考虑采用同样的策略来向患者家属交代病情，即试探并密切观察患者家属随之的反应。"跳舞"的画面感可以使医生更生动形象地理解在医患沟通中如何应答和进退。即使面对与该研究人群不同的危重患者或家属，医生也可以根据该研究的结果，在沟通时更为真诚和体贴，以照顾到患者和家属的所需和所想。

临床场景解决方案

作为一名力求给予终末期患者体贴同情的临终照护医生，你静下心来反思该如何与3名终末期患者进行交流。今天首先与他们中最健谈的一位——70岁的退休社会工作者，尝试讨论在本次住院期间走到生命尽头的可能性。这位患者可能更愿意和医生直接对话，并对患者参与医疗决策有一定程度的了解。第二位患者的性格相对内敛坚忍，之前从未谈及自己所患的晚期前列腺癌。你也意识到自己一直在回避和该患者讨论病情，而更多地关注患者的检查结果和等待肿瘤科医师的回访。你计划首先去试探一下患者对自己疾病的个人感受。最后一位因卒中而导致本次住院的患者患有轻度痴呆，她的儿子曾向你询问患者是否还能康复并回到疗养院。你决定今天给他打个电话，在本周晚一些的时候召集家属举行一次家庭会议，就上次他的疑问进行深入的交流。

朱铁楠　周子月　吴　东　译

张　渊　谢　锋　审

治疗

参考文献

1. Anderson WG, Kools S, Lyndon A. Dancing around death: hospitalist-patient communication about serious illness. Qual Health Res. 2013; 23 (1) : 3-13.

2. Geertz C. Thick Description: Toward an Interpretive Theory of culture: The Interpretation of Cultures. New York, NY: Basic Books; 1973: 3-30.

3. Lincoln YS, Guba EG. Establishing trustworthiness. In: Naturalistic Inquiry. London, England: Sage Publications; 1985: 289-331.

4. Giacomini M. Theory matters in qualitative research. In: Bourgeault I, DeVries R, Dingwall R, eds. Handbook of Qualitative Health Research. Thousand Oaks, CA: Sage Publications; 2010: 125-156.

5. Creswell JW. Qualitative Inquiry and Research Design: Choosing Among Five Approaches. Thousand Oaks, CA: Sage Publications; 2007.

6. Hodges BD, Kuper A, Reeves S. Discourse analysis. BMJ. 2008; 337: a879. doi: 10. 1136/bmj. a879.

7. Lingard L, Albert M, Levinson W. Grounded theory, mixed methods, and action research. BMJ. 2008; 337: a567. doi: 10. 1136/bmj. 39602. 690162. 47.

8. Reeves S, Kuper A, Hodges BD. Qualitative research methodologies: ethnography. BMJ. 2008; 337: a1020. doi: 10. 1136/bmj. a1020.

9. Melia KM. Recognizing quality in qualitative research. In: Bourgeault I, DeVries R, Dingwall R, eds. Handbook of Qualitative Health Research. Thousand Oaks, CA: Sage Publications; 2010: 559-574.

10. Rolfe G. Validity, trustworthiness and rigour: quality and the idea of qualitative research. J Adv Nurs. 2006; 53 (3) : 304-310.

11. Dixon-Woods M, Shaw RL, Agarwal S, Smith JA. The problem of appraising qualitative research. Qual Saf Health Care. 2004; 13 (3) : 223-225.

12. Bourgeault I, DeVries R, Dingwall R. Handbook of Qualitative Health Research. Thousand Oaks, CA: Sage Publications; 2010.

13. Denzin N, Lincoln Y. The SAGE Handbook of Qualitative Research. 4th ed. Thousand Oaks, CA: Sage Publications; 2011.

14. Creswell JW. Qualitative Inquiry and Research Design. 3rd ed. Thousand Oaks, CA: Sage Publications; 2012.

15. Crowe M, Sheppard L. A review of critical appraisal tools show they lack rigor: alternative toolstructure is proposed. J Clin Epidemiol. 2011; 64 (1) : 79-89.

16. Kuper A, Lingard L, Levinson W. Critically appraising qualitative research. BMJ. 2008; 337: a1035. doi: 10. 1136/bmj. a1035.

17. Yin RK. The case study method as a tool for doing evaluation. Curr Sociol. 1992; 40 (1) : 122-137.

18. Charmaz K. Constructing Grounded Theory: A Practical Guide Through Qualitative Analysis. Los Angeles, CA: Sage Publications; 2006.

19. Patton MQ. Designing qualitative studies. In: Qualitative Evaluation and Research Methods. 3rd ed. Thousand Oaks, CA: Sage Publications; 2002: 209-257.

20. Davies D, Dodd J. Qualitative research and the question of rigor. Qual Health Res. 2002; 12 (2) : 279-289.

21. Creswell JW. Qualitative Inquiry and Research Design: Choosing Among Five Approaches. Thousand Oaks, CA: Sage Publications; 2007.

22. Hodges BD, Kuper A, Reeves S. Discourse analysis. BMJ. 2008; 337: a879. doi: 10. 1136/bmj. a879.

23. Lingard L, Albert M, Levinson W. Grounded theory, mixed methods, and action research. BMJ. 2008; 337: a567. doi: 10. 1136/bmj. 39602. 690162. 47.

24. Reeves S, Kuper A, Hodges BD. Qualitative research methodologies: ethnography. BMJ. 2008; 337: a1020. doi: 10. 1136/bmj. a1020.

25. Melia KM. Recognizing quality in qualitative research. In: Bourgeault I, DeVries R, Dingwall R, eds. Handbook of Qualitative Health Research. Thousand Oaks, CA: Sage Publications; 2010: 559-574.

26. Rolfe G. Validity, trustworthiness and rigour: quality and the idea of qualitative research. J Adv Nurs. 2006; 53 (3) : 304-310.

27. Dixon-Woods M, Shaw RL, Agarwal S, Smith JA. The problem of appraising qualitative research. Qual Saf Health Care. 2004; 13 (3) : 223-225.

28. Bourgeault I, DeVries R, Dingwall R. Handbook of Qualitative Health Research. Thousand Oaks, CA: Sage Publications; 2010.

29. Denzin N, Lincoln Y. The SAGE Handbook of Qualitative Research. 4th ed. Thousand Oaks, CA: Sage Publications; 2011.

30. Creswell JW. Qualitative Inquiry and Research Design. 3rd ed. Thousand Oaks, CA: Sage Publications; 2012.

31. Crowe M, Sheppard L. A review of critical appraisal tools show they lack rigor: alternative tool structure is proposed. J Clin Epidemiol. 2011; 64 (1) : 79-89.

32. Kuper A, Lingard L, Levinson W. Critically appraising qualitative research. BMJ. 2008; 337: a1035. doi: 10. 1136/bmj. a1035.

33. Yin RK. The case study method as a tool for doing evaluation. Curr Sociol. 1992; 40 (1) : 122-137.

34. Charmaz K. Constructing Grounded Theory: A Practical Guide Through Qualitative Analysis. Los Angeles, CA: Sage Publications; 2006.

35. Patton MQ. Designing qualitative studies. In: Qualitative Evaluation and Research Methods. 3rd ed. Thousand Oaks, CA: Sage Publications; 2002: 209-257.

36. Davies D, Dodd J. Qualitative research and the question of rigor. Qual Health Res. 2002; 12 (2) : 279-289.

第三篇　伤害（观察性研究）

JAMAevidence
Using Evidence to Improve Care

第14章

伤害（观察性研究）

Mitchell Levine，John P.A.Ioannidis，Alfred Theodore Haines，and Gordon Guyatt

内容提要

伤害（观察性研究）

豆奶（或大豆制品）增加儿童对花生过敏的风险吗？

你是一名全科医师，正在接诊一位29岁怀孕第二胎的女性，孕龄8个月。她的第一个孩子目前3岁，在婴儿时期就表现出对牛奶不耐受，改为大豆制品喂养，对豆奶耐受良好。在第一个孩子2岁时重新改用牛奶喂养，已经没有任何不耐受的表现，之后就一直用牛奶。她计划第二胎从出生就给大豆制品喂养，但听她的邻居说这样会增加孩子对花生过敏的风险——这是一个可能非常严重并伴随终生的疾病。因此她咨询你对豆奶喂养的看法。但你对这个问题并不了解，所以要查找文献、寻找证据，将在1周后产检时告诉她结果。

一、寻找证据

首先，你就此提出问题：在婴儿中，豆奶**暴露**和花生过敏之间是否有联系？然后你用"花生过敏"（peanut allergy）作为检索词在实时临床证据综合工具上检索后，在"病因和危险因素"的副主题中显示"使用豆奶或大豆制品"是潜在**危险因素**，有1篇参考文献，于是你点开本链接查看相关文献[1]。

这篇文献是一项**病例对照研究**，病例来自于按地域分组的13971个学龄前儿童的**队列**。通过施以盲法并暴露于花生蛋白或安慰剂，从而鉴别出有确切花生过敏史的儿童，并从他们的父母那里获取详细信息。研究还有两个对照组，一组是由地域分组的队列的随机样本，另一组是出生6月内即患湿疹的婴儿的队列，这些婴儿的母亲也有湿疹病史。信息同样获取自儿童父母。

框14-1介绍将医学文献中关于**伤害**的

研究结果应用于临床实践的3个常规步骤。你会发现这些标准适用于一系列无法随机分配暴露因素的病因或危险因素研究。这些**观察性研究**可以是队列研究或病例对照研究。

框14-1　关于危险因素的文献的使用指南

偏倚风险有多严重？

· 在队列研究中，除了暴露因素外，在其他风险因素方面，暴露组和对照组在研究的起始和结束时是否一致？

· 不同组的患者在已知和结局相关的预后因素方面是一致的吗（或统计分析是否校正了这种不平衡）？

· 不同组患者结局的测量是否在相同的环境和方法下完成？

· 随访充分完成了吗？

· 在病例对照研究中，病例组和对照组既往接受暴露的风险相等吗？

· 根据指征或相关环境因素，病例组和对照组环境因素暴露水平是否相等（或统计分析过程是否校正了这种不平衡）？

· 病例组和对照组暴露因素的测量是否在相同的环境和方法下完成？

研究结果是什么？

· 暴露和结局之间的关联有多强？

· 危险度估计值有多精确？

怎样把研究结果用于我的患者？

· 研究中的患者和我的患者相似吗？

· 随访时间足够长吗？

· 我的患者是否具相似的暴露？

· 危险度大小？

· 暴露因素能带来哪些获益？

二、偏倚风险有多严重？

医生常遇到这样的患者，他们暴露于具有潜在危害的医疗干预或环境中。这种情况促使我们提出一些常见的问题：手机是否可增加脑部肿瘤的风险？输精管切除术是否增加前列腺癌的风险？医疗卫生政策（如基于医疗服务量的拨款）的改变可以导致有害的**健康结局**吗？当考虑这些问题时，医生和管理者必须评估**偏倚风险**、假设的原因和不良结局之间的关联强度，以及我们的研究对象和文献中研究对象是否一致。

在回答任何临床问题之前，首先要明确是否存在关于该问题的**系统综述**，这些文献可以提供高质量证据的总结（详见"证据概述"部分）。诠释这类**综述**需要对不同类型研究的证据等级有一定了解，如**原始研究**，**随机对照试验**（RCTs）和观察性研究。分析偏倚风险和观察性研究结果之间的联系，这将会帮助你判断暴露组和**对照组**（或病例组和对照组）是否始终足够相似，使得评估暴露对结局影响的偏倚最小（见第6章"为什么研究结果会产生误导：偏倚和随机误差"）

随机对照试验评估不良反应的偏倚通常小于其他研究方法，因为随机化是确保不同组在影响结局的已知或未知因素方面达到平衡的最好方法［见第7章"治疗（随机对照试验）"］。尽管研究者常常采用RCTs来评估治疗方式是否有效，但他们也可以通过RCTs发现不良反应，有时也可意外发现对这些干预措施的不良反应（见第11章第2节"令人吃惊的随机试验结果"）。

但我们常常不采用RCTs来专门评估一个假定有害的药物是否真的有不良反应。原因有以下四点。

第一，随机化后，让一部分患者暴露于无益但是有潜在不良风险的影响因素（如吸烟）中不合伦理。

第二，我们常常关注罕见而严重的药物副作用，但这可能需要成千上万个患者服用该药物若干年才可被识别出。举例来说，一个非常大型的RCT都无法获得氯吡格雷与血栓性血小板减少性紫癜之间的相关性[3]，后来一个观察性研究证实相关性的存在[4]。随机对照试验可以发现的副作用最低发生率可达1%[5,6]，但设计一个在暴露因素中不良事件发生率<1%的RCT理论上是困难的，常因大样本量和需要长期**随访**而耗资巨大。**荟萃分析**在不良事件发生率很低时也许是有用的[7]。然而，有关不良反应的大样本研究证据在系统综述中并不常见。例如，在接近2000篇系统综述中，探索干预措施与不良反应的关联性并且样本量大于4000的文献仅有25篇[8]。

第三，RCT随访时间是有限的，常常不能覆盖从暴露至出现不良反应的几十年时间（例如儿童期化疗的长期影响）[9]。

第四，即使不良事件发生率较高，并且从暴露至出现不良事件的时间足够短，RCTs可做到充分随访，研究报告通常也没能提供完整的伤害相关信息[10]。

鉴于医生不会选择RCTs来寻找关于不良反应的问题答案，因此必须了解使**偏倚**最小化的替代策略。这就需要熟悉观察性研究的设计（表14-1）。

观察性研究有两种主要的方法：队列研究和病例对照研究。队列研究中，将受试者分为暴露组和非暴露组，并对每组进行随访，监测目标结局，以探究暴露和结局之间是否

表14-1

不同方法学设计的研究内容、优缺点

设计方法	出发点	评估指标	优点	缺点
随机对照试验	干预措施	结局事件	偏倚风险较小	可行性及外推性受限
队列研究	暴露因素	结局事件	对于无法实现暴露随机化的研究，队列研究比较可行，且外推性强	偏倚风险高
病例对照研究	结局事件	暴露因素	可克服从暴露至出现不良事件时间长、概率低、需要大样本量等困难	偏倚风险高

伤害（观察性研究）

有联系。队列研究和RCT在设计上很相似，只是不采用随机化的策略。当然，患者是否接受暴露因素取决于患者或调查者的倾向，或是一些偶然因素。

病例对照研究也评价暴露和结局之间的关系。至于一些罕见结局或需要长期随访才能发现的结局，RCTs和队列研究的可行性都不高，病例对照研究可作为替代选择。病例对照研究将已出现目标结局者作为病例组，不具有该结局者作为对照组。通过病例对照研究，研究者可评估在病例组和对照组中曾经暴露于有害因素的频率差别。

例如，在评估非甾体抗炎药（NSAIDs）对临床上消化道出血的影响时，研究者需要设计队列研究来解决罕见事件的问题。使用NSAIDs患者出血发生率大约是1.5次/（1000人·年），而不使用者为1次/（1000人·年）[11]。因非暴露患者的事件发生率太低（0.1%），若用RCT来研究出血风险上升50%则需大量病例（大约每组需要75000个样本）才有足够把握度证明NSAIDs可增加上消化道出血风险[12]。这样的RCT缺少可操作性。但可以从一个大型注册数据库提取信息并进行队列研究。

1. 队列研究

队列研究可以是前瞻性或回顾性的。在前瞻性队列研究中，研究者征集患者或参与者，然后开始随访并等待结局事件发生。此类研究常常需要很多年来完成，因此实施难度较高，但优点是研究者可以预先计划如何管理病例及采集数据。

在回顾性队列研究中，在研究之前已经收集了暴露因素和结局相关的资料，研究者通过获取数据来判断结局变量是否和暴露因素相关。这类研究较易开展，因为这些结局事件及暴露因素均是过去已发生或出现的，资料容易获取。但另一方面，研究者对数据

资料的质量和相关性可控性小。最后需说明的是，临床工作者并不需要对某个研究是前瞻性研究还是回顾性研究关注太多，而应该关注框14-1中的偏倚风险标准。

2. 队列研究中除暴露因素外，在其他风险因素方面暴露组和对照组在研究的起始和结束时是否达到一致？

（1）不同组的患者在已知和结局相关的预后因素方面是一致的吗（或统计分析是否校正了这种不平衡）？

如果暴露组和对照组某些基线特征（例如目标结局的危险因素）存在差异，且数据处理和分析无法校正这种差异时，可能会引起预后不同，此时队列研究会产生结果偏倚。譬如，在分析NSAIDs应用和上消化道出血风险的关系中，年龄也许与NSAIDs应用和消化道出血都有关联。易言之，服用NSAIDs的患者通常年龄偏大，而年龄偏大的患者更容易出现消化道出血，年龄这个可变因素会使NSAIDs增加消化道出血风险的说法可信度降低。当一个会影响预后的变量在暴露组和对照组之间有差别时，我们称为**混杂**。

自我选择（或由医生选择）暴露于潜在风险因素的患者与非暴露组相比，在影响结局的预后因素方面很难没有差异。有很多理由支持这一点，例如医生不会希望自己开的药物处方对患者造成不良影响。

在一项研究中，24.1%曾使用新型NSAIDs药物酮洛芬的患者在过去2年里接受过消化性溃疡治疗，而对照组接受消化性溃疡治疗的比例为15.7%[13]。暴露组接受消化性溃疡治疗比例高的原因可能是酮洛芬制造商成功地说服医生，酮洛芬与其他药物相比引起消化道出血的可能性更小。这样具有高出血风险的患者更容易选择酮洛芬治疗。这种偏倚被称为选择偏倚或指示性混杂引起的偏倚。

苯二氮䓬类药物在老年人中的使用的

例子提示我们，医生治疗选择的不同，会使接受特定药物治疗的患者风险分布也发生改变，有时我们将这种情况称为**渠道偏倚**（channeling bias）[14]。Ray等人报告[15]，1977年至1979年的数据显示长期使用苯二氮䓬类药物和跌倒风险之间存在相关性（RR 2.0；95%CI，1.6～2.5），而1984年至1985年的数据显示二者不存在相关性（RR 1.3；95% CI，0.9～1.8）。最合理的解释是较多的具有跌倒高风险的患者（痴呆患者）在病程早期使用了苯二氮䓬类药物。第一篇苯二氮䓬类药物和跌倒风险相关性的报道引起了广泛关注。当医生避免在跌倒高风险的患者使用苯二氮䓬类药物后，这种看似明显的相关性就消失了。

因此，研究者必须记录暴露组和对照组的基线特点，以保证两组的可比性（在队列研究中很少见），或使用统计分析来校正两组差异，后者需要对预后因素进行精确测量。对于前瞻性队列研究，研究者需要保证数据的质量。而对于回顾性研究，我们必须充分利用有效的资源。大型经维护的数据库虽然可保证罕见事件的样本量，但关于患者的基本特征、就医经过或诊断的资料往往有限。例如，在评估护理实践中电子报告和人工记录精确度的横断面研究中，电子报告显著低估了哮喘的药物治疗率和肺炎球菌疫苗接种率，并高估了糖尿病患者的血脂达标率[16]。

即使研究者保证了暴露组和对照组之间混杂变量具有可比性，或使用统计分析来校正组间差异，但仍可能存在一些研究者尚不知道或尚未测量的重要预后因素在组间分布不平衡，并引起结局差异。我们称之为**残余混杂**（residual confounding）。

让我们回到最初的例子。也有这种可能，就是需要NSAIDs治疗的患者的基础疾病，而不是NSAIDs本身增加消化道出血风险。因此，队列研究结论的因果推断的强度弱于随机对照研究。

（2）不同组患者结局的测量是否在相同的环境和方法下完成？

在队列研究中，发现结局事件是最关键的问题。例如，研究者报道工作中接触放射性物质的患者患恶性黑色素瘤的风险会增加3倍。一种关于风险升高的可能解释是医生因关注潜在风险而检查次数增多，因此发现了本来被忽视的疾病（或在疾病较早期就发现）。这些会引起暴露组出现不良事件的阳性率假性增高，即**监测偏倚**（surveillance bias）[18]。

合理选择结局变量可以部分解决监测偏倚问题。例如，为了评估印刷产业中铅和有机溶剂的暴露对围产期婴儿结局的影响，研究者通过队列研究将挪威奥斯陆印刷工会的成员（围产期婴儿的父亲）作为研究对象[19]。按照工种将受试者（婴儿的父亲）分为暴露于铅和有机溶剂组以及未暴露组。研究者对这些父亲们是否暴露于铅和有机溶剂的认知，也许会影响他们对婴儿出生时的小缺陷或需要特殊检查才发现的缺陷的检测。但另一方面，一些结局如早产率不太可能因为**监测偏倚**（在研究组中更积极寻找结局事件）而增加，因为知晓暴露因素并不会造成婴儿早产。该研究发现暴露组早产率为对照组的8倍，而出生缺陷率无差异。因此，这个研究结果不太可能受监测偏倚的影响。

（3）随访足够完整吗？

正如我们在第7章"治疗（随机对照试验）"中指出的，失访会引起偏倚，因为失访患者和未失访患者结局可能不一致，特别是当暴露组和对照组失访率不同时。

例如，在一个良好实施的研究中[20]，研究者随访了1940至1975年在石棉纺织作坊工作的1235名白人工人（这期间共有1261名白人工人在此工作，随访率为

98%）。结果显示肺癌死亡率和石棉暴露的相关性逐年增加。随着暴露时间的延长，初次接触石棉至今超过15年的工人，石棉累积暴露效应带来的肺癌死亡相对危险度由1.4增长至18.2。由于该研究随访十分完整，2%的数据缺失并不影响研究结果，失访也不影响石棉暴露引起肺癌的结论。

3. 病例对照研究

病例对照研究通常是回顾性的。结局事件已经发生，在此基础上受试者分为两组：发生结局事件的为一组（病例组），未发生结局事件的是另一组（对照组）。研究者回顾性地分析结局事件的暴露因素。此类设计包含了一些固有的偏倚风险，因为暴露史依赖于受试者的记忆和回忆，或是基于其他目的而非研究目的收集的数据。

4. 在病例对照研究中，病例组和对照组既往接受暴露的风险（机会）一致吗？

（1）病例组和对照组可以导致暴露的环境或者适应证是否相似（或是否通过匹配或统计校正不平衡因素）？

与队列研究相同，病例对照研究易受不可测的混杂因素影响。例如，在探究哮喘患者中应用β受体激动剂与死亡相关性时，研究者需要考虑患者既往住院史和其他药物应用情况并进行匹配或校正，从而避免因疾病严重程度不同引起的混杂。使用β受体激动剂较多的患者可能有更严重的哮喘，那么可能是病情的严重程度导致患者死亡率增加，而非应用β受体激动剂本身。和队列研究一样，匹配和校正并不能完全消除偏倚风险，尤其是在观察期间暴露水平有变化时。也就是说，根据既往住院和其他药物应用情况进行匹配和校正，并不能充分地控制影响哮喘严重程度的所有潜在变量。此外，使用大剂量β受体激动剂的哮喘患者，其不良生活习惯也可能

是导致死亡率增加的真正原因。

为了进一步解释不可测量的混杂因素可能带来的影响，让我们参考一项病例对照研究。该研究评估孕期女性服用己烯雌酚（雌激素代用品）与其女儿多年后罹患阴道腺癌是否具相关性[21]。若通过随机对照试验（randomized controlled trial，RCT）或前瞻性队列验证这种因果关系，即从首次怀疑存在相关性开始，直到完成整个研究需要至少20年。此外，鉴于目标结局（阴道腺癌）发病率较低，RCT或队列研究需要的样本量很大。因此研究者采用了病例对照研究，分析了两组小样本量的年轻女性受试者。具有结局事件（阴道腺癌）的受试者为病例组（$n=8$），而未发生结局事件的为对照组（$n=32$）。然后回顾性分析两组的己烯雌酚暴露率是否有差别，结果发现己烯雌酚暴露与阴道腺癌显著相关。这项研究结果无须花费20年时间，仅通过40个样本即可完成。

在此项研究中一个重要的考量是，是否存在以下情况：病例组由于某些原因暴露于己烯雌酚，而这些原因并不出现于对照组？比如，有流产或早产风险的孕妇才会使用己烯雌酚，那么流产或早产会是混杂因素吗？我们认为不会。这是由于在应用己烯雌酚之前年轻女性阴道腺癌发生率并不高，而流产和早产却始终常见。因此，流产和早产与阴道腺癌直接相关的可能性极小。既然没有这种相关性，那么它们不会成为混杂因素。

在另一项研究中，研究者用病例对照设计研究哮喘患者β受体激动剂的使用与死亡率的相关性[22]。这项研究的数据收集自健康保险和药物保险的电子记录。该项研究采用的数据库涵盖了加拿大萨斯喀彻温地区95%的人口。研究者选取了129例曾经历过致死性或接近致死性的哮喘发作患者为病例组，用匹配后655例未经历上述发作的患者作为对照组。

病情更严重的哮喘患者倾向于应用更多的β受体激动剂，这可能会制造出药物使用与死亡率相关的假象。研究者通过计算死亡前（病例组）或者入组前（对照组）24个月内的住院次数以及药物的使用情况来反应疾病严重程度，并由此来校正疾病严重程度对结局事件的影响。研究显示，即使经过对疾病严重程度的校正，哮喘患者经定量喷雾器常规使用大剂量β肾上腺素受体激动剂仍与死亡风险相关（OR：2.6/（瓶定量喷雾器·月）；95%CI，1.7～3.9）。

（2）在病例组和对照组中，确定暴露的条件和方法是否相同？

在病例对照研究中，确定暴露因素是一个关键问题。然而，如果病例组患者对暴露的记忆比对照组强，那么结局就会存在假相关性。

例如，一项病例对照研究发现应用精神类药物的患者髋部骨折风险增加2倍[23]。在该研究中，研究者确定药物暴露的方法是从密歇根医保系统中调查电子索赔档案。该策略可避免**回忆偏倚**（recall bias）（对暴露因素的选择性记忆），及病例组和对照组的调查差异——**访谈者偏倚**（interviewer bias）。

另一项病例对照研究，是评价手机使用与汽车车祸风险增加是否相关[24]。假定研究者尝试询问发生车祸的人和对照组（同一天相同时刻未发生车祸的人）是否在事件发生期间使用手机。那么事故发生者更可能回忆起正在使用手机，因为他们的回忆可能被不幸的事故所加强。此时，可能会因为回忆差异导致假相关性。或者，他们可能因为难为情或顾忌相关法律，故意否认使用了手机，从而使相关性弱化。因此在该研究中，研究者采用计算机数据而非受试者回忆来说明手机使用情况[24]。此外，研究者对事故中的每一个受试者运用

自身对照法：按照发生车祸的时间与该司机在生活中未发生车祸的对应时间（比如在相同时间开车上班）匹配。这个合理的实验设计表明使用手机与车祸风险升高具相关性。

并不是所有的研究都能获取无偏倚的暴露信息。比如，在一项研究咖啡与胰腺癌相关性的病例对照研究中，癌症患者可能更积极地去寻找患病的可能原因，并倾向于回忆起较大的咖啡饮用量[25]。此外，如果病例组和对照组未对调查者设盲，调查者可能会更深入地询问病例组的暴露信息。在这项研究中，即便胰腺癌的发生与咖啡没有客观的联系，回忆偏倚或访谈者偏倚也可能造成表面上明显的相关性。

还有一种偏倚能更好地解释假相关性（spurious association）。上述研究的对照组来自治疗胰腺癌患者的医生所诊治的其他患者。这些对照组患者有各种各样的胃肠道疾病，咖啡摄入可加重其中一些疾病，因此部分对照组患者知道要避免咖啡摄入。这就解释了研究者们之前发现的咖啡与胰腺癌的假相关性，事实上胰腺癌患者咖啡摄入量与普遍人群并无区别。接下来的研究采用更合适的对照组推翻了这种相关性[26]。

除了偏倚，测量暴露过程中也可能存在**随机误差**。在随机分类错误中，暴露组和非暴露组患者被错误分类，但是病例组和对照组分类错误的概率是相同的。这种无差别的分类错误可能一定程度地稀释相关性（比如，真实的关联将会比观察到的关联更强）。值得庆幸的是，除非分类错误极大，否则分类错误对实际相关性的影响很小。

5. 横断面研究的偏倚风险是什么？

就像队列研究和病例对照研究一样，**横断面研究**（cross-sectional study）也是一种观察性研究设计。如同队列研究，横断面研究

的对象分为暴露组和非暴露组。然而，在横断面研究中，暴露因素与结局事件是在同一个时间点进行测量的。因此，关联性的时间顺序难以确定。另一个重要的局限之处在于，不良结局事件的发生可能会使已纳入病例组的患者离开研究，因此，导致关联测定结果偏小。然而，横断面研究相对经济，易于实施，有助于提出研究假设，后续可采用其他观察性研究或RCT进一步验证。

6.病例系列和病例报道的偏倚风险是什么？

病例系列（case series）（对一系列病例的描述）和病例报道（case report）（对个案病例的描述）并不提供任何对照组，因此不能确定结局事件在无暴露时是否会发生。虽然描述性研究中的重要发现被认为可指导临床决策的实施，但这是不合理的。在没有更有力的研究证据情况下，针对可信度很低的证据采取措施有潜在的风险。例如特定出生缺陷与沙利度胺暴露相关性的病例报道[27]。

比如药物本涤汀（bendectin）（一种由抗敏安、吡哆醇、双环胺合成的药物，用于妊娠期止吐）的案例，因为病例报道指出其有致畸作用[28]，最终制造商将其从市场上撤回。之后，虽然有大量比较性研究报道了该药的相对安全性[29]，也无法结束争议——其后果是本涤汀从市场上彻底消失。很多孕妇原本可以从该药获益，却被剥夺了使用该药缓解症状的机会。

对于一些医疗干预，不良事件登记有可能提供质量很高的原始证据。比如，疫苗登记处记录了接种疫苗人群出现的不良事件。这些登记机构可能会发出一个特殊不良反应的信号，而这种不良反应很难从样本量较小的前瞻性研究中获取。如果接种疫苗的人群与未接种者有很大不同，统计校正和匹配也不能处理这些差异话，那么回顾性研究也

很难实施。在这种情况下，研究者可在新疫苗引入之前，在一般人群中实施**前－后设计**（before-after study）。但是，这种用历史对照的比较研究容易产生偏倚，因为许多其他因素在不同时期可能发生变化。然而，如果一个不良事件的发生率有很大变化，那么这个不良反应可能确实存在。举例来说，接种某种轮状病毒疫苗的儿童集中出现肠套叠，从而导致疫苗下市[30]。这种相关性随后被一项病例对照研究所证实[31]。最终，另一种不会导致该不良反应的轮状病毒疫苗被研发出来。

总之，医生不应该从病例分析中得出因果关系的推论，而应将其结果视为提出研究问题或假设的起点。若要验证这些假设，需要研究者采用有能力处理偏倚风险的研究设计方案。如果暴露的风险大于获益（并且大于停止暴露的风险），那么即使缺乏有力证据，医生也必须及时做出医疗决策。

7.偏倚风险有多严重：总结

和疗效相关问题一样，医生应首选RCTs来回答关于危险因素的问题。但他们常常检索不到这样的研究，以致不得不参考有缺陷的研究设计类型。不管何种研究设计，仍然需要合适的对照人群。在队列研究中，对照组和暴露组影响结局的基线风险应相似，否则研究者应通过统计方法校正两组差异。在病例对照研究中，病例组和对照组应该具备相似的暴露机会。只有这样，在观察到暴露组出现结局事件时才可以合理推断暴露因素和结局事件存在相关性，而不是因为混杂因素。尽管如此，研究者还是应该常规应用统计方法来匹配病例组和对照组，或者校正两组之间的差异。

即使研究者已采用全部措施来减少偏倚，医生也应该认识到组间剩余差异仍有可能使观察性研究的结果发生偏倚[32]。因为在实际操作中，研究证据、研究者偏好、患者**价值观**与**偏好**都影响干预措施的实施，导致暴露组和对照组在预后因素方面有所不同。

　　回到我们之前的讨论，我们所检索到的豆奶（或大豆制品）和发生花生过敏相关性的研究采用的是病例对照设计[1]。花生过敏组（病例组）和对照组在大豆暴露的机会和环境上基本是相似的，但仍有小部分潜在的不一致。病例组患者有花生过敏家族史以及其兄长、姐姐具有牛奶不耐受病史更多见，这可能使受试孩子接触大豆的机会增加。为了避免混杂因素，研究者进行了**校正分析**。

　　病例组和对照组暴露因素的数据采集方法是相似的，因为研究者和患者父母在收集病例时对大豆暴露可能会增加花生过敏的假设并不知情（因此避免了访谈者偏倚和回忆偏倚）。尽管无法完全避免文化和经济因素影响病例组和对照组接触大豆，但所有孩子均来自同一地域，理论上具有相近的接触大豆的机会。总的来说，该研究已经很充分的控制了偏倚风险。

三、结果是什么？

1. 暴露与结局的关联强度如何？

　　在本书的其他章节中，我们介绍了评估暴露与结局相关性的指标如RR（相对危险度）和OR（见第9章"治疗能否降低危险度：解读研究结果"，及第12章第2节"结果的解读：关于比数比"）。

　　例如，在一项评估男性退伍军人非心脏手术后住院死亡率的队列研究中，有高血压病史的289名患者中23人死亡，无高血压病史的185名患者中3人死亡[34]。高血压患者死亡率（23/289）与血压正常患者（3/185）相比，RR值为4.9（95%CI，1.5 ~ 16.1）。该结果表明高血压患者非心脏手术后的死亡率几乎为血压正常患者的5倍。

　　RR值取决于暴露组与对照组中各有多大比例的患者发生结局事件。RR值不适用于病例对照研究，因其病例组和对照组是由研究者选择的，这就意味着发生结局事件的比例也是可以被研究者决定的。对于病例对照研究，我们用比数比（OR）替代相对危险度（RR）。OR是指在某个病例研究中，病例组患者暴露率与对照组患者暴露率的比值。除非结局事件发生风险很高（20%及以上），否则我们可以将OR值视为RR值的简易而有效的替代评估指标。

2. 风险估计值的精确性

　　临床工作者可以通过估计值的可信区间来预测风险精度（见第10章："可信区间：单个研究或荟萃分析是否足够大"）。比如，在一项研究中，研究人员发现暴露与不良结局具有相关性，那么RR估计值的下限说明了可能的最小关联程度。或者，在一项阴性研究（即结果不具有**统计意义**）中，尽管没有发现具有统计学意义的相关联系，RR可信区间的上限仍可提示发生不良反应的风险可能有多大。

　　研究者计算出大豆暴露和未暴露群体的花生过敏风险比数比为2.6（95%CI，1.3 ~ 5.2）[1]。这一结果已校正了皮肤过敏症状（如特应性皮炎）的影响，表明婴儿食用大豆与花生过敏独立相关，花生过敏也并非其他变态反应的表现。尽管如此，仍存在大豆与其他未知因素混淆的可能。遗憾的是，研究者没有对大豆暴露和花生过敏之间的剂量-反应关系进行评估。

四、怎样把研究结果应用于我的患者？

1. 研究中的病例与我的患者情况相似么？

如果一项研究可能存在的偏倚不足以否定研究结论，那么在实践中，你应当考虑研究结果对你的患者有多大程度的适用性。你的患者是否符合研究的入选标准？在一些潜在的重要影响因素上，比如患者特征或病史，你的患者与研究中描述的病例是否具有相似性？如果不是，对于你正诊治的患者来说，不良暴露所致的生物学结局是否会有所不同？

2. 随访时间是否足够长？

有的研究在控制偏倚方面做得很好，但随访时间不足，这样的研究应用价值有限。也就是说，研究可能提供了短期内暴露效应的无偏倚估计，但我们真正关注的是在相当长时期内的暴露效应。比如，大多数的癌症从最初的生物学水平的改变发展为临床可检测的恶性肿瘤需要10年或更长时间。如果研究问题是一种特定的暴露（如工业化学物质）与随后发生的癌症是否相关，仅在暴露后几年内监测肿瘤并不能真实反映出暴露因素的致癌风险。

3. 暴露与我的患者可能发生的暴露相似么？

医生应当了解自己的患者和研究中的暴露（如剂量和持续时间）是否存在差异。例如，目前使用的口服避孕药中雌激素含量较前有所降低，故20世纪70年代描述的静脉血栓与使用口服避孕药的关系可能不适用于21世纪的患者。还有另一个关于适用性存疑的例子[18]：在1940年到1975年间，石棉纺织作坊工人的肺癌死亡风险升高，在石棉接触史不低于15年的工人中，肺癌死亡风险与石棉累积暴露的相关性从1.4上升至18.2。但是，这项研究并没有对短暂或间断接触石棉（比如，一个在某栋石棉超标的办公室工作数月的人）是否增加肺癌死亡风险提供可靠证据。

4. 什么是增量风险？

RR值和OR值不能说明事件的发生频率，而是比较了暴露组和对照组中事件的发生概率。当不良事件罕见时，即使我们观察到两组的相对危险度存在显著差异，结果仍可能意义不大。因此我们需要一种方法来评估暴露的绝对影响。在关于治疗的讨论中［详见第7章"治疗（随机对照试验）"及第9章"治疗能否降低危险度：解读研究结果"］，我们描述了如何计算**危险差**以及为预防1例不良事件的发生，医生需干预的病例数（**需治疗病例数**）。如果我们对伤害感兴趣，可以通过随机对照试验或队列研究（但非病例对照研究）的结果，并用相似的方法计算出可能发生不良事件的病例数。但是，这种计算方式需要了解对照组出现不良事件的**绝对风险**。

例如，在一项平均时长为10个月的随访中，研究者进行了一项关于抗心律失常药物的随机对照试验[35]，发现使用安慰剂的患者病死率为3.0%，使用恩卡胺或氟卡因的患者病死率为7.7%。绝对风险增加4.7%，增量绝对风险的倒数（100/4.7）表明，使用恩卡胺或氟卡因1年，平均每21例患者中会有出现1例额外死亡。

这与我们之前提到的NSAIDs和上消化道出血的关系形成对比。在该研究中，2000例非暴露者中每年有2人会发生1次出血事件，而使用NSAIDs的2000例患者有3人会发生。因此，如果我们给予2000名患者NSAIDs治疗，那么每年会增加一次额外的出血事件[11]。

5. 是否有暴露因素带来的其他获益能抵消暴露相关的风险？

即使研究结果证实暴露因素可带来不良结局，并且此结果亦适用于你的患者，制定

临床场景解决方案

　　回到我们最初的临床情景。你认为尚未出生的这个孩子未来成长至幼儿期，符合研究中的入选标准。但你不能确定研究中的大豆制品与该患者可能使用的是否一样。在普通人群中，大约每1000名儿童有4个对花生过敏。与对照组相比，暴露于大豆的儿童对花生过敏的OR值为2.6，即每1000名儿童有10个会发生花生过敏，有6个为额外发生的。也就是说，要引起1个额外发生花生过敏的儿童需要167（1000/6）名儿童饮用豆奶。最后，并没有不使用大豆制品或豆奶的数据来支持阴性结果，且使用这些产品明显取决于孩子的牛奶不耐受有多严重。

　　为了指导临床实践，你采用以下3个步骤评估。第一，评估该研究的偏倚风险。研究显示，校正已知混杂因素并不能降低婴儿大豆暴露和花生过敏的相关性。该研究的设计也减少了回忆偏倚和访谈者偏倚。因此你得出结论：基于该观察性研究的缺陷（通常仅在效应评估时可信度较低），该研究偏倚风险较低。

　　结果显示大豆暴露和花生过敏具有中度相关性（2<OR<5），即便考虑到观察性研究的不足之处，这个中等关联强度已足以证明大豆暴露和花生过敏之间存在联系。综合可信区间的下限（1.3），以及考虑到每1000名儿童有4个出现花生过敏的基线数据具有一定的不确定性，我们得出这样的结论：大豆暴露和花生过敏的增量风险估计为每1000名儿童中有6个出现花生过敏，但这个证据的可信度较低。

　　第三步，你要思考此研究结果对我们所面临的临床问题有哪些提示。该研究似乎可以应用于该患者未来的孩子。虽然大豆暴露对花生过敏的绝对风险只有千分之六，而且这个证据并不是十分可靠，但花生过敏对患者而言是非常严重的健康威胁，并且对一个家庭的影响是破坏性的，毕竟需要严格的食品限制。与那位母亲讨论过这些情况后，最终她选择用奶制品喂养婴儿。但因为预测值的可信度有限且绝对风险率较小，如果孩子出现牛奶不耐受，则可以换为大豆制品喂养。

　　下一步诊疗决策仍然不容易。因为除了考虑风险的大小，我们还必须考虑减少或去除暴露因素后患者的损失（即患者不再获得的任何潜在好处）。

　　当暴露因素带来的不良后果较严重并且患者没有获益时，制定临床决策是很简单的。比如，在一项偏倚风险很小的随机对照试验中[35]，有证据表明使用恩卡胺和氟卡因的患者死亡率增加。根据该临床试验的结论，我们有一定的信心认为死亡风险增加，因为每治疗21名患者就会导致1例额外死亡。研究一经发表，这些抗心律失常药物的使用就迅速减少。

　　当存在可以规避风险的替代方案时，临床决策也会变得容易。尽管研究证据等级较低，如果替代方案有效、可操作，医生也可做出明确的决策。

方卫纲　周子月　吴　东　译
张　渊　谢　锋　审

参考文献

1. Lack G, Fox D, Northstone K, Golding J: Avon Longitudinal Study of Parents and Children Study Team. Factors associated with the development of peanut allergy in childhood. N Engl J Med. 2003; 348 (11) : 977-985.

2. CAPRIE Steering Committee. A randomised, blinded, trial of clopidogrel versus aspirin in patients at risk of ischaemic events (CAPRIE). Lancet. 1996; 348 (9038) : 1329-1339.

3. Bennett CL, Connors JM, Carwile JM, et al. Thrombotic thrombocytopenic purpura associated with clopidogrel. N Engl J Med. 2000; 342 (24) : 1773-1777.

4. Silverstein FE, Graham DY, Senior JR, et al. Misoprostol reduces serious gastrointestinal complications in patients with rheumatoid arthritis receiving nonsteroidal anti-inflammatory drugs: A randomized, double-blind, placebo-controlled trial. Ann Intern Med. 1995; 123 (4) : 241-249.

5. Bombardier C, Laine L, Reicin A, et al; VIGOR Study Group. Comparison of upper gastrointestinal toxicity of rofecoxib and naproxen in patients with rheumatoid arthritis. N Engl J Med. 2000; 343 (21) : 1520-1528

6. Langman MJ, Jensen DM, Watson DJ, et al. Adverse upper gastrointestinal effects of rofecoxib compared with NSAIDs. JAMA. 1999; 282 (20) : 1929-1933.

7. Papanikolaou PN, Ioannidis JP. Availability of large-scale evidence on specific harms from systematic reviews of randomized trials. Am J Med. 2004; 117 (8) : 582-589.

8. Geenen MM, Cardous-Ubbink MC, Kremer LC, et al. Medical assessment of adverse health outcomes in long-term survivors of childhood cancer. JAMA. 2007; 297 (24) : 2705-2715.

9. Ioannidis JP, Haidich AB, Pappa M, et al. Comparison of evidence of treatment effects in randomized and nonrandomized studies. JAMA. 2001; 286 (7) : 821-830.

10. Carson JL, Strom BL, Soper KA, West SL, Morse ML. The association of nonsteroidal anti-inflammatory drugs with upper gastrointestinal tract bleeding. Arch Intern Med. 1987; 147 (1) : 85-88.

11. Walter SD. Determination of significant relative risks and optimal sampling procedures in prospective and retrospective comparative studies of various sizes. Am J Epidemiol. 1977; 105 (4) : 387-397.

12. Leufkens HG, Urquhart J, Stricker BH, Bakker A, Petri H. Channelling of controlled release formulation of ketoprofen (Oscorel) in patients with history of gastrointestinal problems. J Epidemiol Community Health. 1992; 46 (4) : 428-432.

13. Joseph KS. The evolution of clinical practice and time trends in drug effects. J Clin Epidemiol. 1994; 47 (6) : 593-598.

14. Ray WA, Griffin MR, Downey W. Benzodiazepines of long and short elimination half-life and the risk of hip fracture. JAMA. 1989; 262 (23) : 3303-3307.

15. Kern LM, Malhotra S, Barron Y, et al. Accuracy of electronically reported"meaningful use" clinical quality measures: a cross-sectional study. Ann Intern Med. 2013; 158 (2) : 77-83.

16. Hiatt RA, Fireman B. The possible effect of increased surveillance on the incidence of malignant melanoma. Prev Med. 1986; 15 (6) : 652-660.

17. Kristensen P, Irgens LM, Daltveit AK, Andersen A. Perinatal outcome among children of men exposed to lead and organic solvents in the printing industry. Am J Epidemiol. 1993; 37 (2) : 134-144.

18. Dement JM, Harris RL Jr, Symons MJ, Shy CM. Exposures and mortality among chrysotile asbestos workers, part II: mortality. Am J Ind Med. 1983; 4 (3) : 421-433.

19. Herbst AL, Ulfelder H, Poskanzer DC. Adenocarcinoma of the vagina: Association of maternal stilbestrol therapy with tumor appearance in young women. N Engl J Med. 1971; 284 (15) : 878-881.

20. Spitzer WO, Suissa S, Ernst P, et al. The use of beta-agonists and the risk of death and near death from asthma. N Engl J Med. 1992; 326 (8) : 501-506.

21. Ray WA, Griffin MR, Schaffner W, Baugh DK, Melton LJ 3rd. Psychotropic drug use and the risk of hip fracture. N Engl J Med. 1987; 316 (7) : 363-369.

22. Redelmeier DA, Tibshirani RJ. Association between cellular-telephone calls and motor vehicle collisions. N Engl J Med. 1997; 336 (7) : 453-458.

23. MacMahon B, Yen S, Trichopoulos D, Warren K, Nardi G. Coffee and cancer of the pancreas. N Engl J Med. 1981; 304 (11) : 630-633.

24. Baghurst PA, McMichael AJ, Slavotinek AH, Baghurst KI, Boyle P, Walker AM. A case-control study of diet and cancer of the pancreas. Am J Epidemiol. 1991; 134 (2) : 167-179.

25. Lenz W. Epidemiology of congenital malformations. Ann N Y Acad Sci. 1965; 123: 228-236.

26. Soverchia G, Perri PF. 2 Cases of malformations of a limb in infants of mothers treated with an antiemetic in a very early phase of pregnancy. Pediatr Med Chir. 1981; 3 (1) : 97-99.

27. Holmes LB. Teratogen update: Bendectin. Teratology. 1983; 27 (2) : 277-281.

28. Centers for Disease Control and Prevention (CDC). Intussusception among recipients of rotavirus vaccine—United States, 1998-1999. Morb Mortal Wkly Rep CDC Surveill Summ. 1999; 48 (27) : 577-581.

29. Murphy TV, Gargiullo PM, Massoudi MS, et al. Intussusception among infants given an oral rotavirus vaccine. N Engl J Med. 2001; 344 (8) : 564-572.

30. Kellermann AL, Rivara FP, Rushforth NB, et al. Gun ownership as a risk factor for homicide in the home. N Engl J Med. 1993; 329 (15) : 1084-1091.

31. Browner WS, Li J, Mangano DT. The Study of Perioperative Ischemia Research Group. In-hospital and long-term mortality in male veterans following noncardiac surgery. JAMA. 1992; 268 (2) : 228-232.

32. Echt DS, Liebson PR, Mitchell LB, et al. Mortality and morbidity in patients receiving encainide, flecainide, or placebo: the Cardiac Arrhythmia Suppression Trial. N Engl J Med. 1991; 324 (12) : 781-788.

第15章

相关与回归

Shanil Ebrahim，Stephen D.Walter，Deborah J.Cook，Roman Jaeschke，Gordon Guyatt

内容提要

一、引言

研究者会对不同测量值或变量之间的关系感兴趣。他们会提出关于这些变量之间相关性的问题。例如，他们会问："医生对哮喘患儿症状的临床印象与家长认知之间是否相关？""患者的机体功能与情绪之间的联系有多么紧密？"。

相比之下，有些研究者主要对预测高危个体出现后续事件感兴趣。例如，我们能否识别可能因哮喘加重而需要住院的高危患者？

还有些研究者会寻找临床现象之间的因果关系。比如，他们会问："什么因素决定哮喘患者运动时气短的程度？"最后，研究者也可能提出直接决定治疗的因果问题："哮喘患者使用长效β受体激动剂是否增加死亡风险？"

医生可能对上述3类问题都感兴趣：①相关（correlation）；②预测（prediction）；③因果关系（causation）。例如，如果孩子与家长对于症状的认知相关性很弱，医生必须同时了解双方的认知。如果机能与情绪仅有较弱的关联，医生必须同时对这两个领域深入探究。我们可能找出后续不良事件的高危患者，并给予预防性干预措施。例如，如果医生知道缺氧与气短关系密切，他们会更倾向于给气短的患者吸氧。因果问题的临床意义更为明显。如果长效β受体激动剂真的增加死亡的可能性，我们就应该避免使用它们。

不同变量或现象之间的联系程度，我们称之为**相关**[1]。如果我们要描述不同变量之间的关系，而后用某个变量值预测另一个变量值或做出因果推断，我们所用的技术称为**回归**。在本章中，我们举例说明医学文献中如何运用相关和回归。

二、相关

相关性分析是一个统计工具，当任何一个变量都不考虑作为**因变量**（dependent variable）时，用相关性分析可以检验2个变量之间的相关强度。

传统上，我们用跑步机或自行车功率计测量心肺疾病患者的运动能力。大约30年前，对呼吸疾病感兴趣的研究人员，开始使用与日常活动更密切相关的较简单的方法测量患者运动能力[2]。例如步行试验，该试验要求患者在指定时间内（一般是6分钟）在一条封闭的走廊尽可能多地走。出于某些原因，我们可能对步行试验与传统运动功能测定之间的相关强度感兴趣。如果检查之间有很强的相关性，我们也许能够用其中一个检查替代另一个。进一步地，相关强度可能会告诉我们运动功能检查有可能用于预测患者能否胜任日常体力活动。

2个测量之间的相关强度是什么意思？第一次测量获得高分的患者倾向于第二次也获得高分，第一次获得中等分数的患者倾向于第二次也获得中等分数，第一次得分低的患者倾向于第二次也得分低，这就是强正相关[3]。一次测量得分高的人在另一次测量中得分低，这是强负相关[3]。如果在一次测量中得分低的患者，在另一次测量中有均等的机会得分高或低，这两个变量之间的相关性就是差的、弱的甚或不存在的[3]。

通过观察根据患者在这两个测量中获得的分数所绘制的图形，我们能够总体上估计相关性的强度。图15.1-1将步行试验的结果（在x轴上）和自行车运动试验的结果（在y轴上）关联起来。这张图以及之后用步行试验结果进行分析的数据，来自关于慢性气流限制性疾病患者的3个研究[4-6]。图15.1-1中的每一个点代表一位患者，包含了两条信息：患者步行试验的分数和自行车功率计运动结果。步行试验的结果是连续的，而自行车功率计的结果仅包含一些非连续数值，这是由于患者通常是在某个水平结束的时候而不是升至某个水平的半路停下来。

　　观察图15.1-1，你会发现，一般情况下步行试验得分高的患者自行车运动试验的得分也高，自行车功率计得分低的患者步行试验得分也低。但也会有例外的患者，在其中一个试验里得分比其他人都高，但在另外一个试验里却表现没那么好。因此，这些数据代表步行试验和自行车运动试验之间存在中度相关。

　　2个连续变量之间的相关强度可以用单独一个数——**皮尔森相关系数**（Pearson correlation coefficient）来概括。Pearson相关系数用r表示，取值范围从−1.0到1.0。当2个变量间呈完美的线性关系时，相关系数为1.0或−1.0。相关系数为−1.0代表完美的负相关，即A试验的分越高，与之相关的B试验的分越低。相关系数为1.0代表完美的正相关，即A试验的分越高，与之相关的B试验

图15.1-1

步行试验和自行车功率计运动试验结果的关系

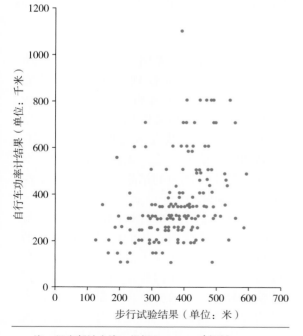

注：经出版社允许，根据Guyatt et al[1]复制。

的分越高。相关系数为0代表两个变量之间没有相关性（即A试验得分与B试验得分之间是随机关系）。当计算相关系数时，一般情况下假设变量之间呈线性关系。有时变量之间存在一定关系，但视觉上不一定是一条直线。比如，即便不同变量的较大数值一起出现，在低值的时候有的变量可能比其他变量增长得慢，但在高值的时候却比其他变量增长得更快。如果变量之间存在强相关，但却不是线性关系，那么相关系数可能会造成误导。

　　在图15.1-1所显示的例子中，变量之间的关系看起来差不多是一条直线，表示步行试验和自行车运动试验相关性的r值是0.5。看到这样一个中等强度的相关性，医生是应该感到高兴、舒服，还是不高兴、不舒服？这取决于我们希望如何运用这个信息。如果我们想用步行试验的结果代替自行车功率计（毕竟步行试验操作更为简单），我们会感到失望。若想让我们有信心做如此的替代，需要相关系数达到0.8或更高（这个阈值设定比较主观）。如果相关系数太低，则有较高风险出现这样的情况：一个人步行试验分数高而自行车运动试验表现一般或差，或者一个人步行试验很差而自行车运动试验表现好。另一方面，如果我们假定步行试验能良好反映日常生活中的运动能力，中等程度的相关性提示自行车运动试验的结果对于了解日常活动能力有一定价值（但低于步行试验）。

　　相关性的意义，除了可以理解为用一个变量替换另一个的可能性（要求有很高的相关性）或一个变量提示另一个变量的状态（相关性可以较低）以外，还可以理解为用一个变量解释另一个变量时，另一个变量的变化程度。相关性的平方代表了该变量方差可解释部分所占的百分比（比如，如果变量A和变量B的相关系数是0.4，则变量A可以解释变量B 16%的方差；如果相关系数是0.8，则变量A可以解释变量B 64%的方差）。

P值常与相关系数有关（参见第12章第1节"假设检验"）。当考虑相关系数时，P值往往和典型的**无效假设**有关，即2个变量的真实相关性是0。因此，P值的意义在于，若假设真实的相关性为0，在试验中出现明显的、与所观察到一样强的甚或更强的关系出于纯粹偶然性而发生的概率是多少。P值越小，用偶然性来解释2个变量之间明显的关系越不可信，直至足以拒绝无效假设。

P值不仅取决于关联的强度，也取决于样本量。在这个例子中，我们有179位患者步行试验和自行车功率计的数据，相关系数为0.5，P值小于0.001。如果样本量足够大，即便关联很微弱，P值也可以小。比如，样本量500的时候，相关系数0.1，我们也可以达到P值0.05的传统界限。同时，对于任何给定的样本量，相关性越强则P值越小。

在评价**治疗效果**的时候，效果大小和效果的**可信区间**（confidence intervals）一般比P值更有意义（参见第10章"可信区间：单个研究或荟萃分析是否足够大"）[7]。相关性也一样，相关的程度和相关的可信区间是关键的参数。

步行试验和自行车运动试验相关性的95%可信区间是0.38到0.60。可信区间的低限0.38代表中度相关。

三、回归

回归检验1个或多个预测变量与目标变量之间的关联强度。医生常常对预测感兴趣。我们希望能够预测哪个人将发生疾病（如冠心病），哪个人不会；哪个患者预后好，哪个患者预后差。当不可能实施**随机对照试验**的情况下（例如伤害性暴露），我们也对因果推断感兴趣。回归分析对解决这两类问题是有用的[8]。

1. 目标变量为连续变量的回归模型

在任何一种回归中，都有目标结局或反应变量，我们称之为因变量，因为它受其他变量或因素影响，或由其他变量或因素决定。当因变量是连续变量的时候（比如6分钟步行试验，患者的步行距离作为分数，数值的变化范围很大）一般采用**线性回归**（linear regression）[9]。有时候，目标变量是一个离散值，比如在步行试验中患者可能达到10或其他类似的水平，有人也按连续变量对其进行处理。

回归分析也有解释或预测变量，我们推测其与因变量相关或因果相关。这些自变量可以是二分变量，比如性别（男性或女性），也可以是2类以上的分类变量，比如婚姻状况（单身、已婚、离异或丧偶），当然也可以是连续变量，比如1秒用力呼气量（FEV_1）。

如果只有一个预测变量和一个因变量，这样的回归叫作**双变量回归**或**简单回归**（simple regression）[10]。当自变量不止一个时，我们称之为**多变量回归**或**多元回归**（multiple regression）。单变量这个词，留给只有一个变量而没有自变量的描述性统计检验，一般用于描述一个样本或由一个样本扩展至更大的人群[11]。

假设我们尝试用一些测量方法比较简单的变量［如性别、身高和肺功能（FEV_1）］，来预测患者的步行试验分数，或者我们思考一个检验因果假设的研究：患者的步行试验分数在多大程度上由性别、身高和肺功能所决定？无论上面哪种，因变量都是步行试验的结果，而自变量是性别、身高和肺功能。

图15.1-2是219位慢性肺病患者步行试验分数的柱状图，我们可以看到患者的步行试验分数变化很大。在没有其他信息的情况下，如果我们要预测一个人的步行试验分数，最好的猜测应该是所有患者的平均分数（394米）。但是，对许多患者而言，这个预测与他们的实际分数相去甚远。

图 15.1-2

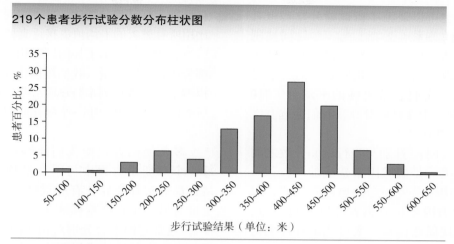

219个患者步行试验分数分布柱状图

注：经出版社允许，根据 Guyatt et al[1] 复制。

图 15.1-3 展示了 FEV$_1$ 与步行试验之间的关系。注意这 2 个变量之间有关联，尽管关联强度弱于图 15.1-1 中展示的步行试验与运动试验之间的关联。因此，步行试验

图 15.1-3

219例患者 FEV$_1$ 和步行试验结果的关系

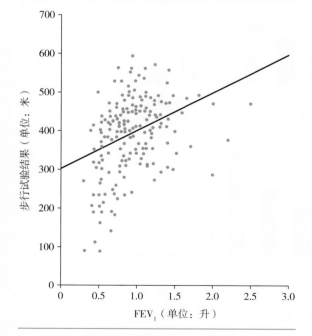

注：经出版社允许，根据 Guyatt et al[1] 复制。

分数之间的部分差别似乎可以归因于 FEV$_1$ 的变化。我们可以构建一个公式，用 FEV$_1$ 去预测步行试验分数。

一般来说，当我们构建回归公式的时候，我们把预测变量（自变量）定为 x，目标变量（因变量）定为 y。在这个例子里，回归公式假设 FEV$_1$ 与步行试验数据之间符合线性关系，计算出回归直线与 y 轴的交点（截距）和斜率（坡度），获得回归直线的表达式。在这个例子里，回归直线表达式如下：

$$y = 298 + 108x$$

y 是步行试验的结果数值，298 是截距，108 是直线的斜率，x 是 FEV$_1$ 的值（单位是升）。在这个例子中，截距 298 没有什么实际意义，它预测的是 FEV$_1$ 为 0 的患者，其步行试验的距离是多少。然而，坡度 108 是有点意义的，它预测的是 FEV$_1$ 每增加 1 升，患者能够多走 108 米。图 15.1-3 显示了与此公式相对应的回归线。

构建了回归公式，我们就能够研究 2 个变量之间的相关性，评价相关性是否可以用偶然性来解释。相关性是 0.4，提示用偶然性是很难解释的（$P < 0.001$）。所以，我们的结论是 FEV$_1$ 部分解释了步行试验分数的变异（variability）或方差（variance），

并具有统计学意义。

我们也可以研究步行试验分数和患者性别之间的关系（图15.1-4）。尽管同性别内有明显的变异，但男性一般比女性的步行试验分数更高。如果我们要预测一个男性的分数，我们会选男性的平均分（410米）；预测一个女性的分数，我们会选女性的平均分（363米）。

我们会问："性别与步行试验分数之间明显的相关性是偶然因素造成的吗？"一种回答是构建另外一个简单回归公式，以步行试验为因变量，患者性别为自变量，我们会发现偶然性是不太可能解释性别与步行试验之间的关系的（$P < 0.001$）。

在图15.1-5中，我们将男女分开，不同的性别再按FEV_1的结果分为高低两组。尽管在每组中分数有高有低，组内变异范围却比所有女性或所有男性窄，和所有患者相比

就更窄。当我们用男性或女性平均值作为各自性别步行试验分数的最佳预测时，一般会比用所有患者的平均值更接近真值。

图15.1-5展示了如何同时用多个自变量解释或预测因变量。我们可以构建一个数学模型来解释或预测步行试验分数，同时考虑所有的自变量以产生一个多元回归方程。

多元回归方程使我们能够确定这一点：每一个双变量方程中与因变量相关的变量，是否都对解释变异性有所贡献。如果一个自变量与另一个自变量强相关（如年龄与出生年），通常它们不会分别对预测因变量有强贡献。多元回归法能显示每个变量对预测的独立贡献[12]。

例如，FEV_1和性别都对解释步行试验的结果有独立贡献（在多元回归分析中，

图 15.1-4

男性、女性的步行试验结果（样本为219例患者）

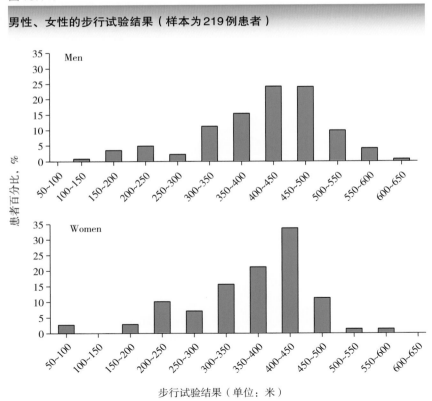

步行试验结果（单位：米）

注：经出版社允许，根据Guyatt et al[1]复制。

图 15.1-5

男性、女性按FEV$_1$高低分组的步行试验结果分布（样本为219例患者）

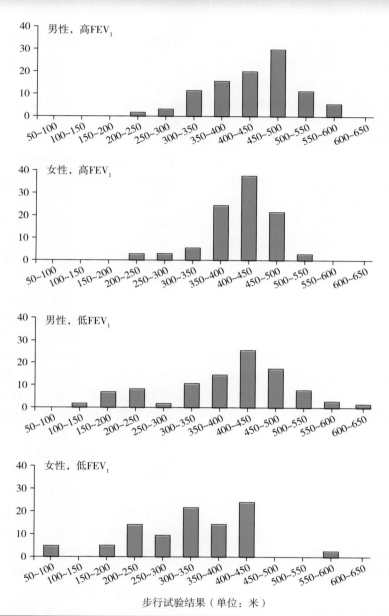

步行试验结果（单位：米）

注：FEV$_1$，第1秒用力呼气量。

经出版社允许，根据Guyatt et al[1]复制。

伤害（观察性研究）

FEV$_1$ $P < 0.001$，性别 $P = 0.03$），但是身高在多元回归中却没有类似的独立贡献，尽管在双变量回归中身高的 P 值为 0.02。

如果我们选取 FEV$_1$ 和呼气峰流速作为自变量，会发现它们都与步行试验分数显著相关。但是，因为 FEV$_1$ 和呼气峰流速之间有强相关，二者不太可能对解释步行试验分数的变化有独立的贡献。换句话说，一旦我们采用 FEV$_1$ 作为自变量，峰流速就不太可能对预测步行试验分数有任何帮助；反之亦然，如果我们采用峰流速，FEV$_1$ 也将不能对我们的预测模型提供更多的解释。若单独分析各自变量，身高是步行试验分数的一个显著的预测因素，但是因为身高与性别和 FEV$_1$ 相关，所以在多因素回归中就不再有显著意义[1]。

我们已经强调过，相关的 P 值并不能对两个变量间的关联强度提供多少信息，关联强度需要用相关系数本身来说明。与之相仿，知道多变量模型中的若干自变量可以解释因变量的部分变异，也无法说明预测模型的效力究竟如何。

但回归公式却可以告诉我们更多信息，即因变量的变异中有多大比例可以用模型来解释。如果一个模型对因变量（目标结局）变异的解释不足10%，则其作用不大；如果它解释了变异性的50%以上，它就特别有用。解释程度居中的模型其价值中等。

回到我们的例子，图15.1-5令我们对如何利用模型预测因变量有了一些了解。尽管在4个亚组中步行试验分数的分布不同，它们之间还是有明显的重叠。在本例中，FEV$_1$ 作为第一个变量进入模型时，它解释了变异性的15%，性别进一步解释了2%，整个模型解释了变异性的17%。所以我们可以说，有很多我们没有测量（也许无法测量）的因素决定了慢性肺病的患者能够在6分钟之内走多远。其他应用回归技术的研究已经发现，患者对用力强度的体

验以及对自己疾病严重程度的感受，可能比 FEV$_1$ 预测步行试验距离有更高的价值[13]。

2. 目标二分变量的回归建模

我们经常会对预测患者的状态感兴趣，这里的因变量是二分变量，如死亡或心梗等结局出现与否。这种模型我们称之为**逻辑回归**。

之前，我们提到这样一个问题：我们能否预测哪些重症患者可能出现有临床意义的上消化道出血[14]。因变量是患者是否有临床重要的出血事件，自变量包括患者自主呼吸或需要机械通气、是否有凝血功能障碍、脓毒症、低血压、肝功能衰竭或肾功能衰竭。

表15.1-1给出了这项研究的部分结果，其中我们记录到2252位重症患者大出血的频次。该表显示，在双变量逻辑回归方程中，许多自变量（呼吸衰竭、凝血功能障碍、低血压、脓毒血症、肝功能衰竭、肾功能衰竭、肠道营养、使用糖皮质激素、器官移植和抗凝治疗）与临床重要的出血显著相关。一些变量的比数比［见第7章"治疗（随机对照试验）"］显示关联强度相当强。

但是，当我们构建了一个多元逻辑回归方程时，仅有2个自变量（机械通气和凝血功能障碍）与出血风险独立相关而且相关达到统计学显著水平。在双因素分析中，预测出血的所有其他变量都与机械通气或凝血功能障碍相关，所以在多元回归模型中这些变量均没有达到传统的**统计学显著**水平。不需要机械通气的1597人中，有3例（0.2%）出血；接受呼吸支持的655人中，有30例（4.6%）出血。没有凝血功能障碍的1792人中，有10例（0.6%）出血，有凝血功能障碍的455人中，有23例（5.1%）出血。

临床上我们主要关心的是，找到出

表 15.1-1

对消化道出血的重症患者进行简单（双变量）和多因素（多变量）logistic危险因素回归分析的比数比和*P*值

危险因素	简单回归		多因素回归	
	OR	*P*值	OR	*P*值
机械通气	25.5	＜0.001	15.6	＜0.001
凝血功能障碍	9.5	＜0.001	4.3	＜0.001
低血压	5.0	0.03	2.1	0.08
脓毒血症	7.3	＜0.001	NS	
肝功能衰竭	6.5	＜0.001	NS	
肾功能衰竭	4.6	＜0.001	NS	
肠内营养	3.8	＜0.001	NS	
使用皮质类固醇	3.7	＜0.001	NS	
器官移植	3.6	0.006	NS	
抗凝血治疗	3.3	0.004	NS	

注：OR，比数比；NS，不具有统计学显著性。

经出版社允许，根据Guyatt et al[1]复制。

血风险足够低的一个亚组，他们可能不需要对出血进行预防。这虽与回归分析不同，但受其结果的启发，我们将患者分为2组：既没有机械通气也没有凝血功能障碍的1045人，其出血发生率是0.14%（2例），以及有机械通气或凝血功能障碍的847人，出血发生率是3.7%（31例）。我们的结论是，对前一组低风险的人，有理由不采取预防措施。

四、结论

相关是一种统计工具，当两个变量均不被认为是因变量时，研究者用相关分析对二者之间的相关强度进行检验；而回归则检验对一个或多个预测变量（自变量）与一个目标变量（因变量）之间的相关强度。回归分析对构建风险预测模型非常有用，如急性冠脉综合征患者发生死亡的风险[15]，非心脏手术患者发生心脏事件的风险[16]，或重症患者发生出血的风险[14]。这些预测模型能够帮助我们更好地进行临床决策。这些模型对检验因果关联（尤其是罕见的伤害事件）也非常关键，尤其是**观察性研究**中不能进行**随机化**时。无论是相关还是回归，不仅应注意到变量之间的关联是否有统计学意义，还要注意到关联的程度或幅度（可解释变异的比例），模型对于发生目标事件风险差异较大的人群的判别能力，以及假定伤害性**暴露**的比数比。

方卫纲　周子月　吴　东　译

张　渊　谢　锋　审

伤害（观察性研究）

参考文献

1. Guyatt G, Walter S, Shannon H, Cook D, Jaeschke R, Heddle N. Basic statistics for clinicians: 4. Correlation and regression. CMAJ. 1995; 152 (4) : 497-504.

2. McGavin CR, Gupta SP, McHardy GJ. Twelve-minute walking test for assessing disability in chronic bronchitis. Br Med J. 1976; 1 (6013) : 822-823.

3. Streiner DL. A Guide for the Statistically Perplexed: Selected Readings for Clinical Researchers. Toronto, Ontario: University of Toronto Press; 2013: 187.

4. Guyatt GH, Berman LB, Townsend M. Long-term outcome after respiratory rehabilitation. CMAJ. 1987; 137 (12) : 1089-1095.

5. Guyatt G, Keller J, Singer J, Halcrow S, Newhouse M. Controlled trial of respiratory muscle training in chronic airflow limitation. Thorax. 1992; 47 (8) : 598-602.

6. Goldstein RS, Gort EH, Stubbing D, Avendano MA, Guyatt GH. Randomised controlled trial of respiratory rehabilitation. Lancet. 1994; 344 (8934) : 1394-1397.

7. Guyatt G, Jaeschke R, Heddle N, Cook D, Shannon H, Walter S. Basic statistics for clinicians: 2. Interpreting study results: confidence intervals. CMAJ. 1995; 152 (2) : 169-173.

8. Katz MH. Multivariable analysis: a primer for readers of medical research. Ann Intern Med. 2003; 138 (8) : 644-650.

9. Sedgwick P. Statistical question: correlation versus linear regression. BMJ. 2013; 346: f2686.

10. Godfrey K. Simple linear regression in medical research. N Engl J Med. 1985; 313 (26) : 1629-1636.

11. Winker MA, Lurie SJ. Glossary of statistical terms. In: AMA Manual of Style: A Guide for Authors and Editors. 10th ed. New York, NY: Oxford University Press; 2007. http: //www.amaman-ualofstyle. com/view/10. 1093/jama/9780195176339.001. 0001/med-9780195176339-div1-215. Accessed January 7, 2014.

12. Babyak MA. What you see may not be what you get: a brief, nontechnical introduction to overfitting in regression-type models. Psychosom Med. 2004; 66 (3) : 411-421.

13. Morgan AD, Peck DF, Buchanan DR, McHardy GJ. Effect of attitudes and beliefs on exercise tolerance in chronic bronchitis. Br Med J (Clin Res Ed). 1983; 286 (6360) : 171-173.

14. Cook DJ, Fuller HD, Guyatt GH, et al; Canadian Critical Care Trials Group. Risk factors for gastrointestinal bleeding in critically ill patients. N Engl J Med. 1994; 330 (6) : 377-381.

15. Eagle KA, Lim MJ, Dabbous OH, et al; GRACE Investigators. A validated prediction model for all forms of acute coronary syndrome: estimating the risk of 6-month post discharge death in an international registry. JAMA. 2004; 291 (22) : 2727-2733.

16. Detsky AS, Abrams HB, McLaughlin JR, et al. Predicting cardiac complications in patients undergoing non-cardiac surgery. J Gen Intern Med. 1986; 1 (4) : 211-219.

第四篇 诊 断

诊断过程

W.Scott Richardson，Mark C.Wilson

内容提要

诊

断

设想如下场景：

1.43岁女性，左胸壁第三肋部的皮肤出现痛性簇状水疱，你考虑为单纯疱疹病毒引起的带状疱疹。

2.78岁男性，因为高血压在你的门诊随诊。自从上次随诊后，患者在6个月内体重下降10千克，伴食欲减退，但没有其他局灶性症状。你回想起患者的妻子已于1年前去世，考虑抑郁可能是患者消瘦的原因。但是考虑到他的年龄和病史（吸烟），也不能排除其他疾病。

一、两种互补的诊断方法

在第一种场景下，熟悉该病的有经验的医生会迅速地，几乎不假思索地做出诊断（即**模式识别**，pattern recognition）。依靠体格检查发现重要体征而迅速做出诊断，也属于这种方法[1-6]。第二种场景则比较复杂。在该场景下，无法进行简单的模式识别，需要医生一步步地进行细致的思考和分析[7,8]。此时医生会应用**概率分析法**（probabilistic approach），依靠临床研究中获得的证据来做

出诊断——这正是本章的核心内容（图16-1）。使用概率分析法的时候，医生会列出一系列可能的诊断，评估每个诊断概率的大小，再回到临床做进一步的检查，而检查结果会增加或降低此前诊断的可能性，如此反复，直至医生做出最终诊断[9-14]。

进行概率分析法需要丰富的知识背景，包括解剖学、病理生理学和疾病相关知识[11,12,14]。此外，正确诊断还有赖于了解临床研究证据[15-17]。本章将着重介绍如何应用临床研究证据来协助医生进行概率分析并做出诊断。

二、凝练临床信息以确定临床问题

采用概率分析法进行诊断的时候，医生会详细询问病史并进行体格检查，从中发现一些有用的线索。例如在第二个临床场景中，医生注意到患者6个月内体重下降10千克与食欲减退有关，且不伴有任何局灶症状。有经验的医生会分组考虑有意义的一系列临床表现，并简洁地描述这一系列相关的症状、受累部位或器官系统，如"消瘦伴食欲减退"。通过凝练临床信息以确定临床问题，由此开始使用概率分析法进行鉴别诊断[11]（见第17章"鉴别诊断"）。

图16-1

模式识别和概率分析法的区别

模式识别	概率分析法
发现并确定疾病	通过临床评估来估计概率
↓	↓
比较验后概率和决策阈值（通常模式识别会默认验后概率接近100%，从而高于阈值）	根据新的信息计算验后概率（可能要重复多次）
	↓
	比较验后概率和决策阈值

三、医生列出几个可能的诊断

医生进行鉴别诊断前，先要确定一个可能的诊断范围。如果认为所有的诊断都有相同的可能性，并且对每一个诊断都进行验证（概率清单，possibilistic list），就会导致大量毫无必要的检查。而有经验的临床医生是有取舍的，会首先考虑那些可能性更大的疾病（概率清单），如果延误诊治会有严重后果的疾病（预后清单，prognostic list），以及对治疗反应迅速的疾病（实效清单，pragmatic list）。明智的医生在确定鉴别诊断优先顺序时，会同时考虑以上三种情况（概率最大，严重影响预后和实效性）。

最能解释患者临床表现的诊断可以作为**主要假设**（leading hypothesis）或**工作诊断**（working diagnosis）。例如在第二个场景中，抑郁最有可能导致厌食和体重下降，故可作为主要假设。除此之外，综合考虑诊断概率、延误诊治的后果以及治疗方案的时效性后，还应考虑其他几种疾病（通常是 1～5 个）的可能性。对于这样一位不明原因消瘦的老人，不应忽视恶性肿瘤，尤其是患者有吸烟史，须警惕肺癌。

其他一些疾病在初始评估时也许可能性很小，但如果最初的诊断假设被逐一排除，其可能性就会增加。面对一位体重下降的 78 岁男性，多数医生最初不会考虑营养吸收不良，但如果抑郁和恶性肿瘤最终均被排除，就应该认真考虑该病是否可能。

四、估计验前概率以协助诊断

在列出了需要进一步排查的疾病清单（即鉴别诊断）后，医生会评估各个疾病的概率。概率分析法倡导医生首先去估计清单上每个疾病的概率，即**验前概率**（pretest probability）（图16-1）（见第17章"鉴别诊断"）[18]。所有鉴别诊断的概率之和等于 1。

医生如何估计验前概率呢？第一种比较自然的方法，即医生根据以往诊治同样疾病的经验（既往患者被诊断为疾病 X 的概率）来估计当前患者被诊为疾病 X 的验前概率。但是，经验和记忆并不完美和准确。我们会受那些印象深刻病例的影响，会受近期经验的影响，会受既往推理的影响，并且往往会忽视新的证据。更重要的是我们对某个特定临床问题的经验常常是有限的，故这种依靠直觉做出的概率判断难以避免**偏倚**（bias）和**随机误差**（random error）[19-21]。

另一种方法使用临床研究证据来指导验前概率的估计。例如一些研究会纳入有同样临床问题的患者，并进行完整的诊断评估，最终得出患有可能疾病的概率。医生可以据此来评估自己患者的验前概率（第17章"鉴别诊断"）。另一类临床研究则是制定**临床决策准则**（clinical decision rules）或**预测准则**（prediction rules）。在这类研究中，具有某个临床问题的患者经过诊断评估后，研究者应用统计学方法来评估临床表现和相关检查结果，从而得出患者的诊断概率（见第19章第4节"临床预测准则"）。

五、根据新的信息计算验后概率

临床诊断是一个动态过程。当获取新的信息后，某个诊断的概率会发生变化[6]。例如对于一个消瘦的老年男性，近期生活上的变故（妻子去世）提示抑郁可能是其病因，而没有腹部症状提示肠道疾病的可能性相对较小。**似然比**（Likelihood ratio）可以反映某条信息能在多大程度上改变诊断概率（第18章"诊断试验"；第19章第2节"**似然比释例**"）。

尽管基于经验的直觉有时可以帮助医生解读试验结果，但一个试验结果能在多大程度上协助诊断则需要详尽的研究。这类研究有多种类型，最重要的还是诊断试验的原始研究（见第18章"诊断试验"）和关于这些研究的系统综述（见第22章"系统综述和荟萃

诊断

295

分析的过程"）。这些研究的偏倚风险和实用性得到评估后，相关临床表现和试验结果的诊断效力就可以成为医生的参考[22,23]。

六、根据验后概率和阈值概率的关系做出临床决策

当根据试验结果计算出**验后概率**（posttest probability）后，可以比较这个概率和阈值概率的关系（图16-2）[24-26]。如果验后概率是1，那么该诊断就有完全把握，否则诊断就只有部分把握。但随着验后概率增加并逐渐接近1，诊断的准确性也随之增加。当验后概率超过某个阈值的时候，医生会建议开始治疗（**治疗阈值**，treatment threshold）（图16-2）。模式识别和概率分析或者**贝叶斯诊断推理**（Bayesian diagnostic reasoning），均可应用阈值理念。例如，在第一个临床场景中，患者皮肤的某一区域出现痛性簇状水疱，有经验的医生会迅速诊断为带状疱疹并考虑开始治疗。也就是说，此时确诊为带状疱疹的概率非常高（接近1或者100%），已经超过了治疗阈值，从而不需要进一步检查。

另一方面，如果验后概率等于0，应用诊断性实验需要确诊的X疾病（诊断）会被排除。随着验后概率不断下降并逐渐接近0，诊断为X疾病的可能性趋于减小。当验后概率低于某个阈值的时候，医生会排除这个诊断，

该阈值被称为**检验阈值**（test threshold）[24]。诊断概率处于检验阈值和治疗阈值之间时，则需要进行进一步检查。

例如：一个既往很健康的运动员被棒球意外击中季肋部，随后出现局部疼痛。有经验的医生会首先确定临床问题（创伤后外侧胸痛），并做出最可能的诊断（肋骨挫伤）和第二诊断（肋骨骨折），并进行进一步检查（X线检查）以确定或排除后一个诊断。如果被问及更多的可能，医生会列出一些概率很小从而不需要检查的其他诊断（例如心肌梗死）。也就是说，尽管肋骨骨折的诊断概率低于肋骨挫伤，但还是高于检验阈值，而心肌梗死的可能性低于检验阈值。

什么因素决定检验阈值和治疗阈值呢？阈值是由检查和治疗本身的特点以及疾病预后共同决定的（表16-1，表16-2）。对于检验阈值来说，检验方法的安全性越好，花费越低，延误诊断的后果越严重，明确诊断后治疗方案的疗效和安全性越好，检验阈值就越低；反之，检验方法的安全性越低，花费越高，延误诊断的后果越轻，明确诊断后治疗方案的疗效和安全性越差，检验阈值就越高。

例如，疑有急性冠脉综合征的患者常常需要检测肌钙蛋白。这是因为急性冠脉综合征有很严重的后果（比如致命的心律失常），而肌钙蛋白检查是无创的，费用也不高。因此急诊医生对急性冠脉综合征概率不高的患

图 16-2

诊断过程中的检验和治疗阈值

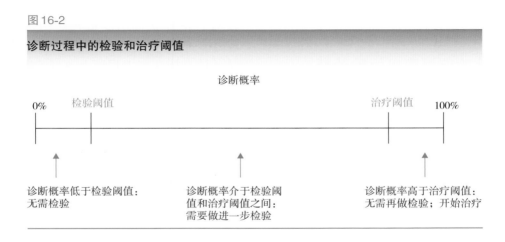

表 16-1

影响检验阈值的因素

因素	降低检验阈值	增加检验阈值
检验方案的安全性	低风险或零风险	风险大（有创性）
检验方案花费	花费小	花费大
患者对检验方案的可接受度	接受度高	接受度低
疾病预后	漏诊后果严重	漏诊后果较轻
确诊后现有治疗方案的疗效	疗效好	疗效较差
现有治疗方案是否可以在当地开展	可以开展	不能开展

表 16-2

影响治疗阈值的因素

因素	降低治疗阈值	增加治疗阈值
下一步检验方案的安全性	高风险	风险小或零风险
下一步检验方案花费	花费大	花费较低
疾病预后	漏诊后果严重	漏诊后果较轻
确诊后现有治疗方案的疗效	疗效非常好	疗效较差
现有治疗方案的安全性	风险较低	风险较高
现有治疗方案是否可以在当地开展	容易开展	较难开展

者也经常做肌钙蛋白检查，因为他们把检验阈值设得很低。

对于怀疑肺栓塞的患者进行肺动脉造影检查则相反。尽管肺栓塞是非常严重的急症，但肺动脉造影是有创的，而且可能出现并发症。所以，如果经过多普勒超声、肺通气灌注显像和 CT 检查后肺栓塞的可能性不大，医生可能会选择密切监测而不去做肺动脉造影。该检查的检验阈值因为其有创而且风险较大而被设定得很高。

对于治疗阈值来说，进一步检查的风险和费用越低，疾病预后越良好，确诊后的治疗费用和副作用越高，治疗阈值就越高。此时，我们在进行治疗前需要进一步明确诊断。反之，进一步检查的风险和费用越高，疾病

的预后越差，确诊后的治疗费用越低，安全性越高，则治疗阈值就越低。此时治疗的效果也可用于进一步确认诊断。例如，对于怀疑恶性肿瘤的患者，在开始治疗前医生一般会建议有创检查以明确诊断，即使这些检查可能有严重并发症。原因是恶性肿瘤的治疗本身（外科手术，放疗或化疗）就有很大的副作用，甚至致残、致死。所以，此时的治疗阈值很高。

与此相反，对于反酸、胃部灼热的患者，即使症状不甚典型，医生也可能会给予质子泵抑制剂来缓解症状，而不是去做胃镜检查。这种治疗的阈值很低是因为治疗的副作用较小，而胃镜检查属于有创操作（译注：这是欧美国家的做法，与我国指南推荐不同）。

七、结论

　　本章中，我们简要介绍了概率分析法的推理过程，以及不同的研究证据如何影响我们的诊断思维和医疗行为。下一章我们将着重讲述诊断过程中的几个特殊点。

刘永太　朱庆莉　吴　东　译

张誉清　谢　锋　审

参考文献

1. Elstein AS, Shulman L, Sprafka S. Medical Problem Solving: An Analysis of Clinical Reasoning. Cambridge, MA: Harvard University Press; 1978.

2. Schmidt HG, Norman GR, Boshuizen HP. A cognitive perspective on medical expertise: theory and implication. Acad Med. 1990; 65 (10) : 611-621.

3. Eva KW. What every teacher needs to know about clinical reasoning. Med Educ. 2005; 39 (1) : 98-106.

4. Norman GR, Brooks LR. The non-analytical basis of clinical reasoning. Adv Health Sci Educ Theory Pract. 1997; 2 (2) : 173-184.

5. Norman GR. The epistemology of clinical reasoning: perspectives from philosophy, psychology, and neuroscience. Acad Med. 2000; 75 (10) (suppl) : S127-S135.

6. Sackett DL. A primer on the precision and accuracy of the clinical examination. In: Simel DL, Rennie D, eds. The Rational Clinical Examination: Evidence-Based Clinical Diagnosis. New York, NY: McGraw-Hill; 2009. http: //www. jamaevidence. com/content/3474001. Accessed January 7, 2014.

7. Moulton CA, Regehr G, Mylopoulos M, MacRae HM. Slowing down when you should: a new model of expert judgment. Acad Med. 2007; 82 (10) (suppl) : S109-S116.

8. Croskerry P. A universal model of diagnostic reasoning. Acad Med. 2009; 84 (8) : 1022-1028.

9. Barrows HS, Pickell GC. Developing Clinical Problem Solving Skills: A Guide to More Effective Diagnosis and Treatment. New York, NY: WW Norton; 1991.

10. Kassirer JP, Wong JB, Kopelman RI. Learning Clinical Reasoning. 2nd ed. Baltimore, MD: Williams & Wilkins; 2009.

11. Barondess JA, Carpenter CCJ, eds. Differential Diagnosis. Philadelphia, PA: Lea & Febiger; 1994.

12. Bordage G. Elaborated knowledge: a key to successful diagnostic thinking. Acad Med. 1994; 69 (11) : 883-885.

13. Glass RD. Diagnosis: A Brief Introduction. Melbourne, Australia: Oxford University Press; 1996.

14. Cox K. Doctor and Patient: Exploring Clinical Thinking. Sydney, Australia: UNSW Press; 1999.

15. Kassirer JP. Diagnostic reasoning. Ann Intern Med. 1989; 110 (11) : 893-900.

16. Richardson WS. Integrating evidence into clinical diagnosis. In: Montori VM, ed. Evidence-Based Endocrinology. Totowa, NJ: Humana Press; 2006: 69-89.

17. Richardson WS. We should overcome the barriers to evidence-based clinical diagnosis! J Clin Epidemiol. 2007; 60 (3) : 217-227.

18. Sox HC Jr, Higgins MC, Owens DK, eds. Medical Decision Making. Chichester, UK: Wiley-Blackwell; 2013.

19. Richardson WS. Where do pretest probabilities come from? [editorial, EBM Note]. Evid Based Med. 1999; 4: 68-69.

20. Richardson WS, Glasziou P, Polashenski WA, Wilson MC. A new arrival: evidence about differential diagnosis. ACP J Club. 2000; 133 (3) : A11-A12.

21. Richardson WS. Five uneasy pieces about pre-test probability. J Gen Intern Med. 2002; 17 (11) : 882-883.

22. Fletcher RH, Fletcher SW, Fletcher GS. Clinical Epidemiology: The Essentials. 5th ed. Philadelphia, PA: Wolters-Kluwer/Lippincott Williams & Wilkins; 2012.

23. Straus SE, Glasziou P, Richardson WS, Haynes RB, eds. Evidence-Based Medicine: How to Practice and Teach It. 4th ed. Edinburgh, UK: Elsevier/Churchill-Livingstone; 2011.

24. Pauker SG, Kassirer JP. The threshold approach to clinical decision making. N Engl J Med. 1980; 302 (20) : 1109-1117.

25. Gross R. Making Medical Decisions: An Approach to Clinical Decision Making for Practicing Physicians. Philadelphia, PA: ACP Publications; 1999.

26. Hunink M, Glasziou P, eds. Decision Making in Health and Medicine: Integrating Evidence and Values. Cambridge, England: Cambridge University Press; 2001.

第17章

鉴别诊断

W.Scott Richardson，Mark C.Wilson，Thomas McGinn

内容提要

诊

断

一、寻找证据

　　框17-1总结了如何评估关于疾病鉴别诊断的文献。

二、偏倚风险有多大？

1. 研究的人群是否涵盖了存在同样临床问题的所有患者？

　　一个研究中入选的患者是从某个**目标人群**（target population）中经过筛选或抽样而来，该目标人群都有某个需要解决的临床问题。理想状态下，入选的患者在所有重要方面都与目标人群一致，只有这样，从入选患者中得出的各种疾病的概率才能反映目标人群的实际情况。这种样本我们称为具有"代表性"的样本。样本越有代表性，得到的各种疾病的**概率**就越准确。我们建议从4个方面来评估研究样本是否具有代表性（框17-2）。

首先，确定研究者对于临床问题的定义，这决定了研究样本源于什么样的目标人群。例如，对于一个关于胸部不适的研究，你必须关注是否包含了仅仅是胸部不适而没有胸痛的患者（许多心绞痛患者正是这种表现），是否仅仅是前胸不适（还是也有后背不适？），是否排除了近期有明确胸部外伤的患者。此外，研究者应该就分级诊疗机构的级别，以及就诊前病情评估的情况进行说明［例如，"因乏力就诊于初级医疗机构（例如家庭医生或者社区医院）"[6]或"因持续性咳嗽原因不明而转诊"[7]］。不同的临床问题意味着不同的目标人群，以及不同的疾病概率。一项研究对临床问题的描述越详细，越准确，就越有助于你判断该研究样本和你的患者是否相似。

其次，明确研究对象的来源。具有相同临床问题的患者可能就诊于不同的医疗机构，如初级医疗机构、急诊室或转诊中心。就诊医疗机构的选择受许多因素的影响，包括病程长短，病情严重程度，不同医疗资源的可获得性，患者经治医师的转诊习惯以及患者偏好。对同一疾病，不同的医疗机构所处理的患者可能有不同的患病率。一般来说，二级或三级医疗机构比初级医疗机构更容易见到严重或少见的病例。例如在一个关于胸痛的研究中，即使病史相似，转诊患者中冠心病的概率也要高于初级医疗机构的

患者[8]。

研究者应避免将患者来源限定于特定的医疗机构，原因在于其诊疗对象可能不具有代表性。举例来说，在关于"就诊于初级医疗机构的乏力患者"的研究中，尽管已规定患者仅从初级医疗机构招募，但来源还是应该尽可能多样（例如，服务对象涵盖各个社会阶层的初级医疗机构）。总的来说，一个研究纳入的医疗机构越少，该研究目标人群的代表性就越低。

再次，注意研究者在每个研究地点筛选患者的方法，以及如何避免漏检。理想状态下，应当纳入某个时间段内因某个临床问题而就诊的所有患者，从而形成**连续样本**（consecutive sample）。如果患者并非连续纳入而是选择性纳入，则可能降低样本的代表性，从而降低疾病概率的可信度。

最后，分析入选患者的疾病严重程度和临床特点。研究者是否把病情轻度、中度和重度的患者都纳入了研究？纳入的患者是否包含了该临床问题的所有表现？以胸部不适的研究为例，需要分析该研究是否纳入了不同严重程度的胸部不适，以及纳入的患者是否伴有其他重要症状，例如呼吸困难、出汗及放射痛。研究对象的临床谱越完整，样本就越能代表目标人群。相反，纳入患者的临床谱越窄，则样本的代表性就越差。尤其要注意，样本代表的目标人群是否与你的患者相类似。

使用文献

Hernandez等学者[2]将他们研究的临床问题定义为"孤立性非自主性体重下降"：即6个月内经证实的，非自主性体重下降5%或以上，不伴有局部的症状或体征，且首次就诊时未能明确病因的患者。由1991年1月至1996年12月，某特定地区连续1211名患者因为非自主性体重下降转诊到作者所在的普通内科门诊

诊

断

或住院，而其中有306名患者符合前述"孤立性"的定义。入选患者性别不限，年龄15至97岁。作者未详细描述这些患者的种族背景或社会经济情况。研究的排除标准包括体重下降少于5kg；此前已有明确诊断的某种疾病可解释其体重下降；首次评估后即明确诊断；主动控制体重。因此，他们的研究样本能较好地代表因为非自主性体重下降而转诊的患者，包括你的患者。

2.诊断是否明确？

一项研究要想为医生在鉴别诊断时估计疾病概率提供依据，就必须保证其纳入的患者最终诊断是正确的。要判断最终诊断是否正确，就需要了解研究者是如何做出诊断的。诊断评估越可靠，从研究样本中得出的疾病概率就越能代表目标人群的真实情况。我们建议从6个方面来评价"诊断评估是否明确？"（框17-3）。

框17-3　如何判断诊断评估是否明确

诊断评估是否全面？
诊断评估在所有患者中是否一致？
诊断标准是否清晰、可信？
诊断的重复性如何？
是否有少数未能明确诊断的患者？
对于未明确诊断的患者，随诊是否完整而充分？

首先，确定研究者在做出诊断前考虑是否全面。理想情况下，应该考虑该临床问题所有可能的病因。例如：一项关于卒中的回顾性研究中纳入了127例伴有精神症状的患者，研究者并未全面评估谵妄所有可能的病因，结果118名患者依然病因不明[9]。由于研究者并未详细描述如何对谵妄病因进行系统检查，所以文章得出的相关疾病概率是不可靠的。

第二，判断研究中的诊断评估在所有患者中是否一致。当然，这并不意味着每个患者都要进行所有的检查。相反，对于很多临床问题中，医生在详细而有重点地采集病史后，会根据临床问题对可能受影响的器官进行重点查体，并做几项初步的化验检查，然后根据获得的临床线索决定后续检查方案。理想情况下，研究者应对所有患者进行相同的初步评估，然后根据获得的线索，按照预先制定好的流程做进一步检查。一旦检查结果足以明确诊断，就不需要再进行多余的检查。

如果患者均按照预先制定的诊断流程进行前瞻性研究，很容易判断纳入的患者是否接受了充分和一致的评估。如果研究者没有标准化的研究方案，就很难保证诊断评估的一致性。例如，一项针对失代偿性心衰患者诱发因素的研究中，共纳入了101例患者，尽管对所有患者均采集了病史和体格检查，但后续检查并未标准化，所以很难判断该研究诊断方法的一致性[10]。

第三，评估每种疾病的诊断标准是否都明确。理想状态下，研究者会对研究中可能涉及的疾病制定或者采用一套明确的诊断标准，并将这套标准自始至终应用于整个研究过程。在可能的情况下，标准中应该既包括确认疾病的诊断标准，也包括排除该诊断的标准。例如，目前发表的关于感染性心内膜炎的文献中既包括诊断标准，也包括排除标准[11,12]。这样研究者就可以把入选的患者按照诊断标准归入无交集的不同亚组。当然，在少数情况下，一些患者的症状可能是有多个疾病共同导致的。值得一提的是，一套完整、清晰、有证据支持的可靠的诊断标准可能会有很多内容，最终可以作为附录或者仅仅在线上发表，以作为纸质出版物的补充。一项关于心悸的研究就是这样的[13]。

评估诊断标准时必须牢记，在临床调查中发现的某种疾病，未必就是造成患者症状的原因。换言之，根据可靠的诊断标准，患者可能同时患有两种或更多的疾病，而且这些疾病都能解释症状。这就意味着研究者需要判断哪种疾病才是造成临床问题的真正病因。关于疾病概率的高质量研究通常会有一些附加标准，以确保最终诊断与临床表现的相关性。例如，在一系列关于晕厥的研究中，研究者要求只有当心律失常和晕厥同时发生时，才能将心律失常判断为晕厥的病因[14]。另一项关于慢性咳嗽的研究中，研究者根据可能的病因对患者进行针对性的治疗，并把疗效作为诊断依据之一[7]。

　　第四，评估诊断的可重复性如何。一个诊断是否可重复，首先要明确诊断标准，对所有患者的诊断评估要全面且一致，这些已在前文已有论述。此外，研究者可以进行可重复性检验，工具之一就是**机遇校正的一致性**（chance-corrected agreement）（κ分析）。例如在一项关于眩晕的病因学研究中，研究者就做了可重复性检验[15]。不同研究者之间对于最终诊断的机遇校正一致性越高，读者对疾病概率的信心就越高。

　　第五，最终还有多少患者没有明确诊断。最理想的情况是经过全面的诊断评估，所有的患者都能确诊。然而，即使是最完美的评估方案也达不到这个目标。最终未确诊的患者越多，疾病概率出错的可能性就越大。例如，在一项关于眩晕病因的回顾性研究中，纳入了就诊于耳鼻喉科门诊的1194名患者，最终有27%未能确定病因[16]。当超过1/4的患者没有明确病因时，该研究最终得出的疾病概率很可能是不准确的。

　　第六，对未能确诊的患者是否进行了长期、系统的**随访**（follow-up）。是否有些患者在随访过程中得以确诊？是否了解这些患者的临床结局？随访的时间越长、越完整，那些虽然没有确诊但也没有不良事件的患者，就越有可能是良性病变。究竟需要随访多长时间？我们的建议是，对于那些急性起病及病情自限的患者随访1~6个月，对于慢性复发性或者进展性疾病随访1~5年。

使用文献

文献中Hernandez等[2]介绍，所有患者均接受了标准化的评估方法来采集病史、进行体格检查，以及血液（血细胞计数、血沉、血生化、蛋白电泳和甲状腺功能）、尿液和影像学检查（胸部和腹部），之后如何评估由主治医生决定。作者没有列出每种疾病的诊断标准。对于最终诊断，研究者不仅要求该病可引起体重下降，并且要求体重变化与该病的临床结局相关（痊愈或进展）。2位研究者分别独立做出最终诊断，对于不一致的诊断（<5%）经过讨论最后达成共识。最终221名患者（72%）明确了非自主性体重下降的病因。也就是说，尚有85名患者（28%）未能确诊。随访期间，分别在3、6以及12个月再次评估了患者，未能明确诊断的85名患者中有30人失访，有55人完成了随访，其中41人明确了诊断，最终14名患者经随诊1年仍诊断不明。整体而言，虽然这个研究存在一些不确定性的因素，比如没有明确描述诊断标准以及10%的失访率，但整体而言，诊断评估过程还是可信的。

三、结果是什么？

1. 哪些是可能的诊断？每种疾病的概率如何？

　　在许多关于疾病概率的研究中，作者会将最主要的结果做成表格，展示最终诊断的疾病以及每种疾病的患者数和比例。有一些症状可能是患者同时存在的几种疾病共同作用的结果。这种情况下，作者会判断哪种疾病是引起症状的主要原因，并将其他疾病单

诊断

独做成表格。作者也可能将多病因的患者单独列成一组来展示。

使用文献

Hernandez等[2]对306名中的276名患者（90%）随访至研究结束。在最终诊断的表格中肿瘤104例（34%）、精神疾病63例（21%），未能明确诊断14例（5%）。

---

2. 对疾病概率的估计是否精确?

即使是质量非常高的研究，其得出的疾病概率也仅仅是对目标人群疾病概率的估计。读者可以根据其提供的95%**可信区间**（CIs）来检验结果的精确度。

一项研究的结果是否足够精确，取决于其估测的疾病概率及其可信区间与检验和治疗阈值的关系。如果疾病概率和95%可信区间的两端都落在阈值的同一侧，那么对于疾病概率的估测已足够精确，你可以据此决定是否进一步检查或开始治疗。相反，如果可信区间落在阈值的两侧，则这个结果不足以让你据此做出决策。在决定进一步检查和治疗时仍然可以应用可靠但不够精确的疾病概率，不过医生应谨记此处的不确定性可能会对诊断和治疗选择造成影响。

使用文献

Hernandez等[2]并没有提供疾病概率的95%可信区间。如果你关注疾病概率与你认为的阈值的关系，你可以计算95%的可信区间。比如，精神因素占总患者的23%，95%可信区间为18.1%到27.9%。在这种情况下，即使是作为可信区间下限的18.1%这个概率也足以让你把精神因素作为非自主性体重下降的病因。

四、怎样把研究结果用于我的患者?

1. 研究对象及其临床问题是否与我的患者类似?

前文中已述，需要评估所参考的研究是如何从目标人群中选择研究样本的。评估过程中，需要高度关注该研究是否适用于你经常诊治的病例，尤其是否适用于目前在你手中的患者。比如，如果你遇到的患者来自某种疾病的高发地区，而你参考的文献中该病的概率是从非高发地区得出的，虽然该病正好可以解释目前的临床症状，但是你面前患者罹患该病的概率远高于文献中的概率，所以此研究结果可能不完全适用于该患者。

使用文献

来你的门诊就诊的是一位78岁老年男性，因为非自主性体重下降转诊而来，其临床情况和Hernandez等[2]的研究类似。研究中关于研究人群的年龄性别等的描述都与该患者相符，所以尽管该研究存在一些不确定性，你在临床评估中也可以使用该研究的结果。

---

2. 该研究结束后，该问题的疾病概率或病因谱是否已经发生了变化?

随着时间的推移，关于疾病概率的研究数据可能过时。一些古老的疾病可能已得到控制，像天花病甚至已经消失[17]。新的疾病包括传染病也会出现。这意味着疾病谱及每种疾病的概率会发生变化，原先很多可靠的、有价值的研究数据可能会过时。例如，人体免疫缺陷病毒的出现就明显改变了很多临床问题的病因谱，例如多发淋巴结肿大、慢性腹泻以及非自主性体重下降。

另外，医学技术和公共卫生的进步也会引起类似的变化。比如，在针对不明原因发热的研究中，新的诊断技术大幅度改变了恶性肿瘤和无法确诊患者的比例[18-20]。治疗的进步亦改善了患者的预后，儿童白血病的化疗就是一个例子。但化疗可能引起并发症，例如第二恶性肿瘤等。故在原发病治愈多年以后，疾病可能又会有新的变化。公共卫生的进步有助于控制一些疾病（如霍乱），这就改变了有相似临床表现的其他疾病的患病概率。例如霍乱明显减少之后急性腹泻的病因谱就会发生变化。

使用文献

Hernandez等[2]的研究发表于2003年，研究时间为1991至1997年。不过在PubMed检索后，没有发现在这项研究后有任何新的进展，可能改变非自主性体重下降的病因谱及每种病因的概率[4,5]。

临床场景解决方案

让我们回到诊断这位78岁的非自主性体重下降的男性患者。初步评估后没有什么阳性结果。通过仔细询问病史，发现患者在一年前妻子去世后出现抑郁，推测可能是因为抑郁导致了食欲下降和消化不良。虽然你认为抑郁是导致患者消瘦最可能的原因，但这只是可能性之一，还需要做一些检查来排除其他病因。参考了Hernandez等[2]的研究结果后，你认为主要的鉴别诊断包括肿瘤（常见、严重、可治疗）和甲状腺功能亢进（不常见但严重、可治疗），你安排一些检查排除这些疾病（这些疾病的概率都在你的检验阈值以上）。另外，由于Hernandez等的研究中几乎没有患者是因为吸收不良综合征导致的体重下降，而且你的患者除了非自主性体重下降以外没有这种疾病任何其他的表现，你把这个疾病列入"其他可能"中（也就是低于你的检验阈值），并决定暂时不针对其进行进一步检查。你根据Hernandez等研究中的疾病概率估测验前概率，进一步的评估并未发现其他疾病的线索，所以其他疾病的概率进一步降低，而抑郁的诊断概率进一步增加。

刘永太　朱庆莉　吴　东　译

张誉清　谢　锋　审

参考文献

1. Marton KI, Sox HC Jr, Krupp JR. Involuntary weight loss: diagnostic and prognostic significance. Ann Intern Med. 1981; 95 (5)：568-574.

2. Hernández JL, Riancho JA, Matorras P, González-Macías J. Clinical evaluation for cancer in patients with involuntary weight loss without specific symptoms. Am J Med. 2003; 114 (8)：631-637.

3. Metalidis C, Knockaert DC, Bobbaers H, Vanderschueren S. Involuntary weight loss: does a negative baseline evalu-ation provide adequate reassurance? Eur J Intern Med. 2008; 19 (5)：345-349.

4. McMinn J, Steel C, Bowman A. Investigation and management of unintentional weight loss in older adults. BMJ. 2011; 342: d1732.

5. Stajkovic S, Aitken EM, Holroyd-Leduc J. Unintentional weight loss in older adults. CMAJ. 2011; 183 (4)：443-449.

6. Elnicki DM, Shockcor WT, Brick JE, Beynon D. Evaluating the complaint of fatigue in primary care: diagnoses and outcomes. Am J Med. 1992; 93 (3)：303-306.

7. Pratter MR, Bartter T, Akers S, DuBois J. An algorithmic approach to chronic cough. Ann Intern Med. 1993; 119 (10)：977-983.

8. Sox HC Jr, Hickam DH, Marton KI, et al. Using the patient's history to estimate the probability of coronary artery disease: a comparison of primary care and referral practices. Am J Med. 1990; 89 (1)：7-14.

9. Benbadis SR, Sila CA, Cristea RL. Mental status changes and stroke. J Gen Intern Med. 1994; 9 (9)：485-487.

10. Ghali JK, Kadakia S, Cooper R, Ferlinz J. Precipitating factors leading to decompensation of heart failure: traits among urban blacks. Arch Intern Med. 1988; 148 (9)：2013-2016.

11. Von Reyn CF, Levy BS, Arbeit RD, Friedland G, Crumpacker

诊断

CS. Infective endocarditis: an analysis based on strict case definitions. Ann Intern Med. 1981; 94 (4 pt 1) : 505-518.

12. Durack DT, Lukes AS, Bright DK; Duke Endocarditis Service. New criteria for diagnosis of infective endocarditis: utiliza-tion of specific echocardiographic findings. Am J Med. 1994; 96 (3) : 200-209.

13. Weber BE, Kapoor WN. Evaluation and outcomes of patients with palpitations. Am J Med. 1996; 100 (2) : 138-148.

14. Kapoor WN. Evaluation and outcome of patients with syncope. Medicine (Baltimore). 1990; 69 (3) : 160-175.

15. Kroenke K, Lucas CA, Rosenberg ML, et al. Causes of persistent dizziness: a prospective study of 100 patients in ambulatory care. Ann Intern Med. 1992; 117 (11) : 898-904.

16. Katsarkas A. Dizziness in aging: a retrospective study of 1194 cases. Otolaryngol Head Neck Surg. 1994; 110 (3) : 296-301.

17. Barquet N, Domingo P. Smallpox: the triumph over the most terrible of the ministers of death. Ann Intern Med. 1997; 127 (8 pt 1) : 635-642.

18. Petersdorf RG, Beeson PB. Fever of unexplained origin: report on 100 cases. Medicine (Baltimore). 1961; 40: 1-30.

19. Larson EB, Featherstone HJ, Petersdorf RG. Fever of undetermined origin: diagnosis and follow-up of 105 cases, 1970-1980. Medicine (Baltimore). 1982; 61 (5) : 269-292.

20. Knockaert DC, Vanneste LJ, Vanneste SB, Bobbaers HJ. Fever of unknown origin in the 1980s: an update of the diagnostic spectrum. Arch Intern Med. 1992; 152 (1) : 51-55.

第18章

诊断试验

Toshi A.Furukawa，Sharon E.Straus，Heiner C.Bucher，Thomas Agoritsas，和 Gordon Guyatt

内容提要

诊
断

一、引言

在前面两个章节中（第16章"诊断过程"，第17章"鉴别诊断"），我们解释了诊断的过程，应用诊断试验结果以获得**检验阈值**（test threshold）和**治疗阈值**（therapeutic threshold）的方法，以及如何应用研究结果获得准确的验**前概率**（pretest probability）。本章我们将讲解如何利用诊断试验文献，帮助临床医师理解诊断性实验由验前概率推断**验后概率**（posttest probability）的能力，从而诊断（极高的验后概率）或者排除（极低的验后概率）某种疾病。下一章我们将介绍如何利用整合多项诊断试验结果以生成**临床预测准则**（clinical prediction rule）的研究。（见第19章第4节"临床预测准则"）

临床场景

如何快速、准确地识别痴呆患者？

作为一名工作忙碌的家庭医生，你的门诊患者中很多是老年人。早些时候，你看了一位日常生活自理良好的70岁独居妇女。本次就诊，患者告诉你她长期受到下肢关节痛的困扰。就诊过程中，你感觉患者的意识状态似乎有些问题，但又很难说清楚问题具体在哪儿。当被问及记忆力和认知功能时，患者承认自己的记忆力有所下降，但否认有其他问题。由于门诊时间有限，你只好仅处理骨关节炎，然后接诊下一位患者。

当晚你反复思考这个问题：如何快速评估认知功能可能受损的老年患者？简易精神状态检查（mini-mental state examination，MMSE）是一个选择。你熟悉MMSE，但是完成一个MMSE要花费很长时间。那么，有没有更简便的方法可以在短时间内做出相对准确诊断，以检出需要进一步评估的患者？

二、寻找证据

你提出一个临床问题："在可疑认知障碍的老年患者中，采用简易筛查工具检出需要进一步检查的可疑痴呆患者，其准确性是多少？"为了进行快速的、有针对性的检索，你访问了PubMed临床查询（PubMed Clinical Queries）页面（参见第5章"寻找当前最佳证据"），输入检索术语"发现痴呆的简易MMSE"（identify dementia brief MMSE）后，选择"诊断"作为临床研究分类，"精确"作为筛选条件。通过这样的检索策略得到了8篇文献。

你浏览了8篇摘要，目标是寻找如下文献：①研究可疑痴呆患者；②新方法的准确性与原先的MMSE相似。一篇文献报道了关于"六分法筛查"这一工具（six-item screener，SIS）的研究结果，满足上述两条标准[1]。你检索这篇文献的电子版全文并开始阅读，希望这项方法和结论能够在你办公室里得以正确应用。

三、偏倚风险有多大？

框18-1总结了偏倚风险评估的使用指南，检查结果并确定诊断试验准确性研究的适用性。

框18-1　诊断试验结果分析指南

偏倚风险有多大？
- 研究对象是否能够代表那些存在诊断困难的患者们？
- 诊断试验是否与恰当且独立的金标准试验相比较？
- 分析诊断试验和金标准试验结果是否都采用了盲法？
- 无论最终诊断是什么，所有受试者是否都接受了同样的金标准试验？

结果是什么？
- 诊断试验结果的似然比是多少？

怎样将诊断试验结果用于我的患者？
- 诊断试验结果的可重复性及其解释是否能够满足临床需求？
- 研究结果是否适用于我的患者？
- 诊断试验结果是否会改变患者的治疗策略？
- 患者能否从诊断试验中获益？

结直肠癌患者检测癌胚抗原（CEA）的案例有助于说明，研究对象选择错误会对研究结果的真实性带来毁灭性的打击。某项研究发现在36名确诊晚期结直肠癌患者中，有35名患者的CEA值升高。研究者发现健康人、孕妇以及其他疾病患者的CEA值显著低于晚期结直肠癌患者[5]。作者据此认为CEA可用于诊断甚至筛查结直肠癌。但在随后的研究中，纳入了非晚期结直肠癌（即疾病严重程度低）、其他癌症和其他胃肠道疾病（即不同的、潜在的混淆疾病），CEA作为诊断工具的准确性直线下降。从此，临床不再使用CEA来诊断或筛查新发的结直肠肿瘤。

1. 研究对象是否有足够的代表性？

一项诊断试验是否有用，取决于它是否可区分互相之间可能混淆的疾病。大多数试验能将正常人和重症患者区分开，但这对临床工作并无帮助。如果研究对象仅限于典型病例和无症状的健康志愿者，研究就失去了意义。原因是当诊断显而易见时，我们并不需要诊断试验。只有当研究贴近临床实际，纳入病情较轻的，以及病程处于早期的**目标疾病**（target condition）患者时，才能够体现诊断试验的真正价值。

纳入患者不具有代表性，这一现象我们称之为"**疾病谱偏倚**"（spectrum bias）（参见第19章第1节"疾病谱偏倚"）。有3个经验性的研究全面分析了诊断试验研究可能的偏倚来源，均认为病例选择不具有代表性是偏倚之一[2-4]。

如果纳入的**目标疾病阳性**（target-positive）者（患有所研究的疾病，在我们的研究中是痴呆患者）和**目标疾病阴性**（target-negative）者（未患所研究的疾病）来自两个独立的群体，将高估诊断试验的效力。这种诊断试验的设计属于**病例对照研究**（case-control study）（试验组已知有目标疾病，对照组已知无目标疾病），类似于2期有效性临床试验。如果研究失败了（试验不能区分目标疾病阳性者和目标疾病阴性者），就意味着该诊断试验应被放弃；研究成功了，也不能保证在真实世界中的效力。

即使研究者从同一人群中纳入目标疾病阳性者和目标疾病阴性者，入组不连续和回顾性的数据收集方法都可能夸大诊断试验的价值。

2. 诊断试验是否与恰当且独立的金标准试验相比较？

诊断试验的准确性最好是与"真相"相比。读者一定要确认所有受试者都接受了适当的**参考**（reference）、**标准**（criterion）或**金标准**（gold standard）试验（如活检、手术、尸检或者未治疗患者的长期随访结果）。

诊断试验本身如果就是金标准的一部分，将导致错误的结论。试验纳入金标准将夸大诊断试验的价值。因此，临床医师必须坚持诊断试验的独立性，这是保证恰当金标准的重要条件。

举个例子，某个研究评估肝颈静脉回流这一体征对充血性心力衰竭的诊断价值。不幸的是，该研究采用的临床和影像学诊断金标准中，就包含了肝颈静脉回流征[6]。另一个研究评估疾病终末期患者抑郁症状的筛查手段。作者发现问题"你感到抑郁吗？"对于检出抑郁状态非常有价值（敏感度1.0，特异度1.0）。该研究采用的诊断抑郁状态的金标准包括9个问题，其中一个就是"你感到抑郁吗？[7]"

在阅读诊断试验的相关文献时，如果你不能接受其应用的金标准试验（当然，凡事都不是完美的），那么这篇文献不太可能提供有价值的结果[3]。

3. 分析诊断试验和金标准试验结果是否都采用了盲法？

如果你接受了该研究的金标准，接下来的问题就是诊断试验和金标准试验的解释者对其他研究结果是否不知情（**盲法**评估）。

试想一下，如果医生在CT上发现了肺部结节，他们可以看先前未发现病灶的胸部X线片；或者他们知道了超声心动图的结果，可以去听先前未听到的心脏杂音。

金标准试验的结果对分析者的影响越大，就越凸显独立分析的重要性。同样，金标准改变诊断试验结果判断的可能性越大，应用盲法判读金标准试验结果的重要性就越大。Lijmer等人的经验性研究发现非盲法评估会造成偏倚，只不过偏倚程度相对较小[2]。

4. 无论最终诊断是什么，所有受试者是否都接受了同样的金标准试验？

如果仅有部分受试者接受了金标准试验，将对诊断试验研究的结果造成直接影响，这被称为**验证偏倚**（verification bias）[8,9]或**工作偏倚**（work-up bias）[10,11]。验证偏倚又分为两种类型。

第一种类型是所有患者都接受了特定的诊断试验，但只有一部分患者被金标准证实。例如在疑诊冠心病的患者中，运动试验阳性者相比运动试验阴性者，更可能接受冠脉造影（金标准）。这种类型的偏倚被称为**部分验证偏倚**（partial verification bias）。

第二种类型是诊断试验的结果被不同的金标准所验证。应用不同的金标准获得阳性或者阴性的结果称作**差异性验证偏倚**（differential verification bias）。

一项前瞻性肺栓塞诊断研究（PIOPED）评价通气灌注扫描对肺栓塞的诊断价值，其中就存在验证偏倚。通气灌注扫描结果为"正常/接近正常"和"低

风险"的患者进行肺血管造影检查可能性（69%）小于通气灌注阳性患者（92%）。该结果并不意外，因为医生一般不愿让肺栓塞低风险的患者承担血管造影的风险[12]。

大多数文章会止步于此。读者不得不自己得出结论，高风险和低风险肺栓塞患者接受肺动脉造影的比例不同，有可能会造成偏倚。偏倚程度不确定，但有可能很大。因此，针对因肺栓塞低风险，接近正常或正常通气灌注检查而未进行血管造影的136例患者，以及造影结果不确定的14例患者，PIOPED的研究者应用了第二种金标准。如果这些患者在未接受任何治疗的情况下好转，则判定肺栓塞不存在。他们对这些未接受肺栓塞治疗（抗凝）的患者随访一年以上。在随访过程中，没有患者出现肺栓塞的临床证据。由此得出结论，上述患者不存在患者－重要的肺栓塞（"患者－重要的肺栓塞"定义为需要应用抗凝药物预防后续的不良事件）。因此，PIOPED研究达到了对所有患者采用了金标准评估，但不是对所有研究对象采用了同一金标准评估。

使用文献

对于认知障碍的简便诊断试验研究包含两个队列（cohort）。一个是在人群中随机抽取65岁以上的黑人作为样本；另一个是由家属、照料者或家庭医生转诊至阿兹海默病中心，既往未接受过筛查的**连续性病例**（consecutive sample）。在第一个队列中，作者对所有高度怀疑痴呆的患者进行细致的筛查试验，而对中、低度可疑的患者**随机抽样**（random sample）。两组人群都存在着诊断的不确定性。当然，研究对象都不完美：第一组包括了完全不怀疑有痴呆的个体；第二组已由家庭医生进行了初步的筛查（实际上，正是这样的患者触发了你的

研究，这样的患者是否需要转诊去老年科进行详尽评估，正是你要尽力解决的问题）。幸运的是，在两组人群中试验效力是相似的，大大减轻了你的担忧。

所有的患者会接受"六分法筛查"（SIS），被要求记住三个单词（苹果、桌子、便士），然后说出今天是星期几、月份、年份，最后在没有提示的情况下重复那三个单词。错误的单词数就是结果，范围是0~6。

对于痴呆诊断的金标准，患者需同时满足《精神疾病的诊断和统计学手册（第3次修订版）》和《疾病国际统计学分类第10版（ICD-10）》的标准，由老年心理学家或者神经内科学家进行评估，包括病史、查体和神经系统检查。完整的神经心理学测试包括MMSE和其他五项测试，以及与一名亲属进行访谈。

即使你对金标准很满意，但是从已发表的研究内容中，仍不能确定进行SIS评价和金标准试验的研究者是否都做到了对其他结果保持盲法。要解决这个问题，你向第一作者发送邮件并寻求解释。数封邮件过后，你得知"经过训练并通过测试的研究助手"进行了神经心理学测验。在另一方面，"由一名老年心理学家、一名社会心理学家、一名老年病学家和一名神经心理学家组成咨询团队"给出了金标准诊断。作者写道："对病例进行过开放性讨论，他们可以获得整个医疗记录，包括神经心理学测试的结果。"SIS包含的六项来源于MMSE，但是"在诊断团队会议中并没有将其作为一个独立的测试工具"。

因此，即使没有盲法，你认为研究并没有包含严重偏倚，因此准备接受研究结果。

四、结果是什么？

1. 诊断试验结果的似然比是多少？

在解释诊断试验结果时，我们要考虑在多大程度上，试验结果可以使我们对受试者患有某种疾病（**验前概率**）可能性的评估变得更加准确（**验后概率**）。诊断试验研究得出的**似然比**（likelihood ratio，LR），帮助我们由验前概率得到验后概率。

再次回到家庭医师的场景中，评估两名意识清楚的、可疑认知障碍的患者。第一位患者是一名70岁的女性，在就诊中似乎表现不错，但是她有一个特殊的问题，即记忆力大不如前。

另一位患者是一名85岁的老年女性，也是一位慢病患者。第一次由儿子陪同而来。患者儿子担心地告诉你，她在某次日常清晨散步时迷路了。邻居偶然在离家数英里的地方发现了她，并通知了她的儿子。在探访母亲住处的时，儿子惊讶地发现母亲的屋子十分凌乱。在你的办公室，患者礼貌地向你打招呼并抗议到：她只是那天的情况不太好，这件事不值得大惊小怪。此时，她的儿子望着天花板，显得沮丧且不相信母亲的话。你对上述两位患者痴呆可能性（验前概率）的估计是十分不同的。第一位患者可能性相对较低，大概是20%；第二例可能性相对较高，大概是70%。

已有筛查试验的结果（例如SIS）虽然不会明确告诉我们患者是否患有痴呆。但是，试验结果可将该条件下的验前概率转化为验后概率。验前概率向验后概率转化的方向和大小是由试验效力所决定的，试验效力中最有价值的就是似然比（LR）。

我们使用Callahan等人的研究结果来展示LR的应用价值。表18-1总结了Callahan等的研究中SIS评分的分布情况。

SIS测试得6分的患者，有多大可能性患痴呆？表18-1告诉我们，345名痴呆患者中有

诊断

105人（30.4%）6个单词全部错误。而在306名未患痴呆的受试者中，仅有2人（0.65%）6个单词全部错误。在痴呆患者中观察到该结果（6个单词全部错误）的可能性是非痴呆患者的多少倍？

表18-1

痴呆和无痴呆患者中六分法筛查（SIS）评分及其似然比

SIS得分	痴呆患者	非痴呆患者	似然比
6	105	2	47
5	64	2	28
4	64	8	7.1
3	45	16	2.5
2	31	35	0.79
1	25	80	0.28
0	11	163	0.06
合计	345	306	

要回答这个问题，就需要计算2个可能性的比值（30.4/0.65），即47。换句话说，痴呆患者6个单词全部错误的可能性是非痴呆者的47倍，这就是似然比（LR）。

用同样的方法，我们可以计算每一个测试结果的LR。例如，SIS分数为5的LR是（64/345）/（2/306）=28。表18-1提供了每一个SIS分数的LR。

应该如何解释LR？LR的意义在于诊断试验结果将在验前概率的基础上，提高或降低诊断为某个疾病的可能性（即验后概率）。LR＝1.0表明验前概率和验后概率相同。LR＞1.0则确诊为该疾病的可能性增加。LR越高，可能性越高。相反，LR＜1.0则患病的可能性减小，LR越小，患病可能性越小。

多大的LR算"大"？多小算"小"？医生在日常工作中可以个体化地理解LR，也可以参考以下粗略建议：LR＞10或LR＜0.1时，验前概率向验后概率转化将发生很大的、决定性的改变。LR处于5～10或0.1～0.2时，

验前概率到验后概率将发生中等程度的改变。LR处于2～5或0.5～0.2时，概率将发生小的（但有时是重要的）改变。LR从1到2或者从0.5到1时，概率变化很小（通常不重要）。

知道了LR的数值和重要性，应该如何使用LR从验前概率获得验后概率？一种方法是将验前概率转化成验前**比数**（odds），乘以LR结果，从而将验前比数转化为验后比数，然后再根据验后比数计算出验后概率。为什么必须要先转化为比数？是因为LR是患病者和非患病者中出现某个试验结果的两种可能性的比值。（等同于疾病的比数）。比数计算比较复杂，但线上软件工具和智能手机应用程序可助你一臂之力（http：//meta.cche.net/clint/templates/calculators/lr_nomogram.asp 和 http：//www.cebm.net/nomogram.asp 或 http：//medcalc3000.com 和 https：//itunes.apple.com/app/twobytwo/id436532323?mt＝8）。

如果你不能查看这些网页时，另一个解决办法是采用Fagan提出的**诺模图**（nomogram）（图18-1）[13]。此图完成了所有转换，可使验前概率轻松转变为验后概率。诺模图左侧一栏代表验前概率，中间一栏代表似然比，右侧一栏代表验后概率。确定了验前概率后，将代表验前概率的点与代表LR的点连线，延长该线即可获得验后概率。

回到本章开头的临床场景。对于那位老年女性，我们判断其患有痴呆的概率大概是20%。假设这位患者在接下来的SIS测试中犯了5个错误，将验前概率20%与似然比28（SIS测试5分）连成一行，可以得出验后概率大概是90%。

验前概率是一个估计值。有关鉴别诊断的研究有时可以帮助我们估计验前概率（参见第17章"鉴别诊断"）。但是对于可疑痴呆这个问题，暂时没有文献能够帮助我们确定验前概率。虽然不能精确估计验前概率，但我们可以确定验前概率的一个合理范围，在这个范围内计算验后概率，从而较好地处理验前概率的不确定性。

例如，假设该病的验前概率在10%到

30%之间，通过诺模图可以得到验后概率的范围应该约等于80%至略高于90%。表18-2包含了试验中这名65岁妇女不同SIS得分的验后概率。

我们可以在第二名患者（迷路的85岁女性）重复这项试验。评估她的病史和表现可知，痴呆可能性约为70%。使用诺模图（图18-1），当SIS得分为5或6的验后概率接近100%；SIS得分为4时，验后概率为94%；SIS得分为3时，验后概率为85%；以此类推。表18-3显示验前概率（验前概率的可能范围从60%到80%）、似然比以及不同SIS评分的验后概率。

学习了如何使用LR，你或许很想知道在日常工作中，如何快速找到有关病史和体征作为诊断试验的LR。"合理的临床检查"（rational clinical examination）是发表于 *JAMA*〔JAMAevidence主页可以找到更新后的数据库（http://jamaevidence.com/resource/523）〕的关于病史和体格检查诊断价值的系统综述。第19章第2节列出了大量关于LR的例子。JAMAevidence网站上还可以找到更多。

图18-1

关于似然比的诺模图

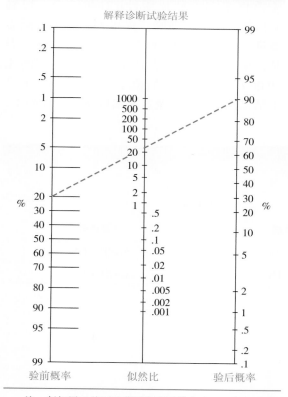

解释诊断试验结果

| 验前概率 | 似然比 | 验后概率 |

注：版权属于美国马萨诸塞州医学会（1975年）。征得其允许，引自参考文献13。

表18-2

这位65岁女性患者接受六分法筛查（SIS）测试的验前概率、似然比和验后概率

验前概率% （范围）*	SIS得分 （LR）	验后概率% （范围）
20（10～30）	6（47）	92（84～95）
	5（28）	88（76～92）
	4（7.1）	64（44～75）
	3（2.5）	38（22～52）
	2（0.79）	16（8～25）
	1（0.28）	7（3～11）
	0（0.06）	1（1～3）

注：*括号里的数字代表一个估计范围。虽然20%可能是最准确的估计，但只要在10%～30%的范围内的数值都属合理。

表18-3

这位85岁女性患者接受六分法筛查（SIS）测试的验前概率、似然比和验后概率

验前概率% （范围）*	SIS得分 （LR）	验后概率% （范围）
70（60～80）	6（47）	99（99～99）
	5（28）	98（98～99）
	4（7.1）	94（91～97）
	3（2.5）	85（79～96）
	2（0.79）	65（54～76）
	1（0.28）	40（30～53）
	0（0.06）	12（8～19）

注：*括号里的数字代表一个估计范围。虽然70%可能是最准确的估计，但只要在60%～80%的范围内的数值都属合理。

2. 将诊断试验结果的连续变量变为二分变量：敏感度、特异度、似然比

讨论至此，读者应该对诊断试验的评价重点有了一定的理解。这也有助于接下来理解诊断试验词汇中的另外两个术语：**敏感度**（sensitivity）和**特异度**（specificity）。许多诊断试验相关的文章，都会介绍2×2表格及其相关的敏感度和特异度（如表18-4），以及描述诊断试验效力的图，被称为**受试者工作特性曲线**（receiver operating characteristic curve）。

敏感度是在患者群中测试结果阳性的比例。特异度是未患病的人群中测试结果阴性的比例。

Callahan等人的研究推荐在痴呆的诊断中将SIS阈值设为≥3分。表18-5显示采用该阈值对就诊患者队列进行划分的结果。

当我们设置SIS阈值为≥3分，SIS的敏感度是0.81（278/345），特异度是0.91（278/306）。我们还可以计算似然比（表18-1）。因此，SIS≥3分的似然比是（278/345）/（28/306）＝8.8，SIS<3分的似然比是（67/345）/（278/306）＝0.21。试验结果阳性的似然比常常被表示为LR＋，阴性则表示为

LR－。

让我们使用这个二分法2×2表格来解决临床问题。我们假设在这个临床场景中，这位患者的验前概率为20%，并且她犯了5个错误（SIS为5分）。由于SIS评分5所对应的似然比阳性是8.8，使用诺模图，我们得到验后概率约为70%。当我们对5个错误使用特定的似然比（28）时，得到的验后概率是90%，前者显然低于后者。这是因为二分法对于SIS≥3分的情况，即SIS评分3、4、5、6进行了合并，导致合并后的似然比被相邻的低分值所稀释。

也许70%和90%的差别不至于改变临床治疗策略，但是情况并非总是如此。以第三名患者为例，一名老年男性，痴呆的验前概率为50%。令我们惊讶的是，他在SIS中没有犯任何一个错误。应用二分法似然比阳性/阴性的办法（或者也可使用敏感度或特异度，因为这在数学上是等价互换的），你将50%验前概率和似然比阴性0.21相结合，得到验后概率大概是20%，提示该患者很可能需要进一步的神经心理学评估及其他检查。但是，当我们使用与表18-1中得分0的似然比（0.06）时，真实验后概率只有5%。有了这个结果，你、患者及其家属应该可以放心了，

表18-4

将诊断试验结果与金标准相比较得到2×2表格

诊断试验结果	金标准	
	患有该病	未患该病
结果阳性	真阳性（TP）	假阳性（FP）
结果阴性	假阴性（FN）	真阴性（TN）

$$敏感度 = \frac{TP}{TP + FN}$$

$$特异度 = \frac{TN}{FP + TN}$$

$$阳性似然比（LR＋）= \frac{敏感度}{1 - 特异度} = \frac{TP/(TP + FN)}{FP/(TN + FP)}$$

$$阴性似然比（LR－）= \frac{1 - 敏感度}{特异度} = \frac{FN/(TP + FN)}{TN/(TN + FP)}$$

表18-5

SIS与痴呆诊断金标准（DSM-4和ICD-10）相比的诊断效力（阈值≥3分）

SIS阈值	患痴呆	未患痴呆
≥3分	278	28
<3分	67	278
总计	345	306

注：DSM-4：精神疾病的诊断和统计学手册（第3次修订版）；ICD-10：疾病国际统计学分类第10版；SIS：六分法筛查。

至少暂时不用做进一步的检查。

总之，使用多个界值或阈值（有时称为多个似然比或者分层似然比）在两个方面要优于敏感度和特异度。第一，当试验结果为连续性变量或多重分类变量时（许多检查结果都是这样的，特别是实验室化验），使用多重阈值有利于尽可能获得更多的信息。第二，已知某试验结果的似然比，可以采用简单的诺模图直接从验前概率来计算验后概率。

使用文献

迄今为止，我们确定了在受试者选择方面该研究的设计是合理的，计算了试验中不同结果所对应的多水平似然比。我们提出了如何将试验结果应用于临床场景中的患者。（尽管我们不知道患者的评分，也不清楚下一步如何处理）

五、怎样将诊断试验结果用于我的患者？

1.诊断试验结果的可重复性及其解释是否能够满足临床需求？

诊断试验的价值取决于重复测定相同患者，其结果能否保持一致。重复性差可能源于试验本身（例如，测定激素水平的放射免疫盒中试剂变化）或者源于对试验结果的解读（例如，心电图中ST段抬高的程度）。后一种情况很容易理解。例如，你和其他同事对同一份心电图、超声、CT检查结果会出现不同的判读（即使所有人都是专家）。

理想情况下，关于诊断试验的文章应介绍结果的可重复性，校正因偶然因素导致的一致性。（参见19章第3节"测量非机遇一致性"），特别是涉及分析和判定试验结果的情况下。

如果研究所报道的可重复性为中等，观察者之间常常不能取得一致，但试验仍可很好地区分某疾病的患者和非患者，该试验可能还是有帮助的，可以较好地应用于你的临床工作。

如果诊断试验中的可重复性非常高，要么这项试验非常简单、结果毫无争议，要么就是分析试验结果的人能力高超。如果是后一种情况，经验不足的使用者可能得不到相同的好结果。此时，在应用该试验之前你需要接受足够的培训（或者能够确认，分析结果的人已接受过相应培训），或者去找更简单、更确切的其他试验方法。

2.研究结果是否适用于我的患者？

疾病的严重程度不同，或者影响诊断的因素构成不同，都可能改变试验的效力。当某种疾病的患者均为重度，似然比会远离1.0（敏感度升高）。如果某种疾病的患者均为轻型，似然比会移向1.0（敏感度降低）。如果患者虽未罹患该病，但是具有其他疾病并可能产生与患病者相似的试验结果时，似然比会趋近于1.0，试验的实用价值会下降（特异度下降）。另一种临床情况是，只有少数无病患者存在与患病者相似的试验结果，似然比会远离1.0，试验的实用性将升高（特异度升高）。应该时刻警惕，由于不同的临床环境中患病率不同，目标疾病阳性和目标疾病阴性的患者比例可能会有很大变化[15]。

曾有报道指出，在不同人群中运动心电

图对冠心病的诊断价值不同。经动脉造影证实的冠状动脉狭窄患者中，冠状动脉病变越严重，异常运动心电图的诊断似然比越大[16]。另一个例子是下肢静脉血栓，和无症状的术后患者相比，加压超声对有症状的门诊患者的下肢近端静脉血栓的诊断准确性更高[17]。

有时，诊断试验在最需要鉴别的患者中反而效力不足。例如，在有典型症状的高危泌尿系感染患者中，试纸快速检测的阴性似然比约为0.2，故尿路感染的可能性很高（即使检测阴性）。但在低危的无症状患者中阴性似然比却大于0.5，致使在后一种情况下检测结果无助于排除感染[18]。

如果你的医疗环境和研究相似，收治的患者也符合研究的入选标准，那么你可以有信心地应用该研究结果。如果不是，则必须加以评判。与治疗干预研究一样，要考虑是否存在确切的原因导致结果不能被应用于你的患者。是否因为患者疾病的严重程度不同，或者因为鉴别诊断的范围不同，导致研究结果不能外推。解决**外推性**（generalizability）问题的方法是找到一篇总结了一系列研究的**系统综述**（systematic review）[19]。

3. 诊断试验结果是否会改变治疗策略？

讨论制定治疗方案时，应紧密结合所患疾病的概率，这一点很有用。对于某种疾病来说，如结果低于某个阈值，医生很可能不会诊断该疾病，也不需要进一步的检查（检验阈值）。与之类似，如果高于某个阈值，医生则很可能会做出诊断，不再进行检查而开始治疗（治疗阈值）。当疾病的概率落在检验阈值和治疗阈值之间时，则必须要进行进一步的检查（参见第16章"诊断过程"）。

如果大多数患者诊断试验的似然比接近1.0，那么诊断结果很少会改变验后概率至低于检测阈值或高于治疗阈值。因此，诊断试验的价值很大程度上取决于可疑检测结果中具有极高或极低的似然比的人数。在上文所述可疑痴呆的患者中，通过回顾表格18-1，我们了解到具有极端结果（似然比>10或

者<0.1）的患者比例。比例可以计算为（105＋2＋64＋2＋11＋163）/（345＋306），即347/651＝53%。在半数疑似痴呆患者中，SIS可以决定性地改变验后概率，这是一个非常可观的比例，要优于大多数的诊断试验。

最后我们要谈到序贯试验（sequential test）的使用，似然比在序贯试验中尤其适用。每一条病史信息或每一个体征本身就是一个诊断试验。使用一个试验可得到一个验后概率，后续的试验可以提高或者降低该验后概率。总体来说，我们也可以用同样的方法使用实验室检查或者影像诊断。但是，如果两项检查紧密相关，应用第二项检查则仅能提供极少的信息，甚至无信息，这时连续应用似然比又可能会误导临床。举个例子，血清铁蛋白水平减低是诊断缺铁的可靠依据。额外的检查，例如血清铁或转铁蛋白饱和度，将不会提供更有价值的信息[20]。同样的道理，如果接受了SIS的检查，MMSE能提供的额外信息也是很少的。

当一系列试验彼此缺乏独立性时，"**临床预测准则**"（clinical prediction rule）为医师提供了各项结果的综合方法（参看第19章第4节"临床预测准则"）。例如对于可疑肺栓塞的患者，可以纳入下肢症状、心率、咯血以及其他病史和体格检查，将可疑肺栓塞的患者准确分为高、中、低危[21]。

4. 患者能否从诊断试验中获益？

诊断试验实用性的最终评价标准是患者获益是否大于伴随的风险[22]。我们如何评价诊断试验的获益与风险？答案是将诊断试验视为一种治疗策略［参看第7章"治疗（随机试验）"］。证实诊断试验利大于弊的方法包括：①将患者随机分到两组，诊断组包括被研究的诊断方法及相应治疗，另一组中未采用该诊断方法；②随访两组患者，确定**患者－重要结局**的发生频率。

什么时候才能证实诊断试验足够准确，可应用于临床？什么时候需要**随机试验**来证明这一点？满足以下条件时，准确的诊断试

验具有无可争议的价值：①漏诊疾病将给患者造成危害；②诊断试验风险在可接受范围内；③具备有效的治疗方法。以CT血管成像诊断可疑肺栓塞为例。如果CT血管成像结果为高度可疑肺栓塞，或结果正常或接近正常，这两种情况下都不必进一步检查，前者应给予适当的抗凝，后者则应停用抗凝。两种处理方式都能为患者结局带来巨大的正面影响。

有时，诊断方法可以是完全无伤害的，花费少，结果准确，而且可有效改变治疗决策。在可疑痴呆症病例中采用SIS就是这样的例子，诊断结果阴性可令人放心，或者结果阳性而提示需要进一步的检查，为将来可能的疾病进展提前做好准备。

在其他临床情况下，诊断可能是准确的，应用后也会改变治疗决策，但是它们对患者结局的影响尚不能完全确定。考虑一下我们在讨论"如何确定临床问题"时提出的一个案例（参见第4章"问题是什么"）。当时，我们讨论了一名罹患可切除性非小细胞肺癌的患者，探讨医生是否应行正电子发射计算机断层扫描（PET-CT）检查，或者使用其他的诊断方法，并依据检查结果决定后续治疗方案。在这个问题上，有关CT分期准确性的数据尚不充分。有必要开展一项随机试验，以比较PET-CT指导的治疗与其他治疗策略的患者结局。类似的例子还包括，危重患者血流动力学状态不确定时行右心导管置入术；重症患者怀疑肺部感染时行支气管肺泡灌洗术等。对于这些诊断方法，随机试验可以帮助确定最优的临床决策。

临床场景解决方案

尽管研究没有报道可重复性，但是"六分法筛查"（SIS）简单直接，只需要数一下6个问题中答错的数目即可。SIS也不需要任何提示或者视觉线索，易于实施，只需要1～2分钟就能完成（MMSE则需要5～10分钟）。你注意到SIS是受过训练的研究人员完成的，但是文献的附件对如何进行SIS进行了具体的、逐字逐句的介绍。因此，你确定自己能够可靠地完成SIS评分。

临床场景中的这位患者是一名老年女性，可以独自前往诊所，但是认知功能似乎比以前下降。本章我们讨论的SIS的那项研究是在阿兹海默病中心进行的，往往是因为照料者怀疑患者痴呆而直接转诊。该研究的受试者特征与一般人群相仿，就是说，受试者并不都是严重病例。你判定没有理由限制该研究的结果应用到你的患者。

你邀请那位患者回到办公室接受随访，并进行了SIS。患者得分是4，加上验前概率为20%，计算得出验后概率超过60%。患者聆听了你对她的记忆力及认知功能的担忧，遂同意转诊至老年医学专科，在那里接受进一步的检查。

朱庆莉　朱惠娟　吴　东　译

张誉清　谢　锋　审

参考文献

1. Callahan CM, Unverzagt FW, Hui SL, Perkins AJ, Hendrie HC. Six-item screener to identify cognitive impairment among potential subjects for clinical research. Med Care. 2002; 40 (9)：771-781.

2. Lijmer JG, Mol BW, Heisterkamp S, et al. Empirical evidence of design-related bias in studies of diagnostic tests. JAMA. 1999; 282 (11)：1061-1066.

诊断

3. Rutjes AW, Reitsma JB, Di Nisio M, Smidt N, van Rijn JC, Bossuyt PM. Evidence of bias and variation in diagnostic accuracy studies. CMAJ. 2006; 174 (4) : 469-476.

4. Whiting P, Rutjes AW, Reitsma JB, Glas AS, Bossuyt PM, Kleijnen J. Sources of variation and bias in studies of diagnostic accuracy: a systematic review. Ann Intern Med. 2004; 140 (3) : 189-202.

5. Thomson DM, Krupey J, Freedman SO, Gold P. The radioimmunoassay of circulating carcinoembryonic antigen of the human digestive system. Proc Natl Acad Sci USA. 1969; 64 (1) : 161-167.

6. Marantz PR, Kaplan MC, Alderman MH. Clinical diagnosis of congestive heart failure in patients with acute dyspnea. Chest. 1990; 97 (4) : 776-781.

7. Chochinov HM, Wilson KG, Enns M, Lander S. "Are you depressed?" screening for depression in the terminally ill. Am J Psychiatry. 1997; 154 (5) : 674-676.

8. Begg CB, Greenes RA. Assessment of diagnostic tests when disease verification is subject to selection bias. Biometrics. 1983; 39 (1) : 207-215.

9. Gray R, Begg CB, Greenes RA. Construction of receiver operating characteristic curves when disease verification is subject to selection bias. Med Decis Making. 1984; 4 (2) : 151-164.

10. Ransohoff DF, Feinstein AR. Problems of spectrum and bias in evaluating the efficacy of diagnostic tests. N Engl J Med. 1978; 299 (17) : 926-930.

11. Choi BC. Sensitivity and specificity of a single diagnostic test in the presence of work-up bias. J Clin Epidemiol. 1992; 45 (6) : 581-586.

12. PIOPED Investigators. Value of the ventilation/perfusion scan in acute pulmonary embolism: results of the Prospective Investigation of Pulmonary Embolism Diagnosis (PIOPED). JAMA. 1990; 263 (20) : 2753-2759.

13. Fagan TJ. Letter: Nomogram for Bayes theorem. N Engl J Med. 1975; 293 (5) : 257.

14. Sackett DL, Rennie D. The science of the art of the clinical examination. JAMA. 1992; 267 (19) : 2650-2652.

15. Leeflang MM, Rutjes AW, Reitsma JB, Hooft L, Bossuyt PM. Variation of a test's sensitivity and specificity with disease prevalence. CMAJ. 2013; 185 (11) : E537-E544.

16. Hlatky MA, Pryor DB, Harrell FE Jr, Califf RM, Mark DB, Rosati RA. Factors affecting sensitivity and specificity of exercise electrocardiography. Multivariable analysis. Am J Med. 1984; 77 (1) : 64-71.

17. Ginsberg JS, Caco CC, Brill-Edwards PA, et al. Venous thrombosis in patients who have undergone major hip or knee surgery: detection with compression US and impedance plethysmography. Radiology. 1991; 181 (3) : 651-654.

18. Lachs MS, Nachamkin I, Edelstein PH, Goldman J, Feinstein AR, Schwartz JS. Spectrum bias in the evaluation of diagnostic tests: lessons from the rapid dipstick test for urinary tract infection. Ann Intern Med. 1992; 117 (2) : 135-140.

19. Leeflang MM, Deeks JJ, Gatsonis C, Bossuyt PM; Cochrane Diagnostic Test Accuracy Working Group. Systematic reviews of diagnostic test accuracy. Ann Intern Med. 2008; 149 (12) : 889-897.

20. Guyatt GH, Oxman AD, Ali M, Willan A, McIlroy W, Patterson C. Laboratory diagnosis of iron-deficiency anemia: an overview. J Gen Intern Med. 1992; 7 (2) : 145-153.

21. van Belle A, Büller HR, Huisman MV, et al; Christopher Study Investigators. Effectiveness of managing suspected pulmonary embolism using an algorithm combining clinical probability, D-dimer testing, and computed tomography. JAMA. 2006; 295 (2) : 172-179.

22. Guyatt GH, Tugwell PX, Feeny DH, Haynes RB, Drummond M. A framework for clinical evaluation of diagnostic technologies. CMAJ. 1986; 134 (6) : 587-594.

疾病谱偏倚

Reem A.Mustafa，Victor M.Montori，Peter Wyer，Thomas B.Newman，Sheri A.Keitzand Gordon Guyatt

第 19 章

诊断研究进阶内容

内容提要

选择不恰当的患者会造成诊断试验的效力估计发生偏倚

明确患有目标疾病且病情较重的患者，以及明确未患有目标疾病的患者，均不适合作为研究对象

试验结果的分布情况可以反映目标疾病的严重程度

正确的研究人群应仅纳入诊断不肯定的患者

试验结果的分布情况有助于理解似然比疾病谱而非患病率决定试验特征

患病率（验前概率）影响验后概率

似然比应反映目标疾病阳性和目标疾病阴性的疾病谱

结论

一、选择不恰当的患者会造成诊断试验的效力估计发生偏倚

为了在临床实践中合理地运用诊断试验，医生需要知道该试验对目标疾病（target condition）的区分效力。如果研究者选择了不恰当的人群作为诊断试验的研究对象（这种情况有时被称为**疾病谱偏倚**），结果可能会误导医生（见第18章"诊断试验"）。

本章我们举一系列案例来阐述疾病谱偏倚。通过这些例子，读者将更深入地了解到受试人群的哪些特征可能导致误导性的结果，而哪些特征不会。读者可以从文献中获取更详尽的释例，用于小组互动讨论式的教学[1]。

二、明确患有目标疾病且病情较重的患者，以及明确未患有目标疾病的患者，均不适合作为研究对象

理想情况下，对于患有某种特定疾病、状态或结局的（**目标疾病阳性**）患者，以及不患有此类疾病或情况的（**目标疾病阴性**）患者，诊断试验的识别能力应保持一致。但在实际情况中，诊断试验识别严重病例的效力可能优于症状不明显或病情轻微的患者。另一方面，对于临床表现足够典型，或患病可能性微乎其微的患者，医生不需刻意思考就能做出判断，这时并不需要借助诊断试验。

诊断试验研究的受试者，是患有或不患有目标疾病的人群。所有受试者同时会进行另一项检查（被称之为**标准**、**金标准**或**参考标准**）。研究者以金标准检查的结果作为评价诊断试验的依据。

设计这类研究时，部分研究者会选择诊断明确的疾病进展期患者，以及明确未患该病的人群（例如无症状的健康志愿者）作为受试者。这样的设计能确保上述金标准不会误判受试者，在诊断试验研究的初期可能是合适的。然而，与病情不明（从而需要诊断试验）的情形相比，仅选择诊断明确的人群作为研究对象，会造成估计诊断试验效力时发生偏倚。

三、试验结果的分布情况可以反映目标疾病的严重程度

受试者的疾病严重程度分布情况，是诊断试验研究设计中的关键问题。我们将这种分布称作疾病谱（spectrum of disease or illness），或异常程度谱（spectrum of abnormality）。

例如脑钠肽（BNP）是心室受牵拉刺激时反应性分泌的激素，发生充血性心力衰竭（CHF）时血浆BNP水平升高。因此，研究者提出急诊医生可应用BNP来区分CHF和其他原因导致的急性呼吸困难[2]。

有研究认为BNP 100pg/ml是有诊断前景的正常值[3,4]。现在，我们想要用BNP来识别急性呼吸困难中的CHF患者（图19.1-1）。横轴代表逐渐升高的BNP。BNP值在CHF患者和非CHF患者中的分布及其对应的假设概率密度点，组成了图中的2个钟形曲线。

曲线上任意点对应的纵轴高度，代表急诊室中具有该BNP水平的患者比例。除正常值的选择外，该图只是一个假设性阐述，并不直接反映任何真实研究的结果。

图19.1-1左边的钟形曲线代表一组已确诊哮喘、无任何CHF危险因素的年轻患者的BNP值分布情况。这些患者往往BNP水平极低。右边的钟形曲线代表一群明确有严重急性CHF老年患者的BNP值分布情况。这些患者的BNP检测结果聚集在高水平那一端。

如果图19.1-1能准确反映BNP区分CHF和非CHF患者的诊断效力，那么BNP将是一个非常好的诊断方法：两条曲线重合很少。当BNP高于110pg/ml（点B），所有患者均为CHF；当BNP低于85pg/ml（点A），无任何患者为CHF。也就是说，对于BNP大于110pg/ml或小于85pg/ml的患者，你可以百分之百确定其诊断。仅当患者BNP介于85～110pg/ml这一狭窄范围时，CHF的可能性仍不确定。

然而，区分已确诊患者的效力，尚不足以让我们认可一项诊断试验。我们还需要思考，在诊断尚不肯定的患者群体中该试验的诊断效力如何。在图19.1-2中，假想整个人群由中年患者组成，所有人既往均患有慢性CHF和哮喘发作史。有急性CHF和无急性CHF两个亚组患者的BNP水平分布曲线均更靠近中间。点A与点B之间重叠的曲线范围显著增大。这也意味着即使做了BNP检测，大部分受试者的疾病状态依旧未知。

在前文引用的有关BNP诊断效力的研究中，当所有纳入患者以100pg/ml为正常值，该检测的敏感度和特异度分别为90%和76%[3]。但是，医生判断为中等可能性为急性CHF的患者在所有受试者中仅占25%[3]。而在其他一些仅以急性CHF中等可能性为研究对象的研究中，同样以100ng/ml为正常值，BNP的特异度则下降至55%[5]。

最终，BNP的效力似乎足以协助医生诊治疑似心力衰竭的急诊患者[6-8]。在随机对照试验中，将急性呼吸困难和可能患有心力衰竭的患者随机分配至BNP检测组和非BNP检测组。结果显示，医生获得BNP检测结果可降低患者住院率，缩短住院天数[6-8]。

图 19.1-1

充血性心衰（严重心力衰竭）和非充血性心衰（哮喘）患者的脑钠肽水平分布

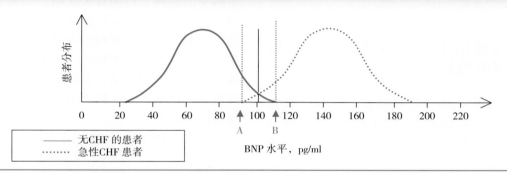

注：曲线上任意点对应的纵轴高度，代表急诊室中具有该BNP水平的患者比例。左边的钟形曲线代表一组已确诊哮喘、无任何CHF危险因素的年轻患者的BNP值分布情况。右边的钟形曲线代表一群明确有严重急性CHF老年患者的BNP值分布情况。急诊室医生根据临床表现区分这两类患者并无困难。

图 19.1-2

充血性心衰和非充血性心衰患者的脑钠肽水平分布

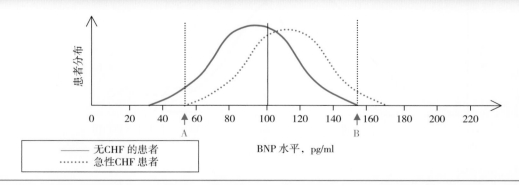

注：研究对象是中年患者，既往均有充血性心衰和哮喘病史，此次急性呼吸困难原因不明。由哮喘引起的急性呼吸困难和由急性充血性心衰引起的呼吸困难，这两类人群的血浆脑钠肽水平相近。

诊断

四、正确的研究人群应仅纳入诊断不肯定的患者

医生几乎不需要诊断试验来区分正常人和已确诊且疾病严重的患者。应用新的诊断试验，目的是区分那些可能患有目标疾病和目标临床状况的患者。框19.1-1列出了对诊断试验研究受试者的要求。

> **框19.1-1 诊断试验受试者应满足的三个条件**
>
> 1. 是否患有目标疾病尚不肯定。
> 2. 在实际临床工作中，有必要借助诊断试验确定是否患有目标疾病。
> 3. 应纳入目标疾病各种严重程度的患者，以及可能与目标疾病相混淆的各类其他疾病患者。

五、试验结果的分布情况有助于理解似然比

正如第18章"诊断试验"所述，似然比（likelihood ratio）是描述和运用诊断试验结果的最佳方式。如图19.1-3所示，x轴代表诊断试验的结果，y轴代表出现该试验结果的患者比例。左边钟形曲线代表未患CHF的患者，右边钟形曲线代表CHF患者。某一个试验结果的似然比，就是x轴上该点对应的右边曲线（CHF患者）y轴高度除以左边曲线（非CHF患者）y轴高度。两条曲线交点所对应的x轴上的点就是似然比为1的试验结果。目标疾病阳性人群和目标疾病阴性人群具有某个试验结果的比例相差越大，似然比就越远离1。

六、疾病谱而非患病率决定试验特征

读者可能已经发现，虽然验后概率随患病率变化而改变，但似然比看上去却并不受患病率的影响。但果真如此吗？如果某一疾病（以及需要和它鉴别的其他疾病）在高发地区和低发地区的疾病谱保持一致，那么似然比就不受患病率的影响。疾病谱指的是病情严重程度或检查结果异常的分布情况。无可否认，这只是一个强烈的假设，正如下文我们将讨论的。

再看图19.1-1，让我们考虑3种情况。第

图19.1-3

充血性心衰和非充血性心衰患者的脑钠肽水平分布

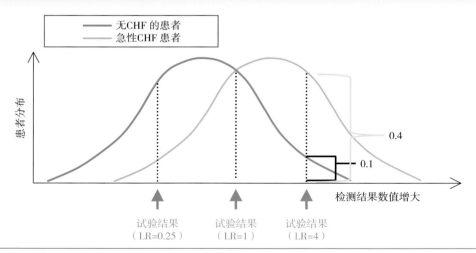

注：某一个试验结果的似然比，就是x轴上该点对应的右边曲线（CHF患者）y轴高度除以左边曲线（非CHF患者）y轴高度。引自参考文献1。

一种，我们假设 2000 名患者呼吸困难的原因确诊为 CHF，1000 名患者基本确诊为哮喘，CHF 患病率为 67%。各钟形曲线对应相应亚组的 BNP 分布情况。

现在考虑第二种情况，有 1000 名患者被确诊为 CHF，1000 患者被确诊为反复发作的哮喘且无 CHF 危险因素。此时 CHF 患病率 50%。

最后考虑第三种情况，研究者研究了 1000 名 CHF 患者和 2000 名哮喘患者，CHF 患病率 33%。

在上述三种情形下，无论 CHF 患病率如何，图 19.1-1 中 2 个钟形曲线的形状不变，因为纵轴代表的是各亚组人群中具有该检测数值的患者比例，而非绝对数值。因此，以似然比衡量诊断效力，改变患者总数不会改变试验的诊断效力。所以，当疾病谱保持恒定，研究人群的 CHF 患病率与诊断试验的效力无关。已经说过，我们不建议研究者设计自己选择患病率构成的研究，因为那将导致无意义的验后概率。

让我们看另一个临床案例。妊娠 2 周后，尿人绒毛膜促性腺激素（hCG）测定对诊断妊娠的敏感度和特异度均很高[9]。这是个二分类试验（仅提供是 / 否而不提供数值范围）。

假设 hCG 试验在 95% 的妊娠妇女中阳性，在 99% 的非妊娠妇女中阴性。表 19.1-1 A、B 和 C 给出了 3 个不同地区的该试验的敏感度和特异度。3 个地区的人口增长速度分别为高速增长、中等增长和低速增长，妊娠后 2 周就诊检查 hCG 的妇女比例是恒定的。简单起见，仅考虑研究人群的妊娠率，即被检测妇女中的妊娠百分比。医生可能会根据某些临床特征（如是否使用节育方法、近期性行为），以估计某个妇女妊娠的可能性是高还是低。如表 19.1-1 A、B 和 C 显示，人群妊娠率对试验特征的估计无任何影响。

还有许多其他情形，患者病情严重程度相同而人口学特征（年龄、性别和种族）差异较大，某些特定的人群较其他人群更容易患病。例如轻度膝盖骨关节炎在年轻人中罕见，老年患者却十分常见。无症状性甲状腺疾病男性少见，女性却十分常见。在上面两

表 19.1-1A

某人口中速增长的社区检测妇女妊娠情况

hCG 结果	妊娠	未妊娠	总数
阳性	A	B	A + B
	95	1	96
阴性	C	D	C + D
	5	99	104
总数	A + C	B + D	A + B + C + D
	100	100	200

注：hCG，人绒毛膜促性腺激素。尿妊娠试验敏感度 95%，特异度 99%。计算敏感度时考虑了妊娠不足 2 周即来就诊检测的女性；50% 女性妊娠。

表 19.1-1B

某人口高速增长的社区检测妇女妊娠情况（检测试验同表 19.1-1A）

hCG 结果	妊娠	未妊娠	总数
阳性	A×4	B	4A + B
	380	1	381
阴性	C×4	D	4C + D
	20	99	119
总数	4A + 4C	B + D	4A + B + 4C + D
	400	100	500

注：hCG，人绒毛膜促性腺激素。妊娠 2 周内就诊检测的女性比例与表 19.1-1A 相同；80% 女性妊娠。

表 19.1-1C

某人口低速增长的社区检测妇女妊娠情况（检测试验同表 19.1-1A）

hCG 结果	妊娠	未妊娠	总数
阳性	A	B×4	A + 4B
	95	4	99
阴性	C	D×4	C + 4D
	5	396	401
总数	A + C	4B + 4D	A + 4B + C + 4D
	100	400	500

注：hCG，人绒毛膜促性腺激素。妊娠 2 周内就诊检测的女性比例与表 19.1-1A 相同；20% 女性妊娠。

诊

断

个例子中，只要目标疾病及其鉴别诊断的疾病谱相似——当然这只是个强烈的假设——那么，无论年轻人还是老年人，男性或女性，诊断试验都有相同的似然比。

七、患病率（验前概率）影响验后概率

然而，高患病率必将导致目标疾病阳性的患者比例增高，无论诊断试验结果是否正常。参照表19.1-1B，该组人群的妊娠率为80%，包括380名hCG检测阳性者（共381人检测阳性，占99.7%）和20名hCG检测阴性者（共119人检测阴性，占17%）。C人群（表19.1-1C）的妊娠率为20%，包括95名检测阳性者（共99人检测阳性，占96%）和5名检测阴性者（401人检测阴性，占1.2%）。上述结果显示，虽然试验特征在不同患病率人群中保持不变，但验后概率可能发生巨大变化。

八、似然比应反映目标疾病阳性和目标疾病阴性的疾病谱

虽然患病率本身不影响诊断试验的灵敏度和特异度，但许多临床情境下，患病率和疾病谱可能相互关联。例如，家庭医生所见的类风湿关节炎患者可能相对较少，并且大多为轻症患者。但是，在风湿病专科医生那里，类风湿关节炎却成为常见病，且病情相对严重。风湿科医生的诊断方法（如观察患者的手以确定关节畸形情况）可能相对更灵敏，但这并不是因为患病率提高了，而是由于该场景的疾病严重程度更高（如关节畸形的程度和范围）。

虽然家庭医生和风湿科医生都面临诊断的不确定性，他们都有各自的情况特异的疾病谱，由此产生不同的似然比。无论家庭医生还是风湿科医生，他们都想选择来自与其临床实践类似的人群得到的似然比。

九、结论

本章中，我们讨论了疾病谱偏倚，及其对诊断试验的效力估计可能产生的影响。为减小该偏倚，我们阐述了只能选择诊断不确定的患者作为研究对象的重要性。我们也强调，研究人群的疾病患病率不同，不影响诊断试验的特征（如似然比），但研究人群不同的疾病谱会影响试验特征。因此，在临床实践中，似然比应该反映出目标疾病阳性患者和目标疾病阴性患者相应的疾病严重程度谱。

朱惠娟　张丽帆　译
张誉清　谢　锋　审

参考文献

1. Montori VM, Wyer P, Newman TB, Keitz S, Guyatt G. Tips for learners of evidence-based medicine, 5: the effect of spectrum of disease on the performance of diagnostic tests. CMAJ. 2005;173(4): 385-390 and online appendix.

2. Dao Q, Krishnaswamy P, Kazanegra R, et al. Utility of B-type natriuretic peptide in the diagnosis of congestive heart failure in an urgent-care setting. J Am Coll Cardiol. 2001;37(2): 379-385.

3. Maisel AS, Krishnaswamy P, Nowak RM, et al; Breathing Not Properly Multinational Study Investigators. Rapid measurement of B-type natriuretic peptide in the emergency diagnosis of heart failure. N Engl J Med. 2002;347(3): 161-167.

4. McCullough PA, Nowak RM, McCord J, et al. B-type natriuretic peptide and clinical judgment in emergency diagnosis of heart failure: analysis from Breathing Not Properly (BNP) Multinational Study. Circulation. 2002;106(4): 416-422.

5. Schwam E. B-type natriuretic peptide for diagnosis of heart failure in emergency department patients: a critical appraisal. Acad Emerg Med. 2004;11(6): 686-691.

6. Mueller C, Scholer A, Laule-Kilian K, et al. Use of B-type natriuretic peptide in the evaluation and management of acute dyspnea. N Engl J Med. 2004;350(7): 647-654.

7. Mueller C, Laule-Kilian K, Scholer A, et al. Use of B-type natriuretic peptide for the management of women with dyspnea. Am J Cardiol. 2004;94(12): 1510-1514.

8. Mueller C, Laule-Kilian K, Frana B, et al. The use of B-type natriuretic peptide in the management of elderly patients with acute dyspnoea. J Intern Med. 2005;258(1): 77-85.

9. Cole LA. The hCG assay or pregnancy test. Clin Chem Lab Med. 2012;50(4): 617-630.

第 19 章

诊断研究进阶内容

19.2 似然比示例

Luz Maria Letelier，Daniel Capurro，Jaime Cerda，Lorena Cifuentes Aguila，Juan Carlos Claro，Gabriel Rada，Solange Rivera Mercadoand Victor M.Montori

内容提要

诊断

胸腔积液   甲状腺癌

肾血管性高血压   泌尿系感染

卒中   **结论**

血栓栓塞或急性肺栓塞

一、引言

本书的其他章节已经论述了**似然比**（likelihood ratios，LRs）在诊断过程中的用处（见第16章"诊断过程"和第18章"诊断试验"）。本章我们将举例说明一些诊断试验的LRs及其95%**可信区间**（95% confidence intervals，CIs）。对于每项检验，我们描述了应用人群和所针对的目标条件（疾病）的发生率（验前概率）范围。所选疾病各具特点，代表了我们的兴趣点。我们仅从与本章内容相关的方面分析这些检验，对检验的技术细节不作描述。我们进行了全面的检索和总结，对研究是否应该被纳入以及数据提取情况未做重复确认。

二、总结似然比信息的方法

1. 纳入标准

对于研究的每项检验和要考虑的目标条件，我们纳入符合全部以下标准的研究：

· 作者提供LRs或有足够的数据可计算出LRs。

· 研究者将诊断试验与事先定义且符合以下条件的参考标准（金标准）进行比较：①在开展研究时该标准被广泛使用且无更好的标准可用；②当是否应用金标准与检验结果无关时，要求金标准应用于至少50%的受试者；③当是否应用金标准与检验结果有关时，要求金标准应用于90%以上的受试者或采用盲法。

· 研究者纳入的患者与临床实践中可能需要应用该检验的患者相类似。

· 英语或西班牙语文献。

我们排除了以下研究：

· 研究涉及对长期结局的预测。

· 研究评价了诊断模型，包括多元检验，如决策树、诊断算法、神经网络或基于计算机的模式识别系统。

2. 文献检索

我们的原始检索包括Best Evidence（1991～2000）和MEDLINE（1966～2000）。此外，我们手动检索了题为"the rational clinical examination（1992～2000）"的*JAMA*系列报道和一本诊断学教科书的参考文献[1]。我们还回顾了上述文献的参考文献，以发现潜在的合格研究。示例已更新到2013年，并且增加了新的示例。

针对每一对目标条件和检验，我们应用包括医学主题词表（MeSH）和文本词汇（图19.2-1）的下列检索策略模板对数据库进行检索。典型检索策略的示例如图19.2-2所示。

3. 筛选过程

尽管我们有时会为了获得统计分析所需数据而回顾原始文献，并对此主题相关的近期文献进行搜索，但在能够找到含荟萃分析

图 19.2-1

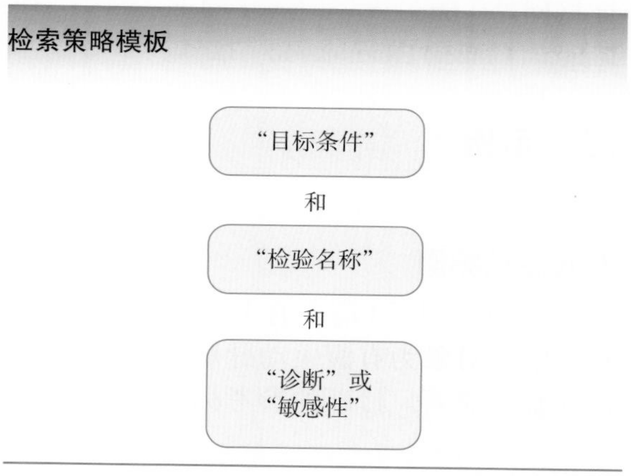

检索策略模板

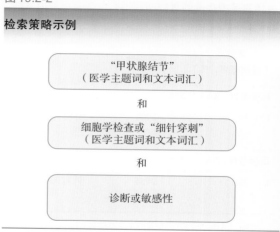

图 19.2-2

检索策略示例

诊断

的高质量系统综述的情况下，我们将其视作唯一的数据来源。当出现多个系统综述时，我们选用其中质量和综合性更高的综述或展现出LRs可能的范围。

4. 统计分析

对于缺少系统综述和荟萃分析的疾病，我们使用Simel等[2]描述的方法计算每个2×2和2×J表（如有2个结局——确有目标疾病和确无目标疾病，但检验结果呈多个水平）的LRs和95%CI。我们使用Fleiss[3]提出的一般荟萃分析方法计算LRs的随机效应合并估计值（每一单元格增加$\Delta = 0.25$）。

在计算汇总LRs时，我们没有考虑研究质量、各中心之间的校准差异或研究人群的差异（除纳入标准外），因此这些结果还达不到正式荟萃分析的要求。更详尽的例子，请参阅*JAMA*证据网站（http://www.jamaevidence.com）"The Rational Clinical Examination"章节。

三、示例

1. 腹主动脉瘤

我们找到了1篇含有下列研究的系统综述，纳入对象为有腹主动脉瘤相关危险因素的无症状患者。诊断的参考标准是腹部超声检查（表19.2-1）。

2. 急性阑尾炎

表19.2-2显示了14岁以上疑诊急性阑尾炎患者的病史、体格检查、超声检查和CT检查的似然比。参考标准是手术病理或未手术患者的临床随访结果。对于外科医生进行的超声检查，研究者以病理结果或放射科医生进行的超声检查作为参考标准[5-12]。对18岁以下考虑阑尾炎诊断的患儿，研究者以手术病理或未手术患者的临床随访结果作为参考标准[11,13]。

3. 急性胆囊炎

金标准是术中所见与病理分析或未手术患者的临床随访结果（表19.2-3）[14,15]。

4. 急性心肌梗死

似然比数据基于3项在急性胸痛患者中评价症状、体征和心电图（ECG）改变对急性心肌梗死诊断价值的系统综述。这些系统综述汇总了172项关于临床表现的研究和53项关于ECG的研究。综合临床表现、ECG改变和心脏生物标志物作为诊断急性心肌梗死的金标准。请注意，这些检验并不独立于金标准，但这是应用最为广泛的金标准（表19.2-4）[16-18]。

表19.2-1

与作为参考标准的腹部超声相比，在有危险因素的无症状人群中检测腹主动脉瘤的LRs

患病率（验前概率，%）	患者例数	诊断试验	结果	LR（95% CI）	参考文献
目标条件：AAA ≥ 3cm					
1～28	2955	针对AAA的腹部触诊	阳性	12（7.4～20）	4
			阴性	0.72（0.65～0.81）	
目标条件：AAA ≥ 4cm					
1～28	2955	针对AAA的腹部触诊	阳性	6（8.6～29）	4
			阴性	0.51（0.38～0.67）	

注：AAA，腹主动脉瘤；CI，可信区间。

表 19.2-2

在成人和儿童中诊断急性阑尾炎的LRs

患病率 （验前概率，%）	患者例数	诊断试验	结果	LR（95% CI）	参考文献
成人					
12～60	6072	病史或体格检查			5～9
		腹肌强直	有	2.96（2.43～3.59）	
			无	0.86（0.72～1.02）	
		腰大肌征[a]、起始于脐周或上腹部的转移性右下腹痛、反射性腹肌僵硬、反跳痛[b]，或固定性右下腹痛	有	1.52～2.48	
			无	0.36～0.67	
		放射学检查			
48～50	1516	由放射科医生或受训过的外科医生进行的超声检查（伴或不伴腹壁逐步加压技术）	阳性	5.8～11.8	10～11
			阴性	0.19～0.18	
40～45	1172	腹盆腔或阑尾局部高分辨螺旋CT；有静脉、口服或结肠造影剂，或没有肠道造影剂[c]	阳性	13.3～15.6	
			阴性	0.09～0.18	
38	1268	由外科医生进行的超声检查	阳性	24（16.8～34）	12
			阴性	0.09（0.07～0.12）	
18岁以下儿童					
10	246	病史或体格检查			13
		发热	阳性	3.4（2.4～4.8）	
			阴性	0.32（0.16～0.64）	
		呕吐、腹泻	阳性	2.2～2.6	
			阴性	0.57～1.0	
37～89	1845	起始于脐周或上腹部的转移性右下腹痛、固定性右下腹痛	阳性	1.2～3.1	
			阴性	0.41～0.72	
		反跳痛[b]	阳性	3.0（2.3～3.9）	
			阴性	0.28（1.9～3.1）	
		放射学检查			
31	6850	由放射科医生或受训过的外科医生进行的超声检查（伴或不伴腹壁逐步加压技术）	阳性	15（13～16）	11
			阴性	0.13（0.11～0.14）	
31	598	腹盆腔或阑尾局部高分辨螺旋CT；有静脉、口服或结肠造影剂，或没有肠道造影剂	阳性	19（12～29）	11
			阴性	0.06（0.04～0.11）	

注：CI，可信区间；CT，计算机断层扫描。

[a]腰大肌征：一种腰大肌活动受限的体征，可通过患者健侧卧位时，检查者拮抗阻力过伸髋关节（与腹痛部位同侧）引出。若做该动作时患者腹痛出现或加剧，则认为该体征阳性。在急性阑尾炎中可出现右侧腰大肌征阳性。

[b]反跳痛：腹膜炎的一个体征，可通过先在远离腹痛部位缓慢地深触诊，而后快速移开触诊手引出。如果在移开触诊手时，腹痛出现或加剧，则认为该体征阳性。

[c]不同CT检查技术间未发现差异。

诊断

表 19.2-3

在腹痛或疑诊急性胆囊炎的成人患者中诊断胆囊炎的LRs

患病率（验前概率，%）	患者例数	诊断试验	结果	LR（95% CI）	参考文献
41 ~ 80		病史			14
	1135	厌食	有	1.1 ~ 1.7	
			无	0.5 ~ 0.9	
	669	恶心	有	1.0 ~ 1.2	
			无	0.6 ~ 1.0	
	1338	呕吐	有	1.5（1.1 ~ 2.1）	
			无	0.6（0.3 ~ 0.9）	
41 ~ 80		体格检查			14
	1292	发热（体温＞38℃）	有	1.5（1.0 ~ 2.3）	
			无	0.9（0.8 ~ 1.0）	
	1170	反射性腹肌僵硬	有	1.1 ~ 2.8	
			无	0.5 ~ 1.0	
	565	墨菲征	有	2.8（0.8 ~ 8.6）	
			无	0.5（0.2 ~ 1.0）	
	1381	反跳痛	有	1.0（0.6 ~ 1.7）	
			无	1.0（0.8 ~ 1.4）	
	1170	直肠压痛	有	0.3 ~ 0.7	
			无	1.0 ~ 1.3	
	1140	腹肌强直	有	0.5 ~ 2.32	
			无	1.0 ~ 1.2	
	408	右上腹包块	有	0.8（0.5 ~ 1.2）	
			无	1.0（0.9 ~ 1.1）	
	949	右上腹痛	有	1.5（0.9 ~ 1.1）	
			无	0.7（0.3 ~ 1.6）	
	1001	右上腹压痛	有	1.6（1.0 ~ 2.5）	
			无	0.4（0.2 ~ 1.1）	
46	116	床旁腹部超声结果[a]	有	2.7（1.7 ~ 4.1）	15
			无	0.13（0.04 ~ 0.39）	
41 ~ 80		实验室			14
	556	碱性磷酸酶＞120U/L	有	0.8（0.4 ~ 1.6）	
			无	1.1（0.6 ~ 2.0）	
	592	ALT 或 AST 升高[b]	有	1.0（0.5 ~ 2.0）	
			无	1.0（0.8 ~ 1.4）	
	674	总胆红素＞2mg/dl[*]	有	1.3（0.7 ~ 2.3）	
			无	0.9（0.7 ~ 1.2）	
	270	总胆红素、AST 或碱性磷酸酶：均升高	有	1.6（1.0 ~ 2.8）	
			无	0.8（0.8 ~ 0.9）	
	270	总胆红素、AST 或碱性磷酸酶：任一升高	有	1.2（1.0 ~ 1.5）	
			无	0.7（0.6 ~ 0.9）	
	1197	白细胞增多[c]	有	1.5（1.2 ~ 1.9）	
			无	0.6（0.5 ~ 1.8）	

注：ALT，谷丙转氨酶；AST，谷草转氨酶；CI，可信区间。

[a] 床旁超声检查发现胆结石证据和墨菲征阳性。

[b] 超过正常值上限（ALT，40 U/L；AST，48 U/L）。

[c] 白细胞计数超过 10000/U/L。

[*] 1mg/dl ＝ 17.1μmol/L。

表 19.2-4

在疑似心肌梗死患者或急诊胸痛患者中诊断心肌梗死的 LRs

患病率（验前概率，%）	患者例数	检验	检验结果	LR（95% CI）	参考文献
		病史			16
未报告	5608	左侧放射性疼痛	有	0.85（0.60～1.20）	
			无	1.06（0.96～1.18）	
未报告	1635	右侧放射性疼痛	有	1.39（0.58～3.34）	
			无	0.96（0.87～1.06）	
未报告	10788	呕吐	有	1.23（1.10～1.38）	
			无	0.71（0.50～0.99）	
未报告	16316	辐射至左臂/肩	有	1.30（1.12～1.52）	
			无	0.86（0.78～0.95）	
未报告	2090	辐射至右臂/肩	有	4.43（1.77～11.10）	
			无	0.87（0.77～0.97）	
未报告	11082	刺痛	有	0.69（0.34～1.40）	
			无	1.04（0.94～1.15）	
未报告	2047	烧灼痛	有	1.35（0.87～2.09）	
			无	0.97（0.93～1.02）	
未报告	12212	疼痛发作时间＞6h	有	0.82（0.59～1.14）	
			无	1.10（0.93～1.29）	
未报告	1673	劳力相关的疼痛	有	1.22（0.50～2.96）	
			无	0.94（0.69～1.28）	
未报告	11939	呼吸困难	有	0.89（0.76～1.03）	
			无	1.06（0.98～1.15）	
未报告	2588	心悸	有	0.47（0.28～0.81）	
			无	1.12（0.98～1.27）	
未报告	16082	恶心/呕吐	有	1.54（1.32～1.79）	
			无	0.83（0.75～0.92）	
未报告	16011	出汗	有	2.05（1.73～2.42）	
			无	0.73（0.61～0.87）	
9	38638	体格检查			16～18
		第三心音	有	3.21（1.60～6.45	
		SBP＜80mmHg	无	3.06（1.80～5.22）	
未报告	11516	胸壁无压痛	有	1.47（1.23～1.75）	
			无	0.23（0.18～0.29）	
未报告	19700	啰音	有	1.81（1.03～3.17）	
			无	0.88（0.81～0.95）	
9	78515	心电图			17
		正常 ECG	有	0.14（0.11～0.20）	
		ST段抬高	有	13.1（8.28～20.6）	
		ST段压低	有	3.13（2.50～3.92）	
		T波异常	有	1.87（1.41～2.48）	
		Q波	有	5.01（3.56～7.06）	
		左BBB	有	0.49（0.15～1.60）	
		右BBB	有	0.28（0.04～2.12）	

注：缩略语：BBB，束支传导阻滞；CI，可信区间；ECG，心电图；MI，心肌梗死；SBP，收缩压。

诊断

5. 气流受限

表19.2-5中的似然比数据基于2项系统综述，包括了26项以肺功能检查作为金标准的研究[19,20]。

6. 酒精滥用或依赖（酗酒或酒精依赖）

一项纳入普通人群（排除精神病院和急

表 19.2-5

在有症状的患者中应用临床病史或症状诊断急性或慢性气流受限的LRs

患病率（验前概率，%）	患者例数	检验	检验结果	LR（95% CI）[a]	参考文献
未报告	未报告	病史			19
		吸烟量（包年）	＞70	8.0	
			＜70	0.63	
		吸烟	曾经有	1.8	
			从无	0.16	
		咳痰（＞1/4杯）	有	4.0	
			无	0.84	
		喘息	有	3.8	
			无	0.66	
		劳力性呼吸困难（4级）	有	3.0	
			无	0.98	
		劳力性呼吸困难（任何级别）	有	2.2	
			无	0.83	
		体格检查			
		喘息	有	36	
			无	0.85	
		心浊音界缩小	有	10	
			无	0.88	
未报告	未报告	火柴试验[b]	阳性	7.1	
			阴性	0.43	
		胸部叩诊呈过清音	有	4.8	
			无	0.73	
		剑突下触及心尖搏动	有	4.8	
			无	0.94	
		用力呼气时间，秒	＞9	4.8	
			9～6	2.7	
			＜6	0.45	
未报告	233	最大喉高度＜4cm*	有	4.2	20
未报告	172	呼吸音减弱	有	3.38	
			无	0.49	
未报告	172	临床考虑COPD	有	4.26	
			无	0.21	

注：CI，可信区间；COPD，慢性阻塞性肺疾病。

[a] 无足够数据计算95%CI。

[b] 火柴试验：不能吹熄距口10cm处燃烧的火柴。

*译者注：最大喉高度是指胸骨上切迹上缘至甲状软骨上方之间的距离。

诊科患者）的系统综述[21]汇总了应用CAGE（减少、烦恼、内疚、晨饮）评分诊断酒精滥用或依赖的结果。该研究以《精神疾病诊断与统计手册》第三版修订版（DSM-Ⅲ-R），或《精神疾病诊断与统计手册》第四版（DSM-Ⅳ）作为诊断的金标准。结果见表19.2-6。

7. 住院患者、门诊患者和初级保健患者的酒精滥用（酗酒）

为诊断危险性饮酒，一项纳入住院患者、门诊患者和初级保健患者的系统综述[22]评估了CAGE评分连同另外2项评分的结果。该系统综述以DSM-Ⅲ-R或DSM-Ⅳ为诊断的金标准（表19.2-7）。

8. 腹腔积液

在下述诊断腹腔积液的研究中，研究者纳入疑诊肝病或腹腔积液的患者，以腹部超声作为诊断的金标准（表19.2-8）[23]。

9. 颈动脉狭窄

4项关于颈动脉狭窄诊断（定义为动脉管腔狭窄50%以上）的研究纳入了因短暂性脑缺血发作或其他神经系统疾病而行血管造影术的患者。研究者以颈动脉造影作为诊断的金标准。一项纳入无症状患者的研究以多普勒超声作为诊断的金标准（表19.2-9）[24-28]。

10. 乳糜泻

在下述研究中，研究者对不同诊断试验在初级保健患者和其他具有相似患病率或疾病谱的人群中诊断乳糜泻的情况进行了系统综述。该系统综述纳入了16项研究（6085例患者），所有被纳入的研究均以小肠活检和病理分析为诊断的金标准（表19.2-10）。[29]

11. 社区获得性肺炎

在下述有关社区获得性肺炎诊断的研究

中，研究者纳入了发热、存在急性呼吸道症状或疑诊肺炎的患者，排除了院内感染、慢性肺部疾病和处于免疫抑制状态的患者。金标准为胸部X线片上出现明确或可疑的新发浸润影。部分结果来自于一篇综述和一项描述了各种临床表现的近期高质量诊断性研究。还有部分结果来自于对某些炎症指标与症状、体征相结合的诊断准确性进行评估的一项近期研究（表19.2-11）[30-32]。

12. 深静脉血栓

我们找到了2篇关于深静脉血栓（DVT）的系统综述。一篇有关超声和体积描记法，纳入了住院和门诊可疑的首次患DVT的有症状患者。诊断的金标准为静脉造影术。

另一篇对D-二聚体进行评价，共包括了49项研究。纳入标准为所有可疑DVT的患者。其中大多数研究以500为界值。诊断的金标准为任何"客观检查"（表19.2-12）[33,34]。

13. 低血容量

我们找到了一篇关于低血容量诊断的系统综述。该综述纳入了60岁以上因呕吐、腹泻或进食减少而出现急症的患者。金标准包括化学检验，例如血钠浓度、血尿素氮浓度、血尿素氮肌酐比和血浆渗透压（表19.2-13）[35]。

14. 流行性感冒

在下述有关临床特征诊断流行性感冒准确性的研究中，研究者纳入了在流感季节中出现急性呼吸道症状的患者。诊断的金标准为病毒培养、流感病毒A聚合酶链式反应、酶联免疫吸附测定、免疫荧光或流感病毒抗体滴度升高4倍以上。一项荟萃分析调查了快速流感诊断试验（RIDTs）在有流感样症状的成人和儿童中诊断流感的准确性。该荟萃分析包括了159个研究，共评价了26项RIDTs（大多是检测呼吸道标本中特定流感病毒抗原的免疫层析分析）。诊断的金标准为

表 19.2-6

在普通人群中应用CAGE评分诊断酒精滥用或依赖的LRs

患病率（验前概率，%）	患者例数	检验	检验结果[b]	LR（95% CI）[a]	参考文献
10～53	4562	CAGE问卷	4	25.18（14.6～43.43）	21
			3	15.33（8.22～28.6）	
			2	6.86（4.17～11.31）	
			1	3.44（2.31～5.11）	
			0	0.18（0.11～0.29）	

注：CI，可信区间。

[a]排除精神病院和急诊科患者，以《精神疾病诊断与统计手册》第三版修订版或第四版作为金标准。

[b]CAGE问卷评分，以下问题每获得一个肯定回答加1分。CAGE：C，是否曾觉得应当减少（cut down）饮酒？ A，是否因别人批评你饮酒而烦恼（annoyed）？ G，是否曾因饮酒而感到内疚（guilty）？ E，清晨起床后是否必须立即喝一杯酒（eye opener）以振奋精神或摆脱宿醉（晨饮）？

表 19.2-7

在普通人群中应用CAGE评分诊断酒精滥用或依赖的LRs

患病率（验前概率，%）	患者例数	检验	检验结果[b]	LR（95% CI）	参考文献
2～29	未报告	AUDIT-C＞8[a]	有	12（5.0～30）	22
			无	0.62（0.38～0.55）	
	未报告	AUDIT＞8[b]	有	6.8（4.7～10）	
			无	0.46（0.38～0.55）	
	未报告	CAGE[c]＞2（患者均＞60岁）	有	4.7（3.7～6.0）	
			无	0.89（0.86～0.91）	
	未报告	CAGE＞2	有	3.4（1.2～10）	
			无	0.66（0.54～0.81）	

注：AUDIT，Alcohol Use Disorders Identification Test；酒精使用障碍筛查量表；AUDIT-C，酒精使用障碍简易筛查量表；CI，可信区间。

[a]AUDIT-C问卷。圈出在过去一年中与你饮酒情况最接近的选项。

1.你的饮酒频度如何？ "1次"认为是1听或1瓶啤酒、1杯葡萄酒、1个冷酒器、1杯鸡尾酒或1瓶烈酒（如苏格兰威士忌，杜松子酒或伏特加酒）。

（0）从不饮酒（1）每月1次或更少（2）每月2～4次（3）每周2～3次（4）每周4次或以上

2.一般情况下，你一天的饮酒量是多少"标准杯"？

（0）1杯或2杯（1）3杯或4杯（2）5杯或6杯（3）7杯到9杯（4）10杯或以上

3.你每次饮酒6杯或以上的频率是多少？

（0）从来没有（1）少于每月1次（2）每月1次（3）每周1次（4）每天或几乎每天

[b]AUDIT问卷。圈出在过去一年中与你饮酒情况最接近的选项。

1.你的饮酒频度如何？

（0）从不饮酒（1）每月1次或更少（2）每月2～4次（3）每周2或3次（4）每周4次或以上

2.一般情况下，你一天的饮酒量是多少"标准杯"？

（0）1杯或2杯（1）3杯或4杯（2）5杯或6杯（3）7杯到9杯（4）10杯或以上

3.你每次饮酒6杯或以上的频率是多少？

4.是否一开始喝酒就无法立即中断？这种情况在过去一年中有几次？

5.有没有因为喝酒而耽误要做的事情？这种情况在过去一年中有几次？

[c]CAGE问卷评分，以下问题每获得一个肯定回答加1分。CAGE：C，是否曾觉得应当减少饮酒？ A，是否因别人批评你饮酒而烦恼？ G，是否曾因饮酒而感到内疚？ E，清晨起床后是否必须立即喝一杯酒以振奋精神或摆脱宿醉（晨饮）？

表 19.2-8

在疑诊肝病或腹腔积液患者中诊断腹腔积液的LRs

患病率（验前概率，%）	患者例数	检验	检验结果b	LR（95% CI）	参考文献
29 ～ 33	未报告	腹围增大	有	4.16[a]	23
			无	0.17[a]	
		近期体重增加	有	3.2[a]	
			无	0.42[a]	
		肝炎	有	3.2[a]	
			无	0.80[a]	
		踝关节肿胀	有	2.8[a]	
			无	0.10[a]	
		液波震颤	有	6.0（3.3 ～ 11）	
			无	0.4（0.3 ～ 0.6）	
		移动性浊音	有	2.7（1.9 ～ 3.9）	
			无	0.3（0.2 ～ 0.6）	
		侧腹部浊音	有	2.0（1.5 ～ 2.9）	
			无	0.3（0.1 ～ 0.7）	
		侧腹膨隆	有	2.0（1.5 ～ 2.6）	
			无	0.3（0.2 ～ 0.6）	

注：CI，可信区间。
[a] 无足够数据计算95%CI。

表 19.2-9

在因TIA或其他神经系统疾病行脑血管造影术的有症状患者中应用颈动脉杂音诊断颈动脉狭窄（＞50%或＞60%）的LRs

患病率（验前概率，%）	患者例数	检验	检验结果	LR（95% CI）	参考文献
颈动脉狭窄＞50%					
8.2 ～ 38	2011	颈动脉杂音	有	4.4（2.9 ～ 6.8）	24 ～ 27
			无	0.62（0.45 ～ 0.86）	
颈动脉狭窄＞60%					
2.2	686	颈动脉杂音	有	28.25（15.96 ～ 50.01）	28
			无	0.45（0.26 ～ 0.78）	

注：CI，可信区间；TIA，短暂性脑缺血发作。

诊断

表 19.2-10

在全科医生门诊患者和其他具有相似患病率或疾病谱的人群中诊断乳糜泻的LRs

患病率（验前概率，%）	患者例数	检验	检验结果	LR（95% CI）	参考文献
9	8项研究（3项有关初级保健）	IgA型抗肌内膜抗体	阳性	171（56～522）	29
			阴性	0.11（0.05～0.20）	
5.5	7项研究（1项有关初级保健）	IgA型抗组织转谷氨酰胺酶抗体	阳性	37.7（18.7～76.0）	
			阴性	0.11（0.06～0.19）	

注：CI，可信区间。

表 19.2-11

在疑诊肺炎或存在急性呼吸道症状但无慢性肺部疾病或免疫抑制状态的患者中诊断社区获得性肺炎的LRs

患病率（验前概率，%）	患者例数	检验	检验结果	LR（95% CI）	参考文献
3～38		病史			30
	1118	痴呆[a]	有	3.4（1.6～6.5）	
			无	0.94（0.90～0.99）	
3～38		体格检查			30～31
	2234	羊鸣音	有	4.0（2.0～8.1）	
			无	0.93（0.88～0.99）	
	1118	支气管呼吸音	有	3.5（2.0～5.6）	
			无	0.90（0.83～0.96）	
	1751	叩诊呈浊音	有	3.0（1.6～5.8）	
			无	0.86（0.74～1.0）	
	633	呼吸频率＞30次/分	有	2.6（1.6～4.1）	
			无	0.80（0.70～0.90）	
	2489	呼吸音减弱、体温＞37.8℃、胸部听诊水泡音或任何生命体征异常[b]	有	1.3～2.4	
			无	0.18～0.78	
34	325	发绀	有	5.0（2.07～12）	31
			无	0.88（0.81～0.95）	
34	325	胸部凹陷	有	5.0（1.68～15）	31
			无	0.92（0.86～0.98）	
34	325	氧饱和度＜90%	有	4.5（2.44～8.3）	31
			无	0.78（0.69～0.87）	
5	2820	临床表现与血清C反应蛋白相结合[c]			32
2	1556	低风险[d]	有	0.4（0.29～0.54）	32
			无	1.8（1.63～1.99）	
6	1132	中度风险[d]	有	1.2（0.97～1.48）	32
			无	0.9（0.78～1.03）	
31	132	高风险[d]	有	9.7（6.91～14）	32
			无	0.7（0.66～0.81）	

注：CI，可信区间。

[a] 明显认知障碍且不能有效地保护气道。

[b] 单个体征，而非多个体征相结合。

[c] 临床表现［呼吸困难、听诊闻及水泡音和呼吸音减弱、心动过速（心率＞100次/分）和发热（体温≥37.8℃）］与血清C反应蛋白大于30mg/dl相结合。

[d] 估计肺炎的可能性：低风险，小于2.5%；中度风险，2.5%～20%；和高风险，大于20%。

表 19.2-12

在住院和门诊可疑 DVT 的有症状患者中诊断 DVT 的 LRs

患病率（验前概率，%）	患者例数	检验	检验结果	LR（95% CI）[a]	参考文献
目标条件：所有 DVT，包括远端（单侧小腿 DVT）和近端 DVT					
未报告	2658	超声检查	阳性	15[a]	33
			阴性	0.12[a]	
	1156	阻抗容积描记法		10[a]	33
				0.18[a]	
3 ～ 78	未报告	D-二聚体（检测）			34
		ELISA 微孔板	阳性	2.00（1.39 ～ 3.03）	
			阴性	0.11（0.04 ～ 0.37）	
		ELISA 膜	阳性	1.89（1.21 ～ 2.97）	
			阴性	0.21（0.07 ～ 0.65）	
		ELFA	阳性	1.78（1.28 ～ 2.51）	
			阴性	0.09（0.03 ～ 0.35）	
		乳胶定量检测	阳性	1.98（1.65 ～ 2.44）	
			阴性	0.13（0.08 ～ 0.24）	
		乳胶半定量检测	阳性	2.66（1.45 ～ 4.89）	
			阴性	0.22（0.09 ～ 0.60）	
		乳胶定性检测	阳性	69.00（4.50 ～ ∞）	
			阴性	0.31（0.07 ～ 0.78）	
		全血检测	阳性	2.86（1.56 ～ 5.17）	
			阴性	0.24（0.09 ～ 0.58）	
目标条件：近端 DVT（腘窝及其近心端的静脉）					
	2658	超声检查	阳性	49[a]	33
			阴性	0.03[a]	
	1156	阻抗容积描记法		8.4[a]	33
				0.09[a]	

注：CI，可信区间；DVT，深静脉血栓；ELFA，酶联免疫荧光法；ELISA，酶联免疫吸附法。

[a] 无足够数据计算 95%CI。

表 19.2-13

在60岁以上因容量不足而出现急症的患者中诊断低血容量的LRs

患病率（验前概率，%）	患者例数	检验	检验结果	LR（95% CI）	参考文献
无数据	38	眼窝凹陷	有	3.4（1.0～12）	35
			无	0.5（0.3～0.7）	
	86	腋窝干燥	有	2.8（1.4～5.4）	
			无	0.6（0.4～1.0）	
	38	舌头干燥	有	2.1（0.8～5.8）	
			无	0.6（0.3～1.0）	
	38	口腔及鼻黏膜干燥	有	2.0（1.0～4.0）	
			无	0.3（0.1～0.6）	
	38	舌表面出现纵沟	有	2.0（1.0～4.0）	
			无	0.3（0.1～0.6）	
	38	言语不清	有	3.1（0.9～11）	
			无	0.5（0.4～0.8）	
	38	四肢无力	有	2.3（0.6～8.6）	
			无	0.7（0.5～1.0）	
	38	精神错乱	有	2.1（0.8～5.7）	
			无	0.6（0.4～1.0）	

注：CI，可信区间。

反转录聚合酶链式反应（首选）或病毒培养。灵敏度的估算值具有很高异质性，部分原因为检验灵敏度在成人中较在儿童中低且在诊断流感病毒A时较诊断流感病毒B时高（表19.2-14）[36,37]。

15. 缺铁性贫血

在关于缺铁性贫血诊断的研究中，研究者纳入了血红蛋白浓度低于11.7g/dl（女性）和13.0g/dl（男性）的患者。诊断的金标准为骨髓铁染色。我们还加入了一项描述新检验手段的系统综述（表19.2-15）[38-46]。

16. 肠易激综合征

在一项近期的系统综述中，研究者评价了在有下消化道症状的患者中应用单个症状和临床评分诊断肠易激综合征的准确性。该研究纳入了有症状和一个最终诊断（前瞻性收集）的成人（表19.2-16）[47]。

17. 黑色素瘤

在下述有关黑色素瘤诊断的研究中，研究者纳入了有色素性皮肤病变的患者，并以病灶活检为金标准（表19.2-17）[48]。

18. 骨质疏松

一项系统综述纳入了50岁以上患者（大多数为女性）。诊断的金标准为骨密度测定或有记录的椎体骨折（通过半定量技术或椎体形态判定）。另一项研究对筛选部分女性进行骨密度测定的策略予以评价。该研究在3组年龄各异的绝经后女性人群中开展。纳入标准要求至少存在一项骨密度低的危险因素：骨折病史、母亲有髋关节骨折病史、低体重

表 19.2-14

在流感季节出现急性呼吸道症状的患者中，通过临床检验诊断流感的LRs

患病率（验前概率，%）	患者例数	检验	检验结果	LR（95% CI）	参考文献
28 ～ 67	4712	发热（任何年龄）	有	1.8（1.1 ～ 2.9）	36
			无	0.40（0.25 ～ 0.66）	
7	1838	发热（60岁以上）	有	3.8（2.8 ～ 5.0）	
			无	0.72（0.64 ～ 0.82）	
66 ～ 67	3825	烦躁（任何年龄）	有	1.0（0.86 ～ 1.2）	
			无	0.70（0.27 ～ 2.5）	
8	614	烦躁（60岁以上）	有	2.1（1.2 ～ 3.7）	
			无	0.68（0.45 ～ 1.0）	
28 ～ 67	4793	咳嗽（任何年龄）	有	1.1（1.1 ～ 1.2）	
			无	0.42（0.31 ～ 0.57）	
7 ～ 8	2371	咳嗽（60岁以上）	有	2.0（1.1 ～ 3.5）	
			无	0.57（0.37 ～ 0.87）	
50 ～ 67	4183	肌痛（任何年龄）	有	0.93（0.83 ～ 1.0）	
			无	1.2（0.90 ～ 1.16）	
7 ～ 8	2371	肌痛（60岁以上）	有	2.4（1.9 ～ 2.9）	
			无	0.68（0.58 ～ 0.79）	
67	81	不适（任何年龄）	有	0.98（0.75 ～ 1.3）	
			无	1.1（0.51 ～ 2.2）	
50	1838	不适（60岁以上）	有	2.6（2.2 ～ 3.1）	
			无	0.55（0.44 ～ 0.67）	
28 ～ 68	4793	头痛（任何年龄）	有	1.0（1.0 ～ 1.1）	
			无	0.75（0.63 ～ 0.89）	
7 ～ 8	2371	头痛（60岁以上）	有	1.9（1.6 ～ 2.3）	
			无	0.70（0.60 ～ 0.82）	
未报告	159	快速流感诊断试验	阳	34.5（23.8 ～ 45.2）	37
			阴	0.38（0.34 ～ 0.43）	

注：CI，可信区间。

表 19.2-15

在贫血患者中诊断缺铁性贫血的LRs

患病率（验前概率，%）	患者例数	检验	检验结果	LR（95% CI）[a]	参考文献
贫血患者					
21 ～ 50	2798	血清铁蛋白，μg/L	＜15	55（35 ～ 84）	38 ～ 39
			15 ～ 25	9.3（6.3 ～ 14）	
			25 ～ 35	2.5（2.1 ～ 3.0）	
			35 ～ 45	1.8（1.5 ～ 2.2）	
			45 ～ 100	0.54（0.48 ～ 0.60）	
			＞100	0.08（0.06 ～ 0.11）	
21 ～ 50	536	平均细胞容量，μm³	＜70	13（6.1 ～ 19）	38
			70 ～ 75	3.3（2.0 ～ 4.7）	
			75 ～ 85	1.0（0.69 ～ 1.31）	
			85 ～ 90	0.76（0.56 ～ 0.96）	
			＞90	0.29（0.21 ～ 0.37）	
21 ～ 50	764	转铁蛋白饱和度，%	＜5	11（6.4 ～ 15）	38
			5 ～ 10	2.5（2.0 ～ 3.1）	
			10 ～ 20	0.81（0.70 ～ 0.92）	
			20 ～ 30	0.52（0.41 ～ 0.63）	
			30 ～ 50	0.43（0.31 ～ 0.55）	
			＞50	0.15（0.06 ～ 0.24）	
21 ～ 50	278	红细胞原卟啉，μg/dl	＞350	8.3（2.6 ～ 14）	38
			350 ～ 250	6.1（2.8 ～ 9.3）	
			250 ～ 150	2.0（1.4 ～ 2.6）	
			150 ～ 50	0.56（0.48 ～ 0.64）	
			＜50	0.12（0.0 ～ 0.25）	
16 ～ 73	875	血清可溶性转铁蛋白受体[a]	阳性	3.85（2.23 ～ 6.63）	40
			阴性	0.19（0.11 ～ 0.33）	
贫血且接受血液透析或腹膜透析的慢性肾衰患者					
9 ～ 50	190		＜50	12（4.4 ～ 32）	41 ～ 45
			50 ～ 100	2.3（0.70 ～ 7.3）	
			100 ～ 300	0.64（0.32 ～ 1.2）	
			＞300	0.27（0.12 ～ 0.61）	
同时具有贫血及肝硬化的患者					
40	72		＜50	22[b]	46
			50 ～ 400	1.0 ～ 1.8[b]	
			400 ～ 1000	0.13[b]	
			1000 ～ 2200	0.19[b]	

注：CI，可信区间。

[a] 血清浓度界值：1.55 ～ 3.3mg/L。

[b] 无足够数据计算95%CI。

表 19.2-16

在有下消化道症状的患者中应用临床症状和评分诊断肠易激综合征的LRs

患病率（验前概率，%）	患者，例数	检验	检验结果	LR（95% CI）[a]	参考文献
21～78		单个症状			47
		下腹痛	有	1.3（1.1～1.7）	
			无	0.29（0.12～0.72）	
		排出黏液	有	1.2（0.93～1.6）	
			无	0.88（0.72～1.1）	
		排便不尽感	有	1.3（1.1～1.5）	
			无	0.62（0.48～0.80）	
		腹痛发作时排稀便	有	2.1（1.4～3.0）	
			无	0.59（0.45～0.79）	
		腹痛时排便次数增多	有	1.9（1.2～2.9）	
			无	0.67（0.54～0.84）	
		排便后疼痛缓解	有	1.8（1.4～2.2）	
			无	0.62（0.52～0.75）	
		患者主诉肉眼可见的腹胀	有	1.7（0.90～3.2）	
			无	0.79（0.56～1.1）	
		评分和统计模型			
62	574	Manning标准		2.9（1.3～6.4）	
				0.29（0.12～0.71）	
56	602	Roma I标准		4.8（3.6～6.5）	
				0.34（0.29～0.41）	
未报告	未报告	Kruis标准		8.6（2.9～26.0）	
				0.26（0.17～0.41）	

注：CI，可信区间；ESR，红细胞沉降率。

[a] 排便后腹痛缓解、腹痛时排便次数增多、腹痛发作时排稀便、排出黏液、排便不尽感和患者主诉腹胀。

[b] 腹部不适或腹痛在排便后减轻或伴有排便频率或粪便性状改变，另外满足下列症状中任何两项：排便频率、粪便性状或排便时感觉发生改变；排出黏液；腹胀。

[c] 基于以下条目进行加分或减分的统计模型：腹痛、胃肠胀气或大便不规律、持续时间长于2年、排便习惯改变和呕吐、疼痛性质（烧灼样痛、刀割样痛、剧烈疼痛、极度疼痛、压榨样痛、钝痛、钻痛或痛感不是特别强烈）、体格检查异常、ESR大于20mm/h、白细胞计数大于10000/μl、贫血和便血史。

诊断

（＜45kg），且（或）绝经过早（40岁前）。诊断的金标准为骨密度测定。全髋关节或腰椎（60～80岁）或股骨颈（80岁或以上）骨密度低于平均值2.5个标准差（T值≤－2.5）被定义为骨质疏松（表19.2-18）[49,50]。

19.外周动脉疾病或周围血管狭窄

针对外周动脉疾病（PAD）的诊断，我们找到了一篇判定踝肱指数在外周动脉明显狭窄（＞50%）中诊断准确性的系统综

表19.2-17

在有色素性皮肤病变的患者中诊断黑色素瘤的LRs

患病率（验前概率，%）	患者例数	检验	检验结果	LR（95% CI）	参考文献
3	192	ABCD（E）检查表	BCD阳性	62（19～170）	48
			BCD阴性	0（0～0.5）	

注：CI，可信区间；ABCD（E）：A，不对称；B，边缘不规则；C，颜色不均一；D，直径大于6mm；E，隆起。

表19.2-18

在女性中诊断骨质疏松的LRs

患病率（验前概率，%）	患者例数	检验	检验结果	LR（95% CI）	参考文献
出现骨质疏松相关症状及体征的患者					
50	4638	身高下降＞3cm	有	1.1（1.0～1.1）	49
			无	0.6（0.4～0.9）	
50	4638	体重＜60kg	有	1.9（1.8～2.0）	
			无	0.3（0.3～0.4）	
50	4638	握力＜59kPa	有	1.2（1.1～1.2）	
			无	0.6（0.5～0.7）	
50	4638	握力＜44kPa	有	1.7（1.5～1.9）	
			无	0.8（0.7～0.9）	
8	1873	体重＜51kg	有	7.3（5.0～10.8）	
			无	0.8（0.70.9）	
10	610	驼背	有	3.1（1.8～5.3）	
			无	0.8（0.7～1.0）	
63	225	手部皮褶	有	1.2（1.0～1.3）	
			无	0.4（0.2～0.8）	
11.5	190	牙齿＜20颗	有	3.4（1.4～8.0）	
			无	0.8（0.6～1.0）	
出现椎体骨折相关症状和体征的患者					
3.4（55～59岁）	449	双指距和身高差＞5cm	有	1.6（1.1～2.5）	
21.9（80～84岁）			无	0.8（0.6～1.0）	
14	781	肋骨骨盆距离＜2指宽	有	3.8（2.9～5.1）	
			无	0.6（0.5～0.7）	

注：CI，可信区间。

述。诊断的金标准为血管造影（动脉造影、数字减影血管造影和计算机断层扫描血管造影）。针对临床检验，我们找到了一篇以踝肱收缩压指数为金标准的系统综述（表19.2-19）[51-56]。

20.胸腔积液

在下述有关临床特征在胸腔积液中的诊断准确性的系统综述中，研究者汇总了存在呼吸道症状为纳入标准的研究。诊断的金标准为胸部影像学（表19.2-20）[57]。

表 19.2-19

在不同人群中诊断不同程度外周动脉疾病的LRs

患病率（验前概率，%）	患者例数	检验	检验结果	LR（95% CI）	参考文献
12	569	踝肱指数（ABI＜0.9）	有	4.18（2.14～8.14）	51
			无	0.29（0.18～0.47）	
患者：具有动脉粥样硬化危险因素（有症状或无症状）或典型PAD病史的患者；目标条件：严重PAD（AAI＜0.5）					
具有危险因素（有症状或无症状）[a]：10～12	605	静脉充盈时间	＞20s	3.6（1.9～6.8）	52～55
			＜20s	0.8（0.7～1.0）	
具有典型PAD病史	854	胫后动脉或足背动脉搏动	弱或无	3.2（2.7～3.9）	52～53
			有	0.19（0.03～1.15）	
	605	下肢无毛；皮肤萎缩；皮肤发凉；皮肤发蓝或发紫；毛细血管再充盈时间＞5s	任何一项	0.5～2.0	56
患者：具有动脉粥样硬化危险因素（有症状或无症状）或影响行走（有或无危险因素）的患者；目标条件：中度PAD（AAI＜0.9）					
10～12	4597	胫后动脉或足背动脉搏动，或两者兼有	弱或无	8.9（7.1～11）	53～55
			有	0.33（0.28～0.40）	
10～12	4910	足或足趾上有伤口或疮	有	6.9（2.9～16）	55
			无	0.98（0.97～1.0）	
10～12	5418	股动脉搏动	弱或无	6.7（4.3～10）	54～55
			有	0.94（0.91～0.96）	
10～12	4910	单侧皮肤发凉	有	5.8（4.0～8.4）	55
			无	0.92（0.89～0.95）	
10～12	5418	股动脉杂音	有	5.4（4.5～6.5）	54～55
			无	0.78（0.70～0.86）	
10～12	4910	足或小腿的皮肤颜色异常	有	2.8（2.4～3.2）	55
			无	0.74（0.69～0.80）	
患者：具有典型PAD病史的患者；目标条件：中度PADAAAI（＜0.9）					
71	4597	胫后动脉或足背动脉搏动，或两者兼有	弱或无	8.9（7.1～11）	53～55
			有	0.33（0.28～0.40）	

注：AAI，踝臂（肱）收缩压指数；CI，可信区间；PAD，外周动脉疾病。
[a] 危险因素包括血脂异常、糖尿病、吸烟、高血压和心血管疾病。

表 19.2-20

在有呼吸道症状的患者中诊断胸腔积液的LRs

患病率（验前概率，%）	患者例数	检验	检验结果	LR（95% CI）	参考文献
4 ～ 21	609	常规叩诊呈浊音	有	8.7（2.2 ～ 33.8）	57
			无	0.31（0.03 ～ 3.3）	
21	278	触觉语颤	有	5.7（4.0 ～ 8.0）	57
			无	0.21（0.12 ～ 0.37）	

注：CI，可信区间。

21. 肾血管性高血压

在下列有关肾血管性高血压诊断的研究中，研究者纳入接受了动脉造影的高血压患者并以肾动脉造影为金标准（表19.2-21）[58-60]。

22. 卒中

在第一篇探究临床特征诊断脑卒中准确性的系统综述中[61]，研究者纳入了因神经系统症状而至急诊就诊或接受院前急救的患者。接受院前急救的患者必须大于45岁、症状持续时间小于24小时、非限制在轮椅上或卧床不起，并且血糖在3.36 ～ 22.4mmol/L（60 ～ 400mg/dl）之间。以神经影像学检查为诊断的金标准。第二篇研究显示了脑卒中评分鉴别出血性卒中和缺血性卒中的诊断准确性（表19.2-22）[61,62]。

23. 血栓栓塞或急性肺栓塞

在有关急性肺栓塞（PE）诊断的研究中，研究者对临床评估、ECG、胸部影像学或V/Q扫描（显像）进行评价，并以血管造影或1年以上的临床随访为诊断的金标准。在评价"临床评估"、ECG或胸部影像学的临床试验中，研究者以正常的通气-灌注扫描来排除诊断PE。

对于D-二聚体的评估，我们选择了一篇近期的系统综述。该综述荟萃分析了81项以疑诊PE为纳入标准的研究。大多数研究的D-二聚体界值为500。金标准为任何"客观检查"。

表 19.2-21

在接受了动脉造影的高血压患者中诊断肾血管性高血压的LRs

患病率（验前概率，%）	患者例数	检验	检验结果	LR（95% CI）	参考文献
24	263	收缩期或舒张期腹部杂音	有	39（9.4 ～ 160）	58
			无	0.62（0.51 ～ 0.75）	
23 ～ 49	705	上腹或侧腹部收缩期杂音	有	4.3（2.3 ～ 8.0）	58 ～ 60
			无	0.52（0.34 ～ 0.78）	
29	477	动脉粥样硬化病史	有	2.2（1.8 ～ 2.8）	60
			无	0.52（0.40 ～ 0.66）	

注：CI，可信区间。

表 19.2-22

临床特征诊断脑卒中的 LRs

患病率（验前概率，%）	患者例数	检验	检验结果	LR（95% CI）	参考文献
急诊科医师进行评估（体格检查）					
24	161	面瘫、手臂下垂或言语异常	3 项（＋）	14（1.6～121）	61
			2 项（＋）	4.2（1.4～13）	
			1 项（＋）	5.2（2.6～11）	
			＞1 项（＋）	5.5（3.3～9.1）	
			0 项（＋）	0.39（0.25～0.61）	
急诊科医务人员进行评估（体格检查）					
24	161	面瘫、手臂下垂或言语异常	3 项（＋）	7.0（3.1～14）	61
			2 项（＋）	7.6（3.7～16）	
			1 项（＋）	4.4（3.0～6.4）	
			＞1 项（＋）	5.4（4.1～7.0）	
			0 项（＋）	0.46（0.38～0.56）	
护理人员进行院前评估（体格检查）					
16.5	206	三项单侧异常中的任何一项（手臂下垂、握力改变或面瘫）	有	31（13～75）	61
			无	0.09（0.03～0.027）	
临床评分诊断出血或缺血性脑卒中					
24	1528	Siriraj 脑卒中评分[a]	＜−1	0.29（0.23～0.37）	62
			−1～1	0.94（0.77～1.1）	
			＞1	5.7（4.4～7.4）	
		Besson 评分[b]	＜1	0.23（0.01～5）	
			＞1	1.4（0.92～2.2）	

注：CI，可信区间。

[a]（半昏迷计 2.5 分或昏迷计 5 分）＋（呕吐计 2 分）＋（2h 内有头痛计 2 分）＋（舒张压乘以 0.1）−（糖尿病、心绞痛或间歇性跛行中出现一项以上计 3 分）−12。

[b]（饮酒计 2 分）＋（跖伸肌反射计 1.5 分）＋（头痛计 3 分）＋（有高血压病史计 3 分）−（有短暂性脑缺血发作计 5 分）−（外周动脉疾病计 2 分）−（有高脂血症病史计 1.5 分）−（入院时有房颤计 2.5 分）。

另一项荟萃了 48 项研究（11004 名患者）的系统综述对不同影像检查在可疑 PE 患者中的诊断准确性进行了评价。D- 二聚体大于界值时，诊断的金标准为血管造影；D- 二聚体小于界值时，诊断的金标准为血管造影或临床随访。还有一项荟萃了 24 项研究的系统综述聚焦于计算机断层肺动脉造影的诊断准确性（表 19.2-23）[34,63-72]。

24. 甲状腺癌

研究者通过纳入可扪及甲状腺结节且甲状腺功能正常的患者，对性质为恶性肿瘤（原发癌、转移癌或淋巴瘤）的甲状腺结节进行研究。结节可为实性或囊性，单发或多发结节中最主要的结节。诊断的金标准为手术切除后组织病理学检查或临床

诊断

表 19.2-23

诊断肺栓塞的LRs

患病率（验前概率，%）	患者例数	检验	检验结果	LR（95% CI）[a]	参考文献
过去24小时内有症状，怀疑出现急性肺栓塞的患者					
32 ～ 44		病史或体格检查			
	78	血压	＜ 100/70	3.1[a]	63
			＞ 100/70	0.8[a]	
	78	心室舒张期奔马律	有	3.0[a]	63
			无	0.9[a]	
	78	充血性心力衰竭	有	0.3[a]	63
			无	1.2[a]	
	403	危险因素[b]	任何一项	0.4 ～ 2.0[c]	63 ～ 66
			体征[b]		
			症状[b]		
		胸痛	有	1.07（0.86 ～ 1.33）	66
			无	1.00（0.84 ～ 1.19）	
		呼吸困难	有	1.42（1.14 ～ 1.78）	66
			无	0.52（0.37 ～ 0.73）	
		突发呼吸困难	有	1.83（1.07 ～ 3.13）	66
			无	0.43（0.25 ～ 0.73）	
		昏厥	有	2.38（1.54 ～ 3.69）	66
			无	0.88(0.790 ～ 0.978)	
		目前存在DVT	有	2.05（1.12 ～ 3.73）	66
			无	0.79（0.65 ～ 0.95）	
		休克	有	4.07（1.84 ～ 8.96）	66
			无	0.79（0.65 ～ 0.97）	
41 ～ 44		心电图			
	78	S-I或Q-Ⅲ或T-Ⅲ	有	2.4[a]	63
			无	0.88[a]	
	78	V1→V3 导联T波倒置	有	2.3[a]	63
			无	0.94[a]	
	78	正常	有	0.82[a]	63
			无	2.2[a]	
	78	右束支阻滞		0.5 ～ 2.0[c]	63
		右心室肥大			
27 ～ 44	1203	胸片	任何征象	0.5 ～ 2.0[c]	67 ～ 68
		正常			
		肺水肿			
		肺门或纵隔增宽			
		中心肺动脉隆突			
		肺不张			
		胸腔积液			
3 ～ 69	未报告	D-二聚体（检测）			34

（续　表）

患病率（验前概率，%）	患者例数	检验	检验结果	LR（95% CI）[a]	参考文献
		ELISA 微孔板	阳性	1.90（1.18～3.41）	
			阴性	0.10（0.01～0.55）	
		ELISA 膜	阳性	1.82（0.73～0.98）	
			阴性	0.18（0.03～0.93）	
		ELFA	阳性	1.70（1.14～2.83）	
			阴性	0.07（0.02～0.52）	
		乳胶定量检测	阳性	1.90（0.88～0.98）	
			阴性	0.23（0.11～0.48）	
				0.10（0.03～0.33）	
		乳胶半定量检测	阳性	2.59（1.16～5.71）	
			阴性	0.18（0.04～0.79）	
		乳胶定性检测	阳性	2.81（1.23～6.00）	
			阴性	0.19（0.05～0.75）	
30	378	小腿静脉超声	阳性	16.2（5.6～46.7）	69
			阴性	0.67（0.50～0.89）	
19～79	未报告	计算机断层肺动脉造影	阳性	17.80（9.22～47.50）	70
			阴性	0.11（0.06～0.19）	
				0.12（0.05～0.19）	
30		超声和螺旋体层成像	阴性	0.04（0.03～0.06）	69
29	881	通气－灌注显像（V/Q扫描）	高度可疑	18（11～31）	71
			中度可疑	1.2（1.0～1.5）	
			低度可疑	0.36（0.26～0.49）	
			正常	0.10（0.04～0.25）	
30	148	心动超声图	阳性	5（2.3～10.6）	69
			阴性	0.59（0.41～0.86）	
30	221	磁共振血管成像	阳性	11.7（3.6～37.8）	69
			阴性	0.20（0.12～0.34）	
怀疑PE但胸片正常的患者					
15	133	V/Q扫描	高度可疑	10[a]	72
			中度可疑	1.7[a]	
			低度可疑	1.1[a]	
			正常	0.2[a]	
15	110	呼吸困难和PaO$_2$	＜70	2.8a	72
			＞70	0.58a	
15	110	PaO$_2$	＜70	2.2a	
			＞70	0.62a	
怀疑PE但胸片正常且既往无心肺疾病的患者					

（续　表）

患病率（验前概率，%）	患者例数	检验	检验结果	LR（95% CI）[a]	参考文献
15	110	呼吸困难和PaO$_2$	＜60	6[a]	72
			＞60	0.84[a]	
			＜70	3.6[a]	
			＞70	0.77[a]	

注：CI，可信区间；CT，计算机断层扫描；DVT，深静脉血栓；ELFA，酶联免疫荧光法；ELISA，酶联免疫吸附法；PE，肺栓塞。

[a] 无足够数据计算95%可信区间。

[b] 危险因素：制动、手术、创伤、恶性肿瘤、既往深静脉血栓病史、雌激素、产后和脑卒中。症状：呼吸困难、咯血、任何性质的胸痛、咳嗽、小腿痛或肿胀。体征：发热、心率超过100次/分、呼吸频率超过20次/分、发绀、肺部啰音、水泡音、喘鸣、第三或第四心音、第二心音肺动脉瓣部分亢进、Homan征、存在深静脉血栓、水肿和静脉曲张。

[c] 可能的LRs值的范围。

随访。在近期一项有关应用TBSRTC的细针抽吸活检研究的系统综述中，细胞学诊断结果呈阴性（TBSRTC第Ⅱ类：良性病变）或阳性（TBSRTC第Ⅳ类：滤泡性肿瘤或可疑滤泡性肿瘤，第Ⅴ类：可疑恶性肿瘤，第Ⅵ类：恶性肿瘤，此三类均建议手术）。第二种情况是仅将第Ⅴ类和第Ⅵ类视为阳性结果。诊断的金标准均为术后组织病理学检查（良性或恶性）（表19.2-24）[73-80]。

表 19.2-24

在甲状腺功能正常患者中对可扪及的甲状腺单发或最主要结节进行恶性肿瘤诊断的LRs

患病率（验前概率，%）	患者例数	检验	检验结果	LR（95% CI）	参考文献
20	132	超声引导下细针穿刺标本的细胞学检查	恶性	226（4.4～11 739）	73
			可疑	1.3（0.52～3.2）	
			不确定	2.7（0.52～15）	
			良性	0.24（0.11～0.52）	
7～22	868	无引导下细针穿刺标本的细胞学检查	恶性	34（15～74）	74～79
			可疑	1.7（0.94～3.0）	
			不确定	0.5（0.27～0.76）	
			良性	0.23（0.13～0.42）	
39	4875	应用TBSRTC对细针穿刺标本进行细胞学检查	阳性（DC Ⅳ、Ⅴ、Ⅵ）	1.97（1.90～2.04）	80
			阴性（DC Ⅱ）	0.06（0.05～0.08）	
47	3084	应用TBSRTC对细针穿刺标本进行细胞学检查	阳性（DC Ⅴ、Ⅵ）	11（9.74～13）	80
			阴性（DC Ⅱ）	0.04（0.03～0.06）	

注：CI，可信区间；DC Ⅱ，良性；DC Ⅳ，滤泡性肿瘤或可疑滤泡性肿瘤；DC Ⅴ，可疑恶性肿瘤；DC Ⅵ，恶性肿瘤；TBSRTC，报告甲状腺细胞病理学的Bethesda系统。

25.泌尿系感染

此系统综述包括了16项以家庭医生门诊可疑单纯性泌尿系感染的成年女性为对象的研究。确诊泌尿系感染的金标准为清洁或导管尿标本细菌培养，诊断界值为10^2CFU/ml或以上（表19.2-25）[81]。

四、结论

在与病史、体格检查、实验室或影像学检查相关的高质量证据的支持下，本章描述了一系列LRs，有助于诊断常见疾病。

表19.2-25

在家庭医生门诊就诊的有症状的成年女性中诊断泌尿系感染的LRs

患者例数	检验	检验结果	LR（95% CI）	参考文献
	病史			81
3407	排尿困难	有	1.30（1.2～1.14）	
		无	0.51（0.43～0.61）	
2807	尿频	有	1.10（1.04～1.16）	
		无	0.60（0.49～0.74）	
635	背痛	有	0.90（0.71～1.14）	
		无	1.07（0.90～1.28）	
1250	发热	有	1.28（0.64～2.58）	
		无	0.98（0.91～1.05）	
1340	腰部疼痛	有	0.85（0.67～1.08）	
		无	1.07（0.98～1.17）	
1078	血尿	有	1.72（1.30～2.27）	
		无	0.88（0.83～0.93）	
1470	下腹疼痛	有	1.01（0.89～1.15）	
		无	0.99（0.87～1.13）	
1720	夜尿症	有	1.30（1.08～1.56）	
		无	0.75（0.60～0.94）	
2298	尿急	有	1.22（1.11～1.34）	
		无	0.73（0.62～0.86）	
1261	阴道溢液	有	0.65（0.51～0.83）	
		无	1.10（1.01～1.20）	

注：CI，可信区间。

张丽帆　孙晓川　徐建青　译
张誉清　谢　锋　审

诊断

参考文献

1. Black ER, Bordely DR, Tape TG, Panzer RJ, eds. Diagnostic Strategies for Common Medical Problems. 2nd ed. Philadelphia, PA: American College of Physicians; 1999.

2. Simel DL, Samsa GP, Matchar DB. Likelihood ratios with confidence: sample size estimation for diagnostic test studies. J Clin Epidemiol. 1991; 44 (8) : 763-770.

3. Fleiss JL. The statistical basis of meta-analysis. Stat Methods Med Res. 1993; 2 (2) : 121-145.

4. Lederle FA, Simel DL. The rational clinical examination: does this patient have abdominal aortic aneurysm? JAMA. 1999; 281 (1) : 77-82.

5. Nauta RJ, Magnant C. Observation versus operation for abdominal pain in the right lower quadrant. Roles of the clinical examination and the leukocyte count. Am J Surg. 1986; 151 (6) : 746-748.

6. Liddington MI, Thomson WH. Rebound tenderness test. Br J Surg. 1991; 78 (7) : 795-796.

7. Eskelinen M, Ikonen J, Lipponen P. The value of history-taking, physical examination, and computer assistance in the diagnosis of acute appendicitis in patients more than 50 years old. Scand J Gastroenterol. 1995; 30 (4) : 349-355.

8. Wagner JM, McKinney WP, Carpenter JL. Does this patient have appendicitis? JAMA. 1996; 276 (19) : 1589-1594.

9. Andersson RE. Meta-analysis of the clinical and laboratory diagnosis of appendicitis. Br J Surg. 2004; 91 (1) : 28-37.

10. Terasawa T, Blackmore CC, Bent S, Kohlwes RJ. Systematic review: computed tomography and ultrasonography to detect acute appendicitis in adults and adolescents. Ann Intern Med. 2004; 141 (7) : 537-546.

11. Doria AS, Moineddin R, Kellenberger CJ, et al. US or CT for diagnosis of appendicitis in children and adults? a meta-analysis. Radiology. 2006; 241 (1) : 83-94.

12. Carroll PJ, Gibson D, El-Faedy O, et al. Surgeon-performed ultrasound at the bedside for the detection of appendicitis and gallstones: systematic review and meta-analysis. Am J Surg. 2013; 205 (1) : 102-108.

13. Bundy DG, Byerley JS, Liles EA, Perrin EM, Katznelson J, Rice HE. Does this child have appendicitis? JAMA. 2007; 298 (4) : 438-451.

14. Trowbridge RL, Rutkowski NK, Shojania KG. Does this patient have acute cholecystitis? JAMA. 2003; 289 (1) : 80-86.

15. Rosen CL, Brown DF, Chang Y, et al. Ultrasonography by emergency physicians in patients with suspected cholecystitis. Am J Emerg Med. 2001; 19 (1) : 32-36.

16. Haasenritter J, Stanze D, Widera G, et al. Does the patient with chest pain have a coronary heart disease? diagnostic value of single symptoms and signs—a meta-analysis. Croat Med J. 2012; 53 (5) : 432-441.

17. Mant J, McManus RJ, Oakes RA, et al. Systematic review and modelling of the investigation of acute and chronic chest pain presenting in primary care. Health Technol Assess. 2004; 8 (2) : iii, 1-158.

18. Bruyninckx R, Aertgeerts B, Bruyninckx P, Buntinx F. Signs and symptoms in diagnosing acute myocardial infarction and acute coronary syndrome: a diagnostic meta-analysis. Br J Gen Pract. 2008; 58 (547) : 105-111.

19. Holleman DR Jr, Simel DL. Does the clinical examination predict airflow limitation? JAMA. 1995; 273 (4) : 313-319.

20. Broekhuizen BD, Sachs AP, Oostvogels R, Hoes AW, Verheij TJ, Moons KG. The diagnostic value of history and physical examination for COPD in suspected or known cases: a systematic review. Fam Pract. 2009; 26 (4) : 260-268.

21. Aertgeerts B, Buntinx F, Kester A. The value of the CAGE in screening for alcohol abuse and alcohol dependence in general clinical populations: a diagnostic meta-analysis. J Clin Epidemiol. 2004; 57 (1) : 30-39.

22. Fiellin DA, Reid MC, O'Connor PG. Screening for alcohol problems in primary care: a systematic review. Arch Intern Med. 2000; 160 (13) : 1977-1989.

23. Williams JW Jr, Simel DL. The rational clinical examination: does this patient have ascites? how to divine fluid in the abdomen. JAMA. 1992; 267 (19) : 2645-2648.

24. Ziegler DK, Zileli T, Dick A, Sebaugh JL. Correlation of bruits over the carotid artery with angiographically demonstrated lesions. Neurology. 1971; 21 (8) : 860-865.

25. Ingall TJ, Homer D, Whisnant JP, Baker HL Jr, O'Fallon WM. Predictive value of carotid bruit for carotid atherosclerosis. Arch Neurol. 1989; 46 (4) : 418-422.

26. Hankey GJ, Warlow CP. Symptomatic carotid ischaemic events: safest and most cost effective way of selecting patients for angiography, before carotid endarterectomy. BMJ. 1990; 300 (6738) : 1485-1491.

27. Sauvé JS, Laupacis A, Ostbye T, Feagan B, Sackett DL. The rational clinical examination: does this patient have a clinically important carotid bruit? JAMA. 1993; 270 (23) : 2843-2845.

28. Ratchford EV, Jin Z, Di Tullio MR, et al. Carotid bruit for detection of hemodynamically significant carotid stenosis: the Northern Manhattan Study. Neurol Res. 2009; 31 (7) : 748-752.

29. van der Windt DA, Jellema P, Mulder CJ, Kneepkens CM, van der Horst HE. Diagnostic testing for celiac disease among patients with abdominal symptoms: a systematic review. JAMA. 2010; 303 (17) : 1738-1746.

30. Metlay JP, Kapoor WN, Fine MJ. Does this patient have community-acquired pneumonia? diagnosing pneumonia by history and physical examination. JAMA. 1997; 278 (17) : 1440-1445.

31. Saldías PF, Cabrera TD, de Solminihac LI, Hernández AP, Gederlini GA, Díaz FA. Predictive value of history and physical examination for the diagnosis of community-acquired pneumonia in adults [in Spanish]. Rev Med Chil. 2007; 135 (2) : 143-152.

32. van Vugt SF, Broekhuizen BD, Lammens C, et al; GRACE consortium. Use of serum C reactive protein and procalcitonin concentrations in addition to symptoms and signs to predict pneumonia in patients presenting to primary care with acute cough: diagnostic study. BMJ. 2013; 346: f2450. doi: 10. 1136/bmj. f2450.

33. Kearon C, Julian JA, Newman TE, Ginsberg JS. Noninvasive diagnosis of deep venous thrombosis: McMaster Diagnostic Imaging Practice Guidelines Initiative. Ann Intern Med. 1998; 128 (8) : 663-677.

34. Di Nisio M, Squizzato A, Rutjes AWS, Büller HR, Zwinderman AH, Bossuyt PM. Diagnostic accuracy of D-dimer test for exclusion of venous thromboembolism: a systematic review. J Thromb Haemost. 2007; 5 (2) : 296-304.

35. McGee S, Abernethy WB III, Simel DL. The rational clinical examination: is this patient hypovolemic? JAMA. 1999; 281 (11) : 1022-1029.

36. Call SA, Vollenweider MA, Hornung CA, Simel DL, McKinney WP. Does this patient have influenza? JAMA. 2005; 293 (8) : 987-997.

37. Chartrand C, Leeflang MM, Minion J, Brewer T, Pai M. Accuracy of rapid influenza diagnostic tests: a meta-analysis. Ann Intern Med. 2012; 156 (7) : 500-511.

38. Guyatt GH, Oxman AD, Ali M, Willan A, McIlroy W, Patterson C. Laboratory diagnosis of iron-deficiency anemia: an overview. J Gen Intern Med. 1992; 7 (2) : 145-153.

39. Punnonen K, Irjala K, Rajamäki A. Serum transferrin receptor and its ratio to serum ferritin in the diagnosis of iron deficiency. Blood. 1997; 89 (3) : 1052-1057.

40. Infusino I, Braga F, Dolci A, Panteghini M. Soluble transferrin receptor (sTfR) and sTfR/log ferritin index for the diagnosis of iron-deficiency anemia: a meta-analysis. Am J Clin Pathol. 2012; 138 (5) : 642-649.

41. Hussein S, Prieto J, O'Shea M, Hoffbrand AV, Baillod RA, MoorheadJF. Serum ferritin assay and iron status in chronic renal failure and haemodialysis. Br Med J. 1975; 1 (5957) : 546-548.

42. Milman N, Christensen TE, Pedersen NS, Visfeldt J. Serum ferritin and bone marrow iron in non-dialysis, peritoneal dialysis and hemodialysis patients with chronic renal failure. Acta Med Scand. 1980; 207 (3) : 201-205.

43. Blumberg AB, Marti HR, Graber CG. Serum ferritin and bone marrow iron in patients undergoing continuous ambulatory peritoneal dialysis. JAMA. 1983; 250 (24) : 3317-3319.

44. Kalantar-Zadeh K, Höffken B, Wünsch H, Fink H, Kleiner M, Luft FC. Diagnosis of iron deficiency anemia in renal failure patients during the post-erythropoietin era. Am J Kidney Dis. 1995; 26 (2) : 292-299.

45. Fernández-Rodríguez AM, Guindeo-Casasús MC, Molero-Labarta T, et al. Diagnosis of iron deficiency in chronic renal failure. Am J Kidney Dis. 1999; 34 (3) : 508-513.

46. Intragumtornchai T, Rojnukkarin P, Swasdikul D, Israsena S. The role of serum ferritin in the diagnosis of iron deficiency anaemia in patients with liver cirrhosis. J Intern Med. 1998; 243 (3) : 233-241.

47. Ford AC, Talley NJ, Veldhuyzen van Zanten SJ, Vakil NB, Simel DL, Moayyedi P. Will the history and physical examination help establish that irritable bowel syndrome is causing this patient's lower gastrointestinal tract symptoms? JAMA. 2008; 300 (15) : 1793-1805.

48. Whited JD, Grichnik JM. The rational clinical examination: does this patient have a mole or a melanoma? JAMA. 1998; 279 (9) : 696-701.

49. Green AD, Colón-Emeric CS, Bastian L, Drake MT, Lyles KW. Does this woman have osteoporosis? JAMA. 2004; 292 (23) : 2890-2900.

50. Dargent-Molina P, Piault S, Bréart G. Identification of women at increased risk of osteoporosis: no need to use different screening tools at different ages. Maturitas. 2006; 54 (1) : 55-64.

51. Xu D, Zou L, Xing Y, et al. Diagnostic value of ankle-brachial index in peripheral arterial disease: a meta-analysis. Can J Cardiol. 2013; 29 (4) : 492-498.

52. Boyko EJ, Ahroni JH, Davignon D, Stensel V, Prigeon RL, Smith DG. Diagnostic utility of the history and physical examination for peripheral vascular disease among patients with diabetes mellitus. J Clin Epidemiol. 1997; 50 (6) : 659-668.

53. Christensen JH, Freundlich M, Jacobsen BA, Falstie-Jensen N. Clinical relevance of pedal pulse palpation in patients suspected of peripheral arterial insufficiency. J Intern Med. 1989; 226 (2) : 95-99.

54. Criqui MH, Fronek A, Klauber MR, Barrett-Connor E, Gabriel S. The sensitivity, specificity, and predictive value of tradi-tional clinical evaluation of peripheral arterial disease: results from noninvasive testing in a defined population. Circulation. 1985; 71 (3) : 516-522.

55. Stoffers HE, Kester AD, Kaiser V, Rinkens PE, Knottnerus JA. Diagnostic value of signs and symptoms associated with peripheral arterial occlusive disease seen in general practice: a multivariable approach. Med Decis Making. 1997; 17 (1) : 61-70.

56. McGee SR, Boyko EJ. Physical examination and chronic lower-extremity ischemia: a critical review. Arch Intern Med. 1998; 158 (12) : 1357-1364.

57. Wong CL, Holroyd-Leduc J, Straus SE. Does this patient have a pleural effusion? JAMA. 2009; 301 (3) : 309-317.

58. Turnbull JM. The rational clinical examination. Is listening for abdominal bruits useful in the evaluation of hypertension? JAMA. 1995; 274 (16) : 1299-1301.

59. Perloff D, Sokolow M, Wylie EJ, Smith DR, Palubinskas AJ. Hypertension secondary to renal artery occlusive disease. Circulation. 1961; 24: 1286-1304.

60. Krijnen P, van Jaarsveld BC, Steyerberg EW, Man in 't Veld AJ, Schalekamp MA, Habbema JD. A clinical prediction rule for renal artery stenosis. Ann Intern Med. 1998; 129 (9) : 705-711.

61. Goldstein LB, Simel DL. Is this patient having a stroke? JAMA. 2005; 293 (19) : 2391-2402.

62. Runchey S, McGee S. Does this patient have a hemorrhagic stroke? clinical findings distinguishing hemorrhagic stroke from ischemic stroke. JAMA. 2010; 303 (22) : 2280-2286.

63. Hildner FJ, Ormond RS. Accuracy of the clinical diagnosis of pulmonary embolism. JAMA. 1967; 202 (7) : 567-570.

64. Stein PD, Terrin ML, Hales CA, et al. Clinical, laboratory, roent-genographic, and electrocardiographic findings in patients with acute pulmonary embolism and no pre-existing cardiac or pulmonary disease. Chest. 1991; 100 (3) : 598-603.

65. Nazeyrollas P, Metz D, Jolly D, et al. Use of transthoracic Doppler echocardiography combined with clinical and electro-cardiographic data to predict acute pulmonary embolism. Eur Heart J. 1996; 17 (5) : 779-786.

66. West J, Goodacre S, Sampson F. The value of clinical features in the diagnosis of acute pulmonary embolism: systematic review and meta-analysis. QJM. 2007; 100 (12) : 763-769.

67. Worsley DF, Alavi A, Aronchick JM, Chen JT, Greenspan RH, Ravin CE. Chest radiographic findings in patients with acute pulmonary embolism: observations from the PIOPED Study. Radiology. 1993; 189 (1) : 133-136.

68. Moons KG, van Es GA, Michel BC, Büller HR, Habbema JD, Grobbee DE. Redundancy of single diagnostic test evaluation. Epidemiology. 1999; 10 (3) : 276-281.

69. Roy PM, Colombet I, Durieux P, Chatellier G, Sors H, Meyer G. Systematic review and meta-analysis of strategies for the diagnosis of suspected pulmonary embolism. BMJ. 2005; 331 (7511) : 259.

70. Hogg K, Brown G, Dunning J, et al. Diagnosis of pulmonary embolism with CT pulmonary angiography: a systematic review. Emerg Med J. 2006; 23 (3) : 172-178.

71. PIOPED Investigators. Value of the ventilation/perfusion scan in acute pulmonary embolism: results of the Prospective Investigation of Pulmonary Embolism Diagnosis (PIOPED). JAMA. 1990; 263 (20) : 2753-2759.

72. Stein PD, Alavi A, Gottschalk A, et al. Usefulness of

noninvasive diagnostic tools for diagnosis of acute pulmonary embolism in patients with a normal chest radiograph. Am J Cardiol. 1991; 67 (13) : 1117-1120.

73. Cochand-Priollet B, Guillausseau PJ, Chagnon S, et al. The diagnostic value of fine-needle aspiration biopsy under ultrasonography in nonfunctional thyroid nodules: a prospective study comparing cytologic and histologic findings. Am J Med. 1994; 97 (2) : 152-157.

74. Walfish PG, Hazani E, Strawbridge HT, Miskin M, Rosen IB. A prospective study of combined ultrasonography and needle aspiration biopsy in the assessment of the hypofunctioning thyroid nodule. Surgery. 1977; 82 (4) : 474-482.

75. Prinz RA, O'Morchoe PJ, Barbato AL, et al. Fine needle aspiration biopsy of thyroid nodules. Ann Surg. 1983; 198 (1) : 70-73.

76. Jones AJ, Aitman TJ, Edmonds CJ, Burke M, Hudson E, Tellez M. Comparison of fine needle aspiration cytology, radioisotopic and ultrasound scanning in the management of thyroid nodules. Postgrad Med J. 1990; 66 (781) : 914-917.

77. Cusick EL, MacIntosh CA, Krukowski ZH, Williams VM, Ewen SW, Matheson NA. Management of isolated thyroid swellings: a prospective six year study of fine needle aspiration cytology in diagnosis. BMJ. 1990; 301 (6747) : 318-321.

78. Pérez JA, Pisano R, Kinast C, Valencia V, Araneda M, Mera ME. Needle aspiration cytology in euthyroid uninodular goiter [in Spanish]. Rev Med Chil. 1991; 119 (2) : 158-163.

79. Piromalli D, Martelli G, Del Prato I, Collini P, Pilotti S. The role of fine needle aspiration in the diagnosis of thyroid nodules: analysis of 795 consecutive cases. J Surg Oncol. 1992; 50 (4) : 247-250.

80. Bongiovanni M, Spitale A, Faquin WC, Mazzucchelli L, Baloch ZW. The Bethesda System for Reporting Thyroid Cytopathology: a meta-analysis. Acta Cytol. 2012; 56 (4) : 333-339.

81. Giesen LGM, Cousins G, Dimitrov BD, van de Laar FA, Fahey T. Predicting acute uncomplicated urinary tract infection in women: a systematic review of the diagnostic accuracy of symptoms and signs. BMC Fam Pract. 2010; 11: 78.

第19章

诊断研究进阶内容

19.3 测量非机遇一致性

Thomas McGinn，Gordon Guyatt，Richard Cook，Deborah
Korenstein and Maureen O.Meade

内容提要

诊断

一、医生之间意见常常不一致

医生对患者评估常常产生分歧。当2个医生对同一个体征得出不同的结论时，分歧的原因可能是查体手法不同，也可能是对异常发现的解读不同。同样的道理，诊断试验得到不一致的结果，可能是试验检测方法不同，也可能是对结果的解读不同。

研究人员也可能难以在一些问题上达成共识：患者是否符合**随机试验**的要求？患者的终点事件是否符合研究要求？譬如，研究者可能会对以下问题产生分歧，患者是一过性脑缺血发作还是脑卒中？心血管疾病是导致死亡的原因吗？这项研究是否符合**系统综述**的纳入标准？

二、不同观察者之间的一致性部分是偶然因素导致

当判断一项属性是否存在时，任意两个人都可能由于偶然因素（机遇）得出相同的结论。同样的，缺少经验的年轻医生和高年资医生有时也会仅仅因为机遇而结论一致。当目标事件（体征、疾病、入组标准）在人群中发生率较高，如高达80%以上时，这种机遇一致性就很容易发生。如果研究者仅仅

计算并报告出现一致结果的频率，即初步一致性（raw agreement）或粗一致性（crude agreement），就会造成误导。

三、解决机遇一致性的方法

这一章节阐述了如何避免机遇一致性产生的误导。当我们处理分类数据（例如将患者分为不同组别、轻、中、重或1、2、3、4级等）时，机遇校正的一致性是最常用的方法，这是一种计算Kappa（κ）或加权κ值的方法。另一种方法是使用机遇独立一致性或phi（φ）。可应用这3种统计量来评价观察者、调查者或测量值之间的非机遇一致性。

四、解决机遇一致性方法之一：机遇校正一致性或κ值

通过计算κ值，可以去除大部分机遇导致的结果一致，同时让医生了解一致性高于机遇的程度。对于任何判断而言，可能的一致性最高是100%。图19.3-1描述了机遇一致性是50%，可能一致性超过甚至远远大于50%的情况。如图所示，评价者的一致率为75%。在这75%中50%仅仅是由于机遇所致。在剩下50%有可能达成一致的情况中，有一半（25%）最终达成一致，那么κ值就是用0.25

图19.3-1

κ值

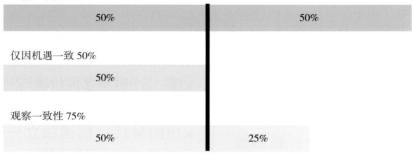

可能一致性100%

| 50% | | 50% |

仅因机遇一致50%

50%

观察一致性75%

| 50% | 25% |

κ = 0.25/0.50 = 0.50 (一致性较好)

除以0.50，即0.50。

五、计算κ值

怎样计算κ值？设想有2个观察者在评估是否有墨菲征——一项帮助医生判断是否有急性胆囊炎的体征[2]。假设观察者们没有任何诊断墨菲征的能力，他们的评判能力等同于盲目猜测。假设以50∶50的比例猜，他们认为墨菲征出现的比例是一半，不出现的比例也是一半。平均来说，如果每个评价者都对相同的100名患者进行评价，将会获得如图19.3-2所示结果。从这张图可以看到，A和D的2个格子包含了的2位观察者结果一致的情况，其总和包含50%的观察结论。因此，仅仅靠猜测（机遇），评价者也能达到50%的一致率。

如果评价者重复对100个患者的评价，但是这一次猜测每个人有80%的阳性率和20%的阴性率，结果会怎样呢？图19.3-3描述了平均情况。这次，结果一致率（格子A和D的总和）增加到了68%。

图19.3-2

2名观察者均假定目标事件阳性比例为50%，目标事件阴性比例为50%时的机遇一致性

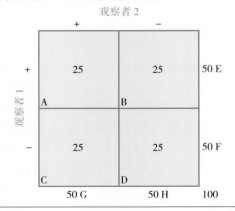

注：＋代表目标事件阳性，－代表目标事件阴性。在这个案例中，＋代表墨菲征出现，－代表墨菲征未出现。A，2个观察者均判断墨菲征阳性；B，观察者1认为墨菲征阳性，观察者2认为阴性；C，观察者1认为墨菲征阴性，观察者2认为阳性；D，2个观察者均判断墨菲征阴性。

图19.3-3

2名观察者均假定目标事件阳性比例为80%，目标事件阴性比例为20%时的机遇一致性

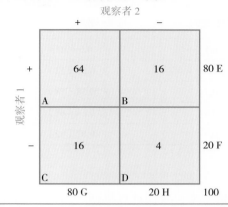

注：＋代表目标事件阳性，－代表目标事件阴性。在这个案例中，＋代表墨菲征出现，－代表墨菲出现。

如何应用表格数据计算机遇一致性呢？对每个格子来说，这个过程包括格子所在行的观测总数乘以格子所在列的观测总数，再除以患者总数。以图19.3-2所示，我们可以计算在A格子中，有多少观测是偶然的，即2个观察者都判断是阳性的数值。首先，我们用观察者1判断的墨菲征阳性例数（50）乘以观察者2判断的墨菲征阳性例数（也是50），然后除以100（被评估的患者总数）。为了计算格子D中我们期待的观测数，也是50×50（期望的阴性值）然后除以100。在"Evidence-Based MEDICINE Tips系列"读者能找到更多具体的计算依据[1]。

当我们用不同的边栏总数（行总数或列总数）重复计算时会发现，当阳性结果的比例逐渐增加（例如，超过50%），机遇导致的结果一致会随之增加。当2个观察者判断的某一类患者比例逐渐增加时（如阳性和阴性，或某种症状出现与否），平均机遇一致性变化如表19.3-1所示。

图19.3-4用假设的数据集举例说明了计算κ的方法。首先，我们计算观察一致性：2个观察者都认为墨菲征阳性的患者数是40（A格），都认为墨菲征阴性的患者数也是40（D格）。因此，结果一致的总数是40＋40，或

诊断

355

表 19.3-1

目标事件阳性比例和机遇一致性之间的联系

阳性比例	机遇一致性，比例（%）
0.5	0.5（50）
0.6	0.52（52）
0.7	0.58（58）
0.8	0.68（68）
0.9	0.82（82）

者 80。

　　接下来，我们计算机遇一致性。2 个观察者判断为阳性的比例乘积（0.5×0.5）加上 2 个观察者判断为阴性的比例乘积（0.5×0.5）。总的机遇一致性是 0.25＋0.25，或者 0.5，50%。

　　我们可以通过图 19.3-1 的原理计算 κ：

$$\frac{（观察一致性 - 机遇一致性）}{（可能一致性 - 机遇一致性）}$$

在这个案例中，

$$\frac{80-50}{100-50} = \frac{30}{50} = 0.6$$

图 19.3-4

观察和期望一致性

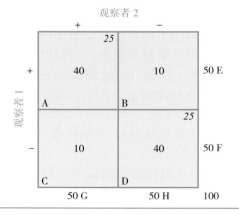

注：＋代表目标事件阳性，－代表目标事件阴性。在这个案例中，＋代表墨菲征出现，－代表墨菲征未出现。期望的机遇一致性用格子 A 和 D 中的斜体字表示。

六、κ 值：3 个或更多评价者与 3 个或更多分类

　　当有超过 2 个评价者时，使用类似的原则也能计算出机遇校正一致性[3]。另外，当患者分组超过 2 组时，仍然可以计算 κ 值（例如：心衰患者可按照 NYHA 分级评为 Ⅰ，Ⅱ，Ⅲ，Ⅳ 级）。在这种情况下，计算加权 κ 值能为中等程度的一致性提供部分可信度（例如，对于同一个患者有的医生诊断为 Ⅱ 级心衰，而有的医生认为是 Ⅲ 级）。加权的含义是，对完全一致的情况计算全可信度，对部分一致的计算部分可信度（根据一致性表格中对角线的距离）[4]。

　　根据 κ 值评价一致性的标准有很多，例如：0，无一致性；0～0.2，极低一致性；0.21～0.4，低一致性；0.41～0.6，中一致性；0.61～0.8，高一致性；0.81～1，极高一致性。

　　在临床研究中使用机遇校正一致性的案例包括：运动试验心电图 T 波改变，κ＝0.25；颈静脉扩张，κ＝0.50；心导管检查示动脉狭窄，κ＝0.70；CAGE 问卷评分提示酗酒（戒酒、恼怒、自责、晨间饮酒），κ＝0.82；急诊医生检查患者腹部有压痛，κ＝0.42；检查发现视网膜病变，κ＝0.72－0.75。

七、κ 的局限性

　　尽管得到广泛使用，κ 统计量也有显著缺点。当目标事件发生率分布变得极端时，会存在高水平的机遇一致性，使得机遇以外的一致性变低，造成即使中等水平的 k 值都很难达到。因此，相同的评价者在不同情况下，随着目标事件阳性比例变得极端，即使评价者解释说明的能力相同，κ 值也会降低[6-8]。

八、κ 值的替代：机遇独立一致性或 φ

　　针对上述问题，其中一个解决方法是使

用φ统计量评价机遇独立一致性[9]。下图所示是一个通过估计**比数比**（odds ratio，OR）来描述两个观察者间结果一致性的2×2表格。图19.3-5给出了计算初步一致性、κ、φ的公式。

图19.3-5中的OR值（ad/bc）是计算φ的基础。OR值的计算是A、B评价者结果一致的乘积除以两者结果不一致（如：B是阳性而A是阴性）的乘积（详见第12章第2节，"结果的解读：关于比数比"）。即使行、列交换OR也不变。因此，无须明确观察者A、B的顺序。OR值是一种计算一致性的简便方法。把这种一致性转化为−1.0（代表极度不一致）到1.0（代表极度一致）之间的数值可更易理解。φ统计量的转换公式如下：

$$\varphi = \frac{\sqrt{OR}-1}{\sqrt{OR}+1} = \frac{\sqrt{ad}-\sqrt{bc}}{\sqrt{ad}+\sqrt{bc}}$$

当数值都为0.5时（例如当两个评价者都认为50%的患者阳性，50%阴性），φ和κ数值相同。

九、φ较其他方法的优势

和其他方法相比，φ有4个明显的优势。首先，它独立于机遇一致性水平。因此，不管结果分布是50%阳性和50%阴性，还是90%阳性和10%阴性，研究者都可以预期获得相似水平的φ。这一点在κ是做不到的。

图19.3-5

一致性计算

评价者A		评价者 B	
		观测+	观测−
	观测+	a	b
	观测−	c	d

$$初步一致性 = \frac{a+d}{a+b+c+d}$$

$$\kappa = \frac{观察一致性 - 期望一致性}{1 - 期望一致性}$$

$$观察一致性 = \frac{a+d}{a+b+c+d}$$

$$期望一致性 = \frac{\left[\frac{(a+b)(a+c)}{a+b+c+d} + \frac{(c+d)(b+d)}{a+b+c+d}\right]}{a+b+c+d}$$

$$比数比（OR）= \frac{ad}{bc}$$

$$\varphi = \frac{\sqrt{OR}-1}{\sqrt{OR}+1} = \frac{\sqrt{ad}-\sqrt{bc}}{\sqrt{ad}+\sqrt{bc}}$$

诊断

其次，不同于κ，φ可以自然适应统计模型。这种灵活性使得研究者在评估患者、影像学读片和其他多重情况下的研究结局时能够充分利用所有分级[9]。通过基于OR的回归模型还能够分析一致性程度的影响因素。

第三，φ能够检验成对评价者间的一致性差异是否具有统计学意义，这点是κ值做不到的[9]。

第四，由于φ基于OR值，因此能进行准确分析。这一特点的优势在于即使样本量很小或者格子中观测值为0也能进行分析[10]。

统计学家也许不认同κ和φ分析各自的优缺点，但从医生的角度看，最重要的是这两种方法都能显著克服单纯计算初步一致性的弊端。

朱惠娟　张丽帆　吴　东　译
张誉清　谢　锋　审

参考文献

1. McGinn T, Wyer PC, Newman TB, Keitz S, Leipzig R, For GG; Evidence-Based Medicine Teaching Tips Working Group. Tips for learners of evidence-based medicine, 3: measures of observer variability (kappa statistic). CMAJ. 2004; 171 (11): 1369-1373.

2. Trowbridge RL, Rutkowski NK, Shojania KG. Does this patient have acute cholecystitis? In: Simel DL, Rennie D, eds. The Rational Clinical Examination: Evidence-Based Clinical Diagnosis. New York, NY: McGraw-Hill; 2009. http://www.jamaevidence.com/content/3477555. Accessed February 10, 2014.

3. Cohen J. Weighted kappa: nominal scale agreement with provision for scaled disagreement or partial credit. Psychol Bull. 1968; 70 (4): 213-220.

4. Landis JR, Koch GG. The measurement of observer agreement for categorical data. Biometrics. 1977; 33 (1): 159-174.

5. Sackett D, Hayes R, Guyatt G, Tugwell P. Clinical Epidemiology: A Basic Science for Clinical Medicine. 2nd ed. Boston, MA: Brown & Co; 1991: 30.

6. Thompson WD, Walter SD. A reappraisal of the kappa coefficient. J Clin Epidemiol. 1988; 41 (10): 949-958.

7. Feinstein AR, Cicchetti DV. High agreement but low kappa, I: the problems of two paradoxes. J Clin Epidemiol. 1990; 43 (6): 543-549.

8. Cook R, Farewell V. Conditional inference for subject-specific and marginal agreement: two families of agreement measures. Can J Stat. 1995; 23 (4): 333-344.

9. Meade MO, Cook RJ, Guyatt GH, et al. Interobserver variation in interpreting chest radiographs for the diagnosis of acute respiratory distress syndrome. Am J Respir Crit Care Med. 2000; 161 (1): 85-90.

10. Armitage P, Colton T, eds. Encyclopedia of Biostatistics. Chichester, NY: John Wiley & Sons; 1998.

JAMAevidence
Using Evidence to Improve Care

第19章

诊断研究进阶内容

 临床预测准则

Thomas McGinn，Peter Wyer，Lauren McCullagh，Juan Wisnivesky，PJ Devereaux，Ian Stiell，W.Scott Richardson，Thomas Agoritsa and Gordon Guyatt

内容提要

诊

断

你是一位繁忙的市中心急诊科医务主任。面临着预算有限和提高效率的压力，你审计了针对轻微创伤的放射学检查项目，发现为踝膝创伤申请的X线检查数量较多。你知道渥太华踝规则（Ottawa ankle rules）有助于识别患者，可以安全地减少X线片检查而无不良后果（图19.4-1）[1,2]。你也知道，目前在急诊科只有少数医院的教师和住院医生使用渥太华踝规则。

你有兴趣想知道渥太华踝规则的准确性，是否适用于你所在医院的患者，以及在实践中你是否应该实施该规则。此外，你还想知道，该规则的实施是否可以改变临床行为和降低成本，同时又不会影响医疗服务质量。因此，你决定自己来翻阅医学文献并评估证据。

一、寻找证据

为了快速了解当前能够回答你所有问题的最佳证据，你首先开始检索在已有的循证医学证据中最权威的资料（见第5章"寻找当前最佳证据"）。你通过医院联网，在网上经过评估的证据资源中寻找总结性的资料。使用"踝损伤"这个术语，你很快找到了"踝部和足部损伤的成像决策规则"的相关章节。这一章节总结和提供了有关踝骨折的渥太华临床预测准则的详细参考，还包括准确排除踝骨折，在不同人群和环境中验证该规则的资料，以及在各个急诊中心实施的结果。

然而，你也对这篇文章的参考文献感兴趣，总结部分似乎没有引用该文献。为了快速找到它，你检索PubMed数据库，然后点击PubMed工具中的临床查询（Clinical Queries，http://www.ncbi.nlm.nih.gov/pubmed/clinical），你键入"渥太华踝决策规则（ankle Ottawa decision rules）"后搜索，并在临床研究类别（clinical study categories）中筛选"临床预测指南（clinical prediction guides）"，为了找到原始研究，你还选择范围为"广泛（broad）"。结果检索到了31篇文章，其中最早的一篇引用文章发表在1992年[1]。

在评价你所检索到的文章时，你要对渥太华踝规则的准确性和影响进行推断，此时你需要一个衡量上述推断可信度的标准。本章提供方法来回答这些问题。

二、什么是临床预测准则？

确立患者的诊断和**预后**是每一位医生的重要工作。我们做出的诊断，及对患者预后的评估，常常决定了医疗行为和诊疗建议。临床经验为我们提供了一种直观的依据，而在做出正确诊断或准确评估预后时，病史、体检、实验室或影像学的检查结果才是至关重要的。虽然直觉有时也是非常准确的，但它可能误导我们。**临床预测准则**（clinical prediction rules）的目标是提高医生做出诊断和评估预后的准确性。

我们将临床预测准则定义为一种通过量化检查结果来得出诊断，预后及干预措施结论的临床工具。在评价诊断、预后或个体患者的可能治疗反应方面，病史、体检和基础实验室检查结果都有各自的贡献，而临床预测规则会对个体贡献进行量化。临床预测准则具有潜在的巨大好处，因为其针对特定患者，并用于实时决策。

"预测"意味着帮助医生更好地评估未来临床事件的可能性。"决策"意味着指导医生采取特定的行动。应用临床预测规则有时会产生一个预测，有时会导致一个决策，但也可以引起特定诊断的验前概率和验后概率之间的变化，通常情况下，**似然比（LR）**是一种最好的总结。本章使用"临床预测准则"一词，不管"准则"的结果建议的是临床行

图 19.4-1

渥太华踝规则

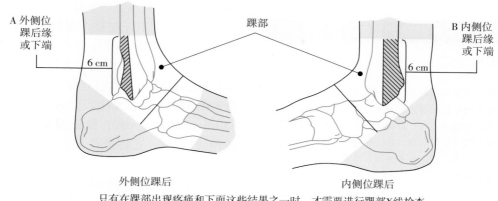

只有在踝部出现疼痛和下面这些结果之一时，才需要进行踝部X线检查
1.位置A出现骨压痛
2.位置B出现骨压痛
3.创伤后即刻/和在急诊室踝部无法承重

为，还是未来事件的概率，或是一个特定诊断的可能性增加或减少。

无论临床预测准则可以产生什么——决策、预测或诊断概率的变化，医生都很有可能发现它们很有用。但在常见的临床情况下，当病情风险较高，或需要节约成本而又不能影响医疗质量时，决策的产生过程常常是复杂的。

三、临床预测准则使用指南

一些常用指标如**偏倚风险**、结果和适用性等，并不适合临床预测准则。开发和测试

一个临床预测准则包括3个步骤：建立（或推导）准则；测试（或验证）准则；评估或影响分析准则的临床行为效果。为了充分测试准则的准确性，验证过程可能需要在几个不同临床场所完成（图19.4-2）。不同的作者可以独立地报告临床预测准则的各个步骤。很多情况下，所谓"验证"其实还是基于产生预测准则的同一个数据集，但我们还是将其称为预测准则的"推导和验证"。多数情况下，这种类型的统计验证不应算作推导过程之外的一个独立步骤。框19.4-1提出的证据等级可以指导医生全方位地评估证据，这些证据支

图 19.4-2

临床预测准则的开发与测试

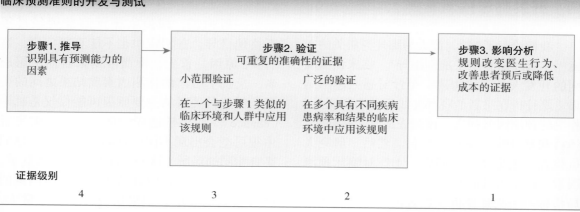

步骤1. 推导	步骤2. 验证		步骤3. 影响分析
识别具有预测能力的因素	可重复的准确性的证据		规则改变医生行为、改善患者预后或降低成本的证据
	小范围验证	广泛的验证	
	在一个与步骤1类似的临床环境和人群中应用该规则	在多个具有不同疾病患病率和结果的临床环境中应用该规则	

证据级别

4	3	2	1

持在实践中使用临床预测准则。现在，针对框19.4-1中使用指南处理过程的每个阶段，我们复习一下临床预测准则的开发和测试。

框19.4-1　临床预测准则使用指南

证据等级

1级：

　　在脱离了推导集的人群中，准则经历了至少一次前瞻性验证吗？验证附加了一次表明改变医生行为且结果获益的影响分析吗？如果是这样，医生可以在各种各样的场所下使用准则，并且有信心认为，准则可以改变医生行为、促进患者决策，改善患者的结局指标，或降低成本。

2级：

　　在一项较大的前瞻性多中心研究中，纳入了广泛的各具代表性的患者和医生，准则显示了准确性吗？或在几个研究中心环境不同的较小的研究中，准则进行了验证吗？该准则是由医生使用，而不是由研究人员使用或通过应用临床数据库而得出的结果吗？如果是这样，但如果没有影响分析，医生可以在不同的场所下使用它并相信其准确性，但没有把握认为患者的结果会得到改善。

3级：

　　准则只在一次有限的前瞻性样本中进行了验证吗？如果是这样，只有当研究中的患者与他们的临床场所患者相似时，医生可以谨慎考虑使用临床预测准则。

4级：

　　准则得到了推导而无验证吗？或验证只在拆分的样本中、在大型回顾性数据库中，或通过统计技术实行吗？如果是这样，在临床应用之前需要进一步验证该临床预测准则。

四、开发临床预测准则

　　我们检索了3篇与渥太华踝规则相关的文章[1,2,4]。第1篇介绍了准则推导[1]。临床预测准则的开发人员开始构建一个针对感兴趣的结果（踝骨折在患者的踝部X线片上表现明显）相关的预测因素列表。该列表通常包括病史、体检和基础实验室检查项目。然后，研究人员检查一组患者，并确定：①针对临床预测因素，每个患者的状态；②针对感兴趣的结局指标——此时骨折在患者的踝部X线片上

存在或不存在，即每个患者的状态[5]。在不损失预测能力的前提下，统计分析可以帮助确定哪些预测因素具有最强的预测能力，哪些预测因素可以从准则中剔除。

　　通常情况下，在这个过程中使用的统计技术是基于逻辑回归分析（见第15章第1节"相关和回归"）。有时研究人员也使用其他一些技术，包括：①判别分析[6]，它产生与回归分析类似的方程；②递归分区分析（recursive partitioning analysis），根据识别的风险因素[7]或神经网络[8]，它将患者人数划分为越来越小的组。

　　未经验证的临床预测准则通常不能直接应用（见框19.4-1）。尽管如此，医生可以从一篇描述临床预测准则开发的文章中提取相关的信息。他们可能希望了解最重要的预测因素，并在自己的实践中更仔细地考察它们。同样，他们也可能认为，无须重视没有显示预测能力的变量。最后，如果他们的直觉发现，未经验证的预测准则仍然比他们的临床直觉更准确，他们就可以选择在实践中使用这些规则。如果处理规则的预测模型旨在减少不确定性的话，这种情况就更容易出现。

　　例如，在开发一个预测肺炎死亡率的临床预测准则时，研究人员发现白细胞计数与随后的死亡率无关[9,10]。因此，在决定允许肺炎患者收入医院时，医生会希望尽量减少白细胞计数检查次数。

五、推导严格，但仍不能直接应用

　　一般来说，即使临床预测准则经过很严格地推导，在实践中也不能直接应用。这有3个原因。首先，预测准则来自同一组患者，反映了给出的预测因素和结果之间的关联，但这种关联的主要原因可能仅仅是机遇（chance）。如果是这样的话，另外一组患者中很可能会出现不同的预测结果，即使他们来自相同的场所。这种可能性受到患者数量、事件或诊断数量以及评估了各种风险因素的患者数量的影响。如果研究样本量非常大，

包含许多患者、许多事件和许多携带危险因素的患者，这种担忧就没那么必要了。特别是，如果一项研究包括数以万计的患者和数以百计的事件，结果受机遇影响的可能性就很小了。

其次，预测因素可能受限于应用人群、使用准则的医生或研究设计的某些特质。如果是这样的话，准则可能会在新的场所中失败。一个非常大的研究分布在几十个场所中实施，有助于减少或消除这种担忧。

最后，由于准则在临床场所中应用的可行性问题，医生可能无法全面地或准确地实施规则，这将导致一个准则在理论上成功，但在实践中失败。大样本量不能解决这个问题。

应用统计方法可以处理由机遇作用引起的误导结果。例如，调查人员可以将他们的人群分成2组，用一组来制定准则，用另一组来验证准则。或者，他们可以使用有趣的命名统计方法，如**引导法**（bootstrap technique）和**刀切法**（Jackknife technique）等，在推导人群的亚组中估计临床预测准则的表现。

尽管应用统计学验证准则在相同的场所或患者组中实施的验证可以降低测量结果是机遇作用而不是真正的关联，但仍未能解决其他2个威胁。由于临床预测准则在实际应用中存在提供误导性信息的风险，所以，经历了开发而没有经历验证的临床预测准则处于证据等级中的4级（框19.4-1）。要从等级4级往上提升，必须进行进一步研究，让医生在临床实践中对应用规则进行评估。

例如，一项研究旨在开发一项准则，用于预测急性阑尾炎低风险儿童。该研究在16个月内入选急诊科的受试儿童，其症状和体征提示急性阑尾炎[11]。在不改变研究方案的任何情况下，作者选择将在研究期间最后5个月的入选患者定义为"验证"组。作者认为，他们开发的这个预测准则已经经历了验证，可以应用于临床。这一预测准则虽然显示出一定的前景，但在我们的分级列表中被归类为4级，原因恰恰在于没有经过严格的验证。

在一个关于晕厥患者的严重疾病（包括心脏衰竭或室性心律失常）的临床预测准则中尤其凸显了验证的重要性。研究人员应用252例急诊患者的数据开发了一个预测规则；随后，他们试图在374例患者样本中进行前瞻性验证[12]。根据临床预测因素出现的数量，预测规则给出患者的得分（0分到4分）。

不幸的是，如果使用推导人群的结果，估计患者不良结果的风险几乎是验证人群的两倍。在推导人群中，评分为3分的患者发生不良结果的风险为52%。而在在验证人群中，相同评分的患者发生不良结果的概率仅有27%。导致这种结果的可能原因是：入选这2项研究的晕厥患者严重程度不同、产生得分为3分的标准不同或每个研究中小样本的机遇作用。也有可能所有的3个因素都发挥了作用。

在涉及大样本量的研究时，正如我们所提到的一样，有些实例可能会质疑这种分级的严格应用。例如，Eagle等人[13]进行了一项多中心研究，在90多家医院中入选了15000例患者。该研究评估了急性冠脉综合征患者出院后死亡率的预测因素。预测准则的开发利用了一个前瞻性的数据集，这个数据集入选患者数量超过15000例，然后进行验证，后续验证队列超过7000例患者。

虽然这项研究并不是一个正式的前瞻性验证，但验证的规模将证据的等级提升为3级（图19.4-2、框19.4-1）。然而，鉴于作者确定了9个变量来预测6个月死亡率（老年、心肌梗死史、心衰史、就诊时脉搏增快、就诊时收缩压较低、首次血清肌酐水平升高、首次血清心肌生物标志物水平升高、就诊时心电图ST段压低和没有在医院进行经皮冠状动脉介入治疗），医生在应用准则时可能会有相当大的难度。因此，在临床实践中的可行性仍然未经检验，并且争议仍然存在。为确保实际临床使用的可行性和准确性，仍然需要做

诊断

进一步研究。因此我们不会考虑将这项研究的证据分级定为2级。

六、提升分级：临床预测准则的验证

要提升证据分级，临床预测准则必须提供额外的效度证据。我们检索的另一篇文章描述了渥太华踝规则的前瞻性验证。验证的含义是，医生实际照看患者时，将准则作为医疗过程的一部分不断重复应用，且导致相同的结果。理想情况下，验证需要多家医院的许多医生将该规则前瞻性地应用在一个新的人群中（不同于推导人群的**患病率**和**疾病谱**）。如果起初开发预测准则的场所是有限的，并且准则的验证局限于相同的人群，那么该准则可能就不适用于在别的场所工作的医生。验证可以采取多种形式。最简单的方法是，在开发预测准则后，研究人员重新从他们的人群中抽取一个患者样本，然后医生实际执行并测试该准则的表现。由于使用了开发阶段的样本，验证准则已经在相同或非常类似的、受限制或特定的人群中进行，因此，在分级列表中我们将规则分类为3级，建议医生注意临床预测准则的局限性（框19.4-1）。

在验证阶段，研究人员可以在各家医院足够多的患者中选取受试者，再在该人群中测试规则，往往可以提供强有力的证据。在

一个新的人群中验证原来的预测准则，可以为医生推断准则的有效性提供有力的支持，对应的证据等级为2级（框19.4-1）。假设测试是由在临床实践中实际使用规则的医生实施的，那么用于测试规则并证实其准确性的场所种类和数量越多，越有可能将它推广到未经测试的场所[14]。

为了证明从3级进展到2级的重要性，我们考虑推导出一个准则，来预测心肌梗死后左心室功能是否完好[19]。研究人员对三级医疗中心的314例住院患者进行了首次推导和验证。首先使用162例患者推导预测准则，然后使用同一场所的152例患者进行了验证。结果表明，在预测左心室功完好方面该准则的准确性高达99%。

在这个开发阶段，人们将考虑规则评级为3级，只适用于与验证研究相类似的场所，即相类似的心脏监护单位。2个较大的试验进一步验证了该规则。一个试验使用了一家医院的213例患者，另一个更大的试验使用了多家医院的1891例患者，这两个试验都由参与患者诊治的医生实施[20,21]。在2个试验的场所中，在准则预测左心室功能完好的患者中，11%的患者证实存在左心室功能异常。在验证研究中该准则的准确性稍有下降，这也是意料之中的。此时，我们有理由认为该预测准则的证据等级属于2级。这就意味着，医生可以在临床场所中很有信心地使用准则，该规则识别出的患者，约有90%的概率保留左心室功能。

七、强有力的方法增加验证研究的信心

在一个相似的、有限的（3级）人群中，或在一个广泛的、多样性的、独立的（2级）人群中，无论研究人员是否进行了验证研究，如果他们遵循了一些方法学标准（框19.4-2），那么结果就更加可靠。在Laupacis等人[5]的文章中，有兴趣的读者可能会找到一个有关验证过程和这些标准的完整论述。

如果评价预测因素的人知道（即非盲法）患者预后，或者评估预后的人也了解预测因素在患者中的分布，那么，他们的评估可能是有偏倚的。

框19.4-2　验证临床预测准则的方法学标准

- 是以没有偏倚的方式选择患者吗？是否包括了各种疾病严重程度的患者？
- 对每一例患者都应用了规范的盲法评估吗？
- 在不了解结局时，有对预测变量和实际规则的清楚和准确的解释吗？
- 入选患者实现了100%的随访吗？

例如，为了预测咳嗽患者有无肺炎存在，研究人员开发了一个临床预测准则，而在推导或验证过程中却没有提及盲法[22]。了解病史或体格检查结果可能会影响放射科医生的判断。

使用文献

研究人员对渥太华踝规则进行测试，并连续纳入患者，也获得了所有患者的X线片。此过程不仅确保评估临床预测因素的医生不知道放射学结果，而且也确保放射科医生不知道临床数据。

八、如何确定规则的效力

不管相关证据水平如何，临床预测准则的实用性都取决于其预测患者发生事件（或明确诊断）的能力。研究人员可以用各种不同的方式报告规则的效力。

报告临床预测准则结果的另一种方法就是，对目标事件或结果给出一个概率。当研究人员以这种方式报告预测规则结果时，他们实际上合并了所有的临床信息。这种做法使医生在判断诊断和预后可能性时不需要再考虑每一个独立的信息。例如，Wells等人[23]开发和验证了一个预测肺栓塞的规则，可

使用文献

首先，结果可能支配一个具体的行动过程。例如，渥太华踝规则规定，只有患者出现踝关节附近疼痛，加上无法承受重量或加上踝后缘或下端局部骨压痛，才需要做踝部X线片检查（图19.4-1）[2]。准则就像诊断试验一样，与准则相关的似然比构成了这一规则的基础（见18章"诊断试验"）。在开发过程中，所有的骨折患者都会有一个阳性结果（敏感度为100%），但在没有骨折的患者中只有40%有阴性结果（特异度为40%）。这些结果表明，如果医生只为那些有阳性结果的患者进行X线片检查，他们不会漏掉任何骨折，而在那些没有骨折的患者中，他们将避免40%的X线片检查。

渥太华踝准则的验证研究证实了这些结果[2]。测试保持敏感度为100%，估计95%CI为93%～100%。想到自己将使用该准则，而该准则的真实敏感度最低是93%，一些医生可能会感到不安。这是因为采用规则的医生可能会漏掉一些骨折患者，尽管数量较少。

以准确地将三级医院的住院患者和门诊患者分为三种，分别为低风险（3.4%；95% CI，2.2% ～ 5.0%）、中等风险（28%；95% CI，23.4% ～ 32.2%）或高风险（78%；95% CI，69.2% ～ 89.6%）。

最后，研究人员可能会使用**似然比**、**绝对危险度**（absolute risk）和**相对危险度**（relative risk）来反映预测规则的准确性。利用似然比，研究人员实际上是在提示医生，应使用其他独立的信息来生成**验前概率**（或**准则前概率**）。然后，医生可以使用准则的似然比来计算验后概率（使用似然比的方法见18章"诊断试验"）。例如，检测酒精中毒的CAGE［译者注：CAGE是一个用于初步筛查酒精依赖者的问卷，包括4个问题：你能戒掉饮酒习惯吗（cut down）？当你被要求停止

诊断

饮酒时是否感到烦躁（annoyed）？饮酒是否令你感到内疚（guilty）？清晨起床后你是否必须立即喝一杯酒（eye-opener）？]预测准则已有报道，其准确性的评估就使用了似然比（如CAGE评分为0/4，LR＝0.14；评分为1/4，LR＝1.5；评分为2/4，LR＝4.5；评分为3/4，LR＝13；评分为4/4，LR＝101）[24]。在这个例子中，疾病（酗酒）的概率取决于社区疾病的患病率，和/或患者的其他可以决定验前概率的特征（如家族酗酒史或了解患者的配偶也是个酗酒者），以及CAGE预测规则的评分。

九、测试预测规则的临床影响

即使是一个准确的预测准则，也可能不会导致医疗行为的改变或患者结局的改善。首先，医生的直觉有时候即使不优于规则，也可能是与规则一样好。其次，因为使用临床预测准则牵涉到记忆相关的预测变量，经常需要计算确定目标事件的概率。所涉及的计算可能是繁琐的，导致医生不愿意使用规则，或不能正确使用规则。计算机、平板电脑和移动设备的程序可以帮助医生进行计算，对于复杂的临床预测准则来说，这可能是必不可少的。

第三，基于临床预测准则的结果采取行动，医生可能会遇到障碍。例如，就渥太华踝规则来说，尽管预测规则的结果建议骨折的概率可以忽略不计，但医生还可能会申请X光片检查，因为他们可能会充分关注自我保护——保护自己免受诉讼。

这些因素都需要我们考虑。思考问题会引导我们在不同的人群中，依据可靠证据把临床预测准则分类定位2级，而且强调在临床预测准则上升到1级之前一定要有实际影响的阳性结果。

在理想的情况下，要研究临床预测准则的影响，需要**随机**分配患者群体或治疗方案——使用或不使用临床预测准则，并随访所有的相关结局（包括生活质量、发病率、

消耗医疗资源等）。对单个患者逐一进行随机化是不太合适的，因为我们期望参与研究的医生将规则应用于所有患者的医疗中。一个合适的分组方法就是将医院或场所随机化，并对这些较大的医疗单位进行适当分析，或者实施**整群随机分组**（cluster randomization）[这种方法对应于整群随机对照试验（cluster randomized clinical trials）]。另一个可行的设计是，在医生开始使用临床预测准则前后，观察同一个组，但选择前后对比研究将大大降低结论的强度。

使用指南
研究人员对渥太华踝规则的影响进行了研究。他们开展了1项非随机研究，选择了2家医院进行对比，其中1家医院实施规则，而作为对照组的另1家医院不实施规则[3]。结果表明了实施规则的正效应。随后，他们随机分配6个急诊科使用或不使用他们的预测规则[4]。就在开始研究之前，1个中心退出了，剩下总共有5个急诊科，2个为干预组，3个为常规医疗组。干预措施包括在大会上介绍预测规则、在急诊科张贴规则、分发总结了规则的口袋学习卡、应用预印的数据采集表收集每个患者的医疗记录。在对照组中，唯一的干预是介绍预印的数据采集表，但没有把渥太华踝规则附加到每个病历中。研究入选了1911例合格的患者：对照组为1005例，干预组为906例。干预组申请了691份X线片，对照组申请了966份X线片。研究人员在分析申请医师的过程中发现，申请X线片检查的患者平均比例在对照组为99.6%，干预组为78.9%（$P＝0.03$）。研究人员还注意到，干预组漏掉了3例骨折患者，但均未造成不良后果。因此，研究人员发现了渥太华踝规则对医疗资源消耗的积极影响（减少检查申请），但没有增加不良后果，故提升临床预测准则的证据等级为1级（框19.4-1）。

总的来说，针对预测规则对临床实践的影响，大多数研究发现医生的行为几乎没有变化。其原因往往是由于规则的实际应用过少（如果医生不使用临床预测准则，它就不能改善结果）。在门诊和住院部增加电子病历和**临床决策支持系统**（clinical decision support system）等工具（见11章第6节"临床决策支持系统"），以协助在医疗场所实施临床预测准则，有可能增加预测规则的使用率。但是，要想成功地做到这一点，需要应用可用性测试（usability test）等科学方法，来评估医生工作负担等一系列障碍因素的影响。

在几个城市初级医疗场所进行了一项随机对照试验，以确定应用2种临床预测准则对于患者管理的影响，这些患者为可疑肺炎和链球菌咽喉炎，并被纳入诊所的电子健康记录[25]。由于此前临床决策支持系统的接受度很低，在试验启动之前，研究团队进行了多次可用性测试（大声说话，模拟临床情景，临近现场测试）和修正过程，同时提供用户培训和信息技术支持。这些干预措施显著提升了预测规则的接受度，并且明显地影响了患者的预后（广谱抗生素使用量下降）[26,27]。

一些预测规则要求临床有效作为使用条件之一。例如，肺炎预后研究团队（PORT）预测规则可以对社区获得性肺炎患者的死亡风险进行分级，但规则本身并没有规定医生的行为[28]。原作者就患者分配问题做了推荐，建议把不同风险等级的患者适当地分配给门诊部、住院部或重症监护病房进行治疗。但是最终决定每个患者的医疗场所的是医生，PORT严重程度评分仅仅是他们需要考虑的多个因素之一。一项前后对照研究[29]将PORT评分作为急诊科治疗该类患者的临床路径的一部分。结果发现，当医生可以获知评分结果时，他们更倾向于在院外处理低风险患者。最近，Yealy等人[30]发表了一项高质量的随机对照试验方案来研究PORT规则的临床影响，研究的初步结果证实了其临床价值[31]。

十、临床预测准则的荟萃分析

随着临床预测准则变得越来越普遍，存在几个规则来预测同一事件的情况并不少见。在多个人群和不同场所中推导和验证同一个规则，也很正常。如果适当的话，系统回顾和荟萃分析是评估规则质量和证据水平的首选工具。就像研究人员使用荟萃分析可以对诊断试验的准确性进行评估一样，荟萃分析也可以很好地评估临床预测准则的效力[32]。对临床预测准则进行系统回顾和荟萃分析是非常具有挑战性的，因为不同的临床预测准则所包含的预测因素容易发生变化[32]。

使用文献

为了处理渥太华踝规则，系统回顾和荟萃分析[33]总结了6项研究的结果，涉及4249例成年患者。作者计算出的汇总敏感度（pooled sensitivity）为98.5%（95%CI，93.2%～100%）和汇总特异度（pooled specificity）为48.6%（95% CI，43.4%～51.0%）。因此，这些研究的综合证据表明，在急性膝部损伤的患者中，渥太华预测规则可以准确地排除膝关节骨折。

诊断

临床场景解决方案

你已经找到了1级证据来支持渥太华决策规则的使用，当踝部损伤患者就诊于急诊科时，它可以减少不必要的踝部X线片检查[3,4]。因此，你感到有信心在自己的实践中使用该规则。而另一项研究也让你意识到，为了实现降低成本的可能性，改变同事的行为也许是一个挑战。Cameron和Nayior[34]报道了一个倡议方案，让在渥太华踝规则应用方面的临床专家培训其他16位医生，然后再让受者去教授规则的使用。这些医生返回到他们的急诊科，配备幻灯片、投影仪、13分钟的教学视频，并授权在本地和区域内培训他们的同事使用规则。不幸的是，这项活动并没有改变踝部X线片检查的使用率。

Graham等人[35]对5个国家的急救医生进行了一项结构化的调查（structured survey），目的是为了确定他们认识和使用足踝规则的情况。加拿大、英国和美国的受访者对规则的知晓率从91%到99%不等。然而，只有32%的知晓规则的美国从业人员说，他们实际上在所有或大部分情况下使用它。

这与他们的同行形成明显的对比，在加拿大和英国超过80%的从业人员坚持使用预测工具（这种差异可能与不同的医疗事故诉讼风险有关）。在一项只有加拿大急诊科工作人员参加的类似调查中，约90%的受访者表示，他们在实践中使用了规则，并坚信它是一种重要的工具。但是，超过50%的受访者指出，在决定是否申请踝部X线片检查方面，渥太华踝规则不是主要的决定因素。

这一结果表明，即使是1级临床预测准则，其可用性也可能需要因地制宜的实施策略来改变医生的行为。寻找改变医生行为的方法是知识转化新兴领域的一个主要课题[36]。

十一、结论

临床预测准则协助我们做出诊疗决策，并有可能改变临床行为，减少不必要的成本，同时提高医疗服务质量和患者满意度。医生面临的挑战是评估规则的效力和应用规则后的结果，并努力将1级规则有效地纳入到日常工作中。随着临床预测准则和可以提供概率估计、似然比和建议方案的系统合并，其重要性可能会进一步增加。

徐建青　刘永太　吴　东　译

张誉清　谢　锋　审

参考文献

1. Stiell IG, Greenberg GH, McKnight RD, Nair RC, McDowell I, Worthington JR. A study to develop clinical decision rules for the use of radiography in acute ankle injuries. Ann Emerg Med. 1992; 21 (4): 384-390.

2. Stiell IG, Greenberg GH, McKnight RD, et al. Decision rules for the use of radiography in acute ankle injuries: refinement and prospective validation. JAMA. 1993; 269 (9): 1127-1132.

3. Stiell IG, McKnight RD, Greenberg GH, et al. Implementation of the Ottawa ankle rules. JAMA. 1994; 271 (11): 827-832.

4. Auleley GR, Ravaud P, Giraudeau B, et al. Implementation of the Ottawa ankle rules in France: a multicenter randomized controlled trial. JAMA. 1997; 277 (24): 1935-1939.

5. Laupacis A, Sekar N, Stiell IG. Clinical prediction rules: a review and suggested modifications of methodological stan-dards. JAMA. 1997; 277 (6): 488-494.

6. Rudy TE, Kubinski JA, Boston JR. Multivariate analysis and repeated measurements: a primer. J Crit Care. 1992; 7 (5): 30-41.

7. Cook EF, Goldman L. Empiric comparison of multivariate analytic techniques: advantages and disadvantages of recursive partitioning analysis. J Chronic Dis. 1984; 37 (9-10): 721-731.

8. Baxt WG. Application of artificial neural networks to clinical medicine. Lancet. 1995; 346 (8983): 1135-1138.

9. Fine MJ, Auble TE, Yealy DM, et al. A prediction rule to identify low-risk patients with community-acquired pneumonia. N Engl J Med. 1997; 336 (4) : 243-250.

10. Fine MJ, Hanusa BH, Lave JR, et al. Comparison of a disease-specific and a generic severity of illness measure for patients with community-acquired pneumonia. J Gen Intern Med. 1995; 10 (7) : 359-368.

11. Kharbanda AB, Taylor GA, Fishman SJ, Bachur RG. A clinical decision rule to identify children at low risk for appendicitis. Pediatrics. 2005; 116 (3) : 709-716.

12. Martin TP, Hanusa BH, Kapoor WN. Risk stratification of patients with syncope. Ann Emerg Med. 1997; 29 (4) : 459-466.

13. Eagle KA, Lim MJ, Dabbous OH, et al; GRACE Investigators. A validated prediction model for all forms of acute coronary syndrome: estimating the risk of 6-month postdischarge death in an international registry. JAMA. 2004; 291 (22) : 2727-2733.

14. JusticeAC, CovinskyKE, BerlinJA. Assessing the generalizability of prognostic information. Ann Intern Med. 1999; 130 (6) : 515-524.

15. Lucchesi GM, Jackson RE, Peacock WF, Cerasani C, Swor RA. Sensitivity of the Ottawa rules. Ann Emerg Med. 1995; 26 (1) : 1-5.

16. Kelly AM, Richards D, Kerr L, et al. Failed validation of a clinical decision rule for the use of radiography in acute ankle injury. N Z Med J. 1994; 107 (982) : 294-295.

17. Stiell I, Wells G, Laupacis A, et al; Multicentre Ankle Rule Study Group. Multicentre trial to introduce the Ottawa ankle rules for use of radiography in acute ankle injuries. BMJ. 1995; 311 (7005) : 594-597.

18. Auleley GR, Kerboull L, Durieux P, Cosquer M, Courpied JP, Ravaud P. Validation of the Ottawa ankle rules in France: a study in the surgical emergency department of a teaching hospital. Ann Emerg Med. 1998; 32 (1) : 14-18.

19. Silver MT, Rose GA, Paul SD, O'Donnell CJ, O'Gara PT, Eagle KA. A clinical rule to predict preserved left ventricular ejection fraction in patients after myocardial infarction. Ann Intern Med. 1994; 121 (10) : 750-756.

20. Tobin K, Stomel R, Harber D, Karavite D, Sievers J, Eagle K. Validation in a community hospital setting of a clinical rule to pre-dict preserved left ventricular ejection fraction in patients after myocardial infarction. Arch Intern Med. 1999; 159 (4) : 353-357.

21. Krumholz HM, Howes CJ, Murillo JE, Vaccarino LV, Radford MJ, Ellerbeck EF. Validation of a clinical prediction rule for left ventricular ejection fraction after myocardial infarction in patients>or=65 years old. Am J Cardiol. 1997; 80 (1) : 11-15.

22. Heckerling PS, Tape TG, Wigton RS, et al. Clinical prediction rule for pulmonary infiltrates. Ann Intern Med. 1990; 113 (9) : 664-670.

23. Wells PS, Ginsberg JS, Anderson DR, et al. Use of a clinical model for safe management of patients with suspected pulmonary embolism. Ann Intern Med. 1998; 129 (12) : 997-1005. 24. Buchsbaum DG, Buchanan RG, Centor RM, Schnoll SH, Lawton MJ. Screening for alcohol abuse using CAGE scores

24. and likelihood ratios. Ann Intern Med. 1991; 115 (10) : 774-777.

25. Mann DM, Kannry JL, Edonyabo D, et al. Rationale, design, and implementation protocol of an electronic health record integrated clinical prediction rule (iCPR) randomized trial in primary care. Implement Sci. 2011; 6: 109.

26. Li AC, Kannry JL, Kushniruk A, et al. Integrating usability testing and think-aloud protocol analysis with "near-live" clinical simulations in evaluating clinical decision support. Int J Med Inform. 2012; 81 (11) : 761-772.

27. McGinn TG, McCullagh L, Kannry J, et al. Efficacy of an evidence-based clinical decision support in primary care practices: a randomized clinical trial. JAMA Intern Med. 2013; 173 (17) : 1584-1591.

28. Atlas SJ, Benzer TI, Borowsky LH, et al. Safely increasing the proportion of patients with community-acquired pneumonia treated as outpatients: an interventional trial. Arch Intern Med. 1998; 158 (12) : 1350-1356.

29. Yealy DM, Fine MJ, Auble TE. Translating the pneumonia severity index into practice: a trial to influence the admission decision [abstract]. Ann Emerg Med. 2002; 9: 361.

30. Yealy DM, Auble TE, Stone RA, et al. The emergency department community-acquired pneumonia trial: methodology of a quality improvement intervention. Ann Emerg Med. 2004; 43 (6) : 770-782.

31. Yealy DM, Auble TE, Stone RA, et al. Effect of increasing the intensity of implementing pneumonia guidelines: a randomized, controlled trial. Ann Intern Med. 2005; 143 (12) : 881-894.

32. Irwig L, Macaskill P, Glasziou P, Fahey M. Meta-analytic methods for diagnostic test accuracy. J Clin Epidemiol. 1995; 48 (1) : 119-130, discussion 131-132.

33. Bachmann LM, Haberzeth S, Steurer J, ter Riet G. The accuracy of the Ottawa knee rule to rule out knee fractures: a systematic review. Ann Intern Med. 2004; 140 (2) : 121-124.

34. Cameron C, Naylor CD. No impact from active dissemination of the Ottawa Ankle Rules: further evidence of the need for local implementation of practice guidelines. CMAJ. 1999; 160 (8) : 1165-1168.

35. Graham ID, Stiell IG, Laupacis A, et al. Awareness and use of the Ottawa ankle and knee rules in 5 countries: can publication alone be enough to change practice? Ann Emerg Med. 2001; 37 (3) : 259-266.

36. Straus SE, Tetroe JM, Graham ID. Knowledge translation is the use of knowledge in health care decision making. J Clin Epidemiol. 2011; 64 (1) : 6-10.

诊断

第五篇　预　后

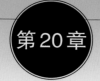
第20章

预　后

Adrienne G.Randolph，Deborah J.Cook，and Gordon Guyatt

内容提要

临床场景

假如你是一位儿科医生，明天你将要接诊一名26周的早产儿，这是出生4个月后她第一次来门诊随诊。你很了解这个家庭，你也是这个孩子姐姐的医生，姐姐在母亲孕35周时出生，现在3岁，身体健康。这个婴儿出生后在新生儿重症监护病房治疗了较长时间，但她出生后前3周对呼吸支持的需求很少。新生儿专科医生告诉你，这个婴儿出生后的情况非常好，没有出现任何一种极早产儿常见的并发症。同时，他也告诉你，自己已经和孩子的家长沟通过："这个婴儿由于早产，将来可能会有神经认知和运动功能发育不良的风险。虽然一些极早产儿能够顺利成长为正常人，但很多极早产儿可能出现小的残疾，且有一定的概率可能发展为中到重度残疾。"在临床实践中，你接诊过5个小于27周出生的孩子，全部都有严重的神经发育问题。基于你的工作经验，你担心这位新生儿专科医生是否给这个家庭提供了一个过于乐观的前景。你决定为自己的怀疑寻找证据。

一、寻找证据

你用门诊网络通过Pubmed连接到国家医学图书馆MEDLINE数据库。首先寻找合适的检索词，你在**医学主题词**（Medical Subject Headings，MeSH）数据库中输入"早产"一词，发现有一个检索词为"婴儿，极早产"——定义为"孕不足28周出生的婴儿"。你选择了该检索词，并点击相关"临床问题"的链接。在临床研究类目里，你将搜索过滤器选择为"狭义"范围的"预后"，搜索到了31项临床研究和5篇综述。你首先试图寻找**系统综述**，但并没

有找到纳入多个极早产儿**队列**研究的系统综述。而搜索结果中的第二项**原始研究**很符合你的预期：瑞典极早产儿经围生期积极照护2.5年后的神经系统发育结局[1]。这项前瞻性队列研究报道了瑞典2004至2007年不足27周极早产儿**连续样本**的认知、语言、运动系统发育情况[1]。

二、我们为什么要评价预后？如何评价预后？

医生通过3种方式帮助患者：诊断或排除疾病；为患者提供获益超过**伤害**（harm）的治疗方案；告知患者某个疾病未来的**结局**（outcome）会如何。**预后**（prognosis）研究是调查一种疾病可能结局和这些结局发生概率的研究，医生需要预后研究来实现第二和第三个目标。

关于预后的知识能够帮助医生做出正确的治疗决定。假如一位患者不需要任何干预其疾病就能自行好转，医生就不应该建议治疗，尤其是那些价格高昂或有潜在毒性的治疗。假如一位患者发生不良结局的**风险**很高，即使有获益的治疗也不值得尝试。另一方面，对于一些无论采用何种治疗手段都预后不佳的疾病，医生应了解疾病预后，告知患者疾病未来的结局，安慰患者并提供希望，或者帮助患者做好应对长期残疾或死亡的准备。

为了估计一位患者的预后，我们需要调查一组有相似临床表现患者的结局，然后根据不同人口学变量（如年龄）和**合并症**（comorbidity），确定我们的患者属于哪一个预后亚组。这些影响患者结局的变量或因素，我们称之为**预后因素**（prognostic factor）。

在本章中，我们将关注医生如何利用包含可靠预后信息的文献，来给患者提供专业建议（框20-1）。

框20-1　预后文献的阅读指南

偏倚的风险有多大？

　研究中的患者样本是否具有代表性？

　患者被分配到预后相似组吗？

　随访是否足够完整？

　研究结局判定标准是否客观、无偏倚？

结果是什么？

　随着时间推移的结局会是如何？

　似然比的精确性如何？

怎样把研究结果用于我的患者？

　研究对象和干预措施与我的临床实践是否相似？

　随访时间足够长吗？

　在我的临床实践中如何使用研究结果来诊治患者？

三、偏倚风险有多大？

1.研究的患者样本具有代表性吗？

　　偏倚（bias）是指与真实情况之间的系统误差。如果某个预后研究系统地高估或低估了研究中该组患者不良结局的可能性，那么这项研究就存在偏倚。如果一项研究的样本与目标人群有系统性偏差，导致样本与目标人群预后存在差异，那么此研究也存在偏倚，我们称为样本不具有代表性。

　　如何判断样本的代表性？首先，判断患者在进入研究前是否经过了某种筛选，如果有，那么这个筛选样本与目标人群之间就可能存在系统误差。其中一种情形是患者经社区医院向三级医院转诊。三级医院通常治疗少见或重症患者。调查三级医院患者结局的研究不适用于就诊社区医院的普通患者，这种偏倚称为**转诊偏倚**（referral bias）。

　　例如，丙肝病毒（HCV）感染所导致的慢性肝病可能在多年后进展为肝纤维化、肝硬化，甚至肝细胞肝癌。研究者发现通过肝脏活检诊断进展为肝硬化的比例，在不同研究人群中差异很大[2]。在同一人口特征地区或相同基础卫生条件的患者中，人群为基础的输血后HCV感染数据库、转诊至综合性医院的患者队列和三级医院转诊中心的HCV患者

队列这三组患者，首次活检20年后肝硬化平均发生率分别为6%、12%和23%[2]。其中三级医院转诊中心的患者比例最高，可能是因为存在其他更容易导致肝硬化发生的**危险因素**。

2.患者被分配到预后相似组了吗？

　　如果研究的每个参与者和整个研究人群的结局都足够相似，这样的预后研究是最有用的。只有当研究中所有患者都处在疾病同一阶段时，上述情形才有可能。我们不要求所有参与者都处于疾病早期，但病情阶段必须一致。例如，评估脊髓损伤预后的研究可以关注不同的人群，例如急性脊髓损伤后的住院死亡率、转入康复中心后的患者结局以及患者出院回家后的独立生活能力等。

　　保证所有患者处于疾病相同阶段后，你还要考虑其他可能影响患者结局的因素。如果某些因素如年龄或疾病严重程度会影响预后，那么对于不同亚组的年轻和老年患者，或者不同疾病严重程度的患者，只提供单一预后可能会有误导。例如，一项评估8509例外伤性脑损伤患者6个月后临床结局的研究发现[3]，随着患者年龄每四分位（24岁）增加，不良结局（死亡或中度至重度残疾）发生的风险加倍。患者初始神经症状越重，如单侧或双侧瞳孔对光反射消失，或Glasgow昏迷评分中无运动反应或肢体过伸，不良结局发生的风险越高。初始评估为双侧瞳孔对光反射存在、仅余单侧瞳孔对光反射和双侧瞳孔对光反射消失的患者6个月后不良结局发生率分别为35%、59%和77%。因此，对于一个双侧瞳孔对光反射良好的20岁男性患者，仅告诉其家人该研究人群中度不良结局发生率（48%）会严重误导他们。

　　研究者不仅要考虑全部有意义的预后因素，还应该考虑这些预后因素之间的联系。老年患者一般疾病更严重，此时真正决定预后的是疾病严重程度而非年龄。如果研究者没有同时考虑年龄和疾病严重程度的关系，可能得出"年龄是重要预后因素"的错误结论。例如Framingham研究中，研究者调

查了脑卒中的危险因素[4]，他们报道了同时患有房颤和风湿性心脏病患者卒中的发病率为41/（1000人·年），与仅患有房颤而没有风湿性心脏病的患者卒中发病率接近。但事实上，风湿性心脏病患者群体年龄更轻。因此，为了更恰当地分析风湿性心脏病对卒中的影响，研究者应当在年轻患者和老年患者中分别分析患或不患风湿性心脏病对卒中发病率的影响。我们将此称为**校正分析**（adjusted analysis）。校正年龄因素后，研究者发现，同时患有风湿性心脏病和房颤的患者脑卒中发病率较仅患有房颤的患者高6倍。

如果很多变量都对预后有重要影响，研究者可采取统计学方法如**回归分析**（regression analysis）来确定最重要的预测因素。这样的分析可形成**临床决策规则**，指导医生同时考虑所有重要的预后因素（见19章第4节"临床决策规则"）。

如何判断每组患者的风险是否足够相似？基于你的临床经验和病理生理学知识，你还能想到被研究者忽略的其他可能的预后因素吗？如果答案是肯定的，那么该研究的偏倚风险增加。

3. 随访是否足够完整？

如果研究者和相当一部分患者失去联系，那么预后研究偏倚风险将会增加。原因在于**随访**患者与失访患者发生不同结局的风险可能存在系统差异。随着失访患者数目增加，偏倚的风险增加。

那么，**失访**患者达到多少算是不可接受的呢？这取决于失访率和研究者所关心的不良结局的发生比例——相对于发生某种不良事件的患者，结局未知的患者数量越高，偏倚越大。例如，假设一项长期随访研究发现，高风险人群（如老年糖尿病患者）中30%的患者出现不良结局（如心血管事件死亡）。如果10%的患者失访，那么真实的死亡率可能在27%至37%之间。在这个范围内，若临床意义无明显改变，则失访没有增加偏倚的风险。但是，如果在一个低风险群体（如健康的中年人）中，观察到的事件发生率仅有1%，这种情况下，如果我们假设失访的10%患者都发生了死亡，11%的事件发生率和1%就具有完全不同的临床意义。

当失访患者与容易随访的患者存在差异时，高失访率可能导致更严重的偏倚风险。例如，在一项研究中，研究者治疗并随访了180/186名神经症患者[5]。在成功随访的180名患者中，60%是容易随访的，他们中死亡率仅为3%，另外40%是不容易随访的，他们中的死亡率高达27%。

4. 研究结局判定标准是否客观、无偏倚？

结局事件可以是客观且易于测量（如死亡），也可能需要简单判断（如心肌梗死），或者需要仔细辨别和测量（如残疾、生活质量）。研究者应当仔细定义并详细描述**目标结局**（target outcome），并尽可能地将判定结局事件的标准客观化。

比如，一项关于长时间无意识状态脑损伤儿童的研究，其结局测量就极富挑战[6]。研究者发现，患儿的家庭成员判断和孩子交流互动情况时，常带有无根据的乐观态度。因此，研究者要求家庭成员提供关于患儿社会应答发展的报告之前，应得到研究人员的核实。

使用文献

回到我们的临床场景。致力于评估极早产儿结局的研究者们，获得了瑞典全部小于27周极早产儿在积极围产期照护下的结局[1]。积极围产期照护包括便捷免费的医疗、分娩时积极采取生命支持措施、将极早产儿转诊至三级诊疗中心特护病房等。该研究中样本是基于人群的，因此具有代表性，且没有转诊偏倚。已知胎龄是强有力的预后因素，因此全部婴儿基于他们出生时胎龄分为不同预后组。在707例出生存活的极早产儿中，497例（70%）在1年后依然存活。其中456例（92%）婴儿在2.5岁时接受了神经发育评估。最常见的非死亡失访原因是出生时登记身份号码错误。接受过训练的心理医生采用Barley婴幼儿发育评分表（Barley-Ⅲ）对患儿的认知、语言和运动发育进行了评估。由于Barley-Ⅲ在瑞典还未被标准化，研究者从瑞典医学出生注册处随机选取了一组婴儿作为研究对照组。视力和听力受损及脑瘫儿童分别由儿童眼科和儿童神经科医生评估。由于随访评估同时也是临床照护的一部分，故没有对评估结局的医生采取盲法，评估者已知患儿为极早产儿。虽然已知患儿出生情况可能会影响临床结局判断，造成偏倚，但评估多采用标准化的客观判定标准，因此结果是可信的。

四、结果是什么？

1. 随着时间推移的结局会是如何？

预后或风险研究的结果通常会报告经过一段特定时间（例如28天、3月、12月、5

年）后某种特定结局（例如死亡、不能行走、需要透析）患者的比例或百分数。使用生存曲线来描述这些结果能提供更丰富的信息。生存曲线是描绘随着时间进展发生事件的可能性（或相反的，随着时间进展无事件发生的可能性）的曲线图（见第9章"治疗能否降低危险度：解读研究结果"）。事件需要被定义为"是与否"的二分变量（例如死亡、脑卒中、肿瘤复发），并且研究者需要知道事件发生的时间。图20-1展示了2条生存曲线：其中一条为心肌梗死后生存曲线[7]，另一条为髋关节置换术后翻修手术的生存曲线[8]。心肌梗死事件发生后短时间内死亡风险最高（生存曲线初始为向下斜线，后来趋于平坦），而髋关节置换术后翻修多发生在相当一段时间以后（和前一个生存曲线不同，这条曲线开始是平坦的，而后渐渐下斜）。

2. 似然比的精确性如何？

预后研究提供的预测越准确，那么这项研究对于医生就越有价值。通常，作者会用95%可信区间（confidence interval，CI）来报告不良结局的发生风险。如果一项研究不

图20-1

生存曲线

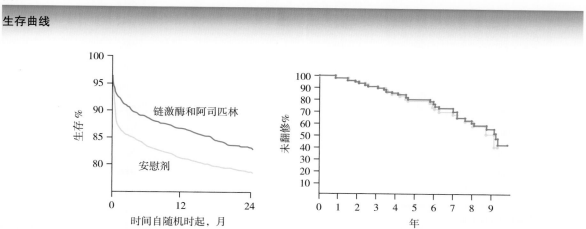

注：左图，心肌梗死后的生存曲线。右图，髋关节置换术结果：初次髋关节置换术后不需要再次修复手术的存活患者百分率。

转载自Dorey和Amstutz，The Lancet。

存在偏倚，那么95%可信区间所在的范围很可能包含了真实的事件发生风险（见第10章"可信区间：单个研究或荟萃分析是否足够大"）。例如，一项关于痴呆患者的预后研究报告的5年生存率为49%，提供的95%CI为39%～58%[9]。在多数生存曲线中，相比于随访末期，随访早期结果通常来源于更多的患者（由于失访和患者入组时间不同），故早期的生存曲线可信区间更窄，结果更精确。

被评估的患者数量及事件发生数量也会影响我们对结果的信心。表20-1展示了在极端情况下的结果（全部患者或无患者出现结局事件），当患者数目小于40～50时，可信区间始终较宽；只有当患者数目达到几百人时才有可能缩窄可信区间[10]。当分子为0或1且样本中包括至少30名患者时，可以采用"3倍定律"——即100乘以3除以患者数目来估算95%可信区间的上限[11]。

使用文献

研究中456位2.5年后存活且接受过神经系统发育评估的患儿中，42%被归类为健康，31%有轻度残疾，27%为中度至重度残疾[1]。健康或轻度残疾的患儿比率由出生后22周时的40%上升至26周时的83%。男孩发生中度至重度残疾的风险高于女孩（男孩31% vs 女孩23%）。图20-2显示了相比于对照组，校正年龄为2.5岁的极早产儿平均Bayley Ⅲ认知、语言和运动得分。看了图20-2后，你满意地发现孕26整周婴儿评分的99%可信区间很窄，这部分是因为该组患者数目最大（$n=148$），而孕23周早产儿（$n=37$）的可信区间非常宽。

表20-1

极端结果下的95%可信区间

当分母为	当%为0时，真实%可能最高达	当%为100%时，真实%可能最低至
1	95%	5%
2	78%	22%
3	63%	37%
4	53%	46%
5	45%	55%
10	26%	74%
25	11%	89%
50	6%	94%
100	3%	97%
150	2%	98%
300	1%	99%

注：改编自Sackett et al。

图 20-2

对照组和极早产儿组校正年龄2.5岁时的Barley婴幼儿发育评分表认知、语言、运动平均得分

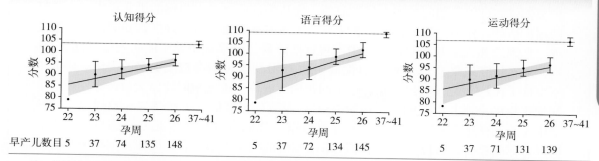

注：横线展示了对照组得分均值，竖线为均值99%可信区间。

早产儿各项得分的回归线及其99%置信区间由以下公式得到，GA为足孕周：

认知得分＝83.12＋（GA－21）×2.517，$P<0.001$；语言得分＝82.78＋（GA－21）×3.551，$P<0.001$；运动得分＝83.24＋（GA－21）×2.523，$P<0.001$。

转载自 Serenius et al. JAMA 2013。

五、怎样把研究结果用于我的患者？

1. 研究中患者群体及采用的干预手段与我临床实践中的情况类似吗？

作者应对参与研究的患者做详尽和明确的描述，以方便读者在临床实践中能够将他们的患者与研究对象相对比。治疗方法是预后研究中常被忽略的一项重要内容，它会对结局产生重要影响。不同医疗机构间的治疗策略差别显著。随着时间推移治疗也会有变化，例如新的治疗方法出现或者传统治疗方法重新受到重视。事实上，极早产儿队列的研究者们随后报道，由于瑞典不同地区的围产期临床实践不同，各地区之间患儿1年死亡率差异显著[12]。

2. 随访时间足够长吗？

结局事件往往在疾病发生以后很长一段时间才出现。研究者为了调查目标结局事件，必须随访患者足够长的一段时间。例如，部分早期乳腺癌妇女会在初诊和接受治疗的很多年后复发[13]。一项符合框20-1标准的预后研究也许能提供较短时间内无偏倚结局预估，但当患者希望获得长时间预后信息时，它的作用就不大了。

3. 怎样把研究结果用于我的患者？

预后数据可以为明智的治疗决策提供基础。预后研究有时并不能帮助你选择治疗方案，但它有助于你为担忧的患者或家属提供建议。例如，无症状的食管裂孔疝或无症状的结肠憩室总体预后非常好，它们甚至可以不被称之为疾病[14]。反之，当某个疾病普遍预后较差时，医生应选择合适的时机，与患者及其家庭讨论临终照护的相关问题。

临床场景解决方案

　　该研究所描述的积极围产期护理及随诊，与你的患儿接受的产前治疗和新生儿特护类似。假设随诊期的护理也是类似的，你认为该研究可以为你的患儿提供一个良好的预后估计。作为一位儿科专家和父母，你知道学龄前儿童的许多认知障碍难以被发现，直到患儿入学并在学习过程中出现这些障碍。如果该研究中的队列能够随访至6岁，那么研究结果会更理想，但你同时也意识到这可能会造成更多的失访。研究中不少孩子在2.5岁之前已经死亡，这个问题困扰着你。进一步阅读原文后，你发现25至26周出生的早产儿中有84%存活至2.5岁；多数死亡事件发生在孕22～23周出生的孩子中（约38%存活至2.5岁）。基于这些数据，你同意这位新生儿专科医生的观点。所以，你的患者，这位女婴患中度至重度残疾的概率很小，有轻度残疾的概率相对较大，但更有可能会正常发育，无神经认知障碍。

李　剑　黄晓明　译

张誉清　谢　锋　审

参考文献

1. Serenius F, Källén K, Blennow M, et al; EXPRESS Group. Neurodevelopmental outcome in extremely preterm infants at 2.5 years after active perinatal care in Sweden. JAMA. 2013; 309 (17)：1810-1820.

2. Sweeting MJ, De Angelis D, Neal KR, et al; Trent HCV Study Group; HCV National Register Steering Group. Estimated progression rates in three United Kingdom hepatitis C cohorts differed according to method of recruitment. J Clin Epidemiol. 2006; 59 (2)：144-152.

3. Steyerberg EW, Mushkudiani N, Perel P, et al. Predicting outcome after traumatic brain injury: development and international validation of prognostic scores based on admission characteristics. PLoS Med. 2008; 5 (8)：e165, discussion e165.

4. Wolf PA, Dawber TR, Thomas HE Jr, Kannel WB. Epidemiologic assessment of chronic atrial fibrillation and risk of stroke: the Framingham study. Neurology. 1978; 28 (10)：973-977.

5. Sims AC. Importance of a high tracing-rate in long-term medical follow-up studies. Lancet. 1973; 2 (7826)：433-435.

6. Kriel RL, Krach LE, Jones-Saete C. Outcome of children with prolonged unconsciousness and vegetative states. Pediatr Neurol. 1993; 9 (5)：362-368.

7. ISIS-2 (Second International Study of Infarct Survival) Collaborative Group. Randomised trial of intravenous streptokinase, oral aspirin, both, or neither among 17, 187 cases of suspected acute myocardial infarction: ISIS-2. ISIS-2 (Second International Study of Infarct Survival) Collaborative Group. Lancet. 1988; 2 (8607)：349-360.

8. Dorey F, Amstutz HC. The validity of survivorship analysis in total joint arthroplasty. J Bone Joint Surg Am. 1989; 71 (4)：544-548.

9. Walsh JS, Welch HG, Larson EB. Survival of outpatients with Alzheimer-type dementia. Ann Intern Med. 1990; 113 (6)：429-434.

10. Sackett DL, Haynes RB, Guyatt GH, Tugwell P. Clinical Epidemiology: A Basic Science for Clinical Medicine. 2nd ed. Toronto, Ontario: Little Brown & Company; 1991.

11. Hanley JA, Lippman-Hand A. If nothing goes wrong, is everything all right? interpreting zero numerators. JAMA. 1983; 249 (13)：1743-1745.

12. Serenius F, Sjörs G, Blennow M, et al; EXPRESS study group. EXPRESS study shows significant regional differences in 1-year outcome of extremely preterm infants in Sweden. Acta Paediatr. 2014; 103 (1)：27-37.

13. Early Breast Cancer Trialists' Collaborative Group. Systemic treatment of early breast cancer by hormonal, cytotoxic, or immune therapy. 133 randomised trials involving 31, 000 recurrences and 24, 000 deaths among 75, 000 women. Lancet. 1992; 339 (8784)：1-15.

14. Meador CK. The art and science of nondisease. N Engl J Med. 1965; 272：92-95.

第21章

预后进阶内容

 如何阅读关于遗传关联的
文章

Elizabeth G.Holliday，John P.A.Ioannidis，Ammarin Thakkinstian，
Mark McEvoy，Rodney J.Scott，Cosetta Minelli，John
Thompson，Claire Infante-Rivard，Gordon Guyatt，and John
Attia

内容提要

一、引言

本章内容将指导医生运用遗传关联的研究结果，以改善临床实践。

本章仅讨论遗传关联相关研究，不涉及其他研究（例如基因连锁研究）。首先，我们将介绍一些遗传学的基本概念，它们是理解遗传**连锁**研究的基础。然后将讨论单一候选基因和**全基因组关联研究**（genome-wide association studies，GWAS）的概念。我们将举例来阐述相关概念并介绍该领域的一些术语：APOE基因**多态性**及其与阿尔茨海默病相关性的研究。

此外，我们还将介绍如何判断这类研究的**真实性**，包括疾病**表型**定义，疾病人群和非疾病人群的潜在差异，以及人种差异和人群分层。我们将讨论基因标志物的信度评判的相关标准（包括哈迪－温伯格平衡），以及多重比较的相关问题。

最后，我们将分析如何在临床实践中应用遗传关联研究。我们将指导读者学会评估遗传关联研究的精确度，以及判断遗传关联研究是否在其他易测量的临床指标基础上进一步提高了预测能力。基因变异带来的很大的相对风险最终可能仅表现为很低的**绝对风险**，因此我们讨论了绝对和相对遗传效应。我们还讨论了如何评估特定患者是否携带某种遗传风险的**等位基因**。最后我们还将分析，让患者知晓自身遗传信息是否更有利。因为基因不能被改变，医生需要权衡知晓遗传信息是否有助于制定干预措施或改变生活习惯。

人类基因组计划激发了探讨基因对于发病作用的兴趣。很多遵从孟德尔定律的单基因遗传病（如囊性纤维化、亨廷顿舞蹈病）发病机制因此得到解释。近期很多研究指出，遗传因素在人类慢性病的发病和死亡中起主要作用，这些慢性病是由于环境生活方式和遗传因素共同导致。自2007年起，研究者们检测了成千上万个GWAS中的突变基因（多态性），试图揭露慢性病中的遗传因素，包括冠心病[1-3]、2型糖尿病[4-6]、卒中[7-9]、多发性硬化[10-12]、乳腺癌[13,14]、精神分裂症[15]、双相障碍[16,17]、类风湿关节炎[18,19]、克罗恩病[16,20]和阿尔茨海默病[21-26]。已发表的GWAS被美国国立卫生研究院发布的全基因组关联研究收录[27]。2014年3月，该研究目录列举了1844项已发表的GWAS，其中包含40个阿尔茨海默病相关基因。

基因关联研究的基本思想与传统流行病学研究类似，即暴露因素（如胆固醇）与某种**健康结局**相关（如心肌梗死）。在遗传关联研究中，基因序列的突变（如胆固醇酯转移酶基因突变）与某个临床结局（如心肌梗死）相关。

临床场景

一个55岁中年男性担心自己将会患阿尔茨海默病，故前来就诊。他的祖父（70岁时）和父亲（65岁时）均被诊断为阿尔茨海默病。患者是一名电工，自20岁起吸烟，最近5年口服降压药物（噻嗪类药物和一种β受体阻滞剂）。既往从未检测过胆固醇水平。他近期阅读了一则关于基因检测的新闻，于是前来咨询是否需要做阿尔茨海默病的遗传检测，特别是APOE基因，并询问基因检测结果在解释患阿尔茨海默病风险中有多大意义。

二、寻求证据

一位从事遗传学研究的同事向你推荐了一个网站——HuGE Navigator28，在网站上你发现，目前有2600多篇文献，主题有关阿尔茨海默病的遗传关联，涉及1500多个基因。看到这里你感到有些气馁。在一个预先经过评价的研究网站上，你发现有一章节是关于阿尔茨海默病的遗传学机制。当接触到"等位基因"、"单核苷酸多态性（SNP）"和"遗传关联研究"之类专业词汇时，为了回答患者的疑问，自己首先需要复习遗传学的基础知识，并深入了解如何解读遗传学研究的相关文献。

三、背景知识

1.遗传蓝图

1953年，詹姆斯·沃森（James Watson）和弗朗西斯·克里克（Francis Crick）提出了DNA的双螺旋模型（图21.1-1）。螺旋的侧面类似于旋转的楼梯，被称为链，它们由交替的糖基（脱氧核糖）和磷酸基团形成；梯级则由4种含氮的碱基环构成：腺嘌呤（A），胸腺嘧啶（T），鸟嘌呤（G）和胞嘧啶（C）。一对碱基构成梯子的一级，腺嘌呤常和胸腺嘧啶配对，胞嘧啶常和鸟嘌呤配对。这样，每级阶梯就是一个碱基对。1个碱基、1个五碳糖和1个磷酸根组成的结构就是1个核苷酸分子。

1条DNA双链缠绕成螺旋结构，从而形成1条染色体，染色体上有很多基因，而1段DNA形成的1个基因仅表达1种蛋白。精子中的23条染色体和卵子中的23条染色体在受精过程中合为一体组成全套染色体，即**基因组**。因此每个人拥有23对染色体，其中1对是性染色体，决定性别。剩下的22对染色体被编号1～22，每个基因有2种版本——来源于精子的基因（父亲）和来源于卵子的基因（母亲）（图21.1-2）。

DNA是合成各类蛋白质的蓝图（blueprint），蛋白质是构成人体组织和细胞的关键成分，也是所有生物活性酶的来源。根据DNA所包含的遗传信息合成蛋白质由两个步骤组成：转录（transcription）和翻译（translation）。

第一步"转录"是在细胞核内完成的，将DNA转变为信使RNA（mRNA）（图21.1-3）。随后mRNA被转移出细胞核进入胞质。在胞质的**核糖体**上，mRNA的基因信息被翻译为氨基酸，进而组装形成蛋白质。通过转录和翻译，DNA转变为蛋白质，后者与其他基因、蛋白质、活性分子及环境因素共同作用，构成生物**表型**（例如头发颜色、身高、易栓倾

向等）。

2.基因变异

通过人类基因组测序，即检测人类全部DNA中碱基对的顺序，发现在不同个体之间，99%以上的基因序列相同[29]。然而，人类基因组包含33亿个碱基对，即使相似度很高，任何2个人之间仍可能存在数以万计的基因变异[30-32]。在人群中出现率低的（＜1%）基因变异称为低频变异，而出现率较高的（≥1%）基因变异称为高频变异。这些变异（又称多态性），可以各种形式存在（图21.1-4）。

（1）单碱基对的变异称为SNP（读作"snip"）。这是目前最常见的变异形式，目前记录的SNP已超过35000000种[32]。因为SNP的检测相对容易，且人类大部分基因突变属于该类，SNP成为大多数遗传关联研究的重点。某些SNP是转录基因的一部分（如蛋白转录基因；其中，非同义SNP可改变蛋白质中氨基酸顺序，同义SNP则不会导致氨基酸的变化）。某些SNP发生在染色体的非转录区，但可以通过其他途径影响细胞功能，比如调控生成蛋白质的数量。因为SNP的数量极多，命名较为困难，最常见的命名方式是数字加上"rs"前缀（例如，rs1228756，见参考文献）。

（2）拷贝数变异分为3种类型：①插入突变（insertion）或者缺失突变（deletion, del），是指某小段DNA序列的插入或者缺失。目前已发表有大于一百万种的插入和缺失[32]；②相对较大片段的DNA序列的缺失或重复导致序列数量的变异；③短的DNA序列（通常为2至5个碱基对）可以完整地重复几次，几十次甚或几百次，这种突变称为短串联重复。不同类型的区别在于序列重复的次数不同。

（3）DNA序列的倒位。这些序列的长度不一，可从数个碱基对至多达100000个碱基对。

某个基因位点可能出现的所有变异被称为**等位基因**。例如，*APOE*有3个有临床意义

图 21.1-1

DNA的结构和组成

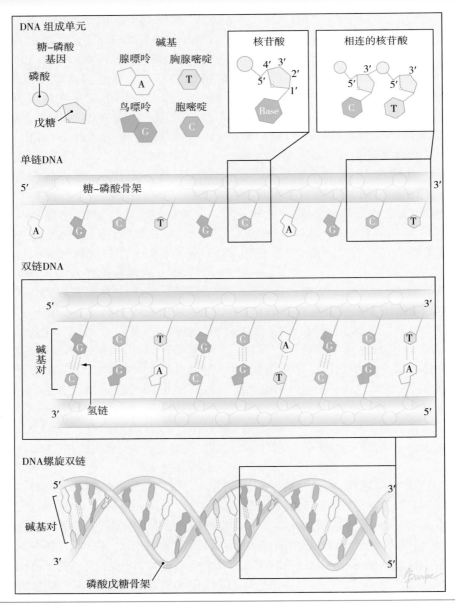

注：DNA的基础结构是核苷酸-1分子糖（脱氧核糖）通过5′碳连接1分子磷酸盐，再通过1′碳连接1分子碱基（腺嘌呤，胸腺嘧啶，鸟嘌呤或胞嘧啶）。核苷酸通过3′,5′-磷酸二酯键相互连接，组成方向为5′到3′的单链DNA：2条DNA链通过碱基对的氢键配对形成双螺旋结构。腺嘌呤通常与胸腺嘧啶相接，鸟嘌呤通常与胞嘧啶相接。DNA上碱基对的排列顺序即为基因携带的遗传信息。

图 21.1-2

人类男性染色体核型，染色体结构、基因图谱和 APOE 基因的位置

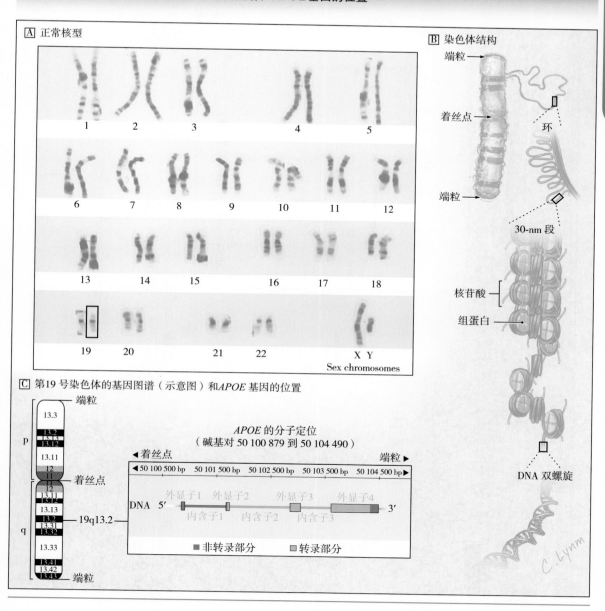

A 正常核型

1 2 3 4 5

6 7 8 9 10 11 12

13 14 15 16 17 18

19 20 21 22 X Y

Sex chromosomes

B 染色体结构

端粒
着丝点
端粒
环
30-nm 段
核苷酸
组蛋白
DNA 双螺旋

C 第19 号染色体的基因图谱（示意图）和 APOE 基因的位置

APOE 的分子定位
（碱基对 50 100 879 到 50 104 490 ）

◄ 着丝点   端粒 ►
◄ 50 100 500 bp   50 101 500 bp   50 102 500 bp   50 103 500 bp   50 104 500 bp ►

外显子1 外显子2   外显子3   外显子4
DNA 5′   3′
内含子1   内含子2   内含子3

■ 非转录部分   ■ 转录部分

端粒
13.3
13.2
13.13
13.12
13.11
12
11
11
12
13.11
13.12
13.13
13.2
13.3
13.32
13.33
13.41
13.42
13.43

p

着丝点

19q13.2

q

端粒

C. Lynm

图 21.1-3

转录和翻译

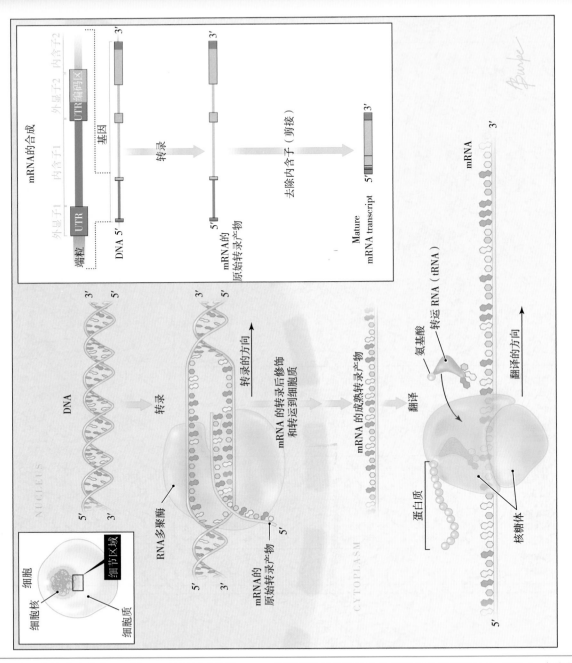

注：在转录过程中，双链DNA被解开成单链，RNA多聚酶使用单链DNA为模板合成信使RNA（mRNA），合成的mRNA的原始转录产物经过剪切掉内含子的部分，成为成熟的mRNA后，进入细胞质。接着核糖体按照mRNA的编码顺序制造蛋白质。每3个碱基对编码一个氨基酸，转运RNA（tRNA）负责氨基酸的转运。UTR指非转录区域。

图 21.1-4

（野生型）等位基因和4种遗传多态

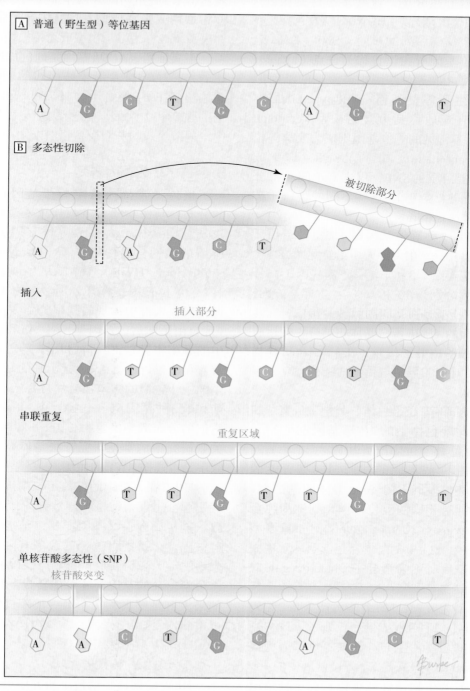

A 普通（野生型）等位基因

B 多态性切除

被切除部分

插入

插入部分

串联重复

重复区域

单核苷酸多态性（SNP）

核苷酸突变

　　注：DNA多态性包括：缺失突变（deletions），即较长片段的DNA的缺失；插入突变（insertions），即一个基因的DNA中如果插入一段外来的DNA；重复突变（Repeats），即某基因片段重复多次出现，突变片段的大小和重复的数量不同，突变的名称也不一样，如卫星、小卫星、微卫星或拷贝数变异。单核苷酸的多态性（SNPs），是指单个碱基对的突变，是人类基因组最常见的突变方式。

的等位基因，分别命名为 ε2，ε3，和 ε4（ε是希腊字母epsilon，由于历史原因没有 ε1）。根据上述分类，这些多态性是由2个不同的SNP组合形成，每个都是改变重要蛋白质氨基酸编码序列的非同义SNP。DNA链中特定等位基因所在位置称为**位点**（locus）。遗传学家将人群等位基因中最常见的基因形式称为**野生型等位基因**（wild-type allele）；本书更为直观地称其为**常见基因**（common allele），而不常见的等位基因则成为**变异等位基因**（variant allele）。非同义SNP，即生成结构不同蛋白质的SNP，仅占SNP的小部分（大多数是同义突变）。这些不同的蛋白质被称为**异构体**（isoforms）。

*APOE*的3种等位基因可生成3种蛋白质异构体，其中 ε3 在白种人中最常见（78%），故为常见基因；ε2 和 ε4 是突变基因（白种人中出现率分别为6%和16%）。生理学方面，*APOE*蛋白亚型是血浆胆固醇转运蛋白，它与靶细胞表面的*APOE*蛋白受体相结合，转运胆固醇进入细胞内并被代谢。在3种*APOE*异构体中，ε2 对应的蛋白与受体的结合力（或亲和力）最弱。

每个人都有2条染色体，分别来自父亲和母亲，因此染色体上的*APOE*基因也是2个。第19号染色体上的*APOE*基因可以是 ε2、ε3 或 ε4 相同或不同的2种，共6种可能的组合，上述缩写可用于表示个体的基因型。如果个体拥有相同的等位基因，则称为**纯合子**（homozygous或homozygote，例如基因型为 ε3/ε3 则成为 ε3 的纯合子）。等位基因为不同的基因时称为**杂合子**（heterozygote或heterozygous）。

基因型为 ε2/ε3 的个体可产生 ε2 编码和 ε3 编码的2种*APOE*蛋白。那么问题是：哪种蛋白的功能占主导？如果等位基因为**显性**（dominant），只需要2个等位基因中的1个携带其所有的生物活性就可以。在这种情况下，另一条染色体上的等位基因在生理功能中保持"沉默"。相反，如果等位基因为**隐性**（recessive），则需要2条染色体都为该基因型

才能表达生理功能，否则也会"沉默"。如果2种不同的基因（如 ε2 和 ε3）都为显性，表达出来2种蛋白的异构体都参与功能，则被称为**加性**或平行模型。这些主导、隐性和加性模型统被称为继承模型或遗传模型。

事实证明，*APOE*基因是通过加性模型表达的，ε2/ε3 杂合子个体表达的*APOE*蛋白总体功能在 ε2 纯合子的弱亲和力和 ε3 纯合子的强亲和力之间。大多数遗传关联的研究中，复杂疾病的基因模型仍然未知。

3.种群水平的基因研究

遗传学常描述特定等位基因在人群中的分布。与医学中大多数连续变量观察到的正态分布相同，大多数等位基因分布遵从所谓的哈迪－温伯格平衡（Hardy-Weinberg equilibrium，HWE）。HWE认为如果某基因有2个等位基因，将其分别命名为A和a，假设它们在人群中出现的频率分别为p和q。在1代自由婚配后，基因型AA，Aa和aa在人群中的频率将会是p^2、$2pq$和q^2。若等位基因只有A和a，且$p+q=1$，接下来的好几代自由婚配中，它们的频率也会保持稳定。同样的，如果有3种基因型——AA，Aa和aa——那么它们的分布频率满足$p^2+2pq+q^2=1$。遗传关联研究中的常见研究方法是检查等位基因频率是否遵循HWE的比例。

HWE在人群中的偏倚可以由以下几种效应引起：①近亲结婚可导致偏倚，因为HWE要求随机婚配；②基因漂移，是指一部分人群被隔离，婚配可选择的范围有限（被迫近亲婚配）；③移民同样可以导致HWE的偏倚；④最新出现的基因突变可能会扰乱HWE。但如果人群足够大，常在第一代随机婚配后就可重新恢复HWE平衡；⑤基因选择也可导致HWE偏倚（例如特定基因导致婴儿死亡，故不利于该基因的传代）。

HEW的偏倚在遗传学研究中可能提示方法学的问题，包括基因型的质量问题（如实验室误差），或人群分层导致遗传相关研究的**偏倚**。我们会在这章稍后详细阐释何为人群

分层。

4. 候选基因 vs 全基因组分析

研究者可以根据已知或假设的生物学特性和以前的结果进行特定基因关联研究，也称为**候选基因研究**。

研究者也可着眼于整个基因组与疾病的关联，这种方法在近几年改变了遗传学研究的领域。这些研究涉及在整个基因组中调查数十万（甚至数百万）的SNP，但在实验前没有关于潜在候选基因及其作用机制的任何假设，称为GWAS的"不可知"方法。这种方法加速了遗传分析研究的步伐，但也有一些发现最终被证明是不成立的[33-35]。

本章下一节将讲述，测试过多的基因会导致结果中出现大量虚假关联。因此，在初始GWAS中关联强度明显大的SNP，会在随后独立研究中进行重复测试来验证。为了排除统计学意义上偶然事件的发生，复测研究通常与初始数据一起发布[16]。候选基因研究与不可知的GWAS之间的界限并不确切，而且这两种研究也并非相互排斥。GWAS可以提供新的候选基因以便验证，但也可用于更准确地确认和评估已知的基因关联。

候选基因或未知基因的遗传关联研究通常是指基于人群的研究，即患病和非患病个体是无关的。遗传研究（候选基因或全基因组）也可能在家族内进行，例如家庭中存在多名患某种特定疾病的个体。家庭研究的方法和解读与人口研究不同[36,37]，本文仅限于讨论人群层面的基因研究。

5. 连锁不平衡

传统流行病学的目标之一是阐明因果关系，该目标有时会被非因果关联所干扰。传统流行病学试图通过**校正分析**（adjusted analysis）或**多因素分析**（multivariable analysis）来处理这个问题。举例说，肥胖与脑梗之间存在明显的关联，但肥胖并非脑梗发生的原因，而是因为肥胖患者中吸烟和糖尿病发病率较高。为了解决这个问题，研究人员会校正潜在的**混杂变量**（confounding factors），包括年龄/性别/吸烟和肥胖[见第6章"为什么研究结果会产生误导：偏倚和随机误差"和第14章"伤害（观察性研究）"]。

在遗传关联研究中，为了明确SNP是否与目标事件（例如某个疾病发生或不发生）存在因果关系，就需要将特定SNP的功能与该基因位点附近的其他SNP区别开。**连锁不均衡**现象即一组基因通过染色体作为一个完整单位而被遗传，这种现象实际上普遍存在，因而区分位点相邻的一组基因并非易事。因此，不论SNP与疾病的关联多么强，都不能认为二者之间必然存在明确的因果关系。有可能（甚至很可能）与目标SNP连锁不平衡的其他SNP才是真正的致病突变。如果实验目的是探索疾病的生物学机制，就必须确定真正的致病SNP，但如果目标仅仅是寻找SNP作为疾病的风险标志物，区分上述两种情况就不那么重要了。

由于DNA的结构特点，导致SNP存在高度连锁不平衡（**相关**）。两个或多个连锁不平衡中的SNP等位基因称为**单体型**（haplotypes），单体型形成固定的组合而被共同遗传。

举例来说，假设一个常见基因为SNP A的频率是80%，另一个常见基因发生SNP B的频率是60%，如果SNP A和SNP B之间没有连锁不平衡（无相关），两者出现在同一条染色体上的频率应为$0.80 \times 0.60 = 48\%$（完全由机会决定）。理想情况下，若存在连锁不平衡（即两个SNP相隔很近且共同遗传），基因A和基因B往往会同时存在。这种连锁不平衡的程度可有多个指标描述，其中最常用的是r^2（**相关系数**的平方），$r^2 = 0$表示多个等位基因同时出现完全出于偶然，而$r^2 = 1.0$意味着多个等位基因总是一起出现。

掌握遗传概念和术语的背景知识后，就可以评估遗传关联研究中的偏倚风险、结果和临床意义了。本章接下来的内容将做详细介绍。

使用文献

回到关于阿尔茨海默病的遗传学研究。在经过预先评估的文献中，你根据研究人群大小（$n=6852$）、**随访**时间（最多9年），样本选择（普通人群，社区人口，55岁及以上），研究设计［**队列研究**而不是**病例对照研究**；参见第14章"伤害（观察性研究）"]选中了一项研究[38]。作者报道了*APOE*基因与患阿尔茨海默病的关联。相对于$\varepsilon 3$纯合子，$\varepsilon 3/\varepsilon 4$杂合子发病的相对风险为2.2（95%CI，1.6~2.9），$\varepsilon 4$纯合子的相对风险为7.0（95%CI，4.1~11.9）。文献还报告*APOE* $\varepsilon 4$杂合子的老年人80岁时患阿尔茨海默病或血管性痴呆的累积绝对风险约为15%至20%，$\varepsilon 4$纯合子则为40%至50%。

6.初始结果容易高估遗传关联

以发现新的致病基因为目标的流行病学研究，可能会高估基因变异和疾病关联的程度[39]。当候选基因数量或该基因的变异型种类较少时，容易出现**发表偏倚**：只有从未报道过的显著关联才会被发表[40]。在全基因组关联分析（GWAS）研究中，更有可能出现高估遗传**效应**的情况——该领域不少振奋人心的新发现最终被归于偶然因素[41]。

GWAS研究人员希望通过设定严格的P值阈值来确定关联，从而防止被偶然关联干扰，然而符合该要求的P值并不存在。假设某一特定遗传变异与群体中感兴趣的事件（例如阿尔茨海默病）仅有弱的关联，但在个别研究中该关联却显得强有力。这些研究其实只是偶然揭示了疾病与对照组遗传变异之间的最大差异。

有"阳性"结果的研究人群通常会高估遗传效应，所以我们应该谨慎解释新发现的致病突变[42]。为了准确估计真实的遗传关联，我们必须拿到所有相关研究的结果，并作合并分析。

四、本章概览

本章采用与其他章节相同的三步结构：①偏倚风险有多严重？②结果如何？③结果能否帮助我诊治患者（框21.1-1）？

框21.1-1　批判性评价遗传关联研究

偏倚风险有多大？

• 是否应用盲法恰当定义并准确记录疾病表型？是否关注了患病与非患病人群的潜在遗传差异（尤其是种族因素）？

• 遗传变异的检测是否准确及有无偏倚？检测结果是否符合哈迪-温伯格平衡（Hardy-Weinberg equilibrium）？

• 是否进行了多因素分析校正？

• 与其他研究结果是否一致？

研究结果是什么？

• 关联的强度和精确度

如何将研究结果用于临床？

• 遗传学检测能否在临床常规检查的基础上进一步提高预测能力？

• 基因变异的绝对和相对遗传效应有多大？我的患者有无高危基因变异？

• 让患者知道基因检测结果是否更有利？

五、偏倚的危险度有多大？

与传统的预后或病因学研究相似，遗传关联研究可使用队列研究或病例对照研究［参见第14章"伤害（观察性研究）"，第20章"预后"]。队列研究指抽取一组人群（例如，老年人），根据其遗传特征不同（如*APOE* $\varepsilon 2/\varepsilon 2$，$\varepsilon 2/\varepsilon 3$，$\varepsilon 2/\varepsilon 4$）加以随访研究，最终确定哪些人出现感兴趣的**结局事件**（如阿尔茨海默病）。在病例对照研究中，研究人员选择已发生目标事件的个体（病例患者或阿尔茨海默病患者）和来自相同人群的未发生该事件的个体，并确定两组个体的遗传特征有哪些不同。

有一些在传统流行病学病例对照研究中易发生潜在的偏倚并不会出现在遗传研究中。与大多数环境暴露不同，遗传"暴露"不随年龄或时间变化，没有**回忆偏倚**，不受参加者的主观选择影响，也不受疾病（或治疗）的干扰。病例对照设计同样适用于样本量更大的研究，易于得出更有说服力的结论。这在检测基因潜在的微小遗传效应中，显得尤为重要。相比之下，队列研究中纳入的病例数量通常较少，但在评估发病率和累积风险以及研究疾病的多重结局中具备独特优势。我们的讨论重点是与遗传研究密切相关的偏倚。

1. 是否应用盲法恰当定义并准确记录疾病表型？

　　若缺乏所研究的疾病或感兴趣的特征的标准化定义，研究人员可能从多个角度进行关联分析，仅报告最显著的发现，这可导致虚假的关联[43]。另一方面，某些疾病彼此表现相似，似乎是同一种疾病，实际上却可能是临床特征类似的一组疾病，由于遗传机制不同，产生遗传异质性。此时，这些不同遗传基础的疾病可能会模糊或掩盖真正的关联。

　　即使疾病已有标准化定义，还需确保疾病表型测量准确。分类不当（以临床场景为例，将非患者归为阿尔茨海默病组，反之亦然）可能会影响遗传关联的强度。如果分类不当是**随机误差**导致的，则关联将被弱化。如果分类不当受到研究者既往知识的影响（例如，*APOE*基因型影响阿尔茨海默病的诊

使用文献

　　在临床实践中，导致进展期痴呆的不同疾病可能具有不同的遗传决定因素，若研究人员不能鉴别诊断阿尔茨海默病、血管性痴呆（较常见）和路易体痴呆（较罕见），将难以确定遗传关联。Slooter等人的研究使用了公认的标准来区分阿尔茨海默病与血管性痴呆[38]。研究人员应谨慎对待患者分组，使用若干检测手段和适当的盲法，尽量减少测量因素引起的错误分类。

断），那么遗传效应可能被高估。因此，应遵循**盲法**，避免分析临床表型的研究者了解基因分型结果（反之亦然）。

2. 患病与非患病人群的潜在遗传差异（尤其是种族因素）

　　正如前述，遗传流行病学和传统流行病学研究一样，某些变量可导致偏倚，原因在于与目标事件存在关联，或者在暴露、非暴露人群中分布不均，后者被称为**混杂**。遗传学研究中如果患病和非患病人群分别纳入不同种族或人种，也可导致结果错误，这个特殊形式的偏倚被称为人口分层。如果种族遗传因素影响了目标结局发生的可能性，或是影响了病例、对照的构成比，则会发生人口分层的问题。若该遗传群体出于偶然因素具有基因多态性，其等位基因频率却和目标结局的发生不相关，研究结果将具有误导性，即本质上基因差异与种族相关而不是与目标疾病相关。

　　大多数针对普通个体的关联研究尝试通过选择相同种族的研究人群来避免上述问题。对于人种相对单一的欧洲人群总体，自我报告已经足够[16,44,45]。但应用在诸如美国等种族来源纷杂的国家则不太合适。为了解决这个问题，有一些方法可以发现和校正祖系差异。例如，受试者主动报告种族，选择亲人作为对照，或使用特殊的统计分析方法，如主要人种分析、遗传对照等方式，研究非关联标志物的分布特点[46,47]。举例来说，在调整了研究人群中与种族相关的其他遗传标记后，CYP3A4-V多态性与黑种人的前列腺癌之间的虚假关联也随之消失[48]。

　　人种和族系不是唯一影响特定遗传关联的因素。例如，2项GWAS研究发现2型糖尿病和*FTO*基因SNP之间的关联（*FTO*基因与脂肪量和肥胖相关）[4,49]。一项研究选择糖尿病和对照患者时，没有考虑体重指数（BMI）；而另一项研究匹配了糖尿病患者和对照组的BMI，发现两者之间并没有关联。因此，虽然研究确定了糖尿病与特定SNP之间的联系，但因果关联可能存在于候选等位基因和BMI调节/肥胖

之间，而不是SNP和2型糖尿病之间。换句话说，真实的因果关系是具备特定基因的患者易于肥胖，以及肥胖的患者易患糖尿病，而等位基因和糖尿病之间没有直接的因果关系。在这种情况下，相关性是真实存在的，但却不能作为因果推论的依据。

在考虑因果关系时，研究者应该考虑患病和非患病的群体的某些重要特征是否相似，这些特征是否由遗传决定或与观察指标相关。如果有，研究者应决定是否由统计人员在分析数据时对这些特征进行调整。

使用文献

回到临床场景中，人们可能会想到种族和嗜酒是受基因影响的特征，与阿尔茨海默病有关。Slooter等人[38]从荷兰白人中选取了整个研究人群，这应该是一个几乎没有遗传变异性的同质群体；最近一项来自同一队列的GWAS验证了这一结论[50]。然而，他们没有考虑饮酒史这一潜在的混杂因素。如果饮酒史与*APOE*基因多态性（或其相关变量）有关，就可能干扰APOE与阿尔茨海默病的关联。

---

3. 遗传变异的检测是否准确及有无偏倚?

基因型分析错误会导致遗传关联研究的信度下降。导致基因型分析错误的原因可以是生物材料（例如样品）存在问题，或运用分子技术确定等位基因的过程存在错误。

用于基因分型的生物材料来自于患病人群和非患病人群，两者之间的差异可导致基因分型不准确。例如，在2型糖尿病的GWAS中，采用1958年储存的血液作为未患病个体的基因分型样本，近期储存的血液用于作为患病个体进行基因分型。较老的血液标本导致基因分型错误，导致产生**假阳性**的SNP关联[51]。

即使以相同的方式获取和储存两组人群的样本，也可能发生基因分型错误。与传统流行病学研究一样，实验室检测流程和DNA

信息虽被详细确凿的记录在案，但这些数据仍可出现错误。候选基因研究中的基因分型错误率差异很大，小到可忽略不计，大至高达30%[52]。即使是高质量的研究，出现百分之几的错误率也不罕见[53-55]。GWAS技术通常具有较低的错误率，但是研究者依然需要有意识地降低基因分型的错误，识别和去除任何具有高错误率的基因标记。可进行明确的基因分型的样本比例也是十分重要的信息，如果这个比例不高，就会出现信息丢失。在GWAS中，研究人员应排除阳性率低于样本的预定比例的SNP，通常在95%至98%的范围内。然而，如果特定基因型的比例本就低于其他基因型（例如，识别杂合子比纯合子更有可能出现混淆或错误），即使选择高阳性率阈值也难以避免偏倚。

处理原始数据的研究者很容易发现上述错误。然而，读者应获取更多信息，例如样品如何处理，使用什么基因分型方法，是否进行了结果质量的检查，是否制定了规则来规定基因分型结果是否有效，以及数据丢失的程度。

使用文献

回到临床场景中，Slooter等人[38]引用了他们团队早期的一篇文章，并提供了基因分型细节[56]。在这篇文章中，基因分型是在不知道结局事件的情况独立实施的，共重复三次。作者还提到原始队列有7983人，因为无法确定*APOE*基因型，他们不得不排除14%的参与者（$n=1131$）。作者没有提到这种样本损失是否与潜在的基因型（例如，杂合或纯合子）或阿尔茨海默病有关，但看上去似乎不太可能。尽管没有介绍标本存储方法，但考虑到设计为前瞻性队列，可以假设标本的存储条件相同，且事先不确定阿尔茨海默病的结局。我们也可以推断，因为识别等位基因的过程是在不知道结局情况下进行的，因此结果不太可能受到事先疾病知识的影响。

4.哈迪－温伯格平衡（HWE）

基因分型错误的证据之一是不遵守HWE，尽管这是非特异性的，且可能不敏感[57-59]。研究人员会通过统计检验，检查观察到的基因型频率是否与HWE一致。在候选基因研究中，$P < 0.05$ 是证明Hardy-Weinberg"不平衡"的经典阈值。然而，用GWAS同时测试大量可能的关联，因为多重测试5%的阈值就显得过高。在这种情况下，研究人员会使用更严格的 P 值阈值，通常在 10^{-4} 到 10^{-6} 的范围内。实际研究发现不平衡是常见的，但许多文章没有明确指出这一点[60,61]。如第一节所讨论的，除基因分型错误之外还有许多不平衡的来源。

读者应该明确研究人员是否已经测试了HWE，如果没有，则应对结果保持一定的怀疑。鉴于HWE有时也会发生错误，读者可以一个使用简单、免费的统计程序来检查HWE本身（框21.1-2）[62]。对于队列研究，研究人员应在整个研究人群中测试HWE；对于病例对照研究，如果它们旨在代表一般人群，他们应该在对照组中进行测试。

基因型	观察值	预测值
纯合子参考值	80	79.2
杂合子	18	19.8
纯合子突变	2	1.2
SNP基因频率	0.11	

$\chi^2 = 0.65$

χ^2 检验 $P = 0.42$

（如果 $P < 0.05$ 认为与HWE不符）

无论是由作者还是在线程序进行的假设检验都有局限性。多数情况下HWE检验能力较弱，因为大多数实验样本量很小，因此由于效力不足导致假阴性结果的可能性很大。另外，当样品量非常大时，假设检验可以检测到与HWE非常小的偏倚，但这些偏倚并不重要。在全基因组关联研究的设计中，预计大量的SNP与HWE具有明显的偏倚。例如，有50万个测试的单核苷酸多态性进行HWE检测，其中25000个可能仅因偶然性而测出 $P < 0.05$。因此，在GWAS中，为了减少这些令人头痛的偏倚，还需使用更严格的阈值。

5.是否进行了多因素分析校正？

假阳性的主要原因之一是将结果进行多重比较。上述例子中，测试100个SNP的候选基因实验与疾病的虚假关联说明假阳性的严重性。如果 $P = 0.05$，那么此条件下出现至少1个假阳性关联的机会为 $[(1-(1-0.05)^{100}] \times 100)$，即99.4%。纠正该问题的最简单的方法是Bonferroni法，即将 P 的阈值修正为 P 值除以独立实验的数目。在此例中，P 值将设置为0.05/100或0.0005。然而，这样的阈值又可能过于严格，故作者们还提出了许多其他方法[45,63-66]（框21.1-3）[67,68]。

使用文献

在之前的临床事件中，Slooter等人[38]发现他们的研究人群符合HWE（$P = 0.45$，n=6852，属于可信度较高的实验）。鉴于这个系统有3个等位基因，我们无法使用在线程序来检查HWE。

框21.1-2　检验哈迪0温伯格平衡法则

读者可以通过进入一个在线程序，输入每组基因型，来检查SNP数据是否与哈迪－温伯格平衡基因型组一致[62]。例如，文章可能会报告，在100个对照中，有80个纯合子野生型，12个杂合子和2个纯合变体。该程序可计算出3个基因型组之间的预期分布，χ^2值和相应的 P 值。

框21.1-3　一些用于多重比较调整的方法

Bonferroni校正过于保守和严格，因此人们提出了其他替代手段。以下介绍了两个很常用的方法。

虚假联系发现率计算法：可以估计看起来存在，但预计会是假阳性的联系的比例（通过一些所需的证据的阈值）。当位点（或单核苷酸多态性）为独立时适合Benjamini-Hochberg法[67]。而当位点之间存在相关性或连锁不平衡时，应使用Benjamini-Lui法[68]。这两种方法用于对研究中关联的P值进行排名，并通过其排名列表中的位置来调整该P值。

错误报告发生率计算法的原理是，在确定了样本量、检验效力和关联真实存在的验前概率后，计算某个关联是虚假的概率有多大[45]。该方法的发明者开发了一个界面友好的电子表格，方便用户计算[45]。

候选基因关联研究很容易受到假阳性结果的干扰。因为强阳性关联的结果更容易在短时间内发表，而阴性结果的研究则要经过更长时间的评价才能发表[69]，这是导致发表偏倚的根源。这种偏倚无法通过多因素分析解决。

在GWAS中，同时检测数百万个单核苷酸多态性，假阳性概率之高在传统流行病学中很难见到。为了避免这种大规模研究中的假阳性结果，普遍采用$P < 5 \times 10^{-8}$（而不是通常的5×10^{-2}相反）作为阈值，被称为全基因组显著性（genome-wide significance）[33,70]。这相当于对100万次独立测试进行Bonferroni校正。严格的阈值，加上期刊均要求独立重复GWAS结果，可在一定程度上减少虚假关联。

使用文献

在本临床场景中，Slooter等人[38]只研究了*APOE*单个基因的多态性，没有进行多重比较的校正（尽管他们引入了3个临床终点事件：心肌梗死，脑梗死，阿尔茨海默病）。鉴于大量的前期工作提出了这一假设，他们合理地指出该研究是为了验证假设，而非提出假设。

---

6. 与其他研究结果是否一致?

本书所有章节（无论是诊断、治疗、预后还是危害）均把可重复性作为评判研究结果是否有效的标准。虽然我们没有将这个标准应用于其他类型的个体研究，但多重比较

问题和发表偏倚的存在，提示可重复性特别重要。在得出类似结论的更多研究（针对相同人群的、独立的研究）问世之前，应谨慎解读现有的研究结果[71,72]。

SNP和复杂疾病之间的遗传关联大多很弱（远远小于APOE $\varepsilon2/\varepsilon3/\varepsilon4$观察到的**比数比 > 2.0**）[73]，即使大规模的研究也可能无法检测到潜在的关联[74]。考虑到大多数研究的样本量都不足以检出微小的基因效应，GWAS通常选择具有最小P值的SNP作为目标SNP，并在其他的样本人群（其他仅针对特定SNP的研究或其他的GWAS研究）中复测，以增加样本量和可信度，直到累积结果达到全基因组范围的显著性或相近的阈值。随后，更多的研究者可能会继续尝试重复证实这些联系，所有以上数据对于评估结果的**可靠性**至关重要。

因此，我们建议——与评估治疗、诊断、预后和危害一样，欲探究遗传关联，医生首先要检索**系统综述**[75,76]。在遗传关联研究领域，人类基因组流行病学网络（HuGE Net）相当于遗传领域Cochrane图书馆的地位。HuGE网站列出了迄今为止已完成的许多**荟萃分析**[77,78]，并且还开发了HuGE导航（HuGE Navigator），用于检索目前可获得的单个研究、GWAS、荟萃分析和**概要**[28,79]。搜索GWAS另一个有用的资源，是美国国立卫生研究院公布的全基因组研究成果[27]。

使用"apoE"和"dementia"作为搜索术语，限定"英文"和"荟萃分析"条件，在MEDLINE或HuGE上搜索，可检出普通人群的61项荟萃分析，有网站将它们整理成阿尔茨海默病遗传关联研究的一个全面概要[80]。"已发表的全基因组关联分析研究目录"也列出了38项阿尔茨海默病GWAS研究[27]。总之，多项研究关于*APOE* $\varepsilon2/\varepsilon3/\varepsilon4$多态性的结果相似。这说明*ApoE*与阿尔茨海默病的联系是迄今为止最明确的遗传关联之一。

> **使用文献**
>
> 　　Slooter等人的研究尽力避免偏倚[38]：作者定义了一组同质的痴呆患者，将阿尔茨海默病与血管性痴呆区分开，并使用适当的定义和细致的测量方案来获得结果。
>
> 　　研究者选择了一个同质的族群，并报告了病例组和对照组的相似特征，但漏过了可能的混杂因素：饮酒史。
>
> 　　研究没有报告如何确保基因分型错误已被消除，但是等位基因的人群分布符合HWE，并且该关联很强，基因分型错误通常不会出现如此强的关联。
>
> 　　该研究没有做多重比较，但研究目的只是验证之前实验提出的一个多态性基因联系。
>
> 　　最重要的是，与阿尔茨海默病相关的*APOE*特异性已被其他研究重复多次。荟萃分析结果也与该研究相一致。

　　至此，我们对研究的真实性感到满意，将继续进行下一步评价。在下一节中，我们将讨论如何解释遗传关联研究的结果，以及如何将此信息应用于临床实践。

六、结果是什么？

关联的强度和精确度

　　如果研究者只告诉你一个关联是否具有**统计学显著性**，这对你来说几乎没有用处。若要实际应用研究的结论，应知道关联的大小（风险是增加了1.4倍还是8倍）。

　　研究者通常使用一些经典指标来报告遗传关联的强度，包括队列研究中的**相对危险度**（RR），病例对照研究中的比数比（OR）以及考虑事件发生时间的**生存分析**中的**风险比**（HR）（见第9章"治疗能否降低危险度"）。如果变异等位基因是显性的，即产生的突变蛋白质占支配地位，即使只复制1次也将极大地增加风险。如果变异等位基因是

隐性的，1个等位基因变异仅产生不能发挥其生物学效应的蛋白质，必须存在两个变异等位基因才能导致风险增加。在这两种情况下，可用RR、OR或HR描述关联的大小。

　　如果等位基因突变的作用是可加的，每一个等位基因存在都将导致风险增加；其在两种基因中的存在将进一步增加风险。研究者常会报告与杂合（仅1个基因中存在的突变等位基因）和纯合（两个基因中存在的突变等位基因）个体相关的RR、OR或HR。或仅报告与单个突变等位基因相关联的RR、OR或HR，在这种情况下，必须计算纯合子个体的预期风险。有两种方法可以做到这一点：最常见是采取风险平方（称为对数叠加、全等位基因或乘法风险模型）；另一种方法是采取2倍的风险（称为线性叠加模型）。理想情况下，使用哪种计算方式的选择取决于相关生物学机制，但后者往往是未知的。

> **使用文献**
>
> 　　Slooter等人的研究[38]发现，与 ε3/ε3相比，ε2/ε3杂合子的*APOE* ε2可能降低阿尔茨海默病风险，RR为0.5（95% CI，0.3～0.9）；ε2等位基因相对少见，故 ε2/ε2纯合子数量很少。阿尔茨海默病的风险随ε4增加（ε3/ε4杂合子个体的OR为2.2；95%CI为1.6～2.9），2个ε4等位基因的存在增加了7.0倍（95% CI，4.1～11.9）风险，高于使用log-additive模型（2.2^2或4.8）或线性模型（2.2×2或4.4）得出的结果。鉴于该重复研究样本量大，而且研究结果与既往文献一致，基本排除了出版偏倚和假阳性关联。

　　我们对关联的信心也受到精确度的影响，这体现在可信区间（CI）的宽窄上。小样本的遗传关联研究效力不足，可能无法检测到实际存在的关联[69]。如果RR的CI下限低于1.0的边界，上限高于1.0，说明实验结

论可能出于偶然因素，不能完全排除基因降低或增加风险的可能性。也就是说，由于样本量过小，无法确定是否存在关联。如果CI较宽，尚未确定的关联甚至可能很重要。早期的候选基因研究样本量往往很小，但现在GWAS常常使用数千份实验组和对照组样本。

解决样本大小问题有一种新方法：通过荟萃分析从多个研究中统计合并结果。事实上，自2007年以来，已发表有数百个GWAS的荟萃分析，近年来发表的大多数疾病-遗传关联是通过荟萃分析发现的[81]。通过增加样本量，荟萃分析具备了更大的效力来检出许多复杂人类疾病受到的小的遗传影响。较大的样本可得出更窄的CI，因此得出更精确的效果估计。

大样本量是检出微小遗传效应的必要条件，任何单一基因突变的作用可能都很小。事实上APOE是个例外：在最近的GWAS文献中，其他复杂疾病的遗传效应OR或RR通常都在1.1到1.4之间。这些小的，似乎无显著意义的OR值激发了建立多基因模型的想法（建立遗传风险分布，为各种风险等位基因的存在计分，并计算疾病的整体风险）[82]。例如，在与前列腺癌相关的5个SNP的研究中，研究者发现了当风险等位基因数目依次增加时，相关疾病风险也有相应增加[83]。他们发现，若仅有1个SNP位点，无论该风险等位基因上是纯合子还是杂合子，患前列腺癌的OR均为1.6；若有风险等位基因的4个SNP位点，纯合子或杂合子的个体患病风险则高达4.5。然而，这些多基因疾病模型并非十全十美，其中最突出的是研究的前提假设（不同遗传效应的独立性）可能并不成立。

目前尚未出现类似多基因评分这样能严格测试基因与阿尔茨海默病的关联的方法。AlzGene[80]和美国国立卫生研究院的基因研究概要目录表明[27]，几十个SNP具有名义上的统计学显著性关联，可考虑用于预测疾病风险。除了APOE之外，其他基因变异所增加的患病风险都很小，每个等位基因的OR平均小于1.3。

鉴于大多数基因变异对阿尔茨海默病（和其他复杂疾病）的影响较弱（OR较小），在有限的样本量下，必定有许多突变不能被当前的检测手段发现。因此，针对一系列遗传变异组合综合影响的研究会越来越多。最近一项纳入3290例阿尔茨海默病和3849例对照的GWAS显示，24%的阿尔茨海默病发病风险可归因于全基因组范围内SNP的叠加效应，这些SNP分布在整个基因组，大约有50万个。提示阿尔茨海默病并不是单个基因与疾病的联系[84]。这一发现表明，阿尔茨海默病是由已知的临床危险因素和基因变异共同作用导致，后者包括成千上万的不明遗传突变，每一种单独的突变只有非常小的影响。据报道，与阿尔茨海默病有关的SNP数量可能随GWAS中包含较大样本而增加。有关阿尔茨海默病的其他基因关联的研究证据逐渐积累，可能有助于未来应用SNP来预测个体风险。

七、怎样把研究结果用于我的患者？

1. 遗传学检测能否在临床常规检查的基础上进一步提高疾病预测能力？

遗传关联的直接临床应用，是为患者和医生提供预后信息。要做到这一点，遗传标记必须在传统临床预测变量之外提供独立的预测能力。前者包括年龄、性别、家族史、其他暴露因素（如吸烟史）、简单的实验室检测结果（如血脂水平）及其他风险因素（如高血压）。预测因素的作用可能并不都是独立的，尤其是当基因多态性通过这些传统的临床变量发挥作用时（例如，控制脂质的基因通过影响低密度脂蛋白从而增加心血管风险）。

通常情况下，有用的基因变异可以产生额外的生物学效应，无法从其他方面进行测量。例外情况是生物学效应有较大的测量误差和日常变异性，而该基因的测量精度较高。在前面的例子中，如果单个患者的血脂水平存在较大的变异性和测量误差，那么检测控制脂质水平患者的基因变异可能会提供更有用的信息[85]。

临床表现和实验室检查结果易获得且有预测能力，为了确定遗传信息是否能增加额外的预测能力，医生必须寻找合适的分析方法，矫正其他临床变量的影响，来评估遗传信息是否仍为独立危险因素。

对于**二分类**的结果，可以借助一些统计工具计算遗传信息所增加的预测能力。一种方法是计算**受试者工作特性曲线（ROC曲线）**下的面积，这是一种用于诊断试验的方法[86]。如图21.1-5所示，ROC曲线的X轴是假阳性率，Y轴是真阳性率。从原点（0，0）到右上角（1.0，1.0）的对角线表示等同于随机分布，即该诊断实验没有预测价值（图21.1-5A）。此时ROC曲线下的面积是0.5。一个完美诊断试验的曲线形状是沿着y轴垂直向上到y＝1.0，然后平行于x轴延伸到x＝1.0，此时曲线下面积为1（图21.1-5B）[87]。

2002年发表的一项前瞻性心血管病研究（Munster研究），提出了心血管疾病风险预测的评分系统，为ROC曲线的应用实例（图21.1-5C）[88]。将该模型应用到Northwick Park心脏研究Ⅱ中，使用常见的临床变量，其曲线下面积为0.65。纳入基于特定遗传基因的相关遗传信息后，并没有显著增加曲线下面积，说明基因分型在当时（2004年）没能提供重要的预测信息[87]。

另一项研究报告了GWASs促进了诊疗的进步[89]。该研究发表于2013年，关注的是爱丁堡动脉研究中的冠心病风险因素。临床风险因素包括年龄、性别、血压、吸烟状况、糖尿病/糖耐量异常、总胆固醇和高密度脂蛋白胆固醇。包含这些变量的模型ROC曲线下面积为0.67。当纳入大规模的GWAS荟萃分析中36个与冠心病相关的SNP后，曲线下面

图21.1-5

示例：受试者的心血管风险与*APOE*相关性的ROC曲线

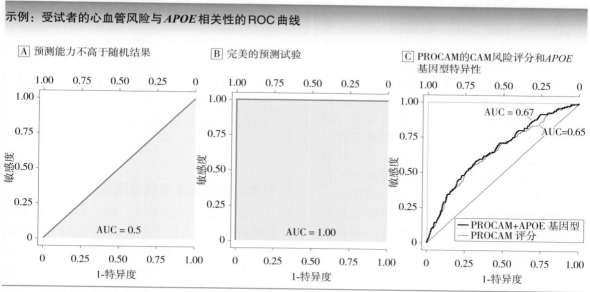

A 预测能力不高于随机结果　　B 完美的预测试验　　C PROCAM的CAM风险评分和*APOE*基因型特异性

注：AUC，曲线下面积。

A，预测能力不高于随机结果的ROC曲线.B，提示该测试具有完美预测能力（100％灵敏度和特异性）的ROC曲线的示例。C，使用PROCAM（Prospect Cardiovascular Munster study）风险评分和APOE基因型计算心血管疾病的ROC曲线。根据具有PROCAM和APOE基因分型的完整数据的2451名男性（3012名合格者），将*APOE*基因型拟合为3类：33，22/23和34/44的类别变量。纳入的影响因素包括年龄，体重指数，总胆固醇，甘油三酯，收缩压和家族史。所有男性都没有测量PROCAM中的其他因素。对于PROCAM评分，ROC值为0.65（95％ CI，0.61～0.70），假阳性率5.0％时检出率为11.7％。在单变量分析中，*APOE*基因型在P＝0.01水平下有显著差异。采用多变量分析，曲线下面积增加到0.67（95％ CI，0.63～0.71）（检出率为14％），但差异无统计学意义（P＝0.11）。Panel C数据来源于Humphries等人的研究[87]。

积增加到 0.74（$P = 0.001$）。

目前基因检测预测风险中最成功的例子是 1 型糖尿病。目前，1 型糖尿病的致病基因和全基因组研究已经鉴定了超过 50 种的疾病相关基因变异。综合这些突变的分析方法曲线下面积接近 0.9[90,91]，是已研究的疾病中最高的。

Seshadri 等人[92] 的研究指出，针对 *APOE* 基因型的阿尔茨海默病预测模型中，若在只包含年龄和性别因素的鹿特丹模型基础上，添加 *APOE* 基因型，曲线下面积可从 0.83 增加到 0.85，但统计学上没有显著性。模型中增加另外两种 SNP 后，诊断效力提高甚微（0.002）。这个结论与以往的研究证据相符，说明 *APOE* 基因对阿尔茨海默病的影响相对于其他基因更大些。

使用文献

Slooter 等人[38] 将年龄、性别和受教育程度加到包含 *APOE* 基因型的回归模型中。他们提出的相对风险比考虑到了这些临床变量（针对这些变量进行了校正）。然而，如果纳入其他与阿尔茨海默病相关的临床变量（如总胆固醇水平和阿尔茨海默病的家族史），研究结果将会更说服力。一般来说，研究人员在统计模型中纳入家族史是很重要的，因为它很容易获得，并有助于预测带有已知高危基因个体的发病风险。为了评估风险基因的预测能力，我们可做如下比较：相对于只包含简单家族史的模型，加入 *APOE* 基因型以后，预测能力是否有提高[38]。Slooter 等人[38] 研究的不足在于没有考虑家族史因素，这使遗传信息的效用存疑，从而限制了它的临床应用。其他研究人员发现，*APOE* 基因信息提供了超出家族史的额外预测能力，但并没有超过基于特定标准的专家诊断[94]。Mayeux 等人发现，将 *APOE* 基因型添加到专家诊断中，可将曲线下的面积从 0.84 增加到 0.87，但两者的差异没有统计学显著性。

---

2. 绝对和相对遗传效应

若在没有高危基因变异的情况下，罹患某疾病的绝对风险较低，那么携带致病等位基因时，即使相对风险增加 5 到 10 倍，风险绝对值的提高也不大。相反，如果基线风险很高，即使 RR 稍有增加，也会影响临床决策。另外，RR 是可叠加的，因此一个人因基因型而增加的风险可能会与阳性家族史叠加。在本例中，一项病例对照研究分析表明，对于一级亲属患有痴呆的个体，其患阿尔茨海默病的风险增加 3.5 倍[95]。在患者家庭中，*APOE* 基因型的聚集可能是导致风险增加的原因之一

使用文献

Slooter 等人[38] 计算了 *APOE* ε4 杂合子人群罹患阿尔茨海默症的相对危险度为 2.2，*APOE* ε4 基因纯合子人群的相对危险度为 7.0。阿尔茨海默病和血管性痴呆的研究结果相似。将基线风险因素考虑在内，受试者到 80 岁时患老年痴呆症或血管性痴呆的累积绝对风险在 *APOE* ε4 杂合个体中为 15% 到 20%，在 *APOE* ε4 纯合个体为 40% 到 50%。如此高的绝对风险也得到了其他研究的证实[96]。

---

3. 我的患者有无高危基因变异？

在应用上述结果时，医生必须考虑到患者的祖先和该人群中相应的等位基因的频率，从而计算该患者携带致病基因的可能性。特定人群不同等位基因的频率可在等位基因频率数据库（the allele frequency database[97]）或在 HapMap 网站上获取[98]。

类似地，一些基因－疾病关联可能仅限于特定人群。例如，BRCA1 基因常见于有明确家族史的早发乳腺癌患者[99]。然而，该亚组患者只占所有乳腺癌患者的 5%。因此，尽管这种遗传关联确实存在，对于那些没有明确

家族史的晚发乳腺癌患者，并没有必要为此进行基因测试。某些人群（如Ashkenazi的犹太人）的BRCA1突变率很高，该人群中患有乳腺癌或卵巢癌的女性接受基因检测可能是合适的[100]。检测BRCA1基因有助于评估这些女性今后罹患乳腺癌和其他妇科癌症的风险，对其家庭成员可能也有帮助。

使用文献

在本临床场景中，经查阅等位基因频率数据库[97]，APOE4等位基因在不同人种中的频率相近。

4. 让患者知道基因检测结果是否有利?

得知自己的基因在未来会带来严重的健康风险，可能会产生严重的不良后果，包括担忧、焦虑以及可能增加的健康保险或残疾保险金额。如果不采取积极的应对措施，后果可能很糟。

另一方面，遗传信息可能会促使有益行动或避免有害行为。特别是，一些基因关联也与对特定治疗的反应有关。例如，在急性白血病患儿中识别TPMT基因中的某SNP，有助于及时识别高危患儿，他们在使用含巯基嘌呤化疗药物后可能出现危及生命的并发

临床场景解决方案

首先我们来回顾批判评价该研究的过程。Slooter等人[38]对此问题采用了最优的研究设计（纵向队列），准确定义了老年痴呆症（区分阿尔茨海默病与血管性痴呆），确保患病组与对照组的种族一致，并在基因型检测结果中验证了哈迪－温伯格平衡定律。他们的研究结果与许多其他研究一致。APOE ε 4基因等位基因的相对危险度很高，携带单个致病等位基因RR＝2.2，携带2个致病等位基因RR＝7.0。致病等位基因很常见（25%的白人带有至少一个APOE ε 4等位基因），80岁之前患阿尔茨海默病的绝对风险在杂合子患者升高到15%，在纯合子则会升高到40%～50%。该研究最大的缺陷在于没有考虑到APOE ε 4基因增加的风险也与家族史以外的因素相关。其他研究表明，APOE ε 4基因型的预测能力超出家族史[87]，但未必超过专家诊断[94]。APOE基因型测序的优势在于可帮助非专业人员得出诊断。

因此，你可以告知患者，基因检测的结果有可能提示其患阿尔茨海默病的风险增加。在阳性家族史增加3.5倍患病风险的基础上，基因测序的阳性结果会提示患病风险进一步增加，但也可能并不如此严重。几家公司可提供基于全基因组平台的更详细的测序结果，从而获得更多的致病基因的信息。这些基因对阿尔茨海默病发病影响较小，如何解读这些信息尚不确定。

很重要的一点是，与患者讨论他为何希望获取遗传信息。如果获知患病风险增加，有助于他主动减少阿尔茨海默症的其他高危因素（例如戒烟、坚持服用抗高血压药物），那么这样的遗传信息是有用的。这样的行为不仅可降低患阿尔茨海默病的风险，还可降低卒中和其他疾病的风险。另一方面，如果阴性的检查结果使患者误以为患病风险低，从而增加高危行为，那么基因测序的结果就不那么令人满意了。最后，充分理解Slooter等人[38]的研究将帮助你与患者一起努力，以达到最佳结果。

在与患者讨论其家族史、吸烟和高血压所致风险后，他决定将注意力集中在可改变的危险因素上，戒烟、锻炼、控制血压并检查胆固醇水平。由于APOE基因型的阳性结果额外增加的患病风险尚不确定，他决定放弃基因测试。

症[101]。识别具有高风险SNP的患儿后，可以通过使用替代药物来避免上述医源性并发症或死亡。当关联涉及的风险与治疗无关，而与疾病的发展有关时，遗传信息可能会促进个体的行为改变，从而减少非遗传学介导的风险[102]。例如，早期证据表明提供关于谷胱甘肽-S-转移酶基因型（其中影响尼古丁代谢）的信息可以影响戒烟率[103]。

非专业人员理解遗传风险可能存在困难[104]。如何使用和传播遗传信息以及如何优化遗传咨询服务，仍存在不确定性。关于遗传服务影响的系统综述[105]结论不一，对于临床结果的研究较少，患者掌握的遗传学知识往往较少，常见困难是初级医疗人员提供遗传咨询的能力不足。其他障碍尚有缺乏对基因检测的监督以及对隐私和歧视的担忧，因为遗传风险可能会降低个人就业的可能性，或损害获得保险的能力。

考虑到基因测试服务已直接面向市场，上述问题亟须解决[106]。有几家公司正在开展营销活动，宣传常见变异的基因检测，而这些检测的适应证尚缺乏证据支持[107]。美国食品和药物管理局至少叫停过一次相关公司的营销行为[108]。

李梦涛　孙伊多　周子月　译

吴　东　谢　锋　审

参考文献

1. Samani NJ, Erdmann J, Hall AS, et al; WTCCC and the Cardiogenics Consortium. Genomewide association analysis of coronary artery disease. N Engl J Med. 2007; 357 (5) : 443-453.

2. Deloukas P, Kanoni S, Willenborg C, et al; CARDIoGRAMplusC4D Consortium; DIAGRAM Consortium; CARDIOGENICS Consortium; MuTHER Consortium; Wellcome Trust Case Control Consortium. Large-scale association analysis identifies new risk loci for coronary artery disease. Nat Genet. 2013; 45 (1) : 25-33.

3. Coronary Artery Disease (C4D) Genetics Consortium. A genome-wide association study in Europeans and South Asians identifies five new loci for coronary artery disease. Nat Genet. 2011; 43 (4) : 339-344.

4. Zeggini E, Weedon MN, Lindgren CM, et al; Wellcome Trust Case Control Consortium (WTCCC) . Replication of genome-wide association signals in UK samples reveals risk loci for type 2 diabetes. Science. 2007; 316 (5829) : 1336-1341.

5. Morris AP, Voight BF, Teslovich TM, et al; Wellcome Trust Case Control Consortium; Meta-Analyses of Glucose and Insulin-related traits Consortium (MAGIC) Investigators; Genetic Investigation of ANthropometric Traits (GIANT) Consortium; Asian Genetic Epidemiology Network–Type 2 Diabetes (AGEN-T2D) Consortium; South Asian Type 2 Diabetes (SAT2D) Consortium; DIAbetes Genetics Replication And Meta-analysis (DIAGRAM) Consortium. Large-scale association analysis provides insights into the genetic architecture and pathophysiology of type 2 diabetes. Nat Genet. 2012; 44 (9) : 981-990.

6. Scott RA, Lagou V, Welch RP, et al; DIAbetes Genetics Replication and Meta-analysis (DIAGRAM) Consortium. Large-scale association analyses identify new loci influencing glycemic traits and provide insight into the underlying biologi-cal pathways. Nat Genet. 2012; 44 (9) : 991-1005.

7. Traylor M, Farrall M, Holliday EG, et al; Australian Stroke Genetics Collaborative; Wellcome Trust Case Control Consortium 2 (WTCCC2) ; International Stroke Genetics Consortium. Genetic risk factors for ischaemic stroke and its subtypes (the METASTROKE collaboration) : a meta-anal-ysis of genome-wide association studies. Lancet Neurol. 2012; 11 (11) : 951-962.

8. Holliday EG, Maguire JM, Evans TJ, et al; Australian Stroke Genetics Collaborative; International Stroke Genetics Consortium; Wellcome Trust Case Control Consortium 2. Common variants at 6p21. 1 are associated with large artery atherosclerotic stroke. Nat Genet. 2012; 44 (10) : 1147-1151.

9. Bellenguez C, Bevan S, Gschwendtner A, et al; International Stroke Genetics Consortium (ISGC) ; Wellcome Trust Case Control Consortium 2 (WTCCC2) . Genome-wide association study identifies a variant in HDAC9 associated with large vessel ischemic stroke. Nat Genet. 2012; 44 (3) : 328-333.

10. Hafler DA, Compston A, Sawcer S, et al; International Multiple Sclerosis Genetics Consortium. Risk alleles for multiple sclerosis identified by a genomewide study. N Engl J Med. 2007; 357 (9) : 851-862.

11. Patsopoulos NA, Esposito F, Reischl J, et al; Bayer Pharma MS Genetics Working Group; Steering Committees of Studies Evaluating IFNβ-1b and a CCR1-Antagonist; ANZgene Consortium; GeneMSA; International Multiple Sclerosis Genetics Consortium. Genome-wide meta-analysis identi-fies novel multiple sclerosis susceptibility loci. Ann Neurol. 2011; 70 (6) : 897-912.

12. Sawcer S, Hellenthal G, Pirinen M, et al; International Multiple Sclerosis Genetics Consortium; Wellcome Trust Case Control Consortium 2. Genetic risk and a primary role for cell-mediated immune mechanisms in multiple sclerosis. Nature. 2011; 476 (7359) : 214-219.

13. Easton DF, Pooley KA, Dunning AM, et al; SEARCH collaborators; kConFab; AOCS Management Group. Genome-wide association study identifies novel breast cancer susceptibility loci. Nature. 2007; 447 (7148) : 1087-1093.

14. Garcia-Closas M, Couch FJ, Lindstrom S, et al. Genome-wide association studies identify four ER negative-specific breast cancer risk loci. Nat Genet. Apr 2013; 45 (4) : 392-398, 398e391-392.

15. Ripke S, O'Dushlaine C, Chambert K, et al; Multicenter Genetic Studies of Schizophrenia Consortium; Psychosis Endophenotypes International Consortium; Wellcome Trust

Case Control Consortium 2. Genome-wide association analysis identifies 13 new risk loci for schizophrenia. Nat Genet. 2013; 45 (10) : 1150-1159.

16. Wellcome Trust Case Control Consortium. Genome-wide association study of 14, 000 cases of seven common diseases and 3, 000 shared controls. Nature. 2007; 447 (7145) : 661-678.

17. Chen DT, Jiang X, Akula N, et al. Genome-wide association study meta-analysis of European and Asian-ancestry samples identifies three novel loci associated with bipolar disorder. Mol Psychiatry. 2013; 18 (2) : 195-205.

18. Plenge RM, Seielstad M, Padyukov L, et al. TRAF1-C5 as a risk locus for rheumatoid arthritis-a genomewide study. N Engl J Med. 2007; 357 (12) : 1199-1209.

19. Eyre S, Bowes J, Diogo D, et al; Biologics in Rheumatoid Arthritis Genetics and Genomics Study Syndicate; Wellcome Trust Case Control Consortium. High-density genetic mapping identifies new susceptibility loci for rheumatoid arthritis. Nat Genet. 2012; 44 (12) : 1336-1340.

20. Jostins L, Ripke S, Weersma RK, et al; International IBD Genetics Consortium (IIBDGC) . Host-microbe interactions have shaped the genetic architecture of inflammatory bowel disease. Nature. 2012; 491 (7422) : 119-124.

21. Coon KD, Myers AJ, Craig DW, et al. A high-density whole-genome association study reveals that APOE is the major susceptibility gene for sporadic late-onset Alzheimer's disease. J Clin Psychiatry. 2007; 68 (4) : 613-618.

22. Li H, Wetten S, Li L, et al. Candidate single-nucleotide polymorphisms from a genomewide association study of Alzheimer disease. Arch Neurol. 2008; 65 (1) : 45-53.

23. Reiman EM, Webster JA, Myers AJ, et al. GAB2 alleles modify Alzheimer's risk in APOE epsilon4 carriers. Neuron. 2007; 54 (5) : 713-720.

24. Kamboh MI, Demirci FY, Wang X, et al; Alzheimer's Disease Neuroimaging Initiative. Genome-wide association study of Alzheimer's disease. Transl Psychiatry. 2012; 2: e117.

25. Naj AC, Jun G, Beecham GW, et al. Common variants at MS4A4/MS4A6E, CD2AP, CD33 and EPHA1 are associated with late-onset Alzheimer's disease. Nat Genet. 2011; 43 (5) : 436-441.

26. Hollingworth P, Harold D, Sims R, et al; Alzheimer's Disease Neuroimaging Initiative; CHARGE consortium; EADI1 consortium. Common variants at ABCA7, MS4A6A/MS4A4E, EPHA1, CD33 and CD2AP are associated with Alzheimer's disease. Nat Genet. 2011; 43 (5) : 429-435.

27. National Human Genome Research Institute. A Catalog of Published Genome-Wide Association Studies. http: //www. genome. gov/gwastudies/. Accessed February 28, 2014.

28. Yu W, Gwinn M, Clyne M, Yesupriya A, Khoury MJ. A navigator for human genome epidemiology. Nat Genet. 2008; 40 (2) : 124-125.

29. Lander ES, Linton LM, Birren B, et al; International Human Genome Sequencing Consortium. Initial sequencing and analysis of the human genome. Nature. 2001; 409 (6822) : 860-921.

30. International HapMap Consortium. A haplotype map of the human genome. Nature. 2005; 437 (7063) : 1299-1320.

31. Frazer KA, Ballinger DG, Cox DR, et al; International HapMap Consortium. A second generation human haplotype map of over 3. 1 million SNPs. Nature. 2007; 449 (7164) : 851-861.

32. Abecasis GR, Auton A, Brooks LD, et al; 1000 Genomes Project Consortium. An integrated map of genetic variation from 1, 092 human genomes. Nature. 2012; 491 (7422) : 56-65.

33. McCarthy MI, Abecasis GR, Cardon LR, et al. Genome-wide association studies for complex traits: consensus, uncertainty

and challenges. Nat Rev Genet. 2008; 9 (5) : 356-369.

34. Pearson TA, Manolio TA. How to interpret a genome-wide association study. JAMA. 2008; 299 (11) : 1335-1344.

35. Visscher PM, Brown MA, McCarthy MI, Yang J. Five years of GWAS discovery. Am J Hum Genet. 2012; 90 (1) : 7-24.

36. Dawn Teare M, Barrett JH. Genetic linkage studies. Lancet. 2005; 366 (9490) : 1036-1044.

37. Risch N. Evolving methods in genetic epidemiology. II. Genetic linkage from an epidemiologic perspective. Epidemiol Rev. 1997; 19 (1) : 24-32.

38. Slooter AJ, Cruts M, Hofman A, et al. The impact of APOE on myocardial infarction, stroke, and dementia: the Rotterdam Study. Neurology. 2004; 62 (7) : 1196-1198.

39. Ioannidis JP. Contradicted and initially stronger effects in highly cited clinical research. JAMA. 2005; 294 (2) : 218-228.

40. Ioannidis JP, Trikalinos TA. Early extreme contradictory estimates may appear in published research: the Proteus phenomenon in molecular genetics research and randomized trials. J Clin Epidemiol. 2005; 58 (6) : 543-549.

41. Ioannidis JP. Why most discovered true associations are inflated. Epidemiology. 2008; 19 (5) : 640-648.

42. Zollner S, Pritchard JK. Overcoming the winner's curse: estimating penetrance parameters from case-control data. Am J Hum Genet. 2007; 80 (4) : 605-615.

43. Contopoulos-Ioannidis DG, Alexiou GA, Gouvias TC, Ioannidis JP. An empirical evaluation of multifarious outcomes in pharmacogenetics: beta-2 adrenoceptor gene polymor-phisms in asthma treatment. Pharmacogenet Genomics. 2006; 16 (10) : 705-711.

44. Evangelou E, Trikalinos TA, Salanti G, Ioannidis JP. Family-based versus unrelated case-control designs for genetic associations. PLoS Genet. 2006; 2 (8) : e123.

45. Wacholder S, Chanock S, Garcia-Closas M, El Ghormli L, Rothman N. Assessing the probability that a positive report is false: an approach for molecular epidemiology studies. J Natl Cancer Inst. 2004; 96 (6) : 434-442.

46. Barnholtz-Sloan JS, McEvoy B, Shriver MD, Rebbeck TR. Ancestry estimation and correction for population stratification in molecular epidemiologic association studies. Cancer Epidemiol Biomarkers Prev. 2008; 17 (3) : 471-477.

47. Pritchard JK, Rosenberg NA. Use of unlinked genetic markers to detect population stratification in association studies. Am J Hum Genet. 1999; 65 (1) : 220-228.

48. Kittles RA, Chen W, Panguluri RK, et al. CYP3A4-V and prostate cancer in African Americans: causal or confounding association because of population stratification? Hum Genet. 2002; 110 (6) : 553-560.

49. Frayling TM, Timpson NJ, Weedon MN, et al. A common variant in the FTO gene is associated with body mass index and predisposes to childhood and adult obesity. Science. 2007; 316 (5826) : 889-894.

50. Richards JB, Rivadeneira F, Inouye M, et al. Bone mineral density, osteoporosis, and osteoporotic fractures: a genome-wide association study. Lancet. 2008; 371 (9623) : 1505-1512.

51. Clayton DG, Walker NM, Smyth DJ, et al. Population structure, differential bias and genomic control in a large-scale, case-control association study. Nat Genet. 2005; 37 (11) : 1243-1246.

52. Akey JM, Zhang K, Xiong M, Doris P, Jin L. The effect that genotyping errors have on the robustness of com-mon linkage-disequilibrium measures. Am J Hum Genet. 2001; 68 (6) : 1447-1456.

53. Bogardus ST Jr, Concato J, Feinstein AR. Clinical epidemiological quality in molecular genetic research: the need for methodological standards. JAMA. 1999; 281 (20) : 1919-1926.

54. Mein CA, Barratt BJ, Dunn MG, et al. Evaluation of single nucleotide polymorphism typing with invader on PCR amplicons and its automation. Genome Res. 2000; 10 (3) : 330-343.

55. Pompanon F, Bonin A, Bellemain E, Taberlet P. Genotyping errors: causes, consequences and solutions. Nat Rev Genet. 2005; 6 (11) : 847-859.

56. Slooter AJ, Cruts M, Kalmijn S, et al. Risk estimates of dementia by apolipoprotein E genotypes from a population-based incidence study: the Rotterdam Study. Arch Neurol. 1998; 55 (7) : 964-968.

57. Cox DG, Kraft P. Quantification of the power of Hardy-Weinberg equilibrium testing to detect genotyping error. Hum Hered. 2006; 61 (1) : 10-14.

58. Hosking L, Lumsden S, Lewis K, et al. Detection of genotyping errors by Hardy-Weinberg equilibrium testing. Eur J Hum Genet. 2004; 12 (5) : 395-399.

59. Leal SM. Detection of genotyping errors and pseudo-SNPs via deviations from Hardy-Weinberg equilibrium. Genet Epidemiol. 2005; 29 (3) : 204-214.

60. Salanti G, Amountza G, Ntzani EE, Ioannidis JP. Hardy-Weinberg equilibrium in genetic association studies: an empirical evaluation of reporting, deviations, and power. Eur J Hum Genet. 2005; 13 (7) : 840-848.

61. Xu J, Turner A, Little J, Bleecker ER, Meyers DA. Positive results in association studies are associated with departure from Hardy-Weinberg equilibrium: hint for genotyping error? Hum Genet. 2002; 111 (6) : 573-574.

62. Tufts University Comparative and Molecular Pharmacogenomics Laboratory. A simple calculator to determine whether observed genotype frequencies are consistent with Hardy-

63. Benjamini Y, Yekutieli D. The control of the false discovery rate in multiple testing under dependency. Ann Stat. 2001; 29 (4) : 1165-1188.

64. Ioannidis JP, Ntzani EE, Trikalinos TA, Contopoulos-Ioannidis DG. Replication validity of genetic association studies. Nat Genet. 2001; 29 (3) : 306-309.

65. Hoggart CJ, Clark TG, De Iorio M, Whittaker JC, Balding DJ. Genome-wide significance for dense SNP and resequencing data. Genet Epidemiol. 2008; 32 (2) : 179-185.

66. Chanock SJ, Manolio T, Boehnke M, et al; NCI-NHGRI Working Group on Replication in Association Studies. Replicating genotype-phenotype associations. Nature. 2007; 447 (7145) : 655-660.

67. Ioannidis JP, Boffetta P, Little J, et al. Assessment of cumulative evidence on genetic associations: interim guidelines. Int J Epidemiol. 2008; 37 (1) : 120-132.

68. Ioannidis JP, Trikalinos TA, Khoury MJ. Implications of small effect sizes of individual genetic variants on the design and interpretation of genetic association studies of complex diseases. Am J Epidemiol. 2006; 164 (7) : 609-614.

69. Moonesinghe R, Khoury MJ, Liu T, Ioannidis JP. Required sample size and nonreplicability thresholds for heteroge-neous genetic associations. Proc Natl Acad Sci U S A. 2008; 105 (2) : 617-622.

70. Munafò MR, Flint J. Meta-analysis of genetic association studies. Trends Genet. 2004; 20 (9) : 439-444.

71. Salanti G, Sanderson S, Higgins JP. Obstacles and opportunities in meta-analysis of genetic association studies. Genet Med. 2005; 7 (1) : 13-20.

72. Khoury MJ, Dorman JS. The Human Genome Epidemiology Network. Am J Epidemiol. 1998; 148 (1) : 1-3.

73. Little J, Higgins J. The HuGENet HuGE Review Handbook. 2008; http://www. hugenet. ca. Accessed September 3, 2013.

74. Human Genome Epidemiology Network. A navigator for human genome epidemiology. http://www. hugenavigator. net/. Accessed September 3, 2013.

75. Bertram L, McQueen MB, Mullin K, Blacker D, Tanzi RE. Systematic meta-analyses of Alzheimer disease genetic association studies: the AlzGene database. Nat Genet. 2007; 39 (1) : 17-23.

76. Evangelou E, Ioannidis JP. Meta-analysis methods for genome-wide association studies and beyond. Nat Rev Genet. 2013; 14 (6) : 379-389.

77. Yang Q, Khoury MJ, Friedman J, Little J, Flanders WD. How many genes underlie the occurrence of common com-plex diseases in the population? Int J Epidemiol. 2005; 34 (5) : 1129-1137.

78. Zheng SL, Sun J, Wiklund F, et al. Cumulative association of five genetic variants with prostate cancer. N Engl J Med. 2008; 358 (9) : 910-919.

79. Lee SH, Harold D, Nyholt DR, et al; ANZGene Consortium; International Endogene Consortium; Genetic and Environmental Risk for Alzheimer's Disease Consortium. Estimation and partitioning of polygenic variation captured by common SNPs for Alzheimer's disease, multiple sclerosis and endometriosis. Hum Mol Genet. 2013; 22 (4) : 832-841.

80. Kathiresan S, Melander O, Anevski D, et al. Polymorphisms associated with cholesterol and risk of cardiovascular events. N Engl J Med. 2008; 358 (12) : 1240-1249.

81. Irwig L, Bossuyt P, Glasziou P, Gatsonis C, Lijmer J. Designing studies to ensure that estimates of test accuracy are transferable. BMJ. 2002; 324 (7338) : 669-671.

82. Humphries SE, Ridker PM, Talmud PJ. Genetic testing for cardiovascular disease susceptibility: a useful clinical management tool or possible misinformation? Arterioscler Thromb Vasc Biol. 2004; 24 (4) : 628-636.

83. Assmann G, Cullen P, Schulte H. Simple scoring scheme for calculating the risk of acute coronary events based on the 10-year follow-up of the prospective cardiovascular Münster (PROCAM) study. Circulation. 2002; 105 (3) : 310-315.

84. Bolton JL, Stewart MC, Wilson JF, Anderson N, Price JF. Improvement in prediction of coronary heart disease risk over conventional risk factors using SNPs identified in genome-wide association studies. PLoS One. 2013; 8 (2) : e57310.

85. Jostins L, Barrett JC. Genetic risk prediction in complex disease. Hum Mol Genet. 2011; 20 (R2) : R182-R188.

86. Clayton DG. Prediction and interaction in complex disease genetics: experience in type 1 diabetes. PLoS Genet. 2009; 5 (7) : e1000540.

87. Seshadri S, Fitzpatrick AL, Ikram MA, et al; CHARGE Consortium; GERAD1 Consortium; EADI1 Consortium. Genome-wide analysis of genetic loci associated with Alzheimer disease. JAMA. 2010; 303 (18) : 1832-1840.

88. Cupples LA, Farrer LA, Sadovnick AD, Relkin N, Whitehouse P, Green RC. Estimating risk curves for first-degree relatives of patients with Alzheimer's disease: the REVEAL study. Genet Med. 2004; 6 (4) : 192-196.

89. Mayeux R, Saunders AM, Shea S, et al; Alzheimer's Disease Centers Consortium on Apolipoprotein E and Alzheimer's Disease. Utility of the apolipoprotein E genotype in the diagnosis of Alzheimer's disease. N Engl J Med. 1998; 338 (8) : 506-511.

90. van Duijn CM, Clayton D, Chandra V, et al; EURODEM Risk Factors Research Group. Familial aggregation of Alzheimer's disease and related disorders: a collaborative re-analysis of case-control studies. Int J Epidemiol. 1991; 20 (suppl 2): S13-S20.

91. Myers RH, Schaefer EJ, Wilson PW, et al. Apolipoprotein E epsilon4 association with dementia in a population-based study: The Framingham study. Neurology. 1996; 46 (3): 673-677.

92. The ALlele FREquency Database. http: //alfred. med. yale. edu. Accessed February 28, 2014.

93. International HapMap Project. HapMap. http: //hapmap. ncbi. nlm. nih. gov/. Accessed February 28, 2014.

94. Miki Y, Swensen J, Shattuck-Eidens D, et al. A strong candidate for the breast and ovarian cancer susceptibility gene BRCA1. Science. 1994; 266 (5182): 66-71.

95. National Comprehensive Cancer Network. Testing of women with breast or ovarian cancer. http: //www. nccn. org/index. asp. Accessed September 3, 2013.

96. McLeod HL, Krynetski EY, Relling MV, Evans WE. Genetic polymorphism of thiopurine methyltransferase and its clinical relevance for childhood acute lymphoblastic leukemia. Leukemia. 2000; 14 (4): 567-572.

97. Marteau TM, Lerman C. Genetic risk and behavioural change. BMJ. 2001; 322 (7293): 1056-1059.

98. Hamajima N, Suzuki K, Ito Y, Kondo T. Genotype announcement to Japanese smokers who attended a health checkup examination. J Epidemiol. 2006; 16 (1): 45-47.

99. Lipkus IM, McBride CM, Pollak KI, Lyna P, Bepler G. Interpretation of genetic risk feedback among African American smokers with low socioeconomic status. Health Psychol. 2004; 23 (2): 178-188.

100. Scheuner MT, Sieverding P, Shekelle PG. Delivery of genomic medicine for common chronic adult diseases: a systematic review. JAMA. 2008; 299 (11): 1320-1334.

101. Hunter DJ, Khoury MJ, Drazen JM. Letting the genome out of the bottle-will we get our wish? N Engl J Med. 2008; 358 (2): 105-107.

102. Janssens AC, Gwinn M, Bradley LA, Oostra BA, van Duijn CM, Khoury MJ. A critical appraisal of the scientific basis of com-mercial genomic profiles used to assess health risks and personalize health interventions. Am J Hum Genet. 2008; 82 (3): 593-599.

103. Downing NS, Ross JS. Innovation, risk, and patient empowerment: the FDA-mandated withdrawal of 23 and Me's Personal Genome Service. JAMA. 2014; 311 (8): 793-794.

104. Lipkus IM, McBride CM, Pollak KI, Lyna P, Bepler G. Interpretation of genetic risk feedback among African American smokers with low socioeconomic status. Health Psychol. 2004; 23(2): 178-188.

105. Scheuner MT, Sieverding P, Shekelle PG. Delivery of genomic medicine for common chronic adult diseases: a systematic review. JAMA. 2008; 299(11): 1320-1334.

106. Hunter DJ, Khoury MJ, Drazen JM. Letting the genome out of the bottle-will we get our wish? N Engl J Med. 2008; 358(2): 105-107.

107. Janssens AC, Gwinn M, Bradley LA, Oostra BA, van Duijn CM, Khoury MJ. A critical appraisal of the scientific basis of commercial genomic profiles used to assess health risks and personalize health interventions. Am J Hum Genet. 2008; 82(3): 593-599.

108. Downing NS, Ross JS. Innovation, risk, and patient empowerment: the FDA-mandated withdrawal of 23 and Me's PersonalGenome Service. JAMA. 2014; 311(8): 793-794.

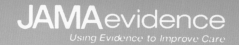

第六篇　综合证据

 第22章　系统综述和荟萃分析的过程

 第23章　理解和应用系统综述和荟萃分析的结果

 第24章　网络荟萃分析

 第25章　系统综述进阶内容

　固定效应和随机效应模型

　如何做亚组分析

综
合
证
据

第22章

系统综述和荟萃分析的过程

M.Hassan Murad，Roman Jaeschke，PJ Devereaux，Kameshwar Prasad，Alonso Carrasco-Labra，Thomas Agoritsas，Deborah J.Cook，and Gordon Guyatt

内容提要

一、寻找证据

关于这个争议性的问题文献数量众多，因此你决定做一个研究来对当前最好的**证据**进行准确和快速的总结。因为这是一个关于治疗的问题，你主要的兴趣是寻找关于随机对照试验（RCTs）的最新系统综述和荟萃分析。使用免费的整合检索引擎ACCESSSS（http://plus.mcmaster.ca/accessss；见第5章"寻找当前最佳证据"），你输入这些检索词：β受体阻滞剂，围术期和死亡。

从检索输出结果的顶部开始，你发现了2个相关的待评估的关于"非心脏手术的心脏病风险管理"的总结。两项总结均引用了2008年发表的一个大型的系统综述和荟萃分析，以及当前美国和欧洲**临床实践指南**[1]。然而，你注意到，这些章节最后一次更新是在4～6个月之前。因此，你进一步查看检索结果来搜寻预先经过评估的研究（见第5章"寻找当前最佳证据"），并很快识别出一篇针对这一问题的最新系统综述和荟萃分析，而且，来自4个专业领域的临床医师对其相关性和新颖性给予了高度评价[2]。你下载了这篇荟萃分析的全文。

二、系统综述和荟萃分析

1.定义

系统综述是一个以系统的、可重复的方式，对所提出的临床问题进行相关研究的总结。系统综述可以提供对治疗干预有效性、**预后**和诊断试验精确度的估计，也可以总结**定性研究**中提出的"如何"和"为什么"等问题的证据。尽管也会涉及其他类型的问题，但本章主要关注治疗干预改变**患者－重要结局**的有效性，以及风险**暴露**问题的系统综述。

系统综述经常伴随荟萃分析（对来自不同研究的结果实施统计学合并和累积）以提供对效应值的最佳估计。对研究的合并提升了精确度（例如，缩窄**可信区间**），单一的最佳效应估计也为临床决策提供了便利。因此，你可能在一篇系统综述中发现作者选择不做荟萃分析，你也可能看到一篇荟萃分析并没有做系统综述（例如，不同研究的结果通过统计方法进行了合并，但没有采用充分、清晰和可重复的方法来检索文献）（图22-1）。对于医生而言，最有用的往往是一篇高质量的系统综述（使用本章讲述的方法）连同荟萃分析和系统综述相比，传统**叙述性综述**特别强调疾病的多个方面（例如，病

图22-1

研究设计的重合：系统综述和荟萃分析

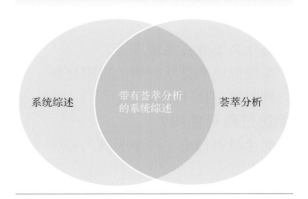

系统综述　带有荟萃分析的系统综述　荟萃分析

因学、诊断、预后或管理），对纳入研究并没有明确的标准，不包括对主要研究偏倚风险的系统评估，也不提供定量的最佳估计以及对这些估计的信心评级。传统叙述性综述对获取某个临床场景的概述非常有用，但不能为具体的临床问题提供可信的和无偏倚的答案。

2. 为什么要查找系统综述?

当为了回答一个临床问题而检索证据时，相比于寻找最好的单个研究或很多研究，更好的选择是检索系统综述，尤其是包括荟萃分析的系统综述。原因包括以下几点：

①单个研究经常不能代表全部证据，因此其结果可能具有误导性。

②你可能没有时间去收集和评估这么多的研究。

③包含荟萃分析的系统综述通常可以提供最佳的效应估计，有利于提高结果的精确度并方便临床决策。

④如果系统综述做得很好，它将有可能提供包括最佳效应估计值及其可信区间的相关证据。

⑤系统综述所纳入的患者数量超过任何的单个研究，有助于增强给你的患者应用该结果的信心。

3. 系统综述和荟萃分析的过程概要

在使用本书时，你会清楚地发现系统综述和荟萃分析的过程非常有用。图22-2展示了这个过程如何从定义问题开始，这相当于确定哪些研究可以纳入综述。这些标准包括定义人群、暴露或干预，以及结局。系统综述也可能会限制一些研究以使得偏倚风险最小化。例如，回答治疗问题的系统综述经常只纳入RCT。

确定了选择标准之后，综述作者可以对所有相关医学数据库进行全面的文献检索，进而得到大量潜在相关的题目和摘要。他们可以按照标准去选择题目和摘要，从中提取相关度更高的文献。随后，综述作者再一次

图 22-2

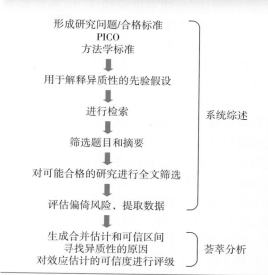

进行系统综述和荟萃分析的过程

形成研究问题/合格标准
PICO
方法学标准

用于解释异质性的先验假设

进行检索

筛选题目和摘要

对可能合格的研究进行全文筛选

评估偏倚风险，提取数据

系统综述

生成合并估计和可信区间
寻找异质性的原因
对效应估计的可信度进行评级

荟萃分析

注：在不包含荟萃分析的系统综述中，生成汇总估计和可信区间的步骤就不适用了。如果系统综述包含荟萃分析和对单个研究效应的估计，寻求对异质性的解释和对估计结果进行信心评级就是可行的。

PICO，Patient，Intervention，Comparison，Outcome——患者，干预，对照，结局。

综合并证据

应用选择标准，这次是用于全文筛选。完成挑选过程后，综述作者评估单个研究的偏倚风险并从每个研究中提取数据。最后，他们可以总结结果，如果可能的话，会包括定量的综合或荟萃分析。荟萃分析提供每一个相关结局的效应的**合并估计**和相应的可信区间。荟萃分析通常会对纳入研究间效应估计的变异性进行检查，以试图解释研究结果中的差异（探索**异质性**）。如果可能解释结果差异的关于患者、干预或结局的假设是事先规定的，这样的探索将更可信（见第25章第2节"如何做亚组分析"）。

4. 判断效应估计的可信度

将系统综述结果应用于医疗实践时，你需要知道效应的估计值。没有荟萃分析的系统综述通常会罗列所有单个研究的结果；荟萃分析为每一个相关结局提供一个综合（合

并）的效应估计以及可信区间。合并的估计值可以是治疗的结局（如死亡、心梗、生活质量、新的灾难性不良反应）、诊断试验效力估计（如**似然比**）或患者可能的结局估计（如预后）。医生需要知道他在多大程度上可以信任这些估计。两个基本的问题可能破坏这种信任。首先，系统综述的作者在多大程度上使用了严格的方法。我们把这个称作综述的**可信度**（credibility）[3]。所谓"可信度"，指的是综述设计和实施在多大程度上能够避免误导性结论[4]。读者将会看到的，不恰当或不清晰的入选标准、不充分的检索、忽略对单个研究进行偏倚风险评估都会降低可信度（框22-1，系统综述过程可信性的使用者指南；这些问题适用于任何系统综述，无论有无荟萃分析）。一篇可信度高的综述（符合方法学标准）仍有可能得出信心较弱的效应估计。出现这种情况的原因通常包括：个体研究的偏倚风险较高或结果不一致；综合（合并）后样本量仍然很小，结果欠精确；纳入研究的患者在一些重要方面和我们感兴趣的人群不一致。本章解决综述过程的可信度评估；下一章（第23章"理解和应用系统综述和荟萃分析的结果"）将指导你在面对可信的综述时决定我们对效应估计值的信心。

框22-1 系统综述过程可信性的使用者指南

综述是否清晰地提出了一个合理的临床问题？
对相关研究的检索是否彻底？
主要研究的风险偏倚是否已评估？
综述是否对研究间的结果差异提出的可能的解释？
综述是否呈现了可供临床应用的结果？
研究的选择和评估是否可重复？
综述是否对效应估计做了可信估计？

三、综述过程可信吗？

1. 综述是否提出了一个明确的临床问题？

　　相比于传统叙述性综述，系统综述有集

中的视角并提出具体的问题（例如疗效或安全性的问题），并包含特定的人群、干预、对照和结局定义。当综述作者进行荟萃分析时，如何缩窄或拓宽问题范围变得特别重要。让我们来看一下有不同范围的4个荟萃分析的假设案例：

　　1.一个荟萃分析合并了治疗所有癌症类型的所有癌症治疗形式的治疗结果，生成了一个关于病死率效果的估计。

　　2.一个荟萃分析合并了所有不同剂量抗血小板药物（包括阿司匹林、磺吡酮、双嘧达莫、噻氯匹定和氯吡格雷）在重大血栓事件（包括心梗、卒中和急性下肢动脉供血不足）上的有效性结果。

　　3.一个荟萃分析分析了所有不同剂量抗血小板药物改变症状性动脉粥样硬化患者（不管是心脏、脑还是下肢动脉）病死率的有效性。

　　4.一个荟萃分析分析了在颈动脉疾病引起短暂性脑缺血发作（TIA）的患者中，各种剂量的阿司匹林**预防**血栓性脑卒中的效果。

　　显然，医生不会喜欢第一个荟萃分析。"针对所有癌症的所有治疗"，这样的提法过于笼统。医生也不太愿意去寻找第2个和第3个关于血小板对重大血栓事件时间和病死率的荟萃分析，因为这两个分析仍然太宽泛。相反，大多数医生可能会认可第4个荟萃分析。尽管对阿司匹林各种剂量的合并可能会有异议，但阿司匹林对血栓性脑卒中的影响是一个比较具体的问题。

　　什么使得一个荟萃分析太宽泛或太狭窄？当评估荟萃分析中提出的问题是否合理时，医生需要问自己，在研究纳入的患者中**疗效**是否大体上符合相关生物学机制？（框22-2）。他们应该问一个与研究问题其他要素相关的问题：在研究采用的干预和结局范围内，疗效是否大体上符合相关生物学机制相符？医生也可以在其他临床问题的领域构建类似的其他问题。例如，在不同的患者群体中，采用不同检验方法，应用不同的参照或诊断**金标准**，是否可以预期和诊断试验研究大体相似的似然比（见第18章"诊断试验"）？

医生拒绝一个合并了所有癌症的所有治疗模式的数据，因为他们知道有些治疗仅对特定癌症有效，对其他癌症则无效。对这些研究所产生的效应进行合并估计，对大多数干预是毫无意义的或者误导的。拒绝了关于所有抗血小板药物对动脉粥样硬化患者病死率的荟萃分析之后，医生可能会争论在框22-2中生物学的变异。反对合并结果的医生可能会说，不同的抗血小板药物在治疗效果上可能有重要差异。而且，他们可能主张心脏、脑、颈部及下肢血管粥样动脉硬化的生物机制存在重要差异。反之，支持这个荟萃分析的人则会认为，抗血小板药物的生物学机制具有相似性——同样的身体不同部分的粥样动脉硬化也具有生物学相似性-因此我们有理由期待相似的药物治疗效果。

框22-2　纳入到系统综述的合并标准是否恰当？

- 在纳入患者的范围内，结果是否可能相似（如老年人和年轻人，病重和不病重）？
- 在被研究的干预或暴露的变化范围内，结果是否可能相似（对于治疗，高剂量或低剂量；对于诊断，专家和非专家对检验结果的解读）？
- 在结局测量的变化范围内，结果是否可能相似[5]（例如较短或较长的随访）？

对于第4个系统综述，多数医生将接受阿司匹林的生物机制更可能在以下方面是类似的：表现为TIA的右侧或左侧脑缺血患者；年龄在75岁以上的老年患者和年轻患者；男性或女性；不同剂量的阿司匹林；**随访1～5年的患者**；被医生和专家团队确定的卒中患者。相似的生物学机制可能会产生相似的治疗效果，这就可以理解荟萃分析的作者决定合并接受阿司匹林治疗的TIA患者。

医生需要决定，能否认为当患者、干预/暴露和结局在一定范围内变化时，治疗方案有相近的效应。只有当综述作者明确定义纳

入的患者、暴露和结局后，也就是说，明确了综述的纳入标准后，医生才可能进行上述判断。此外，系统综述的作者必须详细说明如何判断纳入研究的偏倚风险。通常，判断标准应该和评价主要研究偏倚风险的标准相类似[6]（框22-3）。明晰的纳入标准不仅有利于确定研究问题是否明确合理，也能减少作者受其先前结论和信念的影响，而倾向性地纳入或排除某些研究。

尽管临床问题已经确定了一个相对较窄的定义，医生可能仍会怀疑我们能否针对不同患者、干预和测量结局得出相似的结果。关于TIA的患者使用阿司匹林的问题，可以想象当动脉粥样硬化轻重程度、阿司匹林剂量或随访长短等方面存在差异时，治疗效果会有相应的变化。因此，在检查研究结果时，我们需要考察开始时的假设是否正确：在患者、干预和结局不同的情况下治疗方案的效果相同吗？下一章我们将回到这个问题（见第23章"理解和应用系统综述和荟萃分析的结果"）。

框22-3　更可能具有较低偏倚风险的文章指南

治疗	患者是否被随机分组？随访是否完整？
诊断	患者样本是否具有代表性？诊断是否得到了独立于研究中的病史、体格检查、实验室检查或影像的可靠标准的证实？
危害	研究者是否确定了所有已知的结局决定因素或调整分析中的相似点？随访是否充分？
预后	患者样本是否具有代表性？随访是否充分？

2.对相关研究的检索是否详细和充分？

倘若对所有的合格研究检索不充分，或检索结果不具有代表性，系统综述可能会提供误导性结论。为了避免此种风险，综述作者必须检索通用文献数据库。对于多数临床问题，仅检索一个数据库是不够的，可能会遗漏重要研究。因此，对于大部分临床问题[7]，推荐检索MEDLINE、EMBASE和

Cochrane中心临床试验注册库。根据综述问题的性质，还可能要求检索其他数据库。系统综述作者核对所提取文章的参考文献列表，并在必要时和本领域的专家取得联系。检索最近在学术会议上发表的摘要，或者一些不太常用的数据库有时也非常重要，包括博士论文、由制药公司发起的正在进行中的试验，或者正在进行的注册试验数据库。

另一个未发表研究的资源是美国食品和药品监督管理局（FDA）新药申请的评审。一个评价非甾体类抗炎药引起消化不良的研究发现，检索FDA的记录，出现了11个试验，其中只有1个发表了[8]。另一个关于FDA报告的研究发现，他们纳入了大量未发表研究，且这些研究的结果会明显改变对疗效的估计[9]。除非系统综述的作者告诉我们他们是如何检索文献的，否则很难知道相关研究被遗漏的可能性有多大。

报告偏倚（reporting bias）有很多类型，其中最为人熟知的是阴性结果研究未得到公布或发表。如果系统综述不能纳入未发表的研究，这样的**偏倚**就可能导致误导性的结论[10,11]。如果作者在系统综述包括了未发表的研究，他们应尽量获取报告的全文，而且使用相同的标准评价已发表和未发表研究的偏倚风险。现在有各种工具可以用来评估发表偏倚，但是没有一个是完美的。基于少量研究的系统综述，总样本量很有限，特别容易受到发表偏倚的影响，特别是当大多数或全部研究是由既得利益的商业实体资助时，更应当警惕发表偏倚。另一个越来越引起注意的报告偏倚是，当研究者测量了很多结局，但仅仅报告了那些对试验的干预组有利或最强烈的**支持干预**组疗效或安全性的结局（**选择性结局报告偏倚**）。如果综述作者报告说他们已经成功地联系到了主要研究的作者，而且确定纳入原始研究的结果已经充分报告了，则可减少我们对报告偏倚的担忧。综述作者可能做的，并不限于简单联系主要研究的作者。他们甚至可以邀请这些研究者参与系统综述的研究和写作。在这个过程中，他们可

以获得个体患者的记录。这样的个体病例数据的荟萃分析可以有利于把握度分析（提出例如真正的**意向性分析**和**亚组分析**的问题），可能加强系统综述的推断能力。

3.是否已评估主要研究的偏倚风险？

即使系统综述仅包含了RCT，了解每一个纳入试验在多大程度上预防偏倚也很重要。研究方法的差异也许能解释结果之间的差异[12]。例如，欠严谨的研究有时会夸大治疗和预防的效果。即使不同研究的结果是一致的，判定偏倚风险依然重要[13]。来自于高偏倚风险的研究所得到的一致性结果，比来自低偏倚风险的研究更难以让人信服。

我们同时应该注意，通过总结**观察性研究**得到一致性结果对疗效做出推断。医生可能有倾向地选择预后良好的患者接受治疗，这种实践模式可能在一定时间和地域的机构内是一致的。很多例子显示了观察性研究有误导性，随后被大样本的RCT所否定。例如，相当多的临床前和流行病学证据表明抗氧化剂维生素可以降低前列腺癌的风险。然而，一项包含35533名健康男性的试验发现饮食中补充维生素E反而显著增加了前列腺癌的风险[14]。类似地，实验室研究表明抗氧化剂可能减缓或预防动脉粥样硬化。但是一个纳入了14641名男性医生的试验发现，无论维生素E还是维生素C补充剂都不能降低重大心血管事件的风险[15]。其他关于观察性研究和RCT的误导性结果的实例和讨论放在第11章第2节"令人吃惊的随机试验结果"。

评价偏倚风险没有绝对正确的方法[16]。有些综述作者使用很长的清单去评价偏倚风险，而其他人只关注研究中3～4个主要方面。当考虑是否应当相信综述结果时，可以核查一下作者是否像我们在本书其他章节所列出的那样对标准进行了检验［见第7章"治疗（随机试验）"；第14章"伤害（观察性研究）"；第18章"诊断试验"和第20章"预后"］。综述作者在评估纳入研究的偏倚风险时，应在选择研究方面（框22-3）以一个相对低的界

值应用这些标准（例如限定入选标准是RCT）并且做更广泛的评估（例如考虑**随机分配隐藏、盲法和因获益提前中止**）。系统综述的作者应清晰地报告包含在他们综述中的每一个研究的偏倚风险。

4.综述是否对研究间结果的差异给出了可能的解释？

　　包含在系统综述中的不同研究不太可能具有完全相同的结果。无论是否包含荟萃分析，系统综述的作者都应当努力去解释结果差异性的原因。当研究通过荟萃分析进行了合并，结果的差异就容易被量化了。产生差异的一个常见解释是机遇。此外，差异性也可能是纳入患者的特点、实施干预的途径、评估结局的方法，或偏倚风险的差异所致。例如，干预可能对老年人比年轻人更有效，或者对糖尿病患者比非糖尿病患者更有效。我们通常把研究结果之间的不一致称为异质性。系统综述作者应对异质性的原因提出可能的解释（事先，即当计划这个综述时）并在亚组分析中检验他们的假设。亚组分析能提供重要的视角，但是它们也可能会误导（见第25章第2节"如何做亚组分析"）。在第23章"理解和应用系统综述和荟萃分析的结果"，我们将讨论如何评估异质性，以及异质性将如何影响对结果估计的信心。

5.系统综述的结果可以供临床应用吗？

　　如果你和你的患者被告知，治疗可以降低50%的心梗发病风险，听起来很振奋人心，但是它可能意味着风险是从1%降到0.5%，或者从40%降到20%。当**风险差异**（也指**绝对危险度降低**）是0.5%时，你的患者可能会拒绝一个有相当多不良反应、**负担**或花费的治疗方案。而在风险差异为20%时，患者则很可能会接受这样的治疗。因此，你和你的患者需要知道治疗方案的绝对效应。患者在治疗中会得到的绝对获益（或伤害）取决于他们的基线风险（当不治疗或接受标准治疗时结局的可能性）。

　　例如，他汀类药物大约可以减少25%的致死性和非致死性心血管事件[17]（相对风险，RR 0.75）；然而，一个具有较高Framingham危险分数（或其他危险分级方法）患者的绝对获益可能高于那些危险分数低的患者（框22-4）。

框22-4　基线风险对绝对风险降低大小的影响

患者1

65岁、男性，吸烟，胆固醇250mg/dl，高密度脂蛋白（HDL）30mg/dl，收缩压140mmHg。

未来10年患心脏病的绝对风险：28%

他汀类药物治疗后的风险：28%×0.75＝21%

绝对风险降低：28%～21%＝7%

患者2

50岁女性，吸烟，胆固醇为170mg/dl，HDL为55mg/dl，收缩压为130mmHg。

未来10年患心脏病的绝对风险：2%

他汀类药物治疗后的风险：2%×0.75＝1.5%

绝对风险降低：2%～1.5%＝0.5%

　　尽管我们主要的兴趣是绝对效应，但相对效应在不同研究间更趋向一致（见第9章"治疗能否降低危险度？解读研究结果"）。这也是为什么在二分类结局的荟萃分析中，通常应该而且确定合并和呈现相对效应，例如相对危险、**比数比**或（偶尔使用的）**风险比**。那么接下来如何决定我们感兴趣的绝对效应呢？最好的办法是获得患者的基线风险数据（理想来源是一个有代表性的观察性研究，或是一个风险分层工具。如果这两者都不具备，则从荟萃分析所纳入的随机试验中获得）[18]，并且使用相对危险[19]去估计患者的危险差异。

　　综述作者用连续性变量来描述结局时，在一定程度上也可以反映基线风险。例如，加权均数差和标准均数差是合并研究结果的常用统计方法。然而，如果在一个呼吸康复计划中说明慢性呼吸道问卷（CRQ）量表的加权均数差是0.71单位，医生可能很难理解这一效应的显著性。但如果告诉他们，CRQ的最小重要差异是0.5个单位，他们理解起来可能会容易一些。如果被告知特定疾病的**健康相关生命质量**的治疗效果是0.71个标准均数差，医生理解起来也会比较困难。但如果告诉他们0.2、0.5和0.8个标准均数差分别代表小、中和大的效应，医生可能就更容易理解一些。如果告诉医生项目中30%的患者获得了重要的功能方面的提高，他们理解起来会最轻松（**需要治疗的患者数**大概是3）[20]。

6. 研究的选择和评估过程可重复吗？

正如我们所看到的，系统综述的作者必须决定哪些研究可以纳入，偏倚风险如何，以及提取哪些数据。这些决定都需要综述作者的主观判断，容易出现错误（**随机误差**）和偏倚（**系统误差**）。让2个或更多人员参与到每一个角色可避免误差，而且，如果在综述作者之间有较好的一致性，且非机遇所致，医生会对系统综述的结果有更强的信心。系统综述作者经常报告一致性的测量方法（如，一种校正了机遇的一致性测量指标：κ统计量）（见第19章第3节"机遇以外的一致性测量"），来将他们在研究选择和偏倚风险评估中的一致性进行定量化。

7. 综述作者是否对效应估计有信心？

正如我们所指出的，一篇综述可以遵从最严格的系统综述和荟萃分析方法，但仍获得的是低信度的效应估计值。理想情况下，系统综述的作者应清晰地描述偏倚风险、不精确性（即宽的可信区间）和不一致性（即不同研究的结果之间的大的变异）等可能降低我们对效应估计值信心的影响因素。如果系统综述作者自己不进行明确的评价，至少应当为读者提供自己进行评价的所需信息。下一章（第23章"理解和应用系统综述和荟萃分析的结果"）将详细介绍系统综述作者如何解决上述问题；以及专业人士不在场无法进行明确判断时，自己如何解决这些未评价可信度问题，从而以恰当的方法对效应估计值的信心进行评级。

临床场景解决方案

回到本章开始时的场景，你确定的系统综述和荟萃分析包含了11个试验，纳入了10000多例接受非心脏手术的患者，并且被随机分组到β受体阻滞剂组或对照组[2]。试验提出的主要结局包括死亡、非致死性心梗和非致死性卒中。β受体阻滞剂、剂量、时间和服用期限在不同研究中都是不同的。这篇系统综述的作者检索了MEDLINE、EMBASE、CINAHL、Cochrane图书馆（考科兰图书馆）以及其他试验数据库和注册库。他们也核查了检索出的文章和之前系统综述的参考文献列表以获取额外的参考信息。他们没有限定检索的语言和地域。他们有2个独立的作者评估试验的入选标准并纳入试验，当两者意见不一致由第三个综述作者解决。尽管你可能很想知道综述作者之间的一致性，但他们没有对其进行定量描述。系统综述作者使用Cochrane协作网偏倚风险评估方法。他们通过充分报告分配序列的产生、分配隐藏和受试者、人员和结局评价者的盲法，明确描述了每一个试验的偏倚风险。作为荟萃分析的一部分，作者单独做了一项排除高偏倚风险研究的**敏感性分析**。他们也检查了发表偏倚。你可能希望他们能联系主要研究的作者，但他们没有报告。总体上，你推断这篇系统综述和荟萃分析的方法的可信度是中到高，而且，你决定去检验效应估计值的大小及对这些估计的信心强度。

张 颖 译

张誉清 谢 锋 审

参考文献

1. Bangalore S, Wetterslev J, Pranesh S, Sawhney S, Gluud C, Messerli FH. Perioperative beta blockers in patients having non-cardiac surgery: a meta-analysis. Lancet. 2008; 372 (9654): 1962-1976.

2. Bouri S, Shun-Shin MJ, Cole GD, Mayet J, Francis DP. Meta analysis of secure randomised controlled trials of β-blockade to prevent perioperative death in non-cardiac surgery. Heart. 2014; 100 (6): 456-464.

3. Alkin M. Evaluation Roots: Tracing Theorists' Views and Influences. Thousand Oaks, CA: Sage Publications Inc; 2004.

4. Oxman AD. Checklists for review articles. BMJ. 1994; 309 (6955): 648-651.

5. Irwig L, Tosteson AN, Gatsonis C, et al. Guidelines for meta-analyses evaluating diagnostic tests. Ann Intern Med. 1994; 120 (8): 667-676.

6. Oxman AD, Guyatt GH. The science of reviewing research. Ann N Y Acad Sci. 1993; 703: 125-134.

7. The Cochrane Collaboration. Cochrane Handbook for Systematic Reviews of Interventions. Version 5. 1. 0. http: // handbook. cochrane. org/. Accessed July 26, 2014.

8. MacLean CH, Morton SC, Ofman JJ, Roth EA, Shekelle PG. How useful are unpublished data from the Food and Drug Administration in meta-analysis? J Clin Epidemiol. 2003; 56 (1): 44-51.

9. McDonagh MS, Peterson K, Balshem H, Helfand M. US Food and Drug Administration documents can provide unpublished evidence relevant to systematic reviews. J Clin Epidemiol. 2013; 66 (10): 1071-1081.

10. Stern JM, Simes RJ. Publication bias: evidence of delayed publication in a cohort study of clinical research projects. BMJ. 1997; 315 (7109): 640-645.

11. Ioannidis JP. Effect of the statistical signifcance of results on the time to completion and publication of randomized efficacy trials. JAMA. 1998; 279 (4): 281-286.

12. Moher D, Pham B, Jones A, et al. Does quality of reports of randomised trials affect estimates of intervention efficacy reported in meta-analyses? Lancet. 1998; 352 (9128): 609-613.

13. Odgaard-Jensen J, Vist GE, Timmer A, et al. Randomisation to protect against selection bias in healthcare trials. Cochrane Database Syst Rev. 2011; (4): MR000012.

14. Klein EA, Thompson IM Jr, Tangen CM, et al. Vitamin E and the risk of prostate cancer: the Selenium and Vitamin E Cancer Prevention Trial (SELECT). JAMA. 2011; 306 (14): 1549-1556.

15. Sesso HD, Buring JE, Christen WG, et al. Vitamins E and C in the prevention of cardiovascular disease in men: the Physicians' Health Study II randomized controlled trial. JAMA. 2008; 300 (18): 2123-2133.

16. Jüni P, Witschi A, Bloch R, Egger M. The hazards of scoring the quality of clinical trials for meta-analysis. JAMA. 1999; 282 (11): 1054-1060.

17. Taylor F, Huffman MD, Macedo AF, et al. Statins for the primary prevention of cardiovascular disease. Cochrane Database Syst Rev. 2013; 1: CD004816.

18. Guyatt GH, Eikelboom JW, Gould MK, et al; American College of Chest Physicians. Approach to outcome measurement in the prevention of thrombosis in surgical and medical patients: Antithrombotic Therapy and Prevention of Thrombosis, 9th ed: American College of Chest Physicians Evidence Based Clinical Practice Guidelines. Chest. 2012; 141 (2) (suppl): e185S-e194S.

19. Murad MH, Montori VM, Walter SD, Guyatt GH. Estimating risk difference from relative association measures in meta analysis can infrequently pose interpretational challenges. J Clin Epidemiol. 2009; 62 (8): 865-867.

20. Thorlund K, Walter SD, Johnston BC, Furukawa TA, Guyatt GH. Pooling health-related quality of life outcomes in meta analysis-a tutorial and review of methods for enhancing inter pretability. Res Synth Methods. 2012; 2 (3): 188-203.

综合证据

第23章

理解和应用系统综述和荟萃分析的结果

M. Hassan Murad，Victor M. Montori，John P. A. Ioannidis，Ignacio Neumann，Rose Hatala，Maureen O. Meade，PJ Devereaux，Peter Wyer，Gordon Guyatt

内容提要

在前一章（第22章"系统综述和荟萃分析的过程"），我们介绍了如何评估一个**系统综述**（无论有无**荟萃分析**）实施过程的可**信度**。本章我们将提出当系统综述足够可信时，如何去评估证据相关的结果估计值的可信度。读者将看到，系统综述的方法和分析可能十分严谨，但作者仍有可能对综述得出的效应值缺乏信心。我们回到前一章讨论的临床场景，从一个可信的系统综述和荟萃分析[1]中获得相对和绝对效应，并决定这些估计值的可信度（证据质量）。评判估计可信度的总体框架是基于GRADE（**证据推荐评估、开发与评价分级标准**）工作组[2]。本章集中在治疗（有效性）或伤害（安全性）的问题，但这个框架也适用于其他问题，例如预后[3]和诊断问题[4]。

临床场景

我们继续使用这个临床场景：一位66岁男性、吸烟、有2型糖尿病和高血压、即将接受非心脏手术，我们考虑在围术期使用β受体阻滞剂来预防心血管并发症，包括非致死性心梗、死亡和非致死性卒中。

一、理解荟萃分析的合并估计量

如果系统综述的作者发现，合并结果以生成一个单一的效应估计是不合适的，系统综述将只能提供一个或几个描述单个研究结果的表格。然而，通常系统综述带有从单个研究结果的加权平均中获得的最佳估计（通常称作汇总或合并的估计）的荟萃分析。加权过程取决于样本量或事件数（见第12章第3节"什么决定了可信区间的宽度？"），或者更具体地说，研究的精确度。

在荟萃分析中，更精确的研究具有更窄的可信区间和更大的权重。在一个使用**二分类结局**（是/否）估计获益或风险的有关治疗问题的荟萃分析中，你应该使用**相对危险度**（RR）和**相对危险度降低**（RRR）或**比数比**（OR）和**比数降低**（见第9章"治疗能否降低危险度：解读研究结果"）。当使用时间−事件方法（例如**生存分析**）分析结局时，可以使用**风险比**表示结果。在诊断试验的荟萃分析中，你可以使用似然比或者诊断OR（见第18章"诊断试验"）的合并估计。

在**连续性结局**而非二分类结局的研究中，荟萃分析通常会使用以下两种方法之一去累积不同研究的数据。如果结局在每个研究中的测量方法相同（如住院时间），各个研究的结果会通过考虑每个研究精确度并以**加权均数差**（weighted mean difference）的方式进行合并。这种测量结果和每个研究报告的结局有相同的单位（例如，治疗后住院时间减少的合并估计为1.1天）。

有时，主要研究结局的测量方法相近但不完全相同。例如，一个试验可能使用一个经过验证的量表（慢性呼吸问卷）测量**健康相关生命质量**，而另一个试验可能使用一个不同的验证后的量表（圣乔治量表）。另一个例子是荟萃分析所纳入的研究采用了不同的抑郁严重程度测量方法。

如果不同研究之间的患者和干预很相似，生成干预对生活质量或抑郁的效应的合并估计是有帮助的，甚至当研究者使用了不同的测量工具，似乎也是有价值的。这种情况下生成合并估计的一种方法是使用治疗组和对照组之间的均值差除以SD进行标准化测量[5]。从计算获得以SD为单位的治疗效果（例如，效应值为0.5表示不同研究的治疗效果是一个SD单位的一半）的汇总估计。理解效应大小的粗略估计是：0.2SD代表小的效应；0.5SD为中等效应；0.8SD为大的效应[6]。

医生可能不熟悉描述效应大小的数学工具。系统综述作者可以通过多种方法来帮助读者理解这些结果。一种常见的方式是把效应大小的汇总转换回自然单位[7]。例如，医生可能对慢性肺病患者的步行测试分数的差异比较熟悉。研究者可以通过几种功能状态的测量（如步行测试和爬楼梯）把治疗的效应大小转换为步行测试分数的差异[8]。

把连续型结局转换成二分类结局有时可能会更好：例如，获得了疼痛水平、疲劳或呼吸困难显著降低的患者比例。实现这种转换的方法正在不断地发展[9,10]。例如关于系统综述作者呈现可供临床应用的结果，见第22章"系统综述和荟萃分析的过程"。

传统系统综述的结果经常以森林图的形式展现（图23-1、图23-2和图23-3）。

森林图显示了每个研究的效应值（即结果）；大小与研究权重成比例的正方形表示**点估计**，水平线表示可信区间。在1.0位置的实线表示无效，虚线代表荟萃分析合并估计的中心。合并的汇总效应通常以菱形表示，其宽度代表合并效应值的可信区间。当可信区间变宽时，效应大小的不确定性增加；若可信区间穿过无效线（对RR或OR来讲，即1.0），将难以确定干预到底是否有效（见第10章"可信区间：单个研究或荟萃分析是否足够大？"）

使用文献

回到术后β受体阻滞剂的场景，你发现一个可信度较高的系统综述，包括了对非致死性心梗、死亡和非致死性卒中等结局的荟萃分析[1]。森林图显示了相关随机试验结局的效应估计（图23-1、图23-2和图23-3）。术后使用β受体阻滞剂降低了不良结局-非致死性心梗的风险（RR 0.67；95% CI，0.47～0.96）。

图23-1

围术期使用 β 受体阻滞剂的患者非致死性心梗结局的荟萃分析结果

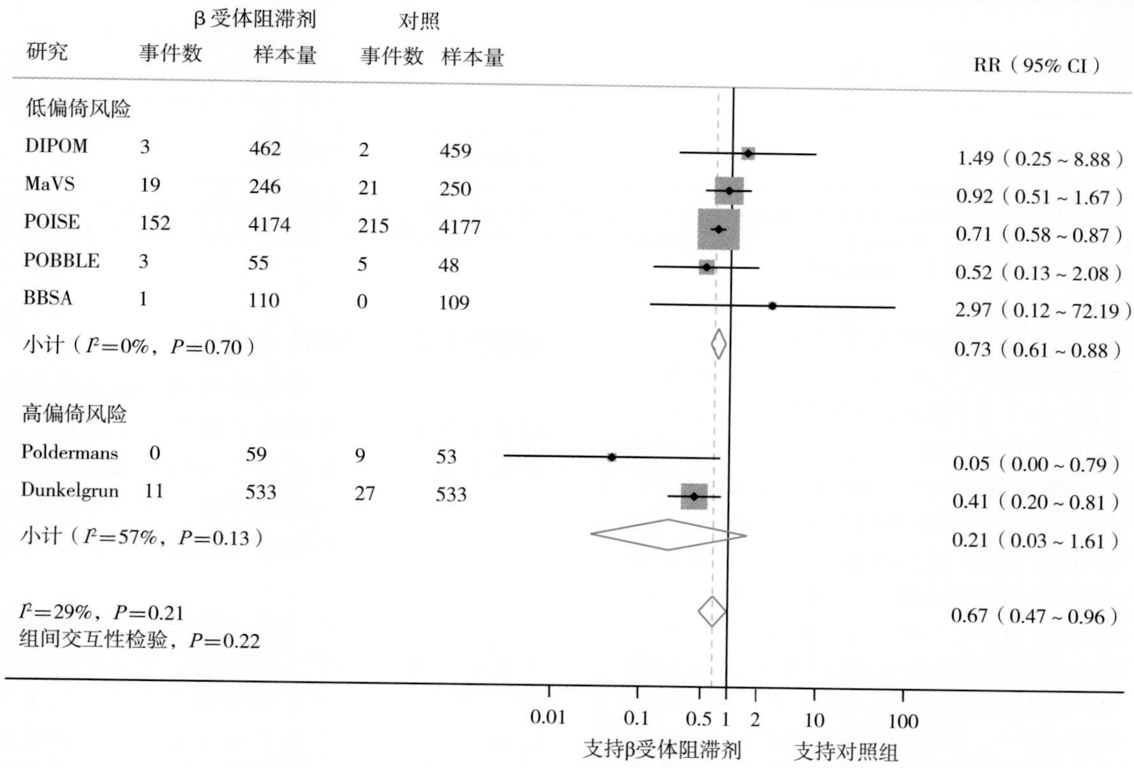

注：BBSA，脊髓麻醉研究中的β受体阻滞剂；CI，可信区间；DIPOM，糖尿病术后病死率和发病率试验；MaVS，血管外科手术后美托洛尔研究；POBBLE，术后β受体阻滞剂试验；POISE，术后缺血评估试验。实线表示无效。虚线代表荟萃分析合并估计的中心。数据来自Bouri et al[1]。

图 23-2

围术期使用 β 受体阻滞剂的患者死亡结局的荟萃分析结果

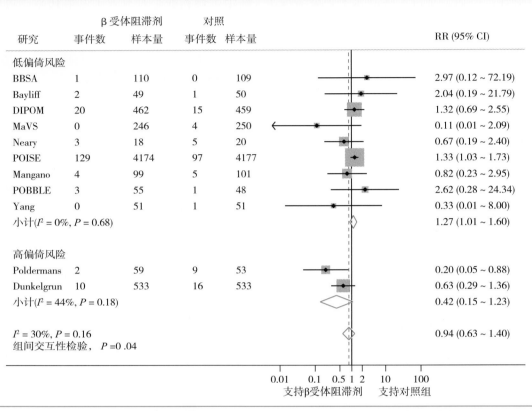

注：BBSA，脊髓麻醉研究中的 β 受体阻滞剂；CI，可信区间；DIPOM，糖尿病术后病死率和发病率试验；MaVS，血管外科手术后美托洛尔研究；POBBLE，术后 β 受体阻滞剂试验；POISE，术后缺血评估试验。实线表示无效。虚线代表荟萃分析合并估计的中心。数据来自 Bouri et al[1]。

因为可信区间没有穿过1.0（无效线），表明合并效应达到了统计显著性的临界点（图23-1）。然而β受体阻滞剂可能增加非致死性卒中的风险，可信区间的下限恰好触及无效线（RR，1.67；95%CI，1.00～2.80）（图23-3）。因为可信区间穿过了1.0且非常宽，包括对病死率的大幅降低（37%）和升高（40%）（RR，0.94；95%可信区间，0.63～1.40）（图23-2），你可能不太确定β受体阻滞剂对死亡结局的作用。然而，你注意到，对于死亡和心梗终点的结果上，不同研究间明显不一致，低偏倚风险和高偏倚风险研究相比更是如此。这里引申出一个问题：哪些研究的结果更可信？我们在本章稍后回答。

理解绝对效应的估计

系统综述和荟萃分析的目的通常是为使用者（医生、患者和政策制定者）提供干预措施对每一个患者－重要结局的效应的最佳估计。当解释和应用结果时，你和你的患者必须平衡期望和不期望发生的后果，以选择最佳治疗方案。

正如我们在前一章（第22章"系统综述和荟萃分析的过程"）指出的，单凭相对危险度（RR）是不足以在期望和不期望的后果之间取舍的，读者应当了解和干预相关的**绝对风险**。例如，迄今为止我们展示了在非心脏手术中使用β受体阻滞剂对心梗风险的RRR为33%，但是对非致死性卒中则会增加67%的风

图 23-3

围术期使用 β 受体阻滞剂的患者非致死性卒中的荟萃分析结果

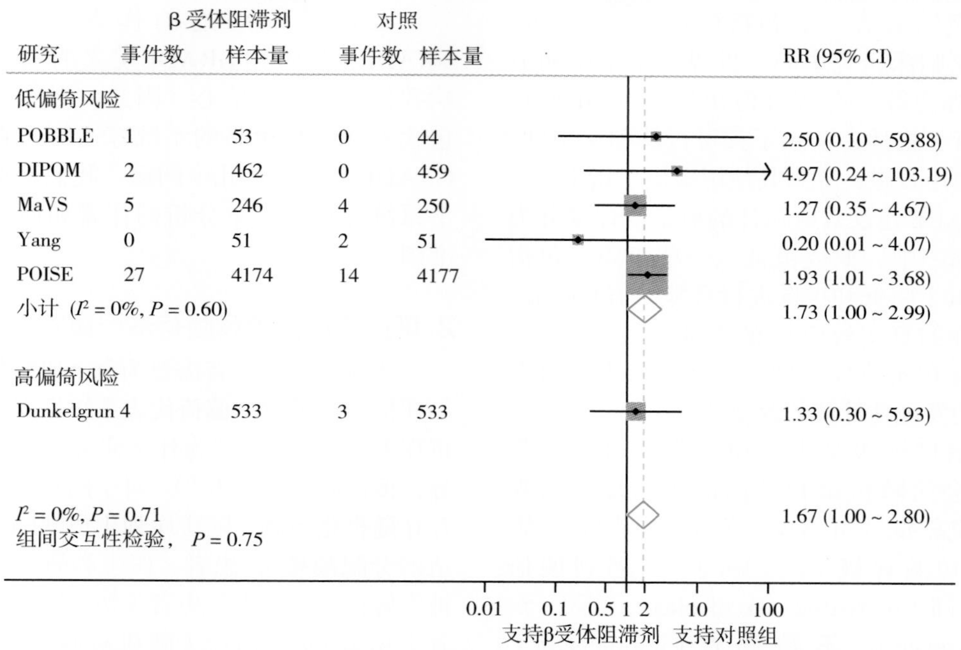

注：CI，可信区间；DIPOM，糖尿病术后病死率和发病率试验；MaVS，血管外科手术后美托洛尔研究；POBBLE，术后β受体阻滞剂试验；POISE，术后缺血评估试验。实线表示无效。虚线代表荟萃分析合并估计的中心。数据来自Bouri et al [1]。

险。如此一来，对于是否使用β受体阻滞剂的意见就会不同，这取决于心梗风险的降低是从10%到7%，还是从1%到0.7%，以及非致死性卒中的升高是从0.5%到0.8%抑或从5%到8%。然而，在获得绝对效应的最佳估计之前，我们需要解决一个悬而未决的问题：最可信的相对效应估计是来自所有的研究，还是仅来自低偏倚风险的研究？我们将在本章后面解决这个问题，并展示绝对效应的最佳估计值。

二、对估计值进行可信度评级（证据的质量）

为了与**循证实践**第二个原则（有些证据更可信，有些则没那么可信）保持一致，我们需要对干预改变结局的效应强度的估计进行可信度评级。这个可信度评级对**临床实践指南**的制定，以及医生和患者做出治疗决策

都非常重要（见第26章"如何使用患者管理推荐意见：临床实践指南和决策分析；"第28章第1节"评估推荐的强度：GRADE方法"）。我们对效应估计可信度的判断不是基于单个研究，而是一个证据体。历史上，"质量"一词已经被用作偏倚风险（risk of bias）和估计可信度（confidence in estimates）的同义词。因为有歧义，我们尽量避免使用"质量"一词（尽管当我们真的使用这个词时，它等同于可信度）。为此，我们分开使用两个词，即偏倚风险和估计的可信度，以求用词精确。本章我们主要关注效应估计的可信度。

1.GRADE方法

GRADE方法是评价证据质量的系统之一。GRADE工作组是由一组临床医学专家、研究者和指南制定者在2000年成立的。工作组共同致力于为系统综述、关于干预影响

的健康技术评估和决定临床实践指南推荐强度等方面，制定最优的估计可信度评级[2]。GRADE方法已经获得广泛传播，并被全世界70多个组织采纳[11,12]，包括Cochrane协作组、英国国家临床研究中心、世界卫生组织和美国医师协会等。有数百份出版物对GRADE方法进行了描述，演示了其可行性和实用性，评估了使用效果，并为其使用提供了指南。

GRADE建议效应估计的可信度评级分为四类：高、中、低或极低。一些组织（包括UpToDate）将低和极低进行合并。信心越低，说明潜在的真实效应和观察到的效应估计越有可能存在实质性差别，因此，将来的研究越有可能发现估计值的改变[13]。

可信度评级从考虑研究设计开始。起始阶段会给随机试验较高的可信度，给**观察性研究**较低的可信度，但是很多因素会影响这些初始评级（图23-4）。当遇到偏倚风险升高（increased risk of bias）、不一致（inconsistence）、**不精确性**（imprecision）、**间接性**（indirectness）或可能存在**发表偏倚**（publication bias）时，可信度评级可能下降。可信度评级的提升不常见，主要发生在当效应量很大的时候（图23-4）。

无论系统综述的作者是否使用了GRADE，这些由GRADE定义的因素都会影响我们对估计的信心。因此，当你评价一个包含不同诊疗策略的系统综述时，必须考虑GRADE提出的这几个问题。我们现在介绍一下系统综述和荟萃分析的作者如何应用这些准则。

2.证据体的偏倚风险有多严重?

系统综述的作者需要为每个研究的每个结局评估偏倚风险。**偏倚**代表系统性误差而非随机误差（见第6章"为什么研究结果会产生误导：偏倚和随机误差"）。对于随机试验，如果存在**随机化问题**（随机序列生成缺陷或缺乏合适的**分配隐藏**），患者、医生和研究人员没有被实施盲法，或大量患者失访，则偏倚风险上升［见第7章"治疗（随机对照试验）"］。对于不同结局，这些问题的影响可能不同。例

图23-4

对证据质量进行评级（对估计量的信心）

基于研究设计对可信度（证据质量）进行初步评级

| 随机试验（高） | 观察性研究（低） |

以下情况降低可信度等级：	以下情况提高可信度等级：
偏倚风险（严重-1分，非常严重-2分） 不一致性（严重-1分，非常严重-2分） 间接性（严重-1分，非常严重-2分） 不精确性（严重-1分，非常严重-2分） 发表偏倚（可能-1分）	较大效应量（大+1分，非常大+2分）

确定最终可信度等级（证据质量）

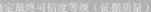

如，缺乏盲法和不充分的分配隐藏对主观结局带来的偏倚大于客观的硬性指标（如死亡）[14]。因为疗效显著而提早中止试验，也可能夸大治疗效果（见第11章第3节"基于获益而提前终止随机试验"）。在观察性研究中，可能增加偏倚风险的因素主要包括：对暴露和结局不恰当的测量、对预后不均衡不充分的统计学调整和失访［见第14章"伤害（观察性研究）"］[15]。理想情况下，系统综述的作者将呈现所有单个研究的偏倚风险，并描述所有纳入研究的总体偏倚风险。判断的可重复性也会影响系统综述过程的可信度（见第22章"系统综述和荟萃分析的过程"）。根据GRADE方法，偏倚风险可以表示为"不严重"、"严重"或"非常严重"。偏倚风险评估可以使得效应估计不降级或者降1～2个等级（例如，从高降至中等或低可信度）（图23-4）[13]。

使用文献

提出围术期应用β受体阻滞剂问题[1]的系统综述和荟萃分析的作者使用了考科兰协作网偏倚风险评估方法（见第22章"系统综述和荟萃分析的过程"）。他们清楚的描述了每个研究的偏倚风险并充分报告了分配序列生成的方法；分配隐藏；患者、人员和结局评价者盲法、失访的程度和使用意向性分析。

纳入分析的11个试验中，有2个被认为存在较高的偏倚风险[16,17]；包括缺乏盲法，以及在一个试验中因为明显的较大的获益而提前中止[17]。当进一步考虑数据的完整性时，这2个试验的问题更加凸显[1]。系统综述作者认为其余的9个试验充分地控制了偏倚，并提供了3个关键结局-非致死性心梗、死亡和非致死性卒中的总体低偏倚风险的证据体。

3. 不同研究的结果一致吗？

提供治疗效果合并估计的荟萃分析，其初始假设是纳入分析的研究人群、干预和结局在一定的变化范围内，治疗效果大体是一致的（见第22章"系统综述和荟萃分析的过程"）。一方面，荟萃分析的问题框架包含了较大范围的患者、干预和结局测量方法，以避免来自亚组分析的虚假效应（见第25章第2节"如何做亚组分析"），生成较窄的可信区间，并提高结论在广泛患者群体中的适用性。另一方面，对不同研究的结果进行合并，可能违反分析的初始假设并导致虚假结论（例如，相同的效应估计被应用于不同的患者群体或不同的干预管理方式，而事实上这样做是不妥的）。

解决这一困难的方法是逐个分析所纳入的研究，估计其结果存在多大程度的差异，也就是研究结果的变异性或**异质性**。框23-1总结了估计的4种方法，研究结果的变异性和后续在此原则上的讨论详见下文[18]。

框23-1 估计研究结果的变异性

变异性的可视化评估
　　点估计之间的相似性如何？
　　可信区间的重合度有多大？
估计变异性的统计学检验
　　生成P值异质性的是/否检验
　　I^2检验通过解释不同研究间结果差异将变异性定量化

（1）变异性的可视化评估

在荟萃分析中进行合并，且在森林图中描绘的研究将不可避免地存在点估计的不一致性（异质性）。问题在于这样的不一致是否足够大，以至于让我们对合并结果感到不放心[19]。

考虑图23-5A和图23-5B（分别是荟萃分析A和荟萃分析B）中的2个荟萃分析的结果。当综述这些研究的结果时，医生会认可其中一个或两个荟萃分析的结果吗？荟萃分析A的结果看起来很可能不满足研究间单一治疗效果的假设，而荟萃分析B的结果符合这一初始假设。因此，我们倾向于不用A的

图 23-5

虚拟的荟萃分析的结果

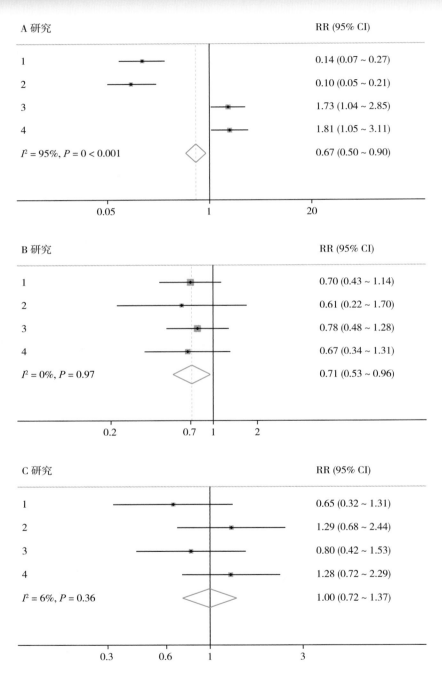

注：CI，可信区间；RR，相对风险。

合并估计，而应用B。

如果要建立一个总结这些发现的准则，一个可能的建议是："我们认同当所有研究提示获益或所有研究提示伤害的单一合并效应"（B案例而非A案例）。然而，图23-5C中提示了这个准则的局限性：这个假定的荟萃分析C的点估计也位于无效线的两侧，但是这里我们合并这些结果并未感到不妥。

估计异质性更好的方法是关注研究间点估计差别的大小。点估计之间差异越大，医生对合并估计的信心就越少（如荟萃分析A中所示）。点估计之间差异较小，（如荟萃分析B和C）则支持荟萃分析所纳入研究的患者、干预和结局范围内干预效应大体一致。

当判断合并研究是否合适时，医生可以应用另一个同等重要的准则：如果可信区间有大部分重合（如荟萃分析B和C），用**随机误差**或机遇来解释点估计的差异可能是合理的。当可信区间不重合（如荟萃分析A），随机误差似乎不太能解释不同研究间明显的治疗效果差异。异质性的可视化估计非常有用；统计学检验则可以提供补充信息。

（2）异质性的"是或否"统计学检验

异质性检验的**原假设**（见第12章第1节"假设检验"）是每个研究潜在的效应是相同的[20]（例如，从研究1获得的RR和从研究2、3和4是相同的）。因此，原假设认为个体研究间的明显变异是机遇引起的。最常用的异质性检验如Cochran Q就是基于χ^2分布来计算研究间的差异等于或大于观察到的差异是由机遇引起的**概率**。

荟萃分析可以采用不同的阈值作为异质性检验的显著性水平（例如，传统阈值$P < 0.05$或更保守的阈值$P < 0.01$）。然而，作为一般原则，异质性检验的较低的P值意味着机遇不太可能解释研究结果间的差异。因此，较低的P值降低了医生对所有患者和所有变异的治疗效果合并估计值的信心。反之，异质性检验较高的P值则增强了我们对

合并研究的潜在假设成立的信心。

在图23-5A中，异质性检验相关的P值很小（$P < 0.001$）（代表不同研究之间差异很大），表明如果所有研究具有相同的潜在效应，我们观察到这样不一致性结果的可能性极低。另一方面，在图23-3B和图23-3C中的相应的P值比较大（分别是0.97和0.36）。因此，在这2个荟萃分析中，机遇可以解释观察到的效应差异。

当荟萃分析纳入的研究样本量较小，事件数量较少时，异质性检验可能不具备足够的把握度去发现实际存在的异质性。相反地，当荟萃分析中纳入的研究具有大样本量和大量的事件时，异质性检验也可能会提供误导性的结果，即差异有统计学意义但是并不重要。这是医生使用异质性可视化估计（点估计的相似度，可信区间的重合度），以及进行统计学检验的另一个原因。

（3）异质性统计检验的大小

I^2统计量是另一个评价异质性的方法，该方法关注变异性的大小而非变异性的统计学意义[21]。

当I^2为0时，机遇能很好地解释个体研究点估计的变异度，医生可以接受治疗效果的单一合并估计值。随着I^2的增大，我们逐渐不能接受单一的合并统计量，而更需要寻求机遇之外的对变异性的解释。图23-6提供了使用I^2的解读指南。

由荟萃分析作者计算得出的，I^2及其95%可信区间可以提供关于不一致性估计的进一步信息。在多数有限数量的相对小样本的荟萃分析中，可信区间非常大，提示对不一致性做出较强推断时应保持谨慎[22]。

图23-5A中的结果生成的I^2大于75%（提示高异质性），而图23-5B和图23-5C得出低的I^2，分别是0和6%（提示低异质性）。

（4）当研究间变异较大时，应该怎么办？

第22章介绍过一个可信度标准，就是作者是否对产生异质性的可能原因进行了解释。

图 23-6

对 I^2 统计量的解读

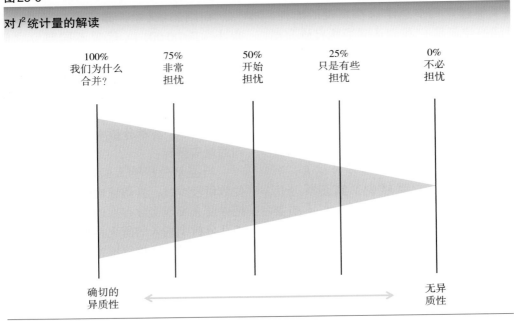

尤其当研究间变异较大时，这种解释就非常关键。

不同研究结果的差异可能来自于不同的纳入人群（例如，对更严重疾病的效应较大，对较轻疾病的效应较小）、不同的干预（例如，大剂量比小剂量更有效）、不同的对照组（例如和疗效好的常规治疗对照组比较时效应值小于与疗效不佳的常规治疗对照组相比）以及研究方法的差别（例如，偏倚风险高时效应值较大；偏倚风险低时效应值较小）。荟萃分析作者应该做交互项检验，以决定亚组间效应估计的差异是否可归因于机遇。以下情况下亚组效应可能是真实的：若效应是基于试验内而非试验间的比较，则不太可能是由于机遇所致；效应是基于事先规定的少量且明确效应方向的假设。如果这些条件不能满足，我们应对亚组分析的结果抱有高度怀疑的态度（见第25章第2节"如何做亚组分析"）。关于研究结果异质性的其他统计分析问题，见25章第1节"固定效应和随机效应模型"。

假设最后我们发现，研究间存在明显的异质性且不能为机遇所解释，又会如何？这样的情形并不少见。有人认为在这种情况下，

荟萃分析的作者不应该合并结果。然而，医生和患者，仍然需要治疗效果的最好估计值来做出临床决策。除非未来提出相同问题的研究可以解释不同研究结果的差异，否则目前合并结果仍然是对治疗效果的最佳估计。当然，医生和患者必须使用最好的估计来做决策是一方面，研究间的不一致性会明显降低对合并估计的信心[23]，这是另一方面。

使用文献

在图23-1和图23-2中，对非致死性心梗和死亡，我们注意到研究间点估计存在很大的不同。在死亡的例子中，可信区间重合很少。尽管异质性P值0.21和0.16都没有统计学意义，非致死性心梗的 I^2 为29%，死亡的 I^2 则为30%，表明为存在的异质性提供解释是有必要的。

通过检查数据，我们发现高偏倚风险的研究与低偏倚风险的研究相比，干预能够更明显地降低非致死性心梗的风险。检验研究中2组（高偏倚风险和低偏倚风险）的交互效应生成了非显著的**P**值

0.22，表明2组间降低非致死性心梗风险的差异可能是机遇所致。

然而，对于死亡结局，研究中2组的交互检验生成的P值是0.04，表明应当用偏倚来解释观测到的异质性（图23-2）。正如之前提到的，2个高偏倚风险研究数据的可信性引起的怀疑，强化了我们先前倾向于使用低偏倚风险研究的决定。低偏倚风险的研究结果是一致的（I^2是0，异质性检验的P值是0.68）。

非致死性卒中结局的荟萃分析显示试验间的结果是一致的，I^2是0，异质性检验的P值是0.71（图23-3）。

4. 结果的精确度如何？

荟萃分析生成了研究间平均效应的估计及其可信区间，后者是指在一定范围内取任意值都代表真实效应的特定概率（典型的是95%）（见第10章"可信区间：单个研究或荟萃分析是否足够大"）当在一个临床问题中应用研究证据时，读者应考虑如果可信区间的上限或者下限都代表真实值，临床决策是否会因此改变。如果无论可信区间的上限还是下限代表真实值，临床决策都是相同的，那么读者应判断证据是足够精确的。如果在可信区间的范围内，我们的决策会改变，那么我们应该对证据抱有较少的信心并降低可信度评级（例如，从高降至中等可信度）[24]。

使用文献

要决定围术期β受体阻滞剂对非致死性心梗风险的效应估计的精度，你需要计算绝对效应，这要求有RR和**对照**事件发生率的数据（未接受β受体阻滞剂患者中的事件发生率）。已经确定RR的最佳估计值来自于低偏倚风险的试验，而不是所有纳入到荟萃分析中的试验，我们注意到RR是0.73（95%可信区间，0.61～0.88）（图23-1）。

我们从目前样本量最大且人群代表性最广的试验中获得了对照事件率，215/4177或近似千分之52，这个试验纳入的人群可能是最有代表性的[25]。接着你可以像如下这样，计算使用β受体阻滞剂的人群中降低非致死性心梗的风险：

- 干预组的风险＝对照组的风险×相对风险＝52/1000×0.73＝近似千分之38
- 风险差＝对照组的风险－干预组的风险＝52/1000－38/1000＝－14/1000（近似每1000人能减少14人发生心梗）。

你可以使用相同的过程计算**风险差**的可信区间，替换点估计（本例是0.73）的可信区间的界值（本例是0.61和0.88）。例如，对于可信区间的上限：

- 干预组的风险＝52/1000×0.88＝近似千分之46
- 干预组的风险－对照组的风险＝46－52＝－6（近似每1000人降低6人）。

因此，使用β受体阻滞剂时的非致死性心梗的绝对差异的估计近似为千分之14，可信区间近似为千分之6至20。非致死性卒中的绝对差异是每1000人增加2人患非致死性卒中，可信区间近似为千分之0至6；对于死亡，绝对差异是每1000人增加6例死亡，可信区间的近似估计是千分之0至13（表23-1）。

由于精确性问题而降低可信度等级，总是一个主观的判断。由于精确性的问题，我们在此似乎需要降低非致死性卒中（效应范围从无差异到非致死性卒中的大幅度增加）和死亡的可信度（有些人可能会认为在心梗减少的情况下，每1000人增加1例死亡是可以接受的；但大多数人不会认为6/1000的病死率是微不足道的）。关于非致死性心梗，我们的决定是不要因为精确性而降低可信度（表23-1）。

表 23-1

证据概要：详细呈现围术期使用 β 受体阻滞剂的最佳估计和对估计值的信心

信心评估

结局	心肌梗死	卒中	死亡
总样本量（纳入研究数量）	10189（5）	10186（5）	10529（9）
偏倚风险	无严重缺陷	无严重缺陷	无严重缺陷
一致性	无严重缺陷	无严重缺陷	无严重缺陷
直接性	无严重缺陷	无严重缺陷	无严重缺陷
精确性	无严重缺陷	不精确	不精确
报告偏倚	未发现	未发现	未发现
结果汇总			
可信度	高	中	中
相对效应（95CI）	0.73（0.61～0.88）	1.73（1.00～2.99）	1.27（1.01～1.60）
每1000患者风险差异	减少14（减少6～20）	增加2（增加0～6）	增加6（增加0～13）

注：CI，可信区间。

使用文献

评估关于 β 受体阻滞剂在非心脏手术中证据的间接性[1]，我们注意到大多数纳入的患者年龄范围是从50到70岁，和你的66岁患者相近。几乎所有纳入试验的手术患者都被划归为中等手术风险，和你的髋关节手术的患者相似。大多数试验纳入的很多患者和你的患者相似，都有心脏病的危险因素。尽管不同试验使用的药物剂量不同，但大体上你可以使用最熟悉的中等剂量 β 受体阻滞剂。对你的患者而言，死亡、非致死性卒中和非致死性心梗是非常重要的关键结局。总体上，系统综述中可得到的证据是直接的，并且可应用到你的患者，同时提供了临床决策所需的关键结局：获益（有效性）和伤害（安全性）。

---

5. 结果可以直接应用到我的患者吗？

为临床决策服务的最佳证据来自于直接比较我们感兴趣的治疗方案，在我们感兴趣的人群中进行评估，并测量了患者－重要结局的研究。如果研究中的人群、干预和结局都和我们感兴趣的那些元素（即我们面前的患者）不同，我们便失去了对效应估计的信心。在 GRADE 中，"间接性"一词是来描述这些问题的[26]。

例如，你面前的患者可能年龄很大，而试验中很少纳入这样的高龄患者。试验中采用的药物剂量可能高于你的患者可耐受的最大剂量。判断患者和干预是否存在间接性，取决于生物或社会因素的不同是否足以引起效应大小出现明显差异（见第13章1节"试验结果在患者个体的应用"）。年纪大的患者对药物的代谢和年轻人不同吗？有没有竞争性风险导致年纪大的患者在从干预获益之前即发生死亡？是否有证据表明药物效果高度依赖于剂量？

另一个间接性问题，源于研究评估的结局和患者感兴趣的结局不同。试验经常测量实验室结局或**替代结局**（surrogate outcome），这并非是因为替代结局本身很重要，而是因为研究假定替代结局的变化可以反映患者－重要结局的变化。（见第13章第4节"替代结局"）。例如，我们有非常好的研究，可以说明药物对2型糖尿病患者糖化血红蛋白A1C的效应，但是这些药物对大血管和微血管效应的信息却很有限。当我们对患者－重要结局感兴趣时，如果我们所能获得的仅仅是替代性结局的效应值，在几乎所有情况下，我们都应该降低对此效应估计值的信心。

最后，另一种特殊的间接性源自医生被迫从未经直接比较检验的几种干预中进行选择。例如，我们可能想选择备选的二膦酸盐来治疗骨质疏松。我们会发现很多试验比较了每一个药物和安慰剂，但是很少去进行不同药物之间的直接比较[27]。在这种情况下进行治疗间的比较，需要对当前的比较进行外推且需要多重假设（见第24章"网络荟萃分析"）[26]。

6. 是否关注了报告偏倚？

系统综述作者最难说明的偏倚类型来自于发表原始研究的作者基于结果的大小、方向或统计学显著性，选择性发表整个研究或特定结局的情况。我们把来自这种倾向的证据体中的系统误差称作**报告偏倚**（reporting bias）。当整个研究均未被报告时，标准名词是发表偏倚（publication bias）。造成发表偏倚的原因是没有统计学显著性结果（**阴性研究**）的研究发表的可能性低于那些有显著差异（**阳性研究**）的研究。研究结果的大小和方向比研究设计、相关性或质量[28]对发表的影响更大，阳性研究发表的可能性大约是阴性研究的3倍[29]。

当作者或研究资助者选择性地处理和报告特定结局或统计分析结果时，我们使用**"选择性结局报告偏倚"**一词[30]。选择性报告偏倚是一个很严重的问题。试验证据表明有一半的随机试验的数据分析计划在试验方案和最终发表的报告之间存在差异[31]。当最终发表的文章因为结果缺乏显著性而被拖延时，

作者使用**"时间滞后偏倚"**一词[32]。

选择性结局报告可以产生误导性的效应估计值。一个对美国食品和药品监督管理局（FDA）报告的研究发现，他们经常纳入很多未发表的研究，并且这些研究的结果可以大大改变效应估计值[33]。

报告偏倚实际上可以影响研究的计划、实施和传播等所有阶段。甚至如果阴性结果成果获得发表，也可能受到**传播偏倚**的影响：这些研究可能发表在不太重要的期刊上，没有得到政策制定者的足够关注，可能被叙述性综述忽略（不论是否被检索到），可能被系统综述忽略（如果未检索到），而且可能对政策的形成只有很小的影响或没有任何影响。另一方面，阳性结果可能得到不成比例的关注。例如，他们更可能出现在后续证据合并和证据概要中[34]。

发表和报告偏倚可以破坏证据体，夸大对治疗效果强度的估计。如果没能发现并纳入未发表的研究，系统综述对治疗效果的估计可能就过于乐观了。

发表偏倚的风险在基于小样本的系统综述和荟萃分析中可能更高。因为缺乏统计学把握度，小样本研究更有可能产生不显著的结果，也更容易隐藏。然而，大样本研究并不能免除此类风险。对研究结果不满意的资助者和作者可能推迟发表或选择在只有有限的读者群或影响因子低的期刊发表他们的研究[32]。

报告偏倚的一个例子是沙美特罗多中心哮喘研究试验，这是一个用来验证沙美特罗或安慰剂对于呼吸相关死亡和威胁生命事件的**复合终点**的随机试验。在2002年9月，数据安全和监测委员会审核了25858例随机的受试者之后，发现沙美特罗治疗组受试者的主要结局增加且接近显著水平，申办方终止了研究。在和原始方案的显著偏离中，申办方将包括试验终止6个月后的分析结果递交到了FDA，这份结果明显下调了沙美特罗相关危险。经过特别询问，FDA最终获得了数据，最后结果在2006年1月发表，显示使用沙美

综合证据

特罗会增加呼吸相关死亡的风险[35,36]。

（1）处理报告偏倚的策略

几种检验方法可用于检测发表偏倚（框23-2）；可惜的是，这些方法都存在严重的局限性。这些检验要求研究数量较大（30或以上较为理想），尽管很多荟萃分析作者对较小数量的研究也使用这些工具[37]。此外，没有任何一个检验经过真实数据的标准原则（或金标准）的验证，而只有经过上述验证，我们才能知道是否存在发表偏倚或其他偏倚。

框23-2　处理报告偏倚的4个策略

1. 检验是否小样本研究显示更大的效应
   a. 漏斗图，可视化估计
   b. 漏斗图，统计分析
2. 通过假设的发表偏倚后，重复绘制图形以重建证据
   a. 剪补法
3. 根据统计学显著性水平估计发表的可能性
4. 更多数据出现时，检验效应大小随时间变化的趋势

检验的第一个类型是验证是否小样本研究的结果和大样本研究不同。在将纳入荟萃分析的这些研究的精确度（通过样本量、**倒标准误或倒方差**）和治疗效果大小相连接的图形中，结果应该以倒漏斗图展示（图23-7A）。这样的**漏斗图**应该是对称的、围绕点估计（由大样本试验决定）或大样本试验自身的结果。漏斗中的缺口或空白区域表示研究已经开展但没有发表（图23-7B）。因为对称的可视化判断可能是主观的，荟萃分析有时对漏斗的对称性进行统计学检验[37]。

漏斗形状或检验可以提示发表偏倚，但其不对称性也可能有其他的解释。小样本研究可能有更高的偏倚风险，这一点可以解释其较大的效应。另一方面，小样本研究可能选择更配合的患者群体或更细致地实施了干预措施。最后，机遇性的发现总是可能存在的。

检验的第二个类型是填补和纠正缺失信息并处理其效应（**剪补法**）。与之前相同，荟萃分析中一般包含的少量研究和异质性的存在，使得第二个策略不适用于大部分荟萃分析。

图23-7

漏斗图显示无发表偏倚（A）和显示可能的发表偏倚（B）

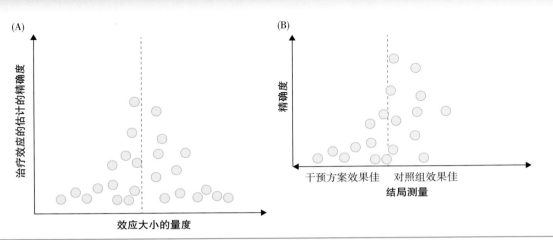

注：A，圆圈代表试验的点估计。分布的模式组合成倒漏斗形状。大样本研究更趋近于合并估计（虚线）。在本例中，小样本研究的效应大小基本围绕合并估计对称分布。B，漏斗图显示小样本研究既没有在点估计值（由大样本试验决定）也没有在大样本试验的效应值周围呈对称分布。在底部右侧象限应该出现的试验却未出现。这表明同时存在发表偏倚和对潜在真实治疗效果的过高估计。

第三个检验策略是根据统计学显著性水平，估计是否有发表概率的差别[38-40]。大量的显著性检验可以应用于单个荟萃分析和可以处理类似偏倚的相同领域的多重荟萃分析中。

最后，有一系列检验旨在验证是否随着数据的累积，证据会随着时间而变化，连续不断地缩小效应是时间滞后偏倚的特征[41]。

比上述任何理论检验更有说服力的，是系统综述的作者在纳入全部原始研究的过程中成功获得了未发表研究的结果。

前瞻性的进行可获得的结果的研究注册是解决报告偏倚的最好方法[42,43]。前瞻性注册使得潜在发表偏倚可被识别；然而，要鉴别潜在的选择性结局报告偏倚，需要更详细的信息。医生使用研究报告来指导自身实践时必须保持对报告偏倚风险的警觉，直到完整报告成为（常规）现实[44]。

使用文献

提出围术期β受体阻滞剂问题的系统综述和荟萃分析[1]的作者构建了看似对称的漏斗图，而且图形对称性的统计学检验不显著。纳入的患者总数（＞10000）进而降低了对发表偏倚的关注，因此我们没有理由因为发表或报告偏倚降低可信度评级。

---

7. 有没有理由提升可信度评级？

一些不常见的情况可能会提升观察性研究的可信度评级。试在以下情况下考虑我们对效应估计值的信心：髋关节置换减少因严重骨质疏松而带来的疼痛和行动受限；肾上腺素预防全身性过敏引起的死亡；胰岛素预防糖尿病酮酸症导致死亡；透析对延长末期肾衰患者生命的效果[45]。在这些场景中，尽管

缺乏随机对照临床试验，我们仍对巨大的治疗效果有信心。为什么？这是因为在无干预的条件下患者会不可避免地恶化；相反，经过治疗的患者却在短期内获得了一个巨大的疗效。

GRADE方法提供了判断巨大效应量的具体规定：当存在2倍的风险降低或升高时，考虑将可信度评级提升1个等级；当有5倍的风险降低或升高时，考虑将可信度评级提升2个等级。例如，一个检验婴儿睡姿和婴儿猝死综合征（SIDS）的观察性研究的系统综述和荟萃分析发现，俯卧睡姿相对于仰卧睡姿SIDS发生的OR为4.9（95%可信区间，3.6～6.6）[46]。20世纪80年代开始婴儿仰睡运动之后，很多国家SIDS发生率降低了50%到70%，二者之间存在关联[46]。这种巨大的效应提升了我们对仰睡和SIDS的关联是真实的信心[45]。

三、研究结果的循证概要：证据情况

为了最优化地应用系统综述总结的证据，临床实践者需要以简洁的形式呈现效应估计值的大小和其可信度（证据质量）。我们需要这些信息从而权衡获益（有效性）和伤害（安全性），并且应用上述信息和患者沟通临床方案的风险。我们还需要知道自己对证据体的信心，以便和患者交流这些不确定性。

系统综述可以采取不同的方法提供概要。GRADE工作组建议使用所谓的证据概要（或简略的版本称作**结果概要表**）。这样的表格显示了干预措施在每个对患者最重要的关键结局的相对和绝对效应，以及可信度评级。如果我们可以根据患者的基线区分结局风险，我们应该在每一个风险分层中分别呈现绝对效应。

综合证据

临床场景解决方案

表23-1提供了围术期β受体阻滞剂的系统综述合并结果的证据概要。我们看到可信度较高的证据表明，具有心血管疾病或疾病危险因素的个体，围术期应用β受体阻滞剂可将非致死性心梗风险降低千分之14（近似千分之20至千分之6）。不幸的是，患者死亡或非致死性卒中的风险也可能有所升高。由于多数人非常厌恶与卒中相关的残疾，至少同厌恶死亡一样，所以大部分患者看到证据时可能会拒绝在围术期使用β受体阻滞剂。实际上，这也正是我们和这位66岁的糖尿病男性讨论证据时，他所做出的决定。

张　颖　费宇彤　译

张誉清　谢　锋　审

参考文献

1. Bouri S, Shun-Shin MJ, Cole GD, Mayet J, Francis DP. Metaanalysis of secure randomised controlled trials of β -blockade to prevent perioperative death in non-cardiac. Heart. 2014: 100 (6) : 456-464.

2. Guyatt GH, Oxman AD, Vist GE, et al; GRADE Working Group. GRADE: an emerging consensus on rating quality of evidence and strength of recommendations. BMJ. 2008; 336 (7650) : 924-926.

3. Spencer FA, Iorio A, You J, et al. Uncertainties in baseline risk estimates and confdence in treatment effects. BMJ. 2012; 345: e7401.

4. Schünemann HJ, Oxman AD, Brozek J, et al; GRADE Working Group. Grading quality of evidence and strength of recommendations for diagnostic tests and strategies. BMJ. 2008; 336 (7653) : 1106-1110.

5. Rosenthal R. Meta-analytic Procedures for Social Research. 2nd ed. Newbury Park, CA: Sage Publications; 1991.

6. Cohen J. Statistical Power Analysis for the Behavioral Sciences. 2nd ed. Hillsdale, NJ: Lawrence Earlbaum Associates; 1988.

7. Smith K, Cook D, Guyatt GH, Madhavan J, Oxman AD. Respiratory muscle training in chronic airflow limitation: a meta-analysis. Am Rev Respir Dis. 1992; 145 (3) : 533-539.

8. Lacasse Y, Martin S, Lasserson TJ, Goldstein RS. Metaanalysis of respiratory rehabilitation in chronic obstructive pulmonary disease. A Cochrane systematic review. Eura Medicophys. 2007; 43 (4) : 475-485.

9. Thorlund K, Walter S, Johnston B, Furukawa T, Guyatt G. Pooling health-related quality of life outcomes in meta-analysis-a tutorial and review of methods for enhancing interpretability. Res Synth Methods. 2011; 2 (3) : 188-203.

10. Guyatt GH, Thorlund K, Oxman AD, et al. GRADE guidelines: 13. Preparing summary of fndings tables and evidence proflescontinuous outcomes. J Clin Epidemiol. 2013; 66 (2) : 173-183.

11. Guyatt GH, Oxman AD, Schünemann HJ, Tugwell P, KnottnerusA. GRADE guidelines: a new series of articles in the Journal of Clinical Epidemiology. J Clin Epidemiol. 2011; 64 (4) : 380-382.

12. Organizations. The GRADE Working Group. http: //www. gradeworkinggroup. org/society/index. htm. Accessed April 9,

2014.

13. Balshem H, Helfand M, Schünemann HJ, et al. GRADE guidelines: 3. Rating the quality of evidence. J Clin Epidemiol. 2011; 64 (4) : 401-406.

14. Wood L, Egger M, Gluud LL, et al. Empirical evidence of bias in treatment effect estimates in controlled trials with different interventions and outcomes: meta-epidemiological study. BMJ. 2008; 336 (7644) : 601-605.

15. Bassler D, Briel M, Montori VM, et al; STOPIT-2 Study Group. Stopping randomized trials early for beneft and estimation of treatment effects: systematic review and meta-regression analysis. JAMA. 2010; 303 (12) : 1180-1187.

16. Dunkelgrun M, Boersma E, Schouten O, et al; Dutch Echocardiographic Cardiac Risk Evaluation Applying Stress Echocardiography Study Group. Bisoprolol and fluvastatin for the reduction of perioperative cardiac mortality and myocardial infarction in intermediate-risk patients undergoing noncardiovascular surgery: a randomized controlled trial (DECREASE-IV) . Ann Surg. 2009; 249 (6) : 921-926.

17. Poldermans D, Boersma E, Bax JJ, et al; Dutch Echocardiographic Cardiac Risk Evaluation Applying Stress Echocardiography Study Group. The effect of bisoprolol on perioperative mortality and myocardial infarction in high-risk patients undergoing vascular surgery. N Engl J Med. 1999; 341 (24) : 1789-1794.

18. Hatala R, Keitz S, Wyer P, Guyatt G; Evidence-Based Medicine Teaching Tips Working Group. Tips for learners of evidencebased medicine: 4. Assessing heterogeneity of primary studiesin systematic reviews and whether to combine their results. CMAJ. 2005; 172 (5) : 661-665.

19. Lau J, Ioannidis JP, Schmid CH. Summing up evidence: one answer is not always enough. Lancet. 1998; 351 (9096) : 123-127.

20. Lau J, Ioannidis JP, Schmid CH. Quantitative synthesis in systematic reviews. Ann Intern Med. 1997; 127 (9) : 820-826.

21. Higgins JP, Thompson SG, Deeks JJ, Altman DG. Measuring inconsistency in meta-analyses. BMJ. 2003; 327 (7414) : 557-560.

22. Ioannidis JP, Patsopoulos NA, Evangelou E. Uncertainty in heterogeneity estimates in meta-analyses. BMJ. 2007; 335 (7626) : 914-916.

23. Guyatt GH, Oxman AD, Kunz R, et al; GRADE Working

Group. GRADE guidelines: 7. Rating the quality of evidence-inconsistency. J Clin Epidemiol. 2011; 64 (12): 1294-1302.

24. Guyatt GH, Oxman AD, Kunz R, et al. GRADE guidelines 6. Rating the quality of evidence—imprecision. J Clin Epidemiol. 2011; 64 (12): 1283-1293.

25. Devereaux PJ, Yang H, Yusuf S, et al; POISE Study Group. Effects of extended-release metoprolol succinate in patients undergoing non-cardiac surgery (POISE trial): a randomized controlled trial. Lancet. 2008; 371 (9627): 1839-1847.

26. Guyatt GH, Oxman AD, Kunz R, et al; GRADE Working Group. GRADE guidelines: 8. Rating the quality of evidence-indirectness. J Clin Epidemiol. 2011; 64 (12): 1303-1310.

27. Murad MH, Drake MT, Mullan RJ, et al. Clinical review. Comparative effectiveness of drug treatments to prevent fragility fractures: a systematic review and network meta-analysis. J Clin Endocrinol Metab. 2012; 97 (6): 1871-1880.

28. Easterbrook PJ, Berlin JA, Gopalan R, Matthews DR. Publicationbias in clinical research. Lancet. 1991; 337 (8746): 867-872.

29. Stern JM, Simes RJ. Publication bias: evidence of delayed publication in a cohort study of clinical research projects. BMJ. 1997; 315 (7109): 640-645.

30. Chan AW, Hróbjartsson A, Haahr MT, Gøtzsche PC, Altman DG. Empirical evidence for selective reporting of outcomes in randomized trials: comparison of protocols to published articles. JAMA. 2004; 291 (20): 2457-2465.

31. Saquib N, Saquib J, Ioannidis JP. Practices and impact of primary outcome adjustment in randomized controlled trials: meta-epidemiologic study. BMJ. 2013; 347: f4313.

32. Ioannidis JP. Effect of the statistical signifcance of results on the time to completion and publication of randomized efficacy trials. JAMA. 1998; 279 (4): 281-286.

33. McDonagh MS, Peterson K, Balshem H, Helfand M. US Foodand Drug Administration documents can provide unpublished evidence relevant to systematic reviews. J Clin Epidemiol. 2013; 66 (10): 1071-1081.

34. Carter AO, Griffn GH, Carter TP. A survey identified publication bias in the secondary literature. J Clin Epidemiol. 2006; 59 (3): 241-245.

35. Lurie P, Wolfe SM. Misleading data analyses in salmeterol (SMART) study. Lancet. 2005; 366 (9493): 1261-1262, discussion 1262.

36. Nelson HS, Weiss ST, Bleecker ER, Yancey SW, Dorinsky PM; SMART Study Group. The Salmeterol Multicenter Asthma Research Trial: a comparison of usual pharmacotherapy for asthma or usual pharmacotherapy plus salmeterol. Chest. 2006; 129 (1): 15-26.

37. Lau J, Ioannidis JP, Terrin N, Schmid CH, Olkin I. The case of the misleading funnel plot. BMJ. 2006; 333 (7568): 597-600.

38. Hedges L, Vevea J. Estimating effect size under publication bias: small sample properties and robustness of a random effects selection model. J Educ Behav Stat. 1996; 21 (4): 299-333.

39. Vevea J, Hedges L. A general linear model for estimating effect size in the presence of publication bias. Psychometrika. 1995; 60 (3): 419-435.

40. Ioannidis JP, Trikalinos TA. An exploratory test for an excess of signifcant fndings. Clin Trials. 2007; 4 (3): 245-253.

41. Ioannidis JP, Contopoulos-Ioannidis DG, Lau J. Recursive cumulative meta-analysis: a diagnostic for the evolution of total randomized evidence from group and individual patient data. J Clin Epidemiol. 1999; 52 (4): 281-291.

42. Boissel JP, Haugh MC. Clinical trial registries and ethics review boards: the results of a survey by the FICHTRE project. Fundam Clin Pharmacol. 1997; 11 (3): 281-284.

43. Horton R, Smith R. Time to register randomised trials. The case is now unanswerable. BMJ. 1999; 319 (7214): 865-866.

44. Dickersin K, Rennie D. The evolution of trial registries and their use to assess the clinical trial enterprise. JAMA. 2012; 307 (17): 1861-1864.

45. Guyatt GH, Oxman AD, Sultan S, et al; GRADE Working Group. GRADE guidelines: 9. Rating up the quality of evidence. J Clin Epidemiol. 2011; 64 (12): 1311-1316.

46. Gilbert R, Salanti G, Harden M, See S. Infant sleeping position and the sudden infant death syndrome: systematic review of observational studies and historical review of recommendations from 1940 to 2002. Int J Epidemiol. 2005; 34 (4): 874-887.

综合证据

第24章

网络荟萃分析

Edward J.Mills，John P.A.Ioannidis，Kristian Thorlund，Holger J.Schünemann，Milo A.Puhan，and 和 Gordon Guyatt

综合证据

内容提要

<table>
<tr><td colspan="1">临床场景</td></tr>
</table>

临床场景

患者是一名45岁的女性，经常发生偏头痛，且每次持续4～24小时，导致无法去上班或照顾孩子。患者已使用最大剂量的非甾体抗炎药来控制这些症状，同时寻求其他治疗。你决定推荐曲坦类药物治疗患者的偏头痛，但想知道怎样从现有的7种曲坦类药物进行选择。你检索了评估该患者人群中不同曲坦类的**网络荟萃分析**（network meta-analysis，NMA）[1]。你不熟悉这种类型的研究，想知道在评估其方法和结果时是否有需要注意的特殊问题。

一、寻找证据

你在熟悉的循证摘要网站的搜索框中输入"偏头痛曲坦类"（migraine triptans）。你找到几篇与处理偏头痛相关的文章，以及现有各类药物的信息。但是，尽管比较单一方案的大量证据已经出现，但你想获取比较了所有曲坦类的单篇**系统综述**。为检索这样的文献，你在PubMed Clinical Queries（http://www.ncbi.nlm.nih.gov/pubmed/clinical；见第5章"寻找当前最佳证据"）输入"偏头痛曲坦类比较"（migraine triptans comparison）。在结果页面中（用于广泛过滤潜在综述），你检索到21篇引文。其中第一篇与你的问题相关度最大。这是一项网络荟萃分析，旨在和你的患者相似的人群中评估不同的曲坦类[1]。你不熟悉这种类型的研究，想知道在评估其方法和结果时有哪些需要注意的特殊问题。

二、引言

传统上，荟萃分析阐述了一种干预相对于另一种（安慰剂或另一种治疗方法）的优点。汇总了所有研究的数据——通常为**随机对照试验**（RCT）——即符合我们称为配对荟萃分析的入选标准。与单项RCT相比，**荟萃分析**提高了检测差异的效力，也便于检查符合条件的RCT之间存在疗效重要差异的程度——即**异质性**[2,3]。若异质性较大且无法解释，会降低读者对治疗效果估计的信心（见第23章"理解和应用系统综述和荟萃分析的结果"）。

传统配对荟萃分析的一个缺点，是仅评估一种干预相对于另一种的效果，而不能同时比较几种干预措施的相对有效性。但是在许多疾病，研究者希望比较多种治疗选择与安慰剂，偶尔也相互比较不同的治疗选择。例如，虽然91项已完成的和正在进行的RCT阐述了9种生物药物治疗类风湿关节炎的有效性，但仅有5项RCT直接在生物制剂之间进行了比较[4]。

最近出现了另一种形式的荟萃分析，称为网络荟萃分析（network meta-analysis，NMA），也被称为多重或混合治疗比较荟萃分析（multiple or mixed treatment comparison meta-analysis）[6,7]。无论是否实际在RCT中进行了头对头比较，NMA提供了所有可能的配对比较的效应值估计。图24-1显示了常见NMA示例。

对于尚未进行头对头比较的两种干预A和B，我们通过间接比较来做出相对效果估计。例如，如果两种干预（如图24-2A中的帕罗西汀和劳拉西泮）各与另一种干预C（如安慰剂）进行了直接比较，我们就可以进行间接比较。

例如，假设A（例如帕罗西汀）大幅降低了相对于C（安慰剂）的不良结局比数（OR 0.5）。另一方面，干预B（例如劳拉西泮）相对于C对该结果无影响（OR 1.0）。这样我们就可以合理地推断A大幅优于C。实际上我们对A相对于B的OR最佳估计为0.5/1.0（即0.5）。在这种情况下，我们可以用OR来评估A相对于B对预后的影响[8]。

同时包括直接和间接证据的网络荟萃分析（示例见图24-2B，其中直接和间接证据均可用，被称为闭环），一般有3个主要考虑因

图 24-1

可能的网络荟萃分析形式

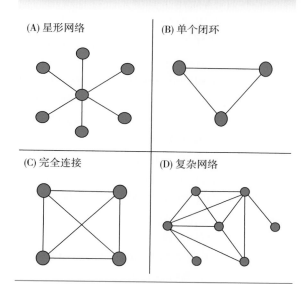

(A) 星形网络　　(B) 单个闭环

(C) 完全连接　　(D) 复杂网络

注：该图显示了 4 个网络图。在每个图形中，线条代表 1 项或多项试验中的直接比较。图 24-1A 显示了一个星形网络，其中所有干预仅与另 1 种干预做比较。图 24-1B 显示了一个包含 3 种干预的单个闭环，可以提供数据计算直接比较和间接比较。图 24-1C 显示了一个连接良好的网络，其中在多项随机对照试验中对所有干预进行了比较。图 24-1D 是具有多个环以及具有稀疏连接臂的一个复杂网络。

素。首先是一个对于传统荟萃分析也是必要的假设：在具有配对比较的试验中，不同研究之间是否具有足够的同质性从而可以合并每种干预？（见第 23 章 "理解和应用系统综述和荟萃分析的结果"）

第二，除干预之外，在人群、设计或结果等重要特征方面，网络中的不同试验是否足够相似[9]？例如，如果应用试验药物 A 与安慰剂的人群特征，与另一项试验中应用药物 B 与安慰剂的人群特征相比有很大差异，则基于 A 和 B 相对于安慰剂的效果来推断 A 和 B 之间的相对效果，就值得商榷了。第三，在直接和间接证据均存在的情况下，结果是否足够一致以至于我们可以汇总直接和间接证据？

通过直接和间接比较的证据，NMA 可增加对治疗相对效果估计的精确度，有助于这些治疗的同时比较甚至排序[7]。但是 NMA 的

图 24-2

一个简单的直接比较和简单的闭环

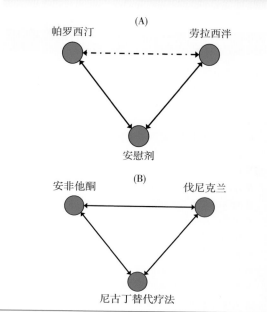

(A)

帕罗西汀　　劳拉西泮

安慰剂

(B)

安非他酮　　伐尼克兰

尼古丁替代疗法

注：在第一个示例（A）中，存在帕罗西汀与安慰剂比较的直接证据以及劳拉西泮与安慰剂比较的直接证据。因此，可以应用间接比较来确定帕罗西汀与劳拉西泮比较的效果，即使这两种药物之间无直接的头对头比较。在第二个示例（B）中，存在比较尼古丁替代治疗与伐尼克兰和安非他酮比较的直接证据。还有比较安非他酮与伐尼克兰的直接证据。因此，有足够的信息来评估直接和间接证据的结果是否一致。

方法学比较复杂，其解释经常有挑战性[10]。

医生将面临的一个挑战，是 NMA 通常使用**贝叶斯分析**（Bayesian analysis），而不是我们大多数人比较熟悉的**频率论分析方法**（frequentist analysis）。但对此不需过于担心，指出这一差异的主要原因仅仅是为了让大家知晓这个名词。医生习惯于用可信区间（confidence interval）来代表对治疗效果的估计，而贝叶斯分析法采用的则是**可靠区间**（credible intervals），在概念上二者是等效的。

在本章，我们通过其他章节使用的 3 个问题，来揭开 NMA 的神秘面纱：①偏倚风险有多大；②结果是什么；③结果的适用性。框 24-1 包括与评估系统综述相关的所有

问题。我们在本章不会讨论所有这些问题，而是着重强调NMA中最重要或特殊的那些问题。

框24-1　使用者指南批判性评估工具

偏倚风险有多大？

　是否包括明确和适当的入选标准？

　研究的选择和报告是否可能存在偏倚？

　是否对研究间结果差异提供了可能的解释？

　研究的选择和评估是否可重复？

　是否评估了每个配对比较效应估计的可信性？

结果是什么？

　治疗网络中证据的数量是多少？

　研究间的结果是否相似？

　直接和间接比较中结果是否一致？

　治疗如何排序，排序的可信度如何？

　结果对敏感性假设和潜在偏倚是否稳健？

怎样将结果应用至患者治疗？

　是否考虑了所有患者－重要结局？

　是否考虑了所有潜在的治疗选择？

　假设的亚组效果是否可信？

　整体质量如何以及证据的局限是什么？

三、偏倚风险有多大？

1.是否包括明确和适当的入选标准？

　　根据PICO框架"患者（P）、干预（I）、比较（C）和结果（O）"确定最佳临床问题。较广泛的入选标准可以增强结果的**外推性**，但如果受试者太不相似而造成异质性过高，就可能产生误导。如果作者将不同剂量的药物，甚至（基于效果相似的假设）将相同类别的不同药物（例如所有他汀类）进行汇总，干预的变异性就可能过高。因此有必要评价纳入标准是否合适，研究者在纳入不同人群、不同剂量或同一类别不同药物或不同结果时，是否会影响研究之间比较的可信性。

2.研究的选择和报告是否可能存在偏倚？

　　一些NMA应用了其他系统综述所用的检索策略。读者需要评价作者是否已更新检索策略以纳入最新发表的试验，这样的结果才更可靠[11]。

　　选择干预时可不设限制。有时，作者可能选择仅包括一个特定组的干预，例如在其国家可获得的干预。一些厂商发起的NMA可能仅选择一种药物及其竞争产品[12]。这可能会遗漏最佳药物，并容易给出碎片化的证据。通常NMA应包括所有干预[13]，因为明显次优或放弃的干预可能仍然有助于提供间接证据[14]。

　　最后，原始试验经常阐述多种结果。选择NMA结果不应为数据所驱动，而应基于对患者的重要性，兼顾获益和**伤害**。

　　在针对重度抑郁12种治疗的一项NMA中，作者选择排除安慰剂对照RCT，仅纳入头对头比较有效药物的RCT[15]。但是，抗抑郁治疗的发表偏倚是公认的[16,17]，通过排除安慰剂对照试验，分析失去了从其他现有证据获益的机会[18]。排除合格的干预（在这种情况下为安慰剂），可能不仅降低了统计效力，而且可能改变了总体结果[14]。安慰剂对照试验与头对头比较试验在执行或偏倚程度方面可能不同（例如，可能有更多或更少的发表偏倚、选择性结果报告及选择性分析报告）。排除安慰剂试验可能还会对配对比较效果的点估计有影响，并可能影响方案的相对排序[14]。因此，后来对第二代抗抑郁药进行NMA时包括了安慰剂对照试验，使用相同的抑郁量表评估不同治疗的相对差异，作者得出了与较早的NMA不同的结果[15,19,20]。

3.是否对研究间结果差异提供了可能的解释？

　　当存在显著的变异性（这种情况不仅常

见，而且正常），作者可进行**亚组分析**或**荟萃回归**（meta-regression）来解释异质性。如果这种分析足以解释了异质性，那么NMA的结果可能更适合你所在的临床环境，以及你正在治疗的患者[21]。例如，在一项评估不同他汀类药物心血管病保护作用的NMA中，作者使用荟萃回归分析来阐述将一级和二级预防、不同种类和不同剂量的他汀类药物的结果汇总是否适当[22]。荟萃回归表明，他汀类在既往有心脏事件以及有高血压病史的患者中疗效更好，为这类人群使用他汀类药物提供了更令人信服的理由。

纳入多种对照干预（例如安慰剂、无干预、较早的标准治疗）可以提高NMA的稳健性（robustness）和连通性（connectedness）。但是，衡量和解释对照组之间的潜在差异是重要的。例如，由于安慰剂效应，在**施盲**的RCT中接受安慰剂的患者与非盲RCT中未接受干预的患者相比，二者的反应可能会不同。因此，如果有效治疗A与安慰剂比较，而另一种有效治疗B与无干预比较，对照组的不同选择可能产生误导的结果（B似乎效果更优，但真实原因是A试验中使用了安慰剂作为对照组）。这也包括使用有效治疗的对照组，荟萃回归要针对这些问题进行分析。

例如，在评估戒烟治疗有效性的一项NMA中，作者将安慰剂对照组与标准治疗对照组合并，然后使用荟萃回归检查对照的选择是否改变了效应值[23]。作者发现使用安慰剂对照的试验效应值小于使用标准治疗对照的试验，这就解释了异质性。

4. 是否对每个配对比较效应估计的可信性进行了评级？

NMA中的治疗效果一般用常见效应值以及95%**可靠区间**（credible interval）来表示。贝叶斯理论中的可靠区间相当于我们通常使用的可信区间（confidence interval）。当治疗网络中包括K种干预时，有$K(K-1)/2$种可能的配对比较。例如，如果有7种干预，则有$7(7-1)/2$（21种）可能的配对比较。与传统荟萃分析一样，NMA作者需要阐述每种配对比较效果估计的可信性（A与B、A与C、B与C等——7种干预的21种比较）。这些可信性评级的必要性在于评价证据的等级：一种治疗优于另一种治疗（例如A与B）的证据可能很强（即可信性高），而另一配对（A与C）的证据可能比较弱（即可信性低）。

GRADE工作组提供了一个非常适合阐述可信性估计的框架（参见第23章"理解和应用系统综述和荟萃分析的结果"）。如果相关随机试验未能通过**分配隐藏**、设盲和预防失访来降低偏倚风险，我们对不同治疗的直接比较会失去一些信心［见第7章"治疗（随机试验）"］。以下情况也会降低我们对NMA结果的信心：①汇总估计的可信区间（或贝叶斯分析的可靠区间）很宽（代表结果不精

使用文献

回到我们开始时的场景，我们检索到的NMA比较了不同曲坦类治疗偏头痛的疗效[1]。关注的患者包括18～65岁有或无先兆偏头痛的成人患者。试验干预为口服曲坦类，对照干预包括安慰剂或无治疗对照。研究终点为头痛发作后2小时和24小时疼痛消失。纳入的RCT中所有患者均符合国际头痛学会制定的广义诊断标准，且每6周至少发生一次偏头痛。研究终点对患者很重要，且其定义在试验间一致。此外，作者计划评估剂量作为潜在的疗效影响因素。

作者对发表的文献进行了全面检索，并通过与制药企业试验组织者联系寻找未发表的RCT。两名审查者独立进行检索并提取数据。作者未评定配对比较估计的可信性，但提供了有助于得出可信结论的信息。对于治疗效果，作者报告了事件比例及比数比（OR）。

确）；②不同研究之间的结果不同，且我们不能解释差异（异质性）；③人群、干预或结果与我们关注的患者不同（证据的间接性）；④可能存在发表偏倚。

理想情况下，对于每个配对比较，作者应列出直接和间接比较的汇总估计（如果有的话），以及相关的可信性评估。关于直接比较的可信性标准已充分确立。虽然这些标准有助于评估间接估计的可信性，但仍有不少挑战。应对这些挑战的方法仍在不断演变，这也说明NMA是一种较新的分析方法。

四、结果是什么？

1. 治疗网络中证据的数量是多少？

试验数量、总样本量、每种治疗和比较的事件数量可以反映治疗网络中的证据数量。此外，网络中治疗的连接程度是影响我们对NMA结果信心的一个重要因素。了解包括节点和连线的**网络几何图**（geometry of a network）将有助于医生了解更全面的情况，看到哪些治疗之间进行了比较[24]。作者通常会列出网络荟萃分析的结构（图24-1）。

当替代干预与一种常见对照组（例如安慰剂）比较时，我们称之为星形网络（图24-1A）。星形网络仅允许有效治疗间的间接比较，这降低了效果的可信性，尤其当试验、患者和事件的数量有限时[25]。能够获得相同干预的直接和间接证据时，我们将此称为闭环（图24-1B）。直接证据的存在增加了我们对估计的信心。

通常，治疗网络包括间接链接和闭环的混合（图24-1C和图24-1D）。多数网络形状是不平衡的，一些比较涉及许多试验，而其他比较涉及的试验很少或没有[24]。在这种情况下（实际上，正如我们在讨论中指出需要对每个配对比较进行可信性评定一样），一些治疗和比较的证据可能具有高可信性，但其他治疗和比较可能只有低可信性。直接比较、间接比较以及NMA汇总结果的可靠区间，可

以反映每个配对比较的可用信息量。

2. 研究间的结果是否相似？

在传统的配对比较荟萃分析中，结果通常因研究而异。研究者可使用亚组分析和荟萃回归阐述治疗效果差异的可能原因。但是，样本量的限制会影响亚组分析，而亚组效应常常被证明是虚假的，这就是我们讨论过的所谓适用性（applicability）问题[26-28]。

通过纳入较大数量的患者和研究，网络荟萃分析提供了更多机会来解释研究间差异。事实上，正如我们在本章之前指出的那样——是否为研究间结果的差异提供了可能的解释——NMA作者进行的检索有利于解释异质性。

但是，和传统荟萃分析一样，NMA的研究结果容易出现无法解释的差异，而且并不少见。理想情况下，NMA作者将总结每个配对比较的结果，提醒读者直接和间接比较结果不一致的程度，以及估计信心相应降低的程度（见第23章"理解和应用系统综述和荟萃分析的结果"）。

3. 直接和间接比较的结果是否一致？

治疗的直接比较通常比间接比较更值得信赖。但是，这些头对头试验也可能产生误导（例如，利益冲突影响了对照组选择或导致选择性报告）。因此，间接比较有时反而能提供更值得信赖的估计[29]。

决定哪些估计最值得信赖（直接、间接或网络汇总），需要评估直接和间接估计是否一致或存在差异。当网络存在闭环时，可以评估直接估计和间接估计是否产生相似的结果（如图24-2B所示）。用于检查这种不一致的统计方法被称为不连贯性（incoherence）检验[30,31]。

例如，研究者对112种干预应用了不连贯性检验，其中包括直接和间接证据。他们发现有14%的配对在统计学上不一致[9]。该研究还发现，纳入试验的数量较少以及测量带有主观性易导致不连贯结果。

作者需要引用每个配对比较的直接估计和间接估计，以方便读者检查直接和间接估计之间的不一致程度。作者可以进行统计检验，以决定随机误差是否可解释直接和间接估计之间的差异。但是，数据量不够是常见的现象。故在无统计学显著差异的情况下，仍可能存在重要差异。

当存在不一致时，作者和读者需要考虑很多可能的原因（框24-2）。正如任何直接配对比较中无法解释的异质性会降低汇总估计的可信性，无法解释的不一致性也会降低网络分析结果的可信性。事实上，当不一致性很显著时，更可信的估计可能来自直接（通常）或间接（很少）比较，而不是来自网络分析。

框24-2　直接和间接比较结果不一致的可能原因

偶然性
真实差异
　入组的受试者（如入组标准、临床环境、疾病谱、基线风险、基于之前反应的选择）的差异
　干预〔如剂量、给药持续时间、既往给药（二线治疗）〕的差异
　背景治疗和管理（例如，最近几年不断更新的治疗和管理）的差异
　定义或结果评估的差异
头对头（直接）比较的偏倚
　未进行分配隐藏带来的乐观性偏倚
　发表偏倚
　选择性结果与分析报告
　截尾试验和早期证据中被放大的效应值
　分配隐藏、设盲、失访、随机分析等方面存在缺陷
间接比较的偏倚
　上述每个偏倚问题都可能影响间接比较所基于的直接比较的结果

例如，一项荟萃分析研究了对乙酰氨基酚联合可待因对手术疼痛的镇痛效果，一个直接比较表明该干预比单用对乙酰氨基酚更有效（疼痛强度变化的平均差异6.97；95% CI，3.56～10.37）。调整后的间接比较未发现联合治疗与单用对乙酰氨基酚

之间存在显著差异（−1.16；95% CI，−6.95至4.64）[32]。在该例中，直接证据和间接证据存在具有统计学意义的不一致（$P=0.02$）。不一致的可能原因是直接试验纳入了基线时疼痛程度较低的患者，这类患者可能对联用可待因反应更好。

4. 治疗如何排序，排序的可信度如何？

除列出治疗效果外，作者可能还列出了每种治疗优于其他治疗的概率，这种概率允许对治疗进行排序[33,34]。虽然这种做法很有吸引力，但因为排序的脆弱性，这样做可能会产生误导，这是由于排名差异可能由于样本量太小或研究的其他缺陷（例如偏倚风险、不一致、间接性等）所致，因而变得不重要。

一个有误导性的排序案例：在药物治疗预防髋骨脆性骨折的一项NMA中，作者得出结论，特立帕肽在10种治疗中排序第一的概率最高[24]。但这一结果却是有误导性的，因为特立帕肽与所有其他药物的比较（包括安慰剂）仅有低或非常低的可信性。

在另一个例子中，针对丙型肝炎直接作用药物的一项NMA发现，特拉匹韦与波普瑞韦之间持续病毒学应答率无统计学差异（OR，1.42；95% CI，0.89～2.25）；基于这些结果，特拉匹韦成为最佳药物的概率（93%）比波普瑞韦（7%）大得多[35,36]。但是，93%概率只不过提供了一种具有误导性的强认可。因为可信区间的下限告诉我们，我们对特拉匹韦的实际优势信心很低。

检查每个配对比较估计的可信度提供了对排序可信度的评价，并揭示了这种评估的重要性。

5. 结果对敏感性假设和潜在偏倚是否稳健？

鉴于NMA的一些复杂性，作者可能通过

使用文献

回到我们的临床场景，图24-3显示了以治疗后2小时无痛为终点的网络比较。作者纳入了74项研究曲坦类治疗和预防偏头痛的RCT。安慰剂分别与依立曲坦（15项）、舒马曲坦（30项）、利扎曲坦（16项）、佐米曲坦（5项）、阿莫曲坦（9项）、那拉曲坦（5项）和福伐曲坦（4项）比较。这些比较的证据数量不同。例如，那拉曲坦仅在5项试验中与安慰剂比较，因此可信性相对较低。舒马曲坦和利扎曲坦则有基于直接和间接比较的大量证据。舒马曲坦（n=30）、利扎曲坦（n=20）和依立曲坦（n=16）的链接较多，而安慰剂有最多的连接节点（n=68）。最常见的直接比较（n=4项试验）是舒马曲坦和利扎曲坦之间（两种最常检测的治疗方法）。整体来看，共有15项直接比较（直接证据），但其中7个直接比较仅包含1项试验。几项比较仅有间接证据。福伐曲坦与其他治疗的连接较弱，因此，涉及该药的所有比较至多仅有中度可信性。

63项试验报告了2小时的无痛反应结果，25项试验报告了24小时的持续无痛反应。在进行其NMA之前，作者使用I^2值评估配对荟萃分析中的异质性，但是未报告其具体数值。作者检查了来自闭环的直接和间接比较之间的一致性，并将该信息作为附录材料提供。分析表明直接和间接证据是相似的，没有不一致性的统计证据（表24-1）。作者还进行了几项敏感性分析，以评估剂量的影响。

图24-4显示了曲坦类与安慰剂的NMA结果。对于2小时的无痛反应，作者发现相对于安慰剂，依立曲坦、舒马曲坦和利扎曲坦显示出最大的治疗效果。对于24小时的无痛反应，则结果基本相似。

当作者比较单个曲坦与其他曲坦类的有效性时，对于某些差异证据至少具有中度可信性。例如，依立曲坦的2小时的无痛反应优于舒马曲坦（OR 1.53；95% CI 1.16～2.01）、阿莫曲坦（OR 2.03；95%CI 1.38～2.96）、佐米曲坦（OR 1.46；95%CI 1.02～2.09）和那拉曲坦（OR 2.95；95%CI 1.78～4.90）。

对于除那拉曲坦外的所有曲坦类，在2小时和24小时，相对于安慰剂的治疗效果至少有中度可信性。依立曲坦有最大概率（68%）成为2小时和24小时（54.1%）无痛反应的最佳治疗。排序靠前的另一种药物为利扎曲坦（2小时为22.6%，24小时为9.2%）。鉴于依立曲坦与许多其他药物之间的比较至少有中度可信性，依立曲坦位列第一是有一定理由的。

表 24-1

不同曲坦类以常规剂量给药2小时无痛反应的一致性

比较	试验数量	直接估计[a]	间接估计[a]
可检查不一致性的3种治疗循环比较			
依立曲坦（40 mg）与舒马曲坦（50 mg）	2	1.48（1.14～2.79）	1.58（0.60～5.87）
依立曲坦（40 mg）与佐米曲坦（12.5 mg）	2	1.52（0.96～1.81）	1.21（0.35～3.55）
依立曲坦（40 mg）与那拉曲坦（2.5 mg）	1	2.46（1.53～3.98）	2.75（0.37～19.8）
舒马曲坦（50 mg）与阿莫曲坦（2.5 mg）	1	1.49（1.12～1.98）	1.07（0.63～1.76）
舒马曲坦（50 mg）与佐米曲坦（12.5 mg）	1	1.12（0.87～1.45）	0.72（0.42～1.29）
舒马曲坦（50 mg）与福伐曲坦（2.5 mg）	1	1.07（0.56～2.04）	0.64（0.35～1.15）
阿莫曲坦（2.5 mg）与佐米曲坦（12.5 mg）	1	0.89（0.69～1.15）	0.70（0.41～1.19）
佐米曲坦（12.5 mg）与福伐曲坦（2.5 mg）	1	0.73（0.52～1.02）	0.86（0.47～1.62）
那拉曲坦（12.5 mg）与福伐曲坦（2.5 mg）	1	0.82（0.51～1.20）	0.90（0.49～1.79）

注：[a]来自头对头直接比较和安慰剂间接比较的荟萃分析汇总的OR估计值和95%可信区间。

图 24-3

曲坦类药物治疗偏头痛的网络荟萃分析（终点为 2 小时无痛反应）

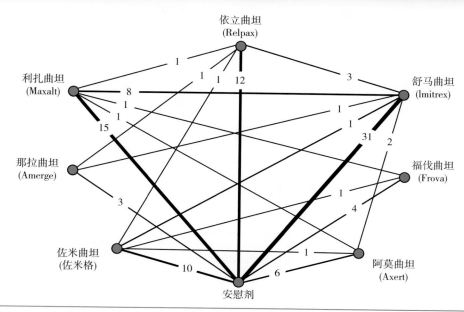

注：治疗节点之间的线表示整个随机对照试验（RCT）中进行的比较。线上的数字表示进行特定比较的 RCT 的数量。

敏感性分析评估其研究结果的稳健性。敏感性分析的目的在于揭示如果某些标准或假设发生变化，其结果将发生怎样的变化。敏感性分析可仅限于低偏倚风险的试验，或基于不同但却相关的患者预后。Cochrane 手册提供了有关敏感性分析的讨论[37]。

例如，在关于预防慢性阻塞性肺疾病（COPD）恶化的一项 NMA 中，作者使用发生率作为主要终点。但是，关于发生率是否应该用于 COPD 试验存在一些争议[38]。为此作者使用曾发生病情恶化的二元结果进行了敏感性分析，发现结果也足够相似。据此可认定该分析的稳健性[39]。

五、怎样将结果应用至患者治疗？

1. 是否考虑了所有患者－重要结局？

许多 NMA 仅报告了临床关注的一个或几个结果。例如，最近一项比较高血压不同治疗的 NMA 仅报告了心力衰竭和死亡率变化[40]，而一项较早的针对高血压治疗的 NMA 还考虑了冠心病和卒中[41]。荟萃分析和 NMA 很少评估不良事件，可能是由于原始研究未报告这类数据[42,43]。为卫生技术评估和**循证临床实践**而进行的网络荟萃分析，可能比临床医学期刊上发表的较短 NMA 提供更多的结果及安全性评估[20]。

使用文献

作者评估了治疗对患者－结局（2 小时和 24 小时的无痛反应）的影响，但遗漏了不良事件。曲坦类在不良事件方面是否有重大差异，这将是患者要着重考虑的问题。幸运的是，似乎与其他曲坦类一样有效或更有效的依立曲坦，至少看上去与其他曲坦类一样具有良好的耐受性[44]。

图 24-4

曲坦类与安慰剂多种治疗比较的荟萃分析结果森林图

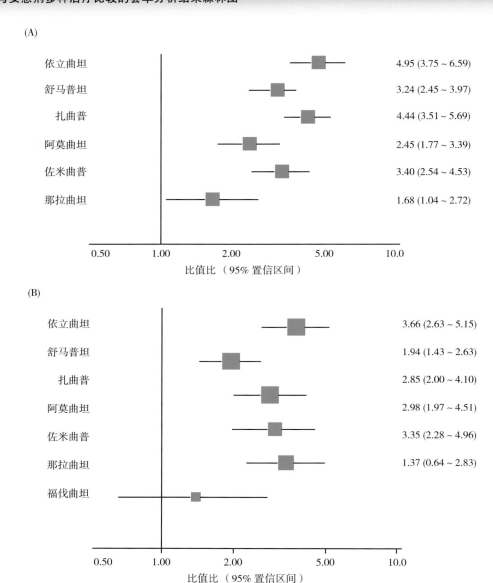

注：A，2小时的无痛反应；B，24小时的持续无痛反应。

2. 是否考虑了所有潜在的治疗选择？

　　网络荟萃分析可能对评价哪些治疗方案进行了选择和限制。例如，对于肠易激综合征，一项NMA可能聚焦于药物而忽视了饮食干预、薄荷油和咨询[45]。限制药物种类也可能带来问题。例如，生物制剂多用于治疗常规药物失败的类风湿关节炎患者。在目前9种类风湿关节炎的生物制剂中，有5种是抗肿瘤坏死因子（TNF）制剂。一项最近发表的NMA仅纳入了抗TNF药物而排除了其他生物制剂[46]。如果他生物制剂等效或优于抗TNF药物，将其排除就可能误导医生认为最佳药物是抗肿瘤坏死因子（TNF）制剂。

3. 假设的亚组效果是否可信？

少数情况下，研究可以根据患者特征进行亚组分析，以明确不同亚组中治疗效果的相对差异[47]。确定亚组分析的可信性需满足一定的标准[47]。这些标准包括：①是否在研究内（亚组 A 和亚组 B 均参加了相同的研究，较强的比较）或研究间（一项研究纳入了亚组 A 而另一项研究纳入了亚组 B，较弱的比较）进行了比较；②偶然性是否可以解释亚组的效果差异；③研究者是否事先提出了有关亚组的假设。网络荟萃分析允许评估更多的 RCT，可能为亚组分析提供更多的机会。但我们还是要对亚组分析保持适当的怀疑态度，并充分尊重可信性标准（见第 25 章第 2 节"如何做亚组分析"）。

例如，在检查吸入性药物治疗 COPD 的一项 NMA 中，作者研究了通过 1 秒用力呼气量（FEV_1）反映的气道阻塞严重度是否会影响患者的反应[48]。如果 FEV_1 相当于预测值的 40% 或更低，与长效 β-激动剂单用相比，长效抗胆碱能药物、吸入性糖皮质激素和联合治疗（包括吸入性糖皮质激素），可显著减轻病情恶化。但如果 FEV_1 大于预测值的 40%，则情况并非如此。对于吸入性糖皮质激素（$P = 0.02$）和联合治疗（$P = 0.01$）而言，这种差异是显著的，但对长效抗胆碱能药物（$P = 0.46$）这种差异并不显著。这些分析基于先验假设的事实，包括有着强大生物学依据的正确的假设方向（更严重的气道疾病通常伴有更重的炎症改变）和药物协同作用所产生的低 P 值（意味着偶然性不太可能解释这样的差异），增强了亚组效应的可信性。但是，这毕竟是基于组间的比较。故合理的判断是这样的亚组效应具有中至高度的可信性，并建议将吸入性糖皮质激素仅用于气道阻塞较严重的患者。

临床场景解决方案

至此我们可得出结论，有令人信服的证据表明曲坦类药物治疗偏头痛在 2 小时和 24 小时具有镇痛效果。但是，因为曲坦类是一大类药物，你有理由去评估这种类效应（class effect）是否真实（见第 28 章第 4 节"理解类效应"）。评估发现，来自直接和间接比较的数据均支持依立曲坦优于其他曲坦类药物。你选择与患者讨论应用依立曲坦治疗的益处，并继续寻找关于药物不良事件的证据。

六、结论

当临床需要在同一疾病的多种治疗之间进行选择时，NMA 可以提供很有价值的信息，但重要的是确定疗效估计的可信性，以及该可信性在不同比较之间的差异程度。如果作者使用 GRADE（证据推荐评估、开发与评价分级标准）进行了可信性评级，则任务很明确——调查可信性评级即可。可信性评级为高或中度的比较是值得信赖的，而评级为低或很低的比较则不太值得信赖。如果作者本身未提供这些评级，你需要做出自己的评估，后者可能有一定的挑战性。

可信性较高的网络荟萃分析特征包括：①个体研究的偏倚风险较低且不太可能有发表偏倚；②在直接比较内部、间接比较内部以及直接和间接比较之间，结果均保持一致；③样本量较大，可靠区间相应较窄；④大多数比较有一些直接证据。但是，多数情况下一些关键估计仅有中或低度可信性，从而增加了结果解读的难度。最重要的是，如果作者不提供必要的信息，则难以判断哪些比较值得信赖，哪些不值得信赖。在这种情况下，医生最好诉诸进行直接比较的系统综述或荟萃分析，并据此指导临床处理。

张 峣 吴 东 刘晓清 译
谢 锋 审

参考文献

1. Thorlund K, Mills EJ, Wu P, et al. Comparative efficacy of triptans for the abortive treatment of migraine: a multiple treatment comparison meta-analysis. Cephalalgia. 2014; 34 (4): 258-267.

2. Lau J, Ioannidis JP, Schmid CH. Summing up evidence: one answer is not always enough. Lancet. 1998; 351 (9096): 123-127.

3. Sacks HS, Berrier J, Reitman D, Ancona-Berk VA, Chalmers TC. Meta-analyses of randomized controlled trials. N Engl J Med. 1987; 316 (8): 450-455.

4. Estellat C, Ravaud P. Lack of head-to-head trials and fair control arms: randomized controlled trials of biologic treatment for rheumatoid arthritis. Arch Intern Med. 2012; 172 (3): 237-244.

5. Lathyris DN, Patsopoulos NA, Salanti G, Ioannidis JP. Industry sponsorship and selection of comparators in randomized clinical trials. Eur J Clin Invest. 2010; 40 (2): 172-182.

6. Salanti G, Higgins JP, Ades AE, Ioannidis JP. Evaluation of networks of randomized trials. Stat Methods Med Res. 2008; 17 (3): 279-301.

7. Lu G, Ades AE. Combination of direct and indirect evidence in mixed treatment comparisons. Stat Med. 2004; 23 (20): 3105-3124.

8. Bucher HC, Guyatt GH, Griffith LE, Walter SD. The results of direct and indirect treatment comparisons in meta-analysis of randomized controlled trials. J Clin Epidemiol. 1997; 50 (6): 683-691.

9. Song F, Xiong T, Parekh-Bhurke S, et al. Inconsistency between direct and indirect comparisons of competing interventions: meta-epidemiological study. BMJ. 2011; 343: d4909.

10. Mills EJ, Bansback N, Ghement I, et al. Multiple treatment comparison meta-analyses: a step forward into complexity. Clin Epidemiol. 2011; 3: 193-202.

11. Liberati A, Altman DG, Tetzlaff J, et al. The PRISMA statement for reporting systematic reviews and meta-analyses of studies that evaluate health care interventions: explanation and elaboration. Ann Intern Med. 2009; 151 (4): W65-94.

12. Sutton A, Ades AE, Cooper N, Abrams K. Use of indirect and mixed treatment comparisons for technology assessment. Pharmacoeconomics. 2008; 26 (9): 753-767.

13. Kyrgiou M, Salanti G, Pavlidis N, Paraskevaidis E, Ioannidis JP. Survival benefits with diverse chemotherapy regimens for ovarian cancer: meta-analysis of multiple treatments. J Natl Cancer Inst. 2006; 98 (22): 1655-1663.

14. Mills EJ, Kanters S, Thorlund K, Chaimani A, Veroniki AA, Ioannidis JP. The effects of excluding treatments from network meta-analyses: survey. BMJ. 2013; 347: f5195.

15. Cipriani A, Furukawa TA, Salanti G, et al. Comparative efficacy and acceptability of 12 new-generation antidepressants: a multiple-treatments meta-analysis. Lancet. 2009; 373 (9665): 746-758.

16. Turner EH, Matthews AM, Linardatos E, Tell RA, Rosenthal R. Selective publication of antidepressant trials and its influence on apparent efficacy. N Engl J Med. 2008; 358 (3): 252-260.

17. Ioannidis JP. Effectiveness of antidepressants: an evidence myth constructed from a thousand randomized trials? Philos Ethics Humanit Med. 2008; 3: 14.

18. Higgins JP, Whitehead A. Borrowing strength from external trials in a meta-analysis. Stat Med. 1996; 15 (24): 2733-2749.

19. Ioannidis JP. Ranking antidepressants. Lancet. 2009; 373 (9677): 1759-1760, author reply 1761-1762.

20. Gartlehner G, Hansen RA, Morgan LC, et al. Comparative benefits and harms of second-generation antidepressants for treating major depressive disorder: an updated meta-analysis. Ann Intern Med. 2011; 155 (11): 772-785.

21. Nixon RM, Bansback N, Brennan A. Using mixed treatment comparisons and meta-regression to perform indirect comparisons to estimate the efficacy of biologic treatments in rheumatoid arthritis. Stat Med. 2007; 26 (6): 1237-1254.

22. Mills EJ, Wu P, Chong G, et al. Efficacy and safety of statin treatment for cardiovascular disease: a network meta-analysis of 170, 255 patients from 76 randomized trials. QJM. 2011; 104 (2): 109-124.

23. Mills EJ, Wu P, Lockhart I, Thorlund K, Puhan M, Ebbert JO. Comparisons of high-dose and combination nicotine replacement therapy, varenicline, and bupropion for smoking cessation: a systematic review and multiple treatment meta-analysis. Ann Med. 2012; 44 (6): 588-597.

24. Salanti G, Kavvoura FK, Ioannidis JP. Exploring the geometry of treatment networks. Ann Intern Med. 2008; 148 (7): 544-553.

25. Mills EJ, Ghement I, O'Regan C, Thorlund K. Estimating the power of indirect comparisons: a simulation study. PLoS One. 2011; 6 (1): e16237.

26. Davey-Smith G, Egger MG. Going beyond the grand mean: subgroup analysis in meta-analysis of randomised trials. In: Systematic Reviews in Health Care: Meta-analysis in context. 2nd ed. London, England: BMJ Publishing Group; 2001: 143-156.

27. Thompson SG, Higgins JP. How should meta-regression analyses be undertaken and interpreted? Stat Med. 2002; 21 (11): 1559-1573.

28. Jansen J, Schmid C, Salanti G. When do indirect and mixed treatment comparisons result in invalid findings? A graphical explanation. 19th Cochrane Colloquium Madrid, Spain October 19-22, 2011. 2011: P3B379.

29. Song F, Harvey I, Lilford R. Adjusted indirect comparison may be less biased than direct comparison for evaluating new pharmaceutical interventions. J Clin Epidemiol. 2008; 61 (5): 455-463.

30. Lu G, Ades A. Assessing evidence inconsistency in mixed treatment comparisons. J Am Stat Assoc. 2006; 101 (474): 447-459.

31. Dias S, Welton NJ, Caldwell DM, Ades AE. Checking consistency in mixed treatment comparison meta-analysis. Stat Med. 2010; 29 (7-8): 932-944.

32. Zhang WY, Li Wan Po A. Analgesic efficacy of paracetamol and its combination with codeine and caffeine in surgical pain-a meta-analysis. J Clin Pharm Ther. 1996; 21 (4): 261-282.

33. Salanti G, Ades AE, Ioannidis JP. Graphical methods and numerical summaries for presenting results from multiple treatment meta-analysis: an overview and tutorial. J Clin Epidemiol. 2011; 64 (2): 163-171.

34. Golfinopoulos V, Salanti G, Pavlidis N, Ioannidis JP. Survival and disease-progression benefits with treatment regimens for advanced colorectal cancer: a meta-analysis. Lancet Oncol. 2007; 8 (10): 898-911.

35. Diels J, Cure S, Gavart S. The comparative efficacy of telaprevir versus boceprevir in treatment-naive and treatment

experienced patients with genotype 1 chronic hepatitis C virus infection: a mixed treatment comparison analysis. Paper presented at: 14th Annual International Society for Pharmaceutical Outcomes Research (ISPOR) European Congress; November 5-8, 2011; Madrid, Spain.

36. Diels J, Cure S, Gavart S. The comparative efficacy of telaprevir versus boceprevir in treatment-naive and treatment experienced patients with genotype 1 chronic hepatitis. Value Health. 2011; 14 (7) : A266.

37. Higgins JP, Green S. Analysing data and undertaking meta-analyses. In: Cochrane Handbook for Systematic Reviews of Interventions. Oxford: Wiley & Sons; 2008.

38. Aaron SD, Fergusson D, Marks GB, et al; Canadian Thoracic Society/Canadian Respiratory Clinical Research Consortium. Counting, analysing and reporting exacerbations of COPD in randomised controlled trials. Thorax. 2008; 63 (2) : 122-128.

39. Mills EJ, Druyts E, Ghement I, Puhan MA. Pharmacotherapies for chronic obstructive pulmonary disease: a multiple treatment comparison meta-analysis. Clin Epidemiol. 2011; 3: 107-129.

40. Sciarretta S, Palano F, Tocci G, Baldini R, Volpe M. Antihypertensive treatment and development of heart failure in hypertension: a Bayesian network meta-analysis of studies in patients with hypertension and high cardiovascular risk. Arch Intern Med. 2011; 171 (5) : 384-394.

41. Psaty BM, Lumley T, Furberg CD, et al. Health outcomes associated with various antihypertensive therapies used as first-line agents: a network meta-analysis. JAMA. 2003; 289(19) : 2534-2544.

42. Hernandez AV, Walker E, Ioannidis JP, Kattan MW. Challenges in meta-analysis of randomized clinical trials for rare harmful cardiovascular events: the case of rosiglitazone. Am Heart J. 2008; 156 (1) : 23-30.

43. Ioannidis JP, Evans SJ, Gøtzsche PC, et al; CONSORT Group. Better reporting of harms in randomized trials: an extension of the CONSORT statement. Ann Intern Med. 2004; 141 (10) : 781-788.

44. Bajwa Z, Sabahat A. Acute treatment of migraine in adults. UpToDate website. http: //www. uptodate. com/contents/acutetreatment-of-migraine-in-adults. Accessed August 4, 2014.

45. Ford AC, Talley NJ, Spiegel BM, et al. Effect of fibre, antispasmodics, and peppermint oil in the treatment of irritable bowel syndrome: systematic review and meta-analysis. BMJ. 2008; 337: a2313.

46. Schmitz S, Adams R, Walsh CD, Barry M, FitzGerald O. A mixed treatment comparison of the efficacy of anti-TNF agents in rheumatoid arthritis for methotrexate non-responders demonstrates differences between treatments: a Bayesian approach. Ann Rheum Dis. 2012; 71 (2) : 225-230.

47. Sun X, Briel M, Walter SD, Guyatt GH. Is a subgroup effect believable? Updating criteria to evaluate the credibility of subgroup analyses. BMJ. 2010; 340: c117.

48. Puhan MA, Bachmann LM, Kleijnen J, Ter Riet G, Kessels AG. Inhaled drugs to reduce exacerbations in patients with chronic obstructive pulmonary disease: a network meta-analysis. BMC Med. 2009; 7: 2.

综合证据

447

第25章

系统综述进阶内容

25.1 固定效应和随机效应模型

M.Hassan Murad，Victor M.Montori，John P.A.Ioannidis，Kameshwar Prasad，Deborah J.Cook，and Gordon Guyatt

内容提要

一、荟萃分析合并数据的模型

荟萃分析是将2个或多个研究的结果进行统计学合并。荟萃分析可以选择**固定效应模型**或**随机效应模型**对研究结果进行这样的合并[1]。

本节从前提假设，统计量以及模型选择对结果的影响这几个角度解释两种模型的区别（如表25.1-1）。但是这种解释在荟萃分析领域尚有争议，统计学家甚至对表25.1-1中两种模型的特征意见不一致。但我们采用的方法大部分与考科兰协作网一致。

采用固定效应模型进行荟萃分析，假设纳入的所有研究结果都有一个唯一的真实值[2]。意思是假设所有研究涉及的相同问题有无限大的样本量而且完全没有**偏倚**，这就会产生完全相同的估计效应。因此，假设所有研究无偏倚风险，观察得到的效应估计值的差异仅由**随机误差**造成[3]。这个假设的前提是在入选患者，执行干预以及结局测量的方法对效应值没有（或很小）影响。固定效应模型的误差仅来源于研究内的差异（研究内差异）；模型不考虑研究间的结果差异（**异质性**）（见第23章"理解和应用系统综述与荟萃分析结果"）。固定效应模型的目的是估计纳入研究的共同真实效应及其不确定性。

为解决荟萃分析的研究问题，随机效应模型假设纳入的研究是研究群体中的随机样本[4]。因为在纳入患者，进行干预以及测量研究结局中会不可避免地产生差异，每个研究都会产生一个不同的真实效应，并且这些效应值呈正态分布。因此合并效应值用随机效应模型不是评估单一干预效应，而是评估不同人群，不同干预，不同结局测量方法研究效应值的一个平均水平[3]。随机效应模型同时考虑研究内和研究间的差异。

二、固定效应模型 vs 随机效应模型：一个类比

为了研究一个新的数学课程的教学效果，研究人员纳入了50名教师。研究者为每一位教师随机分配班级，使一半班级接受旧课程，一半班级接受新课程。研究者采用考试成绩评价教学效果。这个研究要回答什么问题呢？可能存在不止一个潜在假设，回答不止一个问题。

1. 不考虑其他因素仅分析50个教师，两种课程对学生考试成绩的影响因素是什么？（假设：新课程的效应 vs 旧课程的效应在所有老师中是相同的）

2. 在所有将来会教这门数学课的教师中，这50个人是一个随机样本，两种课程对学生考试成绩的影响因素是什么？（假设：新课程的效应 vs 旧课程的效应在老师之间有差异；例如，有些老师教新课程的效果更好）

这2种情境中的区别取决于研究问题：我们是对这50名教师的授课效果感兴趣，还是对（以这50个老师为代表的）所有老师的授课效果感兴趣？

研究假设：新、旧课程的相对效应在50名老师中都相同，还是在老师间有差异。

用老师代替研究，课程代替疗法，你可以得出固定效应模型（问题1）和随机效应模型（问题2）的问题与假设。

有很多种统计方法可以实现固定效应模型和随机效应模型。对于固定效应模型，"倒方差法"指采用方差的倒数作为研究的权重进行各个研究效应值的合并。这种方法在研究样本量较小或事件发生率较低的时候就会出现问题。此时采用Mantel-Haenszel法或Peto比数比法可以较好地进行固定效应模型效应值的合并[5]。不必担心统计方法的细节：我们只要知道有不同的方法可以进行固定效应的荟萃分析即可，没有人知道哪种方法最

表25.1-1

固定效应和随机效应模型对比

	固定效应模型	随机效应模型
概念	估算荟萃分析中纳入研究的效应 假设所有研究效应都相同	通过估算纳入研究的效应得出提供抽样的研究群体的效应 假设研究之间效应有差别且将效应均值做合并评估
统计学	变异仅来源于研究内部	变异来源于研究内部和研究之间
应用	可信区间窄 大样本量研究占权重大幅度高于小样本量研究	可信区间宽 大样本量研究占权重高于小样本量研究，但权重差异小于固定效应模型

好（尽管有人认为他们知道），幸运的是，选择不同方法极少情况会导致结果显而易见的差异。

　　同样，随机效应模型也可以用多种方法实现，他们之间的区别在于如何近似处理研究间的差异。通常使用的方法是Der Simonian and Laird法[4]，可以采用的方法还有很多[6-8]。随机效应模型赋予权重也可以采用倒方差法或Mantel-Haenszel法。

三、实践应用：固定效应模型和随机效应模型的结果差异

　　有时候各个研究之间的结果很相似。进行统计合并时，这意味着研究间差异可能完全用偶然因素来解释，且研究间的方差估计值为0。相当于$I^2 = 0\%$（I^2是用于估计研究之间差异的统计量，见第23章"理解和应用系统综述和荟萃分析结果"）。在这种情况下，固定效应模型和随机效应模型的结果相同。

　　约40%以二分类变量作为结局指标的**随机对照临床试验**（RCTs）的Cochrane荟萃分析中，各个试验结果充分相似，研究间差异可以解释为偶然，且I^2为0[9]。这种情况在流行病学荟萃分析中比较少见[10]。另外40%左右的此类荟萃分析中，研究间差异不为0，但也不大；固定效应模型和随机效应模型的结果仍然相似。在剩下20%的荟萃分析中，研究间差异很大，固定效应模型和随机效应模型的结果不同，这种变异可能有重要意义。

1.模型选择对精确度的影响

　　由于随机效应模型估计变异时包括了研究间的变异，当各个研究结果不同时，合并效应可能导致**可信区间**（CI）更宽（表25.1-1）。这种情况，随机效应模型可能比固定效应模型产生更保守的区间估计。

　　图25.1-1A中4项等样本研究（你可以看出来CI宽度在4项研究中相同）。研究间的差异显著时，固定效应模型的CI比随机效应模型窄。

　　图25.1-1B所示结果研究间差异较小时（异质性小），2个模型CI相似或相同。

图 25.1-1

研究间差异显著时的假设实例

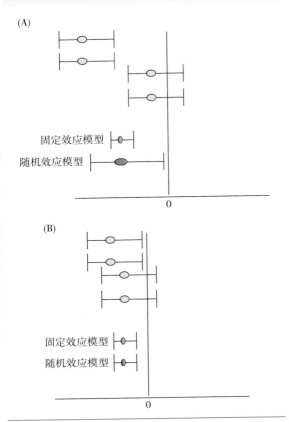

注：A，研究间差异较大时，随机效应模型可信区间比固定效应模型宽。

B，研究间差异较小时，随机效应模型可信区间与固定效应模型相似。

2. 模型选择对点估计值的影响

在两种模型中，大样本研究（或事件发生率高或更多精确结果的研究）占权重都更大。但是，随机效应模型在合并研究结果时给小样本研究赋予了相对较大比例的权重（表25.1-1）。因此，合并效应值的方向和大小受小样本研究的影响相对更大。如果小样本研究结果比大样本研究更接近治疗无效，那么随机效应模型产生的合并效应值也会比固定效应模型更接近无效结果（无疗效）。如果小样本研究比大样本研究更远离无效结果，

那么随机效应模型将比固定效应模型产生更大的有益或有害的估计。因此，来源于随机效应模型的合并效应值可能更易受到高估小样本研究结果的影响；这是一种常见现象（见第23章"理解和应用系统综述与荟萃分析结果"）。在图25.1-2中，我们显示了小样本研究使用两种模型的区间估计。

表 25.1-1 显示了两种模型在理论上、统计学上以及应用上的区别。

四、两种模型结果不同时的处理方案

不同的人热衷于不同的事物，统计学家和临床研究人员可能热衷于固定效应模型或随机效应模型。观点不同，选择的模型也不同。可以预见的是，我们自认为自己的方法很正确，但也需意识到其他人可能会有不同的答案。

这里有一些方法供读者参考。

1. 如果研究间的变异较小，固定效应模型和随机效应模型的点估计值和CI可能差异较小。

2. 直观地说，点估计值的准确性和适用性的不确定性会随着研究间差异的增大而增大。在此情况下，我们更倾向于使用随机效应模型，因为较宽的可信区间可以更准确地反映这种不确定性。比如，大多数人更愿意接受图25.1-1B的区间估计而不是图25.1-1A的。此外，随机效应模型在概念上更具吸引力。我们感兴趣的不只是可获得研究的效应，而是想了解推广应用到更广泛的人群中的效应。而且，真实效应很可能因纳入人群的差异而不同，从而在不同研究中得到有差异的结果（表25.1-1）。基于上述原因，有些研究者更愿意选择随机效应模型。

3. 针对同一个研究问题，当一项研究样本量非常大且比其他的一个或多个小样本研究结果更可靠时，选择固定效应模型更好。

4. 当纳入荟萃分析的研究数量很少（＜5个），我们应当怀疑对于研究间方差估计不准确，此时固定效应模型可能更好[11]。

图25.1-2

小样本研究与大样本研究估计值差异较大举例

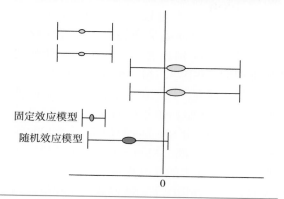

固定效应模型
随机效应模型

0

注：随机效应模型可信区间比固定效应模型宽，且随机效应模型的点估计值更接近小样本研究的结果。

五、点估计和可信区间在两种不同模型结论不同的例子

例1

你是一个外科医生，评估患者肾脏局灶性肿瘤如何治疗。你有2种治疗方案：局部切除或肾脏全部切除。你想知道这两种方案对癌症特异性病死率的影响。你找到了一篇系统综述和荟萃分析来比较两种干预（图25.1-3）[12]。

系统综述的作者用两种模型展示结果。固定效应模型显示，肾脏局部切除的病死率较低，与肾脏全部切除相比差异有统计学差异（危险比＝0.71，95%CI，

图25.1-3

肾脏局部切除与全部切除治疗肾癌病死率的荟萃分析

研究	单个研究统计量				风险比与95%可信区间
	风险比	下限	上限	P值	
Barbalias	1.17	0.07	19.56	0.91	
Becker	0.19	0.10	0.36	<0.01	
Bedke	0.50	0.12	2.08	0.34	
Breau	0.96	0.50	1.84	0.90	
Butler	1.37	0.50	3.75	0.54	
Crepel	1.96	0.72	5.34	0.19	
A'Armiento	1.11	0.06	20.54	0.94	
Hellenthal	0.39	0.26	0.58	<0.01	
Jeldres	2.18	0.95	5.00	0.07	
Kim	0.96	0.09	10.24	0.97	
Lau	1.33	0.30	5.90	0.71	
Lee	1.29	0.57	2.92	0.54	
Leibovich	0.63	0.19	2.07	0.45	
Lerner	1.31	0.80	2.15	0.28	
Margulis	0.41	0.15	1.12	0.08	
Patard	0.56	0.29	1.08	0.08	
Simmons	1.45	0.13	16.17	0.76	
Thompson	0.51	0.24	1.09	0.08	
Van Poppel	2.06	0.60	7.07	0.25	
Weight a	0.77	0.41	1.45	0.42	
Weight b	0.40	0.09	1.78	0.23	
Fixed Model	0.70	0.59	0.84	<0.01	
Random Model	0.79	0.57	1.11	0.17	

0.1　0.2　0.5　1　2　5　10

肾脏局部切除优效　　　　　　肾脏全部切除优效

$I^2 = 63\%$

注：CI：可信区间。

此图由原始研究12改制[12]。

0.59～0.85，P＜0.01）。而随机效应模型则显示差异无统计学差异（危险比＝0.79，95%CI，0.57～1.11，P＝0.17）。纳入的研究之间异质性较大（I^2＝63%，异质性检验P＜0.01）。

对我们来说，研究结果出现极端的差异（有些研究表明有显著疗效，而另一些研究却显示出较强的**伤害**）会降低区间估计值的可信度。可信度降低反映在随机效应模型较宽的可信区间上，此时随机效应模型更适用。

例2

你正在评估一个患有心肌梗死的病人应当如何治疗，需要了解镁离子静脉注射在这种情境下的使用情况。你找到一篇系统综述和荟萃分析[13]，评估镁离子对心肌梗死患者病死率的影响（图25.1-4）。该荟萃分析包含22项研究，中等异质性（I^2＝63%）。大多数研究样本量较小，但有2项样本量较大（医学研究委员会辅助胃灌注化疗试验，超过6000例患者；第四次关于梗死的国际研究（ISIS-4，超过50000例患者）。许多小样本研究发现静脉注射镁离子明显降低病死率（例如1990年Gaymlani and Scechter的研究；1995年Shechter的研究以及1990年Singh，Woods，Zhu，Morton和Raghu的研究）。但2项最大样本的研究发现静脉注射镁离子无获益。这种情况下，我们倾向于相信这两项大样本研究。然而随机效应模型却会让我们陷入误区。图中显示了每项研究的相对权

图25.1-4

静脉注射镁离子治疗急性心肌梗死患者病死率的荟萃分析

研究	单个研究统计量				比值比与95%可信区间	模型	
						固定效应模型	随机效应模型
	风险比	下限	上限	P值		相对权重	相对权重
Abraham 1987	0.96	0.06	15.77	0.98		0.04	0.59
Bhargava 1995	0.95	0.18	5.00	0.95		0.10	1.58
Ceremuzynzki 1989	0.28	0.03	2.88	0.28		0.05	0.84
Gaymlani 2000	0.17	0.03	0.81	0.03		0.12	1.75
Nakashima 2004	0.33	0.03	3.27	0.35		0.06	0.88
Rasmussen 1986	0.33	0.10	1.06	0.06		0.21	2.95
Santoro 2000	0.33	0.01	8.20	0.50		0.03	0.45
Shechter 1990	0.10	0.01	0.82	0.03		0.07	1.02
Shechter 1991	0.55	0.09	3.37	0.52		0.09	1.36
Shechter 1995	0.21	0.07	0.64	0.01		0.23	3.13
Singh 1990	0.51	0.18	1.45	0.21		0.26	3.55
Smith 1986	0.27	0.06	1.35	0.11		0.11	1.71
Thogersen 1995	0.45	0.13	1.54	0.21		0.19	2.72
Urek 1996	3.00	0.12	76.58	0.51		0.03	0.45
Woods 1992	0.74	0.56	0.99	0.04		3.49	14.16
Wu 1992	0.31	0.11	0.92	0.03		0.25	3.38
Zhu 2002	0.64	0.49	0.84	<0.01		4.01	14.62
Feldstedt 1991	1.25	0.48	3.26	0.65		0.31	4.08
ISIS–4 1995	1.06	1.00	1.13	0.07		74.94	18.44
MAGIC 2000	1.00	0.87	1.15	0.97		15.06	17.42
Morton 1984	0.44	0.04	5.02	0.51		0.05	0.77
Raghu 1999	0.33	0.13	0.86	0.02		0.32	4.15
Fixed Model	0.99	0.94	1.05	0.80			
Random Model	0.66	0.53	0.82	<0.01			

0.01　0.1　1　10　100

镁离子组　　　　对照组

注：CI：可信区间。

此图由原始研究13改制[13]。

重，例如，最大的研究（ISIS-4）在固定效应模型中的相对权重接近75%，而在随机效应模型中仅占18%。

六、结论

上述两种模型何者更优尚无定论，不同情况下结果会有不同。表25.1-1显示了固定效应模型与随机效应模型的本质区别。根据本章提供的图表与材料，读者可以视情况自行选择。尽管分析者的模型选择对结果通常影响不大，但当研究结果的异质性显著时，理解模型选择的原理可以帮助医生更好地解读研究结果。

韩 梅 费宇彤 译
张誉清 谢 锋 审

参考文献

1. Fleiss JL. The statistical basis of meta-analysis. Stat Methods Med Res. 1993; 2 (2): 121-145.

2. Anello C, Fleiss JL. Exploratory or analytic meta-analysis: should we distinguish between them? J Clin Epidemiol. 1995; 48 (1): 109-118.

3. Lau J, Ioannidis JP, Schmid CH. Summing up evidence: one answer is not always enough. Lancet. 1998; 351 (9096): 123-127.

4. DerSimonian R, Laird N. Meta-analysis in clinical trials. Control Clin Trials. 1986; 7 (3): 177-188.

5. Mantel N, Haenszel W. Statistical aspects of the analysis of data from retrospective studies of disease. J Natl Cancer Inst. 1959; 22 (4): 719-748.

6. Smith TC, Spiegelhalter DJ, Thomas A. Bayesian approaches to random-effects meta-analysis: a comparative study. Stat Med. 1995; 14 (24): 2685-2699.

7. Warn DE, Thompson SG, Spiegelhalter DJ. Bayesian random effects meta-analysis of trials with binary outcomes: methods for the absolute risk difference and relative risk scales. Stat Med. 2002; 21 (11): 1601-1623.

8. Sidik K, Jonkman JN. A simple confidence interval for meta-analysis. Stat Med. 2002; 21 (21): 3153-3159.

9. Higgins JP, Thompson SG, Deeks JJ, Altman DG. Measuring inconsistency in meta-analyses. BMJ. 2003; 327 (7414): 557-560.

10. Ioannidis JP, Trikalinos TA, Ntzani EE, Contopoulos-Ioannidis DG. Genetic associations in large versus small studies: an empirical assessment. Lancet. 2003; 361 (9357): 567-571.

11. Higgins JP, Thompson SG, Spiegelhalter DJ. A re-evaluation of random-effects meta-analysis. J R Stat Soc Ser A Stat Soc. 2009; 172 (1): 137-159.

12. Kim SP, Thompson RH, Boorjian SA, et al. Comparative effectiveness for survival and renal function of partial and radical nephrectomy for localized renal tumors: a systematic review and meta-analysis. J Urol. 2012; 188 (1): 51-57.

13. Li J, Zhang Q, Zhang M, Egger M. Intravenous magnesium for acute myocardial infarction. Cochrane Database Syst Rev. 2007; (2): CD002755.

综合证据

第25章

系统综述进阶内容

25.2 如何做亚组分析

Xin Sun，John P.A.Ioannidis，Thomas Agoritsas，Ana C.Alba，and Gordon Guyatt

内容提要

临床场景

你是一名地区创伤中心的医生。你们的工作是负责标准化治疗，例如使用凝血酸（氨甲环酸）治疗外伤后3小时的患者。与这个主题相关的几乎所有信息，都来自一项使用凝血酸或安慰剂治疗外伤患者的随机单盲临床试验。

这项原始研究纳入的患者中，有99%接受了随访并且在全因病死率指标上有所降低（**相对危险比RR**，0.91；95%可信区间CI，0.85～0.97），未报告亚组效应[1]。后来发表的一篇文章还关注了出血造成的死亡结局，同时报告了较大亚组效应：凝血酸对3小时之内的外伤患者有较大益处，但是可能对3小时以上的外伤患者有害[2]。你们需要做出决定，凝血酸应不应该用在损伤超过3小时的患者身上。亚组分析结果的**信度**会决定你的选择。

一、亚组分析的挑战

医生做治疗决策时会选择最接近患者个体的证据作为决策依据。为解决这一问题，临床研究者和**系统综述**作者在做**荟萃分析**时常进行亚组分析，用以鉴别一组患者（病重的患者）与另一组患者（病轻的患者）相比反应是否不同，或者可能找到更有效的给药方法（例如静脉注射vs口服）[3,4]。尽管亚组分析可能有助于个体化治疗决策，但也可能误导医生。

例如，第二次国际梗死生存研究（ISIS-2）研究者报告了明显的亚组效应：双子座或天秤座相比其他星座的心肌梗死患者，服用阿司匹林后血管病死率降低的水平不一样（表25.2-1）[5]。尽管研究显示了统计学差异（双子座和天秤座vs其他星座相比，服用阿司匹林疗效差异的可能性为3/1000），但研究者并不相信这样的亚组效应，他们报告的目的是指出亚组分析的危险性。表25.2-2列举了19个其他**随机对照临床试验**（RCT）例子，作者声称生物学原理可以支持，但是并不被后续证据支持的亚组效应。

医生可能低估了机遇造成失衡的程度（图25.2-1）。在我们描述的研究中，研究者要么报告机遇的影响（ISIS-2例[5]），要么被机遇误导（表25.2-2）。当**治疗效果**在不同患者群体或者不同给药措施间相似时，亚组效应有可能看似明显，实则并不真实。

医学文献读者面临的挑战是，要区分可信的和不可信的亚组效应。医生不能依靠研究者来区分亚组效应的可信性。一项纳入407个RCT的系统综述中有207个RCT进行了亚组分析。在这207个研究中，作者声明主要结局有亚组效应的有64项[50]。**多数情况下，在应用亚组分析可信度衡量指标后，上述大部分亚组效应被证明为无效**[51,52]。由此可见，亚组效应确实可能误导读者[53]。

表25.2-1

第二项国际心肌梗死生存研究中亚组分析

	患者数N，%		相对危险比（95% CI）	相对危险减少/增加，%
	阿司匹林	安慰剂		
患者中血管因素病死率	804/8587（9.4）	1016/8600（11.8）	0.79（0.73～0.87）	减少20.7
双子座或天秤座	150/1357（11.1）	147/1442（10.2）	1.08（0.87～1.34）	增加8.4
其他星座	654/7228（9.0）	868/7187（12.1）	0.75（0.68～0.82）	减少25.4

表25.2-2

亚组分析随后发现错误的例子

观察报告（文献）	反驳文献
术前放疗提高了杜克斯C分期直肠癌患者的存活率[6,7]	8
在老年人急性心肌梗死和心肌梗死患者中使用β受体阻滞剂无效[9]	10
急性心肌梗死超过6小时溶栓治疗无效[11]	12
溶栓治疗对急性心肌梗死患者无效或有害[11]	13
阿司匹林对女性二级卒中预防无效[14,15]	16
抗高血压初级预防对妇女无效[17,18]	19
由于手术风险增加，只服用低剂量阿司匹林的患者因症状性狭窄而接受颈动脉内膜切除术的获益减少[20]	21
血管紧张素转换酶抑制剂与阿司匹林不能减少心脏衰竭患者的病死率和住院率[22]	23
枸橼酸他莫西芬对小于50岁的乳腺癌女性无效[24]	25
拉米非班降低了血浆浓度在18到42毫微克/毫升之间患者的6个月的病死率和非致命性心肌梗死，但无法降低血浆浓度不在此范围内的[26,27]	28
乳房钼靶筛查可以降低病死率但对50岁以下的女性却无效[29]	30
氨氯地平降低了非缺血性心肌病引起的慢性心力衰竭患者的病死率而在缺血性心肌病患者中却无效[31]	32
噻氯匹定在预防复发性中风，心肌梗死或血管死亡方面优于阿司匹林该结论不适用于白人[33]	34
血小板激活因子降低了革兰阴性菌脓毒症患者的病死率但在其他脓毒症患者中却没有[35]	36
抗高血压治疗对老年人无效或有害[37]	38
干扰素只可以降低轻度到中度特发性肺纤维化患者的整体病死率[39,40]	41
植入式心脏复除颤器疗法对女性初级预防的影响似乎更小[42]	43
重组组织因子通路抑制剂不能降低严重脓毒症患者的病死率[44,45]，除了社区获得性肺炎的患者	46
血管紧张素受体阻滞剂增加了纽约心脏协会心功能Ⅱ～Ⅳ心脏衰竭患者的病死率，前提是如果他们同时服用了血管紧张素转化酶抑制剂和β阻滞剂，但降低没有同时服用这两类药物患者的病死率[47]	48

注：例子是基于反驳文献发表年份，按时间顺序排列的。许多例子最初发表在罗斯维尔等的文章中[49]。

综合证据

框25.2-1　骰子治疗的奇迹

在一次假想的调查中，Counsell等人[77]在统计学课上指导学生掷不同颜色的骰子来模拟44个独立的虚拟疗法临床试验。参与者被分配到成对骰子，并被告知一个骰子是代表对照受试者的普通骰子，而另一个骰子被增加了重量，每次掷出，大重量的骰子比普通筛子掷出结果"6"的机遇会更大或者更小（掷出一个"6"代表一例患者死亡）。骰子被涂成红色、白色、绿色，每个颜色代表一种疗法。调查者模拟不同样本量的试验（通过掷骰子的次数），方法学严谨度（填写结果表格中产生的误差），和操作者经验丰富的程度。

研究者对红色骰子组做亚组分析时，发现组间的病死率无统计学差异。当把白色和绿色骰子组合并进行亚组分析时，排除表格中出现错误的情况，并使用来自熟练操作人员的数据，结果发现相比对照组干预组显示了一个39%（$P = 0.02$）的相对风险度降低。

然而，参与者被故意误导：研究中没有任何被增加过重量的骰子存在。这项研究报告了一个完全随机的现象如何能在亚组分析中产生统计学上显著的结果。

图 25.2-1

不恰当的统计比较

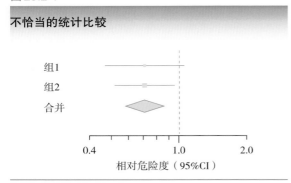

组1

组2

合并

0.4　　　　1.0　　　2.0

相对危险度（95%CI）

注：该图展示了对亚组1和2的假设分析的结果，及其合并效应。误差条表示95%可信区间。数据标记（方形）的大小反映了每个组对合并估计值的贡献。

我们现在先讨论一些相关的普适性问题，然后讨论具体如何评价亚组分析可信性的方法。尽管我们的讨论集中在单个随机对照临床试验和系统综述上，但是本指南中的原则也适用于观察性研究。

1.我们关注的应是相对（风险）的亚组效应，不是绝对（风险）的亚组效应

设想一个45岁，不吸烟的白人女性，没有心脏病或糖尿病，血清总胆固醇水平升高（200mg/dl），高密度脂蛋白水平降低（40mg/dl），血压130/85mmHg且没接受降压治疗。在接下来十年里她发生冠状动脉事件风险是1.4%[54]。（将胆固醇从毫克每分升转化为毫升每升，乘以0.05259）。

现在设想一个65岁吸烟者，无心脏病或糖尿病，血清胆固醇水平升高（250mg/dl），高密度脂蛋白水平降低（30mg/dl），血压165/90mmHg，不服用降压药物。他的冠心病事件发生率超过38%。

这两个个体分别代表了低风险和高风险的降脂疗法群体。一项系统综述与荟萃分析显示他汀治疗在不同亚组中降低主要冠状动脉疾病事件的相对危险度约30%[55]。因此，45岁的女性预期可以降低绝对风险约为0.4%（她的基线风险1.4%×30%），而65岁男性预期可以降低绝对风险约10%。因此，我们可以得

出结论，低风险和高风险患者之间——亚组效应——在绝对风险上而不是相对风险上存在很大的差异。

总之，相对效应（例如，危险比、比数比、风险比）在风险组中已经被证明是相似的，然而绝对效应（例如，绝对危险度降低，需要治疗的人数）差异较大[56-58]。因此，亚组分析的效应不应该是在绝对效应中（亚组间几乎总是有差异）是否存在差异，而是在相对效应中是否存在差异。

2.亚组在研究开始时就应该确定

RCTs的亚组分析中，应该聚焦于随机化时定义的变量。针对随访中出现的变量做亚组分析则违反了随机化的原则，并且没那么可信。

例如，在一项重症监护室中进行的强化血糖管理vs标准血糖管理的RCT中发现，随机分配的干预组和**对照组**患者病死率相似。在重症监护病房治疗3天以上的病人中，强化血糖控制组的病死率明显下降[59]。干预组和对照组病人住院时间长短的不同很可能是和入院患者的预后有关。例如，由于强化血糖管理可能导致短暂的低血糖发作，这一组的患者可能比对照组的患者住院时间更长。如果干预组中住院时间较长的患者代表了预后良好组，那么随机化最初实现的平衡将被打破，从而在此亚组中产生了虚假的疗效。

通过随机化实现的组间均衡只有按原始随机分配方案入组中的病人进行分析才可以保持。通过临床特征将病人分成亚组——认为是干预措施的效果有所不同——在随机化之后可能会显示明显的统计上差异，但这些差异出现是因为病人本身不同（例如，干预和对照病人的预后不同），而不是由于干预措施的效果不同。如果根据研究实施过程中产生特征而不是患者随机化时存在的特征进行亚组分析，此亚组分析只具有较低的可信度。

3. 亚组效应的可信性和原始研究的可信性相当

试想一个不能隐藏随机化的RCT，没有进行任何盲法，纳入病人的一半没有随访。由于**高偏倚风险**，医生应明智地对此类研究中报告的任何亚组效应持怀疑态度。

4. 亚组效应不是"有"或"无"的决策

关于亚组效应的争论可能被认定为绝对的接受或拒绝，或者是没有灰色地带的非黑即白之争。这种方法是不可取的，而且是有害的：它忽略了不可避免的伴随着这种判断的不确定性。将亚组效应的可能性看作从"绝对真实"到"绝对谬误"之间的连续变化才更现实。这样可以更好地判断亚组效应在此连续标尺上的位置。如果从一个连续的角度看亚组分析，从绝对真实到绝对谬误——大多数时候适当的结论是"可能是真的"或者"可能是假的"——而不是在真实或错误之间的一刀切，这正是本**指南**中应用的方法。

二、解释亚组分析的指南

医生可能在观察性研究、RCTs、以及RCTs的系统综述和荟萃分析中遇到亚组分析问题。框25.2-2给出了决定亚组分析可信度的标准。其中四项标准既适用于个体研究，也适用于系统综述，第五项仅适用于系统综述。

框25.2-2 研究间与研究内的可信度比较
对亚组差异的可能解释
研究间比较
假设的差异
机遇
其他由病人造成的差异
不同的联合干预
不同的结局测量
不同的偏倚风险
研究内比较
假设的差异
机遇

1. 机遇能解释亚组差异吗？

我们已经强调了强大而被低估的潜在偶然性会对调查人员和医生产生误导。统计检验有助于确定哪些研究结果可以只由机遇来解释。

考虑图25.2-1，它给出了对亚组1和2的假设分析结果和合并结果。假设研究人员分别检验了一个假设，机遇可以解释亚组1和2中治疗和对照间的差异。他们将得出结论，机遇可解释亚组1结果（可信区间跨过了RR＝1.0），机遇不可解释亚组2结果（可信区间未跨过RR＝1.0）。研究人员可能会得出结论，他们发现了一个亚组效应：治疗在亚组2中干预是有效的，在亚组1中则无效。

这样的结论可能是错误的。考虑到**点估计值**是相同的，而且两组可信区间完全重叠，很可能A干预和B干预治疗效果非常相似。因此，二者可信区间宽度的差异（在1组重合无效线，但在2组中不重合）反映了样本量的差异（2组比1组样本量更大），或事件发生数的差异（2组事件发生数多于1组）。尽管这个例子揭示了亚组1和亚组2点估计的效果相同时的情况，但是即便点估算有明显的差异，如果可信区间仍有很大的重叠，那么这个推理也适用。

正确的统计检验**无效假设**应该是，治疗效果在两个亚组中是相同的。这些结果并没有提供任何证据来否定这一假设。实际上，对于亚组1和亚组2中相同的点估计，我们进行一个恰当的交互作用检验，将会产生 $P >$ 0.99。在进行了正确的交互作用检验之后可以得出结论，机遇可以解释组间所有的差异，研究人员应该关注整体的试验结果，而不是单独的亚组1或2的结果。

研究人员在进行血管紧张素转化酶（ACE）抑制剂和利尿剂抗高血压治疗的RCT中出现了这个错误，他们得出这样的结论，"在老年受试者中，特别是男性，使用ACE抑制剂进行抗高血压治疗似乎比使用利尿剂的效果更好"[60]。研究人员的结论是，男性相对

综合证据

风险降低为17%（95%CI，3%～29%），女性为0（95%CI，-20%～17%）。在结果中，对性别的亚组效应进行了交互作用检验，这里有一个问题：机遇能解释男性明显的相对风险降低17%和女性0之间的区别吗？交互作用检验相关性的P值是0.15。这个P值告诉我们，如果事实是男性和女性的效应是相同的，那么仅由于机遇的作用使我们发现男性和女性之间的差异大于或等于我们所观察到（分别是17%和0）的可能性是15%。尽管在男性使用ACE抑制剂和利尿剂之间有统计学差异而在女性中没有，但当两组直接比较并进行交叉检验时，得到的数据与性别上没有差异的无效假设是一致的。

与此形成对比的是，在一项胫骨骨折患者的后续手术率的随机对照试验中，观察扩髓插钉术和非扩髓插钉术在胫骨骨折患者后续手术率方面的相对效应[61]。扩髓插钉术在闭合骨折患者中减少了后续手术率（RR，0.67；95%CI，0.47～0.76），但在开放性骨折患者中增加了后续手术率（RR，1.27；95%CI，0.91～1.78）。当研究人员进行了交互作用的检验来验证假设，即假设对扩髓插钉术或非扩髓插钉术对闭合和开放性骨折的后续手术率影响相同，$P = 0.01$。这说明在这项研究中，不同亚组之间的观察到的差异仅由机遇造成的可能性只有1%。当机遇不可能解释亚组差异时，可能确实存在亚组效应，但医生还应该考虑我们在本文中提出的其他条件。

很多统计技术可以用来探索机遇是否可以独立解释出现的亚组差异[51,62,63]。在评估交互作用的检验结果时，医生应该注意效应的差异是定量的（即作用方向相同但治疗效果程度不同）还是定性的（也就是说，在一个亚组中是有益的，但在另一组中是有害的）。亚组的定性效应并不常见。

医生还应该考虑到，如果不能在亚组间找到差异，并不意味着差异就不存在。受试者的数量不足可能导致无法发现存在差异（例如，交互作用的效力不够）。另一方面，如果一个正确的统计检验结果表明，机遇不

太可能解释一个明显的亚组效应，这也不意味亚组效应一定是真实的。这仅说明医生应该认真对待可能存在的效应。

2. 亚组差异在不同研究间是一致的吗？

通过对单个研究的数据进行分析，可能会得出在患者亚组中产生关于差异效应的假说。对此差异的其他重复性的研究增加了假设的可信度，而失败的重复则降低了其可信度。读者在阅读临床试验时应该在讨论部分研究亚组效应是否在相似试验出现。由于研究人员倾向于引用支持他们观点的证据作为参考资料，如果作者声称系统地检索了相关证据，我们可以认为这加强了亚组效应结果的观点。表25.2-2提供了一些例子，在这些例子中，亚组效应无法被重复，从而证实了其不可信性。不可重复的亚组效应值得读者怀疑。

3. 是否仅有预先设定、方向明确的少量亚组分析假设？

在任何大数据集中都自带有一定数量看似明显但实际上虚假的亚组差异。其结果是，任何事后（post hoc）而非研究初始时就产生的假设的亚组差异，其可信度都是值得怀疑的。

例如，在对短暂性脑缺血发作的患者进行的第一次大型试验中，研究人员报告说，阿司匹林可以预防患有脑血管疾病的男性发生卒中，但对女性却无效[64]。多年来，这导致许多医生停止让脑血管疾病女性服用阿司匹林。但是，研究人员是在探索数据的过程中偶然发现了这一结果，却没有事先设定相关亚组假设。在后续的原始研究以及一项荟萃分析中发现这个看似明显的亚组效应是不存在的[65]。如果医生对这一事后（并未事先预定）的亚组效应有合理的怀疑，并要求看到重复性研究的结果，他们就不会错过在女性患者中预防卒中的机会。

即使研究人员已经预先确定了他们的假设，如果进行大量的假设检验，那么确认任何假设推论的强度将会下降。例如，研究人

员在脓毒症患者中进行了一种血小板活化因子受体拮抗剂的RCT。试验纳入262名患者，结果表明，治疗的益处较小未能达到通常的阈值$P < 0.05$，差异未达到统计学意义。对110例革兰阴性菌感染患者进行亚组分析，发现其具有统计学意义，即血小板活化因子受体拮抗治疗具有显著的获益[66]。

随后一项更大的RCT对此进行假设检验，涉及444例革兰阴性菌感染的患者，未能重复在先前试验的亚组分析中观察到的明显获益[67]。如果失望的研究人员充分意识到了第一个亚组分析的局限性，他们可能就不会对自己失败的试验有那么惊讶：血小板活化因子受体拮抗剂对革兰阴性菌感染效应可能的差异是第一项研究15个亚组假设中的一个[68]。

分子医学时代增加了多重比较的诱惑：在分子生物学结果分析中可以进行的亚组分析数量十分巨大。尽管包含成千上万甚至上百万的基因遗传或其分子生物信息的数据库看起来很诱人，但是这些信息却很难解释。测试大量的亚组假设会产生一些与多重比较相关的误导结果[69]。

例如，尽管许多研究在药物遗传标记不同亚组的患者中发现了不同的疗效或毒性反应，但在后续的数据集对此亚组效应进行检验时，只有少数被证明是真实的。考虑到大量的基因组和其他分子标记，在检验亚组差异时，统计差异阈值要严格得多。例如，在药物基因组学中，检验数以百万的基因变异，研究人员和读者不要轻信作者声明的"重要发现"，除非亚组差异中，$P < 10^{-8}$（携带和没有携带假定遗传标记的患者之间差异）[70]。

假设检验的最后一个问题是应当预先对亚组效应的方向做出说明。在一项纳入778例感染性休克患者的RCT中，研究人员用抗利尿激素对照去甲肾上腺素，对主要结局预先设定了一个亚组分析的假设：对于严重的感染性休克患者来说，抗利尿激素比去甲肾上腺素更能降低病死率[71]。与研究者的预期相反，加压素似乎只对感染性休克较轻的患者有利。研究报告表明，在严重的病例中，28天的病死率更高（RR，1.04；95%CI，0.83～1.3；$P = 0.76$），不太严重的病例较低（RR，0.74；95%CI，0.55～1.01；$P = 0.05$）。然而，治疗分配与严重休克的交互作用并不显著（交互作用$P = 0.10$）。由于在临床研究前期，研究人员未能正确设置亚组效应的方向，这明显削弱了在不太严重的病人中，抗利尿激素优于去甲肾上腺素这个亚组效应的可信度。医生应该寻找研究者是否对亚组假设和其方向有预先设定的明确阐述。

研究报告经常不会清楚地阐明亚组假设是出现在收集和分析数据之前、期间或之后，以及亚组假设检验的数量。如果研究人员隐瞒了这些信息，只报告了具有统计意义的假设，那么读者就会被误导。然而，当不同的数据集明确地提出了这个亚组假设，研究人员在一个新的RCT中重复出了这个结果，医生就可以对先前提出并被验证的亚组假设很有信心。

4. 是否有一个事先存在的，强有力的生物学原理支持明显的亚组效应？

如果额外的合理外部证据（如实验室研究或人类生物学原理支持类似情况）存在，那么亚组效应的声明就更可信。这些证据可能来自三个方面：对不同人群（包括动物研究）的研究；对类似干预措施的亚组差异观察的研究；以及其他相关间接结局的研究。

几乎所有的观察结果都可以被貌似合理的生物学原理所支持。生物学证据支持可能存在的亚组效应的一个例子是关于事先描述的效应：一项试验表明，阿司匹林可以降低男性而不是女性中风的风险[64]。随后的动物研究为观察到阿司匹林在不同性别中对卒中风险的疗效差异提供了生物学原理[72]。然而，随后的临床试验发现，与在实验室动物身上发现的生物原理不同，阿司匹林降低卒中风险没有性别差异[73]。

生物原理最大的价值在于当发现的亚组效应与我们目前对生物学原理的理解不一致时，让我们保持警惕。尽管星座与阿司匹林治疗心肌梗死效应之间的交互作用明显（表25.2-1），但是在缺乏合理的生物学原理解释情况下，这个例子的亚组效应可信度遭到了严重怀疑。

三、荟萃分析中的亚组分析：研究内和研究间比较

目前为止，这个指南已经解决了判断单个研究亚组分析可信度的问题。当对系统综述中亚组效应可信度进行推断时，除了上述提到的4个方面，读者还需要考虑亚组之间的比较是在研究内部或在研究之间进行的。在临床试验中，比较总是在一个RCT内部进行评估：即两组病人（例如，年龄较大的和年轻的）或两种不同的干预方式（如高剂量和低剂量）。在荟萃分析中，情况未必如此。

想一想维生素D的剂量效应对减少骨折的争议[74]。一项荟萃分析表明，高剂量维生素D对预防非脊椎骨折有益，并报告了2项低剂量（400IU）和5项高剂量研究（700～800IU）的研究结果[75]。**低剂量研究**的合并估计值显示维生素D对骨折没有影响，而高剂量的研究表明骨折的相对风险度降低了23%（图25.2-2）。交互作用检验遵循与个体研究相同的原则，解释了机遇是否能解释高剂量和低剂量研究之间的区别，并得出 $P = 0.01$。

然而，关于剂量效应的推论是有局限性的，因为这是一项研究间的比较，而不是一项研究内的比较。因此，对于高剂量和低剂量研究之间观察到的差异，有许多不同的解释。

图25.2-2提供了在所有研究间比较时常见差异的解释。除了对维生素D剂量疗效的假设之外，研究结果存在差异的解释包括：低剂量研究的患者暴露在充足的阳光下（因此不需要补充），而高剂量的研究患者则没有；接受高剂量维生素D的患者服用钙剂而接受低剂量的患者则没有；在低剂量和高剂量的研究中，随访的时间有所不同；低剂量比高剂量的研究偏倚风险更低，等。

在设计和实施较好的RCTs中，试验内亚

图25.2-2

维生素D治疗非脊椎骨折研究的荟萃分析

纳入研究	骨折人数		试验总人数		相对危险度 (95% CI)
	维生素D组		对照组		
维生素D 400 IU/d					
Lips et al, 1996	135	122	1291	1287	1.10 (0.87 ~ 1.39)
Meyer et al, 2002	69	76	569	575	0.92 (0.68 ~ 1.24)
Pooled					1.03 (0.86 ~ 1.24)
维生素D 700 ~ 800 IU/d					
Chapuy et al, 1994	255	308	1176	1127	0.79 (0.69 ~ 0.92)
Dawson-Hughes et al, 1997	11	26	202	187	0.39 (0.20 ~ 0.77)
Pfeifer et al, 2000	3	6	70	67	0.48 (0.12 ~ 1.84)
Chapuy et al, 2002	97	55	393	190	0.85 (0.64 ~ 1.13)
Trivedi et al, 2003	43	62	1345	1341	0.69 (0.47 ~ 1.01)
Pooled					0.75 (0.63 ~ 0.89)
两种剂量合并					0.82 (0.69 ~ 0.98)

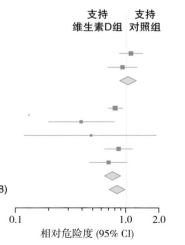

注：CI，可信区间。

数值标记（正方形）的大小反映了每个研究对合并估计的贡献。这是基于Bischoff-Ferrari等研究[75]定义的。

组差异只留下了两种可能的解释：机遇和真实亚组效应。系统综述的大多数亚组分析属于研究之间的比较[76]。唯一的例外是如果能够获得大多数或所有研究的与亚组分析相关的个体研究数据并对单个患者个体数据进行的荟萃分析。研究人员对个体患者数据进行荟萃分析，可以进行复杂的计算，比较研究内亚组的影响，然后将这些研究有效地进行合并。

临床场景解决方案

　　回到我们的开篇提到的情境，你所在的委员会注意到几乎所有的数据都来自一个临床试验，反映的是试验内部的比较。在受伤后1小时或更短时间的患者中因出血而死亡的RR为0.68（95%CI，0.57～0.82），受伤后1～3小时RR为0.79（95%CI，0.64～0.97），伤后3小时以上RR为1.44（95%CI，1.12～1.84）。机遇似乎不能解释这样的差异（$P<0.001$）。创伤患者表现为早期纤维蛋白溶解，可能加剧出血；氨甲环酸抑制纤溶作用为治疗提供了强有力的生物学基础。纤维蛋白溶解可以在3个小时以内起作用，从而提供了受伤3小时后患者无法获益的生物学解释。创伤愈合是复杂的过程。受伤时间的假设是少量的，预先设定的，且有既定方向的亚组假设之一，但是统计分析主要关注的是全因病死率（调查人员没有发现亚组效应）。对病因特异性病死率的分析是对数据的二次探索。最终委员会决定，亚组效应的分析过程虽然远非尽善尽美，但亚组效应足够可信，你所在部门不会给受伤后超过3个小时的病人应用氨甲环酸。

四、结论

　　本章节（框25.2-3）中给出了评估亚组分析的标准，旨在帮助医生评估一个特定的患者群体对不同治疗反应亚组效应的可信度。这些标准是医生在评估亚组效应是否可信的核心。读者也可以找到评估亚组效应详细内容更全面的标准[52]。此外，我们还关注了随机对照试验的数据及其系统综述。越来越多的亚组分析基于观察性研究的数据，如同我们对观察性研究估测人群效应应持保留态度一样，应该对这样的亚组效应抱有较大的质疑。

　　通过应用这些标准，有时医生会发现，在极端情况下，较小的交互作用很容易被解释为机遇的影响，并且可以被事后产生的亚组假设和研究间差异所解释。在另一个极端情况下，医生也会发现一些为数不多，预先设定的，明确指定方向的亚组效应。这些亚组效应是基于研究内差异，有很小的交互作用P值（例如<0.01），且重复性好。前者的结果是应被质疑的。后者更可靠，并可将亚组效应用于指导临床决策。

　　当亚组效应处在上述两种极端情况之间的时候，我们需要考虑许多其他因素，包括与管理或避免治疗相关的风险，以及患者的**价值观和偏好**来做出临床决策。根据我们所建议的评价亚组分析可信度的标准，很可能在此类决策中发挥关键作用。

框25.2-3　判断明显亚组效应是否真实的指导原则

单个研究与系统综述的问题

　　机遇是否可以解释亚组差异？

　　亚组差异在不同研究中是否始终一致？

　　是否仅有少量，预先设定的，方向明确的亚组分析假设？

　　是否有一个事先存在的，强有力的生物学原理支持明显的亚组效应？

仅针对荟萃分析的问题

　　亚组分析差异是研究内而不是研究之间吗？

韩　梅　费宇彤　译

张誉清　谢　锋　审

参考文献

1. Shakur H, Roberts I, Bautista R, et al; CRASH-2 trial collaborators. Effects of tranexamic acid on death, vascular occlusive events, and blood transfusion in trauma patients with signifcant haemorrhage (CRASH-2) : a randomised, placebo-controlled trial. Lancet. 2010; 376 (9734) : 23-32.

2. Roberts I, Shakur H, Afolabi A, et al; CRASH-2 collaborators. The importance of early treatment with tranexamic acid in bleeding trauma patients: an exploratory analysis of the CRASH-2 randomised controlled trial. Lancet. 2011; 377 (9771) : 1096-1101, e1-e2.

3. Pocock SJ, Assmann SE, Enos LE, Kasten LE. Subgroup analysis, covariate adjustment and baseline comparisons in clinical trial reporting: current practice and problems. Stat Med. 2002; 21 (19) : 2917-2930.

4. Sun X, Briel M, Busse JW, et al. The influence of study characteristics on reporting of subgroup analyses in randomized controlled trials: systematic review. BMJ. 2011; 342: d1569. doi: 10. 1136/bmj. d1569.

5. ISIS-2 (Second International Study of Infarct Survival) Collaborative Group. Randomised trial of intravenous streptokinase, oral aspirin, both, or neither among 17, 187 cases of suspected acute myocardial infarction: ISIS-2. ISIS-2 (Second International Study of Infarct Survival) Collaborative Group. Lancet. 1988; 2 (8607) : 349-360.

6. Roswit B, Higgins GA Jr, Keehn RJ. Preoperative irradiation for carcinoma of the rectum and rectosigmoid colon: report of a National Veterans Administration randomized study. Cancer. 1975; 35 (6) : 1597-1602.

7. Rider WD, Palmer JA, Mahoney LJ, Robertson CT. Preoperative irradiation in operable cancer of the rectum: report of the Toronto trial. Can J Surg. 1977; 20 (4) : 335-338.

8. Duncan W, Smith AN, Freedman LS, et al. The evaluation of low dose pre-operative X-ray therapy in the management of operable rectal cancer: results of a randomly controlled trial. Br J Surg. 1984; 71 (1) : 21-25.

9. Andersen MP, Bechsgaard P, Frederiksen J, et al. Effect of alprenolol on mortality among patients with definite or suspected acute myocardial infarction. Preliminary results. Lancet. 1979; 2 (8148) : 865-868.

10. Reduction in mortality after myocardial infarction with long term beta-adrenoceptor blockade: multicentre international study: supplementary report. BMJ. 1977; 2 (6084) : 419-421.

11. Yusuf S, Peto R, Lewis J, Collins R, Sleight P. β blockade during and after myocardial infarction: an overview of the randomized trials. Prog Cardiovasc Dis. 1985; 27 (5) : 335-371.

12. Gruppo Italiano per lo Studio della Streptochinasi nell'Infarto Miocardico (GISSI) . Effectiveness of intravenous thrombolytic treatment in acute myocardial infarction. Lancet. 1986; 1 (8478) : 397-402.

13. ISIS-2 Collaborative Group. Randomised trial of intravenous streptokinase, oral aspirin, both, or neither among 17, 187 cases of suspected acute myocardial infarction: ISIS-2. Lancet. 1988; 2 (8607) : 349-360.

14. Fibrinolytic Therapy Trialists' (FTT) Collaborative Group. Is Indications for fibrinolytic therapy in suspected acute myocardial infarction: collaborative overview of early mortality and major morbidity results from all randomised trials of more than 1000 patients. Lancet. 1994; 343 (8893) : 311-322.

15. The Canadian Cooperative Study Group. A randomized trial of aspirin and sulfinpyrazone in threatened stroke. N Engl J Med. 1978; 299 (2) : 53-59.

16. Fields WS, Lemak NA, Frankowski RF, Hardy RJ. Controlled trial of aspirin in cerebral ischemia. Stroke. 1977; 8 (3) : 301-314.

17. Antiplatelet Trialists' Collaboration. Collaborative overview of randomised trials of antiplatelet therapy, I: prevention of death, myocardial infarction, and stroke by prolonged antiplatelet therapy in various categories of patients. BMJ. 1994; 308 (6921) : 81-106.

18. Anastos K, Charney P, Charon RA, et al; The Women's Caucus, Working Group on Women's Health of the Society of General Internal Medicine. Hypertension in women: what is really known? Ann Intern Med. 1991; 115 (4) : 287-293.

19. Medical Research Council Working Party. MRC trial of treatment of mild hypertension: principal results. Br Med J (Clin Res Ed) . 1985; 291 (6488) : 97-104.

20. Gueyffer F, Boutitie F, Boissel JP, et al; The INDANA Investigators. Effect of antihypertensive drug treatment on cardiovascular outcomes in women and men: a meta-analysis of individual patient data from randomized, controlled trials. Ann Intern Med. 1997; 126 (10) : 761-767.

21. Barnett HJM, Taylor DW, Eliasziw M, et al; North American Symptomatic Carotid Endarterectomy Trial Collaborators. Benefit of carotid endarterectomy in patients with symptomatic moderate or severe stenosis. N Engl J Med. 1998; 339 (20) : 1415-1425.

22. Taylor DW, Barnett HJM, Haynes RB, et al; ASA and Carotid Endarterectomy (ACE) Trial Collaborators. Low-dose and high-dose acetylsalicylic acid for patients undergoing carotid endarterectomy: a randomised controlled trial. Lancet. 1999; 353 (9171) : 2179-2184.

23. Cleland JGF, Bulpitt CJ, Falk RH, et al. Is aspirin safe for patients with heart failure? Br Heart J. 1995; 74 (3) : 215-219.

24. Flather MD, Yusuf S, Køber L, et al; ACE-Inhibitor Myocardial Infarction Collaborative Group. Long-term ACE-inhibitor therapy in patients with heart failure or left-ventricular dysfunction: a systematic overview of data from individual patients. Lancet. 2000; 355 (9215) : 1575-1581.

25. Early Breast Cancer Trialists' Collaborative Group. Effects of adjuvant tamoxifen and of cytotoxic therapy on mortality in early breast cancer. An overview of 61 randomized trials among 28, 896 women. N Engl J Med. 1988; 319 (26) : 1681-1692.

26. Early Breast Cancer Trialists' Collaborative Group. Tamoxifen for early breast cancer. Cochrane Database Syst Rev. 2001; 1 (1) : CD000486.

27. Moliterno DJThe PARAGON B International Steering Committee. Patient-specific dosing of IIb/IIIa antagonists during acute coronary syndromes: rationale and design of the PARAGON B study. Am Heart J. 2000; 139 (4) : 563-566.

28. PARAGON Investigators. International, randomized, controlled trial of lamifiban (a platelet glycoprotein IIb/IIIa inhibitor) , heparin, or both in unstable angina. Circulation. 1998; 97 (24) : 2386-2395.

29. Global Organization Network (PARAGON) -B Investigators. Randomized, placebo-controlled trial of titrated intravenous lamifiban for acute coronary syndromes. Circulation. 2002; 105 (3) : 316-321.

30. Frisell J, Lidbrink E, Hellström L, Rutqvist LE. Followup after 11 years-update of mortality results in the Stockholm mammographic screening trial. Breast Cancer Res Treat. 1997; 45 (3) : 263-270.

31. Nystrom L, Andersson I, Bjurstam N, Frisell J, Nordenskjold B, Rutqvist LE. Long-term effects of mammography screening: updated overview of the Swedish randomised trials. Lancet. 2002; 359: 909-919.

32. Packer M, O'Connor CM, Ghali JK, et al; Prospective Randomized Amlodipine Survival Evaluation Study Group. Effect of amlodipine on morbidity and mortality in severe chronic heart failure. N Engl J Med. 1996; 335 (15) : 1107-1114.

33. Wijeysundera HC, Hansen MS, Stanton E, et al; PRAISE II Investigators. Neurohormones and oxidative stress in nonischemic cardiomyopathy: relationship to survival and the effect of treatment with amlodipine. Am Heart J. 2003; 146 (2) : 291-297.

34. Weisberg LA. The efficacy and safety of ticlopidine and aspirin in non-whites: analysis of a patient subgroup from the Ticlopidine Aspirin Stroke Study. Neurology. 1993; 43 (1) : 27-31.

35. Gorelick PB, Richardson D, Kelly M, et al. Aspirin and ticlopidine for prevention of recurrent stroke in black patients: a randomized trial. JAMA. 2003; 289: 2947-2957.

36. Dhainaut JF, Tenaillon A, Le Tulzo Y, et al; BN 52021 Sepsis Study Group. Platelet-activating factor receptor antagonist BN 52021 in the treatment of severe sepsis: a randomized, double-blind, placebo-controlled, multicenter clinical trial. Crit Care Med. 1994; 22 (11) : 1720-1728.

37. Albrecht DM, van Ackern K, Bender HJ, et al. Efficacy and safety of the platelet-activating factor receptor antagonist BN 52021 (Ginkgolide B) in patients with severe sepsis: a randomised, double-blind, placebo-controlled, multicenter trial. Clin Drug Investig. 2004; 24 (3) : 137-147.

38. Amery A, Birkenhäger W, Brixko P, et al. Influence of antihypertensive drug treatment on morbidity and mortality in patients over the age of 60 years: European Working Party on High blood pressure in the Elderly (EWPHE) results: subgroup analysis on entry stratification. J Hypertens Suppl. 1986; 4 (6) : S642-S647.

39. Musini VM, Tejani AM, Bassett K, Wright JM. Pharmacotherapy for hypertension in the elderly. Cochrane Database Syst Rev. 2009; (4) : CD000028. doi: 10. 1002/14651858. CD000028. pub2.

40. Raghu G, Brown KK, Bradford WZ, et al; Idiopathic Pulmonary Fibrosis Study Group. A placebo-controlled trial of interferon gamma-1b in patients with idiopathic pulmonary fibrosis. N Engl J Med. 2004; 350 (2) : 125-133.

41. King TE Jr, Albera C, Bradford WZ, et al; INSPIRE Study Group. Effect of interferon gamma-1b on survival in patients with idiopathic pulmonary fibrosis (INSPIRE) : a multicentre, randomised, placebo-controlled trial. Lancet. 2009; 374 (9685) : 222-228.

42. Russo AM, Poole JE, Mark DB, et al. Primary prevention with defibrillator therapy in women: results from the Sudden Cardiac Death in Heart Failure Trial. J Cardiovasc Electrophysiol. 2008; 19 (7) : 720-724.

43. Santangeli P, Pelargonio G, Dello Russo A, et al. Gender differences in clinical outcome and primary prevention defibrillator benefit in patients with severe left ventricular dysfunction: a systematic review and meta-analysis. Heart Rhythm. 2010; 7 (7) : 876-882.

44. Abraham E, Reinhart K, Opal S, et al; OPTIMIST Trial Study Group. Efficacy and safety of tifacogin (recombinant tissue factor pathway inhibitor) in severe sepsis: a randomized controlled trial. JAMA. 2003; 290 (2) : 238-247.

45. Laterre PF, Opal SM, Abraham E, et al. A clinical evaluation committee assessment of recombinant human tissue factor pathway inhibitor (tifacogin) in patients with severe community acquired pneumonia. Crit Care. 2009; 13 (2) : R36.

46. Wunderink RG, Laterre PF, Francois B, et al; CAPTIVATE Trial Group. Recombinant tissue factor pathway inhibitor in severe community-acquired pneumonia: a randomized trial. Am J Respir Crit Care Med. 2011; 183 (11) : 1561-1568.

47. Cohn JN, Tognoni G; Valsartan Heart Failure Trial Investigators. A randomized trial of the angiotensin-receptor blocker valsartan in chronic heart failure. N Engl J Med. 2001; 345 (23) : 1667-1675.

48. Heran BS, Musini VM, Bassett K, Taylor RS, Wright JM. Angiotensin receptor blockers for heart failure. Cochrane Database Syst Rev. 2012; 4: CD003040. doi: 10. 1002/14651858. CD003040. pub2. Review.

49. Rothwell PM. Treating individuals 2. Subgroup analysis in randemised controlled trials: importance, indications, and interpretation. Lancet. 2005; 365 (9454) : 176-186.

50. Sun X, Briel M, Busse JW, et al. Credibility of claims of subgroup effects in randomised controlled trials: systematic review. BMJ. 2012; 344: e1553. doi: 10. 1136/bmj. e155.

51. Buyse ME. Analysis of clinical trial outcomes: some comments on subgroup analyses. Control Clin Trials. 1989; 10 (4) (suppl) : 187S-194S.

52. Sun X, Briel M, Walter SD, Guyatt GH. Is a subgroup effect believable? updating criteria to evaluate the credibility of subgroup analyses. BMJ. 2010; 340: c117.

53. Wang R, Lagakos SW, Ware JH, Hunter DJ, Drazen JM. Statistics in medicine: reporting of subgroup analyses in clinical trials. N Engl J Med. 2007; 357 (21) : 2189-2194.

54. Goff DC Jr, Lloyd-Jones DM, Bennett G, et al. ACC/AHA Guideline on the Assessment of Cardiovascular Risk: a report of the American College of Cardiology/American Heart Association Task Force on Practice Guidelines published online ahead of print November 12, 2013. Circulation. 2013; 2013. doi: 10. 1016/j. jacc. 2013. 11. 005.

55. Thavendiranathan P, Bagai A, Brookhart MA, Choudhry NK. Primary prevention of cardiovascular diseases with statin therapy: a meta-analysis of randomized controlled trials. Arch Intern Med. 2006; 166 (21) : 2307-2313.

56. Furukawa TA, Guyatt GH, Griffth LE. Can we individualize the 'number needed to treat'? An empirical study of summary effect measures in meta-analyses. Int J Epidemiol. 2002; 31 (1) : 72-76.

57. Schmid CH, Lau J, McIntosh MW, Cappelleri JC. An empirical study of the effect of the control rate as a predictor of treatment effcacy in meta-analysis of clinical trials. Stat Med. 1998; 17 (17) : 1923-1942.

58. Deeks JJ. Issues in the selection of a summary statistic for meta-analysis of clinical trials with binary outcomes. Stat Med. 2002; 21 (11) : 1575-1600.

59. Van den Berghe G, Wilmer A, Hermans G, et al. Intensive insulin therapy in the medical ICU. N Engl J Med. 2006; 354 (5) : 449-461.

60. Wing LM, Reid CM, Ryan P, et al; Second Australian National Blood Pressure Study Group. A comparison of outcomes with angiotensin-converting: enzyme inhibitors and diuretics for hypertension in the elderly. N Engl J Med. 2003; 348 (7) : 583-592.

61. Bhandari M, Guyatt G, Tornetta P III, et al; SPRINT

综合证据

Investigators. Study to prospectively evaluate reamed intramedually nails in patients with tibial fractures (S. P. R. I. N. T.) : study rationale and design. BMC Musculoskelet Disord. 2008; 9: 91.

62. Furberg CD, Morgan TM. Lessons from overviews of cardiovascular trials. Stat Med. 1987; 6 (3) : 295-306.

63. Schneider B. Analysis of clinical trial outcomes: alternative approaches to subgroup analysis. Control Clin Trials. 1989; 10 (4) (suppl) : 176S-186S.

64. The Canadian Cooperative Study Group. A randomized trial of aspirin and sulfinpyrazone in threatened stroke. N Engl J Med. 1978; 299 (2) : 53-59.

65. Antiplatelet Trialists' Collaboration. Collaborative overview of randomised trials of antiplatelet therapy, I: prevention of death, myocardial infarction, and stroke by prolonged antiplatelet therapy in various categories of patients. BMJ. 1994; 308 (6921) : 81-106.

66. Dhainaut JF, Tenaillon A, Le Tulzo Y, et al; BN 52021 Sepsis Study Group. Platelet-activating factor receptor antagonist BN 52021 in the treatment of severe sepsis: a randomized, double-blind, placebo-controlled, multicenter clinical trial. Crit Care Med. 1994; 22 (11) : 1720-1728.

67. Dhainaut JF, Tenaillon A, Hemmer M, et al; BN 52021 Sepsis Investigator Group. Confirmatory platelet-activating factor receptor antagonist trial in patients with severe gram-negative bacterial sepsis: a phase III, randomized, double-blind, placebo-controlled, multicenter trial. Crit Care Med. 1998; 26 (12) : 1963-1971.

68. Natanson C, Esposito CJ, Banks SM. The sirens' songs of confirmatory sepsis trials: selection bias and sampling error. Crit Care Med. 1998; 26 (12) : 1927-1931.

69. Ioannidis JP. Microarrays and molecular research: noise discovery? Lancet. 2005; 365 (9458) : 454-455.

70. Panagiotou OA, Ioannidis JP; Genome-Wide Significance Project. What should the genome-wide significance threshold be? empirical replication of borderline genetic associations. Int J Epidemiol. 2012; 41 (1) : 273-286.

71. Russell JA, Walley KR, Singer J, et al; VASST Investigators. Vasopressin versus norepinephrine infusion in patients with septic shock. N Engl J Med. 2008; 358 (9) : 877-887.

72. Kelton JG, Hirsh J, Carter CJ, Buchanan MR. Sex differences in the antithrombotic effects of aspirin. Blood. 1978; 52 (5) : 1073-1076.

73. Antiplatelet Trialists' Collaboration. Collaborative overview of randomised trials of antiplatelet therapy, III: reduction in venous thrombosis and pulmonary embolism by antiplatelet prophylaxis among surgical and medical patients. BMJ. 1994; 308 (6923) : 235-246.

74. Dietary Reference Intakes for Vitamin D and Calcium. Washington, DC: Institute of Medicine; 2011.

75. Bischoff-Ferrari HA, Willett WC, Wong JB, Giovannucci E, Dietrich T, Dawson-Hughes B. Fracture prevention with vitamin D supplementation: a meta-analysis of randomized controlled trials. JAMA. 2005; 293 (18) : 2257-2264.

76. Contopoulos-Ioannidis DG, Seto I, Hamm MP, et al. Empirical evaluation of age groups and age-subgroup analyses in pediatric randomized trials and pediatric meta-analyses. Pediatrics. 2012; 129 (suppl 3) : S161-S184.

77. Counsell CE, Clarke MJ, Slattery J, Sandercock PA. The miracle of DICE therapy for acute stroke: fact or fictional product of subgroup analysis? BMJ. 1994; 309 (6970) : 1677-1681.

JAMAevidence
Using Evidence to Improve Care

第七篇　从证据到临床实践

从证据到临床实践

第26章

如何使用患者管理推荐意见：临床实践指南及决策分析

Ignacio Neumann，Elie A.Akl，Per Olav Vandvik，Thomas Agoritsas，Pablo Alonso-Coello，David M.Rind，Nancy Santesso，Paul Elias Alexander，Reem A.Mustafa，Kameshwar Prasad，Shannon M.Bates，Holger J.Schünemann，and Gordon Guyatt

从证据到临床实践

内容提要

假定你是一名产科医生，接诊了一位31岁的孕妇。她于5年前查出患有无诱因性深静脉血栓，采用华法林治疗了6个月未见并发症。目前患者未采用任何抗血栓治疗，也无任何症状。考虑到孕期可能增加的血栓复发风险，你打算建议该患者在接下来的孕期应用低分子肝素进行预防性治疗。

在准备和患者讨论治疗方案时，你检索了针对这种情况的证据，得到一条来自临床实践指南的推荐意见[1]："对于深静脉血栓复发风险为中度或较高的孕期女性（包括既往患有单次无诱因深静脉血栓、孕期或雌激素相关性深静脉血栓，或复发性无诱因深静脉血栓而未采用长期抗凝治疗的患者），我们建议在产前预防性地采用小剂量或中等剂量的低分子肝素，其效果可能优于临床密切观察或者常规治疗（基于低可信度的效应估计结果，弱推荐）。"

意见中关于"弱推荐"的描述让你不太有把握，你决定进一步理解该推荐意见及其依据。

一、制定推荐意见

通常来说，患者管理的推荐意见是参考**临床实践指南**的内容（见第5章"寻找当前最佳证据"）。然而，你也可以从**决策分析**中得到相关的指导。这两种方法所得结果的可靠性评判标准是相似的[2-5]。

1.实践指南

实践指南所包含的推荐旨在提供患者治疗的最优方案。理想情况下，指南应公布包含证据的**系统综述**，以及对所有可能治疗方案相对获益与风险的评价[2]。为制定推荐意

见，指南小组成员必须定义临床问题，选择相关的结局指标，获取并综合所有相关的证据，评价效应的可信度，并且同时基于系统的方法引导专家达成共识，最终才能得到从证据推导出的推荐意见[6]。为了充分告知该推荐意见的使用者，指南制定的专家们不仅要提供他们的推荐意见，还要提供该推荐意见的参考信息和依据（见第28章第1节"评估推荐的强度：GRADE方法"）。

2.决策分析

决策分析是融合了治疗方法获益与风险，以及考虑了患者价值观和偏好的治疗结果的证据形式方法。临床决策分析是一种结构化的分析方法（**决策树**），作者需要提供一个或多个图形来展示决策树的分析结构。

图26-1展示了临床场景中拟使用抗凝疗法的孕妇可选方案的简单决策树。患者有两个选择：使用或不使用预防性低分子肝素治疗。决策在图中用方块表示，被称为"决策结点"。由决策结点展开的线条代表了备选的临床治疗方案。

图中的圆点即"机会结点"，代表了采用每种治疗方案后可能发生的事件。患者可能形成血栓或发生出血事件，也可能不形成血栓或不发生出血事件，决策分析要求同时给出每种事件可能的发生率。后面的三角形或矩形则给出事件结局的描述。

决策分析应该同时包含对良好结局（未发生出血或血栓）和不良结局（不良事件）的期望度（技术上来说，就是治疗的效用）。结合了事件发生率和效用描述的决策分析有助于临床判断每种治疗方案的相对价值。

决策分析的过程是在充分、清晰表述各个决策因素的基础上进行的，因此能够公开探讨并及时修订[7]。当决策分析的结局中包含了成本，就成为**经济学分析**，用以评估健康状态变化与卫生资源消耗之间的权衡（见第28章第2节"经济学分析"）。

图26-1

决策树示意图

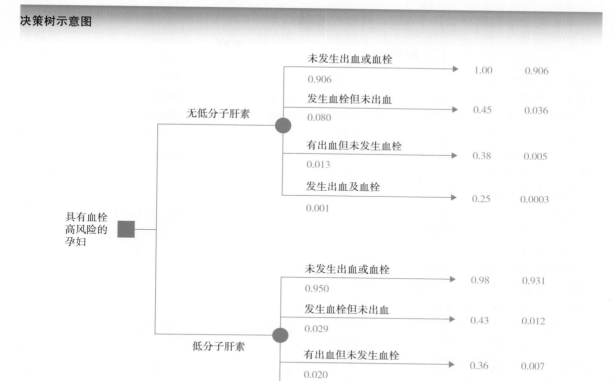

二、决策树实例

回到图26-1，每种方案（不治疗或应用低分子肝素治疗）都有一个机会结点，从而引申出四种可能的结局事件（不发生出血事件；发生出血事件；无血栓；发生血栓）。该图描述了决策中各种可能事件的发生率。当不采用预防性治疗时，患者有0.1%的可能性既发生血栓也出现出血事件；有1.3%的可能性不发生血栓，但出现出血；有8%的可能性发生血栓但不出血事件；还有90.6%的可能性既不发生血栓也不出现出血事件。当采用低分子肝素治疗时，患者有0.06%的可能性既发生血栓也出现出血事件；有2%的可能性不发生

血栓但出现出血；有2.9%的可能性发生血栓但不出现出血事件；还有95%的可能性既不发生血栓也不出现出血事件[1,8]。

图26-1还给出了每种方案对应的健康状态价值，该状态采用0～1分的标尺评价，1代表完全健康，0代表死亡。在未采用预防性治疗时，未出现任何负面结局（无血栓及出血事件）的健康状态标记为1。发生了血栓或出血事件会使得健康状态效用值降低，单纯发生血栓的效用值为0.45，单纯发生出血事件的效用值为0.38。同时出现这两种负面结局会导致健康状态效用值更低，仅为0.25。在采用了低分子肝素治疗的情况下，治疗造成的负担会额外降低健康状态的效用。

决策分析的最后一步是计算总的期

望价值——结合了每种可能结局的事件发生率和效用值的综合结果——以针对每种可能的治疗方案。根据既定的事件发生率和效用值，无预防性治疗方案的估计价值是（0.906×1.0）＋（0.080×0.45）＋（0.013×0.38）＋（0.001×0.25），得到0.947。使用低分子肝素治疗的价值为（0.950×0.98）＋（0.029×0.43）＋（0.020×0.36）＋（0.0006×0.24），得到0.950。在这个例子中，使用预防性治疗对患者更有利，但是这两种方案的期望价值差异——即"相对效用值"——是非常小的。

图26-1给出的决策树模型在很多方面都被简化了。比如，这个模型中并未考虑终极事件和可能的远期事件发生率（如颅内出血或深静脉血栓后综合征）。同时，在健康状态评价时也未考虑时间的因素。例如，发生严重的无并发症的出血事件期间，患者的健康状态效用值会大幅下降，但短期内多数患者的健康状态又会恢复到一个相对理想的状态。模仿的多状态转移模型——被称为**马尔可夫模型**（Markov models）——能做出更接近真实状态的分析。例如，针对本临床场景中患者（静脉血栓复发的高危人群）的一项Markov模型决策树分析显示，产前预防性低分子肝素治疗是更为经济有效的选择[9]。

三、评价推荐意见

框26-1给出了决定指南或决策分析的推荐意见可参考性的评价标准。

1. 临床问题是否清晰可理解？

最有用的指南或决策分析给出的推荐意见，通常会采用标准化的格式来详细说明推荐方案，包括干预的细节、对照的细节、所针对患者的特征以及该方案使用的条件。

（1）被推荐的干预措施是否步骤清晰可操作？

推荐意见有时过于模糊而很难有实际意义。比如试想一下，在一项临床实践指南中推荐[10]："对于门诊或住院的糖尿病足感染患者，医护人员应该尝试由多学科糖尿病足治疗专家团队给出综合治疗方案"。在这条推荐意见中"尝试"所对应的执行水平程度，"综合治疗方案"的具体干预细节，以及对"多学科"的界定是不明确的。

相反，另一条来自国立卓越卫生保健基金会（National Foundation for Health Care Excellence）[11]的指南则给出了较为具体的推荐意见："我们推荐由多学科组成的糖尿病足治疗专家小组负责糖尿病足患者的入院治疗。多学科的专家小组应该包含一名糖尿病专科医生、一名有相关专业技能的外科医生、一名糖尿病专业的护士、一名足病医生和一名处理组织修复和功能恢复有经验的护士。"

（2）备选的对照治疗方法是否明确？

当指南制定小组在制定推荐意见时，他们会倾向推荐某种干预方案而不是对照方案。但是如果备选的对照方案不明确，那么推荐意见仍然是模糊的。比如，有推荐意见中指出"推荐对产后出血的患者使用子宫按摩"[12]，未交代对照疗法会增加解读该意见的难度。指南小组建议将子宫按摩作为首选的治疗方案，还是推荐将其作为辅助方法？参考同一指南的其他推荐意见后，这条推荐似乎更可能是将子宫按摩作为其他疗法的补充措施而非单一干预方法，但在该推荐意见表述中未能足够清晰地表达这一含义，需要阅读整个指南后才能准确理解。相反，有的推荐意见则提供了更清楚的对照治疗方案的信息："我们推荐对产后出血的患者……相对于静脉输入胶质溶液来说……更倾向于使用等渗的晶体溶液[12]"。

你可能注意到了，在前一节提到的两项糖尿病足管理的推荐意见中都未交代**对照方案**的具体信息。尽管"非足部护理小组"的干预可能是对照，但是在原文中并未明确给出这一定义。

使用决策分析的医生可能不会面临这种

对照方案不明的情况，因为在决策分析中对照的选择是明确的。

（3）所有相关的结局指标是否都是从患者角度考虑的重要指标？

干预措施可能的获益与风险之间的均衡决定了应考虑的结局指标。医生应该判断指南或决策分析中是否包含了所有**患者－重要结局**。

> 例如，在美国胸科医师协会抗栓塞指南第八版（AT8）中推荐有抗凝药物禁忌证的卒中患者使用弹力袜[13]，而第九版（AT9）则建议不要使用[14]。这两版指南的结局指标都包含死亡率、肺栓塞和深静脉血栓，但是AT9同时考虑了弹力袜可能造成的皮肤并发症的风险增加了4倍：在每千人中应用弹力袜则增加了39人需要接受1个月的皮肤并发症治疗（95%可信区间为每千人增加17～77例）[15]。这一新增的结局指标造成了推荐意见的改变。

框26-1　评价干预措施推荐意见的使用者指南

临床问题是否清晰可理解？
被推荐的干预措施是否步骤清晰可操作？
对照的治疗方法是否明确？
所有相关的结局指标是否都是从患者角度考虑重要的指标？
推荐意见是否基于当前最佳证据？
每一个结局指标是否都恰当参考了患者的价值观和选择偏好？
作者是否指明了推荐意见的强度？
支持该意见的证据是否易懂？
对于强推荐的意见，其强度是否恰当？
对于弱推荐的意见，其提供的信息能否辅助医患共同决策？
利益相关冲突的影响是否被最小化了？

通常意义上患者－重要结局包括死亡率、某事件发生率（如大出血、慢性病的急性加重、入院）及患者自我报告的结局（如生存

质量、功能状态）。**替代结局**（如血脂水平、骨密度、认知功能测试）是相关的，但不能代替患者－重要结局指标（见第13章第4节"替代结局"）。

> 在上述例子中，AT8还建议，应用维生素K拮抗剂治疗的患者接受国际规范化率（INR）监测的间隔不超过4个星期[16]。这条意见开始是基于有研究发现频繁的监测可增加治疗性INR的时间——一项替代结局。然而，在AT9中则建议INR的监测间隔增加到12周而非4周[17]。该意见是基于有研究发现12周的监测周期不会引起血栓或出血事件的增加。这两条推荐意见都是基于明确的结局指标给出的，然而，前者是基于替代结局，而后者是基于患者－重要结局，因此更为合理。

干预措施不会造成的结局是与决策制定不相关的，因而也不会在意见中考虑。例如，死亡率是一个非常重要的结局。然而，在鼻腔给予抗组胺药物治疗过敏性鼻炎时不会造成死亡，故在制定决策时不会考虑这个结局。

2. 推荐意见是否基于当前最佳证据？

指南制定小组或决策分析人员需要根据当前或更新的系统综述的结论，来确定干预措施可能获益或风险的效应值及其可信度，有荟萃分析结果佐证则更理想。如果缺乏含有荟萃分析结果的系统综述，指南小组成员可以先进行系统综述，或者进行不完全系统的证据总结。医生需要仔细阅读其汇总证据的过程，来判断这一过程是否是可靠。同时，他们也应该要核查这一过程中所检索的文献数据是否准确（见第22章"系统综述和荟萃分析的过程"）。

未基于当前最佳证据所给出的推荐意见可能会推荐非最佳的甚至是有害的治疗方案。例如，多年来指南制定小组都忽视了关于化疗后中性粒细胞减少症患者使用喹诺酮

类药物预防感染有效性的证据[18]。直到2010年才由美国感染类疾病协会指南建议，在该人群中应采用抗生素进行预防性治疗[19]。这提示了尽快并定期更新某些处于"活跃期"领域指南的必要性（见第5章"寻找当前最佳证据"）。

3. 每一个结局指标是否都恰当参考了患者的价值观和偏好？

基于结局来评价治疗效果很大程度上是测量和科学的问题，而如何确定对结局的偏好则是价值观的问题。试想一下，例如40～49岁女性定期常规乳腺X线筛查往往能在很小程度上降低乳腺癌的死亡率，但更可能得出假阳性的检查结果（引起不必要的随访甚至导致不必要的乳腺活检）[20]（见第28章第3节"关于筛查的推荐"）。指南小组在制定推荐意见时需要权衡这两个结局相关的患者价值观和偏好。倾向于降低哪怕很小程度的癌症死亡率的小组成员会支持定期筛查，而那些倾向于避免不必要检查的成员则相反。因此，医生需要查找推荐意见中关于效用值和期望的具体描述，以此来指导临床决策。

哪种价值应该用来决定推荐意见的导向呢？在理想条件下，推荐意见应该基于探索了患者价值观和偏好的系统综述结果来制定[21]；不幸的是，这样的证据极度匮乏。在缺乏这种证据的时候，指南小组及决策分析人员应该回过头来，咨询经常参与并对医患共同决策有丰富经验的医生[22]。或者在指南开发过程中邀请患者代表和指南使用者参与推荐意见的制定。然而，要确保参与的人员——无论是患者还是医生——的意见能够代表大多数人的价值观仍然是很有挑战性的，这一目标可能无法全部实现。

无论价值观和偏好的信息来自何处，其内容应尽可能清楚、透明。不幸的是，目前的实践指南中这一部分信息仍然存疑最多。相反，决策分析需要明确价值大小并做定量说明，原因是每一个结局指标要赋予一定的

健康效用值。然而，即便在决策分析中价值观和偏好是明确的，其信息来源也可能有问题。例如，在一项54例针对儿童健康问题**成本－效用分析**的系统综述（包含45个决策分析）中，对健康状态赋值的来源有35%是由作者自己判定的，另有11%的价值观和偏好的判定来源未描述[23]。

4. 作者是否指明了推荐意见的强度？

可靠的推荐意见会指明推荐的强度，同时提供该意见效应值可信度的分级（也称证据质量）[2]。**敏感性分析**常用于探讨决策分析结论的强度。

（1）推荐的等级

用于评价推荐意见等级的标准有几十个，最常用的三种体系是临床推荐评估、开发与评价分级标准（GRADE）、美国心脏病协会所用标准（AHA）以及美国预防服务工作组（USPSTF）所用标准[24]。针对这三种标准的具体讨论超出了本章的范围，然而，我们在这里阐述它们两点重要的相似性。

这三种体系都对效应值的可信度（即证据质量）进行了评级。效应值的可信度体现了应用这些证据支持特定推荐意见的把握度（图26-2）。GRADE方法将证据分为四级：高级别、中等级别、低级别和极低级别（见第23章"理解和应用系统综述及荟萃分析的结果"）[25]。AHA[26]和USPSTF[27]体系则分别按A、B、C和高、中、低将证据分为三个级别。

同时，这三种体系还具备另一个重要的相似点，即都将推荐意见分为三种：①应该在所有情况下实施（或避免）；②应该在大多数情况下实施（或避免）（推荐强度在此为强推荐）；③临床工作者需要根据患者的价值、偏好和所处条件来判断是否执行该推荐意见（推荐强度在此为弱推荐）（图26-2）。

（2）敏感性分析

决策分析者采用敏感性分析这一系统性

图26-2

不同评价体系的推荐强度及方向示意图

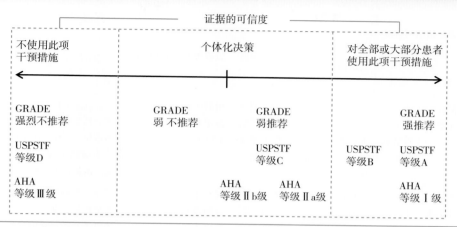

注：AHA，美国心脏协会。

GRADE，证据推荐评估、开发与评价分级标准。

USPSTF，美国预防服务工作队。

方法，来探索某种预期结局指标对可能变化的评估值的稳定性，并判断这种来自风险、获益、价值的变化对评估结果的影响。敏感性分析解决的问题是：受不确定性影响的因素（价值或评估值）对治疗效果（评估值）的影响究竟有多大？如果由决策分析得出的效用值受变化影响非常小，医生就可以认为该推荐意见的可信度是强的。当决策很容易随着可能的价值或评估值变化而变化时，该结论的可信度是非常弱的。这意味着方案的选择会随着实际值变化，患者的决策也很可能基于他们的偏好改变而改变。

5. 支持该意见的证据是否易懂？

（1）对于强推荐的意见，其强度是否恰当？

强推荐的意见给医生的信息就是"执行即可"。如果推荐强度的等级评定不恰当，可能会产生不期望出现的结果。

效应值可信度较高，会支持强推荐的结论，即预期的获益远远高于可能的风险，不同患者的价值观或偏好相对趋同，同时该方案的获益相对于成本来说"物有所值"。当

有较大不确定因素影响干预措施的效应值时（效应值的可信度低），医生应该对相关意见给予弱推荐（见第28章第1节"评估推荐的强度：GRADE方法"）。

少数时候，尽管效应值可信度低甚至极低，指南制定专家却可以给出强推荐的意见。表26-1总结了可能出现这种结果的5种情形。当强推荐的意见是基于低或极低级别证据时，医生需要格外谨慎。如果不符合表26-1中的任意一种情况，那么这个推荐强度的评级很可能是不恰当的。

例如，一项2005～2011年内分泌协会指南的系统调研显示，在总共357项推荐意见中121项为基于低/或极低质量证据的强推荐。在这121项意见中，仅35项（29%）符合表26-1中列出的情况，可以被认定为合理的基于低/或极低质量证据的强推荐[31]。这个结果强调了在基于低/极低质量证据给出强推荐意见时需慎之又慎。

在决策分析时，如果某治疗方案的相对效用值随着效应值和价值的变化程度很小，且对照方案的效用值不变时，该意见可以被定级为强推荐。医生需要仔细审视表格中该

表 26-1

对低或极低等级证据使用强推荐的5种情况

范例	效应值的可信度（证据质量）		获益与危害的均衡性	意愿与价值	资源考虑	推荐意见	举例
	获益	危害					
威胁生命的情况	低或非常低	任一等级（非常低到高）	在威胁生命情况下，干预措施可能降低死亡率；不良事件不可避免	倾向于对于挽救生命，尽管有不确定性因素	相对于获益增量成本较小	强推荐使用	季节性流感的间接证据表明禽流感患者可能会从奥司他韦治疗获益（效应值的可信度低）。鉴于该疾病的高死亡率和缺乏有效的替代方案，WHO对禽流感患者使用奥司他韦给出了强推荐
不确定获益，但确定有危害	低或非常低	高或中等	不确定性，可能有益；但大量证据证明有害	相对于不确定的获益，倾向于避免可信度更大的危害	相对于获益的高增量成本可能不支持使用干预措施	强推荐不使用	对于特发性肺纤维化患者，硫唑嘌呤联合泼尼松治疗获益不明确。然而，这种干预可能导致严重的危害。因此，国际指南强烈不推荐对特发性肺纤维化患者联合应用硫唑嘌呤和泼尼松
干预方案利弊相当，某种干预有明显更低的危害或成本	低或非常低	高或中等	备选方案获益大小相似——尽管可能不确定；我们认为其中一种危害或成本更小	倾向于危害的减少	高增量成本可能不支持使用对照措施	强推荐使用危害或成本降低的方案	低质量的证据表明，早期结外边缘区淋巴瘤（MALT B-细胞淋巴瘤）患者根除幽门螺杆菌与放射治疗或胃切除术的替代方案相比，完全缓解率相似，但是有很高的可信度降低危害、发病率和成本。因此，UPTODATE强烈建议在MALT淋巴瘤患者中使用幽门螺杆菌根除法而不是放疗
高可信度有效的同类干预中，某种干预有着可能更高的危害或成本	高或中等	低或非常低	已明确各种方案有着相似的高获益；一种有着可能更大的危害	倾向于避免危害的增加	高增量成本可能不支持使用对照措施	强推荐不使用可增加危害或成本的方案	在需要抗凝且同时计划怀孕或已经怀孕的患者中，高可信度估计表明不同抗凝剂的效果相似。然而，间接证据表明口服直接凝血酶（如达比加群）和Xa因子抑制剂（如利伐沙班、阿皮沙班）对未出生婴儿有潜在危害。AT9指南强烈建议在计划怀孕或已怀孕的妇女中不使用这种抗凝剂
可能具有灾难性的危害	任一等级（高到非常低）	低或非常低	获益度不等，但可能有着巨大的危害	倾向于避免危害的增加	相对于获益的高增量成本可能不支持使用干预措施	强推荐不使用	在雄激素缺乏的男性中，睾酮补充可能改善生活质量。低可信度的证据表明睾酮增加前列腺癌患者癌症扩散的风险。故美国内分泌学会强烈不推荐前列腺癌患者补充睾酮

注：AT9，抗凝指南第九版；MALT，黏膜相关淋巴组织；WHO，世界卫生组织。

决策分析中敏感性分析涉及的变量及其对应值的变化范围，以及哪个变量可能改变相对可取的治疗方案。

理想情况下，一个敏感性分析应包含所有可能导致效应值变化的项目。其变化的范围取决于纳入分析的数据来源。如果数据来源于一个大样本量、**低偏倚风险**的**随机对照试验**，那么效应值的可信区间可能很窄。如果偏倚风险增大或者对获益或风险的效应值估计精确性下降，敏感性分析可能会得出较宽的变化范围。对效用值的敏感性分析结果同样与数据来源相关。如果大部分患者（或有代表性的人群）针对某个结局给出相似的评分，研究者可以在敏感性分析中采用范围较窄的效用值。如果评分结果是基于小范围人群得出的，而不同个体给出的效用值变化较大，研究者就应该采用变化范围较大的效应值来进行估算。

（2）对于弱推荐的意见，其提供的信息能否辅助医患共同决策

推荐意见（尤其是弱推荐的推荐意见）需要指明执行该意见适用的条件。在指南中，这部分信息通常见于备注、指南说明或推荐意见附表。GRADE工作小组与Cochrane协作组合作设计了一个专门用于描述此信息的表格：**结果概要表**。该表格提供了所有重要结局指标的证据强度，以及所对应的相对和绝对效应值。表26-2就是与本章开始临床场景相关的结果概要表[33]。正如我们接下来要探讨的，结果概要表有助于医患共同决策。GRADE结果概要表中绝对效应值的结果一般也在决策分析的决策树中体现。

表26-2

结果概要表：对具有血栓风险的孕妇使用预防剂量的低分子肝素与不使用对照的静脉血栓栓塞产前或产后预防

结局指标	相对危险度（95%可信区间）	孕期的预期绝对效益		估计效应值的证据等级
		不使用预防的风险	使用低分子肝素的危险差值	
血栓症状	0.36（0.20～0.67）	**低风险人群**		低由间接性[2]和不精确性[3]造成
		每1000人中20人发生血栓	每1000人减少13人发生血栓（减少7～16人）	
		中高度风险人群[1]		
		每1000人中80人发生血栓	每1000人减少51人发生血栓（减少30～65人）	
严重出血	1.57（1.32～1.87）[4]	**产前阶段**		低由间接性[2]和不精确性[6]造成
		每1000人3人出血	每1000人增加1例出血（增加1～3例）[5]	
		产后阶段		
		每1000人10人出血	每1000人增加6例出血（增加3～8例）[4]	
治疗负担		无增加的支出	每日注射	高

注：[1]无诱因静脉血栓栓塞、怀孕相关、雌激素相关血栓，或多发无诱因血栓未接受长期抗凝治疗者。

[2]间接受试对象（如纳入非孕期女性）。

[3]95%可信区间包含获益的边界值。

[4]相对效应值依据Collins的系统综述[32]得出。

[5]使用低分子肝素治疗出血的绝对风险效应值依据Greer的系统综述[8]得出。

[6]95%可信区间包含危害的边界值。

改编自Bates等的文献[1]。

6. 利益相关冲突的影响是否被最小化了?

推荐意见中对于证据和决策的解读易受**利益冲突**的影响，从而导致争议性结果。医学领域中，指南制定专家经常报告与制药厂商有一定的经济联系，有时决策分析者也有同样的报告[34-36]。非经济因素相关的利益冲突也很常见，有时甚至产生比经济因素更大的影响[37,38]。这种冲突包括知识上的冲突（例如既往发表的研究可能跟某个推荐意见有关）以及专业上的冲突（例如放射科医生可能推荐乳腺癌早期筛查、泌尿科医生可能推荐前列腺癌的筛查）[39,40]。

医生可以在发表的指南或决策分析的前言、末尾，或在附件里找到关于利益冲突的声明。同样，医生也应该查找其中对利益冲突的管理或控制的描述。由无利益冲突的人员作为专家来制定指南或者执行决策分析，或者在制定执行过程中降低经济的或非经济的利益冲突带来的影响，这样得到的指南或决策更为可靠。单纯剔除有利益冲突的参与人可能会损害指南的可信度，而降低其可接

使用文献

临床问题是否清晰可理解?

本章节初始给出的推荐意见示例中明确地指出了被推荐的方案是"产前预防性地基于预防剂量或中低剂量低分子肝素"，对照的方案是"临床密切观察或者常规治疗"[1]。

表26-2中我们可以看到，指南制定委员会考虑有症状的血栓栓塞、严重出血和治疗负担是患者相关的重要结局。

推荐意见是否基于当前最佳证据?

在AT9的方法部分我们可以找到如下的描述："为查找相关的证据，一组成员……在MEDLINE、Cochrane图书馆和疗效综述摘要数据库中进行了文献检索……查找系统综述或其他原始研究"，"采用……评价研究的质量……现有的高质量系统综述被采纳作为汇总效应结果的证据来源"[43]。这个方法确保了推荐意见参考的效应值是基于当前最佳证据得出的。

每一个结局指标是否都恰当参考了患者的价值和选择偏好?

指南作者注意到，得出患者倾向采用抗血栓治疗的系统综述并未纳入以孕期妇女为受试对象的研究。有经验的医生对不同可能结局的评价结果显示，一次深静脉血栓或肺动脉栓塞的经历可能等同于一次颅外大出血。指南制定委员会专家的临床经验建议，即便不是全部人都同意，但大部分女性宁愿承受长达数月自我注射低分子肝素进行预防性治疗所造成的负担，以避免深静脉血栓或肺栓塞的发生。这种偏好或价值观的考虑被采纳来制定相关的指南推荐意见。

作者是否指明了推荐意见的强度?

按照GRADE的评级方法，该指南推荐强度为"弱推荐"。

支持该意见的证据是否易懂?

推荐意见同时提供了证据概要表（表26-2）来描述患者相关重要结局的绝对效应值。我们随后会讨论这些信息如何辅助医患共同决策。

利益相关冲突的影响是否被最小化了?

正如我们前面描述的，指南AT9实行了一系列方法和策略，以减小利益相关冲突对推荐意见所造成的影响。

受度。医生也可以核对指南的所有推荐意见是整体形成，还是基于每一条推荐意见单独得出，后者可以更好地消除利益冲突可能带来的影响。

AT9指南提供了应用这些策略的示例[38]。一名无利益冲突的方法学家被任命为有14位专家成员组成的指南制定委员会主席，并且作为首要负责人对推荐意见的方法学质量把关。指南制定委员会主席及另外两位拥有最终决策权的执行委员均为无利益冲突的方法学家。针对每一个推荐意见，经济利益冲突和知识利益冲突的信息均被收集。指南制定委员会成员中有明显或较大利益冲突的人员不参与决策制定。执行这一方法说明为采用最优方案来控制利益冲突影响需要付出何等的努力[41,42]。

四、如何使用推荐意见

1. 强推荐的意见

如果指南委员会的推荐是正确的，医生可以在所有或几乎所有情况下向所有或几乎所有患者推荐强推荐的方案，而无须进一步——哪怕是粗略地——审查潜在的证据，也不需要与患者详细讨论。在决策分析时，若一种方案的效果明显优于其他方案，且该相对效果在敏感性分析中也是稳定的，那么同样可以采用刚才的方法来执行方案。在这种情况下与患者探讨方案的选择是否有帮助——如能否增加依从性——是不确定的。

例如，一项指南推荐使用鼻内糖皮质激素而非鼻内抗组胺药治疗成人过敏性鼻炎（强推荐）[44]。该推荐意见是基于糖皮质激素治疗能显著减轻**症状**（流涕、鼻塞、鼻痒）而无明显不良事件。结果的效应值是一项针对随机对照试验的系统综述，其偏倚风险较低，结果一致性好，精确度高（可信区间窄），并且适用于目标人群。指南委员会由此推断，向所有或几乎所有患者建议使用糖皮质激素是合理的。因此，没有必要与患者详细讨论鼻内糖皮质激素对比抗组胺药的益处和潜在危害。

当然，总是有一些特殊的情况，医生不应该坚持使用哪怕是强推荐的意见。例如，阿司匹林用于心肌梗死是强推荐的方案，但是对一个对阿司匹林过敏的患者进行这种治疗是错误的。幸运的是，这种特殊的情况并不常见。

2. 弱推荐的意见

即使在有大量随机对照试验和系统综述的领域，在审慎地评价证据以及患者价值观和偏好之后，大多数推荐意见的级别都是弱

临床场景解决方案

在浏览了指南，尤其是表26-2中的具体信息后，你认为该推荐意见是值得信赖的，于是邀请患者参与决策讨论。在讨论时，你首先介绍了妊娠期低分子肝素预防性治疗相对于不治疗的好处（每1000名产妇可避免51例症状性深静脉血栓），其次介绍治疗不良反应（每1000名产妇增加7例妊娠及产后出血），以及这几个月每天注射治疗可能产生的负担（所有效应值的可信度均较低）。如果指南提供的证据是正确的，大多数患者会倾向于降低血栓事件的风险，而愿意承担出血风险和治疗负担。这部分患者会选择采用预防措施。然而，即使指南正确，仍有一些患者会拒绝预防性治疗。

医患共同决策确保患者清楚地理解当前最佳证据，并且做出符合自身价值观和意愿的决策。最终，你的患者选择应用低分子肝素预防静脉血栓，对此你并不感到意外。

推荐。例如AT9的600多条推荐意见里超过三分之二都是弱推荐[17]。

由于弱推荐的方案效果受患者价值观和偏好的影响比较明显，应当与患者协商推荐方案的优势与劣势。共同决策可能是确保方案能兼顾最优证据和患者偏好的最佳选择（见第27章"决策与患者"）。使用弱推荐的方案，医生也要了解相关的证据。

例如，美国医师协会建议使用胆碱酯酶抑制剂或美多芭治疗痴呆患者（弱推荐）[45]。该推荐是基于随机对照试验的证据，有较高

把握认为此方案可以轻度减缓认知功能或整体功能退化。指南制定委员会指出，如果患者的生活质量较差——尤其对于痴呆较严重的患者——他们的家庭成员可能并不满足于轻度减缓痴呆进展。而且，伴随着这种轻度疗效的还有药物的不良反应。因此，指南制定委员会认为患者（或家属）对此知情后，有可能会选择其他方案。

曹卉娟　费宇彤　吴　东　译
张誉清　谢　锋　审

参考文献

1. Bates SM, Greer IA, Middeldorp S, Veenstra DL, Prabulos AM, Vandvik PO. VTE, thrombophilia, antithrombotic therapy, and pregnancy: Antithrombotic Therapy and Prevention of Thrombosis, 9th ed: American College of Chest Physicians Evidence-Based Clinical Practice Guidelines. Chest. 2012; 141 (2 suppl) : e691S-736S.

2. Graham R, Mancher M, Wolman DM, Greenfeld S, Steinberg E, eds. Clinical Practice Guidelines We Can Trust. Washington, DC: National Academies Press; 2011.

3. Laine C, Taichman DB, Mulrow C. Trustworthy clinical guidelines. Ann Intern Med. 2011; 154 (11) : 774-775.

4. Qaseem A, Forland F, Macbeth F, Ollenschläger G, Phillips S, van der Wees P; Board of Trustees of the Guidelines International Network. Guidelines International Network: toward international standards for clinical practice guidelines. Ann Intern Med. 2012; 156 (7) : 525-531.

5. Shekelle P, Woolf S, Grimshaw JM, Schünemann HJ, Eccles MP. Developing clinical practice guidelines: reviewing, reporting, and publishing guidelines; updating guidelines; and the emerging issues of enhancing guideline implementability and accounting for comorbid conditions in guideline development. Implement Sci. 2012; 7: 62.

6. Schünemann HJ, Wiercioch W, Etxeandia I, et al. Guidelines 2. 0: systematic development of a comprehensive checklist for a successful guideline enterprise. CMAJ. 2014; 186 (3) : E123-E142.

7. Kassirer JP, Moskowitz AJ, Lau J, Pauker SG. Decision analysis: a progress report. Ann Intern Med. 1987; 106 (2) : 275-291.

8. Greer IA, Nelson-Piercy C. Low-molecular-weight heparins for thromboprophylaxis and treatment of venous thromboembolism in pregnancy: a systematic review of safety and efficacy. Blood. 2005; 106 (2) : 401-407.

9. Johnston JA, Brill-Edwards P, Ginsberg JS, Pauker SG, Eckman MH. Cost-effectiveness of prophylactic low molecular weight heparin in pregnant women with a prior history of venous thromboembolism. Am J Med. 2005; 118 (5) : 503-514.

10. Lipsky BA, Berendt AR, Cornia PB, et al; Infectious Diseases Society of America. 2012 Infectious Diseases Society of America clinical practice guideline for the diagnosis and treatment of diabetic foot infections. Clin Infect Dis. 2012; 54 (12) : e132-e173.

11. National Institute for Health and Care Excellence. Diabetic foot problems: Inpatient management of diabetic foot problems (CG119) . London, England: National Institute for Health and Care Excellence; 2011.

12. World Health Organization. WHO recommendations for the prevention and treatment of postpartum haemorrhage. Geneva, Switzerland: World Health Organization; 2012.

13. Albers GW, Amarenco P, Easton J, Sacco RL, Teal P. Antithrombotic and thrombolytic therapy for ischemic stroke: American College of Chest Physicians Evidence-Based Clinical Practice Guidelines (8th Edition) . Chest. 2008; 133 (6 suppl) : 630S-669S.

14. Lansberg MG, O'Donnell MJ, Khatri P, et al. Antithrombotic and thrombolytic therapy for ischemic stroke: antithrombotic therapy and prevention of thrombosis, 9th ed: American College of Chest Physicians Evidence-Based Clinical Practice Guidelines. Chest. 2012; 141 (2 suppl) : e601S-36S.

15. Dennis M, Sandercock PA, Reid J, et al; CLOTS Trials Collaboration. Effectiveness of thigh-length graduated compression stockings to reduce the risk of deep vein thrombosis after stroke (CLOTS trial 1) : a multicentre, randomised controlled trial. Lancet. 2009; 373 (9679) : 1958-1965.

16. Ansell J, Hirsh J, Hylek E, Jacobson A, Crowther M, Palareti G; American College of Chest Physicians. Pharmacology and management of the vitamin K antagonists: American College of Chest Physicians Evidence-Based Clinical Practice Guidelines (8th Edition) . Chest. 2008; 133 (6 suppl) : 160S-198S.

17. Holbrook A, Schulman S, Witt DM, et al; American College of Chest Physicians. Evidence-based management of anticoagulant therapy: Antithrombotic Therapy and Prevention of Thrombosis, 9th ed: American College of Chest Physicians Evidence-Based Clinical Practice Guidelines. Chest. 2012; 141 (2 suppl) : e152S-84S.

18. Hughes WT, Armstrong D, Bodey GP, et al. 2002 guidelines for the use of antimicrobial agents in neutropenic patients with cancer. Clin Infect Dis. 2002; 34 (6) : 730-751.

19. Freifeld AG, Bow EJ, Sepkowitz KA, et al; Infectious Diseases Society of America. Clinical practice guideline for the use of antimicrobial agents in neutropenic patients with cancer: 2010 update by the Infectious Diseases Society of America. Clin

Infect Dis. 2011; 52 (4) : e56-e93.

20. US Preventive Services Task Force. Screening for breast cancer: U. S. Preventive Services Task Force recommendation statement. Ann Intern Med. 2009; 151 (10) : 716-26, W-236.

21. MacLean S, Mulla S, Akl EA, et al; American College of Chest Physicians. Patient values and preferences in decision making for antithrombotic therapy: a systematic review: Antithrombotic Therapy and Prevention of Thrombosis, 9th ed: American College of Chest Physicians Evidence-Based Clinical Practice Guidelines. Chest. 2012; 141 (2 suppl) : e1S-23S.

22. Nilsen ES, Myrhaug HT, Johansen M, Oliver S, Oxman AD. Methods of consumer involvement in developing healthcare policy and research, clinical practice guidelines and patient information material. Cochrane Database Syst Rev. 2006; (3) : CD004563.

23. Griebsch I, Coast J, Brown J. Quality-adjusted life-years lack quality in pediatric care: a critical review of published cost-utility studies in child health. Pediatrics. 2005; 115 (5) : e600-e614.

24. Atkins D, Eccles M, Flottorp S, et al; GRADE Working Group. Systems for grading the quality of evidence and the strength of recommendations I: critical appraisal of existing approaches BMC Health Serv Res. 2004; 4 (1) : 38.

25. Guyatt GH, Oxman AD, Schünemann HJ, Tugwell P, Knottnerus A. GRADE guidelines: a new series of articles in the Journal of Clinical Epidemiology. J Clin Epidemiol. 2011; 64 (4) : 380-382.

26. American College of Cardiology Foundation and American Heart Association. Methodology Manual and Policies From the ACCF/AHA Task Force on Practice Guidelines (2010) . http: //my. americanheart. org/professional/StatementsGuidelines/Policies Development/Development/MethodologiesandPolicies-from-the-ACCAHA-Task-Force-on-Practice-Guidelines_UCM_320470_Article. jsp. Accessed August 4, 2014.

27. US Preventive Services Task Force. Grade definitions. http: // www. uspreventiveservicestaskforce. org/uspstf/grades. htm. Accessed August 4, 2014.

28. Schünemann HJ, Hill SR, Kakad M, et al; WHO Rapid Advice Guideline Panel on Avian Influenza. WHO Rapid Advice Guidelines for pharmacological management of sporadic human infection with avian influenza A (H5N1) virus. Lancet Infect Dis. 2007; 7 (1) : 21-31.

29. Freedman AS, Lister A, Connor RF. Management of gastrointestinal lymphomas. UpToDate. http: //www. uptodate. com. Accessed March 27, 2014.

30. Bhasin S, Cunningham GR, Hayes FJ, et al; Task Force, Endocrine Society. Testosterone therapy in men with androgen deficiency syndromes: an Endocrine Society clinical practice guideline. J Clin Endocrinol Metab. 2010; 95 (6) : 2536-2559.

31. Brito JP, Domecq JP, Murad MH, Guyatt GH, Montori VM. The Endocrine Society guidelines: when the confidence cart goes before the evidence horse. J Clin Endocrinol Metab. 2013; 98 (8) : 3246-3252.

32. Collins R, Scrimgeour A, Yusuf S, Peto R. Reduction in fatal pulmonary embolism and venous thrombosis by perioperative administration of subcutaneous heparin. Overview of results of randomized trials in general, orthopedic, and urologic surgery. N Engl J Med. 1988; 318 (18) : 1162-1173.

33. Treweek S, Oxman AD, Alderson P, et al; DECIDE Consortium. Developing and Evaluating Communication Strategies to Support Informed Decisions and Practice Based on Evidence (DECIDE) : protocol and preliminary results. Implement Sci. 2013; 8: 6.

34. Norris SL, Holmer HK, Ogden LA, Burda BU. Conflict of interest in clinical practice guideline development: a systematic review. PLoS One. 2011; 6 (10) : e25153.

35. Neuman J, Korenstein D, Ross JS, Keyhani S. Prevalence of financial conflicts of interest among panel members producing clinical practice guidelines in Canada and United States: cross sectional study. BMJ. 2011; 343: d5621.

36. Choudhry NK, Stelfox HT, Detsky AS. Relationships between authors of clinical practice guidelines and the pharmaceutical industry. JAMA. 2002; 287 (5) : 612-617.

37. Ioannidis JP. Why most published research findings are false. PLoS Med. 2005; 2 (8) : e124.

38. Guyatt G, Akl EA, Hirsh J, et al. The vexing problem of guidelines and conflict of interest: a potential solution. Ann Intern Med. 2010; 152 (11) : 738-741.

39. Norris SL, Burda BU, Holmer HK, et al. Author's specialty and conflicts of interest contribute to conflicting guidelines for screening mammography. J Clin Epidemiol. 2012; 65 (7) : 725-733.

40. Dahm P, Kunz R, Schünemann H. Evidence-based clinical practice guidelines for prostate cancer: the need for a unified approach. Curr Opin Urol. 2007; 17 (3) : 200-207.

41. Neumann I, Karl R, Rajpal A, Akl EA, Guyatt GH. Experiences with a novel policy for managing conflicts of interest of guideline developers: a descriptive qualitative study. Chest. 2013; 144 (2) : 398-404.

42. Neumann I, Akl EA, Valdes M, et al. Low anonymous voting compliance with the novel policy for managing conflicts of interest implemented in the 9th version of the American College of Chest Physicians antithrombotic guidelines. Chest. 2013; 144 (4) : 1111-1116.

43. Guyatt GH, Norris SL, Schulman S, et al. Methodology for the development of antithrombotic therapy and prevention of thrombosis guidelines: Antithrombotic Therapy and Prevention of Thrombosis, 9th ed: American College of Chest Physicians Evidence-Based Clinical Practice Guidelines. Chest. 2012; 141 (2 suppl) : 53S-70S.

44. Brozek JL, Bousquet J, Baena-Cagnani CE, et al; Global Allergy and Asthma European Network; Grading of Recommendations Assessment, Development and Evaluation Working Group. Allergic Rhinitis and its Impact on Asthma (ARIA) guidelines: 2010 revision. J Allergy Clin Immunol. 2010; 126 (3) : 466-476.

45. Qaseem A, Snow V, Cross JT Jr, et al; American College of Physicians/American Academy of Family Physicians Panel on Dementia. Current pharmacologic treatment of dementia: a clinical practice guideline from the American College of Physicians and the American Academy of Family Physicians. Ann Intern Med. 2008; 148 (5) : 370-378.

从证据到临床实践

第27章

决策与患者

Victor M.Montori，Glyn Elwyn，PJ Devereaux，Sharon E.Straus，
R.Brian Haynes，and Gordon Guyatt

从证据到临床实践

内容提要

一、引言

单凭证据不足以做出临床决策，这是**循证医学**的三个关键原则之一（见第2章"什么是循证医学？"）医生需要通过（特定临床、社会和经济背景下的）专业知识来帮助患者摆脱困境，并找出证据来证明最佳治疗方案。但是，仅考虑这一个方面是不够的，循证医学还要求临床决策与知情患者的**价值观和偏好**相一致。

在宽泛意义上，我们使用价值观和偏好作为一个统称，包括患者对于健康和生活的看法（perspective）、优先事项（priority）、信念（belief）、期望（expectation）、价值观（value）和目标（goal）。在更精确的意义上，我们还使用这个短语，指个人在选择时权衡不同选项的潜在获益、**伤害**、成本和不便。

考虑患者的价值观和偏好，有助于医生理解为什么有些患者拒绝救治，而有些情况（从医生的角度来看）没有任何救治希望，放弃似乎是更明智的决定，但患者反而寻求积极治疗。基于相同证据的卫生政策和**临床实践指南**，却在不同的临床情景或环境下形成不同的推荐，这可能也和价值观和偏好差异有关。当治疗方案的疗效估计值可信度较低，或某种干预方案的获益与风险相当时，患者的价值观和偏好变得尤为重要。

1. 临床决策有哪些方法？

框27-1总结了医生与患者面临重要决策时理论上可选择的方法。

2. 家长式决策

当医生为患者提供的关于可选方案的信息量非常小，决策时并未让患者直接参与时，通常被称为家长式（paternalistic approach）或父母式决策（parental approach），此时医生并未考虑患者的价值观和偏好。这并不意味着患者没有机会表达他们的愿望，但这样的表达可能会延后，甚至直接以行动表达不满。

框27-1　临床决策方法

临床决策时基本不考虑患者的价值观或偏好

家长式的决策：医生基本不考虑患者个人的偏好，替患者决策

尝试采取各种方法确保临床决策符合患者的价值观或偏好

最佳代理式决策：医生明确患者的价值或偏好，并据此制定决策

知情决策：医生为患者提供信息，患者自己做出决策

医患共同决策：医生与患者根据已知的证据、信息、价值观及偏好，相互协商后共同做出决策

例如，如果医生的决定不符合患者的价值观和偏好，患者可能不会执行该方案，或干脆放弃相关治疗。循证医学要求在决策过程中尊重和体现患者的价值观和偏好。因此，这种父母式的做法与循证医学的理念不一致。

3. 医生最佳代理人决策

理论上来讲，在患者未直接参与决策的情况下，医生也可以确保决策与患者的价值观和偏好一致。要做到这一点，医生必须评估患者的价值观和偏好，然后把它们放在所有备选方案的获益和风险的背景下。

一些专家认为这种医生最佳代理人（clinician as perfect agent）的方法是不可能实现的[1]。他们的理由是医生缺乏有效的方法或途径去深刻理解患者，在衡量所有备选方案的潜在获益、危害、花费和不便时，医生无法替代患者做出选择。

其他专家则试图运用工具来探讨患者的偏好，其理论基础是期望效用理论（expected utility theory）。通过这些工具，专家们建立**决策分析**模型得出针对某个特定结果患者可能给出的效用值，从而推算出不同备选方案得到各重要结局的可能性（见第26章"如何使用患者管理推荐意见：临床实践指南和决策分析"）。这些模型的局限性在于：①心理学家发现，患者的决定并非始终与决策分析的基本假设一致[2,3]；②这些模型在日常

实践中很难使用[4]；③仅有少数实验性研究支持这些工具。实际情况下，即使充分了解所有信息，患者可能也不会去做这样的决定[5]。

4. 知情决策

在另一种非常不同的决策方式中，患者被授权获知与决策相关的所有信息，考虑可能的治疗选择，并在医生尽可能少的干预下做出决策。这种方法，通常被称为知情决策（informed decision-making）。知情决策认为在决策中患者和医生有平等的专业意见。患者更熟知自己的价值观、偏好和背景（个人和社会因素——如夜间工作、缺乏照顾者帮助服药、参加临床试验并告知使用替代药物后可能影响其**依从性**，或对治疗的耐受性从而影响疗效）。医生在掌握治疗技术方面更专业，例如了解每个方案的利弊和实施经验。对于知情决策这种方法，医生的主要任务是提供完整和清晰的信息与证据[6]。

5. 共同决策

在这种方式下，患者和医生交流、分享信息和意见。医生分享来自于临床研究的证据，患者则分享从自己的信息渠道得知的证据，包括个人经验、社会关系、坊间说法、参考资料或互联网查询结果。这种双向的交流同样要分享个人信息（如个人价值观和偏好）。医患双方都要权衡各自的选择，明确他们各自的价值观和偏好，并达成一致意见而做出最佳决策。这种方式被命名为共同决策（shared decision-making）[6,7]。

有许多关于共同决策的描述[8]。有一种模式使用医生与患者进行3种"对话"的观念：团队对话（team talk）、选项对话（option talk）和决策对话（decision talk）[9]。框27-2介绍了3种类型的对话，而图27-1则说明了建议的顺序，帮助患者更好地理解可供选择的方案，从而形成知情后对方案的偏好，进而做出最佳决策。

框27-2　共同决策的对话模式

团队对话

团队对话有助于患者意识到所面临的合理的抉择，医生将帮助他们了解更多的细节来帮助决策。团队对话内容包括：

退后一步。医生总结道："问题已经明确了，现在我们是一个团队，需要共同决定下一步该怎么做。"

提供选择。患者可能会误解医生对当前面临选择的阐释，而误认为医生是无知或无能的，甚至两者兼有。可以这样措辞以避免该风险："我这里有很多信息关于不同治疗方案的利弊，可能对临床决策有帮助，下面我就和您一起讨论，以便我们共同商量决策。"

方案的正确性并不唯一。强调个人价值观、偏好以及不确定性的重要性。对于个人价值观和偏好，很容易理解的是有些问题对于一些人很重要而对于另一些人可能没那么重要，可以说："治疗会产生不同的后果。有些后果对您来说可能比对其他人更重要。"至于不确定性，患者往往不知道在医学领域中不确定性的程度——证据可能不足，且结果在个体层面上都是不可预测的。可以解释说："治疗并不总是有效的，而且发生不良反应的可能性也不同。"

观察患者的反应。面临抉择可能会令人不安，有些患者可能表示担忧。建议使用短语："我们可以继续吗？""我能告诉您一些不同的选择吗？"

推迟讨论。有些患者要求医生明确告诉他们做什么。如果出现这种情况，我们建议暂缓决定，通过继续交流让患者放心，你愿意支持和帮助患者一同决策。可以说："我很高兴与您分享我的观点，帮助您做出一个好的决定。但在我这样做之前，我希望能够更详细地描述不同方案，以便您了解不同选择的利弊。"

选项对话

选项对话是帮助患者清楚了解合理的治疗方案，并对它们进行比较的一种措施。选项对话的内容包括：

明确患者的认知。即使是被充分告知的患者也可能只是部分地意识到他们可选的方案及其相关的危害和好处，也可能他们的理解有误。可以询问："您所知的有关治疗疾病的方法有哪些？"

列出选项。列出清晰的选项列表，因为它提供了良好的结构。把它们写下来，然后说："让我在详细讨论之前列出可选的方案。"如果合适的话，包括等待观察的方案，更积极的说法是"密切观察"。

描述选项。产生对话，探索价值观和偏好。用通俗的语言描述选项。如果有2种药物治疗，那就说："这两种选择都类似于定期服药。"当方案有明显的差异（手术和药物）时，要留有时间来探讨，并指出哪种方案在何时是可以推迟的，何时决策是可更改的。说："这些选项对你和其他人有不同的影响，所以我想描述……"

解释危害与获益。明确不同选择的利弊是共同决策的核心。有效的风险沟通，例如框架效应和在绝对和相对条件下提供风险数据十分重要。可尝试给出一组信息，然后判断患者是否理解，这一过程称为"组块和检查（chunking and checking）。"

提供患者决策工具。这些工具使选项可见，可以节省时间。有些工具足够简洁可以供临床使用。可以说："这些工具的目的是帮助您更详细地了解可选的方案，并帮助我们一起做出决定。让我们一起来看一下。"

总结可选方案。再次列出各种方案，并邀请患者重新描述方案来评估他们的理解和认知。这被称为"教回来"（teach-back）的方法，是防止误解的好方法。

决策对话。此时要努力询问患者："对你来说最重要的是什么"，以便他们更好地比较不同方案。帮助患者形成自己的观点，并试着与患者合作，看看如何采取下一个步骤，以做出明智和深思熟虑的最佳决定。决策对话的内容包括：

关注价值观和偏好。引导患者明确自己的偏好。建议可以说："从你的观点来看，什么对你最重要？"帮助患者考虑哪些方面的选择将导致他们根据自己的优先事项选择某个方案而不是其他方案。

引出偏好。准备一个备份计划。如果患者要求，医生应提供更多的时间或意愿指导患者。

做出决策。确定是否需要推迟决策或现在做出决策。建议询问："你已经想好了吗？""你需要更多的时间来思考吗？""你还有其他问题吗？""我们还有更多的事情要讨论吗？"

允许再次考虑。结束对话的一个好的方式，是提醒患者，决定并非不可更改。在可能的时候，仍然可以重新考虑已经做出的决定。

图 27-1

决策制定方法与循证医学

方法	父母决策	医生最佳代理人的方法	共同决策	患者决策
备选方案信息的数量及流向	医生 ► 患者	医生 ► 患者	医生 ◄► 患者	医生 ► 患者
价值观及偏好信息的流向	医生 ► 患者	医生 ◄ 患者	医生 ◄► 患者	医生 ◄ 患者
商榷	医生	医生	医生，患者	患者
决策者	医生	医生	医生，患者	患者
是否符合循证医学原则	不（当决策并非是技术性问题且有其他选择时）	是	是	是

注：引自参考文献7。

有些医生认为共同决策就是要求医生提出自己的价值观和偏好，从而影响决策过程。循证实践者可能会认为这不可取，原因有二。第一个原因是哲学层面的：尽管医生可以通过共情（empathy）来体验这些选择的后果，当患者经历不良结果或自己被起诉时医生也会感到后悔，但毕竟是患者承受治疗及其后果。第二个原因与医患之间既往交流深度有关。当发觉自己的价值或偏好可能与医生不一致时，患者可能不愿意透露自己的真实意愿。尤其是在预防性治疗决策中这一点尤为明显，患者和医生可能有不同的价值观和偏好，尽管双方对此都未察觉（框27-3）。

相反有人可能会争辩说，医生愿意为患者提供的可选方案总是存在一定的范围，这里面其实已经包含了医生的偏好。如果该观点是正确的，那么共同决策就是明确而非隐晦地体现医生的价值观和偏好，这恰恰是一个优势。而且，患者似乎对医生的看法和偏好感兴趣。我们的猜测是，每一个试图鼓励患者自主决策的医生都可能面临患者提出这样的问题："如果是你，你会怎么做？"共同决策支持把患者的价值观和偏好纳入到决策过程中，恰恰使患者的意愿得到了医生的关切。

这些考虑表明，为了更好地进行共同决策，医生和患者之间需要平等相待。只有医患双方真正处于平等位置，患者才有可能自信地选择一个不符合医生偏好的诊疗方案。

框27-3 患者和他们的医生有相似的价值观和偏好吗？

针对抗凝治疗预防中风可能导致的胃肠道出血这一临床情境，Devereaux等人[10]采用一种称为概率权衡（probability tradeoff）的方法，比较61名卒中高危患者与62名治疗房颤的医生对两种后果的相对厌恶程度。此处的数字显示医患双方都能接受的最大比例是以发生100次上消化道出血为代价，防止8例患者发生卒中（4例重度和4例轻微）。图中显示了以下内容：①在患者和医生群体内对卒中的厌恶程度也存在差异；②患者比医生愿意付出更大的代价避免卒中；③相对于自然病程导致的不

良结局（如卒中），医生似乎更厌恶由于他们的处方而导致不良后果（如出血）。如果我们认为患者意愿应该引导决策，那么这些数据表明：如果医生不在决策的过程中参考患者的价值观和偏好，他们将更倾向于不采用抗凝治疗，那么患者能否得到更合乎自己意愿的治疗就取决于他们看的是哪位医生。

经*BMJ*允许，转载自Devereaux的文章[10]。

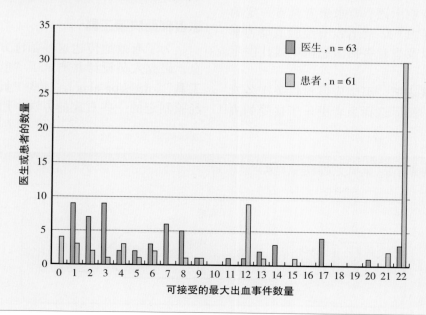

从证据到临床实践

但在现实中，许多患者反映，促使他们接受有创治疗措施最重要的因素就是医生的意见[11]。此外有证据表明，即使是受过良好教育的患者也会担心，如果他们参与决策时做出的选择与医生的建议相悖，可能会引起双方的矛盾[12]。减少医患之间的决策权力差别，意味着医生将根据患者的知情价值和偏好做出决定，而不是根据自己的意愿（或为了增加自己的收入）行事。

图27-2梳理了我们目前所知的所有决策方式。根据目前的了解，医生可以清楚地知道患者参与决策时所能提供的自身价值和偏好。所有形式的决策，包括各种极端情况也不例外，都要求医生就备选方案为患者提供循证信息。

二、如何针对性地选择决策方法？

虽然调查结果一致显示患者乐于获知与其疾病有关的信息[13]，许多患者还是宁愿请医生为自己作决定[14,15]。原因包括决策会产生紧张情绪、患者对疾病缺乏了解、身体或认知功能受损、缺乏自信，以及一般人更倾向于让他人承担做决定的责任等。但更深层次的原因在于，医生未采用恰当的方式与患者交流（使用专业术语、要求患者具备一定的语文或数学能力[16]），患者没有经验或动力来参与决策，以及患者害怕激怒医生或让医生失望。

这些因素表明，医生应该提供关于备选方案的信息，然后选择患者更乐于接受的决策方法。此外，在决定什么方法最能适应患者需求时，需要医生具有高度的同理心，同时要高度灵活以适应患者随时可能变化的意愿。即使是同一次就诊中的同一项决策，患者都有可能改主意。

价值观和偏好会影响患者愿意承担多大的决策责任，故医生采取共情等灵活方法是有好处的。医生的价值观和偏好影响讨论的程度，以及医患双方在最终决策中各自表现出的积极程度，一定程度上可以反映患者倾向的决策方法。许多医生认为，收入较低或受教育程度较低的患者，特别是低收入国家的患者，可能不太愿意参与决策。也许是这样。但是，如果医生用最佳方式分享信息，注意倾听和共情，这样的患者也有能力且不乏兴趣参与医疗决策。

总之，循证临床实践者会将患者的价值与意愿纳入决策。他有能力将备选方案的核心信息有效地传递给患者，使知情的患者最大限度地参与决策，并清醒地意识到医生的价值观和偏好会对决策产生影响。

三、为患者做出挑战性的决策时有哪些可使用的工具？

患者辅助决策工具

为了有效地传达这些备选方案的核心信息，研究人员设计并测试了"患者**决策辅助工具**"（decision aids）。这些工具是通过临床经验制定的一些直观的方法，用以说明不同

图27-2

团队，选项及决策对话：共同决策制定更容易

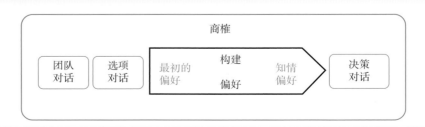

决策可能的风险或风险的降低。辅助决策工具描述关于疾病、治疗方案的信息并提供可能结局的发生概率，适合患者使用[17-19]。良好的决策工具是基于**系统综述**的结果对不同临床结局及其可能性做出的严谨总结。对结果存疑的医生可以浏览**原始研究**的结果，并利用本书中介绍的方法来判断证据的真实性。此外，一个设计良好的辅助决策工具提供了有效的方法，将信息传达给可能没有经验来解读具体数据的患者。通常决策辅助工具会使用排列的图标等视觉工具，来呈现干预措施对重要结局的影响（图27-3）。

辅助决策工具对临床实践有什么影响？一项Cochrane系统综述纳入了86项针对筛查和治疗决策的**随机对照试验**[18]。与常规方法相比，使用辅助决策工具增加了患者的决策参与（RR＝1.4；95%CI，1.0 ～ 2.3），增加患者对疾病和不同方案的认知（认知调查19/100分；95% CI，13 ～ 24分），并减少了决策冲突（－9.1/100；95% CI，－12 ～ －6）。研究同时得出，辅助决策工具并没有持续提高患者对决策过程的满意度、增加疗效或治疗依从性，或减少医疗资源的使用或诊疗花费。

与指南一样，当制定者由于利益冲突而不能公正地提供证据、选项和结果时，决策辅助工具可能会有问题。同指南开发一样，学术界正在制定标准，以确保辅助决策工具的使用安全，并且在应用决策时不会误导患者和医生[20,21]。

总之，辅助决策工具增加了患者的认知，提高了决策过程及其结果的质量。辅助决策工具在常规临床实践中仍然少有应用，原因是存在许多障碍[22]。一些简单的决策辅助工具或许能够增加医生在常规医疗工作中的使用率[23]。随机对照试验发现，使用简单的工具可以增加患者在决策中的参与程度，进而增加患者的知情价值（informed value）对医疗决策的影响力[24-28]。不过，这些研究同样未能

图 27-3

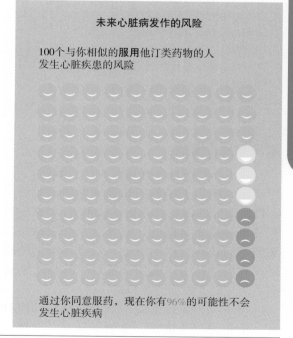

辅助决策帮助患者决定是否服用他汀类药物来减少冠心病风险

当前心脏病发作的风险

100个与你相似的**不服用**药物的人发生心脏疾患的风险

在当前条件下有93%的可能性不会发生心脏疾病

未来心脏病发作的风险

100个与你相似的**服用**他汀类药物的人发生心脏疾患的风险

通过你同意服药，现在你有96%的可能性不会发生心脏疾病

证明决策辅助工具能够改善患者的治疗选择，提高依从性，增加疗效或降低医疗费用。

四、是否应该付出更多的时间和精力帮助当前患者进行决策？

1. 时间限制

医生是否应该对循证医学感兴趣，并采用上述一种或多种方法将知情患者的价值观和偏好纳入所有决策中？临床实践的最终制约因素常常是时间。许多医生在日常诊疗中需要处理更多的问题[29-31]。在总体时间不变的前提下，对患者的额外关注可能会牺牲常规诊疗活动和医生的其他工作（如完成医疗文书、常规预防措施[32]）。故毫不奇怪，医生经常认为时间不够是阻碍患者教育及提高其决策能力的主要障碍[33]。框27-4提供了在有限时间内怎么做的一些建议。

框27-4　针对时间问题的一些举措

腾出时间讨论关键决策。

预留特别的后续随诊时间进行讨论。

仅仅针对关键的临床决策应用耗时的决策方法。

为重要问题保留耗时的决策方法。

为困难的临床决策保留耗时的决策方法。

寻求帮助。

如果可能的话，推荐患者咨询有时间和医患共同决策知识的同事。

使用决策辅助工具。

---

2. 决策是否重要

患者面临的许多决定并不是"致命"的。即使医生做出了错误的选择（例如，他们没有做出充分的讨论就制定了决策），不良后果常常也是微乎其微的，或至少是有限的。与其把时间花在这些问题上，忙碌的医生可能更愿意集中精力，确保在最重要的临床结局上决策与患者的价值观和偏好相一致。

对于一个患者来说不重要的事情可能对另一个患者至关重要。比如一位农民出现手部病变，该病变造成患者不适但本身却是良性的。皮肤科医生在征得患者同意后可能会很快决定给予冷冻治疗。但如果病变是在一个职业为手模的女患者身上，同一位皮肤科医生会如何决定治疗方法呢？一个详细的医患沟通过程恐怕是不可避免的，因为该患者可能比其他所有人更希望不留瘢痕，为此接受昂贵的整形手术也在所不惜。

3. 简单直接对比困难的临床决策

如果一个决策很简单（例如几乎所有知情的患者都会选择某个治疗，因为它在改善**患者-重要结局**方面非常有效、便捷、便宜且安全），那么决策过程可以很快。就像急性冠脉综合征的患者使用阿司匹林，在这种情况下，用一句话来解释理由和计划就足够了。

而在某些情况下，干预措施的获益和代价可能势均力敌。例如，医生应该就低剂量阿司匹林预防冠状动脉疾病和患者进行讨论。该药物增加出血风险，这种风险随着冠状动脉疾病风险的增加而增加。因此，在考虑药物效果的同时必须考虑到这种不利的一面，包括阿司匹林对冠状动脉疾病和结肠癌的有利影响[34]。

这两种情况，一种是所有知情患者都会选择的决策方案，另一种则相反，恰好对应临床指南小组提供的强或弱的推荐意见（见第26章"如何使用患者管理建议：临床实践指南和决策分析"以及第28章第1节"评估推荐的强度：GRADE方法"）。如果临床指南制定得当，医生可以把强推荐理解为"照做即可"，把弱推荐理解为邀请患者参与共同决策。有时，医生和患者需要花更多的时间来做决定，即使最初看起来很简单。一些决策（如慢性疾病的生活方式调整和药物治疗）需要重新审视，再次确认或修改。每当患者获知或发生不良反应，更新处方并支付费用，或得知其他替代方案时，医患双方都可能需要重新考虑先前的决策。在探索这些决定中花费的时间和资源，可以帮助患者理解为什么他们会接受这些干预措施，并提高他们对治疗的依从性。糖尿病患者使用他汀类药物的辅助决策中就隐含了类似的患者动力（图 27-3）。

4. 被误导的患者

医生对证据的看法可能是片面的。造成这种片面性的原因可能是医生接触到的"市场拓展"类信息，或者通过医药企业资助的继续医学教育，以及医药代表对医生的详细说明，其结果是对医生产生误导。在原始研究报告中对研究结果的不当解读，会歪曲医生对证据的理解（见第13章第3节"为什么研究结果会产生误导：偏倚和随机误差"）。临床指南制定小组可能会包含有利益冲突的专家，尤其是指南与货币奖励（即绩效）挂钩时该现象尤为突出。当医生建议的治疗措施过于昂贵、创伤性过大或太过新颖时，患者可能会不易接受。这些患者如果不能充分参与决策，可能失去对医生的信任，从而在就诊后放弃这些治疗，或寻求其他帮助。

患者也可能会被误导。传统的媒体广告、健康出版物、社交网络和互联网所提供的扭曲的证据可能会蒙蔽患者。有利益冲突的医生也可能误导患者。接受冠状动脉支架治疗的稳定型心绞痛患者中，超过75%的人相信该治疗会降低自己发生心肌梗死和死亡的风险。这一信念却与高质量的证据相悖[35]。有些患者只相信他们在出版物上看到的信息，觉得自己有权要求医生提供相应的干预，而事实上他们并不需要这些干预，在充分知情后他们也不会再提出类似的要求。由于时间和专业知识的限制，上述情况下的患者可能会在满足愿望后离开医生办公室，而医生并不认同患者自己选择的方案[36]。

当医生怀疑自己的理解是有限的或不准确时，应花更多的时间查阅文献资源。当怀疑患者被误导时，医生应该多花一些时间和患者讨论。纠正医生知识库的策略包括使用本书介绍的各类技巧，查阅高质量的文献资源和阅读强推荐意见的证据（见第5章"寻找当前最佳证据"）。纠正患者知识的策略不那么具体，但可以考虑让患者参与类似的证据审查。另一种方法是使用基于证据的决策辅助工具。

5. 合并多种慢性病的患者

对于患有多种慢性病且已被医疗方案淹没的患者，增加新的预防或治疗干预是有难度的，原本简单和直接的决策也可能成为挑战。这种情况最常发生在患有多种慢性病的患者身上。多病共存的现象有普遍化和年轻化的趋势，特别是在社会经济地位较低的人群[37]。对于这些患者，每一种选择不仅涉及治疗的潜在好处和危害，而且还带来了一系列强制性治疗监测和管理任务，这些任务无疑增加了**治疗负担**（burden of treatment）。新的干预措施将耗费患者的注意力、精力和时间，可能影响患者现有的治疗方案。最终结果可能是对新治疗或高或低的依从性，以及停止现有治疗。

医生需要评估患者承受治疗负担的能力。影响因素包括患者的恢复能力、文化水平、身心健康、财务状况、人际关系和周围环境（家人和朋友）的精神支持。医生不仅要考虑增加新的治疗是否符合患者的价值观和偏好，还要考虑这种调整是否可行。可取代低价值干预的新方案会被优先实施。低价值的干预给患者造成明显的负担（难以实施、昂贵、致残的副作用），获益却有限或不明确（生化或生理指标改善，但生活质量或**预后**却没有变化）。治疗方案的优先次序是医生和患者合作讨论的又一个机会。这种努力，有时被称为**最小破坏性医学**（minimally disruptive medicine），在寻求健康的同时给患者的生活带来尽可能小的负担[38]。

6. 其他解决途径

当时机不成熟时，医生可以推迟决策，提出在下一次沟通时再予讨论。这样做的前提是下次门诊时医生有时间进行相应的讨论。另一个选择是把患者推荐给对共同决策有经验和知识、并且有时间开展访视的同事。全

从证据到临床实践

科医疗团队可以指定有合作关系的医生、护士、药剂师或护理人员与患者进行交流。在一些中心，决策指导者（通常是护士或其他保健专业人员）提供重要决策的详细分析，帮助患者做出决定[39]。

7. 使用患者辅助决策工具

在考虑重要决策时患者可以从教育读物中获益，他们可以带回家和家人、朋友和咨询者一起研读。然后他们可能带回问题，也有可能直接带回最后的决策。有超过300个这样的患者辅助决策在Cochrane决策辅助系统的清单里（http://decision aid.ohri.ca/cochinvent.php）。该清单由渥太华卫生决策中心的调查人员维护，描述了决策支持及其目的，并提供了有关每个工具开发人员和可用的联系信息。遗憾的是，这些工具中约80%没有在真实的临床情境中进行过评价[40]。

一个更好的方法是在临床实践中使用决策辅助工具。该工具是为特定要求而优化设计的（通常是以用户为中心的），具有新颖性和高效性。随着证据不断积累及其在临床

情境中的可信性增加，这些工具的数量和形式（如发行卡、选项网格）不断扩大[24-28]。这方面的证据表明，全科医疗实践使用简单的决策辅助工具，每次就诊仅增加约3分钟的时间。

五、结论

循证医学坚持认为，诊疗决策应该同时反映最佳证据和患者的价值观与偏好（见第2章"什么是循证医学"）。因此，决策应该是患者与医生合作制定，确保医生和患者得到最佳信息，并且尊重患者认为最重要的东西。实现这一目标面临着重大挑战，但也是临床研究中可以大放异彩的领域。医生应该意识到临床决策制定的不同方法和个体化决策的重要性。医生应该理解证据和偏好如何在决策过程中有机结合，并利用有限的证据找到适合医患双方的方案。

曹卉娟　费宇彤　吴　东　译

张誉清　谢　锋　审

参考文献

1. Gafni A, Charles C, Whelan T. The physician-patient encounter: the physician as a perfect agent for the patient versus the informed treatment decision-making model. Soc Sci Med. 1998; 47 (3): 347-354.

2. Gafni A. When does a competent patient make an irrational choice [letter]? N Engl J Med. 1990; 323 (19): 1354.

3. Kahneman D, Tversky A. Prospect theory: an analysis of decisions under risk. Econometrica. 1979; 47 (2): 263-292.

4. Elwyn G, Edwards A, Eccles M, Rovner D. Decision analysis in patient care. Lancet. 2001; 358 (9281): 571-574.

5. Gafni A, Birch S. Preferences for outcomes in economic evaluation: an economic approach to addressing economic problems. Soc Sci Med. 1995; 40 (6): 767-776.

6. Charles C, Gafni A, Whelan T. Decision-making in the physician-patient encounter: revisiting the shared treatment decision-making model. Soc Sci Med. 1999; 49 (5): 651-661.

7. Charles C, Gafni A, Whelan T. Shared decision-making in the medical encounter: what does it mean? (or it takes at least two to tango). Soc Sci Med. 1997; 44 (5): 681-692.

8. Makoul G, Clayman ML. An integrative model of shared decision making in medical encounters. Patient Educ Couns. 2006; 60 (3): 301-312.

9. Elwyn G, Tsulukidze M, Edwards A, Légaré F, Newcombe R. Using a 'talk' model of shared decision making to propose an observation-based measure: Observer OPTION 5 Item. Patient Educ Couns. 2013; 93 (2): 265-271.

10. Devereaux PJ, Anderson DR, Gardner MJ, et al. Differences between perspectives of physicians and patients on anticoagulation in patients with atrial fibrillation: observational study. BMJ. 2001; 323 (7323): 1218-1222.

11. Mazur DJ, Hickam DH, Mazur MD, Mazur MD. The role of doctor's opinion in shared decision making: what does shared decision making really mean when considering invasive medical procedures? Health Expect. 2005; 8 (2): 97-102.

12. Frosch DL, May SG, Rendle KA, Tietbohl C, Elwyn G. Authoritarian physicians and patients' fear of being labeled 'difficult' among key obstacles to shared decision making. Health Aff (Millwood). 2012; 31 (5): 1030-1038.

13. Gaston CM, Mitchell G. Information giving and decision-making in patients with advanced cancer: a systematic review. Soc Sci Med. 2005; 61 (10): 2252-2264.

14. Levinson W, Kao A, Kuby A, Thisted RA. Not all patients want to participate in decision making: a national study of public preferences. J Gen Intern Med. 2005; 20 (6): 531-535.

15. Beaver K, Bogg J, Luker KA. Decision-making role preferences

and information needs: a comparison of colorectal and breast cancer. Health Expect. 1999; 2 (4) : 266-276.

16. Montori VM, Rothman RL. Weakness in numbers. The challenge of numeracy in health care. J Gen Intern Med. 2005; 20 (11) : 1071-1072.

17. Whelan T, Gafni A, Charles C, Levine M. Lessons learned from the Decision Board: a unique and evolving decision aid. Health Expect. 2000; 3 (1) : 69-76.

18. Stacey D, Légaré F, Col NF, et al. Decision aids for people facing health treatment or screening decisions. Cochrane Database of Syst Rev. 2014; 1: CD001431. doi: 10. 1002/14651858. CD001431. pub4.

19. Charles C, Gafni A, Whelan T, O'Brien MA. Treatment decision aids: conceptual issues and future directions. Health Expect. 2005; 8 (2) : 114-125.

20. Elwyn G, O'Connor A, Stacey D, et al; International Patient Decision Aids Standards (IPDAS) Collaboration. Developing a quality criteria framework for patient decision aids: online international Delphi consensus process. BMJ. 2006; 333 (7565) : 417.

21. Joseph-Williams N, Newcombe R, Politi M, et al. Toward minimum standards for certifying patient decision aids: a modified delphi consensus process. Med Dec Making. 2013; 34 (6) : 699-710.

22. Elwyn G, Scholl I, Tietbohl C, et al. "Many miles to go ..." a systematic review of the implementation of patient decision support interventions into routine clinical practice. BMC Med Inform Decis. 2013; 13 (suppl 2) : S14. doi: 10. 1186/1472-6947-13-S2-S14.

23. Elwyn G, Frosch D, Volandes AE, Edwards A, Montori VM. Investing in deliberation: a definition and classification of decision support interventions for people facing difficult health decisions. Med Decis Making. 2010; 30 (6) : 701-711.

24. Weymiller AJ, Montori VM, Jones LA, et al. Helping patients with type 2 diabetes mellitus make treatment decisions: statin choice randomized trial. Arch Intern Med. 2007; 167 (10) : 1076-1082.

25. Mullan RJ, Montori VM, Shah ND, et al. The diabetes mellitus medication choice decision aid: a randomized trial. Arch Intern Med. 2009; 169 (17) : 1560-1568.

26. Montori VM, Shah ND, Pencille LJ, et al. Use of a decision aid to improve treatment decisions in osteoporosis: the osteoporosis choice randomized trial. Am J Med. 2011; 124 (6) : 549-556.

27. Hess EP, Knoedler MA, Shah ND, et al. The chest pain choice decision aid: a randomized trial. Circ Cardiovasc Qual Outcomes. 2012; 5 (3) : 251-259.

28. Branda ME, LeBlanc A, Shah ND, et al. Shared decision making for patients with type 2 diabetes: a randomized trial in primary care. BMC Health Serv Res. 2013; 13: 301. doi: 10. 1186/1472-6963-13-301.

29. Zuger A. Dissatisfaction with medical practice. N Engl J Med. 2004; 350 (1) : 69-75.

30. Yarnall KS, Pollak KI, Østbye T, Krause KM, Michener JL. Primary care: is there enough time for prevention? Am J Public Health. 2003; 93 (4) : 635-641.

31. Mechanic D, McAlpine DD, Rosenthal M. Are patients'office visits with physicians getting shorter? N Engl J Med. 2001; 344 (3) : 198-204.

32. Getz L, Sigurdsson JA, Hetlevik I. Is opportunistic disease prevention in the consultation ethically justifiable? BMJ. 2003; 327 (7413) : 498-500.

33. Légaré F, Ratté S, Gravel K, Graham ID. Barriers and facilitators to implementing shared decision-making in clinical practice: update of a systematic review of health professionals' perceptions. Patient Educ Couns. 2008; 73 (3) : 526-535.

34. Vandvik PO, Lincoff AM, Gore JM, et al; American College of Chest Physicians. Primary and secondary prevention of cardiovascular disease: Antithrombotic Therapy and Prevention of Thrombosis, 9th ed: American College of Chest Physicians Evidence-Based Clinical Practice Guidelines. Chest. 2012; 141 (2 suppl) : e637S-e668S.

35. Rothberg MB, Sivalingam SK, Ashraf J, et al. Patients' and cardiologists' perceptions of the benefits of percutaneous coronary intervention for stable coronary disease. Ann Intern Med. 2010; 153 (5) : 307-313.

36. Mintzes B, Barer ML, Kravitz RL, et al. Influence of direct to consumer pharmaceutical advertising and patients' requests on prescribing decisions: two site cross sectional survey. BMJ. 2002; 324 (7332) : 278-279.

37. Barnett K, Mercer SW, Norbury M, Watt G, Wyke S, Guthrie B. Epidemiology of multimorbidity and implications for health care, research, and medical education: a cross-sectional study. Lancet. 2012; 380 (9836) : 37-43.

38. May C, Montori VM, Mair FS. We need minimally disruptive medicine. BMJ. 2009; 339: b2803.

39. Woolf SH, Chan EC, Harris R, et al. Promoting informed choice: transforming health care to dispense knowledge for decision making. Ann Intern Med. 2005; 143 (4) : 293-300.

40. Ottawa Hospital Research Institute. Decision Aid Library Inventory (DALI) . Patient Decision Aids website. http: // decisionaid. ohri. ca/cochinvent. php. Updated June 25, 2012. Accessed August 4, 2014.

从证据到临床实践

第28章

进阶内容：从证据到行动

28.1 # 评估推荐的强度：GRADE 方法

Ignacio Neumann，Elie A.Akl，Per Olav Vandvik，Pablo Alonso-Coello，Nancy Santesso，M.Hassan Murad，Frederick Spencer，Holger J.Schünemann，and Gordon Guyatt

从证据到临床实践

内容提要

你是一位全科医生，正在考虑一位60岁男性患者服用阿司匹林预防严重心血管疾病和癌症的可行性。这位患者患有高血压，用噻嗪类药物控制得很好，除此之外很健康，没有糖尿病和血脂问题，不吸烟，无心脏病家族病史。为了做出决策，你首先检索了循证指南推荐并找到以下信息："在许多成年人中，使用阿司匹林的获益超过风险（主要为出血）。对50岁及以上不存在过高出血风险的人群而言，我们推荐每天服用低剂量（75~100mg）阿司匹林（基于中等效应值的弱推荐）"[1]。

阅读了本书的相关章节（见第26章"如何应用患者管理推荐：临床实践指南及决策分析"），你知道弱推荐反映的是某一具体人群（如一个指南专家组）的判断，而基于这些推荐进行个体化的决策十分必要。因此你感到困惑，但阿司匹林使用的弱推荐正是一个更好理解GRADE（证据推荐评估、开发与评价分级标准）方法从证据到推荐的好机会。

一、推荐的方向和强度

像基于其他证据分级标准的推荐一样，应用GRADE方法开发的推荐会明确指出推荐的方向（推荐或不推荐使用干预措施），同时有强与弱之分。强推荐可以应用于所有或者几乎所有患者，并意味着医生不需要（如果他们已经准备好相信指南专家组的判断）对相关临床证据进行深入（甚至只是肤浅）的评价，也不需要与患者谈论不同决策方案的获益和风险。

而弱推荐却不同，其适合应用于大部分患者却不是每个人，医生需要充分理解和考虑形成这个弱推荐方向和强度的关键因素，从而有效地使用这个推荐。弱推荐有可能对患者价值观和偏好很敏感，因此这时候就需要引入医患共同决策的方式（见第27章"决策与患者"）。

二、应用GRADE方法做出推荐

GRADE提供了一个完整的体系结构来评估证据综合概要（如**系统综述**和**荟萃分析**）中效应值的可信度，同时在制定指南的情境下，也提供了从证据到推荐的流程。图28.1-1呈现了应用GRADE方法做出推荐的不同步骤，其中包括证据综合以及从证据到推荐层面的应用。

第一步，指南制定专家组提出一个临床问题，这个临床问题需要明确目标人群、需研究的干预以及恰当的对照。理论上最终的推荐就是对这个问题的回答。形成问题之后，指南专家组会选择相关的结局并评价不同结局在决策制定中的重要性，分为至关重要、重要以及不重要。形成推荐意见时，指南专家组会考虑至关重要以及重要的结局。下一步，指南专家组对所有相关研究进行考虑，应用现有的或者自己进行系统综述与荟萃分析——纳入包含指南专家组关心的干预和对照措施的研究，并针对上述选定的结局指标综合考量相对和绝对效应估计值的证据。

形成证据综合后，指南专家组的专家们对每个结局效应值的效应进行分级，将其分为高、中、低和极低（见第23章"理解和应用系统综述与荟萃分析的结果"）。GRADE工作小组目前已经开发了两种标准化表格对证据进行综合，分别是**证据概要表**与**结果总结表**。证据概要表提供了相对和绝对效应值可信度评价的详细记录（表28.1-1）。结果总结表提供的也是相同的信息，但是更简明（表28.1-2）[2]。

下一步就是从证据到推荐的过程。指南

图28.1-1

应用GRADE方法做出推荐意见的步骤

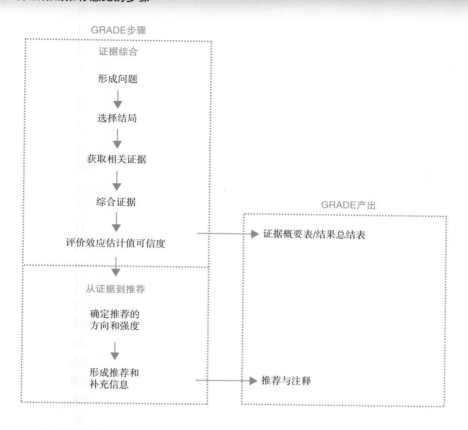

注：GRADE：Grading of Recommendations Assessment，Development and Evaluation，证据推荐评估、开发与评价分级标准。

专家组专家在衡量GRADE推荐的方向和强度时，考虑四个因素：①效应估计值的总体可信度；②利弊的平衡；③患者价值观和偏好的不确定性和多样性；④资源考虑（表28.1-3）。与推荐相关联的注释是GRADE全过程最终的产出（图28.1-1）。从这个过程可以看出，虽然效应估计值的可信度对推荐的强度有很大影响，但是二者是相互独立的。效应估计值可信度高或者低既可以得出强推荐也可以得出弱推荐。

表28.1-1

证据概要表：服用阿司匹林（75～100mg）对比不服用阿司匹林对心血管疾病的一级预防[a]

质量评估							效应		可信度	重要性
研究数量（受试者数量）	研究设计	偏倚风险	不一致性	间接性	不精确性	其他考虑	相对效应（95% CI）	10年内的绝对风险		
死亡率										
9（100076）	RCT	不严重	不严重	不严重	严重[b]	不严重	RR 0.94（0.88～1.00）	每1000人中减少6（0～12）个人死亡	⊕⊕⊕○ 中等	至关重要
心肌梗死（非致死）										
9（100076）	RCT	不严重	不严重	不严重	不严重	不严重	RR 0.80（0.67～0.96）	每1000人中减少17（3～27）人罹患心肌梗死	⊕⊕⊕⊕ 高	至关重要
卒中（包括非致死性缺血性卒中与出血性卒中）										
9（95000）	RCT	不严重	不严重	不严重	严重[b]	不严重	RR 0.95（0.85～1.06）	无显著差别，每1000人中更少（少10人到多4人）罹患卒中	⊕⊕⊕○ 中等	至关重要
颅外大出血										
6（95000）	RCT	不严重	不严重	不严重	不严重	不严重	RR 1.54（1.30～1.82）	每1000人中增加16（7～20）人发生出血	⊕⊕⊕⊕ 高	至关重要
癌症发生率										
6（35535）	RCT	严重[c]	不严重	不严重	严重[d]	不严重	HR 0.88（0.80～0.98）	每1000人中减少6（1～10）人发生癌症	⊕○○○ 低	重要

注：CI，可信区间；HR，风险比；MI，心肌梗死；RCT，随机对照试验；RR，相对危险度。

[a] 表中的基线风险来自基于Framingham评分中等风险的患者，这些风险对应本章开头临床场景中的患者情况。

[b] 95%CI涵盖了有益、无益以及有害的情况。

[c] 该荟萃分析中有两项大样本研究被武断地排除。

[d] 绝对估计中包含一个显著获益与一个边际效应。

数据来源：Vandvik PO, Lincoff AM, Gore JM, et al.Primary and Secondary Prevention of Cardiovascular Disease: Antithrombotic Therapy and Prevention of Thrombosis, 9th ed: American College of Chest Physicians Evidence-Based Clinical Practice Guidelines.Chest 2012; 141: e637S。

表28.1-2

结果总结表：服用阿司匹林（75～100mg）对比不服用，用于心血管疾病初级预防[a]

结局	患者数（研究数）	相对效应（95%CI）	10年绝对效应的估计值		效应估计值的可信度（GRADE）
			不服用阿司匹林	服用阿司匹林的风险差异（95%CI）	
死亡	100076（9）	RR 0.94（0.88～1.00）	每1000人中100例死亡	每1000人中减少17（3～27）人罹患心肌梗死	⊕⊕⊕Ο 中等，由于不精确性[b]
MI（非致死性）	100076（9）	RR 0.80（0.67～0.96）	每1000人中83例MI	每1000人中减少17（3～27）人罹患心肌梗死	⊕⊕⊕⊕ 高
卒中（非致死性缺血与出血性能够够）	95000（9）	RR 0.95（0.85～1.06）	每1000人中65例卒中	无显著差别，每1000人中更少（少发生10人到多发生4人）罹患卒中	⊕⊕⊕Ο 中等，由于不精确性
颅外大出血	95000（9）	RR 1.54（1.30～1.82）	每1000人中24例出血	每1000人中增加16（7～20）人发生出血	⊕⊕⊕⊕ 高
癌症（发生）	35535（6）	HR 0.88（0.80～0.98）	每1000人中50例癌症	每1000人中减少6（1～10）人发生癌症	⊕⊕ΟΟ 低，由于不精确性与偏倚风险[c,d]

注：CI，可信区间；HR，风险比；MI，心肌梗死；RCT：随机对照试验；RR，相对危险度。
[a] 表中的基线风险来自基于Framingham评分中等风险的患者，这些患者对应本章开头临床场景中的患者情况。
[b] 95%CI包括有益、无益以及有害的情况。
[c] 该荟萃分析中有两项大样本研究被武断地排除。
[d] 绝对估计中包含一个显著获益与一个边际效果。
数据来源：Vandvik PO，Lincoff AM，Gore JM，et al.Primary and Secondary Prevention of Cardiovascular Disease：Antithrombotic Therapy and Prevention of Thrombosis，9th ed：American College of Chest Physicians Evidence-Based Clinical Practice Guidelines. Chest 2012；141：e637S。

三、从证据到推荐

1.效应估计值的总体可信度

效应估计值的可信度（也称证据质量）常因结局各异。比如我们对于新干预措施获益估计值的信心通常比出现频率低的严重不良反应的信心要大。因此系统综述的作者以及指南专家组成员必须对每一个不同结局进行效应估计值可信度的评价（见第23章"理解与应用系统综述与荟萃分析的结果"），GRADE指南同时也提供效应估计值总体可信度的评估，总体可信度取决于所有至关重要结局中可信度最低的结局。高或中等效应估计值可信度反映了指南专家组认为这个效应估计值足以可信地支持一个具体的推荐。当人们想得到的结局（获益）明确地与人们不想要的结局（伤害/副作用、负担或成本）差异悬殊时，高级别或者中等级别可信度的证据可以支持或反对针对某种干预措施的强推荐意见。如果人们想要的和不想要的结局不相上下，则就算效应估计值可信度很高，也不能得出强推荐（表28.1-3）。

例如，一个系统综述的证据来自低偏倚风险的随机对照试验，不同试验间结局一致，并且能够适用于人群（由于**不精确**

表 28.1-3

决定推荐强度的因素

	一个强推荐可能是恰当的，如果（符合下列情况）	一般来说我们需要做出一个弱推荐的情况
效应估计值的总体可信度	效应估计值具有高或者中等可信度（或者在特定情况下具有低或者极低可信度）	效应估计值的可信度低或者极低
	并且	或者
利弊的平衡	获益明显大于伤害或者，反之亦然	获益与伤害的平衡关系很接近
	并且	或者
患者价值观和偏好的不确定性与多样性	所有或者几乎所有知情的患者都会做出相同的选择	完全知情的患者做出的选择具有多样性或者不确定性
	并且	或者
资源方面的考虑（选用）	在所有或者几乎所有情况下干预措施的获益明显（不）合理	在相同情况下干预的获益可能不合理

性，具有中等可信度），这个系统综述得出结论，患有非瓣膜性房颤的患者服用华法林，对比服用阿司匹林能够减少卒中的风险，但会增加出血风险以及**治疗负担**。具有高卒中风险的人群〔如充血性心衰、高血压、年龄大于75岁、糖尿病、既往卒中或短暂性脑缺血发作（心衰、高血压、年龄、糖尿病、卒中系统：$CHADS_2$）〕评分为 3～6 分，人们希望得到的结局——治疗一年每 1000 例患者可减少 40 例（95%可信区间减少 23～51 例）卒中发生，明显比不希望得到的结局——治疗一年每 1000 名患者会增加 8 例出血（95%可信区间 减少 1 例～增加 10 例），以及需要进行实验室监测和生活方式改变（增加了患者的负担）这些结局更突出。因此得出支持使用华法林的强推荐意见是恰当的。

然而，对于具有中等卒中风险的人群（如 $CHADS_2$ 评分为 1 分）来说，有利结局和不利结局的程度则非常接近：在增加出血风险以及治疗负担与高风险卒中人群同样的情况下，有利结局的效应量降低——服用一年华法林每 1000 例患者中能够降低

9 例卒中发生（95%可信区间 5～11 例）。在这种情况下，虽然效应估计值具有中等可信度，对华法林的使用给予弱推荐更为适当[3]。

效应估计值低及极低可信度反映的是指南专家组认为对于这个结局来说，使用不同的候选干预措施存在的差别具有非常明显的不确定性。这种情况下，患者在知情后进行的选择很可能因其对获益和伤害的不同态度而异。指南专家组如果对 GARDE 方法进行了恰当的应用，则常常只会生成弱推荐。

例如，来自观察性研究的证据表明，高钾饮食可能降低心血管疾病风险，然而其效应估计值的可信度为低（来自观察性研究）[4]。虽然相关干预措施不良反应未知，并且几乎不带来额外花费，有些患者倾向认为由于获益不明，尚不必进行努力改变自己的饮食，而另一些患者可能会倾向改变饮食习惯进行高钾饮食。在这个例子中，关于干预措施的获益不确定，这导致了患者在知情后做出了不一样的选择。因此弱

推荐（根据证据，指南专家组判断大部分知情人群可能改变或不改变其饮食来给出支持或者反对推荐意见）是恰当的[4]。

总的来说，当遇到效应估计值可信度为低或者极低时，我们应该考虑弱推荐。因此如果你看到一个强推荐是基于低或者极低的证据得出的，应该质疑这个指南专家组的判断。这时候应该仔细分析强推荐生成的原因。

然而有的时候指南专家组也有可能基于

低或者极低可信度的效应值得出恰当的强推荐。表28.1-4呈现了5种情景，说明了当效应值的可信度为低的时候仍然进行强推荐的情况。

例如，只有低可信度的证据表明，雄性激素不足的男性使用睾酮能够提高生活质量和幸福体验，然而有间接证据（低可信度的效应估计值）表明使用睾酮可能与激素相关肿瘤（包括前列腺癌）的发展有

表28.1-4

基于低或者极低可信度证据却可以做出强推荐的五种情境

情境	健康结局效应估计值可信度（证据质量）		获益与伤害的平衡	价值观和偏好	资源考虑	临床推荐	实例
	获益	伤害					
危及生命的情况	低或极低	不定（极低到高）	干预可能在危及生命的情境下减少死亡；存在不良反应的可能	体现在对不确定但可能存在的挽救生命获益的高度重视上	获益相关的成本（或资源）小幅增加，因此干预合理	强推荐使用	季节性流感的间接证据表明禽流感患者使用抗病毒药奥塞米韦可能有益（低可信度的效应估计值）。由于禽流感的高致死率以及其他有效治疗的缺乏，WHO对奥塞米韦进行了强推荐[12]
不确定的获益，确定的伤害	低或极低	高或中等	可能存在但不确定的获益；明显的重大的伤害	体现在对可信度更高的伤害的重视上。上述价值远高于对可信度不高的获益的重视。	与获益相关的增量成本（或资源）较大，因此干预可能不合理	强推荐不使用	特发性肺纤维化患者使用硫唑嘌呤加泼尼松治疗，与不治疗相比，可能带来获益并不确定，但这种治疗与重要的伤害有关。一项国际性指南发布了推荐，不推荐使用皮质类固醇联合硫唑嘌呤治疗患有特发性肺纤维化的患者[13]
不同方案的利弊可能相当，但一种选择明显比其他选择具有更低的风险或者成本	低或极低	高或中等	不同选择的获益虽然不确定，但明显相似，而我们很确定其中一种选择的伤害或者成本更低	体现在了对降低伤害的重视上	获益相关的增量成本（或资源）较多，因此干预可能不合理	强推荐伤害更少／更便宜的方案	早期结外黏膜相关淋巴样组织淋巴瘤（MALT lymphoma）患者幽门螺杆菌阳性的根除治疗，有低质量证据提示根除治疗与放疗或胃切除相比，具有相似的完全应答率，同时又高可信度证据表明根除治疗具有更小的伤害、并发症和成本。UpToDate于是发布强推荐对MALT淋巴瘤患者使用幽门螺杆菌根除治疗[14]

从证据到临床实践

（续　表）

情境	健康结局效应估计值可信度（证据质量）		获益与伤害的平衡	价值观和偏好	资源考虑	临床推荐	实例
对相似获益具有高可信度，一种选择可能比其他具有更少的风险或者成本	高或中等	低或极低	不同方案的获益相似，而其中一种（虽然不确定）具有更大的伤害	体现在对避免潜在的伤害增加的高度重视上	获益相关的增量成本（或资源）较多，因此干预可能不合理	强推荐不使用具有潜在更大伤害的干预	备孕或者怀孕的有抗凝血用药需求的妇女，虽然存在高可信度的不同抗凝药物的效应值证据，但间接证据（低可信度的效应值）提示口服直接凝血药（如达比加群）与Xa因子抑制剂（如利伐沙班、艾乐妥）可能对胎儿存在伤害。AT9指南发布了强推荐，备孕与孕期妇女不使用这类抗凝药[7]
潜在的灾难性伤害	不定（极低到高）	低或极低	干预具有潜在的重要伤害，而获益的大小具有多样性	体现在避免潜在伤害增加的高度重视上	获益相关的增加成本（或资源）较多，因此干预可能不合理	强推荐不使用	睾酮补充剂可能改善缺乏雄性激素男性的生活质量。低可信度证据提示睾酮增加前列腺癌患者前列腺癌的扩散。内分泌协会（The Endocrine Society）发布了前列腺癌患者不使用睾酮的临床推荐[5]

注：AT9，抗血栓指南（9th edition）；MALT，mucosa-associated lymphoid tissue，黏膜相关淋巴样组织；WHO：世界卫生组织。

关。如果指南专家组认为（很可能）所有或者几乎所有知情的雄激素缺乏及前列腺癌患者都会选择不为了使用睾酮的中等获益而面临增加肿瘤患病的风险，则此时反对使用睾酮的强推荐就是适当的[5]。

2.利弊的平衡

利弊之间的平衡是推荐方向以及强度的重要决定因素。如果某种干预措施对比对照措施，总获益（有利结局和不利结局相比）较小，指南专家组则很可能做出弱推荐（表28.1-3）。指南专家组判断这种平衡时涉及两个因素：获益对比伤害的大小（包括治疗负担）以及典型患者对获益与伤害结局重要性的判断。

例如，使用华法林相比于不治疗，具有低卒中风险的非瓣膜性房颤患者（如CHADS$_2$评分为0）能够获得治疗一年每

1000人减少5例卒中发生（95%可信区间4～6例）的结局，但同时会增加8例出血（95%可信区间1～25例）[3]且治疗负担增加。这时候的决策取决于患者如何权衡卒中、负担以及出血结局的重要性。比较典型的情况是，患者可能会认为避免卒中及其远期结局很重要。现有最佳的证据表明，对于知情的患者，避免卒中的重要性是避免出血重要性的三倍[6]。如果我们考虑到这个情况，则具有低卒中风险的房颤患者会认为降低卒中事件的发生比增加出血风险更重要：每1000人中减少5例卒中（乘以3）对比增加8例大出血（乘以1）。然而，低卒中风险的房颤患者通常比较年轻且没有并发疾病，对他们来说总获益较小并且治疗负担较重。因此大多数知情的患者可能会选择不使用华法林，而有一些也许会决定使用。在这个情况下，对反对使用华法林给予弱推荐是恰当的[3]。

使用GRADE评价特定推荐的医生应该知道，在对获益与伤害进行权衡时，指南专家组不仅会提供干预措施的绝对效应估计值，同时还会对他们进行推荐时考虑和应用的典型价值与偏好的判断进行解释。

3. 患者价值观和偏好的不确定性与多样性

我们的探讨强调了价值观和偏好至关重要的地位。如果指南专家组对患者的价值、偏好或信念并不确信，或者意识到这些偏好和价值可能是极端多样的，那么在指南中做出弱推荐的可能性更大（表28.1-3）。

举个例子，已知怀孕8周后使用维生素K拮抗剂（VKAs）与胎儿夭折、出血以及致畸有关[7]。长期使用VKA的女性如果有怀孕的计划，则需要面对选择，或者频繁地验孕并在确认怀孕后使用亲代拮抗剂（parental anticoagulants）代替华法林（warfarin），或者在受孕之前就更换替代药物。这两种选择都存在局限。小样本的观察性研究提供了低可信度的数据，认为VKAs在怀孕6～8周时是安全的[8]。虽然很有限，但这样的信息还是让那些因为使用替代的注射用药物的负担和花费的女性感到安心，她们会更愿意继续使用华法林直至确认怀孕。在这个情境中，是什么促成了患者的偏好尚不清楚，但这些促成的缘由很可能是多样的。因此仅适合给出一个弱推荐，而推荐的方向甚至还值得商榷。在第九版的抗血栓指南中，发布了一条倾向继续使用VKA直至确认怀孕的弱推荐[7]。

4. 资源考虑

无论是对于一个家庭、一个组织或一个国家，医疗预算应该公平分配。即使我们仅关注能有效改善**患者－重要结局**的干预措施，由于资源的限制，也可能无法对所有潜在获益对象提供这些干预。针对现有的医疗需求与资源紧缺之间的矛盾，为了权衡利弊，当获益中等但花费高昂的时候，指南制定专家组可能不推荐某些实际上有益的治疗。

本书的卫生经济学分析部分对进行这样的决策提供了指导（见第28章第2节"经济学分析"）。经济学分析罗列了备选干预措施的获益与伤害以及相关的资源消耗。分析将资源使用规模列入考虑后，怎样选择具有更大获益的干预措施。

指南专家组的强推荐，反映了专家组判断所推荐的临床决策带来的获益与资源使用在所有或大多数情况下都是合理的。如果在不同的医疗行为模式上存在多样性（如健康儿童的访视可以由医生、护士或专科护理师进行），或者在资源可及性方面（如高收入和低收入国家）存在多样性，而在不同背景下都需要使用该指南推荐，则指南专家组更可能给出弱推荐（表28.1-3）。

例如患有稳定型慢性阻塞性肺病（COPD）的患者使用吸入型糖皮质激素的获益与伤害十分相近：随机对照临床试验显示用药可能减少临床症状并降低病情恶化的风险，但同时可能增加罹患肺炎的风险[9]。一些指南开发者由此建议COPD患者使用吸入糖皮质激素治疗，尤其当患者临床症状显著或频繁恶化时，即使最终这些患者可能因为使用吸入激素的治疗需要接受后续的长效支气管扩张剂治疗[10]。然而为了达到显著的效果，患者需要长期高剂量的用药，同时这种干预的费用还相对较高。世界卫生组织的一个指南专家组认为，在资源有限的环境中，大多数情况下吸入糖皮质激素治疗的有限获益与其相对高昂的成本相比并不合理，为此发布了一条强推荐，不建议使用这种干预[11]。如果一个指南的目标受众处于资源可及性不同的环境中，那么一个弱推荐更加合适，或者在不同情境下应该予以不同的推荐。

了解资源相关情况如何影响推荐能够帮

你决定考虑所讨论的4个因素对临床推荐方向及强度的影响。为此你阅读了指南文本以及表28.1-1与表28.1-2。

效应值总体可信度

表中可以看到，对于效应估计值的总体可信度，指南制定专家一共考虑了5个结局：死亡率、心肌梗死、卒中、颅外大出血以及癌症的发生。前4个结局在决策中被视为至关重要的结局，而最后一个则被视为重要结局。心肌梗死与颅外大出血两个结局的相关效应估计值可信度为高，这是因为估值来自基于低偏倚风险随机对照临床试验的系统综述，且效应量呈现研究间的一致性、精确性（可信区间窄）以及结局对推荐人群的适用性。然而对于死亡率与卒中这两个结局，效应值同时包含了有益、无益无害的95%可信区间估值，于是指南制定人员将这两个结局相关证据的可信度降为"中等"。最后癌症发生这个结局相关证据的可信度定为"低"，这是因为研究中的绝对估计值既包含明显有益的效应区间，又包含仅有边界效应的结局（不精确性），同时还从该结局的荟萃分析中排除了两个大样本研究（偏倚风险）。一般来说，效应估计值的总体可信度等同于关键/至关重要结局中被评为最低等级结局的可信度，在这个案例中，总体可信度为中等，这是因为癌症发生这个结局（等级为低）为重要结局而非关键结局（见第23章"理解和应用系统综述与荟萃分析的结果"）。

获益与伤害间的平衡

现在考虑对具有平均冠心病基线风险（10年内达到10%～20%）的60岁的个体患者来说，恶性病变具有平均水平风险（大约5%）。如果使用阿司匹林，则10年内每应用在1000人中能够预防6人死亡（95%可信区间0～12人），预防19人发生非致死性心肌梗死（95%可信区间12～26人），预防6人新发癌症（95%可信区间1～10人）。而同时也会带来16例颅内出血（95%可信区间7～20例）（表28.1-1与表28.1-2）。大部分知情的患者可能将避免死亡、血管疾病与癌症放在更重要的位置，则阿司匹林的使用能够带来获益；而实际上对于人群的一级预防，所有上述事件都属于罕见，因此这种获益是有限的。

患者价值观和偏好的不确定性与多样性

从绝对价值来看，阿司匹林的获益是很小的，但一些患者还是愿意为了降低死亡、血管事件以及癌症，而忍受长期服药以及增加出血风险的代价。然而也有另一些患者可能认为这样做不值得，长期服药不方便，同时还会带来小的出血风险，而决定不使用阿司匹林。因此即使患者充分知情，我们仍可以设想不同患者会做出不同的选择。

资源考虑

在这个临床推荐中，并未考虑资源的消耗。然而本例中的阿司匹林很便宜，因此成本问题并不重要。

整合各种因素

阿司匹林的获益（降低死亡率、心肌梗死与癌症的发生）大于风险（增加出血风险与负担），因此指南专家组推荐了用药。

对效应估计值的中等总体可信度本来可以形成强推荐，但较小的总获益以及患者价值偏好可能存在的多样性使得指南专家组最终给出了弱推荐。

现在你理解了指南专家组进行弱推荐的原因，当与一位60岁患者讨论是否使用阿司匹林进行初级预防时，应该进行医患共同决策。

助你评估指南中的推荐是否且如何与你所在的环境相关联。然而资源使用问题并非总在指南专家组考虑范围之内，有些指南专家组甚至可能在制定推荐的时候，对此问题不予考虑，而这有可能是很合理的。

李　迅　费宇彤　译
张誉清　谢　锋　审

参考文献

1. Spencer FA, Guyatt GH. Aspirin in the primary preventionof cardiovascular disease and cancer. In: Basow DS, ed) . UpToDate. Waltham, MA: UpToDate; 2013. http: //www. uptodate. com/contents/aspirin-in-the-primary-prevention-ofcardiovascular-disease-and-cancer. Accessed April 10, 2014.

2. Guyatt G, Oxman AD, Akl E, et al. GRADE guidelines, 1: introduction-GRADE evidence profiles and summary of findingstables. J Clin Epidemiol. 2011; 64 (4) : 383-394.

3. You JJ, Singer DE, Howard PA, et al; American College ofChest Physicians. Antithrombotic therapy for atrial fibrillation: Antithrombotic Therapy and Prevention of Thrombosis, 9th ed: American College of Chest Physicians Evidence-Based Clinical Practice Guidelines. Chest. 2012; 141 (2) (suppl) : e531S-e575S.

4. World Health Organization. Potassium intake for adults andchildren. Geneva, Switzerland: World Health Organization (WHO) ; 2012. http: //www. who. int/nutrition/publications/guidelines/potassium_intake_printversion. pdf. Accessed April 10, 2014.

5. Bhasin S, Cunningham GR, Hayes FJ, et al; Task Force, Endocrine Society. Testosterone therapy in men with androgen deficiency syndromes: an Endocrine Society clinical practice guideline. J Clin Endocrinol Metab. 2010; 95 (6) : 2536-2559.

6. Devereaux PJ, Anderson DR, Gardner MJ, et al. Differences between perspectives of physicians and patients on anticoagulation in patients with atrial fibrillation: observational study. BMJ. 2001; 323 (7323) : 1218-1222.

7. Bates SM, Greer IA, Middeldorp S, Veenstra DL, Prabulos AM, Vandvik PO; American College of Chest Physicians. VTE, thrombophilia, antithrombotic therapy, and pregnancy: Antithrombotic Therapy and Prevention of Thrombosis, 9th ed: American College of Chest Physicians Evidence-Based Clinical Practice Guidelines. Chest. 2012; 141 (2) (suppl) : e691S-e736S.

8. Schaefer C, Hannemann D, Meister R, et al. Vitamin K antagonists and pregnancy outcome: a multi-centre prospective study. Thromb Haemost. 2006; 95 (6) : 949-957.

9. Yang IA, Clarke MS, Sim EH, Fong KM. Inhaled corticosteroids for stable chronic obstructive pulmonary disease. Cochrane Database Syst Rev. 2012; 7: CD002991. doi: 10. 1002/14651858. CD002991. pub3.

10. Erbland ML. Role of inhaled glucocorticoid therapy in stable COPD. In: Basow DS, ed. UpToDate. Waltham, MA: UpTo Date; 2013. http: //www. uptodate. com/contents/role-of-inhaledglucocorticoid-therapy-in-stable-copd#H14. Accessed April 10, 2014.

11. World Health Organization. Prevention and control of NCDs: Guidelines for primary health care in low-resource settings. Geneva, Switzerland: World Health Organization; 2012. http: // apps. who. int/iris/bitstream/10665/ 76173/1/9789241548397_ eng. pdf. Accessed April 10, 2014

12. Schünemann HJ, Hill SR, Kakad M, et al; WHO Rapid Advice Guideline Panel on Avian Influenza. WHO Rapid Advice Guidelines for pharmacological management of sporadic human infection with avian influenza A (H5N1) virus. Lancet Infect Dis. 2007; 7 (1) : 21-31.

13. Raghu G, Collard HR, Egan JJ, et al; ATS/ERS/JRS/ALAT Committee on Idiopathic Pulmonary Fibrosis. An official ATS/ ERS/JRS/ALAT statement: idiopathic pulmonary fibrosis: evidence-based guidelines for diagnosis and management. Am J Respir Crit Care Med. 2011; 183 (6) : 788-824

14. Freedman AS, Lister A, Connor RF. Management of gastrointestinal lymphomas. In: Basow DS, ed. UpToDate. Waltham, MA: UpToDate; 2013. http: //www. uptodate. com/contents/management-of-gastrointestinal-lymphomas. Accessed April 10, 2014.

从证据到临床实践

第28章

进阶内容：从证据到行动

28.2 经济学分析

Ron Goeree，Michael F.Drummond，Paul Moayyedi，and
Mitchell Levine

内容提要

假设你是一名消化科医生，在一家较大的社区医院工作。这家医院正面临着内镜服务的巨大压力：需要增加结肠镜筛查来降低社区结直肠癌死亡率，但是目前你没有足够的资金来购买更多的内镜设备。目前你所在的社区医院大约50%的上消化道内镜检查者都是消化不良患者。存在一种可能的削减上消化道内镜检查的方法：即对55岁以下，同时又无报警症状的消化不良患者，首选检查有无幽门螺杆菌（Hp）感染，然后对于Hp感染者先行治疗，从而减少对上消化内镜检查的需求。这个策略包括：采用非侵入的方法进行Hp感染检测（如血清学检查或呼气试验），对Hp感染阳性的患者进行抗生素治疗，同时告知患者Hp阴性者不太可能发生溃疡。

你很犹豫是否应用这个新方法。部分医生认为对所有人尽快做内镜检查，有助于选择最有效的治疗方法。更重要的是，对于那些终究还是要做内镜的患者而言，检测Hp并治疗的策略并不会节省任何资源。因此在给出建议之前，你需要查找有关检测Hp并治疗方法与快速内镜检查比较的卫生经济学分析结果。

一、寻找证据

在最近参加的一个关于**经济学评价**的短期研讨会上，你获知了英国国家卫生服务经济学评价数据库（National Health Service Economic Evaluation Database，NHS EED）。该数据库包含了所有经济学评价的**结构化摘要**、方法学论文和成本研究的参考文献；并且可以通过在Cochrane图书馆的高级搜索中选择"经济学评价（Economic evaluations）"（http://onlinelibrary.wiley.com/cochranelibrary/

search）得到。虽然你所在的医院没有购买该数据库，但是你可以通过York大学评述与传播（reviews and dissemination）中心的网站（http://www.crd.york.ac.uk/crdweb）免费获得。

首先勾选"NHS EED"旁的选择框，之后在下拉菜单中选择"any filed"并输入三个搜索词："dyspepsia AND endoscopy AND helicobacter"。需要注意的是，这个界面允许你分别输入上述三个术语，然后通过不同的运算符，如"AND"，"OR"或"NOT"来进行更复杂的搜索（详见第5章"寻找目前最佳证据"）。最终在NHS EED数据库中找到56篇文献。你快速浏览了结果，发现结果列表中第16项研究的结构性摘要符合你的要求。该文章由Ford等人撰写，是基于5个**随机对照试验**（RCTs）的**荟萃分析**而进行的经济学分析[1]。研究一共纳入1924名患者，将检测Hp并治疗与直接进行内镜检查这两种策略进行了卫生经济学比较。这是你目前可能获得的最高质量的**证据**，于是你下载了这篇文献。

二、为什么要进行经济学分析?

医生不仅为个体患者做出诊疗决策，也参与制定临床政策。一些医生参与制定了更广泛意义上的卫生政策，例如是否应该投入更多的资源用于治疗消化性溃疡?

当决策对象是患者群体时，医生不仅要权衡患者的获益和**风险**，还要考虑这些获益是否高于卫生投入。同时，医生日益需要说服同事和卫生政策制定者，自己实施的干预所获获益高于资源消耗。

通常，经济学分析通过采用一套正式的定量分析方法，用来比较两个或多个治疗方法或策略的资源使用及其期望结局，以实现稀缺资源的合理分配[2-4]。仅仅比较两个治疗策略的费用称为**成本分析**（cost analysis），它只能提供资源利用情况，因此只能在决策时提供一半的证据。同样，如果只是比较两个或多个策略的结局差异，例如一个RCT对于治疗效力的评价，也只能为决策提供健康获益方面的证据。一个完整的经济学分析应该同时比较不同策略的成本和结局。

经济学评价的目的是为资源分配决策提供信息而不是直接制定决策。经济学分析被广泛用于诊疗领域，为不同水平的诊疗系统决策，包括对一些重要机构如医院管理以及确定区域性或国家政策提供参考[4]。

三、成本：仅仅是另一个结局测量指标吗？

从某种意义上来说，成本就像生理学功能指标，和**生命质量**、事件（如中风和心梗的发生）及死亡一样，是医生评价治疗效果的另一个结局指标。虽然成本和其他结局之间存在很多基本的相似性，但是也存在重要的差别，下面我们将进一步介绍。

1. 成本估算在临床决策中的作用目前仍存在争议

虽然很少有人会否认成本在确定诊疗政策上的重要性，但费用与个体患者诊疗的相关性目前仍有争议。从一个极端的、完全公平的、**道义的**（deontologic）的角度来看，一些人认为医生唯一的责任是最大程度地满足个体患者的需求。另外一种观点则与哲学上的**结果主义**（consequentialist）或**功利主义**（utilitarian）类似，认为医生在对个体患者做出决策时仍然应该怀有更宽广的社会视野。在这更宽广的视野下，将资源分配给某类患者后会对其他人产生影响，医生做出决定时应当考虑到这一点。

现代诊疗技术迅猛发展，它们为患者带来的获益和费用都随之而增加，但是与资源需求较小的诊疗措施相比，它们的边际获益（marginal benefit）通常很小。在这种情况下，如何分配卫生资源就成为一个引人注目的话题[5]。本章作者的理念是，虽然每个医生首先

应当满足个体患者的医疗需求，但医生不应该忽视为患者提供诊疗对整体卫生资源的影响。忽视单个患者的资源使用，最终可能会影响到其他就诊者的资源可及性。也就是说，在进行任何资源分配决策时总是产生**机会成本**（opportunistic cost）。即使有的读者可能不同意我们的观点，这一章至少对于制定卫生政策是有用的。

2. 成本较其他结局指标更具有不确定性

医生是否对消化不良患者采用检测Hp并治疗这一策略，无论是在多伦多或新加坡，其相对效果可能都是相似的。事实上，用生命质量、发病率及死亡率等常规结局所衡量的药物**疗效**（treatment effects），在不同地域、不同患者群体以及不同干预方式之间常常都是相似的（见25章第2节"如何做亚组分析"）。

与临床结局事件相反，无论是绝对成本还是医疗成本的不同构成部分，如内科医生、其他医生以及卫生工作者，以及住院、药物、服务和医疗器械等方面的成本，在不同地域间的差异很大。

例如，美国低分子肝素（LMWH）的价格是加拿大的两倍。但是美国与加拿大相比，采用LMWH在门诊治疗深静脉血栓（DVT）比住院患者使用普通肝素治疗更具有成本效果（cost-effective）[6]。这是因为在美国缩短住院天数所节约的费用远大于LMWH高价格所增加的成本。

事实上，不仅国家之间，各地区、省份之间的医疗服务都存在巨大的成本差异。即使是两家位置毗邻的医院，由于与制药公司关于大批量购买药物的价格谈判结果不同，两家医院的药价可能相差2倍甚至更高。药品价格对于替代药物使用所产生的影响在医院间也存在差异。

成本也与医院管理方式有关，各地区的诊疗机构管理方式相差很大。相同的服务在不同的机构可能由不同的人员（如内科医生或护士）承担，也可能在不同的环境（如门诊或住院）开展，确认患者有无必要接受某

项诊疗服务，也会产生管理成本。如果是在医院由医生来提供服务，将会产生最大的管理成本。我们之前提到了，在美国针对住院患者的DVT治疗，相较于在门诊提供治疗或在管理成本较低的机构提供治疗，前者的管理成本无疑更高。

如果资源消耗在很大程度上受地区支出和管理模式决定，则意味着大部分的花费仅局限于特定区域，不能套用到其他地区。随机对照试验存在的一个问题是开展该研究的模式在实践中可能会发生改变，限制其结果推广至RCT以外其他环境，甚至在试验所处环境中的应用。例如，应用大剂量非甾体抗炎药物的患者使用米索前列醇（misoprostol）来预防胃溃疡。Hillman和Bloom[7]利用Graham等[8]开展的关于米索前列醇的RCTs进行了卫生经济学评价。该RCTs采用**盲法**设计，比较3个月疗程的米索前列醇（每日400mg或800mg）治疗与安慰剂的差异。该经济学分析的一个重要结果，是发现使用米索前列醇预防溃疡能节省卫生花费，其节约的花费超过使用该药所带来的成本。问题在于，这个RCT要求每个月做一次内镜。而在常规的临床工作中，是否做内镜取决于患者有无症状。因此，在常规的临床环境中，如果患者进行内镜检查的频次是每月一次，那么使用米索前列醇节省费用的信息可能有帮助。但如果常规临床实践与此完全不同，那么该研究的临床意义就不大了。

3. 成本信息所带来的分配公平问题

在进行诊疗决策时，必须利用成本信息来有效地分配有限的资源。假设有两种治疗方法，在考虑了所有的治疗结局后其费用均高于常规治疗，平均每治疗1000人每年需多花费100万美元。对于A治疗方法，在这样的医疗成本下可以预防200个患者出现消化不良症状；而B治疗方法在此费用下可以预防一个胃癌的发生。假设在资源有限的环境下，我们必须在A和B中做选择，应该选择哪个方案呢？

你可能和很多人一样，不愿意面临这样

的选择。在两种均能使患者获益的治疗方法之间进行选择，往往要面对令人却步的资源、伦理和政治挑战。上述这个例子提示我们如何以及何时使用经济学分析。我们必须权衡成本和获益，在不同人群的不同结局之间谨慎取舍，以决定资源的分配。在上述案例中，就是选择是预防一组人出现消化不良症状，还是预防一个人发生胃癌。

四、经济学分析对特定的挑战提出解决方案

1. 成本的不确定性问题

和评价其他结局一样，我们有两种基本方法来探索疾病诊疗策略对资源消耗的影响。第一种方法是通过开展单个研究（理想的方式是RCT），来比较两个或多个干预策略。这种方法是回答当医生选择A策略或B策略时，分别会造成何种结果（得到的是平均值，并受样本量的限制）。

第二种方法是建立一个随不同临床决策而改变的事件决策分析模型，使用可获得的全部证据去估计所有可能结局的发生概率，包括产生的成本。上述第二种方法探究的是如果医生选择A策略而非B策略时可能会导致什么结果。这种如果－发生（what-might-happen）的**决策分析**模型适合一些特殊的问题，如在某一RCT背景下所提供的医疗服务特点以及不同地区的成本差异问题。

具体到刚才由Graham等开展的RCT研究[8]，即在服用大剂量非甾体类抗炎药物并同时使用米索前列醇来预防胃溃疡的患者中，有些内镜检查是不必要的。在之后的分析中，Hillman及Bloom调整了实际观察到的溃疡发生率[7]，发现由内镜发现的溃疡患者中有40%实际并没有任何症状。考虑到RCT中患者的**依从性**高于临床实践中可能达到的依从性，作者利用可评价的队列中溃疡发生率对低依从性进行了校正，认为在实际临床工作中米索前列醇的获益只有RCT的60%。

采用决策分析建立模型，使得研究者可以分析一些其他问题，例如使用现有数据去估计**随访**时间较短的患者若得到长期随访，会发生什么结局。还可以进行敏感性分析，例如通过检验不同的医疗服务组织方式对成本造成的影响（参见第26章"如何使用患者管理推荐意见：临床实践指南及决策分析"）。

决策分析的主要局限性在于当假说存在缺陷时，其结果就无法反映真实的情况。例如，一项回顾性分析研究了制药企业提交给澳大利亚卫生部的326份药物经济学报告，发现其中218份报告（67%）存在明显的问题，很多问题需要仔细分析才能揭示[9]。

如果前提假设不正确，没有**利益冲突**（conflict of interest）的严谨的经济学分析也可能会产生误导性结果。一项研究应用经典的决策分析方法来进行**成本-效果分析**（cost-effectiveness analysis）时发现，老年房颤患者若将房颤转为窦性心律，比单纯控制心室率更具成本-效果优势[10]。然而随后一系列RCT发现，研究者在评估控制心室率的效果时所应用的前提假设是错误的[11]。之后基于更准确的假说的经济学分析证实，控制房颤患者的心室率是比转复心律更好的策略[12]。

理想的做法是将上述两种方法结合，即在分析全部RCTs数据的同时，辅以决策分析模型对结果进行校正，使其更适用于实际情况[13]。但是，即使应用二者相结合的分析方法，我们也必须考虑患者的价值观和偏好。研究得出的只是一个平均的结果，而不同患者具有不同的**价值观和偏好**，可能会做出不同的决策（详见第27章"决策与患者"）。医生应当认真审视经济学分析的前提假设，才能将分析结果更好地应用于实际诊疗。因此，作者提供的假设越是公开透明，该经济学分析的结果**可信性**（credibility）就越大。

还有一个问题就是成本的变异性。作者提供了不同诊疗策略所消耗的卫生资源。读者们可以思考，在自己的工作环境中这些策略实际会消耗多少资源。事实上，成本是对资源消耗的简称（shorthand），医生在考虑经济学问题时脑海里最常浮现的就是成本。

2. 权衡获益、风险和成本

就像之前已经谈到的，经济学分析必须处理不同结局的相对价值问题，并在花费与健康之间取得平衡。一般来说，卫生经济学家采用三种策略进行上述分析。第一种是**成本-效果分析**（cost-effectiveness analysis），这是以生理或自然单位报告**患者-重要结局**，如获得的生命年，患者无症状时间，预防的胃癌数等。

在第二种策略中，卫生经济学家给不同类型的结局赋予不同权重，从而产生一个综合的结局指标，如**质量调整生命年**（quality adjusted life year，QALY）。我们称之为**成本-效用分析**（cost-utility analysis），有时也被视为成本-效果分析的亚类。对有生理或心理功能损害的生命年赋予比完全健康生命

使用文献

在我们的临床情境中，Ford等选择了成本-效果分析作为他们主要的分析方法，采用的结局指标为"无消化不良症状的患者"[1]。这个方法的优点在于结局数据直接来自于他们所完成的、针对患者个体数据的荟萃分析。主要缺点是只考虑了消化不良相关的结局指标。因此，无法在广义的范围内与其他疾病或诊疗干预进行成本-效果或货币价格的比较。

广义的结局指标，如质量调整生命年（QALY），更有助于不同研究之间的比较。然而，消化不良的一个小的变化常常难以在QALY指标中显现出来。因此，QALY可能不适用于比较消化不良的治疗策略，当获益差别微小时更是如此。同时QALY也不适用于比较不同治疗策略在短时间内的获益差别，如牙科根管治疗时局麻的获益。但是，当其运用到更广的范围，即卫生资源的分配时，我们需要像QALY这样的指标去比较改善消化不良症状与其他领域的获益差别。

从证据到临床实践

年低的权重。效用值的量度（scale）范围介于 0～1 之间，0 代表死亡，1 代表完全健康，0 和 1 之间的数值代表不同的**健康状态**（health status）。疾病所致功能损害越大，该健康状态的效用值越低。

第三种策略是将健康结局如额外获得的生命年、预防的消化不良或胃癌人数折算成不同的货币价格，即**成本－效益分析**（cost-benefit analysis）。在这种分析中患者被要求考虑，他们是否愿意为某些诊疗方案付费以获得更好的健康状态，如延长生命或预防不良事件。

3. 应用经济学分析

在概述了经济学分析面临的挑战之后，我们提出了针对医学文献的（评价）指南的结构，包括：结果是否真实（**偏倚风险有多大**）？结果是什么？如何将结果运用于患者的诊疗？本书第 26 章"如何使用患者管理推荐意见：临床实践指南和决策分析"的主要原则也同样适用于经济学分析。这些原则包括：这些推荐是否考虑了所有相关的患者、所有的管理策略和所有可能的结局？是否有系统综述考察了诊疗策略的所有相关结局？目前是否有合适的价值观和偏好指标来评估结局？经济学分析中的特异性问题详见框 28.2-1。

框28.2-1　经济学分析相关文献的评价指南

结果是否真实？

推荐是否考虑了所有相关的患者，管理策略以及可能的结局？

- 研究者是否采用了足够宽的视野？
- 对相关人群是否分亚组进行了结果汇报？

对于每一个相关的问题，是否有系统综述或证据汇总将策略与结果相关联？

- 成本测算是否准确？
- 研究者是否考虑了成本或结果发生的时间？

结果是什么？

- 每一个策略的增量成本与效果如何？
- 不同亚组之间的增量成本与效果是否相同？
- 结果的可信区间是多少？

如何将结果运用于患者的诊疗？

- 治疗获益是否超出了成本及风险？
- 在我们的诊疗环境中成本是否相似？

五、结果是否真实？

经济学分析所要处理不仅仅是**风险**问题。因此，在本章中我们继续使用"**真实性**"（validity）一词来描述偏倚风险和其他问题。

1. 研究者是否有足够广的视野

研究者可以从不同视角，如患者、医院等诊疗机构、第三方（保险公司、药物福利项目、某些国家中可能是中央政府或地方政府）、整个社会等角度来评价成本和效果。不同角度之间彼此可能存在关联，其相关性取决于要解决的问题。但是，医疗资源的分配必然牵涉到较多的利益方。例如，在评估医院预算对使用替代疗法造成的影响时，采用医院视角进行分析更为有效。但是，经济学评价通常是为了从一个广泛的视角来评估政策效果。在评价一个缩短住院时间的项目时，仅仅报告医疗花费是不够的，因为那些提早出院的患者可能会消耗大量的社区资源。

在一个相对较窄的视野内进行卫生经济学分析，主要原因是为了评估变化对预算单位的影响。在一个新的治疗方案得以实施之前，往往需要调整预算，可能会产生"**谷仓效应**"（silo effect）（译注：指的是企业部门间各自为政，内部缺少沟通和互动的现象）。例如 Feldman 等的研究认为，从全社会的角度来看，应用多奈哌齐治疗中重度阿兹海默病是值得的，因为该治疗减少了对护理人员的需求[14]。但是，在支付医疗费用的机构看来，多奈哌齐是一个很昂贵的药物。即使在同一家机构内，从本位主义出发的观点也可能占上风。在比较两种药物治疗效果的经济学分析中，如果这项治疗对医院其他资源使用产生影响，就不能仅仅关注药品账单中的成本，因为这些成本会挤占其他的医疗资源。在我们早期列举的 DVT 案例中，患者在门诊使用低分子肝素可以降低医院的开支，但是为低分子肝素付费的人或机构会发现，他们的支出却增加了。如果成本降低了医疗服务的可获得性（如增加交通成本或病假时间），就还应该考虑患者的看法。如果社区诊疗项目显著增加了家庭非正式护理的成本，有些人可能就不愿意加入其中。因此，经济学分析会通过测量治疗结局（如收入损失或对生命质量的影响），以尽量反映患者的观点。从社会的角度来看，决定成本的因素还应该包括治疗对患者工作能力，进而对整体社会生产力的影响。经济学分析是否要考虑对社会生产力的影响（也称为**间接成本和获益**）仍无定论。一方面，生产力改变代表了资源被使用，如诊疗系统中的资源消耗。另一方面，如果工人只是在短期内休假，生产力可能不会发生真正的损失。同样，如果患者长期病假，雇主可能也会雇佣之前失业的人，从而抵消雇员长期病假带来的损失。此外，纳入生产力改变还可能会造成一定的偏倚，从而更有利于那些雇佣全职工作者的机构。因此，医生应审慎对待任何纳入生产力改变的经济学研究，尤其是没有清楚阐明其确切含义的分析结果。

使用文献

表28.2-1列举了Ford等人在计算2种治疗策略所对应的人均费用时利用的成本数据[1]。该表显示了初级和二级医疗服务费用的跨度范围。如果你在医疗行业工作，根据你自己的工作环境，一些费用可能会让你感到不真实。这表明不同地区的单位之间，成本可能存在明显差异。表28.2-1反映了作者决定采用整个诊疗系统决策者的视角来进行分析。在公众筹资的医疗体系中，这个决策者可能是政府或国家医保机构。在私人筹资的医疗体系中，相关的利益方可能是为医疗付费的保险公司。

2.是否采用了亚组分析

不同年龄、性别、疾病严重程度的患者有着不同医疗成本和结局。最可能的差异来源于那些希望通过治疗来**预防**与不良结局相

表28.2-1

计算检测Hp并治疗和内镜策略时每个患者总的成本

变量	成本，美元（2003）
全科医生访视	170
门诊诊疗	232
每日住院	550
质子泵抑制剂（1个月单剂量）	99.99
H_2受体阻滞剂	112.29
胃动力药（1个月）	70
抗酸药（1个月）	8.49
根除治疗	152
呼气试验	80
内镜	450
钡餐造影	99.69
腹部超声检查	118

注：资料来源Gastroenterology，Vol.128，Ford AC et al. Helicobacter pylori "test and treat" or endoscopy for managing dyspepsia：an individual patient data meta-analysis. pp 1838-1844[1]. Copyright Elsevier 2005。

关的**基线危险度**（baseline risk）。例如，在高胆固醇血症的患者中，由于心脑血管病的风险增加，药物干预的成本－效果优于非药物干预，并且在男性、老年患者中的成本－效果优于女性及年轻患者。在高胆固醇血症、高血压、糖尿病和有心血管病家族史患者中，干预的成本－效果显然也要优于没有这些危险因素的人群[15]。

一项比较药物洗脱支架和金属支架治疗冠心病的研究表明，不同亚组之间的差异显著。研究发现患者的基线风险对药物洗脱支架的成本－效用影响很大，变化范围从420000加拿大元/QALY到900万加拿大元/QALY以上[16]。

在比较一级预防与二级预防时，基础风险会严重影响成本－效果。例如，在一项筛检蛋白尿以延缓慢性肾病进展的成本－效果研究中，Boulware等人发现，对于所有50

岁以上的人，每获得一个质量调整生命年（QALY）的成本是283000美元，而对于50岁以上的高血压患者，成本仅为19000美元[17]。成本－效果比的差异根本上取决于患者发生慢性肾病的风险。如果患者发生慢性肾病的可能性很低，那么筛查获益就有限。

3. 成本测算是否准确?

在经济学评价中，分析角度决定了研究纳入的成本和结局，但仍然有一些与测量和评价相关的问题。首先，建议医生先不考虑消耗的资源价格或单位成本，而只是确定治疗所消耗的资源的绝对数量。由于不同地区的价格不同，这不仅可以使他们仔细审查赋予资源货币价值时所使用的方法，而且有利于研究结果的外推。

第二，有多种方法可以评价成本，以及节约成本带来的价值。其中一种方法是利用公开发表的收费数据。但是，受计费系统复杂性、诊疗机构谈判能力以及第三方支付的制约，实际收费与真正的机会成本可能并不相等[18]。当成本与费用之间存在系统偏倚时，分析者可以应用**成本费用率**（cost-to-charge ratio）对结果进行校正。可是在不同机构之间，收费与成本之间的关联性差异可能很大，因此对结果进行简单校正是不够的。尽管从第三方支付的视角来看，费用和实际成本之间总还是有一定的相关性，但不同的支付人所支付的费用可能很不一样。从社会的角度来看，我们更希望获得真正的机会成本数据，因为它反映出为了提供某项治疗，社会将被迫放弃的其他获益。

例如，Taira等人比较了两种经皮冠状动脉血管重建方法的成本和费用差异[19]。当利用医院的费用数据时，2种方法的平均费用差异为21311美元。然而根据医疗操作的成本数据并经成本费用率校正后，差异仅为545美元。可见，医生有时因为高"成本"而放弃某种治疗，但背后的原因却是由医院计费系统或议价谈判能力所致，而并没有反映所消耗医疗资源的真正价值。

4. 是否考虑了成本和结局的时效性?

测量和评价成本和结局时还有一个问题需要注意，即它们实际发生的时间。由于未来是不确定的，对于投资后产生的获益，人们一般更倾向于提前取得收益而推迟支付成本。考虑到这点，经济学评价中被人们接受的一种处理方式，是赋予未来的成本或结局一定的折扣。美国健康和医学成本－效果研究组（The US Panel on Cost-Effectiveness in Health and Medicine）的专家们建议，基于美国联邦政府国债经通货膨胀率调整后的收益率，建议对未来的成本每年施加3%的折扣。北美地区的卫生经济学研究常采用3%这个数值。健康结局是否应该采用和成本相同的折扣率，这一点仍有争议[20-23]。

使用文献

Ford等并没有对研究结果施以折扣，因为分析所涉及的时期仅为12个月[1]。根据该时期内成本与结局的不同时间进行调整，结果不会有太大的变化。作者指出，关于消化不良的研究随访时间大多较短。有一项随访6年的研究发现，12个月时资源使用差异在之后的随访中仍然存在，但患者症状并没有差异。另一个需要考虑的远期问题是，不同的策略是否会影响胃癌生存率或成本。由于缺乏长期研究的数据，胃癌的发生率只能通过模型进行估计。如果长期影响确实存在，就需要对未来的成本和效果给予一定的折扣率。

六、研究结果是什么

1. 每种策略的增量成本和效果如何?

当考虑每种治疗策略的成本时，我们应该牢记成本是资源使用总量和单位成本或价格的乘积。成本应该包括那些"产生"治疗的因素，如医生的时间、护士的时间、诊断试验、药物等，我们可以称它们为先期成本（up-front cost）。成本也应该包括一些下游成本（downstream cost），指由治疗引起的临床事件所造成的未来的资源消耗。

2. 不同亚组人群的增量成本和效果是否不同？

评价经济学分析真实性的标准之一，是计算不同亚组人群之间的成本−效果有无差异。如前文所述，不同亚组之间由于基线风

Ford等声明他们考虑了初级和二级医疗服务的成本（包括基本医疗、消化不良的门诊咨询以及因消化不良而入院接受诊治），消化不良处方药的成本（抑酸药的总的定义剂量、根除治疗的总疗程数），检查率（钡餐、上消化道内镜检查、上腹部超声及呼气试验的总次数）。分析中所包含的临床试验的随访时间是一年，对这一年期间的资源使用情况进行了追踪[1]。

作者以加权均数差及其95%可信区间的形式来展示结果。内镜检查的费用高出检测−治疗方案389美元（95%CI，276～502美元）。研究者发现增加的负担主要来自内镜检查成本（加权平均差值318美元；95%CI，285～350美元）。

采用了两种方法来测量两种策略的效果差异：消化不良症状总分和一年后消化症状的消失（以相对风险描述）。总体上，第12个月后快速内镜检查组与检测Hp并治疗组相比，仍存在消化不良症状的**相对危险度**为0.95（82% vs 86%，95%CI，0.92～0.99）。

直观展示成本和效果之间关联的成本效果象限图（cost-effectiveness plane）可以显示出结果的含义（图28.2-1）。图中的水平轴代表了干预组（内镜检查）和对照组（检测Hp并治疗）之间的效果差异，结果位于对照组的右侧，表明干预的效果更好。纵轴显示了成本之间的差异，如果位于对照组的上方则表明干预组的成本更高。我们可以标记出干预组成本和效果的点估计值，如成本−效果象限图中的A点所示。

如果A点在第二象限内，我们所研究的干预组与对照组相比为优势方案，效果更好，成本更低。如果A点在第四象限内，结果则相反，意味着对照组成本更低，效果更好，对照组相对干预组而言为优势方案。如果点A在第一象限内，需要根据人们愿意支付的最大增量成本（单位效果）来进行选择。如果点A在第三象限内，需要根据人们愿意接受的，在降低干预成本的同时降低效果的程度来进行选择。

如果干预组的效果和成本都更高（如内镜检查与检测Hp并治疗相比，点A在第一象限内），我们可以计算**增量成本−效果比**（incremental cost-effectiveness ratio，ICER：干预组每获得一个单位的效果需要消耗的成本）。本例中是指在一年后每增加一个无消化不良症状的患者，所需要的增量成本。在图28.2-1中，从原点指向A点的直线的斜率代表着ICER。对阈值（为了获得一个单位的成本所愿意支付的最大成本，在本例中是指为了让一个患者在一年后不再出现消化不良症状所愿意支付的最大值）的选择，使得我们可以判断干预措施是否符合成本−效果（即**增量成本−效果比**是否高于阈值）。作者指出，即使有人为了一个患者在一年后不再有消化系统症状而愿意支付1000美元（作者认为这是一个很高的阈值），故内镜检查仍然不是最佳策略。

图28.2-1

成本－效果象限图

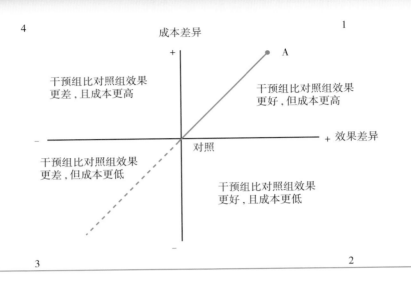

目前财政紧缩成为常态。许多治疗方案通常要支付很高的成本，却只能获取有限的健康收益。因此，研究者（保险赔偿机构也有类似要求）越来越倾向于分亚组进行成本－效果分析。这样的分析使得资金分配决策更合理，以及保险理赔是否需要某些条件或限制。

险不同，所希望避免的不良结局的发生风险往往存在很大差异。

使用文献

Ford等人按照预先定义的亚组进行了分析，根据不同的年龄（小于或大于等于50岁）、性别、参与试验时主要症状（上腹部疼痛或胃灼热）与Hp的感染状态，比较了一年后患者的症状[1]。结果表明，内镜组患者存在一个较小的，但却具有统计学显著性的症状改善，从而支持在50岁及以上的患者中使用内镜，在小于50岁的患者中却没有显现出这种效果差异。然而在上腹痛、胃灼热或Hp感染的各亚组患者中，这两种策略的总体效果没有区别。故该研究没有发现不同亚组之间成本－效果存在差异，这也导致我们无法进一步分析，在干预组50岁及以上人群中，内镜检查是否具有更高的成本－效果。其他亚组由于效果相近，成本－效果应该没有差别。

3.如何考虑不确定性对结果的影响？

经济学分析中，研究者通过对替代策略成本和效果的关键变量做出最佳估计，以产生研究结果，通常被称为**基准分析**（base case analysis）。然而不可避免的是，考虑到分析所应用的数据、主要的方法学假设、结果在其他环境中的外推意愿，不确定性总是存在的。分析这些不确定造成的影响，有利于进一步解决上文提到的问题，即不同亚组之间的成本－效果是否相同。

经济学分析中，处理不确定性的传统方法是**敏感性分析**（sensitivity analysis）。研究者每次改变一个（单因素敏感性分析）或多个关键变量（多因素敏感性分析）的估计值，并评估这种改变对结果的影响。但近十年来，人们越来越关注如何发现和分析不确定性的类型（如方法、结构、参数）[24]。研究者同时也使用传统的敏感性分析方法（一次改变一个或多个变量，常被称为决定性敏感性分析），来探索与方法学假设（贴现率、对某项研究或操作成本的估计方法）、适用性（将研究结果应用于另一个单位成本或实践模式不同的地区）以及决策分析模型的结构性假设（比较治疗方案的数目或模型允许的每年出现消化系统症状的人数）相关的不确定性问题。

为了解释研究者如何解决参数的不确定性（指经济学模型中变量的不确定性），我们来看另一个关于胃食管反流病（GERD）替代疗法的经济学评估[25]。GERD是一种慢性复发－缓解型疾病，需要初始治疗和二级预防（如维持治疗）。医生可以采用不同剂量的不同药物，如H_2受体拮抗剂（H_2RAs）、质子泵抑制剂（PPIs）或其组合来进行GERD的长期治疗。尽管在缓解症状与预防复发方面PPIs更有效，但是它们比H_2RAs要贵得多。因此，

专家主张以上阶梯治疗策略（step-up therapy）预防复发，以下阶梯治疗策略（step-down therapy）进行维持。

在本研究中，作者对GERD的6个替代性诊疗策略的成本和效果进行了估计[25]。研究对效果的主要测量指标是全年中未出现GERD症状的周数。对慢性复发－缓解型疾病采用该测量指标的一个优势，是它将治疗的有效率、起效时间和GERD的复发率整合在了一起。表28.2-2是这项研究中各种成本、效果和成本－效果的结果汇总。

当利用经济学评价来比较多种替代疗法时，研究者通过对每个疗法的成本和效果进行基准估计，来决定哪一种疗法或哪几种疗法的组合更具优势。如表28.2-2所示，在这个例子中，与D相比，C，A和E为优势策略，而较F疗法相比，E与B的组合为优势策略。第二步是根据效果对非优势的策略进行排序，然后计算由某个策略变换为另一个策略所产生的ICERs（表28.2-2的最后一列）。作者在成本－效果象限图（图28.2-2）中展示了不同策略的成本与效果，也展示了ICERs（连接

表28.2-2

GERD替代疗法的基准数成本，效果和成本－效果

策略	一年预期成本/患者	一年中预期出现（未出现）GERD症状的周数/患者	增量成本，$（△C）	增量效果（△E，无GERD症状周数）	△C/△E
C，H_2RA维持治疗	657	10.41（41.59）	—[a]	—[a]	—[a]
A，PPI间断治疗	678	7.778（44.22）	21	2.63	
E，H_2RA降阶梯维持治疗	748	6.17（45.83）	70[b]	1.61[b]	44[b]
B，PPI维持治疗	1093	4.82（47.18）	345[c]	1.35[c]	256[c]
D，PA降阶梯维持治疗	805	12.60（39.40）	NA[d]	NA[d]	优势策略
F，PPI降阶梯维持治疗	955	5.54（46.46）	NA[d]	NA[d]	优势策略

注：GERD，胃食管反流病；H2RA，H2受体拮抗剂；PA，促动力药；PPI，质子泵抑制剂；NA，无数据。

[a] 对照策略的增量成本，增量效果与成本－效果之间不相关。

[b] 与A策略相比。

[c] 与E策略相比。

[d] 优势策略，故未计算这些策略的增量成本及增量效果。

图28.2-2

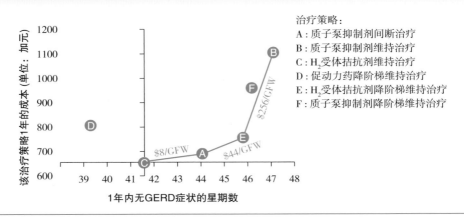

H_2 受体拮抗剂价格的敏感性分析

治疗策略：
A：质子泵抑制剂间断治疗
B：质子泵抑制剂维持治疗
C：H_2受体拮抗剂维持治疗
D：促动力药降阶梯维持治疗
E：H_2受体拮抗剂降阶梯维持治疗
F：质子泵抑制剂降阶梯维持治疗

纵轴：该治疗策略1年的成本（单位：加元）
横轴：1年内无GERD症状的星期数

C，A，E和B的直线的斜率）。总的来说，图28.2-2中的直线被认为是GERD治疗的**有效边界**（efficacy frontier）。任何治疗方案的成本－效果如果高于这个有效边界，就被认为是占优（dominated）的方案。

为了进一步探索决策分析模型中方法学或结构性假设的不确定性对决策的影响，研究者利用传统的决定性敏感性分析（deterministic sensitivity analyses），比较基于不同假设和基于基准数分析结果的差异（如表28.2-2及图28.2-2），从而判断结果对不同模型是否敏感。对于参数的不确定性，分析包括对每一个重要变量生成一个与其潜在真值相关的分布。然后，研究者同时改变这些关键变量再进行分析。从每一个分布中，计算机的随机数生成程序不断地从每一个分布中产生一个随机点，并对每种替代治疗方法的每一个随机点产生一个成本－结果对（cost-and-effect pairs）。重复模拟（蒙特尔卡罗模拟）会产生很多成本－结果对，可以对潜在的不确定性进行估计[26]。应用于这个方法中的术语叫不确定性概率分析或**概率敏感度分析**（probability sensitivity analysis，PSA）。RCTs患者的试验数据常常是PSA模型的数据来源。当然，研究者也可以利用注册资料、管理数据库、调查甚至专家意见。但如果研究者从

RCTs转向了低质量的证据来源，将增加与资料来源有关的偏倚风险。

由Goeree等人主导的GERD研究的PSA分析结果如图28.2-3A所示[25]。图28.2-3A所描述的不确定性直观显示出以试验为基础的分析（trial-based）中的抽样变异，以及决策分析模型中参数的不确定性。但这种展示数据的方法很难为公共政策制定服务。为了解决在单一的成本－效果图中展示各种不确定性结果时遇到的问题，可以应用**成本－效果可接受曲线**（cost-effectiveness acceptability curves，CEACs）来展示（试验中的）抽样变异或（模型中的）参数不确定性所带来的影响。ICER的计算公式可以被认为是增量净获益（incremental net benefit，INB＝λ△E－△C），λ（ceiling ratio，最高值）代表第三方支付者或患者为避免一周内出现GERD症状而愿意支付的最大值。增量净获益可以应用于试验中的抽样变异或模型中模拟结果，来估计在给定的任何一个最高值（λ）下，该治疗方法或策略符合成本－效果的可能性。

图28.2-3B显示了GERD例中的CEACs。所有的抽样变异或参数不确定性可以通过CEACs同时表现出来。与此同时，决策者可以应用自己的准则（他们为了避免一个患

图 28.2-3

胃食管反流病治疗的概率敏感度分析和成本－效果可接受曲线

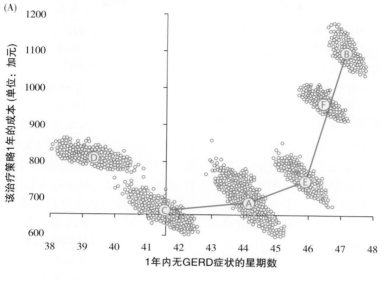

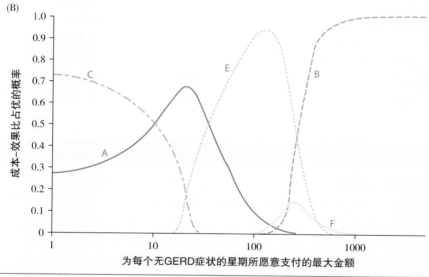

注：A，胃食管反流病（GERD）的概率敏感度分析。B，GERD治疗的成本－效果可接受曲线。图A中的直线代表使用治疗成功率、事件发生率和成本的最佳估计所计算得出的GERD治疗策略成本－效果分析的基准数。圆点代表充分考虑到效果和成本的不确定性后，真值可能的分布范围。货币单位是加拿大元。图A和图B中的各字母代表的治疗策略分别是：A，质子泵抑制剂间断治疗；B，质子泵抑制剂维持治疗；C，H2受体拮抗剂维持治疗；D，促动力药降阶梯维持治疗；E，H2受体拮抗剂降阶梯维持治疗；F质子泵抑制剂降阶梯维持治疗。

者在一周内出现GERD症状而愿意支付的额度）。因此，CEACs非常有实用性。例如，在图28.2-3B中，如果决策者为了上述目标而仅仅愿意支付10美元，C策略则更具优势。如果支付意愿在10～80美元之间，则A策略更好；在80～250美元之间，则E策略更好；超过250美元就应该选B策略。

七、怎样把研究结果用于我的患者？

在得到经济学研究的结果与估计的精确度后，解释研究结果时仍有两个重要问题。第一个问题是医生如何解读**增量成本－效果比（ICERs）**的含义以辅助临床决策；第二个问题是医生在多大程度上可以在自己的环境中应用上述研究结果及成本数据。

1. 治疗获益是否高于风险和成本

在估计了内镜策略的增量效果（1年后是否存在消化不良症状）和增量成本之后，假设这些结果可以应用于实践中，你如何确定治疗获益将高于风险和成本？一个办法是比较内镜检查与检测Hp并治疗这两种策略相对于其他干预的ICER。然而由于使用了疾病特异性结局指标（12个月患者无消化不良的比例），使得这样的比较很难实施。

另一种方法是探索为了使一个患者免除消化不良症状，人们的支付意愿达到什么水平时将会使内镜策略更具有成本－效果。作者进行了这种分析并发现，支付意愿需接近180000美元。他们认为这样的费用过高且不合理，因此得出结论：内镜策略所获得的额外效果过低，无法抵消所增加的成本。

当结果无法应用于不同疾病和状态（如QALYs）时，研究人员就会求助于意愿支付法（willingness-to-pay），并选择意愿支付阈值（如为了使一个患者不出现消化不良症状，人们愿意支付的总额）。读者可能并不同意作者所设定的阈值。在这种情况下，绘制CEAC图使得研究者可以应用自己选择的支付意愿阈值进行研究。决策者可能很快就会发现，对于某个治疗策略，不同支付意愿下该策略符合成本－效果的概率不同（图28.2-3B）。针对ICERs和CEACs的方法学，学者们在理论[27,28]和实践[29]层面对其正确性展开了讨论。一些卫生经济学家认为，基于各种干预措施的成本－效果增量序列来确定资源的优先度，可以使资源分配更高效[27]。但另一些人以方法、数据和潜在假设等在内的各种实际问题为依据，反对这种观点。

因此，医生从ICERs中得出结论时要格外小心。关键问题仍是该地区的机会成本：如果投资一个新项目会导致其他健康干预项目投入减少，其他方面的医疗服务质量可能

使用文献

在Ford等人的内镜研究中，研究者使用了来自5个临床试验的数据[1]。这些试验的纳入和排除标准很宽，可以认为是各种临床环境下具有消化不良症状的患者的混合人群。此外，在给定的单位成本下，你需要判断所处的环境对这一成本的接受性。包括药物或内镜在内的相关资源的价格在不同地区之间不同（美国的价格可能高于其他国家）。作者意识到了这点，将单位价格在80～450美元范围（欧洲国家常见的价格范围）内调整以进行敏感性分析。他们发现在这种情况下，只有人们愿意为了使一个患者在治疗一年后不再出现消化不良症状而支付40000美元时，内镜策略才具有成本－效果优势。另一个更困难的问题，是评估这个研究中所消耗的资源与你所处环境中是否相同。这5个研究分别在英格兰、苏格兰、威尔士、丹麦和荷兰开展。由于临床实践模式多样、资源的可及性不同、诊疗人员和机构得到的报酬不同、资源的相对价格不同（如果某种资源在某个国家内相对廉价，它就会被大量使用），各个国家资源的消耗模式确实存在差异。Ford等人意识到不同国家之间的差异，但是他们认为这种差异不会太大。尽管结果在美国的适用性仍然存在争论，但是这5个地区环境中资源使用的相似性支持着这一论点。同时，如果医生都遵从试验中的诊疗方案，那么所消耗的资源是相似的。

会下降，其可能的后果是什么？例如，上消化道内镜操作数量增加之后，其他项目（如结肠镜筛查）的质量是否会降低？在实践中，在不同区域项目之间进行选择的难题，在于现存的一些项目或服务并没有经过评估，因此减少或去除它们的机会成本是未知的或推测性的。

2.我的医疗环境中成本是否与研究结果相似

如果在我们所处的环境中产生的成本或结果不同，就不能直接应用研究所得到的成本－效果、效用和获益比。在本书第13章第1节中，我们详细说明了将研究结果应用在个体患者时可能遇到的问题，本节重点讨论的是成本。

临床场景解决方案

基于荟萃分析的经济学分析表明，在为期一年的消化不良症状治疗中，上消化道内镜检查比检测Hp并治疗策略更有效，但是也更昂贵。你需要自己决定，本研究的成本和效果是否适用于你所在机构。医院委员会的所有成员都认为，为了在治疗一年后使一个患者不出现消化不良症状而支付180000美元，对于所在医院（事实上对于所有人）而言过于昂贵，故无法给予资助。委员会发现，在现实情况中他们更有理由做出这样的选择：采用本研究所证实的，在成本－效果上优于内镜的检测Hp并治疗的策略，将会节省更多的内镜资源，后者可投入到被证实更具成本－效果优势的结肠镜筛查中30。于是，委员会决定对那些小于50岁的，没有报警症状的消化不良患者提供Hp检测和治疗服务。医院同意为采购C13呼气试验所需设备和仪器提供资金支持，从而可以无创诊断患者是否存在Hp感染。

郑　媛　吴　东　王　丽　译

谢　锋　审

从证据到临床实践

参考文献

1. Ford AC, Qume M, Moayyedi P, et al. Helicobacter pylori "test and treat" or endoscopy for managing dyspepsia: an individual patient data meta-analysis. Gastroenterology. 2005; 128 (7): 1838-1844.

2. Eisenberg JM. Clinical economics. A guide to the economic analysis of clinical practices. JAMA. 1989; 262 (20): 2879-2886.

3. Detsky AS, Naglie IG. A clinician's guide to cost-effectiveness analysis. Ann Intern Med. 1990; 113 (2): 147-154.

4. Elixhauser A, Luce BR, Taylor WR, Reblando J. Health care CBA/CEA: an update on the growth and composition of the literature. Med Care. 1993; 31 (7 Suppl): JS1-JS11, JS18-JS149.

5. Ubel P. Pricing Life: Why It's Time for Health Care Rationing. Cambridge, MA: MIT Press; 2000.

6. O'Brien B, Levine M, Willan A, et al. Economic evaluation of outpatient treatment with low-molecular-weight heparin for proximal vein thrombosis. Arch Intern Med. 1999; 159 (19): 2298-2304.

7. Hillman AL, Bloom BS. Economic effects of prophylactic use of misoprostol to prevent gastric ulcer in patients taking nonsteroidal anti-inflammatory drugs. Arch Intern Med. 1989;

149 (9): 2061-2065.

8. Graham DY, Agrawal NM, Roth SH. Prevention of NSAID-induced gastric ulcer with misoprostol: multicentre, double-blind, placebo-controlled trial. Lancet. 1988; 2 (8623): 1277-1280.

9. Hill SR, Mitchell AS, Henry DA. Problems with the interpretation of pharmacoeconomic analyses: a review of submissions to the Australian Pharmaceutical Benefits Scheme. JAMA. 2000; 283 (16): 2116-2121.

10. Catherwood E, Fitzpatrick WD, Greenberg ML, et al. Cost-effectiveness of cardioversion and antiarrhythmic therapy in nonvalvular atrial fibrillation. Ann Intern Med. 1999; 130 (8): 625-636.

11. de Denus S, Sanoski CA, Carlsson J, Opolski G, Spinler SA. Rate vs rhythm control in patients with atrial fibrillation: a metaanalysis. Arch Intern Med. 2005; 165 (3): 258-262.

12. Marshall DA, Levy AR, Vidaillet H, et al; AFFIRM and CORE Investigators. Cost-effectiveness of rhythm versus rate control in atrial fibrillation. Ann Intern Med. 2004; 141 (9): 653-661.

13. O'Brien B. Economic evaluation of pharmaceuticals. Frankenstein's monster or vampire of trials? Med Care. 1996;

34 (12) (suppl) : DS99-DS108.

14. Feldman H, Gauthier S, Hecker J, et al; Donepezil MSAD Study Investigators Group. Economic evaluation of donepezil in moderate to severe Alzheimer disease. Neurology. 2004; 63 (4) : 644-650.

15. Mihaylova B, Briggs A, Armitage J, Parish S, Gray A, Collins R; Heart Protection Study Collaborative Group. Cost-effectiveness of simvastatin in people at different levels of vascular disease risk: economic analysis of a randomized trial in 20, 536 individuals. Lancet. 2005; 365 (9473) : 1779-1785.

16. Goeree R, Bowen JM, Blackhouse G, et al. Economic evaluation of drug-eluting stents compared to bare metal stents using a large prospective study in Ontario. Int J Technol Assess Health Care. 2009; 25 (2) : 196-207.

17. Boulware LE, Jaar BG, Tarver-Carr ME, Brancati FL, Powe NR. Screening for proteinuria in US adults: a cost-effectiveness analysis. JAMA. 2003; 290 (23) : 3101-3114.

18. Finkler SA. The distinction between cost and charges. Ann Intern Med. 1982; 96 (1) : 102-109.

19. Taira DA, Seto TB, Siegrist R, Cosgrove R, Berezin R, Cohen DJ. Comparison of analytic approaches for the economic evaluation of new technologies alongside multicenter clinical trials. Am Heart J. 2003; 145 (3) : 452-458.

20. Parsonage M, Neuburger H. Discounting and health benefits. Health Econ. 1992; 1 (1) : 71-76.

21. Cairns J. Discounting and health benefits: another perspective. Health Econ. 1992; 1 (1) : 76-79.

22. van Hout BA. Discounting costs and effects: a reconsideration.

Health Econ. 1998; 7 (7) : 581-594.

23. Smith DH, Gravelle H. The practice of discounting in economi evaluations of healthcare interventions. Int J Technol Assess Health Care. 2001; 17 (2) : 236-243.

24. Bilcke J, Beutels P, Brisson M, Jit M. Accounting for methodological, structural, and parameter uncertainty in decision-analytic models: a practical guide. Med Decis Making. 2011; 31 (4) : 675-692.

25. Goeree R, O'Brien BJ, Blackhouse G, Marshall J, Briggs A, Lad R. Cost-effectiveness and cost-utility of longterm management strategies for heartburn. Value Health. 2002; 5 (4) : 312-328.

26. Briggs A. Handling uncertainty in economic evaluation. In: Drummond M, McGuire A, eds. Economic Evaluation in Healthcare: Merging Theory With Practice. Oxford, England: Oxford University Press; 2001: 172-214.

27. Johannesson M, Weinstein MC. On the decision rules of costeffectiveness analysis. J Health Econ. 1993; 12 (4) : 459-467.

28. Birch S, Gafni A. Changing the problem to fit the solution: Johannesson and Weinstein's (mis) application of economics to real world problems. J Health Econ. 1993; 12 (4) : 469-476.

29. Drummond M, Torrance G, Mason J. Cost-effectiveness league tables: more harm than good? Soc Sci Med. 1993; 37 (1) : 33-40.

30. Sonnenberg A, Delcò F, Inadomi JM. Cost-effectiveness of colonoscopy in screening for colorectal cancer. Ann Intern Med. 2000; 133 (8) : 573-584.

JAMAevidence
Using Evidence to Improve Care

第28章

进阶内容：从证据到行动

28.3 # 关于筛查的推荐

Kirsten Jo McCaffery，Gemma Louise Jacklyn，Alexandra Barratt，John Brodersen，Paul Glasziou，Stacy M.Carter，Nicholas R.Hicks，Kirsten Howard，and Les Irwig

内容提要

你是一位全科医生，正在接受一位50岁的女性的咨询。她的一位朋友最近被确诊患有乳腺癌，于是催促她进行乳腺X射线筛查，因为"安全总比遗憾强"。

这位女性没有乳腺癌、卵巢癌或者乳腺肿块家族史，她询问你自己是否应该进行筛查。你知道乳腺筛查的研究支持筛查能够降低乳腺癌的发生，但同时带来**过度诊断和假阳性**诊断结果，这可能导致不必要的检查和治疗。你对这些影响的程度并不清楚，而这些信息对帮助你的患者进行决策非常重要。想要解决这个问题，你需要知道筛查是如何评价的，筛查的评价研究结果应该如何解读，以及目前是否存在可靠、相关、具有时效性的**临床实践指南**或者临床推荐。

本章我们将深入探讨第26章引入的问题，即如何使用患者管理推荐：临床实践指南与决策分析，并着重关注筛查的相关问题（框28.3-1）。

框28.3-1 需要考虑的问题

偏倚风险的严重程度如何

是否存在支持干预措施对无临床症状人群有效的随机对照试验

临床推荐如何，它们能够帮助你照顾自己的患者吗

研究数据的识别、选择和结合是否是无偏倚的

获益如何

伤害如何

如何比较不同人群与不同筛查方案的获益与伤害

患者价值观和偏好将会带来什么样的影响

成本效果如何

一、寻找证据

美国预防医学服务工作组（US

Preventive Services Taskforce，USPSTF）[1,2]发布的临床实践指南可在网上查到。你下载了2002年版本的全文，同时也下载了指南证据来源的更新于2009年的系统综述。

二、筛查研究的结果及它们与潜在疾病的相关性

表28.3-1呈现了筛查研究结果与潜在疾病或危险状态的相关性。A组为得到真阳性结果并且患有对患者－重要结局会造成影响的疾病，该组中的一些人能够从筛查中获益：如果他们因筛查而接受了有效的治疗。例如患有苯丙酮尿症的儿童如果经过筛查发现得病而立即进行治疗，能够得到显著和长期的获益，因为这种疾病在无症状时期治疗比出现**症状**后再治疗更加有效。A组中的另一些人却并不会获益，这发生在疾病早期治疗或延迟治疗没有差别的情况下。在这个时候，筛查被人们称为延长了"患病时间"而非延长了患者生命。

B组为得到真阳性结果但检出疾病不会影响到未来健康的人群。这些人已经具有构成诊断疾病的病理标准，但他们患有的疾病不会在其一生中出现临床表现，也就是说他们被过度诊断（over detection/over diagnosis）了。如果没有经历筛查，他们也不会在此生中经历任何症状，也不会知道自己患有了这样一种病（**目标疾病**）。

例如一位五十多岁的男性经过筛查被检出低分级的前列腺癌，因此进行治疗，却发生了尿失禁和阳痿的不良反应，最后他八十多岁时死于冠心病。如果没有进行筛查，他的前列腺癌不会被发现，就算不进行筛查，他的余生也不会发生变化，而因为进行了筛查，他不得不在30年间承受自己的癌症诊断以及药物带来的副作用。这是一个过度诊断伴随过度治疗的例子，这样的例子并非杜撰也绝不罕见，大约50%的50～70岁前列腺癌患者如果不经历筛查，可能在他们的余生中都不会显现出临床症状。

表28.3-1

筛查试验结果与潜在疾病状态关系总结

筛查试验结果	金标准诊断结果		
	具有疾病或危险因素		没有疾病或危险因素
阳性	A：真阳性：未来将带来临床症状的疾病或危险因素	B：真阳性（无后果疾病）：由于其他原因死亡前不会带来临床症状的疾病或危险因素	C：假阳性
阴性	D：假阴性：未来会带来临床症状的漏诊的疾病	E：假阴性（无后果疾病）：未来不会带来临床症状的漏诊的疾病	F：真阴性

注：灵敏度（sensitivity）＝A＋B/A＋B＋D＋E，特异度（specificity）＝F/C＋F。

在乳腺癌筛查中，部分甚至大部分乳腺导管内原位癌（DCIS）的诊断可能都存在过度诊断[4]，而浸润性乳腺癌的过度诊断在1.7%到54%[5]。乳腺癌与前列腺癌过度诊断的问题尤其重要，这是因为其带来的伤害是立即发生的，而从确诊到可能存在的死亡率降低获益之间存在很长一段时间（7～10年）。

对危险因素的筛查（如血压升高或胆固醇水平升高）相比对疾病的筛查（如心脏病、脑血管疾病、肾病），更增加了过度诊断的可能性。当筛查目标是危险因素时，要预防一名患者在将来发生重要的不良事件，需要筛查大批人群并进行多年的预防性治疗[6]。

C组为得到假阳性结果的人群（即诊断结果为阳性但实际未患病）。这些人可能遭受筛查结果带来的伤害，如焦虑以及诊断异常后进行组织活检带来的并发症。

D组为得到患者重要疾病假阴性结果的人群，这些人实际患有疾病，但筛查未检出，当将来病症显露出来则有可能缩短其寿命。错误的使人安心的阴性结果可能延迟了病症的发现和必要的后续检查而带来伤害。当患者发现他们实际上患了病，可能感到悲伤和气愤，而这样的经历可能削弱他们对医疗系统的信任。

E组人群也获得了假阴性结果，但实际上没有遭受伤害，这是因为漏诊的疾病未表现出临床症状。从随机对照试验（RCTs）与队列研究中，我们有可能得到组A＋B、C、D和F的数据，但目前从大部分筛查研究中我们还无法精确获得组A、B和E的数据，这是因为我们区分非重要疾病（非进展性疾病）与生物学重要疾病的能力还很有限。

最后，F组为获得真阴性结果的人群。他们通过筛查得到自己并未患病的准确结果而获益，但为了得到这个准确结果，可能也需要经历奔波、紧张与成本支出。

三、偏倚风险有多严重？

要评价USPSTF指南与其更新，需要知道**偏倚风险**的程度。思考和分析筛查方法的最好办法是将其视为一种治疗性干预。这样做马上能很清楚地理解筛查决策所需的证据是应用RCTs评价筛查vs不筛查对患者–重要结局影响[5,7]这样一个临床问题。

1. 是否存在支持干预措施对无临床症状人群有效的随机对照试验？

应该首先考虑这个重要问题，那就是关于筛查有益的证据有多大可能存在偏倚。如果指南推荐所基于的原始研究是对比筛查与传统方案的RCT，则给出推荐的时候会更有信心，其原因是RCT存在偏倚的可能性比**观察性研究**小（见第6章"为什么研究结果会产生误导：偏倚和随机误差"）。

既往已有一些筛查项目基于观察性研究数据得到了恰当的推广与应用（如苯丙酮尿症筛查），这是因为研究所得的**效应量**很大，因此对患者-重要结局所下的结论可靠性很高（见第23章"理解和应用系统综述和荟萃分析的结果"）。然而在其他效应量比观察性研究的偏倚还要小的筛查项目中，很可能就存在谬误了。例如一些地区基于观察性研究的结果实行了神经母细胞瘤筛查，但后来又取消了，这是因为其带来的假阳性错误以及过度诊断比起被观察性研究夸大的获益更显著。

观察性研究产生误导有几个原因。例如之前提过的生存指标延长，可能并非因为观察人群获得的生存更长了，而是因为筛查提前发现了疾病，人们知道自己患病的时间变长了（**先导时间偏倚**）。另外，被筛查发现患病的人群一般比由于临床症状显露出来而被诊断患病的人群状况更好或者活更久，这是因为筛查更倾向诊断出病情进展慢的疾病，而患有这样疾病的预后也更好（**病程长度偏倚**）[9]。

我们呼吁，任何筛查项目的决策都不应该在缺少RCT证据而无法比较获益与伤害的情况下进行。

2.筛查的随机对照试验研究设计

研究者可以在两种研究设计中选择一种对筛查手段进行评价。一种是针对整个筛查过程的（早期诊断与早期干预；图28.3-1），这种设计是邀请人群进行筛查并**随机分组**，接受筛查的人群如果发现异常则开始治疗，如果没有进行筛查，则当症状出现后才开始治疗。比如肿瘤筛查的试验（如乳腺癌、结直肠癌、前列腺癌、肺癌和卵巢癌的筛查）采用的就是这种研究设计。

另一种研究设计，是所有受试者都可以进行筛查，而将筛查得到阳性结果的人群进行随机分组决定是否进行治疗（图28.3-1）。如果接受治疗的受试者情况更好，则推断早期治疗有益。这种研究设计通常用于危险因素的筛查。如高血压或高胆固醇的筛查常用这样的设计[15]。本章中涉及的原则对这两种设计都适用（图28.3-1）。

不管采用哪种设计，评价筛查的RCT总是将早期诊断与早期治疗的效果相结合来进行考察。对于公平的对比，筛查得到阳性结果且的确得病的患者接受的诊断检验和治疗，其标准程度以及质量应该与对照组的受试者一致，唯一区别只能是由于需要早期诊断因

图28.3-1

筛查相关随机对照临床试验的设计

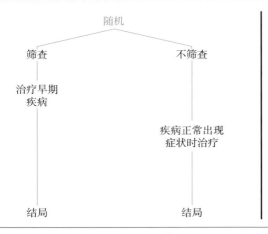
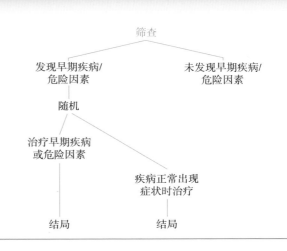

注：征得作者同意后引自Barratt等[6]发表于JAMA的文章。

此施予治疗的时间早。如果在筛查组施予的诊断检验和治疗比**对照组**更好（如更灵敏的诊断检验），结局就会产生偏倚，倾向得到筛查组更优的结论。而现实中这样的问题已经出现在肿瘤筛查的临床试验中[16]。

想要做出可靠的指南，就必须合理收集、严格评价并且分析现有证据（或使用别人的严谨的研究）（见第22章"系统综述与荟萃分析的过程"）。完成证据的综述后，指南开发者应该提供获益与伤害相关证据概要，比如像一张资产负债表[17]的列表。理想状态下，还应该提供相关获益与伤害在不同人群和不同筛查方案下变化的信息。另外指南专家委员会也应该提供对效应评价值的可信度，这个可信度可以从高到非常低。可信度可能因为结局指标不同而不同，因此研究者应该基于每个指标分别进行评价（见第23章"理解和应用系统综述和荟萃分析的结果"）。

3. 研究数据的识别、选择和结合是否是无偏倚的？

对所有指南来说，指南开发者都必须明确指南所基于原始研究的纳入排除标准，进行全面检索并且对纳入的原始研究进行偏倚风险的评估。

使用文献

USPSTF指南[1,2]推荐是基于一项针对RCT的系统综述关于乳腺筛查获益评估的证据以及关于筛查危害的多种证据（包括系统综述、**荟萃分析**、新近发表的文献）。美国乳腺癌监测联合会2000到2005年的数据也用于乳腺检查结局和随访的评价。同时USPSTF还要求癌症干预与检测模型网络的乳腺癌模型小组也提供一份关于最佳开始和终止乳腺筛查年龄的报告。

USPSTF应用了标准并全面的方法来分级筛查的相关证据，评价基于证据的质量以及任何纯获益相关的效应大小。

分级一共四个等级，最高为A（很高信心认为纯获益很显著），其次B（很高信心认为纯获益为中等或者中等信心认为纯获益中等到显著），再次为C（中等信心认为纯获益小），最后是D（中等到高信心认为伤害大于获益）。I级表示现有证据缺乏、质量低或矛盾，不足以进行利弊评估。

USPSTF对50到74岁女性的乳腺癌筛查证据给出了B分级，即认为相关证据具有中等可信度，纯获益为中等。使用GRADE（**证据推荐评估、开发与评价分级标准**）评价得到的结果是相似的：目前具有小偏倚风险的RCT显示筛查有益，但由于不同试验偏倚风险的不同带来了结果的**不一致性**、评估的**不精确性**以及对伤害评价的不完整性，因此证据降级为中等质量。

四、临床推荐是什么，它们能够帮助你照护自己的患者？

下一步是对权衡乳腺x光筛查获益与伤害的女性给出建议。

1. 获益如何？

要评估一项筛查方案的获益，应该关注什么结局指标呢？如果某种治疗很有效，则筛查结果为阳性的人群有一些将获得死亡率的下降或者生活质量的提高，因此获益可以用不良结局的绝对危险度降低或者**相对危险度降低（RRR）**来评价。避免一例不良结局发生，**需要邀请筛查人数**（number of people needed to invite，NNI）是另一种表示获益的方法（见第9章治疗能否降低危险度：解读研究结果）。

当获益为死亡率的降低时，决策时应该同时考虑疾病相关死亡率以及总体的（即所有原因导致的）死亡率。研究所关注的疾病或者状态仅是死因之一，尤其是当筛查结果为阳性的人群在接受治疗时可能出现危及生命的并发症时（如主动脉瘤修复），因此大型研究可能被要求报告全因死亡率与疾病相关死亡率。大部分的情况下，卫生政策制定者对仅报告疾病相关死亡率也应表示满意。对筛查的试验，研究者至少应该收集全因死亡的相关数据，以便于当筛查组死亡增加时，能够做进一步的分析和探索。

除了对不良结局的**预防**，鉴别某种畸形或病变的能力也可以作为获益的相关指标，比如孕期的唐氏综合征筛查。

另一种筛查的潜在获益，是当家族中相关疾病出现或者身边亲友患病带来焦虑时，如果筛查结果为阴性能够消除不良的心理感受。然而如果筛查本身也会产生焦虑感，例如由广泛的社会曝光所造成，那么对这种焦虑消除也应存疑[18,19]。

使用文献

2002年版USPSTF进行的系统综述荟萃分析纳入了7项39至75岁女性乳腺检查（普通射线检查）的临床试验[1]。研究作者报告了平均**随访**时间14年后16%的RRR（95%可信区间9%～23%），这相当于预防1例乳腺癌导致的死亡需要邀请（NNI）1224人进行筛查。

筛查的获益总是存在不确定性。对筛查手段的评价基本上都需要非常大型的临床试验得到具有**统计学意义显著**的效果，这是因为我们面对的受试对象往往是具有低风险发展出相对罕见疾病的无症状人群。

之前已经提过，大部分筛查试验采用疾病相关死亡率作为主要结局，因此我们经常面对全因死亡率缺如所带来的不确定性[20]。

总的来说，筛查的获益不是固定的，而是随着对进展期疾病治疗的有效性、安全性以及可及性的增加而降低。如果对某种进展

期疾病已经出现了安全有效、支付得起而副作用更少的治疗，则筛查带来的死亡率降低的获益将趋近零。睾丸癌就属于这个情况，目前几乎没有国家继续睾丸癌的筛查。当疾病或者相关危险因素的发生减少，筛查的获益同样也会降低。有些情况下，原先筛查很有用，但疾病的患病率下降后就变得不再有必要，比如肺结核筛查，该疾病的传播被控制了，因此相应的筛查也失去了意义。再如腹主动脉瘤的筛查也随着吸烟率的下降而失去必要性。

使用文献

现有的证据基础对本章临床场景的**可应用性**同样存在不确定性。大部分的乳腺检查试验是20世纪60到80年代进行的，而在那以后，相关技术已经得到了发展[21]，对临床以及筛查确诊人群的治疗也更加有效，这有可能降低了筛查的获益[22]。由于筛查，乳腺导管内原位癌的发病增加了[23]，而乳腺癌的全因死亡率却下降了[1,2,24]。同时，临床试验与国际性乳腺癌筛查项目在目标年龄、筛查时间间隔、影像学视野以及随访时间方面都存在差异。

---

2. 伤害如何？

假阳性结果：USPSTF**综述**[1,2]发现诊断准确性数据通常在诊断的某个时点测量得出，而对于筛查项目而言，累积诊断阳性数据更加有用。十次乳腺检查累积的假阳性结果风险为21%～49%。另一项更新的研究分析了美国乳腺癌检测联合会的数据，发现从40岁开始进行乳腺癌筛查，如果每年检查一次则10年间获得一次假阳性诊断的可能性是61.3%，而两年进行一次筛查，则可能性为41.6%[25]。每年筛查因假阳性结果带来的临床活检风险是7.0%，每两年筛查则风险是4.8%。

如果女性从50岁开始进行乳腺癌筛查，结果是相似的。前面被引用的美国研究[25]同样评

价了第一次筛查的假阳性率为 16.3%，而第二次筛查的假阳性率为 9.6%。欧洲研究了 50 ～ 69 岁女性每两年接受筛查的十年累积假阳性，结果发现风险为 19.7%[26]，相比美国要低。

假阳性结果相关的不良反应是乳腺筛查的一个主要风险。举个例子，在对经历假阳性结果女性进行的一项**定性研究**中，受访对象提及了得知诊断结果后直到确定自己没有患癌前经历的负面心理影响（如焦虑、睡眠与行为问题）[27]。负面影响其实还存在长期危害[26]。在一项定量的**纵向研究**中，得到假阳性结果的女性相比没有得到假阳性结果的，在筛查后第 1、6、18 和 36 个月时，乳腺癌筛查后心理状态专用量表 12 个维度中第 12、6、9 和 4 维度的评分都显著更高（状态更差）（$P<0.01$）[28,29]。同时，对良性的乳腺肿块进行乳腺活检也会带来生理伤害，包括疼痛和瘢痕[30,31]。

过度诊断与过度治疗：乳腺筛查的一个主要伤害是过度诊断以及相应出现的对从不会显露出临床症状疾病的过度治疗。例如，一项最近发表的荟萃分析纳入了 3 项乳腺筛查的 RCT，发现在被邀请参加筛查的女性中，发生过度诊断的可能性有 19%[32]。一项基于 30 年美国数据的观察性研究发现进行筛查后，早期乳腺癌诊断率升高了 100%，而进展期癌症比率的下降却很微弱（8%），说明乳腺筛查的一个主要后果是过度诊断（图 28.3-2）[33]。对不会出现临床症状或导致死亡的乳腺癌的切除和治疗带来了不必要的手术、放疗、激素治疗和化疗，而这些治疗手段都带有重要的不良后果。

过度诊断的伤害还包括负面的心理影响，比如焦虑、对癌症风险的敏感体验以及睡眠、行为和性功能的不良影响。被扣上癌症患者的帽子同样也带来不良影响，包括感到耻辱、羞耻、罪恶，以及更多不同方面的影响，比如对人际关系、家庭关系、保险受保条件的影响等。

假阴性结果（漏诊的癌症）：如前所述，对诊断结果为阴性的人群来说，不良影响可能包括错误地认为自己没有患癌以及对后来出现症状疾病的延迟发现。乳腺筛查在普通受筛查女性中能够检出 61% ～ 89% 实际患癌人群[1,2]，也就是说间隔时期癌症率（包括漏诊的癌症和筛查间隔时段发生的癌症）为 11% ～ 39%。

其他伤害：USPSTF 综述[2]报告了一项暴露在放射线下引起乳腺癌的系统综述。低剂量射线暴露的相关风险研究间不一致，而高剂量暴露则增加乳腺癌风险[34]。一项加拿大的分析发现每十万名 40 ～ 55 岁时每年接受筛查，之后每两年接受一次筛查至 74 岁的女性中，由于乳腺检查射线暴露将带来 86 例乳腺癌以及 11 例乳腺癌导致的死亡[35]。数字乳腺检查（使用低剂量射线，目前是美国进行乳腺筛查的主要手段）的引入应该能够降低这个风险[25]。

筛查检出临床重要疾病的人群能够获得早期诊断与早期治疗的获益，但同时也可能经历更早的治疗带来的不良心理影响。卫生经济学家已经发现人们对眼前的获益、伤害与成本比起未来的更重视。也就是说，我们心里对未来发生的结局和成本打了折扣[36]。这种对眼前的关注多于未来的倾向随着人们年龄的增长愈发明显[37]。当所支付的金钱本可以更具成本效果地花在别的地方，执行筛查的**机会成本**便同时产生社会危害。我们随后会讨论成本效果方面的问题。

3. 平衡获益与伤害

现在你已经明白可能存在的获益与伤害，那么如果这位女士进行乳腺筛查，应该如何平衡获益与伤害，又如何基于她的具体情况进行衡量呢？遗憾的是，USPSTF 指南[1,2]并未提供对使用者友好的相关信息，比如 40 岁、50 岁与 60 岁筛查与不筛查人群的获益伤害平衡表[38]。这样的数据[38]可以通过将 RCT 中报告的获益与伤害数据应用于当地人群而来，并可以进一步与决策工具结合用来帮助要做出乳腺癌筛查决定的女性[39,40]。我们采用这种方法对澳大利亚女性早期的一项评估进

从证据到临床实践

图 28.3-2

乳腺 x 线筛查对乳腺癌发病 60 年的影响

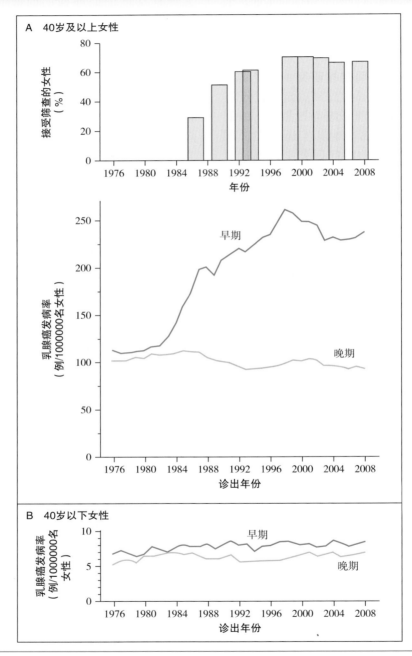

注：A，40 岁及以上女性自主报告乳腺筛查与不同分期乳腺癌发病率。

　　B，40 岁以下基本未经历乳腺筛查女性不同分期乳腺癌发病率。

2012 美国马萨诸塞州医学会（Massachusetts Medical Society）。版权所有。获得许可摘自 Bleyer[33]。

行了更新，表28.3-2为50岁开始进行两年一次筛查的女性20年结局的平衡表。例如1000名50岁女性每两年进行一次筛查共20年，其中467人将被召回至少一次，而其中412人将获得假阳性结果而122人将接受活检。接受筛查的女性有73人将被诊出乳腺癌，而未接受筛查的女性中44将患乳腺癌。接受筛查的女性中73人患癌，其中55人是通过筛查发现的。指南委员会可以应用这样的平衡表来提供具体推荐，以帮助人们进行筛查相关的决策。

平衡表提供了乳腺癌筛查的获益与伤害，其显示了每1000名50岁以上每两年进行一次筛查的女性可以在20年间预防大约4例乳腺癌导致的死亡，412名女性将经历假阳性诊断，而19名诊断为乳腺癌的女性为过度诊断。该表中大部分的评估，具有很高的可信度，因为这来自最近数十万例受检者的真实筛查数据，但癌症过度诊断以及筛查人群死亡数这两个数值来自乳腺筛查RCT。虽然我们也拥有非常好的临床试验，这些研究是在20～50

年前进行的，因此其对当今的指导意义并不确定。

解读这样的平衡表时，你需要明白的是，并非所有的表都像这样所有的数据都具备，有时对患者很重要的获益与伤害的相关信息并未包含在内。例如在最近完成的一项综述中，共纳入了57项癌症筛查试验，其中报告了过度诊断与假阳性结果这两个最重要的伤害相关信息的仅为7%和4%[41]。

我们已经知道RCT数据的优势：偏倚的可能性较低，然而临床试验数据在真实世界中应用同样存在困难。随机对照试验通常提供的是质量更优的筛查方案以及后续干预，而在真实情境中未必如此。如果真实世界中的筛查和干预与研究中的不同，则真实的获益可能更小而伤害反而更大。

4. 如何比较不同人群以及不同筛查方案的获益与伤害？

USPSTF更新[2]了50～74岁女性筛查的推荐，但没有对推荐进行分级（强到弱）。应

表28.3-2

每两年筛查一次的女性中被召回人数、诊断为乳腺癌人数以及死亡人数和估计值的可信度

20年间发生的事件	女性，从50岁开始，每两年筛查一次到20年间发生事件人数	女性，从50岁开始，20年间不进行筛查发生事件人数	估计值的可信度
召回	467		高
假阳性结果	412		高
进行活检	122		高
所有类型的乳腺癌	73	44	高
筛查发现的癌	55		高
浸润性癌	62	43	高
导管内原位癌	11		高
间隔期癌	18		高
过度诊断的癌	19		中
总死亡数	86	89	中
乳腺癌导致的死亡	8	12	中

用GRADE方法，我们可能倾向弱的推荐，这是因为研究质量与结果间存在变化，获益与伤害的平衡具有不确定性，而女性对筛查的**价值与倾向**不同，这也说明充分沟通的个体化决策更为适宜。

因为乳腺癌的发病与死亡随着年龄的增长明显增加，获益与伤害的程度与女性的年龄关系紧密。RSPSTF[2]推荐50岁之前开始筛查，但这一决策应该也基于个体情况，包括女性对具体获益与伤害的价值观和偏好。获益与伤害的平衡同时也与其他因素相关，例如筛查间隔时间、检查手段以及筛查策略，这些问题我们接下来都将进行讨论。

很清楚的是，筛查的获益可能在未来的某个时点会出现，而伤害则可能在任何时点出现，包括第一次筛查刚刚结束后。

（1）疾病的风险

女性接受乳腺癌筛查获益的可能性是基于其潜在的疾病风险。假如相对危险度降低（RRR）在广义的疾病风险上是持续恒定的，则患病风险越高，获益就越大。例如乳腺癌导致的死亡随着年龄增加而升高，则筛查带来的降低死亡率的获益也随着年龄增加而增加[2]。然而，实际上乳腺癌带来的寿命损失与死亡率最高年龄段以及剩余生命长度都有关系。

有些因素（例如家族史）可能增加疾病的风险，因而提升筛查的获益。USPSTF[1,2]仅关注了具有平均乳腺癌风险的人群，而没有专门关注具有BRCA1或BRCA2基因突变的高风险人群。如果对具有高风险家族基因的女性专门进行分析，筛查相关的获益与伤害将很不一样。这样的女性一生中患乳腺癌的风险是26%～84%[42]，她们可能需要进行专门的基因门诊咨询，或者接受遗传病专家关于检查和预防的建议，如预防性乳腺切除以及卵巢切除。但是上述的基因变异人群中非常罕见（全人群中1%，患乳腺癌女性中5%）。这类女性的患病风险评估已有专门的指南，例如美国国家癌症研究所（NCI）的乳腺癌风险评价工具（Breast Cancer Risk Assessment Tool）[43]，但这与前来询问你意见的女士不相关，因为她并没有乳腺癌或卵巢癌家族史。

（2）筛查间隔

这位女士从筛查中获益的可能性有赖于她开始筛查的时间以及接受筛查的频率（筛查间隔）。筛查间隔越短，筛查检出率（**灵敏度**）越高，潜在的防癌效果越大。

然而获益极少随着筛查间隔的缩短成比例地增加。例如我们期待当筛查次数增加一倍时，相关的死亡率也下降一半，但实际上当筛查次数增加一倍，所得的效果通常要小得多。拿宫颈癌筛查作为例子，如果筛查每5年、3年和2年进行一次，55～69岁女性浸润性宫颈癌的发病率分别下降83%、87%和87%[44]。

而另一方面，筛查带来的伤害却可能与筛查的数量等比增加，所带来的后果是增加的筛查间隔边际收益（如果有）随着筛查间隔的缩短而减少。随着筛查间隔的进一步缩短，最终边际伤害超越边际获益。例如USPSTF评价模型发现，每两年进行一次乳腺检查能够保持大部分死亡率降低的获益（80%），而假阳性结果与过度诊断更少[45]。

延长筛查间隔与/或更改开始筛查年龄已被用在一些筛查项目中来减少伤害的风险，包括过度诊断与过度治疗。例如英国国家疾病筛查委员会（UK National Screening Committee）就将宫颈癌筛查的开始年龄推迟至25周岁，以此减少对高级别病变的过度诊断，这类病变在青年女性可以自愈。英国一项大型的基于人群的研究发现与不进行筛查的同年龄人群相比，筛查20～24岁女性对其30岁之前的宫颈癌发病率并无影响[46]。但是已有证据显示过早进行筛查可能带来心理伤害（如忧愁、焦虑、罪恶感、不孕以及人际关系方面的担心）、经济成本（治疗与病假）以及如果接受宫颈治疗带来的围产期死亡及妊娠不良结局等潜在生理伤害[47-50]。

（3）诊断的特点

即使基线患病风险、开始筛查年龄、筛查间隔都一样，前来咨询的这位女士也可能获得不同的纯获益，这还与她接受乳腺癌筛查手段的灵敏度和**特异度**有关。当前新手段的研发和市场投放带来了这个问题，如果新筛查手段的灵敏度比原先试验高，也许能够更早地诊出疾病，那么筛查相关的获益也会增加（见第18章"诊断试验"）。然而更灵敏的诊断可能检出更多临床不相关的疾病，如检出更多低级别的前列腺癌或者更多低级别的宫颈上皮细胞异常，从而带来潜在伤害[51]。如果诊断手段的灵敏度增加却不能检出更多实际会出现临床症状的疾病，则可能带来诊断的误导。如果特异度改善而出现更少的假阳性结果，那么纯获益将增加，且新的检查方法或许可以用于老方法不适用的人群[52]。

目前相对更新的提高乳腺癌检出率的手段（与乳腺射线检查相比灵敏度与特异度增加）包括数字乳腺断层摄影技术（digital breast tomosynthesis）或三维乳腺射线检查[53]。然而我们并不知道所增加的灵敏度中有多少是增加在被检出但不会出现有临床表现的癌症（过度诊断），而哪些出现在有临床表现的癌症[53,54]。对乳腺癌高风险女性来说，核磁共振（MRI）已被证明与乳腺射线检查相比具有更高的灵敏度（但特异度更低），但也有证据表明MRI可能带来过度诊断而不能改善患者结局[55-57]。

使用文献

对于具有乳腺癌平均风险的女性，就像这位前来寻求建议的女士，你可能不会建议乳腺检查以外的其他诊断形式[55,56]。

如果正常与异常的界值改变则筛查的获益与伤害可能也随之改变。例如针对腹主动脉瘤（AAA）的筛查，该领域部分专家建议将诊断标准从30毫米降至25毫米[58]。但瘤体直径在25～29毫米的男性10年内发展至需要手术的瘤体规模（>54毫米）的比例仅15%[59]。这说明如果降低诊断界值，会明显增加过度诊断的伤害，造成多于一倍的AAA检出率。这样会改变表28.3-1中从A到E的数字，并改变获益与伤害的平衡。

5.患者意愿与偏好将会带来什么样的影响？

不同的人价值观和偏好是不同的（见第27章，决策制定与患者）。例如对胎儿进行唐氏综合征的筛查，为了知道自己的孩子是否患有唐氏综合征而面对羊膜穿刺带来的流产风险，不同的夫妇可能有不同的选择。[60]

这位女士对乳腺筛查获益与伤害的价值判断能够帮助她自己做出最好的选择。对于决策的方法她可能也有自己的偏好，并且可能希望自己对已有信息进行判断并做出选择。也可能她觉得自己做出这样的决策具有挑战，而更愿意信任医生来告诉自己应该做什么，或者希望自己在医生的帮助下参与共同决策[61]。

如果她希望了解关于伤害与获益的细节，然后独立进行决策或与医生共同决策，高质量的决策辅助工具（decision aid）能够以简明的形式提供信息以帮助进行复杂的决策[61]。决策辅助工具已经广泛用于治疗性决策，并被证明能够改善认知并减少因决策带来的冲突，同时不增加相关的焦虑（见第27章"决策与患者"）。目前研究者正不断开发筛查相关的患者决策辅助工具[39,40,62]。

如果这位女士希望寻求自己信任的人给予筛查的建议，应该怎么办呢？Entwistle与同事[63]开发了"考虑一种建议（consider an offer）"法，认为对话可以包括以下内容：

- 谁给出了推荐或建议？
- 推荐的基础是什么？筛查的主要获益与伤害如何？
- 有没有哪些因素使得一些人比另一些人更适合进行筛查？

• 谁能从筛查中获益，而筛查时人们将受到什么样的保护？

• 提出建议的人是否需要了解更多信息？

相比决策辅助，这样的对话涉及的流行病学具体信息更少，但相比不择手段的商家与专业权威的建议，或者通过判断患者是否处于不建议进行筛查的年龄等，这种对话方法能帮助患者警惕对他们并非最有益的筛查。最近在英国，这种方法已经用于人群筛查项目并产生影响[64]。这种方法并不主动鼓励筛查或者单纯提供获益与伤害的信息，而像问题对话清单中所列，所提供的信息中涉及了决策的其他因素，并指出不接受筛查也可能是合理的选择。

6.成本效果如何？

医生对个体进行筛查的获益与伤害最感兴趣，而政策制定者则必须考虑成本效果的问题以及当地的资源配置（见第28章第2节"卫生经济学分析"）。

早期的乳腺筛查成本效果分析结果非常乐观，1987年的英国福雷斯特报告（UK Forrest Report）认为进行筛查每获得一个**质量调整生命年**（QALY）的成本为3309英镑（相当于今天的8094英镑）[65]。美国的成本效果分析则发现，在20世纪90年代，对50～69岁的女性进行每年一次的筛查，每个增加生命年（LYS）的成本为15000到20000美元[66,67]。

年轻的女性（由于发病率更低而效果更差）与年老的女性（由于竞争死亡－其他原因导致的死亡）相比，前者接受筛查的**增量成本－效果比**更高（成本效果更低）。与当时其他预防性和治疗性干预（如高血压用药的成本效果估计为成本15000美元/LYS[67,68]；冠状动脉搭桥术成本28000美元/LYS；汽车安全带与气囊成本32000美元/LYS）相比，乳腺癌筛查的成本效果更优。

然而这些早期的评估并没有考虑过度诊断、过度治疗的成本以及假阳性诊断带来的负面心理影响的潜在成本，仅基于筛查带来的宏观死亡率相关获益进行估算，而后来的估算结果[1,2]则更加保守。一项最近的研究包含了过度诊断与过度治疗的成本以及目前相关死亡率的降低，研究最后发现三年一次筛查（与不进行筛查对比）的成本效果比为20800英镑/QALY[65]，这个结果是可以接受的（见第28章第2节"卫生经济学分析"）[65]。

李　迅　费宇彤　吴　东　译

张誉清　谢　锋　审

临床场景解决方案

回到开始的临床场景，你告诉这位女士，USPSTF指南建议50～74岁的女性每两年进行一次乳腺癌筛查，但不管是遵循指南的建议还是根据已知的获益与伤害进行决策，都是很合理的。

你们面对的共同决策任务是，是否选择第二个方案（根据自身情况自行决策）。这需要权衡利弊：一边是降低乳腺癌带来死亡的相关获益，另一边是筛查的潜在不良后果。这些不良后果包括较大可能性的假阳性结果、过度诊断的风险、检出乳腺癌后相应治疗的不良反应，以及检查与治疗带来的成本和焦虑。

你可以帮助她确定自己关于可能结局的价值看法。如果普通乳腺射线检查对她来说不是问题，同时她明白如果检查出异常，即使存在过度诊断和过度治疗的风险而依然乐于接受筛查，那么很可能她会选择现在接受筛查。但如果她很希望避免不必要的检查和治疗，则可能倾向于再等几年，仔细考虑获益的增加或减少后，再决定什么时候开始接受筛查。指导她上网查找在线资源以帮助决策也是一个选择[69,70]。

参考文献

1. Humphrey LL, Helfand M, Chan BK, Woolf SH. Breast cancer screening: a summary of the evidence for the U. S. Preventive Services Task Force. Ann Intern Med. 2002; 137 (5, pt 1): 347-360.

2. Nelson HD, Tyne K, Naik A, et al. Screening for breast cancer: an update for the U. S. Preventive Services Task Force. Ann Intern Med. 2009; 151 (10): 727-737.

3. Barry MJ, Mulley AJ Jr. Why are a high overdiagnosis probability and a long lead time for prostate cancer screening so important? J Natl Cancer Inst. 2009; 101 (6): 362-363.

4. Ernster VL, Ballard-Barbash R, Barlow WE, et al. Detection of ductal carcinoma in situ in women undergoing screening mammography. J Natl Cancer Inst. 2002; 94 (20): 1546-1554.

5. Biesheuvel C, Barratt A, Howard K, Houssami N, Irwig L. Effects of study methods and biases on estimates of invasive breast cancer over detection with mammography screening: a systematic review. Lancet Oncol. 2007; 8 (12): 1129-1138.

6. Khaw KT, Rose G. Cholesterol screening programmes: how much potential benefit? BMJ. 1989; 299 (6699): 606-607.

7. Sackett DL, Haynes RB, Tugwell P. Clinical Epidemiology: A Basic Science for Clinical Medicine. 2nd ed. Boston, MA: Little, Brown & Co; 1991.

8. Evans I, Thornton H, Chalmers I, Glasziou P. Testing Treatments: Better Research for Better Healthcare. 2nd ed. London, England: Pinter & Martin; 2011.

9. American College of Physicians. Finding and redefining disease. Effective Clinical Practice. March/April 1999. http://www.acponline.org/clinical_information/journals_publications/ecp/marapr99/primer.htm. Accessed March 31, 2014.

10. Anttila A, Koskela J, Hakama M. Programme sensitivity and effectiveness of mammography service screening in Helsinki, Finland. J Med Screen. 2002; 9 (4): 153-158.

11. Zahl PH, Strand BH, Maehlen J. Incidence of breast cancer in Norway and Sweden during introduction of nationwide screening: prospective cohort study. BMJ. 2004; 328 (7445): 921-924.

12. Hewitson P, Glasziou P, Watson E, Towler B, Irwig L. Cochrane systematic review of colorectal cancer screening using the fecal occult blood test (hemoccult): an update. Am J Gastroenterol. 2008; 103 (6): 1541-1549.

13. Prorok PC, Andriole GL, Bresalier RS, et al; Prostate, Lung, Colorectal and Ovarian Cancer Screening Trial Project Team. Design of the Prostate, Lung, Colorectal and Ovarian (PLCO) Cancer Screening Trial. Control Clin Trials. 2000; 21 (6) (suppl): 273S-309S.

14. Schroer FH, Hugosson J, Roobol MJ, et al; ERSPC Investigators. Screening and prostate-cancer mortality in a randomized European study. N Engl J Med. 2009; 360 (13): 1320-1328.

15. Frick MH, Elo O, Haapa K, et al. Helsinki Heart Study: primary-prevention trial with gemfibrozil in middle-aged men with dyslipidemia: safety of treatment, changes in risk factors, and incidence of coronary heart disease. N Engl J Med. 1987; 317 (20): 1237-1245.

16. Riboe DG, Dogan TS, Brodersen J. Potential biases in colorectal cancer screening using faecal occult blood test. J Eval Clin Pract. 2013; 19 (2): 311-316.

17. Eddy DM. Comparing benefits and harms: the balance sheet. JAMA. 1990; 263 (18): 2493-2505, 2498, 2501 passim.

18. Brodersen J, Siersma V, Ryle M. Breast cancer screening: "reassuring" the worried well? Scand J Public Health. 2011; 39 (3): 326-332.

19. Ostero J, Siersma V, Brodersen J. Breast cancer screening implementation and reassurance. Eur J Public Health. 2014; 24 (2): 258-263.

20. Sigurdsson JA, Getz L, Sjoell G, Vainiomaki P, Brodersen J. Marginal public health gain of screening for colorectal cancer: modelling study, based on WHO and national databases in the Nordic countries. J Eval Clin Pract. 2013; 19 (2): 400-407.

21. Pisano ED, Gatsonis C, Hendrick E, et al; Digital Mammographic Imaging Screening Trial (DMIST) Investigators Group. Diagnostic performance of digital versus film mammography for breast cancer screening. N Engl J Med. 2005; 353 (17): 1773-1783.

22. Peto R, Davies C, Godwin J, et al; Early Breast Cancer Trialists' Collaborative Group (EBCTCG). Comparisons between different polychemotherapy regimens for early breast cancer: meta analyses of long-term outcome among 100, 000 women in 123 randomised trials. Lancet. 2012; 379 (9814): 432-444.

23. Kerlikowske K. Epidemiology of ductal carcinoma in situ. J Natl Cancer Inst Monogr. 2010; 2010 (41): 139-141.

24. Siegel R, Naishadham D, Jemal A. Cancer statistics, 2012. CA Cancer J Clin. 2012; 62 (1): 10-29.

25. Hubbard RA, Kerlikowske K, Flowers CI, Yankaskas BC, Zhu W, Miglioretti DL. Cumulative probability of false-positive recall or biopsy recommendation after 10 years of screening mammography: a cohort study. Ann Intern Med. 2011; 155 (8): 481-492.

26. Hofvind S, Ponti A, Patnick J, et al; EUNICE Project and Euroscreen Working Groups. False-positive results in mammographic screening for breast cancer in Europe: a literature review and survey of service screening programmes. J Med Screen. 2012; 19 (suppl 1): 57-66.

27. Brodersen J, Thorsen H. Consequences of Screening in Breast Cancer (COS-BC): development of a questionnaire. Scand J Prim Health Care. 2008; 26 (4): 251-256.

28. Brodersen J, Thorsen H, Kreiner S. Validation of a condition-specific measure for women having an abnormal screening mammography. Value Health. 2007; 10 (4): 294-304.

29. Brodersen J, Siersma VD. Long-term psychosocial consequences of false-positive screening mammography. Ann Fam Med. 2013; 11 (2): 106-115.

30. Yazici B, Sever AR, Mills P, Fish D, Jones SE, Jones PA. Scar formation after stereotactic vacuum-assisted core biopsy of benign breast lesions. Clin Radiol. 2006; 61 (7): 619-624.

31. Zagouri F, Sergentanis TN, Gounaris A, et al. Pain in different methods of breast biopsy: emphasis on vacuum-assisted breast biopsy. Breast. 2008; 17 (1): 71-75.

32. Independent UK Panel on Breast Cancer Screening. The benefits and harms of breast cancer screening: an independent review. Lancet. 2012; 380 (9855): 1778-1786.

33. Bleyer A, Welch HG. Effect of three decades of screening mammography on breast-cancer incidence. N Engl J Med. 2012; 367 (21): 1998-2005.

34. Armstrong K, Moye E, Williams S, Berlin JA, Reynolds EE. Screening mammography in women 40 to 49 years of age: a systematic review for the American College of Physicians. Ann Intern Med. 2007; 146 (7): 516-526.

537

35. Yaffe MJ, Mainprize JG. Risk of radiation-induced breast cancer from mammographic screening. Radiology. 2011; 258 (1) : 98-105.

36. Shiell A, Donaldson C, Mitton C, Currie G. Health economic evaluation. J Epidemiol Community Health. 2002; 56 (2) : 85-88.

37. Peters E, Diefenbach MA, Hess TM, Vastfjall D. Age differences in dual information-processing modes: implications for cancer decision making. Cancer. 2008; 113 (12) (suppl) : 3556-3567.

38. Barratt A, Howard K, Irwig L, Salkeld G, Houssami N. Model of outcomes of screening mammography: information to support informed choices. BMJ. 2005; 330 (7497) : 936-940.

39. Mathieu E, Barratt A, Davey HM, McGeechan K, Howard K, Houssami N. Informed choice in mammography screening: a randomized trial of a decision aid for 70-year-old women. Arch Intern Med. 2007; 167 (19) : 2039-2046.

40. Mathieu E, Barratt AL, McGeechan K, Davey HM, Howard K, Houssami N. Helping women make choices about mammography screening: an online randomized trial of a decision aid for 40-year-old women. Patient Educ Couns. 2010; 81 (1) : 63-72.

41. Heleno B, Thomsen MF, Rodrigues DS, Jogensen KJ, Brodersen J. Quantification of harms in cancer screening trials: literature review. BMJ. 2013; 347: f5334.

42. Malone KE, Daling JR, Doody DR, et al. Prevalence and predictors of BRCA1 and BRCA2 mutations in a population-based study of breast cancer in white and black American women ages 35 to 64 years. Cancer Res. 2006; 66 (16) : 8297-8308.

43. US National Cancer Institute. Breast cancer risk assessment tool. http: //www. cancer. gov/bcrisktool. Updated March 16, 2011. Accessed March 31, 2014.

44. Sasieni P, Adams J, Cuzick J. Benefit of cervical screening at different ages: evidence from the UK audit of screening histories. Br J Cancer. 2003; 89 (1) : 88-93.

45. Mandelblatt JS, Cronin KA, Bailey S, et al; Breast Cancer Working Group of the Cancer Intervention and Surveillance Modeling Network. Effects of mammography screening under different screening schedules: model estimates of potential benefits and harms. Ann Intern Med. 2009; 151 (10) : 738-747.

46. Sasieni P, Castanon A, Cuzick J. Effectiveness of cervical screening with age: population based case-control study of prospectively recorded data. BMJ. 2009; 339: b2968.

47. Arbyn M, Kyrgiou M, Simoens C, et al. Perinatal mortality and other severe adverse pregnancy outcomes associated with treatment of cervical intraepithelial neoplasia: meta-analysis. BMJ. 2008; 337: a1284.

48. Ferenczy A, Choukroun D, Arseneau J. Loop electrosurgical excision procedure for squamous intraepithelial lesions of the cervix: advantages and potential pitfalls. Obstet Gynecol. 1996; 87 (3) : 332-337.

49. Kyrgiou M, Koliopoulos G, Martin-Hirsch P, Arbyn M, Prendiville W, Paraskevaidis E. Obstetric outcomes after conservative treatment for intraepithelial or early invasive cervical lesions: systematic review and meta-analysis. Lancet. 2006; 367 (9509) : 489-498.

50. International Agency for Research on Cancer. Cervix cancer screening. In: Handbooks of Cancer Prevention. Lyon, France: International Agency for Research on Cancer; 2005.

51. Raffle AE. New tests in cervical screening. Lancet. 1998; 351 (9098) : 297.

52. Irwig L, Houssami N, Armstrong B, Glasziou P. Evaluating new screening tests for breast cancer. BMJ. 2006; 332 (7543) : 678-679.

53. Ciatto S, Houssami N, Bernardi D, et al. Integration of 3D digital mammography with tomosynthesis for population breast cancer screening (STORM) : a prospective comparison study. Lancet Oncol. 2013; 14 (7) : 583-589.

54. Houssami N, Skaane P. Overview of the evidence on digital breast tomosynthesis in breast cancer detection. Breast. 2013; 22 (2) : 101-108.

55. Irwig L, Houssami N, van Vliet C. New technologies in screening for breast cancer: a systematic review of their accuracy. Br J Cancer. 2004; 90 (11) : 2118-2122.

56. Morrow M, Waters J, Morris E. MRI for breast cancer screening, diagnosis, and treatment. Lancet. 2011; 378 (9805) : 1804-1811.

57. Brennan ME, Houssami N, Lord S, et al. Magnetic resonance imaging screening of the contralateral breast in women with newly diagnosed breast cancer: systematic review and meta-analysis of incremental cancer detection and impact on surgical management. J Clin Oncol. 2009; 27 (33) : 5640-5649.

58. Thompson SG, Ashton HA, Gao L, Buxton MJ, Scott RA; Multi-centre Aneurysm Screening Study (MASS) Group. Final follow-up of the Multi-centre Aneurysm Screening Study (MASS) randomized trial of abdominal aortic aneurysm screening. Br J Surg. 2012; 99 (12) : 1649-1656.

59. Darwood R, Earnshaw JJ, Turton G, et al. Twenty-year review of abdominal aortic aneurysm screening in men in the county of Gloucestershire, United Kingdom. J Vasc Surg. 2012; 56 (1) : 8-13.

60. Fletcher J, Hicks NR, Kay JD, Boyd PA. Using decision analysis to compare policies for antenatal screening for Down's syndrome. BMJ. 1995; 311 (7001) : 351-356.

61. O'Connor AM, Rostom A, Fiset V, et al. Decision aids for patients facing health treatment or screening decisions: systematic review. BMJ. 1999; 319 (7212) : 731-734.

62. Smith SK, Trevena L, Simpson JM, Barratt A, Nutbeam D, McCaffery KJ. A decision aid to support informed choices about bowel cancer screening among adults with low education: randomised controlled trial. BMJ. 2010; 341: c5370.

63. Entwistle VA, Carter SM, Trevena L, Flitcroft K, Irwig L, McCaffery K, et al. Communicating about screening. BMJ. 2008; 337: a1591.

64. National Health Service. Approach to developing information about NHS Cancer Screening Programmes UK. London, England: National Health Service; 2012.

65. Pharoah PD, Sewell B, Fitzsimmons D, Bennett HS, Pashayan N. Cost effectiveness of the NHS breast screening programme: life table model. BMJ. 2013; 346: f2618.

66. Rosenquist CJ, Lindfors KK. Screening mammography in women aged 40-49 years: analysis of cost-effectiveness. Radiology. 1994; 191 (3) : 647-650.

67. Feig S. Cost-effectiveness of mammography, MRI, and ultrasonography for breast cancer screening. Radiol Clin North Am. 2010; 48 (5) : 879-891.

68. Tengs TO, Adams ME, Pliskin JS, et al. Five-hundred lifesaving interventions and their cost-effectiveness. Risk Anal. 1995; 15 (3) : 369-390.

69. Gotzsche PC, Hartling OJ, Neilsen M, Brodersen J. Screening for Breast Cancer with Mammography. 2nd ed. Koenhavn, Denmark: The Nordic Cochrane Centre; 2012.

70. National Health Service. Informed choice about cancer screening. In: NHS breast screening: helping you decide. London, England: National Health Services; 2013.

第28章

进阶内容：从证据到行动

 理解类效应

Edward J.Mills，David Gardner，Kristian Thor lund，Matthias Briel，Heiner C.Bucher，Stirling Brian，Brian Hutton，and Gordon Guyatt

从证据到临床实践

内容提要

作为一种削减成本的策略，你所在医院的药房和医疗委员会建议采用一种药品采购策略，即在药房里，每一种药物可以用最低成本的"同类别"药物替代。作为一名主要从事心血管疾病预防的医生，这将对你的临床实践产生重要影响。你所在的临床工作小组质疑这项新政策。一些成员认为，在没有直接证据的前提下，就假设化学结构相似的药物对患者－重要结局有相似的影响，这是错误的。他汀类药物是你使用最多的药物，你想知道同属于他汀类的药物，其疗效是否有"类效应"（class effect）。

一、查找类效应的证据

确定同一个类别的药物是否具有相似或不同的治疗效果是一个挑战。通常，确定一种药物是否与其他具有类似生物成分的药物作用类似，是基于对试验数据和药物病理生理学的推测。由于前者的数量不足和后者的主观性质，需要一个严格和可重复的过程来评判同类药物是否具有类效应。

在研究类效应时，一个潜在的假设是，每种药物都有相似的疗效和安全性。其实这个假设可能准确，也可能不准确。然而，确定其这个假设否准确的方法还没有很好地建立起来[1]。确定一种药物是否与另一种药物足够相似，应以证据为基础，而不是仅以其名称或生物作用机制为基础。

利用一系列的方法学问题作为评价的提纲，我们回顾了3－羟－3－甲基戊二酰辅酶A还原酶抑制剂（他汀类）的临床实例，以确定各种他汀制剂是否具有足够相似的疗效和安全性，以此来评判不同他汀类药物是否可以互换使用。我们选择他汀类药物作为例子是因为有80多个**随机对照试验（RCT）**对这类药物进行了评价，且这些试验关注到了患

者－重要结局[2]。他汀类药物是现代医学史上最广泛使用的处方药之一，可以用于心血管疾病（CVD）的一级预防和二级预防[3,4]。

二、这些制剂的生物学特性是相似的吗？

目前还没有一个公认的类别效应的定义[1]。虽然药物的确切作用机制尚不清楚，但药物的生物学靶点有时可以确定。例如，尽管所有的抗高血压药物都能降低血压，但仍有几个不相关的假定机制（如利尿剂引起的尿钠排泄，钙通道阻滞剂抑制血管细胞钙流入，血管紧张素转换酶抑制剂阻碍血管紧张素Ⅱ的合成）。尽管这些不同的机制可能导致相似的血压变化，但它们对心血管疾病发病率和死亡率的最终影响可能不同（就这些降压药而言，它们对于心血管事件发病率和死亡率的影响确实不同）[5,6]。即使两种药物具有相同的主要药理作用，临床效果也可能不同。例如，尽管不同的β受体阻滞剂有共同的作用机制，但是它们在降低心血管事件风险的能力上可能有差异[7]。

生物制剂

他汀类药物以往被认为是通过降低低密度脂蛋白（LDL）而使患者获益。低密度脂蛋白降低越显著，降低CVD事件风险的临床获益就越大[8,9]。随后发现了他汀类药物的其他效应，包括减轻血管炎症、改善内皮功能和减少血栓形成[10-12]。不同他汀类药物在这些方面作用的比较尚不明确，从而增加了其类效应和临床互换性的不确定性。

药物相互作用的差异，通过细胞色素P450（CYP）代谢已得到很好的证实，并可能对患者－重要结局产生不同的影响[13]。细胞色素P3A4主要参与洛伐他汀、辛伐他汀、阿托伐他汀和西伐他汀的代谢，而CYP2C9主要参与氟伐他汀的代谢（CYP3A4和CYP2C8也是如此）[14]。瑞舒伐他汀主要通过CYP2C9代谢，而普伐他汀基本不被任何CYP同工酶代谢[14]。在人类免疫缺陷病毒（HIV）和艾滋病患者身上，为了避免

他汀类药物与特定蛋白酶抑制剂（如罐式蛋白酶抑制剂）结合带来的剂量相关副作用，需要使用药物相互作用风险最低的他汀类药物[15]。

　　假设一位患者住院时用一种他汀类药物替代另一种，那么确定等效剂量通常是一个挑战。从最低允许剂量增加到最高允许（或临床使用）剂量时，不同的他汀的耐受性或安全性可能会有区别[16]。例如，尽管普伐他汀或阿托伐他汀评价和感染治疗（PROVE-IT）试验[17]发现阿托伐他汀在80 mg/d（其最大推荐剂量）下的疗效比普伐他汀在40 mg/d（其通常但不是最大剂量）下的疗效更好，但尚不知道这两种他汀在80 mg/d的最大剂量下疗效差异如何。

三、有没有关于类效应的潜在有力证据？

1.评估时使用的证据几何结构是什么？

　　与不治疗或其他治疗相比，确定药物是否具有治疗或有害作用通常是复杂的（见第28章第3节"关于筛查的推荐"）[2]。通常我们根据多种来源的信息来做出决定，而且一项或几项随机对照试验往往不足以提供无可辩驳的证据，以证明某药物安全或有效[18]。因为不同干预措施的可用信息量有所不同，所以即便是来自随机对照试验的间接证据，也可能成为某些比较所能得到的最佳证据（见第24章"网络荟萃分析"）。例如，有的研究为了证明某药优于对照药，故意选择优选药物的最佳剂量和对照药物的次优剂量进行头对头比较（直接比较）[19,20]。在这种情况下，通过安慰剂对照作为桥梁，获得两种药物最佳剂量疗效的间接比较证据，反而可以提供比上述头对头比较更准确的疗效对比。图28.4-1是慢性阻塞性肺病随机试验的几何分布示例[21]。该图显示了网络荟萃分析的复杂性，还说明了网络中的连接可能是弱、中或强。

图28.4-1

COPD 药物试验的复杂网络

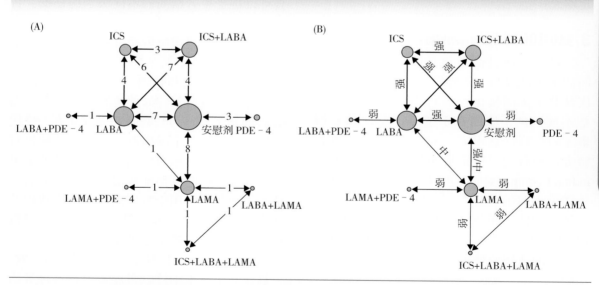

注：A，COPD用药评价的复杂网络示例。B，在前图的基础上进一步体现了网络连通性。在这张图中，这些线表示有直接的头对头比较的随机对照试验证据。每个节点的大小表示每个节点的患者相对数量。试验的数量、网络的连通性以及每次比较中的患者数量将决定比较能够提供强、中等或弱的推论。

　　COPD，慢性阻塞型肺疾病；ICS，吸入糖皮质激素；LABA，长效β-激动剂；LAMA，长效毒蕈碱类药物；PDE-4，磷酸二酯酶4型抑制剂。

2.有没有可以保证高可信度的直接比较？

药物疗效相似性的证据很少来自于一项单独的试验[22]。相反，我们需要考虑大量的证据，包括使用了安慰剂和活性药物的各个随机对照试验[23]。一般的规则是：最好的证据来自于在常规剂量下评估药物的大型随机对照试验的直接证据。但在为一个目标疾病考虑多个可选药物的时候，上述证据较为罕见，所以不必视其为固定的、仅有的规则。对比固定剂量和可变剂量药物与安慰剂的临床试验更易取得数据，而与当前标准治疗相比的**非劣效性**、**等效性**或**优效性试验**数据则更少一些。证明药物较之安慰剂的效果有统计学意义是相对更容易的（成本更低、风险更小）[24]。

在头对头试验中，药物之间无显著性差异的结果解释起来需要谨慎。通常情况下，一项**统计效力**不足的研究容易导致阴性结果。无统计学显著性差异的结果与等效性结果不同，后者通常需要更高的统计精确度（见第10章"可信区间：单个研究或荟萃分析是否足够大？"）[24]。

3.我们如何使用间接证据？

过去，通过简单比较不同临床试验之间的单个试验组（就好像它们来自同一个临床试验）来间接比较不同药物[25]。这种方法是不成熟的，原因在于忽略了基线预后因素（如疾病严重程度）的差异[25]。有一种检验方法被称为"**校正后间接比较**"（adjusted indirect comparison），可以检验汇总的间接估计结果之间的差异[26]。校正后间接比较要求两种药物使用相似的对照（例如A药与安慰剂，B药与安慰剂）。这种方法的局限性在于一次只能评估两种干预措施，且只使用间接证据。

最近开发出一种被称为**网络荟萃分析**（也称为多重治疗比较荟萃分析）的方法，允许在一个相互连接的比较网络中同时比较多种干预措施，包括间接比较和头对头的直接比较（见图28.4-1和第24章"网络荟萃分析"）。这种方法对于医学界尤为重要，因为可以借此避免开展头对头比较的试验，且很多医学试验都选择使用相似的对照组[27]。但是，确定一项网络荟萃分析的**可信度**本身是有难度的（见第24章"网络荟萃分析"）[28]。

4.随机对照试验的终点结局对于患者是否重要？

有的RCT使用的**终点结局**是非常明确的重要结局，而有的却存在争议。**二分类结局**（是/否结局）可能非常重要（如全因或疾病特异性死亡率），也可能只是对患者中等重要（如急诊科就诊或住院治疗）。患者报告的结果（如**健康相关生命质量**）可能是很重要的。使用**替代结局**的原因，是人们相信替代结局的变化可以预测患者－重要结局也将发生相应改变，而替代结局自身并不重要（见第13章第4节"替代结局"）。

根据疾病的严重程度，以及替代标志物代表临床事件的证据强度，药房和治疗委员会可以接受患者结局的不同级别的证据。替代结局的价值可以是大（如HIV感染的病毒载量或精神分裂症患者对抗精神病药物的依从性），可以是中等（如心血管疾病预测中的高密度脂蛋白和甘油三酯），但也可以忽略不计（如前列腺特异性抗原作为前列腺癌结局的预测因子）（见第13章第4节"替代结局"）。评价某干预措施疗效最初的随机对照试验通常会使用替代结局，然后是评估患者－重要结局的大型随机对照试验，最后才是将同种药物应用于特定人群的药物适用性试验[29]。评价患者－重要结局的首个大型随机对照试验，意在确定这种干预措施在某疾病领域内（尚未确立标准治疗的领域）的疗效。一旦建立了标准治疗，可能需要在有标准治疗的情况下对新的干预措施进行评估（例如，新药物联合标准治疗 vs 安慰剂联合标准治疗）[30]。在建立标准治疗的过程中，药物的作用机制可能会逐渐揭示出来，疾病进展相关的替代结局可能会被更多地接受[31-34]。

例如，早期的随机对照试验评估抗反转录病毒治疗HIV/AIDS的有效性，最初以进展至艾滋病或死亡为主要终点[35]。随后的试验使用抑制HIV RNA病毒载量的替代结局作为终点，原因是不同药物的多个随机对照试验已证实降低病毒载量可延缓进展至艾滋病，从而降低死亡率。

使用文献

在网络荟萃分析中，分析了76个评估他汀类药物对心血管疾病事件一级和二级预防作用的随机对照试验[2]；试验范围从38名参与者的小规模试验到涉及多达20536名参与者的大型研究[2,16,36]。这些试验中，25%的患者是女性。该分析包括6种单独的他汀类药物，每种对比里包括的随机对照试验从5个（瑞舒伐他汀vs对照组，n＝30245）到25个（普伐他汀组vs安慰剂组，n＝51011）不等。图28.4-2显示了网络图[2]。

试验中使用的剂量从每种他汀的低剂量到高剂量不等。在网络荟萃分析中，研究者使用荟萃回归技术检查了剂量变化是否会改变结果，发现更高剂量与疗效增加和CVD死亡风险下降相关，但显著性处于临界水平（比数比1.42；95%可信区间，0.99～1.95）。

对他汀类药物进行等剂量头对头比较的大样本试验尚未进行，因此没有关于直接比较的确切证据[16]。最好的可用证据来自使用安慰剂或不治疗的间接比较。

临床试验的终点结局各不相同。然而，大多数临床试验提供了有关心血管疾病死亡的信息。由于增加研究数量会缩小分析中可信区间的范围，表28.4-1中所列的新随机对照试验可能会改变我们对现有证据的解释。

图28.4-2

使用不同他汀类药物预防CVD事件的研究[2]

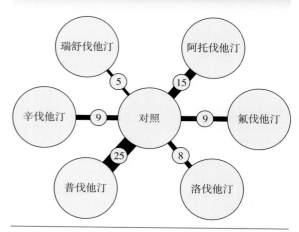

注：混合治疗分析中随机对照试验的几何分布。网络中的每个节点代表一种药物治疗，每条连线是由该干预与基准对照比较的试验次数加权。CVD代表心血管疾病。

四、结果是什么？

1. 检验每一种制剂的试验数量是否有差异？

在一类药物中，不同制剂的随机对照试验数量通常存在很大差异。经过多个大样本随机对照试验证明过的干预措施与研究较少的干预措施相比，前者可以提供更强有力的推论[37]。在汇总不同试验结果时，我们希望高**偏倚风险**的试验对汇总结果的影响要低于偏倚风险小的多个随机对照试验[19,38]。在不考虑偏倚风险的情况下，汇总估计值（包括大量数据）可以提供更精确的效果估计。

然而，当药物的证据仅来自样本量有限的少数随机对照试验时，具有高偏倚风险的小试验可能会对汇总估计产生很大的负面影响[37]。例如，某个经典药物通过很多随机对照试验得到了彻底评估，而同一类的替代药物只有很少的试验，此时汇总结果可能会虚假地显示替代药物的效果优于经典药物。选择性地发表有限数量的试验可能造成发表偏倚，

表 28.4-1

他汀类药物与对照剂的两两比较荟萃分析结果

比较组	OR（95%CI）		
	原始网络荟萃分析	单组5000例的试验	单组10000例的试验
普伐他汀 vs 对照	0.78（0.65～0.93）	0.78（0.68～0.89）	0.78（0.70～0.87）
阿托伐他汀 vs 对照	0.80（0.65～0.96）	0.80（0.70～0.92）	0.80（0.72～0.89）
氟伐他汀 vs 对照	0.61（0.41～0.88）	0.61（0.51～0.73）	0.61（0.53～0.70）
辛伐他汀 vs 对照	0.74（0.56～0.98）	0.74（0.63～0.87）	0.74（0.65～0.84）
洛伐他汀 vs 对照	0.73（0.43～1.22）	0.73（0.61～0.88）	0.73（0.64～0.83）
瑞舒伐他汀 vs 对照	0.88（0.73～1.06）	0.88（0.77～1.00）	0.88（0.79～0.98）
阿托伐他汀 vs 普伐他汀	1.03（0.79～1.33）	1.03（0.85～1.24）	1.03（0.88～1.20）
氟伐他汀 vs 普伐他汀	0.79（0.51～1.19）	0.79（0.63～0.98）	0.79（0.66～0.93）
辛伐他汀 vs 普伐他汀	0.95（0.68～1.33）	0.95（0.77～1.17）	0.95（0.81～1.12）
洛伐他汀 vs 普伐他汀	0.94（0.55～1.60）	0.94（0.75～1.17）	0.94（0.79～1.11）
瑞舒伐他汀 vs 普伐他汀	1.13（0.87～1.46）	1.13（0.94～1.36）	1.13（0.97～1.31）
氟伐他汀 vs 阿托伐他汀	0.76（0.50～1.18）	0.76（0.61～0.96）	0.76（0.64～0.91）
辛伐他汀 vs 阿托伐他汀	0.93（0.66～1.31）	0.93（0.75～1.14）	0.93（0.78～1.12）
洛伐他汀 vs 阿托伐他汀	0.91（0.53～1.58）	0.91（0.73～1.15）	0.91（0.77～1.11）
瑞舒伐他汀 vs 氟伐他汀	1.10（0.84～1.44）	1.10（0.91～1.33）	1.10（0.94～1.28）
辛伐他汀 vs 氟伐他汀	1.21（0.76～1.97）	1.21（0.95～1.54）	1.21（1.01～1.46）
洛伐他汀 vs 氟伐他汀	1.20（0.63～2.27）	1.20（0.93～1.55）	1.20（0.99～1.45）
瑞舒伐他汀 vs 氟伐他汀	1.44（0.94～2.20）	1.44（1.15～1.80）	1.44（1.21～1.72）
洛伐他汀 vs 辛伐他汀	0.99（0.55～1.76）	0.99（0.77～1.26）	0.99（0.82～1.18）
瑞舒伐他汀 vs 辛伐他汀	1.19（0.85～1.66）	1.19（0.97～1.46）	1.19（1.01～1.40）
瑞舒伐他汀 vs 洛伐他汀	1.21（0.69～2.09）	1.21（0.96～1.51）	1.21（1.02～1.43）

注：每个一试验的安慰剂治疗组结局发生风险均设为5%。粗体表示结果有统计学显著性意义。每一个他汀的数据都来自原始的网络荟萃分析的估计值和原始估计值加1个大型虚拟（hypothetical）安慰剂对照试验的结果（其效应控制为常量）。单独加入的虚拟试验中每组患者数均列于相应列标题以下。

CI，可信区间；OR，odds ratio，比数比。

这一点尤应被关注（见第22章"系统综述和荟萃分析的过程"）。

2. 制剂之间的治疗效果是否相似？

即使多个随机对照试验在相似人群中使用相同药物和相同对照，这些试验的**点估计**和**可信区间**分布也会因为偶然因素而出现异质性。在两两比较的荟萃分析中，I^2 是用来评估汇总结果异质性的最广泛应用的指标，目的是评估多个随机对照试验汇总得到的干预疗效，在除外机遇以后是否仍然存在。当描述不能用偶然事件解释的治疗效果时，I^2 是最常用的统计量（见第23章"理解和应用系统综述和荟萃分析的结果"）[39]。I^2统计量的取值范围为0%～100%，较低的数值表明异质性较小。间接比较或网络荟萃分析里不存在此类指标。

在确定同一类的不同药物之间是否效果相似时，医生可能会检查各个试验结果效应值的可信区间之间是否重叠，或假设检验结果是否有显著性差异。同一类药物中，有的药可能显示出令人信服的治疗效果［例如，辛伐他汀预防心血管疾病死亡；**相对危险度**（RR），0.74；95%CI，0.56～0.98］，而洛伐他汀的治疗效果却不显著，因为虽然其点估计效应的大小与辛伐他汀非常相似，但精确度较低（例如，RR，0.73；95%CI，0.43～1.22）。在这种情况下，不相信药物类效应的医生可能会使用辛伐他汀，而不推荐使用洛伐他汀。接受类效应的医生可能会相信辛伐他汀的效果，并愿意接受洛伐他汀可能疗效与其类似（即，如果增加样本量，洛伐他汀的CI会缩小到看起来与辛伐他汀相似的程度）。然而，如果另一种他汀类药物，如西伐他汀（现已退出市场）没有治疗效果（如RR，1.00；95%CI，0.90～1.20），则这种推断可能会减弱。

在前文中，3种他汀类药物的CI重叠，3种治疗之间没有差异。然而，这些证据并不能排除潜在的真实差异。这个例子表明，如果新的证据与先前的治疗效果证据不一致，对类效应的信心就会减弱。这个例子包括有统计学意义的和无统计学意义的发现；但当所有药物都有统计学意义的阳性结果，其中一种似乎比其他药物有更明显效果时，这个道理同样适用。

3.有足够（统计学）效力的额外证据是否能够改变直接或间接证据？

头对头比较的试验证据不太可能是临床决定是否有类效应的单独依据。判断类效应是否存在，间接证据可以补充证据的完整性，因而是很有必要的[40]。

使用文献

随着新证据被添加到疗效评价中，医生可能会更加确信治疗方法间效果不同。他汀类药物的**网络荟萃**分析表明，新的试验会以重要的方式影响结果[2]。在心血管随机对照试验中，一些非常大样本的试验证明了小而重要的药物治疗效果[41]。在他汀类药物的网络荟萃分析中[2]，研究者模拟存在一个安慰剂对照的、两种他汀类药物的大型（每组5000例或10000例）随机对照试验，将此虚拟试验数据（采用基于原始随机对照试验的恒定事件率）加入到原始的网络荟萃分析结果中，以观察在每个干预组中添加5000或10000例新患者对现有分析有何影响。

如表28.4-1所示，在新加入的虚拟试验不引起异质性的前提下，汇总效应的点估计值保持稳定，但CI变得更窄。在最初基于RCT的原始网络荟萃分析中，不同他汀药物之间的差异无显著性。当每项比较增加5000名患者时（事件发生率相同），氟伐他汀与普伐他汀、阿托伐他汀和瑞舒伐他汀之间出现显著性差异。当额外增加10000名患者时，氟伐他汀与普伐他汀、阿托伐他汀、辛伐他汀和瑞舒伐他汀之间出现显著性差异，并且瑞舒伐他汀与辛伐他汀和洛伐他汀之间也出现显著性差异。上例提示，即使基于很多随机对照试验的荟萃分析没有显示某一类的不同药物之间的差异，但药物之间真实的差异仍然可能存在，只是因为研究人员招募的患者数量不足，此差异未被发现。

4.不同制剂之间的不良事件是否相似？

对类效应的解释不仅需要考虑其有效性，同样还需要考虑替代药物的耐受性和安全性。通过比较临床试验中报告的不良事件率和停药率，可以粗略评估耐受性。然而，评估安全性（特别是对于不常见和严重的不良事件）通常需要考虑其他研究形式（尽管它们的固有设计方法存在高偏倚风险），包括**观察研究**（如**病例对照研究和队列研究**）和基于不良事件自发报告的药物警戒监测系统。尽管在相同化学结构和药理学类别的药物中，许多不良反应的特征可能相似，但同一类药物中的每个药物的严重特异性不良反应（如曲格列酮和吡格列酮的肝功能衰竭发生率对比）可能差异较大[42]。

通常经典药物（旧药）相比于替代药物（新药）的安全性特征研究更为完善。如果旧药的不良反应明显更少，那么我们就容易做出用药决定。当两种药物表现出相似的耐受性时，两种药物能否互相替代的决定变得更加复杂。被替代药物通常是较老的药物，严重不良反应发生率很低，而较新药物与特异性严重不良反应的关联可能也很微弱。

另一个挑战发生在两种药物的已知不良反应完全不同的情况下。例如作为HIV治疗的一个组成部分，非核苷反转录酶抑制剂（NNRTI）奈韦拉平有一定的慢性毒性，可导致肝病、严重皮疹和疲劳[43]。依法韦仑是一种替代性NNRTI，通常耐受性更好，但更常出现精神症状，而奈韦拉平却没有这种顾虑[43]。奈韦拉平可替代依法韦仑治疗有精神症状的HIV感染者，但因为不同的患者对特定不良事件的易感性不同，所以上述互补性替代原则并不能推广到大多数的情况中。

5. 证据的总体质量和局限是什么？

以下几个方面是高质量类效应证据的标志：原始研究的偏倚风险较低，**发表偏倚**不太可能存在；研究的（统计学）效力很强，样本量很大，可信区间相对较窄；研究结果

使用文献

回到本章开始的那个场景，他汀类药物的网络荟萃分析中包含的随机对照试验数量不平衡，罗苏伐他汀的随机对照试验数量为5个，而普伐他汀的随机对照试验数量为25个。因此，我们应该怀疑汇总结果可能不利于有更多研究的药物（普伐他汀）。各种治疗都显示了治疗效果大小的变异性（见表23.4-1第1栏）。瑞舒伐他汀对减少心血管疾病死亡无显著治疗作用。鉴于我们对不同的他汀类药物的理解，我们怀疑这究竟是一种真正的无效效应，还是一些瑞舒伐他汀一级预防试验的虚假效应（由于结局事件发生数量不足，统计学效力较低）[44]。

某些他汀类药物表现出与其他他汀类药物不同的不良反应。例如，一种较老的他汀类药物赛伐他汀由于严重的横纹肌溶解不良反应而退出市场[45]。对于目前可用的他汀类药物，间接比较结果表明特定的他汀类药物的安全性略有不同[36]。例如与普伐他汀相比，阿托伐他汀显著升高天冬氨酸转氨酶（OR，2.21；95%CI，1.13～4.29）的发生率更高，与瑞舒伐他汀相比，辛伐他汀显著升高肌酸激酶（OR，4.39；95%CI，1.01～19.07）的发生率更高。

临床场景解决方案

在解决临床场景时，我们最后得到了他汀类具有恒定类效应的很弱的推论。我们知道药物代谢有不同的生物学机制。部分证据来自间接比较。在这些比较中，各种药物的患者数量和随机对照试验数量不平衡。最后，这些药物似乎表现出不同的治疗效果，但并不能完全由临床试验中纳入的不同患者群体来解释。这让我们无法确定所有的他汀类药物是否相同，是否可以互换使用。我们将这些结果提供给处方委员会，并指出，在类效应不确定的情况下，我们不能盲目实施药物替代的新政策。

已在许多设计类似且质量良好的随机对照试验中重复；候选药物的生物学特征非常相似。在大多数我们认为存在类效应的情况下，现有证据仅能部分符合上述标准，但不是全部。

五、结论

在本章中，我们讨论了评估不同药物是否具有类效应所必须考虑的几个问题。很少

有证据能可靠地支持类效应的推论（即，获益和不良反应之间的差异都太小以至于不重要）。因此，在确定类效应以及假设同类药物疗效和不良反应相似时，医生应保持谨慎。

费宇彤 译

张誉清 谢 锋 审

参考文献

1. Furberg CD, Psaty BM. Should evidence-based proof of drug efficacy be extrapolated to a "class of agents"? Circulation. 2003; 108 (21) : 2608-2610.

2. Mills EJ, Wu P, Chong G, et al. Efficacy and safety of statin treatment for cardiovascular disease: a network meta-analysis of 170, 255 patients from 76 randomized trials. QJM. 2011; 104 (2) : 109-124.

3. Mills EJ, Rachlis B, Wu P, Devereaux PJ, Arora P, Perri D. Primary prevention of cardiovascular mortality and events with statin treatments: a network meta-analysis involving more than 65, 000 patients. J Am Coll Cardiol. 2008; 52 (22) : 1769-1781.

4. Briel M, Nordmann AJ, Bucher HC. Statin therapy for prevention and treatment of acute and chronic cardiovascular disease: update on recent trials and meta-analyses. Curr Opin Lipidol. 2005; 16 (6) : 601-605.

5. ALLHAT Officers and Coordinators for the ALLHAT Collaborative Research Group. The Antihypertensive and Lipid-Lowering Treatment to Prevent Heart Attack Trial. Major outcomes in high-risk hypertensive patients randomized to angiotensin-converting enzyme inhibitor or calcium channel blocker vs diuretic: The Antihypertensive and Lipid-Lowering Treatment to Prevent Heart Attack Trial (ALLHAT) . JAMA. 2002; 288 (23) : 2981-2997.

6. Dahlöf B, Sever PS, Poulter NR, et al; ASCOT Investigators. Prevention of cardiovascular events with an antihypertensive regimen of amlodipine adding perindopril as required versus atenolol adding bendroumethiazide as required, in the Anglo-Scandinavian Cardiac Outcomes Trial-Blood Pressure Lowering Arm (ASCOT-BPLA) : a multicentre randomised controlled trial. Lancet. 2005; 366 (9489) : 895-906.

7. Lindholm LH, Carlberg B, Samuelsson O. Should beta blockers remain first choice in the treatment of primary hypertension? A meta-analysis. Lancet. 2005; 366 (9496) : 1545-1553.

8. Baigent C, Keech A, Kearney PM, et al; Cholesterol Treatment Trialists' (CTT) Collaborators. Efficacy and safety of cholesterol lowering treatment: prospective meta-analysis of data from 90, 056 participants in 14 randomised trials of statins. Lancet. 2005; 366 (9493) : 1267-1278.

9. Bucher HC, Griffth LE, Guyatt GH. Systematic review on the risk and benefit of different cholesterol-lowering interventions. Arterioscler Thromb Vasc Biol. 1999; 19 (2) : 187-195.

10. Colivicchi F, Tubaro M, Mocini D, et al. Full-dose atorvastatin versus conventional medical therapy after non-ST-elevation acute myocardial infarction in patients with advanced non-revascularisable coronary artery disease. Curr Med Res Opin. 2010; 26 (6) : 1277-1284.

11. Rajpathak SN, Kumbhani DJ, Crandall J, Barzilai N, Alderman M, Ridker PM. Statin therapy and risk of developing type 2 diabetes: a meta-analysis. Diabetes Care. 2009; 32 (10) : 1924-1929.

12. Colivicchi F, Guido V, Tubaro M, et al. Effects of atorvastatin 80 mg daily early after onset of unstable angina pectoris or non-Q wave myocardial infarction. Am J Cardiol. 2002; 90 (8) : 872-874.

13. Zhong HA, Mashinson V, Woolman TA, Zha M. Understanding the molecular properties and metabolism of top prescribed drugs. Curr Top Med Chem. 2013; 13 (11) : 1290-1307.

14. Willrich MA, Hirata MH, Hirata RD. Statin regulation of CYP3A4 and CYP3A5 expression. Pharmacogenomics. 2009; 10 (6) : 1017-1024.

15. Ray GM. Antiretroviral and statin drug-drug interactions. Cardiol Rev. 2009; 17 (1) : 44-47.

16. Mills EJ, O'Regan C, Eyawo O, et al. Intensive statin therapy compared with moderate dosing for prevention of cardiovascular events: a meta-analysis of >40000 patients. Eur Heart J. 2011; 32 (11) : 1409-1415.

17. Cannon CP, Braunwald E, McCabe CH, et al; Pravastatin or Atorvastatin Evaluation and Infection Therapy-Thrombolysis in Myocardial Infarction 22 Investigators. Intensive versus moderate lipid lowering with statins after acute coronary syndromes. N Engl J Med. 2004; 350 (15) : 1495-1504.

18. Atkins D, Best D, Briss PA, et al; GRADE Working Group. Grading quality of evidence and strength of recommendations. BMJ. 2004; 328 (7454) : 1490.

19. Song F, Harvey I, Lilford R. Adjusted indirect comparison may be less biased than direct comparison for evaluating new pharmaceutical interventions. J Clin Epidemiol. 2008; 61 (5) : 455-463.

20. Gardner DM, Baldessarini RJ, Waraich P. Modern antipsychotic drugs: a critical overview. CMAJ. 2005; 172 (13) : 1703-1711.

21. Mills EJ, Druyts E, Ghement I, Puhan MA. Pharmacotherapies for chronic obstructive pulmonary disease: a multiple treatment comparison meta-analysis. Clin Epidemiol. 2011; 3: 107-129.

22. Guyatt GH, Mills EJ, Elbourne D. In the era of systematic reviews, does the size of an individual trial still matter. PLoS Med. 2008; 5 (1) : e4.

23. Song F, Altman DG, Glenny AM, Deeks JJ. Validity of indirect

从证据到临床实践

comparison for estimating effcacy of competing interventions: empirical evidence from published meta-analyses. BMJ. 2003; 326 (7387) : 472.

24. Piaggio G, Elbourne DR, Altman DG, Pocock SJ, Evans SJ; CONSORT Group. Reporting of noninferiority and equivalence randomized trials: an extension of the CONSORT statement. JAMA. 2006; 295 (10) : 1152-1160

25. Glenny AM, Altman DG, Song F, et al; International Stroke Trial Collaborative Group. Indirect comparisons of competing interventions. Health Technol Assess. 2005; 9 (26) : 1-134, iii-iv

26. Bucher HC, Guyatt GH, Griffth LE, Walter SD. The results of direct and indirect treatment comparisons in meta-analysis of randomized controlled trials. J Clin Epidemiol. 1997; 50 (6) : 683-691.

27. Ioannidis JP. Perfect study, poor evidence: interpretation of biases preceding study design. Semin Hematol. 2008; 45 (3) : 160-166.

28. Mills EJ, Thorlund K, Ioannidis JP. Demystifying trial networks and network meta-analysis. BMJ. 2013; 346: f2914.

29. Food and Drug Administration. Dose-Response Information to Support Drug Registration. ICH-E4. http: //www. fda. gov/ downloads/Drugs /GuidanceComplianceRegulatoryInformati on/Guidances/ucm073115. pdf. Accessed August 4, 2014.

30. Prasad V, Cifu A, Ioannidis JP. Reversals of established medical ractices: evidence to abandon ship. JAMA. 2012; 307 (1) : 37-38

31. Buyse M, Molenberghs G. Criteria for the validation of surrogate endpoints in randomized experiments. Biometrics. 1998; 54 (3) : 1014-1029.

32. Buyse M, Molenberghs G, Burzykowski T, Renard D, Geys H. The validation of surrogate endpoints in meta-analyses of randomized experiments. Biostatistics. 2000; 1 (1) : 49-67.

33. Buyse M, Piedbois P. On the relationship between response to treatment and survival time. Stat Med. 1996; 15 (24) : 2797-2812.

34. Buyse M, Sargent DJ, Grothey A, Matheson A, de Gramont A. Biomarkers and surrogate end points-the challenge of statistical validation. Nat Rev Clin Oncol. 2010; 7 (6) : 309-317.

35. Kent DM, Mwamburi DM, Bennish ML, Kupelnick B, Ioannidis JP. Clinical trials in sub-Saharan Africa and established standards of care: a systematic review of HIV, tuberculosis, and malaria trials. JAMA. 2004; 292 (2) : 237-242.

36. Alberton M, Wu P, Druyts E, Briel M, Mills EJ. Adverse events associated with individual statin treatments for cardiovascular disease: an indirect comparison meta-analysis. QJM. 2012; 105 (2) : 145-157.

37. Pereira TV, Horwitz RI, Ioannidis JP. Empirical evaluation of very large treatment effects of medical interventions. JAMA. 2012; 308 (16) : 1676-1684.

38. Mills EJ, Thorlund K, Ioannidis JP. Calculating additive treatment effects from multiple randomized trials provides useful estimates of combination therapies. J Clin Epidemiol. 2012; 65 (12) : 1282-1288.

39. Higgins JP, Thompson SG, Deeks JJ, Altman DG. Measuring inconsistency in meta-analyses. BMJ. 2003; 327 (7414) : 557-560.

40. Madan J, Stevenson MD, Cooper KL, Ades AE, Whyte S, Akehurst R. Consistency between direct and indirect trial evidence: is direct evidence always more reliable? Value Health. 2011; 14 (6) : 953-960

41. Yusuf S, Collins R, Peto R. Why do we need some large, simple randomized trials? Stat Med. 1984; 3 (4) : 409-422

42. Rajagopalan R, Iyer S, Perez A. Comparison of pioglitazone with other antidiabetic drugs for associated incidence of liver failure: no evidence of increased risk of liver failure with pioglitazone. Diabetes Obes Metab. 2005; 7 (2) : 161-169

43. Drake SM. NNRTIs-a new class of drugs for HIV. J Antimicrob Chemother. 2000; 45 (4) : 417-420

44. Ridker PM, Danielson E, Fonseca FA, et al; JUPITER Study Group. Rosuvastatin to prevent vascular events in men and women with elevated C-reactive protein. N Engl J Med. 2008; 359 (21) : 2195-2207.

45. Staffa JA, Chang J, Green L. Cerivastatin and reports of fatal rhabdomyolysis. N Engl J Med. 2002; 346 (7) : 539-540.

第28章

进阶内容：从证据到行动

28.5 循证临床实践者和循证医疗

Gordon Guyatt，Maureen O.Meade，Jeremy Grimshaw，R.Brian Haynes，Roman Jaeschke，Deborah J.Cook，Mark C.Wilson，and W.Scott Richardson

从证据到临床实践

内容提要

成为一名循证医学专家需要付出时间和努力

所有的医生都可以成为循证临床实践者

人人都是循证临床实践者并不能保证循证诊疗

行为改变策略有助于实现循证诊疗

循证医学技能的优势

高质量的医疗服务意味着与最佳证据（**循证医疗**）保持一致。实现**循证实践**的一个直观的有吸引力的方法，是培训能够独立寻找、评估和审慎应用最佳**证据**的医生（**循证专家**）。事实上，我们最希望的就是这本书能帮助你成为一名循证专家。然而，下面的讨论试图说明，培训循证专家并不是确保患者接受循证医疗的最理想方法[1]。

在本章中，我们将探讨在获取**循证医学**（EBM）技能方面的挑战。接下来，我们强调提供循证医疗的另一种方法，即培训能够使用循证总结和循证指南推荐意见的医生；我们称这些医生为**循证临床实践者**。然后，我们将指出这一策略的局限性，并提出解决方案。最后，我们将介绍一些更高级的循证医学技能，尽管这些技能不是实践循证医学的先决条件。

一、成为一名循证医学专家需要付出时间和努力

为临床难题提供循证解决方案所需要的技能包括精确定义问题、进行有效的检索找到最佳证据、批判性评估证据，以及在特定患者的环境和价值背景下考虑证据及其含义。虽然掌握这些技能并达到基本水平相对容易，但是达到可以对个体患者的临床难题进行证据的检索，以及高效、复杂的严格评价和实施应用，则需要时间、精力和深思熟虑的实践，这与掌握任何领域的专业技能一样。

本书的进阶内容（advanced topics）章节强调了成为循证专家的挑战。你必须深刻理解并警惕违反科学原则的行为（如**截尾试验**、**符合方案**分析、选择性报告**结果变量**等问题）。此外，你必须知道即使是**低偏倚风险**的研究也可能误导他人（注意第13章第3节"临床研究结果的误导性"关于避免误导的策略，以及像**替代终点**和**复合终点**这样的其他问题）。总之，你必须有动力继续学习临床研究方法的新进展，并探索它们对临床决策的

影响。成为循证专家是值得自豪的，但并非人人都能做到。

二、所有的医生都可以成为循证临床实践者

考虑到成为一名循证医学专家的挑战，即使是参加循证医学系统培训项目[2]的麦克马斯特大学的大多数内科住院医师，也对循证医学高级技能不感兴趣。这并不令人惊讶。我们的学员也和英国全科医生的反应一致。他们经常使用其他人（72%）提出的循证总结和循证实践指南或方案（84%），但绝大多数人（95%）认为"学习循证医学的技能"不是"向循证医学（诊疗模式）发展的最佳方法[3]。"

在麦克马斯特大学和其他住院医师培训项目中[4]，我们观察到，即使对严格评价证据不感兴趣的受训者也对预先评估后的证据（循证证据资源）表示欣赏，并且能够检索、识别和利用其解决患者诊疗问题。掌握了这套相对有限的循证医学技能后，这些受训者可以成为非常有能力的，并且能定期更新自己知识的临床工作人员，即循证临床实践者。

三、人人都是循证临床实践者并不能保证循证诊疗

不幸的是，即使有循证资源和循证指南中的推荐意见可以被获得和使用，也具备了经过培训后会使用这些资源和建议的临床人员，仍不足以实现一致的高水平循证医疗。原因在于不同级别的医疗保健系统里存在各种障碍，其中许多问题超出了医务人员个人能够控制的范围。这些问题包括结构性障碍（例如财务相关激励的不利因素）、组织障碍（例如不适当的技能组合、缺乏设施或设备）、同行障碍（例如与理想实践不符的当地医疗标准）、专业障碍（例如知识、态度、技能）和认知障碍（在繁忙的医疗环境

中往往信息超载，因此，大多数临床实践是基于习惯性行为和灵感，导致循证实践被忽略)[5]。此外，循证临床实践者还受到外部产品营销（特别是医药行业营销）的影响。这些障碍对医疗实践的影响往往超过目前最好的证据。传统的继续教育活动不足以优化循证医疗。

四、行为改变策略有助于实现循证诊疗

实现循证医疗通常需要积极的策略（多于培训）来促进临床工作人员改变行为。有各种可能的策略，包括继续教育会议[6]；与专家进行一对一的对话（**学术细节**）[7]；**计算机决策支持系统**，包括警报系统和提醒[8,9]；导师制；**意见领袖**的建议[10]；以及有针对性的**检查和反馈**[11]。可能有助于实现循证医疗的管理策略，包括受限制处方药的可获得性、财务激励措施[12]（例如绩效工资）和机构**临床实践指南**的推广[13]。

所有这些策略在某些情况下是有效的（尽管行为改善不大），但没有任何策略在所有情况下都有效[14]。这使得人们认识到，应当根据当地的障碍和促进因素来设计和调整行为改变策略。例如，如果关键障碍涉及临床人员的知识和态度，而这些知识和态度与个体医生的简单行为有关（例如处方药的选择），那么一对一谈话的方法可能会很有用。如果关键障碍与临床人员缺乏对自身工作表现的自省有关，那么检查和反馈将非常有用。因此，实现循证医疗需要一系列关注行为改变的策略。目前，关于知识转化和实施策略的各种证据还不完善，我们鼓励循证临床实践者参与知识转化和实施研究。

五、循证医学技能的优势

我们希望本节内容不会阻止你继续阅读和学习本书。我们仍然有强有力的理由来证明，掌握循证实践最高技能是值得努力争取的目标。

首先，改变行医方式的尝试有时会有目标导向，例如增加特定的药物使用或降低医疗保健成本，这些与循证医疗几乎没有关系。只有具备解读医学文献的高级技能，才能确定（上述导向性行为）药物干预研究或限制药物处方是否与最佳证据相一致以及一致的程度。第二，高水平的循证医学技能将使你能够有效地使用原始文献，无论循证**概要**和循证指南中的推荐意见是否存在。第三，先进的循证医学技能有助于医生在其所属的医学领域发挥有效的领导作用。特别是循证专家所具备的关键技能，有助于制定其医疗环境中的临床政策和临床路径，并成为临床实践指南制定委员会专家组的有用成员。

费宇彤　译

张誉清　谢　锋　审

从证据到临床实践

参考文献

1. Guyatt G, Meade M, Jaeschke R, Cook D, Haynes R. Practitioners of evidence-based care: not all clinicians need to appraise evidence from scratch but all clinicians need some EBM skills [editorial] . BMJ. 2000; 320 (7240) : 954-955.

2. Evidence-Based Medicine Working Group. Evidence-based medicine: a new approach to teaching the practice of medicine. JAMA. 1992; 268 (17) : 2420-2425.

3. McColl A, Smith H, White P, Field J. General practitioner's perceptions of the route to evidence-based medicine: a questionnaire survey. BMJ. 1998; 316 (7128) : 361-365.

4. Akl EA, Izuchukwu IS, El-Dika S, Fritsche L, Kunz R, Schünemann HJ. Integrating an evidence-based medicine rotation into an internal medicine residency program. Acad Med. 2004; 79 (9) : 897-904.

5. Grimshaw JM, Eccles MP, Walker AE, Thomas RE. Changing physicians' behaviour: what works and thoughts on getting more things to work. J Contin Educ Health Prof. 2002; 22 (4) : 237-243.

6. Forsetlund L, Bjørndal A, Rashidian A, et al. Continuing education meetings and workshops: effects on professional practice and health care outcomes. Cochrane Database Syst

Rev. 2009; (2): CD003030.

7. O'Brien MA, Rogers S, Jamtvedt G, et al. Educational outreach visits: effects on professional practice and health care outcomes. Cochrane Database Syst Rev. 2007; (4): CD000409.

8. Garg AX, Adhikari NK, McDonald H, et al. Effects of computerized clinical decision support systems on practitioner performance and patient outcomes: a systematic review. JAMA. 2005; 293 (10): 1223-1238.

9. Shojania KG, Jennings A, Mayhew A, Ramsay CR, Eccles MP, Grimshaw J. The effects of on-screen, point of care computer reminders on processes and outcomes of care. Cochrane Database Syst Rev. 2009; (3): CD001096.

10. Flodgren G, Parmelli E, Doumit G, et al. Local opinion leaders: effects on professional practice and health care outcomes. Cochrane Database Syst Rev. 2011; (8): CD000125.

11. Ivers N, Jamtvedt G, Flottorp S, et al. Audit and feedback: effects on professional practice and healthcare outcomes. Cochrane Database Syst Rev. 2012; 6: CD000259.

12. Flodgren G, Eccles MP, Shepperd S, Scott A, Parmelli E, Beyer FR. An overview of reviews evaluating the effectiveness of financial incentives in changing healthcare professional behaviours and patient outcomes. Cochrane Database Syst Rev. 2011; (7): CD009255.

13. Grimshaw J, Eccles M, Tetroe J. Implementing clinical guidelines: current evidence and future implications. J Contin Educ Health Prof. 2004; 24 (Suppl 1): S31-S37.

14. Grimshaw JM, Eccles MP, Lavis JN, Hill SJ, Squires JE. Knowledge translation of research findings. Implement Sci. 2012; 7 (1): 50.

第 29 章

JAMAevidence
Using Evidence to Improve Care

教师手册

Peter Wyer，Deborah J.Cook，Per Olav Vandvik，W.Scott Richardson，Mahmoud Elbarbary，Regina Kunz，and Mark C.Wilson

从证据到临床实践

内容提要

提供一些创新性解决方案的实例。之后，我们会回到开篇的三个实例，同时讨论一些其他案例。

一、在证据和教育的扩展体系中教授循证临床实践

在过去的20余年中，EBCP已经成为住院医师教学的重要组成部分。EBCP技巧被纳入了基于能力的毕业后医学教育项目框架，包括美国毕业后医学教育评价委员会（US Accreditation Council for Graduate Medical Education，ACGME）的结局研究项目[1]和加拿大皇家内科学院的CanMEDS项目[2,3]。反过来，这些框架又被广泛用于其他层次的教育（包括本科教育），有时还引发了深刻的变革[4]。

基于能力的教学框架加强了以实践为导向的教育方向，进一步将教育的重点从单纯强调严格评价转向"起始技能"（initiation skills），即面对真实临床难题时能够启动文献检索和评价的技能[5,6]。有人质疑已经发表的关于EBCP教学的研究对认知过程关注不够，也没有强调发现信息需求本身就是一项技能[7,8]。一项最近发表的关于EBCP本科教学的系统综述将识别信息需求列为必备技能，结果发现只有少数研究对此进行了报告[9]。一项研究指出，需要将EBCP与描述技能和其他相关技能相结合[10-12]。

虽然EBCP被越来越广泛地接受，并且与临床实践结合日益紧密，但EBCP与临床训练相结合仍旧面临资源不足的挑战。这种资源紧张不仅包括师资培养，还需要增加课时，但同时缩短医学教育时长，提高教学效率的呼声却不断高涨[13]。住院医师工作时间的减少也加剧了这一矛盾。最后，相关的教学课程设置在内容和质量上变异较大。在此情况下，网络远程教学变得很有吸引力。一项**随机对照试验**发现在传授相关知识和态度等方面，远程EBCP课程与常规教学效果相仿[14]。

临床场景

场景1

你是一位医院重症监护病房（ICU）的主治医师。上午你正在给一位感染性休克的患者查房。住院医生报告说这位患者在接受了5升林格液（Ringer's lactate solution）后血压仍偏低。他询问你是否应该给患者使用羟乙基淀粉。

场景2

你正在等着ICU中午开会讨论一个本周入院的患者。参与讨论的还有两位主治医师，一位专科培训医生，两位高年住院医生和两位低年资住院医生。专科培训医生指出，这位患者入院时的预防性治疗没有使用肝素预防血栓，因为入院诊断是腹主动脉瘤破裂。现在，患者术后已经2天了，专科培训医生在考虑应该使用哪一种肝素。

场景3

你是外科住院医培训计划中"期刊俱乐部"的指导专家。负责这一期活动的住院医生刚好接管了情境2中由急诊收治住院的那位腹主动脉瘤破裂的患者。她建议这次阅读活动的内容为术后患者使用低分子肝素与其他预防性治疗的比较性研究。

上面3个情境为面向医生和医学生的**循证临床实践**（evidence-based clinical practice，EBCP）教学提出了要求。如果读者是临床教师，可能已经开始思考如何把本书的内容使用到自身的教学当中去。本章会给出一些具体的建议。其中一个重要的主题，就是我们日益强调在所有层次的教学中都将**系统综述**和临床指南作为必备素材（bread-and-butter）。EBCP的范围在快速变化，教学地点也在不断扩大。本章会提出一些对教育者的挑战，并

欧盟循证医学（EU-EBM）一体化项目资助了一项令人印象深刻的 EBCP 课程[15,16]。该项目后续还发展到由拉丁美洲、非洲和亚洲的 7 个国家参与的临床试验[17]。该项目将在线学习和工作现场应用（on-site facilitation）相结合，开发了一系列教学和学习模块，涵盖广泛的 EBCP 技能。工作现场应用有助于将学习活动与医生自身的日常工作和角色相结合。在线学习基于网络[15]，可以通过 Monash 大学网站（http://ebm-unity.med.monash.edu）登录。来自于欧洲[16,18]和发展中国家[17]的研究同样都发现，使用 EU-EBM 一体化项目的教学方法可以在 EBCP 知识和相关的态度方面产生良好效果。

随着 GRADE 系统[19]及其他**证据质量评级体系**的出现，以及最近由美国医学院（US Institute of Medicine）[20]和指南国际网络（Guidelines International Network）[21]发布的关于可靠**临床实践指南**标准的报告，近期人们开始重视将临床实践指南融入标准化 EBCP 教学中。2005 年，David Eddy 曾经警告过，倘若不了解指导个体患者诊疗的"循证医学"与关注于人群医疗的"循证指南"之间的区别，可能会带来风险[22]。Eddy 将这两个维度的**循证医疗**分别称为循证指南（evidence-based guidelines）和循证个体医疗决策（evidence-based individual decision making）[22]。循证指南教学需要讲者强调指南是多种证据来源的融合，并且需要讲授如何辨别可信度低的指南（见第 26 章"如何使用患者管理推荐意见：临床实践指南及决策分析"）[20]。

GRADE 系统提供了一个用于严格评价最佳证据体（来自于系统综述或者单个研究）的教学体系（见第 23 章"理解和应用系统综述和荟萃分析的结果"）。GRADE 的结构与本书常规评价**偏倚风险**（risk of bias）、结果和可行性的结构密切相关。GRADE 方法关注证据质量，即与决策相关的效应估计的可信度（confidence）[23]。证据质量评价包括了基本的研究设计（例如随机试验或**观察性研究**）和其他一些可以导致可信度下降的因素：偏倚风险、**不一致性**、**间接性**、**不精确性**和**发表偏倚**[24]。例如，面对一个**荟萃分析森林图**时，讲者可以提问：干预措施效应的最佳估计是什么，以及哪些因素可以降低效应估计的可信度？根据我们的经验，即便是初学者，经过一点引导以后，也可以自己找出降低可信度的 5 大类影响因素。

我们有责任帮助实践 EBCP 的医生们更新临床指南推荐，以及克服应用这些最新建议可能遇到的挑战[25]。例如，当遇到一项由 GRADE 系统生成的指南推荐时，教师可以借此引领学生深入理解弱推荐和强推荐，及指南制定专家组从证据生成推荐意见时需要考虑和解释的影响因素（见第 28 章第 1 节"评估推荐的强度：GRADE 方法"）。理解强/弱推荐的概念是临床实践中使用指南的前提。

EBCP 的第三个维度是将外国指南与本土临床政策在特定卫生系统和环境中融合，这时可能会遇到一些困难[26]。这也同样从教学角度提出了挑战。例如，卡耐基基金会报告指出，当今医学教育的主要不足在于缺乏系统性医疗、**质量改善**（quality improvement）和团队医疗[13]。一些国际 EBCP 教学团队正开始尝试将知识转化与实施科学（implementation science）的原则融入教学方法中[27,28]。由欧洲和国际电子学习组织制定了一份包括了实施模式的课程计划[15,17]。电子学习可能为当今过于繁重的医学课程提供了一个重要的解决方案。

二、循证临床实践和临床教学：不只是期刊俱乐部

现在，让我们回到 EBCP 教学所面临的挑战。学习和教授 EBCP 与其他复杂技术有何不同？尽管 EBCP 正渐渐被纳入到美国的医学本科教育中，各个课程的优先程度和对 EBCP 的解释仍然大相径庭[9]。不熟悉 EBCP 的医生仍旧会认为学习 EBCP 是被动学习新方法。因此教师还是面临一定的困难，需要有效地向学员解释学习 EBCP 与临床实践的关系。

我们的三个场景勾勒出这些挑战的不同方面。在第一个场景中，受时间所限，查房

时无法做全面的解释，因此医生的回答可能会缺少细节，显得不那么透明："对于感染性休克，证据更有利于使用晶体液而不是胶体液，因此我们使用晶体液。"第二个场景的时间压力稍小一些，住院医生可以自己做决定，但由于没有合适的指导医师，这位住院医师可能会把自己的汇报局限于标准的教科书和**叙述性综述**（narrative review）等信息来源。第三个场景的特点是详细的EBCP概念与决策密切相关。在上述三个场景中，所有的挑战都源自需要使学员明白研究证据与临床决策的关系。在接下来的讨论中，我们将提供建议，以利于将EBCP教学有效地应用于上述场景和其他环境。

互动式教学通常比传统的课程讲授能更有效地促进教学，并更新临床技术[29-31]。互动式教学特别适合用于EBCP[31]。表29-1总结了与EBCP教学相关的一些叙述性技术[34]。

教学模式

Straus等[34]和Richardson[35]介绍了可用于EBCP日常教学的三种模式（表29-2）。就交流和讨论决策所用知识（包括研究证据）的重点而言，这三种模式区别较大。

开篇的三个情境就是针对这三种教学模式而设。在使用角色模式的时候，教师演示如何将**临床实践指南**和证据概要应用于常规临床实践和医疗决策。在结合式教学中，教师将证据概要与其他知识无缝衔接。当有可用的临床实践指南时，教师可以引导学生去思考该指南是否可信[20]，以及是否与当地的医疗情形相似（见本书第26章"如何使用患者管理推荐意见：临床实践指南及决策分析"）。

直接讲授EBCP技巧的时候，应该包括在临床决策中寻找、评价或使用证据的方法。本章接下来的内容将围绕这三种教学模式进

表 29-1

循证临床实践教学的互动方式

EBCP教学的互动和自学技巧	
个人	教育处方[a] 辨识需要使用EBCP技巧的对于患者很重要的临床问题
小组报告	角色扮演 团队学习[b] 建立适当的角色和指南 •计时者 •板书者 •减少无关的对话 •设定讨论过程的时间节点，并重新定位讨论内容 随时插入有助于教学的小提示 小组成员投票决定需要学习（讨论）的关键问题和临床实践决策，此后再给出推荐答案 避免小组讨论之前就给出答案
全体报告	团队学习[b] 小组讨论[c] 小组成员投票决定需要学习（讨论）的关键问题和临床实践决策，此后再给出推荐答案 避免小组讨论之前就给出答案

注：[a] 鼓励学习者认领一项需要EBCP技巧来完成的作业。

[b] 团队学习包括将一个大组分为一些小组，并且分给他们一项或多项相同或相关的任务，然后以团队为单位，交流分享各自解决问题的方案[32,33]。

[c] 小组讨论可以被看作是团队学习的一个特殊种类，通常由2～3个组员构成。

表 29-2

教学模式

模式	描述	教学目标	教学环境	实例内容
榜样模式（role modeling）	示范如何将证据用于患者医疗决策	与医疗团队成员或患者交流临床决策和/或推荐意见	查房 交班 上级医生查房或床旁带教	为患者诊治或交接班时快速检索相关的指南、系统综述或荟萃分析
结合式教学（integrated teaching）	将相关临床证据整合于临床教学的思考	临床技术、评价原则和以疾病为导向的健康管理的教学	早交班或大查房 临床问题讨论 发病和死亡病例回顾 质量促进会议	深入讨论相关研究或证据概要的互动式教学
直接技巧教学（direct skills teaching）	EBCP技巧构成教学的直接主体	强化学员临床决策中使用EBCP技巧的独立能力	期刊俱乐部 教学课程中单独讲授EBCP[a]	

注：[a]在循证指南和证据综合中可穿插讲解其他内容，例如关于诊断试验效力的研究中，可以快速介绍一下似然比（likelihood ratio，LR）的概念。

行介绍。

三、内容与背景相匹配：循证教案

学以致用是最有效的教学模式，而且能促进医生行为的改变[36,37]。将EBCP教学尽可能集中在临床环境中，这一点尤为重要[29,35]。这就要求教师熟练掌握上述3种教学模式。临床教师将发现，将本书内容分散并将其组织到临床问题的讨论中，将十分有利于学习。这些构成了Irby[38]、Schmidt[39]和Wyer等[40]描述的一种教学方法：精心准备、结构化教学以及互动演示关键概念。Schmidt等[39]将"疾病剧本"确定为一种特定临床表现的组合，体现了医生记忆中所掌握的医疗理论和实践知识，学生在日后的临床情境中随时可以激活这样的知识并加以运用。Irby[38]发现，那些被学生认为非常优秀的教师们，常常有意识地使用预先准备好的"教学剧本"，应对同时涉及患者治疗和临床学习的场景。在许多情况下，这些教师已经准备好了教案，其中可以看到为适应特定患者和学习者需求的修改过程[38]。

在本章的后面部分，我们将提供一些可以合并到这些剧本中的简短的教学案例。我们鼓励临床教师在阅读本书时，思考结合EBCP技能和概念准备自己的教案，并考虑其适用范围。这本书包括数百个长度和复杂性不一的EBCP教学素材。

1. 学生的需求和兴趣点

有效的教案应适应教学地点、时间和其他课程的竞争，以及学习者的知识基础、衔接程度和愿意吸收新知识的主动性。Irby[41]认为，临床教学专家的特征在于不仅能根据学习者的需求和知识水平修改和调整教案，而且还同时关注并解决手头患者的问题。

学习者的水平，以及在教学课程或实践环境结合EBCP的程度，决定了学习的优先顺序。一个医学生可能会先入为主地使用自己已经掌握的疾病知识来进行患者评估和管理。高年资住院医师在工作中也会习惯性使用既往的诊断和治疗选择，以及相关指南或证据。若EBCP不是常规实践模式，即EBCP对学习者来说是新的，最富有成效的教学切入点可能是提出适当的临床问题，并引导学生选择合适的网上资源来回答问题（见第4章"问题是什么"和第5章"寻找当前最佳证据"）。另一方面，在一个EBCP已经成熟，通常由临床教员模拟的毕业后教学场景中，学生们可能

从证据到临床实践

557

对将临床证据常规纳入决策的过程更感兴趣。这方面的教学重点将是如何解读和使用临床实践指南中的建议，以及系统综述和相关**原始研究**的结果，并将其应用于临床实践[42]。

好的临床教师应确保所有学习者具备足够的技能，能够熟练掌握并批判性采纳那些经过加工评估的决策资源。同时，他们会发现少数有意愿深化学习批判性评价技能的学生，并鼓励他们成为此方面的专家。这些学生可能最终会成为其工作领域中的循证临床政策的制定者[26,43]，并有助于开发专业的EBCP资源和临床实践指南（见第28章第5节"循证临床实践者和循证医疗"）[44]。

2. 口头概要

批判性评估文章的口头概要（verbal synopses）有助于将关键证据纳入实践。例如，批判性评价课程过去几天以后，学生们可能感到再次回忆起文章中的关键问题有困难。在完成练习后立即练习简短的结构化口头总结，可能有助于强化对关键信息的掌握，并促进关键知识点的记忆。我们相信学生和教师都会从实践这项技能中受益。

图29-1总结了口头概要的3个关键组成部分：①上下文；②内容；③评论。教师可以强调特定的背景知识或内容，例如对**患者－重要结局**的效应大小。他们还可以通过突出文章的里程碑性质或其改变实践的潜力来吸引学习者。教师的总结性评论可以强调文章的主要特点，例如最近的、经典的或有争议的贡献，研究的高质量，或其与疾病负担的相关性。

下面的例子说明了在实践中如何使用概要。前两个实例对应于本章开头提供的情境。第三个例子来自于本书治疗相关章节的临床例子［见第7章"治疗（随机试验）"］。这里提供的教案是医生和工作人员在床边诊疗过程中交流的模拟摘录。它们既不代表此类交流的全部，也不代表临床诊疗的事实层面，例如患者的患病经历和所有诊疗决策的逻辑

图 29-1

口头概要的模式

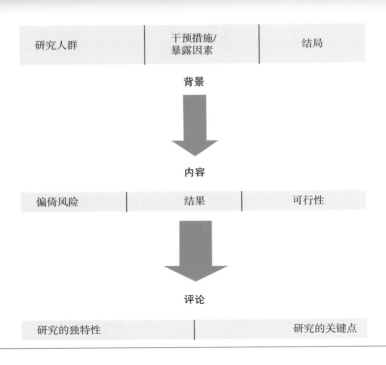

使用文献

实例 1
背景

　　ICU住院医师："理查森夫人因社区获得性肺炎而导致感染性休克，在接受5升林格乳酸液后仍然低血压。现在应该给羟乙基淀粉吗？"这里的核心问题是，"在感染性休克的危重患者中，容量复苏时使用羟乙基淀粉和晶体液的疗效有何区别？"

内容

　　重症监护室主治医师："最近发表的一篇高质量荟萃分析总结了几项随机对照试验，评价了使用羟乙基淀粉进行容量复苏的效果。这篇荟萃分析提供了高质量的证据，证明使用羟乙基淀粉进行容量复苏可能增加严重脓毒症的死亡风险[46]。该荟萃分析的结果适用于理查兹夫人，因此我建议避免使用羟乙基淀粉。"

实例2
背景

　　ICU住院医师："琼斯先生腹主动脉瘤破裂术后2天。他的出血风险已经降低了，但静脉血栓的风险在我的脑海中浮现，这是因为5年前他在髋关节手术后出现了肺栓塞。我认为今天开始应用肝素预防血栓是安全的。我们应该使用哪种类型的肝素？这里的潜在问题是："在危重患者中，低分子肝素与普通肝素对静脉血栓栓塞和主要出血风险的影响分别是什么？"

内容和评论

　　ICU主治医师："目前还不清楚低分子肝素是否比普通肝素能更好地预防静脉血栓。最近对内科/外科危重患者随机试验的荟萃分析显示，使用这两种药物的患者发生深静脉血栓的风险没有显著差异，但低分子肝素的患者出现症状性肺栓塞的风险显著降低，且低分子肝素不会增加大出血的风险，引起肝素相关性血小板减少的风险可能也低于普通肝素（有统计学趋势）[47]。只有两个低偏倚风险的试验被纳入这一荟萃分析中，因此结果不够精确（样本量小且结局事件数少），且异质性较高，二者共同导致汇总效果估计值的可信性较低。鉴于两种药物的成本相似，我认为选择低分子肝素预防血栓是合理的。"

实例 3
背景

　　史密斯先生既往诊断过外周血管疾病、高血压（但控制良好）和高脂血症，无冠状动脉疾病史。他因为间歇性跛行来向你（他的主治医师）寻求治疗。间歇性跛行限制了他的活动能力和生活质量。他已经接受了抗血小板药物、己酮可可碱、一种他汀类药物和2种抗高血压药物的治疗。他以前接受过物理治疗，但仍然走得不够远，无法在没有疼痛或帮助的情况下完成日常生活。你想帮助他提高行走能力和生活质量。你联系了血管外科专家，他是你小组的一员。血管外科专家建议把己酮可可碱换为阿司匹林，其依据是最近发表的一项值得信赖的指南。该指南强烈建议有症状的外周血管疾病患者接受抗血小板治疗。她还建议该患者使用雷米普利。

　　相关问题："在高血压和间歇性跛行患者中，雷米普利治疗是否会带来较高的运动耐力和生活质量？"

内容和评论

全科医师："最近发表的一项试验是回答这个问题的最佳证据。该试验纳入了200多例有稳定跛行且无血管手术史或使用血管紧张素转换酶抑制剂的患者。结果表明，雷米普利组在跑步机试验中无疼痛步行距离更长，并且患者通过现有自评量表得出了更好的步行耐受性和生活质量[48]。该试验是随机分组的，做到了分配隐藏，且施盲良好。94%的受试者完成了6个月随访，结果分析也遵循了意向性分析原则，因此偏倚风险较低。接受雷米普利治疗的患者平均增加了1～2分钟的无痛行走时间和总行走时间。报告称，在一个满分为100分的疾病特异性、患者报告的功能状态量表中，雷米普利组改善了13～25分；在满分100分的SF-36生活质量量表中，雷米普利组改善了5分。SF-36量表改善5分或更大分值体现了中等的效应。接受雷米普利治疗的患者中，仅有不到10%有轻度头晕和咳嗽。试验组无其他不良反应报告。"

"这一试验的证据表明，雷米普利可能值得史密斯先生去尝试，我们应该就此和他讨论。由于担心患者总数少和发表偏倚，我们将此归类为低质量到中等质量的证据，在我们强烈推荐雷米普利给这些患者之前，还需要更多的证据。"

过程[45]。

口头概要是教师和学习者总结自己证据评估结果的一种形式。概要也可以作为对学习者有用的书面练习。在EBCP的发展早期，作为一项教育创意，教师们以批判性评估主题（critically appraised topics，CATS）[49]的形式引入了书面教案摘要[34]。这些方法有助于有经验的教员评估学习者独立检索和严格评价文献的能力。用于学员自己练习的书面总结（包括与EBCP相关的项目），已成为美国和其他地方对医学教育项目评估的关键部分。

美国ACGME成果项目强烈主张使用学习者档案（learner portfolio）作为教学、评估和记录的工具[50-52]。挪威报道了一种以学习者为导向的书面总结新用法[53]。"工作文件"在远程学习模式中用作技能练习和学习者评估的工具。该模式已在本科医学教育背景下得到认可，也可作为住院医生培训或继续医学教育的一部分[53]。

查阅住院医师学习者档案的录入信息，反过来为教师提供了进行EBCP技能教学的机会。在这里，教师可以直接看到学生将EBCP原则应用于实际医疗工作的能力。住院医师学习档案包括：患者病情摘要、检索记录、证据概要和自我改进计划，该计划不仅针对相关患者，而且最好针对将来可能遇到的类似患者。学生（住院医师）和教师都可以利用本书相关章节来准备和审阅学习者档案。

学习者档案为直接进行循证医学技能教学，以及整合了循证医学和一般临床实践的教学提供了宝贵的机会。但这种总结（相当于CATS）的一个潜在风险在于，它们有时被免费发布在网上，可能被误解为严谨的和值得信赖的证据综合[54,55]。因此，我们督促将其严格理解为教育和评价的工具，而避免进一步向外传播。

临床场景解决方案

我们已经看到了相关证据体的概要如何作为角色模式EBCP教学的有效工具。让我们简单地总结一下本章前面所确定的3种教学模式如何应用于3个临床场景。

情境 1

情境1说明了证据在严重脓毒症患者羟乙基淀粉与晶体液复苏选择时发挥的关键作用，这反映的是需要积极治疗的病例和诊疗决策中合理使用证据的重要性。有时，这种简短的总结可以在综合教学或期刊俱乐部等环境中引发更广泛的讨论。在这些环境中，直接掌握EBCP技能可能构成学习重点。临床教师可以通过在床边巡视时向学习者提供教学建议，来开启学生的循证临床实践。

情境 2

正如我们所指出的，在等待中午会议开始的同时，在重症监护室讨论血栓预防为榜样教学提供了机会。在诸如大查房或病例讨论会等场合，可以适当延长相关证据的讨论。在这种情况下，讨论可以更深入地考虑相关系统综述[47]所反映的证据的各个方面。此时可以参考GRADE标准，包括研究结果的偏倚风险、精确性、不同研究间结果的一致性，特别是研究与现有情境的直接性。

除了针对这一具体患者，该临床问题还与术后患者的血栓预防有关。因此，在低分子肝素和普通肝素之间的选择可能也会见于医疗政策的讨论，该政策与你的诊疗行为相关，可能也与你所在的医疗机构相关，可能还需要质量审查委员会的参与。医学生可以从EBCP过程中获益[13]。

情境 3

作为期刊俱乐部的指导教师，你可以引导学员总结来自临床实践的经验或问题。这位住院医师建议利用期刊俱乐部有关外科血栓预防的证据，有利于缩小期刊俱乐部与临床问题之间的差距。如前所述，这个问题实质上是一个临床政策问题。临床实践指南将是合适的证据和建议来源。建议在期刊俱乐部或其他直接教学和学习EBCP技能的场合里，寻找机会向学员介绍临床实践指南制定、本土化和实施等各方面知识。在本实例中，与现有问题相关的指南是可用的[56]，并且该指南使用了GRADE方法[23]来总结和评估证据，并给出了基于证据的建议。该指南报告了制定指南的方法。虽然指南没有包括主要证据表，但它提供了纳入研究的引文，并总结了每一个组间比较和结局的证据评级理由。因此，本指南可作为一种基于临床问题的学习工具，使学习者可以了解GRADE系统以及指南制定和报告等其他重要方面。

四、使用本书进行教学

本书有大量的适用于教案、工作表以及其他教学辅助工具的演示和插图。实际上，在许多情况下，本书的文本反映了最初开发交互式教案的方法。在《Canadian Medical Association Journal》（*CMAJ*）[57-62]和《Journal of General Internal Medicine》上发表了一系列的EBCP教学文章[63-67]。表29-6按主题对这些文章进行了总结[40]。

CMAJ 和《Journal of General Internal Medicine》的文章介绍了在解释和使用医学文献解决患者问题时常用的教学方法。它们

从证据到临床实践

因学员的EBCP水平和所需使用时间的不同而不同。当一个人在榜样模式或综合模式下教学时，教学手段以简单为好。当有更多的时间进行直接的技能教学时，包括一些简单计算在内的更广泛和详细的演示或许是适当的。

以临床为导向的学员可能更喜欢片段化的EBCP技能教学，以便直接解决手头的临床问题。有些人乐意学习超出当前情况所需的知识，而经验丰富的教师则会为满足这些需求而扩展教案。

1. 本书的教学素材

为了直接教授EBCP技能，你可以在本书中找到许多示例。例如，当讲授如何提出一个可回答的临床问题时，教师可以将方框4-1中所示的框架（见第4章"问题是什么"）转换为工作表（表29-3）。此表中的许多变量可以适应不同的需求和目标。例如，根据上下文、预期用途和学习目标，你可以添加更多的内容，来反映临床问题类型及相应的首选研究设计。当表格内容都适用的时候，教师还可以进一步要求学习者列出他们检索文献、证据综合或证据概要首选的在线资源（见第5章"寻找当前最佳证据"）。

同样，利用本书为个人研究和基于技能的研讨会来创建工作表，以解决治疗、伤害、

诊断、预后和其他问题，这也是比较简单和直接的。例如，可以将框22-1（见第22章"系统综述和荟萃分析的过程"）转换为表29-4中的工作表。

表29-3和29-4中提供的工作表可能适用于扩展的直接技能教学，该课程包括互动练习，通过学员分组完成类似的指定任务[32,33]。

2. 本书的教学小贴士

表29-5提供了本书教学提示内容的指引图，其中许多内容包含在前面的章节中[40,69]。表29-6提供了这些可以公开获取的文献的参考文献。除了这些素材外，还有许多有用的教学素材和工具可在JAMA Evidence网站（http://www.jamaevidence.com）上获得。这些包括工作表的在线版本如表29-4所示。

五、教学评估和学生技能评价

开发技能评估和EBCP教学评估的工具仍然是EBCP发展的前沿领域[70-72]。综述显

表29-3

构建临床问题的工作表

内容	评论和临床问题
患者	
干预措施或暴露因素以及对照	
结局	
临床问题类型[a]	
相关研究设计[a]	

注：[a]可选项。

表29-4

评估系统综述过程可靠性的工作表

引导	评论
过程是可靠的吗？偏倚风险有多严重？	
是否详细阐述了一个合理的临床问题？	
相关研究的检索是否细致而且全面？	
是否评价了原始研究的偏倚风险？	
是否解释了原始研究结果之间差异的可能原因？	
综述结果是否有利于临床实际应用？	
研究的筛选和评估过程是否可以被重复？	
综述是否解释了效应估计值的可信度？	

表 29-5

本书中有潜在提示意义的教师指导[a]

内容	本书章节	图/表	学习困难
治疗和伤害问题研究中偏倚的来源和减少偏倚的方法	第6章	表6-1	在随机试验和观察性研究中理解偏倚的类别和偏倚的教学策略
什么时候脱落会严重威胁真实性?	第7章	表7-1	提供了用来评价脱落严重性的标准
相对与绝对风险[b]	第10章	表10-1	理解可信区间是如何随着样本量大小而变化
可信区间的临床意义解读[b]	第10章	图10-1	理解治疗的界值如何决定研究结果的确定性
偏倚和随机误差	第11章第1节	图11.1-1	理解偏倚是系统误差,独立于样本量而存在
为什么因为获益而提早停止试验是有问题的	第11章第3节	图11.3-1	因为获益而提早停止的试验的点估计值和可信区间的表面信度
意向性治疗分析	第11章第4节	图11.4-1	理解为什么在随机入组后剔除受试者会抵消随机化的作用
P值和假设检验[b]	第12章第1节	图12.1-1	理解P值作为有效性评价结果的二分类判断方法的局限性
比数(Odds)	第12章第2节	表12.2-3	理解比数和什么时候比数和风险很接近
回归	第15章第1节	图15.1-2,图15.1-4,图15.1-5	大多数医生理解回归分析都是有难度的
诊断决策的阈值	第16章	图16.2	诊断和治疗阈值的确定
诊断性试验的人群范围和偏倚[b]	第19章第1节	图19.1-1~图19.1-3	理解为什么在一个研究人群中临床确定性的缺乏会引起诊断试验的系统误差
测量一致性[b]	第19章第3节	图19.3-1	理解机遇是如何影响测量一致性的
计算κ值[b]	第19章第3节	图19.3-2~图19.3-4	理解机遇一致性是如何受到患病率影响的
评价预测规则	第19章第4节	图19.4-2	理解起源、临床验证和影响分析之间的差异

注:[a] 在每种情况下,所引用的数字和直接相关的文本可改编成交互式教学提示。
　　[b] 包括在 EBCP 教学提示系列(表 29-6)中。

示,评估EBCP教学质量的研究还严重依赖于自我评价和其他未经验证的评估措施[73,74],只有少数评估工具接受过可信的心理测量检验[75-77]。多个系统综述和荟萃分析证明,对于EBCP[9,78,79]或相关实践能力,我们尚缺乏严格开发和验证的评估工具[80]。此外,极少数经过心理测量检验的评价工具中,只有更少一部分量表尝试涵盖EBCP的全部知识和技能。最近一项研究验证了一种严谨的评估工具。该工具从"基于实践的学习和改进"的角度来定义EBCP的领域[81]。为了使该工具或其他

工具完全成熟,我们需要进行大规模的验证研究。

六、扩展阅读

我们提供了一些例子,说明从本书中提取的概念和衍生材料如何在各种场景和环境中发挥作用,以促进EBCP技能的学习。还有许多文献与我们提供的内容直接和间接相关,在此,给出一些引起我们关注的文献。

在另一篇EBCP文献的一章[3]中介绍并

表 29-6

按主题分类的部分循证临床实践教学相关链接

主题	描述	参考文献
相对危险度和绝对危险度，NNT	理解表达相关性的指标之间的关系	Barratt A，Wyer PC，Hatala R，et al.Tips for teachers of evidence-based medicine，1：relative risk reduction，absolute risk reduction and number needed to treat. CMAJ. 2004；171（4）：1-8.
长期随访的研究中的NNT	解释风险比在决策中的应用	Barratt A，Wyer PC，Guyatt G，Simpson JM.NNT for studies with long-term follow-up. CMAJ. 2005；172（5）：613.
可信区间和P值	可信区间的临床意义解读以及P值的局限性	Montori VM，Kleinbart J，Newman TB，et al.Tips for teachers of evidence-based medicine，2：confidence intervals and p values.CMAJ. 2004；171（6）：1-12.
κ值	理解和计算排除了机遇干扰后的一致性	McGinn T，Wyer PC，Newman TB，et al.Tips for teachers of evidence-based medicine，3：understanding and calculating kappa. CMAJ. 2004；171（11）：1-9.
异质性	评估试验结果的变异，以及可以什么时候可以汇总结果	Hatala R，Keitz S，Wyer PC，Guyatt G.Tips for teachers of evidence-based medicine，4：assessing heterogeneity of primary studies in systematic reviews and whether to combine their results. CMAJ. 2005：172（5）：1-8.
疾病谱偏倚	评价诊断手段好坏的时候，由于缺乏诊断不确定性而带来的系统误差	Montori VM，Wyer P，Newman TB，Keitz S，Guyatt G.Tips for teachers of evidence-based medicine，5：the effect of spectrum of disease on the performance of diagnostic tests. CMAJ. 2005：173（4）：1-7.
决策分析	使用决策分析和决策树来进行临床推理的教学	Lee A，Joynt GM，Ho AMH，et al.Tips for teachers of evidence-based medicine：making sense of decision analysis using a decision tree. J Gen Intern Med. 2009；24（5）：642-648.
似然比	在临床决策中计算和使用似然比	Richardson WS，Wilson，MC，Keitz SA，Wyer PC.Tips for teachers of evidence-based medicine：making sense of diagnostic test results using likelihood ratios. J Gen Intern Med. 2008；23（1）：87-92.
预后不均衡的校正	理解混杂及其校正	Kennedy CC，Jaeschke R，Keitz S.Tips for teachers of evidence-based medicine：adjusting for prognostic imbalances（confounding variables）in studies on therapy or harm. J Gen Intern Med. 2008；23（3）：337-343.
比数比	理解比数比和风险的关系	Prasad K，Jaeschke R，Wyer P，Keitz S. Tips for Teachers of evidence-based medicine：understanding odds ratios and their relationship to risk ratios. J Gen Intern Med. 2008；23（5）：635-640.
临床预测准则	理解验前概率和预测规则	McGinn T，Ramiro J，Wisnivesky J，Keitz S，Wyer PC.Tips for teachers of evidence-based medicine：clinical prediction rules（CPRs）and estimating pretest probability. J Gen Intern Med. 2008；23（8）：1261-1268.

注：NNT，number needed to treat，需治疗人数。

阐述了EBCP教学的三种模式的概念。基于问题的学习（PBL）和小组学习的相关概念及场景对EBCP教学方法产生了很大的影响。BMJ上发表的"The ABC of Learning and Teaching Medicine"系列文章提供了一套关于这些主题和相关主题的文章，可通过访问http://annietv600.wordpress.com/2006/05/13/the-abc-of-learning-and-teaching-in-medicine-bmj-series-2003获得[82]。同样，成人学习理论和相关概念对我们在此阐述的内容也有潜在影响[83]，关于培养专业技能的经典文章于此也有贡献[84-86]。《The Medical Journal of Australia》提供了一系列有关"microteaching"（teaching on the run）的文章[87]。

在本章，我们考虑了医学生教育和毕业后教育这两种不同的教学环境。向已经完成正式培训的医务人员传授EBCP技能有一定的挑战，往往需要与学员沟通，以明确学习和教学的目标。循证临床实践学习班、继续教育以及在科室会议中纳入文献评价等做法在这方面都是有用的，但是超出了本章讨论的范围[88,89]。

费宇彤 吴 东 译
谢 锋 审

参考文献

1. Batalden P, Leach D, Swing S, Dreyfus H, Dreyfus S. General competencies and accreditation in graduate medical education. Health Aff (Millwood). 2002; 21 (5): 103-111.

2. Royal College of Physicians and Surgeons of Canada. CanMEDS 2005 Framework. http://www.royalcollege.ca/portal/page/portal/rc/canmeds/framework. Accessed August 12, 2013.

3. Frank JR, Jabbour M, Tugwell P, et al. Skills for the new millennium: report of the Societal Needs Working Group, CanMEDS 2000 Project. Ann R Coll Physicians Surg Can. 1996; 29 (4): 206-216.

4. Nasca TJ, Philibert I, Brigham T, Flynn TC. The next GME accreditation system: rationale and benefits. N Engl J Med. 2012; 366 (11): 1051-1056.

5. Chatterji M, Graham MJ, Wyer PC. Mapping cognitive overlaps between practice-based learning and improvement and evidence-based medicine: an operational definition for assessing resident physician competence. J Grad Med Educ. 2009; 1 (2): 287-298.

6. Wyer PC, Naqvi Z, Dayan PS, Celentano JJ, Eskin B, Graham MJ. Do workshops in evidence-based practice equip participants to identify and answer questions requiring consideration of clinical research? a diagnostic skill assessment. Adv Health Sci Educ Theory Pract. 2009; 14 (4): 515-533.

7. Epstein RM. Mindful practice in action (I): technical competence, evidence-based medicine, and relationship-centered care. Fam Syst Health. 2003; 21 (1): 1-9.

8. Sestini P. Epistemology and ethics of evidence-based medicine: putting goal-setting in the right place. J Eval Clin Pract. 2010; 16 (2): 301-305.

9. Maggio LA, Tannery NH, Chen HC, ten Cate O, O'Brien B. Evidence-based medicine training in undergraduate medical education: a review and critique of the literature published 2006-2011. Acad Med. 2013; 88 (7): 1022-1028.

10. Greenhalgh T. Narrative based medicine: narrative based medicine in an evidence based world. BMJ. 1999; 318 (7179): 323-325.

11. Silva SA, Charon R, Wyer PC. The marriage of evidence and narrative: scientific nurturance within clinical practice. J Eval Clin Pract. 2011; 17 (4): 585-593.

12. Silva SA, Wyer PC. The Roadmap: a blueprint for evidence literacy within a Scientifically Informed Medical Practice and Learning model. Eur J Person Centered Healthcare. 2013; 1 (1): 53-68.

13. Cooke M, Irby DM, O'Brien BC. Educating Physicians: A Call for Reform of Medical School and Residency. San Francisco, CA: Jossey-Bass; 2010.

14. Davis J, Chryssafdou E, Zamora J, Davies D, Khan K, Coomarasamy A. Computer-based teaching is as good as face to face lecture-based teaching of evidence based medicine: a randomised controlled trial. BMC Med Educ. 2007; 7: 23.

15. Coppus SFPJ, Emparanza JI, Hadley J, et al. A clinically integrated curriculum in evidence-based medicine for just-in-time learning through on-the-job training: the EU-EBM project. BMC Med Educ. 2007; 7: 46.

16. Kulier R, Hadley J, Weinbrenner S, et al. Harmonising evidence-based medicine teaching: a study of the outcomes of e-learning in fve European countries. BMC Med Educ. 2008; 8: 27.

17. Kulier R, Gülmezoglu AM, Zamora J, et al. Effectiveness of a clinically integrated e-learning course in evidence-based medicine for reproductive health training: a randomized trial. JAMA. 2012; 308 (21): 2218-2225.

18. Kulier R, Coppus SF, Zamora J, et al. The effectiveness of a clinically integrated e-learning course in evidence-based medicine: a cluster randomised controlled trial. BMC Med Educ. 2009; 9: 21.

19. Atkins D, Best D, Briss PA, et al; GRADE Working Group. Grading quality of evidence and strength of recommendations. BMJ. 2004; 328 (7454): 1490-1494.

20. Committee on Standards for Developing Trustworthy Clinical Practice Guidelines. Clinical Practice Guidelines We Can Trust. Washington, DC: Institute of Medicine; 2011.

21. Qaseem A, Forland F, Macbeth F, Ollenschläger G, Phillips S, van der Wees P; Board of Trustees of the Guidelines International Network. Guidelines International Network: toward international standards for clinical practice guidelines. Ann Intern Med. 2012; 156 (7): 525-531.

从证据到临床实践

22. Eddy DM. Evidence-based medicine: a unified approach. Health Aff (Millwood) . 2005; 24 (1) : 9-17.

23. Guyatt G, Oxman AD, Akl EA, et al. GRADE guidelines, 1: introduction-GRADE evidence profiles and summary of findings tables. J Clin Epidemiol. 2011; 64 (4) : 383-394.

24. Guyatt GH, Oxman AD, Kunz R, Vist GE, Falck-Ytter Y, Schünemann HJ; GRADE Working Group. What is "quality of evidence" and why is it important to clinicians? BMJ. 2008; 336 (7651) : 995-998.

25. Eddy DM, Adler J, Patterson B, Lucas D, Smith KA, Morris M. Individualized guidelines: the potential for increasing quality and reducing costs. Ann Intern Med. 2011; 154 (9) : 627-634.

26. Straus SE, Tetroe JM, Graham ID. Knowledge translation is the use of knowledge in health care decision making. J Clin Epidemiol. 2011; 64 (1) : 6-10.

27. Lang ES, Wyer P, Tabas JA, Krishnan JA. Educational and research advances stemming from the Academic Emergency Medicine consensus conference in knowledge translation. Acad Emerg Med. 2010; 17 (8) : 865-869.

28. Wahabi HA, Al-Ansary LA. Innovative teaching methods for capacity building in knowledge translation. BMC Med Educ. 2011; 11: 85.

29. Coomarasamy A, Khan KS. What is the evidence that postgraduate teaching in evidence-based medicine changes anything? A systematic review. BMJ. 2004; 329 (7473) : 1017-1021.

30. Davis D, O'Brien MA, Freemantle N, Wolf FM, Mazmanian P, Taylor-Vaisey A. Impact of formal continuing medical education: do conferences, workshops, rounds, and other traditional continuing education activities change physician behavior or health care outcomes? JAMA. 1999; 282 (9) : 867-874.

31. Ghali WA, Saitz R, Eskew AH, Gupta M, Quan H, Hershman WY. Successful teaching in evidence-based medicine. Med Educ. 2000; 34 (1) : 18-22.

32. Haidet P, O'Malley KJ, Richards B. An initial experience with "team learning" in medical education. Acad Med. 2002; 77 (1) : 40-44.

33. Hunt DP, Haidet P, Coverdale JH, Richards B. The effect of using team learning in an evidence-based medicine course for medical students. Teach Learn Med. 2003; 15 (2) : 131-139.

34. Straus SE, Richardson WS, Glasziou P, Haynes RB. EvidenceBased Medicine: How to Practice and Teach EBM. 4th ed. Edinburgh, Scotland: Elsevier Churchill Livingstone; 2011.

35. Richardson WS. Teaching evidence-based practice on foot. ACP J Club. 2005; 143 (2) : A10-A12.

36. Norman GR, Eva KW, Schmidt HG. Implications of psychology-type theories for full curriculum interventions. Med Educ. 2005; 39 (3) : 247-249.

37. Norman GR, Schmidt HG. Effectiveness of problem-based learning curricula: theory, practice and paper darts. Med Educ. 2000; 34 (9) : 721-728.

38. Irby DM. How attending physicians make instructional decisions when conducting teaching rounds. Acad Med. 1992; 67 (10) : 630-638.

39. Schmidt HG, Norman GR, Boshuizen HP. A cognitive perspective on medical expertise: theory and implication. Acad Med. 1990; 65 (10) : 611-621.

40. Wyer PC, Keitz S, Hatala R, et al. Tips for learning and teaching evidence-based medicine: introduction to the series. CMAJ. 2004; 171 (4) : 347-348.

41. Irby DM. What clinical teachers in medicine need to know. Acad Med. 1994; 69 (5) : 333-342.

42. Weingart S, Wyer P. Emergency Medicine Decision Making: Critical Choices in Chaotic Environments. New York, NY: McGraw-Hill Companies; 2006.

43. Straus SE, Tetroe JM, Graham ID. Knowledge Translation in Health Care: Moving from Evidence to Practice. 2nd ed. Oxford, UK: Wiley Blackwell; 2013.

44. Guyatt GH, Meade MO, Jaeschke RZ, Cook DJ, Haynes RB. Practitioners of evidence-based care: not all clinicians need to appraise evidence from scratch but all need some skills. BMJ. 2000; 320 (7240) : 954-955.

45. Charon R, Wyer P; NEBM Working Group. Narrative evidence-based medicine. Lancet. 2008; 371 (9609) : 296-297.

46. Zarychanski R, Abou-Setta AM, Turgeon AF, et al. Association of hydroxyethyl starch administration with mortality and acute kidney injury in critically ill patients requiring volume resuscitation: a systematic review and meta-analysis. JAMA. 2013; 309 (7) : 678-688.

47. Alhazzani W, Lim W, Jaeschke RZ, Murad MH, Cade J, Cook DJ. Heparin thromboprophylaxis in medical-surgical critically ill patients: a systematic review and meta-analysis of randomized trials. Crit Care Med. 2013; 41 (9) : 2088-2098.

48. Ahimastos AA, Walker PJ, Askew C, et al. Effect of ramipril on walking times and quality of life among patients with peripheral artery disease and intermittent claudication: a randomized controlled trial. JAMA. 2013; 309 (5) : 453-460.

49. Sauve S, Lee HN, Meade MO, et al. The critically appraised topic: a practical approach to learning critical appraisal. Ann R Coll Physicians Surg Can. 1995; 28 (7) : 396-398.

50. Carraccio C, Englander R. Evaluating competence using a portfolio: a literature review and web-based application to the ACGME competencies. Teach Learn Med. 2004; 16 (4) : 381-387.

51. Lynch DC, Swing SR, Horowitz SD, Holt K, Messer JV. Assessing practice-based learning and improvement. Teach Learn Med. 2004; 16 (1) : 85-92.

52. Mathers NJ, Challis MC, Howe AC, Field NJ. Portfolios in continuing medical education: effective and efficient? Med Educ. 1999; 33 (7) : 521-530.

53. Kongerud IC, Vandvik PO. Work files as learning tools in knowledge management. Tidsskr Nor Laegeforen. 2013; 133 (15) : 1587-1590.

54. Wyer PC. The critically appraised topic: closing the evidence transfer gap. Ann Emerg Med. 1997; 30 (5) : 639-640.

55. Wyer PC, Rowe BH, Guyatt GH, Cordell WH. Evidence-based emergency medicine: the clinician and the medical literature: when can we take a shortcut? Ann Emerg Med. 2000; 36 (2) : 149-155.

56. Gould MK, Garcia DA, Wren SM, et al. Prevention of VTE in non-orthopedic surgical patients antithrombotic therapy and prevention of thrombosis, 9th ed: American College of Chest Physicians Evidence-Based Clinical Practice Guidelines. Chest. 2012; 141 (2 Suppl) : e227S-e277S.

57. Barratt A, Wyer PC, Hatala R, et al; Evidence-Based Medicine Teaching Tips Working Group. Tips for learners of evidence-based medicine, 1: relative risk reduction, absolute risk reduction and number needed to treat. CMAJ. 2004; 171 (4) : 353-358.

58. de Lemos ML, Wyer PC, Guyatt G, Simpson JM. NNT for studies with long-term follow-up. CMAJ. 2005; 172 (5) : 613-615.

59. Montori VM, Kleinbart J, Newman TB, et al. Tips for teachers

of evidence-based medicine, 2: confidence intervals and p values. CMAJ. 2004; 171 (6) : 1-12.

60. McGinn T, Wyer PC, Newman TB, et al. Tips for teachers of evidence-based medicine, 3: understanding and calculating kappa. CMAJ. 2004; 171 (11) : 1-9.

61. Hatala R, Keitz S, Wyer P, Guyatt G; Evidence-Based Medicine Teaching Tips Working Group. Tips for learners of evidence-based medicine, 4: assessing heterogeneity of primary studies in systematic reviews and whether to combine their results. CMAJ. 2005; 172 (5) : 661-665.

62. Montori VM, Wyer P, Newman TB, Keitz S, Guyatt G; Evidence-Based Medicine Teaching Tips Working Group. Tips for learners of evidence-based medicine, 5: the effect of spectrum of disease on the performance of diagnostic tests. CMAJ. 2005; 173 (4) : 385-390.

63. Lee A, Joynt GM, Ho AMH, Keitz S, McGinn T, Wyer PC; EBM Teaching Scripts Working Group. Tips for teachers of evidence-based medicine: making sense of decision analysis using a decision tree. J Gen Intern Med. 2009; 24 (5) : 642-648.

64. Richardson WS, Wilson MC, Keitz SA, Wyer PC; EBM Teaching Scripts Working Group. Tips for teachers of evidence-based medicine: making sense of diagnostic test results using likelihood ratios. J Gen Intern Med. 2008; 23 (1) : 87-92.

65. Kennedy CC, Jaeschke R, Keitz S, et al; Evidence-Based Medicine Teaching Tips Working Group. Tips for teachers of evidence-based medicine: adjusting for prognostic imbalances (confounding variables) in studies on therapy or harm. J Gen Intern Med. 2008; 23 (3) : 337-343.

66. Prasad K, Jaeschke R, Wyer P, Keitz S, Guyatt G; Evidence-Based Medicine Teaching Tips Working Group. Tips for teachers of evidence-based medicine: understanding odds ratios and their relationship to risk ratios. J Gen Intern Med. 2008; 23 (5) : 635-640.

67. McGinn T, Jervis R, Wisnivesky J, Keitz S, Wyer PC; Evidence-based Medicine Teaching Tips Working Group. Tips for teachers of evidence-based medicine: clinical prediction rules (CPRs) and estimating pretest probability. J Gen Intern Med. 2008; 23 (8) : 1261-1268.

68. Montori VM, Guyatt GH. Intention-to-treat principle. CMAJ. 2001; 165 (10) : 1339-1341.

69. Williams BC, Hoffman RM. Teaching Tips: a new series in JGIM. J Gen Intern Med. 2008; 23 (1) : 112-113.

70. Dobbie AE, Schneider FD, Anderson AD, Littlefeld J. What evidence supports teaching evidence-based medicine? Acad Med. 2000; 75 (12) : 1184-1185.

71. Hatala R, Guyatt G. Evaluating the teaching of evidence-based medicine. JAMA. 2002; 288 (9) : 1110-1112.

72. Straus SE, Green ML, Bell DS, et al; Society of General Internal Medicine Evidence-Based Medicine Task Force. Evaluating the teaching of evidence-based medicine: conceptual framework. BMJ. 2004; 329 (7473) : 1029-1032.

73. Green ML. Graduate medical education training in clinical epidemiology, critical appraisal, and evidence-based medicine: a critical review of curricula. Acad Med. 1999; 74 (6) : 686-694.

74. Shaneyfelt TM, Baum K, Bell DS, et al. Evaluating evidence-based medicine competence: a systematic review of instruments [Abstract] . J Gen Intern Med. 2005; 20 (S1) : 155.

75. Fritsche L, Greenhalgh T, Falck-Ytter Y, Neumayer HH, Kunz R. Do short courses in evidence-based medicine improve knowledge and skills? Validation of Berlin questionnaire and before and after study of courses in evidence-based medicine. BMJ. 2002; 325 (7376) : 1338-1341.

76. Ramos KD, Schafer S, Tracz SM. Validation of the Fresno test of competence in evidence-based medicine. BMJ. 2003; 326 (7384) : 319-321.

77. Taylor R, Reeves B, Mears R, et al. Development and validation of a questionnaire to evaluate the effectiveness of evidence-based practice teaching. Med Educ. 2001; 35 (6) : 544-547.

78. Oude Rengerink K, Zwolsman SE, Ubbink DT, Mol BWJ, van Dijk N, Vermeulen H. Tools to assess evidence-based practice behaviour among healthcare professionals. Evid Based Med. 2013; 18 (4) : 129-138.

79. Shaneyfelt T, Baum KD, Bell D, et al. Instruments for evaluating education in evidence-based practice: a systematic review. JAMA. 2006; 296 (9) : 1116-1127.

80. Lurie SJ, Mooney CJ, Lyness JM. Measurement of the general competencies of the accreditation council for graduate medical education: a systematic review. Acad Med. 2009; 84 (3) : 301-309.

81. Wyer P, Chatterji M. Designing outcome measures for the accreditation of medical education programs as an iterative process combining classical test theory and Rasch measurement. Int J Educ Psychol Assess. 2013; 13 (2) : 35-61.

82. Prideaux D. ABC of learning and teaching in medicine: curriculum design. BMJ. 2003; 326 (7383) : 268-270.

83. Bransford JD, Brown AL, Cocking RR. How People Learn: Brain, Mind, Experience and School. Washington, DC: National Academy Press; 2000.

84. Ananthakrishnan N. Microteaching as a vehicle of teacher training: its advantages and disadvantages. J Postgrad Med. 1993; 39 (3) : 142-143.

85. Ericsson KA. The Road to Excellence: The Acquisition of Expert Performance in the Arts and Sciences, Sports and Games. Mahwah, NJ: Lawrence Erlbaum Associates; 1996.

86. Ericsson KA. Deliberate practice and the acquisition and maintenance of expert performance in medicine and related domains. Acad Med. 2004; 79 (10) (suppl) : S70-S81.

87. University of Western Australia Faculty of Medicine. Dentistry and Health Sciences. Tip series. University of Western Australia website. http: //www. meddent. uwa. edu. au/teaching/on-therun/tips. Updated September 16, 2009. Accessed April 4, 2014.

88. Leipzig RM, Wallace EZ, Smith LG, Sullivant J, Dunn K, McGinn T. Teaching evidence-based medicine: a regional dissemination model. Teach Learn Med. 2003; 15 (3) : 204-209.

89. Murad MH, Montori VM, Kunz R, et al. How to teach evidence-based medicine to teachers: reflections from a workshop experience. J Eval Clin Pract. 2009; 15 (6) : 1205-1207.

从证据到临床实践

附　　录

专有名词

索引

专有名词

名词	英文	中文释义
安慰剂	placebo	一种与活性干预外观尽可能接近的生物学惰性物质（典型形式为药丸或胶囊）。在药物试验中，安慰剂有时给予对照组的受试者以保证研究的盲态。
安慰剂效应	placebo effect	独立于其生物学效果的干预疗效。
按接受的实际治疗分析	as-treated analysis	根据患者实际接受的干预措施，而不是随机分组的方案进行分析。即如果干预组的患者接受了对照组的干预，则按照对照组计算；如果对照组的患者接受了试验干预，则按照干预组计算。这种分析很可能会破坏通过随机化达到的预后均衡，从而提供误导性的结果。
案例研究	case study	在定性研究中，探索由一些界限或当代现象定义的案例，通常在现实生活环境开展。
把握度	power	当原假设为错误（并且应当被拒绝）的前提下，研究能够拒绝原假设的能力。把握度和足够的样本量相关：如果样本量太小，研究发现组间差异的把握度会不足。
半结构化访谈	semistructured interview	在定性研究中，按照既定主题设置好相关问题列表，并将访谈内容结构化，以便将这些问题囊括在内；但允许提问和回答的形式因人而异，即访谈问答实施的半结构化。访谈者系统性地就特定的主题进行访谈，但使用自然语言，鼓励参与者提供开放式答案。
报告偏倚（选择性结局报告偏倚）	reporting bias（or selective outcome reporting bias）	作者按照结果效应大小、方向或统计学显著性而有选择地报告研究结果的倾向。另见"偏倚"词条。
暴露	exposure	指一种条件，当患者暴露于这一条件时（无论是可能有害还是可能有益）会影响他们的健康。
贝叶斯分析	bayesian analysis	一种使用既往知识结合数据的统计方法。另见"贝叶斯推理诊断"。
贝叶斯诊断推理	bayesian diagnostic reasoning	贝叶斯推理的本质是以验前概率或概率分布开始，并结合新的信息来获得验后概率或概率分布。本书提出的诊断方法是假设医生进行诊断时是直观的贝叶斯思想家，随着信息积累，从验前概率可推算得出验后概率。
背景问题	background questions	关于生理学、病理学、流行病学、常规诊疗以及低年资医生经常询问的一些问题。背景问题的最佳答案通常会在教科书或叙述评论文章中找到。
比数	odds	发生事件数和未发生事件数之比；发生目标结局的研究对象人数和未发生目标结局的研究对象人数之比。
比数比（相对比数）	odds ratio，OR（or relative odds）	某事件在暴露组的比数和同一事件在非暴露组的比数之比。
比数降低	odds reduction	比数降低对比数的描述相当于相对风险降低对风险的描述。和相对风险降低等于1−相对风险类似，比数降低等于1−相对比数（相对比数和比数比为同义词）。因此，如果对于特定结局的一个治疗结果的比数比为0.6，则治疗能够减少该结局的比数为0.4。
编史	historiography	针对理解历史事件与编写历史叙述方法的一种定性研究方法。
变异等位基因	variant allele	在一个群体中最不常见的特定单核苷酸多态性的等位基因。

名词	英文	中文释义
标准 （金标准、参考标准）	criterion standard （or gold standard or reference standard）	为诊断提供标准的一种方法，在筛查或诊断试验中作为公认的判断依据。该方法不一定是单一或简单的测量方法，它可以是对患者随访期间疾病演变的观察，也可以是由专家组对患者结局给出的一致意见。
标准博弈法	standard gamble	一个直接的偏好或者效用指标，请应答者在一个0到1.0的标尺上直接评价自己的生存质量。0是死亡，1.0是完全健康。应答者在自己健康状况的某特定时点与一个博弈之间进行选择。在这个博弈中，应答者在此特定时点上完全健康的概率为P（0到0.99中的任意值），立即死亡的概率为$1-P$。
标准化均数差	standardized mean difference，SMD	在荟萃分析的时候使用的一个统计量。当对一些研究的结果进行合并时，发现这些研究虽然都评价了同一个结局，却是用了不一样的测量工具（例如，焦虑或者疼痛的不同测量工具）的时候，需要使用该指标。通常被报告作"d"。另见"效应量"词条。
标准误	standard error	对总体参数的估计的标准差。均数的标准误是对总体均数的估计的标准差。
表面效度	face validity	一个测评量表符合测评目的的程度。
表型	phenotype	一个细胞或有机体可观察到的特征，通常是一个基因（基因型）编码过的产物。
病程长度偏倚	length time bias	通过筛查发现疾病的患者，比通过出现临床症状后确诊的患者存活时间更长或结局更好，这是因为通过筛查发现的疾病处于初期，进展缓慢，预后更好，这时出现的偏倚即病程长度偏倚。另见"偏倚"词条。
病例对照研究	case-control study	根据患者结局进行抽样，确定暴露与结局之间关联性的一种研究设计。将暴露于某种（可疑）有害物质出现某种结局（病例）与未出现该结局（对照）的人群进行比较。
病例系列	case series	一种收集以类似方式治疗患者的研究报告，没有对照组。例如，医生可能会描述连续25例糖尿病患者接受预防足部溃疡教育后的结局。
不精确性	imprecision	在证据质量的定级中，GRADE认为95%可信区间（CI）是确定结果精确性的最佳方法。假设可信区间的上限和下限分别代表了真值，但临床决策会因此而变化时，应该降低证据质量的级别（即对效应值估计的把握度）。一个例外情况是，当效应值很大且可信区间也提示效应值稳健，但总样本量不大且事件数量较小，也应考虑存在不精确性，并对证据降级。
不连贯性	incoherence	网络荟萃分析中，直接证据与间接证据中对治疗效果估计的不同。
不一致性	inconsistency	在临床建议的GRADE系统中，证据本身不会因为具有一致性而升级，却可能因为不一致性而降级。对一致性的评价标准包括点估计的相似性、可信区间的重叠程度以及统计学标准，包括异质性检验和I^2。研究者可分析与人群、干预、结局及偏倚风险相关的少数几个预设亚组，以确定研究的异质性。
布尔运算符 （逻辑运算符）	boolean operators （or logical operators）	检索电子数据库时使用的单词。运算符包括AND，OR和NOT，用于组合术语（AND / OR）或从检索策略中排除术语（NOT）。
部分验证偏倚	partial verification bias	经诊断试验检测的患者中，仅有一部分被金标准所验证，且这部分患者依赖于诊断试验的结果。例如疑似冠状动脉疾病的患者中，运动试验出现阳性结果的患者比阴性结果的患者更容易接受冠脉造影检查（金标准）。 另见"偏倚"词条。

名词	英文	中文释义
参考标准 （标准、金标准）	reference standard （or criterion standard or gold standard）	见"标准"词条。
参与观察	participant observation	见"田野观察"词条。
参与者确认	member checking	定性研究中，与研究参与者分享研究结果草稿并邀请他们进行反馈，包括结果是否易懂，研究者是否忠实理解了他们的观点，是否存在谬误等。需要注意的是，并非出现任何矛盾就意味着研究存在偏倚或错误，但在下一阶段的实际分析中，研究者需要解释和考虑这个过程中出现的问题。
残余混杂	residual confounding	在完全校正统计协变量之后，两组之间仍残留不均衡的，未知的，未测量的，或者未准确测量的预后因素。这些残存的不均衡，将会导致因果关系推断出现偏倚。
测量者间信度	interrater reliability	两位或更多测量者能够一致地区分研究主体某种特性取值不同（常通过组内相关测量）的程度。
测量者内信度	intrarater reliability	测量者基于重复测量能够一致地区分受试者某个特点的能力（常通过组内相关测量）。
层级回归	hierarchic regression	检验自变量或预测变量（如年龄、性别、疾病严重程度）与因变量（或结局变量）（如死亡、运动能力）之间关系的方法。其与标准回归分析不同，在层级回归中，一个预测变量是另一个预测变量的亚类，低级别的预测变量嵌套于高级别预测变量之内。比如在一个国际合作研究中，应用回归分析来预测重症监护病房（ICU）撤除生命支持的可能性，城市这个预测变量是嵌套于国家这个预测变量的亚类，而ICU这个变量则嵌套于城市这个变量。
差异性验证偏倚 （验证偏倚、工作偏倚）	differential verification bias （or verification bias or workup bias）	当检验结果会影响下一步金标准诊断试验的选择时（如检测结果为阳性的患者会接受有创测试来进一步确认诊断，而检测结果为阴性者不接受进一步检测而直接进入长期随访），对检验性能的评估可能存在偏倚。另见"偏倚"词条。
长期趋势	secular trends	事件发生概率随时间的变化。这种变化独立于已知结局预测因素之外。
成本费用率	cost-to-charge ratio	当成本与实际费用之间存在系统性偏倚时，卫生经济学分析将采用成本费用率来调整支出费用，使其接近实际成本。
成本分析	cost analysis	一种经济学分析方法，仅比较不同方案的成本。这种比较仅分析了决策所消耗的资源，而没有分析预期获得的结局。
成本－效果分析	cost-effectiveness analysis	一种经济学分析方法，其中健康产出是采用原始单位表达的（如挽救一例生命的成本、避免一例流血事件的成本）。有时，成本－效用分析被认为成本－效果分析的一个分型。
成本－效果可接受曲线	cost-effectiveness acceptability curve	成本－效果可接受曲线是以人们对某种疗法所愿意支付的最大成本（如为增加一个生命年所愿支付的美元数）为横坐标、以该疗法与对照疗法相比具有成本效果的概率作为纵坐标的图形。曲线的绘制是基于经济学评价研究得到的成本点估计值或决策分析模型中变量值的不确定状态。当人们愿意为健康支付更多货币时，因成本更高而初始不被青睐的治疗方案（如挽救一个生命年要投入更高的成本）反而有更大的可能具有更好的成本效果比（从而被接受）。成本－效果可接受曲线为不确定状态下的经济学评价提供了更直观的结果表达方式，仅用简单的数字替代了使用大量表格或图形的敏感性分析。

名词	英文	中文释义
成本效果有效边界	cost-effectiveness efficiency frontier	经济学评价结果中每种治疗方案的成本和效果的结果都可以在图形上显示，即成本效果象限图。在该图形中成本标注在纵坐标（上方代表正无穷、下方代表负无穷），效果如生命年标注在横坐标（左侧远端代表负无穷、右侧远端代表正无穷）。一种治疗方案，如常规治疗，标注在原点（0，0），其他的治疗方案按照其与原点治疗方案的相对值进行标注。当一种治疗方案的效果更低而成本更高时即被认为是劣势方案。所有非劣势方案的坐标点相连接的线条就构成了成本效果有效边界。在这种图形结构下，任何一种标注在成本效果有效边界上方的治疗方案都被认为比标注在曲线上的方案低效。
成本－效益分析	cost-benefit analysis	将成本与健康产出（包括生存时间和生活质量）均用货币的形式表达的一种经济学分析方法。
成本－效用分析	cost-utility analysis	一种将健康产出转化为人们偏好的调整后生命年为表达方式的经济学分析方法。通常表达为增量成本和增量调整质量生命年的比值。
纯合子	homozygous	基因中某个位置上的等位基因相同（纯合子）。
单病例随机对照试验（N-of-1 RCT）	N-of-1 randomized clinical trial（or N-of-1 RCT）	一种在单个病例上确定干预或暴露效果的试验设计。在单病例随机对照设计中，患者接受事先匹配好的治疗期，其中一个时期接受干预组治疗，另一个时期接受备选治疗方案或安慰剂。患者和医生尽可能保持盲态，而且需要监测结局。治疗期将不断进行重复，直至医生和患者明确干预组和对照组存在或不存在差异。
单个患者数据荟萃分析	individual patient data meta-analysis	将每个原始研究中单个患者的数据进行合并的荟萃分析。这种方法支持了更精确的意向性分析和亚组分析。
单核苷酸多态性	single-nucleotide polymorphism，SNP	与普通或野生型序列相比，DNA基因序列在某一特定点上的碱基对变化。
单体型	haplotype	位于同一条染色体特定区域的一组邻近单核苷酸多态的基因片段组合，倾向于一起遗传给后代。
单组验前验后设计（前－后设计）	one-group pretest-posttest design（or before-after design）	见"前－后设计"词条。
当地共识过程	local consensus process	一种改变医生行为的策略。通过邀请相关医生进行讨论，产生改变医生行为的建议并达成共识。
刀切法（重叠分散试验、Jackknife检验）	jackknife technique（or jackknife dispersion test）	评估评价者变异与偏倚的统计技术。应用于基于研究样本构建预测模型，并检验该模型是否适用于不同亚样本的研究。
道义主义	deontologic	关于分配正义，该方法认为医生的唯一职责是满足个体患者的治疗需求。这是与功利主义或结果主义的观点相反的。
等位基因	allele	在遗传关联性研究中，基因的几种变异之一，通常指基因的特定位点。
等效性研究（等效性试验）	equivalence study（or equivalence trial）	试验所评估的干预措施疗效不包含任何对患者而言很重要的优效性时，即为等效性试验。等效性试验需要预先设定一个干预措施评价结局的最小差异值。当干预措施的疗效超过这个差异时，足以导致患者对其产生选择的偏好。试验结束时评估疗效的效应值可信区间若不包含这个差异值时，研究者可以认为干预措施是等效的。等效性试验有助于研究者判断相比于目前的干预措施来说，是否存在更便宜、更安全、更便捷（或有希望为投资者带来更多收益的），而（在效应上）虽没有更好但也没有更差的干预措施。

名词	英文	中文释义
递归分区分析	recursive partitioning analysis	使用一系列预测变量估计个体经历某个特定结局的可能性，以此决定最优路径的分析技术。该技术根据目标结局和非目标结局的变量特征重复地进行人群划分（例如在年轻人和老年人之间，划分老年人和年轻人）。
点估计	point estimate	能最好地代表总体参数的单个数值。
调查	survey	一种观察性研究，采用访谈员填写或应答者自己填写问卷的方法，来获取应答者的行动、信念、偏好、知识或态度。
定量研究	quantitative research	通过精确测量和对事先定义的参数的定量化来检验规定好的假设，以此产生若干恰当的统计分析结果的研究方法。
定性研究	qualitative research	定性研究聚焦于社会的和可解释的（而非可定量的）现象。研究旨在发现、解释和描述，而非检验和评价。定性研究对关注的社会经历或情境进行归纳和描述性推断，而定量研究是对人群进行因果或相关性推断。定性研究不限于单一方法，而是根据要描述和解释的定性数据而应用一系列的分析方法。具体方法包括扎根理论、民族志、现象学、个案研究、批判理论和史学。
独立相关	independent association	当进行了其他预后因素（通常在回归分析后）校正后，某个变量与某个结局呈相关关系，则这种相关关系被称为独立相关。
队列	cohort	一群具有共同特征或一组共同特征的人群。通常情况下，该组人群需要在特定时间内进行随访，以确定疾病的发生率或特定疾病（预后）是否发生。
队列研究（纵向研究、前瞻性研究）	cohort study（or longitudinal study or prospective study）	队列研究是一种研究设计，队列中的人群在起始阶段没有出现感兴趣的结局，但暴露于假定的因素，与同时未暴露于假定因素也未出现感兴趣结局的另一个队列进行比较。然后对两个队列进行随访，比较感兴趣结局在随访期间的发生率。当用于研究干预措施的有效性时，将接受干预的队列与不接受干预的队列同时进行比较，对两个队列进行随访，比较感兴趣结果的发生率。队列研究还可以是回顾性的，研究人员通过获取数据库中其他人已经随访的信息来验证暴露和结局之间的关联。
对照事件发生率（基线危险度、基线事件发生率）	control event rate，CER（or baseline risk or baseline event rate）	见"基线危险度"词条。
对照组	control group	未接受试验干预的组。在多数研究中，对照组接受的是常规治疗或安慰剂。
对照组危险度	control group risk，CGR	在研究的对照组中某事件发生的危险度。
多重干预	multifaceted interventions	使用多种策略改变临床行为，这些策略可能包括两种或以上方法的组合，包括：审核与反馈、提醒、区域性共识过程、患者介导干预、计算机决策支持系统。
多态性	polymorphism	人群中发生频率是少见基因变异发生率至少1%的2个或以上的基因变异。另见"突变"词条。
多元回归分析（多变量回归分析）	multivariate regression analysis（or multivariable regression analysis）	一种考虑2个以上自变量（预测变量）对因变量进行解释或预测（结果变量或目标变量）的回归数学模型。多元是指单个结果（因变量）的多个预测因子（自变量）。多变量是指多个结果的1个或多个独立变量。另见"双变量回归分析"词条。
多状态转移模型	multistate transition model	见"马尔可夫模型"词条。

名词	英文	中文释义
二次研究循证杂志	secondary evidence-based journal	二次研究循证杂志不发表原始研究，其刊载的文章仅包括对已经发表过的，达到预定临床相关性和方法学质量标准的研究的综合。
二分类结局（二元结局）	dichotomous outcome（or binary outcome）	选取2个离散值中的一个值而不是连续取值的一种分类变量（如受孕或未受孕，死亡或存活）。
二元结局（二分类结局）	binary outcome（or dichotomous outcome）	一个分类变量的取值只能取2个离散值中的一个，而不是连续取值（例如怀孕或未怀孕，死亡或活着）。
发表偏倚	publication bias	指研究的发表依赖于研究结果的方向以及是否有统计学意义。另见"偏倚"词条。
发病率	incidence	在某一段时间内某种疾病新发生病例的数量，用来表达该时段内发病人数在有危险发病人群中的比例。
反馈效应	feedback effect	由于实施评估和反馈而产生的医疗决策改进。
反身性	reflexivity	在应用田野观察的定性研究中，无论使用3种方法（参与观察、非参与观察和间接观察）中的哪一种，观察者总会或多或少对被观察到的事物所影响。观察者和被观察事物之间的互动叫作反身性。无论其在获取社会事实时扮演积极抑或消极的角色，研究者都需要在数据解读时报告研究反身性并给予解释。
反应度	responsiveness	用以评价一个工具（量表）在监测时序性变化时的敏感度或能力。
方便样本	convenience sample	样本中的受试对象并非由于其符合研究问题或分析特点而被选中，而是由于研究者方便操作而被选中。这种抽样方法相比于定量研究中的概率抽样或定性研究中的目的抽样，往往被认为是科学性较差的。
方差	variance	估计统计结果变异性的术语。
访谈	interview	定性研究中三种数据收集基本方法之一。在对话中，访谈者对受访对象提出问题，受访对象用自己的话诠释自己的经历和事件。最常见的访谈类型包括个体访谈与焦点组访谈两种。焦点组访谈中研究者推动着多名参与者讨论的进行。访谈结束后，话语表达以及互动作为研究数据使用。在定量研究中，访谈是一种访谈者在与受访对象的交谈中获取信息来收集数据的方法。
访谈者偏倚	interviewer bias	取决于受访对象的某些特质，某位访谈者在访谈中进行了更多的试探。另见"偏倚"词条。
非参与观察	nonparticipant observation	见"现场观察（田野观察）"词条。
非劣效性试验	noninferiority trial	非劣效试验旨在确定在给定的阈值范围内，试验干预的效应是否非劣效于标准干预。该设计和等效性研究相对应，等效性设计的目的是确定一种干预的效力是否和另一种干预相近。如果一种新的试验干预具有某些其他优势，例如更好的可及性，费用减少，侵入性降低、危害更小或者负担降低（或能提高申办者的收益），则适合采用非劣效设计比较试验干预和标准干预。
非依从	nonadherent	如果患者未能暴露于研究干预的整个过程，则属于非依从。最常见的情况是患者没有按照规定剂量或疗程服用某药物，或者没有完成研究规定的所有内容。
分布法	distribution based	分步法是对患者自我报告的结局进行解释分析的一种方法（另一种方法是锚定法）。分步法对结果的解释基于对大量观测得到的效果，以及由测量工具得到的某个结果变异指标的关联性分析。大量观测得到的效果可能是患者治疗前后某项得分的差异值，或某终点结局分数的差异值。关于变异指标的选择，研究者可以选择患者间变异指标（如基线数据的标准差）或患者自身变异指标（如患者在试验过程中分数变化的标准差）。

名词	英文	中文释义
分类变量	categorical variable	分类变量可以是名义变量或有序变量。分类变量可以没有任何相关顺序（例如住院、择期手术或紧急手术），此时被称为名义变量。分类变量也可以根据排序的属性（例如高度的高、中、低）进行定义，此时被称为有序变量。
分配单位	unit of allocation	分组的单位（例如个体或群体，比如学校、医疗队、病房、门诊）。
分配隐藏（隐藏）	allocation concealment（or concealment）	如果招募患者入组的人员不知道下一个即将入组的患者是进入干预组还是对照组（使用诸如中央随机化技术或按顺序编号的不透光密封信封），则随机化是隐藏的。如果随机化没有隐藏，不同预后的患者就可能会有差异地被招募到干预组或对照组。尤其令人担忧的情况是，预后较好的患者可能会优先被纳入积极有效的干预组，导致干预措施的益处被明显夸大（甚至得出干预措施有效的错误结论）。
分析单位	unit of Analysis	分析的单位。通常是单个受试者。在应用整群随机法的研究中，分析单位是群体（例如学校、诊所）。
分析单位误差	unit of analysis error	当研究者采用了任意一种整群随机化（按照医生而不是患者，按照医疗机构而不是医生或者患者，或者按照村庄而不是参与者来随机）的方法，分析数据时却还是按照患者或参与者为单位进行，则研究就发生了分析单位误差。正确的分析方法应该是在整群随机化的前提框架下，充分考虑群体间差异中有多少是由于独立于治疗作用之外的其他因素引起的。
风险比	hazard ratio，HR	在整个研究期间一个结局（如死亡）的加权相对风险，常在生存分析研究中报告。
符号检验	sign test	对两个相关样本每对数据之差的带符号的秩和来进行检验，是比较两个样本的显著性的非参数检验。
符合方案分析（效力分析、效果分析）	per-protocol analysis（efficacy analysis or effectiveness analysis）	依照试验方案完成了整个临床试验的患者子集。该方法削弱了随机分组达到的预后因素平衡，因此，可能会对治疗效果产生有偏的估计。
负担	burden	术语"负担"在本书中有两种使用方式。一种是疾病负担，指的是人群中发生疾病的频率及其对生活质量、发病率、死亡率和医疗费用的相关影响。另一种是治疗负担，这是指很好地执行干预或监测措施给患者带来的不便，治疗引起的生活受限，以及与其他治疗措施的交互作用。
复合终点（复合结局）	composite end point（or composite outcome）	研究者采用一个与结局指标不同重要程度的复合结局来测量干预措施效果，就是复合终点。以下极少数情况下可以强化复合终点的有效性：①复合终点能够代表相似患者的重要性；②重要终点事件的发生率与不那么重要的终点事件发生率至少相似；③强有力的生物学原理支持该结果，且不同研究终点均显示相似的相对风险与足够窄的可信区间。
概率	probability	对一种条件存在（如诊断）或随后事件发生（例如在干预研究中）的可能性的一种定量估计。
概率乘法法则	law of multiplicative probabilities	独立事件（一种事件不影响其他事件的发生）的概率乘法法则告诉我们，抛10次硬币连续得到10次正面的概率可以通过将每次抛硬币得到一次正面的概率（1/2）相乘10次得到，即（1/2）^{10}。
概率敏感度分析	probabilistic sensitivity analysis	和经济学分析相关，是一种处理经济学模型中不确定性的一种方法。该方法通过对变量建模时定义的分布和从分布中随机抽样的模拟技术，来估算成本和产出的变异。

名词	英文	中文释义
概念	concepts	理论的基本构成元素。
概念框架	conceptual framework	相互联系的思想或概念的组织，提供了这些观念或观念之间的关系体系。
概要	synopsis	对单个研究或系统综述的方法学要点和结果的简要总结。
感觉温度计	feeling thermometer	感觉温度计是一种模拟温度计的视觉模拟评分量表，通常其评分尺度从0到100，其中0代表死亡，100代表最佳健康状态。被测评者使用温度计的方式给自己的健康状态或假定他人的健康状态打分。
干预效应（治疗效果）	intervention effect（or treatment effect）	见"治疗效果"词条。
工作偏倚	workup bias	见"差异性验证偏倚"词条。
工作偏倚	workup bias	见"差异性验证偏倚"词条。
工作诊断（主要假设）	working diagnosis（or leading hypothesis）	医生对临床问题的最佳解释。
功利主义（结果主义）	utilitarian（or consequentialist）	见"结果主义"词条。
共病	comorbidity	除了与研究目的相关的病症之外研究对象其他共存的疾病或病症。
谷仓效应	silo effect	在进行一项经济学分析的时候考虑使用狭义观点的一个主要的原因，是评价主预算负责人变化所带来影响。因为在一项新的干预措施可以被采用之前，预算可能需要相应改变（谷仓效应）。
固定效应模型	fixed-effects model	荟萃分析中对效应量级进行汇总估计的一种模型，进行效应值的推断时，模型认为纳入荟萃分析的原始研究结果均来自一个相同的真值。若所有研究的样本量都无限大，则所有研究对效应的估计结果将完全相同，因此所观测到的研究间变异仅来自随机误差。固定效应模型仅考虑研究内部变异而不考虑研究间变异。
观察性研究（观察性研究设计）	observational study（or observational study design）	观察性研究包括非随机试验的诸多设计类型（例如以建立因果关联为目的的队列研究或病例－对照研究、预后研究、诊断试验及定性研究等）。该术语经常用于描述在队列研究或病例对照研究中，患者、医疗服务人员的偏好或偶然事件决定了个体是否暴露于某种干预，或假定有害的药物或行为（与随机试验中研究者控制下的暴露相同）。
观察者偏倚	observer bias	出现在当观察者的观测在不同参与者特征上出现系统性地差异时（例如，在干预组和对照组间出现系统性的不同的观测结果）。另见"偏倚"词条。
过度发现	overdetection	发现不重要的疾病，指符合疾病病理学标准，但如果不发现和不治疗也不会引起症状或威胁生命的疾病。
合并估计	pooled estimate	一种表示回答相似问题的所有研究的最佳参数估计的统计综合测量方法（例如从一组随机试验中合并的相对危险度和95%可信区间）。
核糖体	ribosome	细胞内通过信使RNA转录而进行蛋白质合成的细胞器。
横断面研究	cross-sectional study	在某个时间节点或一段时间范围内对特定人群的观察。暴露因素与结局是同时确定的。
候选基因研究	candidate gene study	评估特定遗传变异与感兴趣的结果或特征之间关联的研究，根据明确的信息（已知的或假定的生物或功能，既往研究等）选择待测试的变异。

名词	英文	中文释义
患者报告结局	patient-reported outcomes	直接来源于患者的，关于患者自身健康状况的任何报告，而未经过医生或其他人对患者的反应进行解释。患者报告结局可以是绝对价值（例如症状、体征的严重程度，或疾病的状态），也可以是相比于之前测量值的变化。
患者偏好	patient preferences	患者对各种健康状况持有的相对价值观。偏好取决于患者对一种管理决策所导致的获益或风险所持的价值观、信仰和观点。明确清楚的列举和平衡循证临床实践中核心的收益和风险，可以凸显制定管理决策的潜在价值判断。
患者－中介的干预	patient-mediated interventions	一种改变医生行为的策略。任何通过与患者互动、接受患者信息或为患者提供信息的方式来改变医学专业人士行为的干预措施。
患者－重要结局	patient-important outcomes	与患者直接相关的重要结局，对应于医生认为重要的替代指标或生理学指标。考虑患者－重要结局的一种方法是，假定该结局改善，患者才愿意接受一种有风险，成本较高或不便利的干预措施。对于能够减少症状和预防发病及死亡的治疗措施尤是如此。不能提高生活质量或延长生命的降低血压，改善心脏功能和类似增强骨密度等措施则不属于患者－重要结局。
回归（回归分析）	regression（or regression analysis）	使用预测变量或因变量建立统计模型，以预测个体患者在自变量或因变量的将来状态。
回忆偏倚	recall bias	经历不良结局的患者相比未经历不良结局的患者，回忆起暴露的可能性不同，但和真实的暴露程度无关。另见"偏倚"词条。
荟萃分析	meta-analysis	将多个研究相同结局数据进行定量合并或概括估计的统计学技术。
荟萃回归分析	meta-regression analysis	因变量为单个研究治疗效果量，自变量为研究特征的回归分析。荟萃回归用于评估研究间效应量的差异是否能用研究特征来解释。这种技术可以用于探索患者特征（如年轻或年老的患者）、研究设计特征（如研究质量的高低）是否与治疗效果大小相关。
荟萃综合	meta-synthesis	合并定性研究的过程，指研究者就某个具体问题比较和分析单个研究并形成新的解释。
混合方法研究	mixed-methods study	一种结合不同的数据收集方法的研究，如定性和定量方法相结合，常用于提供和组织医疗服务相关的研究。有些混合方法研究包含了不同的研究设计，例如研究者可能会在定量评价的研究设计中嵌入定性或定量的评价过程，来增进对影响现象因素的理解。有些混合方法研究仅采用一种主要的研究设计，但嵌入了混合的数据收集方法，例如调查、访谈、观察与文件资料分析。
混杂（混杂变量、混杂因素）	confounder（or confounding variable or confounding）	一种与所关心的结局相关，且在暴露组和非暴露组患者中分布不同的因素。
霍桑效应	hawthorne effect	当受试者知道自己正在被观察时，会倾向于表现得更好。
机会成本	opportunity costs	为某种收益而使用资源时，所放弃的使用该资源能获得的其他收益（健康或其他）。
机遇独立一致性	chance-independent agreement	可能达成一致的比例与偶然性无关，也不受评分的影响，用φ统计量度量。
机遇校正的一致性	chance-corrected agreement	可能达成一致的比例超过了偶然性能够造成的预期比例，通常由κ统计量来度量。

名词	英文	中文释义
基本情况	base case	在经济学评价中，基本情况指的是造成替代管理策略成本和效果的关键变量的最佳估计。
基线特征	baseline characteristics	在研究开始时描述研究对象的一些因素（例如年龄、性别、疾病严重程度等）。在对照研究中，研究起始阶段组间特征应保持相似，这一点非常重要；如果组间特征不均衡，或者没有对不均衡的因素进行统计校正，这些特征可能会构成混杂，使研究结果发生偏倚。
基线危险度（基线事件发生率、对照事件发生率）	baseline risk [or baselineevent rate or controlevent rate（CER）]	在对照组的研究对象中观察到的不良结局的比例或百分比。
基因型	genotype	个体的所有或某个基因的组成。
基因组	genome	一个生物体具有的所有基因信息（或基因）。
疾病负担	burden of illness	见"负担"词条。
疾病谱偏倚	spectrum bias	理想情况下，诊断试验的特性应该通过有鉴别意义的疾病人群来测试。即，目标阳性患者应该包括所有那些诊断存疑的患者；目标阴性患者应该包括那些医生容易误诊的患者。当选用与上述理想人群特征不同的受试者来进行诊断试验时，疾病谱偏倚就会产生。疾病谱偏倚的例子包括这样一种情况，即目标阳性人群中有相当比例的受试者患有较重病情，而目标阴性受试者则是健康或无症状人群。这种情况经常发生在诊断性病例对照研究中（比如，将重病患者与健康人进行比较）。这样的研究会倾向于对诊断试验是否有用做出乐观估计。另见"偏倚"词条。
疾病特异健康相关生命质量	disease-specific health-related quality of life	见"健康相关生命质量"词条。
计算机决策支持系统	computer decision support system，CDSS	改变医生行为的策略。基于计算机的信息系统用于整合临床和患者信息，并为患者护理中的决策提供支持。CDSS将详细的个体患者数据输入到计算机程序中，并将其与计算机数据库中的程序或算法进行排序和匹配，从而产生针对特定患者的评估或建议。计算机决策支持系统可以具有以下用途：报警、提醒、评论、解释、预测、诊断和建议。另见"临床决策支持系统"。
剂量－反应梯度（剂量依赖性）	dose-response gradient（or dose dependence）	伴随暴露量或暴露时间增加，出现符合预期的危害或获益增加，并且产生同向的结局事件危险度变化，被称为剂量－反应梯度。
加合偏倚	incorporation bias	在诊断试验中，当研究者使用的金标准中包含待评价的诊断方法，使得该诊断方法正确区分目标阳性和目标阴性患者的把握度看上去更高。另见"偏倚"词条。
加权均数差	weighted mean difference	加权平均差是研究中一组患者连续测量的初始值和最终值之间的差异。加权平均差也是在所有研究都使用相同的连续变量（如运动能力或特定生活质量）的荟萃分析中呈现效应大小的一种方式。它提供了在所有研究使用特定单位的2种治疗差异的最佳估计。计算方法为单个研究差异的总和，由每个研究的个体差异加权。
加性	additive	遗传关联性研究中，在比较0副本、1个副本或2个副本的等位基因时，用来描述基因表达的相对增长（即有1个副本的等位基因比0副本的等位基因表达更多的特征，有2个副本的等位基因比1个副本表达更多的特征）。
家谱	pedigree	一种刻画一个家族2代及以上血统特征的简图。

名词	英文	中文释义
假阳性	false positive	未患有某种目标疾病的受试对象，被检测方法错误地诊断患有该病（误诊）。
假阴性	false negative	患有某种目标疾病的受试对象，未被检测方法正确地检测出来（漏诊）。
价值观和偏好	values and preferences	广义的"价值观和偏好"指的是每个人对于自己某个决定及由此导致的潜在结局的目标、期望、倾向和信念的集合体。将患者的价值观和偏好融入决策中，是循证医学的核心理念。在其他条件下，这些术语有特定的含义。一些测量工具可以量化偏好。在卫生经济学研究中，这些工具要求人们在不确定的情况下做出选择，以间接测量人们对于某结局的偏好（比如标准博弈法）。另一些测量工具可以量化价值观。这些工具利用一种标尺来评价结局，标尺的两端分别设定为令人愿意接受和不愿意接受（例如视觉模拟量表，感受温度计）。
间接成本与效益	indirect costs and benefits	备选诊疗策略对患者和医疗服务人员的产出所产生的影响。
间接性	indirectness	在对效应估计（证据的质量）的把握度进行评级时，GRADE方法建议对间接性进行检验，其包括两个要素。首先是研究证据与患者、所关注干预以及和患者–重要结局相关的程度。当证据呈现明显的间接性时，应该对证据进行降级。证据的间接性有4种情况：①患者与所关注的患者不同；②干预措施与所关注的干预措施不同；③结局与患者关注的结局不同（如替代结局）；④不同的干预措施缺乏头对头的直接比较，而必须采用间接比较的方式做出判断和选择。
间接证据	indirect evidence	不同治疗的效果尚不存在直接比较的证据，但存在共同的对比措施。间接证据可以通过统计方法进行评价，包括校正的间接比较以及网络荟萃分析。
监测偏倚	surveillance bias	见"检出偏倚"词条。
检查和反馈	audit and feedback	一种改变医生行为的策略。在某一规定时期内，对医生书面或口头行为进行总结（例如，根据病案回顾或临床实践观察）。总结也可能包括改善临床实践的建议。
检出偏倚（监测偏倚）	detection bias（or surveillance bias）	在其中一个比较组更仔细地观察结果的倾向。另见"偏倚"词条。
检验阈值	test threshold	一个概率，低于此概率时医生不再需要考虑某个诊断，从而不需要继续检查。
剪补法	trim-and-fill method	在系统综述中，如果怀疑存在发表偏倚，研究者可以尝试通过移除那些没有阴性结果的小样本阳性结果的研究，来得到对称的倒漏斗图，然后基于此，重新计算一个假设的真实效果。然后，研究者把这些被移走的试验再重新移回来，并增加可以与其形成对应关系的假设试验，来获得一个新汇总效应估计值的对称倒漏斗图。这种方法允许计算校正的可信区间并估计缺失试验的数量。
健康成本（医疗成本）	health costs（or health care costs）	消耗的医疗资源，指无法在其他同样值得花费的目的上重复消耗的医疗资源（机会成本）。
健康档案	health profile	一种数据收集工具，旨在全体人群（包括健康的、患病的、具有任何类型健康问题的患者）中测评健康相关生活质量（HRQL）的所有重要方面。
健康结局	health outcomes	一个特定人群中可能发生的与健康状态或暴露于干预有关的所有可能的变化，包括寿命、生存质量、主要疾病事件的发生、死亡等。

名词	英文	中文释义
健康相关生命质量	health-related quality of life，HRQL	1. 健康相关生命质量（HRQL）：人的感受及评价自己健康状态的测量方法，可用于具体疾病或一般健康状况。 2. 疾病特异健康相关生活质量：评价患者处于某种疾病状态时经历的全部相关问题或感受的指标。 3. 一般健康相关生活质量：包括所有健康相关生活质量相关领域的指标，应用于人群所有健康问题（包括完全没有疾病）的管理，允许不同疾病或健康状态间的比较。
健康状态	health state	在某个时期内（一般在某个时点进行评估）个人或群体的健康状态。
鉴别诊断 （可能替代诊断）	differential diagnosis （or active alternatives）	一组能够合理解释患者临床表现的诊断。
焦点组	focus group	见"访谈"词条。
教育性会议 （互动式工作坊）	educational meetings （or interactive workshops）	一种改变医生行为的策略。专业人士参与的研讨会，包括互动与讨论。
教育性拓展访问 （学术性细节设计）	educational outreach visits （or academic detailing）	见"学术性细节设计"词条。
阶梯设计	stepped wedge design	在一定数量的时期内，质量改善性干预措施依次应用于研究单元（医生、机构），使研究结束时所有的受试者都接受了该干预措施。受试者接受干预措施的顺序可以是随机的（与整群随机设计的严格性要求相似）。在一个新的组别的受试者接受（"踏入"）这种质量改善性干预的每个时点，都收集数据并且测量结局。观察到的阶梯中对照阶段与干预阶段之间的结局差异，归因于干预措施。
结构化摘要	structured abstract	按照预定好的结构，对一篇文章的核心内容进行简要概括。例如，《ACP Journal Club》这本杂志里治疗性研究摘要的主要结构包括问题、方法、场所、患者、干预、主要结果和结论。一些更为结构化的摘要包含小标题。例如《ACP Journal Club》治疗性研究的方法部分又分为设计、分组、盲法和随访期。
结构效度	construct validity	在测评理论里，结构指理论上我们所希望的测量域。如果结构有效，对它的理解将决定一个测评工具的预期表现。因此，结构效度包含了对所评价的测量工具其他测量工具的结果比较，以及它们之间应该具有的逻辑关联。
结果的决定因素	determinants of outcome	决定目标事件是否发生的最有力的因素。
结果概要表	summary-of-findings table	在应用了 GRADE 方法研发的实践指南里，结果总结表可以提供重要结局的证据质量评级，以及与此相关的相对和绝对效应。结果总结表有助于医患共同决策。
结果主义 （功利主义）	consequentialist （or utilitarian）	在结果主义或功利主义的观点中，公正的分配是指医生应该用社会视角为个体患者制定医疗决策，即保证大多数人的最大利益。在这种视角下，为特定患者治疗所需的资源分配也应该基于其他人的整体决策基础上。这是与道义主义的观点相对立的。
结局变量 （因变量或目标变量）	outcome variable （or dependent variable or target variable）	研究感兴趣的目标变量。该变量假设依赖于独立变量，或者由独立变量引起。
截尾试验 （早停试验）	truncated trials （stopped early trials）	见"早停试验"词条。

名词	英文	中文释义
金标准 （参考标准、标准）	gold standard （or reference standard orcriterion standard）	见"标准"词条。
经济学分析 （经济学评价）	economic analysis （or economic evaluation）	一种参考所利用资源与预期结果来比较2种或以上治疗方法、方案、措施的有固定模式的定量分析方法。
警报 （警报系统）	alerting （or alerting systems）	一种改变医生行为的策略。属于计算机决策支持系统，可以向医生发出可能需要采取临床行动的警报（例如当实验室指标超出范围时给予提醒）。
决策分析	decision analysis	一种在不确定状态下制定决策的系统方法。该方法首先确定所有可选的方案并评估每种方案可能带来的结果，在此基础上，给出每种方案相对优势的定量评价结果。
决策辅助	decision aid	以定量、全面、可理解的方式向患者展示多种备选诊疗方案的获益与危害的一种工具。
决策规则 （临床决策规则）	decision rules （or clinical decision rules）	见"临床决策规则"词条。
决策树	decision tree	大多数的临床决策分析是通过建立决策树来实现的；文章通常会包括1个或更多的图表来显示决策树的结构以用于分析。
绝对差异	absolute difference	干预组与对照组之间有益或有害结局发生风险的差值，计算为对照组风险（CGR）减去干预组风险（EGR）。例如，如果对照组的不良事件发生率为20%，干预组为10%，则绝对差异为20%～10% = 10%。
绝对危险度 （基线危险度、对照事件发生率）	absolute risk （or baseline risk or control event rate）	某事件发生的风险（若100例患者中有10例发生某事件，则这个事件发生的绝对风险为10%，所占比例为0.10，用百分比表示）。
绝对危险度降低 （危险度差异）	absolute risk reduction，ARR （or risk difference）	干预组和对照组之间有害结局发生风险的绝对差值（风险差值），计算方法为对照组有害结局的风险（CGR）减去干预组有害结局的风险（EGR）。通常用于描述有益的暴露或干预（例如，如果对照组中有20%的患者具有不良事件，治疗患者中有10%，ARR或风险差值为10%，所占比例为0.10，用百分比表示）。
绝对危险度升高	absolute risk increase，ARI	干预组和对照组之间有害结局发生风险的绝对差值，计算方法为干预组有害结局的风险（EGR）减去对照组有害结局的风险（CGR）。通常用于描述有害的暴露或干预（例如，如果干预组的不良结局发生率为20%，对照组为10%，绝对风险增加为10%，所占比例为0.10，用百分比表示）。另见"绝对危险度降低"词条；"造成伤害人数"词条。
卡方检验	χ^2 test	显著性统计的一种非参数检验方法，用于比较2组或多组分类结果的分布，无效假设：潜在分布是相同的。
开放式访谈/问题	open-ended interviews/ questions	对答案没有结构化要求的问题，允许受访者自己组织语言回答问题。在定性研究中，这类问题有时也指"非结构化"访谈。访谈者邀请受访者以自己的语言就一个非常宽泛的话题陈述自己的经历或观点。可能的情况下，访谈者会给予一些鼓励或者引导。使用开放式问题。
考科兰Q法	Cochrane Q	一种检验异质性的方法，该方法的无效假设：单个研究之间所有表观出来的变异性都是由于偶然性引起的。考科兰Q法基于χ^2分布产生一个概率，用P值表示，表示不同研究结果间的差异等于或大于由机遇造成的差异。另见"I^2统计"词条。

名词	英文	中文释义
考科兰协作网	Cochrane collaboration	通过制作、更新和获得发表在考科兰协作网图书馆数据库中的5000多篇Cochrane综述（考科兰综述），帮助医务人员、政策制定者、患者、患者亲属以及护理人员做出明智的决定。考科兰协作网还在CENTRAL的数据库中提供临床随机试验记录，这也是考科兰协作网图书馆的一部分。
可靠区间	credible intervals	相当于贝叶斯分析中可信区间。
可靠性 （可信性）	credibility （or trustworthiness）	在定性研究中，可信性用来反映读者对研究者的经验解释或描述是正确和有洞察力的相信程度。可信与否不仅体现在研究方法的描述中，也反映在对研究结果解读的深度和一致性。
可信区间	confidence interval，CI	可能包含某参数（如均值、相对危险度）真实值的范围。
可信性 （或可靠性）	trustworthiness （or credibility）	见"可靠性"词条。
可转移性	transferability	来自于某个研究的知识可以被合理应用于不同于条件下其他研究的程度。除了研究所提供的信息之外，还需要判断、经验和必要时获取其他来源的信息。
克朗巴哈系数	cronbach α coefficient	克朗巴哈系数反映测评量表内条目的信度、同质性和内部一致性。克朗巴哈系数随着条目间相关程度的增加或条目数量的增加而增大。
类效应 （药物类效应）	class effect （or drug class effect）	同一类药物（例如β受体阻滞剂或钙拮抗剂）的大多数或所有成员均产生类似的作用。
李克特量表	likert scales	常见的李克特量表含有3到9个变量，用来代表包括极端程度的态度或感受（如从完全不同意到完全同意）供应答者标记来体现评级。
理论	theory	理论包含概念和它们之间的关系。
理论饱和	theoretical saturation	在定性研究资料分析时，当所有主题都已经可以良好地纳入到现有理论或者概念框架中，且新的信息可以非常容易地加入到理论中，而不需要再对理论进行修改，此时即达到理论饱和。达到理论饱和被认为是资料分析的合理停止信号，特别是在扎根理论中。
理论三角互证法	theory triangulation	见"三角互证法"词条。
利益冲突	conflict of interest	当研究者、作者、研究机构、审稿人或编辑与所研究项目的相关个人/机构（如研究资助者）、个体投资者或项目的结局有经济/非经济利益关系时，可能会对他们解读结果造成不当的影响，即利益相关冲突。利益相关冲突可能会造成研究者在研究设计、实施、分析、结果解释各个阶段的偏倚，同时也可能产生审稿过程中的偏倚。
利益相关者分析	stakeholder analysis	是一种策略，用于增加对于利益相关者行为、计划、关系和利益的理解，并且获取这些利益相关者的影响力、支持力和资源掌握情况的信息。
连贯性 （一致性）	coherence	直接证据和间接证据之间治疗效果估计的一致性，见于网络荟萃分析。
连锁	linkage	同一个染色体中由于位置邻近，处于不同位点的基因或其他DNA序列存在被一起遗传的趋势。
连锁不均衡	linkage disequilibrium	反映不同位点上不同等位基因之间关联的指标。
连续变量 （区间数据）	continuous variable （or interval data）	理论上可以任意取值的变量，指实际上可以在很大范围区间内取值而相邻的两个值差异又很小的变量（如身高）。有时也被称为区间数据。

名词	英文	中文释义
连续样本 （序贯样本）	consecutive sample （or sequential sample）	在一定时间内所有符合纳入标准的患者组成的样本。
联合干预	cointerventions	除了正在研究的干预措施之外的干预措施，对感兴趣的结局有影响，并且可能在干预组和对照组的使用有差异，从而导致研究结果发生偏倚。
联合搜索引擎	federated search engine	联合搜索引擎能同时检索多个在线的信息来源，特别在没有一个全面、现成、严谨而又单一的检索资源时尤为有效，例如用在当前循证卫生保健研究领域。针对循证研究的联合搜索引擎包括ACCESSSS（http://plus.mcmaster.ca/accessss）和Trip（http://www.tripdatabase.com）。
维度分析	dimensional analysis	扎根理论的多种可能分析方法之一，它将复杂的现象划分为具有特征的不同组成部分（属性、环境、条件、过程或行为、意义）。
临床决策规则 （决策规则、临床 预测准则、预测准 则）	clinical decision rules （or decision rules, clinical prediction rules, or pre- diction rules）	通过初步检查并综合多个变量以预测当前诊断或未来事件而产生的实践指南。有时，如果可能性足够高或足够低，临床决策规则就会建议某个行动方案。
临床决策支持系统	clinical decision support system	一种改变医生行为的策略。一种用来整合临床和患者信息并为患者诊疗决策提供支持的信息系统。另见"计算机决策支持系统"词条。
临床实践指南 （指南、实践指南）	clinical practice guidelines （or guidelines or practice guidelines）	一种改变医生行为的策略。通过系统方法建立的，协助医生和患者对特定临床情况进行恰当诊疗决策的声明或建议。
患病率	prevalence	在特定时间内，人群中患有特定疾病的比例。从高质量研究中获得的患病率可以提供验前概率的信息。
漏斗图 （倒漏斗图）	funnel plot	系统综述中评估发表偏倚的图形技术。效应指标在横坐标轴上点状显示，每个研究的随机误差在纵坐标轴上显示，理论上图形应呈现出一个漏斗的形状。如果对阴性结果或提示干预措施不良效应的相关结果存在发表不足的偏倚，则漏斗图中的一个象限呈现部分或完全的缺失。
逻辑运算符 （布尔运算符）	logical operators （or boolean operators）	见"布尔运算符"词条。
马尔可夫模型 （多状态转移模型）	Markov model （or multistate transition model）	马尔可夫模型以19世纪俄国数学家马尔可夫命名，是一种应用于决策分析的工具。这种模型是模拟患者在一系列不同周期（比如一年）中可能发生情况的软件程序的基础。这种模型运算考虑了患者从一种健康状态转变为另一种健康状态的可能性。比如一位患者可能首先进入3个月的轻微卒中周期，之后经过数个轻微功能受限周期，期间出现消化道出血，最终发生严重卒中。理想状态下，随机对照试验的数据能够计算出不同治疗管理方案下患者在任何一个周期内从一种状态转移到另一种状态的概率。
盲法 （施盲的、设盲的）	blind （or blinded or masked）	患者、医生、数据收集者、结局评价者或数据分析者不知道哪些患者被分配到干预组，哪些被分配到对照组。在诊断试验中，解释诊断测试结果的人不知道金标准检测的结果，反之亦然。
锚定法	anchor based	确定患者报告结局测量方法可解释性的一种方法是基于锚点，另一种是基于分布。基于锚点的方法需要一个独立的标准或锚点，其本身是可解释的，并且至少与被评估的工具中等程度相关。这种锚点通常有助于确定患者报告结局测量工具之间的最小重要差异。

名词	英文	中文释义
民族志 （民族志研究）	ethnography （or ethnographic study）	定性研究中一种通过探究人群文化或亚文化而设法了解他们的世界观的研究方法。
敏感度（灵敏度）	sensitivity	阳性测试结果的人群占目标疾病（或健康状态）人群的比例。另见"特异度"词条。
敏感性分析	sensitivity analysis	是一种检测方法，用来检测那些基于一系列的概率估计、价值判断和主观推测的医疗评估结论的稳定性。敏感性分析可以涉及决策模型的重复评估，观察模型中一个或多个观察指标发生变化时对评估结果的影响。
模型	model	"模型"一词常用来描述包括一个以上自变量与一个因变量的回归分析。即多变量或多元回归分析。
目标变量 （因变量、结局变量）	target variable （or dependent variable or outcome variable）	见"因变量"词条。
目标健康状况 （目标疾病）	target condition （or target disease）	在诊断试验研究中，研究者或医生特别关注的健康状况（比如结核、肺癌或缺铁性贫血）。
目标结局 （目标终点、目标事件）	target outcome （or target end points or target events）	在干预性研究中，研究者或医生特别关注的健康状况，并且希望干预措施可以将其降低（比如心肌梗死、卒中或死亡）或者升高（比如溃疡愈合）。
纳入标准	inclusion criteria	定义一项研究中可选人群的特征，或一项系统综述可纳入的原始研究的特征。
内部真实性	internal validity	一个研究是否提供了可靠的研究结果取决于研究是否进行了良好的设计和实施，使得研究结果精确地反映了真实值的方向和大小（内部真实性高的研究存在偏倚/系统误差的可能性低）。
内容效度	content validity	所采用的测量工具在测试内容上能代表特定社会建构的所有方面。
诺模图	nomogram	一种用于计算概率的网格图。循证医学中最常用的诺模图是由Fagan发明，用于从验前概率出发，通过似然比计算验后概率。
排除标准	exclusion criteria	造成可能的受试对象不符合参与研究标准的特征，或使研究不符合纳入系统综述的特征。
判别分析	discriminant analysis	一种类似于逻辑回归的统计分析方法，用以判断变量是否与某特定的分类（名义）结局有关。
判断抽样 （目的抽样、目的性抽样）	judgmental sampling （or purposive sampling or purposeful sampling）	见"意向性抽样"词条。
批判理论	critical theory	一种传统的定性研究理论，其重点在于了解权利关系和结构的本质，旨在纠正社会体系的不公平。
皮尔森相关系数	Pearson correlation coefficient	一种计算两组正态分布数据之间相关性的统计检验。皮尔森相关系数测量相关性，而非一致性。另见"相关系数"词条。
匹配	matching	为了使干预组与对照组在与研究目的无关的某些因素（或混杂）上可比而进行的谨慎过程，但这个过程也可能影响到对研究结果的解释。如病例对照研究中，可能将单个病例根据年龄、性别或其他临床特征与对照进行匹配。

名词	英文	中文释义
偏倚 （系统误差）	bias （or systematic error）	

1. 渠道效应或渠道偏倚（channelling bias）：医生根据患者的预后制定治疗方案的倾向。 这种行为的后果是，在观察性研究中，与不治疗的患者相比，治疗的患者或多或少属于高危患者，这将导致疗效评估出现偏倚。

2. 数据完整性偏倚（data completeness bias）：采用计算机决策支持系统来录入干预措施组的数据，而用人工方式录入对照组数据，可能会造成数据完整性的偏差。另见"偏倚"词条。

3. 检出偏倚（detection bias）或监测偏倚（surveillance bias）：在其中一个比较组更仔细地观察结果的倾向。

4. 差异性验证偏倚（differential verification bias）（验证偏倚、工作偏倚）：当测试结果会影响下一步金标准诊断试验的选择时（如检测结果阳性的患者会接受有创测试来进一步确认诊断，而检测结果阴性者不接受进一步检测而直接进入长期随访），对测试效力的评估可能存在偏倚。另见"偏倚"词条。

5. 预期偏倚（expectation bias）：在数据收集过程中，研究可能由于了解某些信息而影响其对发现暴露或结局的期望。在临床实践中，医生可能会因预先掌握了患者是否发病的信息而做出不同的评估。

6. 加合偏倚（incorporation bias）：在诊断试验中，当研究者使用的金标准中包含待评价的诊断方法，使得该诊断方法正确区分目标阳性和目标阴性患者的把握度看上去更高。

7. 访谈者偏倚（interviewer bias）：取决于受访对象的某些特质，访谈者在谈话中进行了更多询问。

8. 先导时间偏倚（lead-time bias）：诸如生存这样的结局可能得到更高的测量结果，其原因是测量是在确诊时开始的，诊断筛查本身延长了患者知晓自己疾病的时间，而非由于患者存活了更长时间。这时出现的偏倚即先导时间偏倚。

9. 病程长度偏倚（length-time bias）：通过筛查发现疾病的患者，比出现临床症状后确诊的患者存活时间更长或结局更好，这是因为通过筛查发现的疾病处于初期，进展缓慢而预后更好，这时出现的偏倚即病程长度偏倚。

10. 观察者偏倚（observer bias）：出现在当观察者的观测在不同参与者特征上出现系统性地差异时（例如，在干预组和对照组间出现系统性的不同的观测结果）。

11. 部分验证偏倚（partial verification bias）：此类偏倚发生在经诊断试验检测的患者中，仅有一部分被金标准所验证，且这部分患者依赖于诊断试验的结果。例如疑似冠状动脉疾病的患者中，运动试验出现阳性结果的患者比阴性结果更容易接受冠脉造影检查（金标准）。

12. 发表偏倚（publication bias）：此类偏倚发生于当研究的发表取决于其结果的方向以及是否有统计学显著性意义的时候。

13. 回忆偏倚（recall bias）：此类偏倚发生于当经历过某不良结局的患者较之没有经历过该不良结局的患者而言，回忆起某暴露的可能性不一样，回忆起来的结果与真实的暴露程度有所不同。

14. 转诊偏倚（referral bias）：此类偏倚发生于当某一医疗环境下（如初级医疗保健机构）的患者特征与另一个仅包括转诊患者的医疗环境（如二级或三级医疗机构）有不同的时候。

名词	英文	中文释义
		15. 报告偏倚（report bias）（或选择性结局报告偏倚）：作者按照结果效应大小、方向或统计学显著性而有选择地报告研究结果的倾向。
		16. 社会赞许性偏倚（social desirability bias）：当受试者根据社会规范或者社会赞许的行为来回答问题，而不是按照自己本来真实情况来回答问题时，会产生社会赞许性偏倚。（例如，少报告酒精消费量）。
		17. 疾病谱偏倚（spectrum bias）：理想情况下，诊断试验的特性应该通过有鉴别意义的患病人群来测试。即，目标阳性患者应该包括所有诊断不明确的患者；目标阴性患者应该包括那些医生容易误诊的患者。当选用与上述理想人群特征不同的受试者来进行诊断试验精确性的测试时，疾病谱偏倚就会产生。疾病谱偏倚的例子包括这样一种情况，如目标阳性人群中有相当大一部分比例的受试者病情较重，而目标阴性受试者则是健康或无症状人群。这种情况经常发生在诊断性病例对照研究中（比如，将重病患者与健康人进行比较）。这样的研究会倾向于对诊断试验的效力做出更乐观的估计。
		18. 监测偏倚（surveillance bias）：见"检出偏倚"词条。
		19. 验证偏倚（verification bias）：见"差异性验证偏倚"词条。
		20. 工作偏倚（workup bias）：见"差异性验证偏倚"词条。
偏好	preferences	见"价值观和偏好"词条。
偏倚风险	risk of bias	研究结果可能受到系统误差影响的程度。
频率分析	frequentist analysis	着重于可及数据的一种传统的统计分析方法（有别于贝叶斯分析）。
评论 （评论式系统）	critiquing （or critiquing system）	一种改变医生行为的策略。由计算机评估医生决策并给出修订意见或替代方案的一种决策支持方法。
普适性健康相关生命质量	generic health-relatedquality of life	见"健康相关生命质量"词条。
前－后设计 （单组前后设计）	before-after design （or one-group pretest-posttest design）	一种将研究对象在干预措施实施前后状态进行比较的研究。在有对照的前－后研究中，研究者要找一组与研究人群特征和表现相似的对照人群。在研究人群获得干预之前和之后，对研究和对照人群均收集数据并测量结果。我们可以假设干预后结果或积分变化（与每组的基线相比）的组间差异应归因于干预。在没有对照的前－后研究中，在同一研究场所测量干预前后的结果。只能假设观察到的结果差异可能归因于干预。
前景问题	foreground questions	这类临床问题常由经验丰富的医生提出。问题经常在检索和查阅文献（采用最佳方案治疗我的患者，我需要了解什么重要的新信息？）或解决问题（在照护患者的过程中产生具体的问题并求助文献解决）的过程中被提出。
前瞻性研究 （队列研究或纵向研究）	prospective study （or cohort study or longi-tudinal study）	见"队列研究"词条。
清单效应	checklist effect	完整和结构化的数据收集（例如，医生填写详细的表格后决策质量得以改善）导致更好的医疗决策。
区间数据 （连续变量）	interval data （or continuous variable）	见"连续变量"词条。

名词	英文	中文释义
渠道效应 （渠道偏倚）	channeling effect orchan-neling bias	医生根据患者的预后制定治疗方案的倾向。这种行为的后果是，在观察性研究中，与不治疗的患者相比，治疗的患者或多或少属于高危患者，这将导致疗效评估发生偏倚。另见"偏倚"词条。
全基因组关联分析	genome-wideassociation study，GWAS	在基因组中应用十万到一百万甚或更多标记物来评估研究结局或特质与基因变异间关联的研究。
确无目标疾病者	target negative	在诊断试验中不具备目标疾病的患者。
确有目标疾病者	target positive	在诊断试验中具备目标疾病的患者。
染色体	chromosome	携带遗传信息的细胞核中的自我复制结构。
三角互证法	triangulation	在定性研究中，三角互证法是用多种来源的信息来印证研究主要结果的一种分析方法。三角互证法有多种类型。研究者三角互证法需要至少两位研究者收集和分析原始信息，因此研究结果是通过一组研究者的共识来获得的。理论三角印证法是研究结果可以得到现存的社会科学理论的印证。需要注意的是，互证过程中出现的任何不一致的情况不一定是研究的偏倚或误差，但需要利用以后的实证性研究来解释和说明。
森林图	forest plot	呈现多个研究中干预措施与对照措施效应相比较的图。森林图最佳地呈现了单个研究以及所有研究合并的效应值及可能真值的范围（可信区间）。中间的竖线代表无效线。图上每个点和横线区域（通常代表单个研究的效应值）或者钻石型图形（通常代表汇总的效应值）的面积大小是由研究在荟萃分析中的权重决定的。
筛查	screening	一种医疗服务，针对有可能被纠正的某一不良结局的高危人群。筛查对象是既没有症状又没有相关危险因素的人。
删失	censoring	当测量值或观察值只有部分已知时会发生删失。删失数据指的是一些变量的观察值部分已知，与缺失数据有关。很多统计方法可用来估计和推算删失数据，还可以对删失数据进行建模。
伤害	harm	由暴露于一种干预所带来的不良结果。
哨所效应	sentinel effect	当知道自己的行为正在被评价的时候，人类的行为会有所改善的趋势。与霍桑效应相对。霍桑效应指当知道自己的行为正在被观察，但并非被评价时，所引起的人们行为变化。
社会赞许性偏倚	social desirability bias	当受试者根据社会规范或者社会赞许的行为来回答问题，而不是按照自己本来真实情况来回答问题时，会产生社会赞许性偏倚。（例如，报告的酒精消耗量低于实际量）。另见"偏倚"词条。
神经网络	neural network	应用非线性统计量解决模式识别问题。神经网络能够用来制定临床预测准则。该技术可以识别在一个临床预测准则下与相应变量相关性最强的预测变量，和那些在不损失预测效力的前提下可以忽略的变量。
生存分析	survival analysis	一种统计学方法，用来比较各组间不同时期里经历某一结局或终点的患者的比例。
生存曲线 （Kaplan-Meier 曲线）	survival curve （or Kaplan-Meier curve）	一条显示存活人群百分比的曲线。开始时为研究人群的100%，在后续时间里，只要信息可得，则连续显示仍存活的人群（或未发病、或其他结局人群）的百分比。见"Kaplan-Meier曲线"词条。

名词	英文	中文释义
生态学研究	ecologic study	生态学研究检验的是在一组人群中假定是危险因素的某个暴露与结局事件的关系。暴露的测量是基于人群而非个体水平。生态学研究能够提供关于关联性的信息，但可能存在"生态学谬误"这样的偏倚。生态学谬误认为人群所具有的关联性一定也是其中个体所具备的（如，一个国家的整体饮食是高脂饮食且乳腺癌发病率较高，则认为摄入高脂类食物的女性容易患有乳腺癌）。这种由汇总数据得到推论可能是正确的，但说服力较弱。
失安全数	fail-safe N	改变荟萃分析结论所需纳入的阴性结果研究的最少数量值。这个值越小提示荟萃分析存在发表偏倚的可能性越大。
失访	lost to follow-up	结局或研究终点状态未知的患者
时间序列设计（中断时间序列设计）	time series design（or interrupted time series design）	在这种设计中，在干预前、后的多个时点收集信息。在干预前收集的数据可以用来估计潜在的趋势和周期性（季节性）作用。在干预后收集到的数据可以用来估计干预措施效果，可以说明潜在的长期趋势。干预措施可以被反复中断及接续。时间序列设计可以通过监测在数个周期内结局或终点结局的发生情况，来判断趋势变化与干预措施之间是否同步。
实践指南（临床实践指南、指南）	practice guidelines（or clinical practice guidelines or guidelines）	见"临床实践指南"词条。
实验疗法（实验治疗、试验干预）	experimental therapy（or experimental treatment or experimental intervention）	有别于标准疗法或对照疗法的治疗措施，通常是一种新的干预措施或标准治疗药物的非常用剂量。
似然比	likelihood ratio，LR	在筛查或诊断检验（包括临床体征或症状）中，似然比（LR）指的是具有某种目标状态的患者（相比于不具有该状态的患者）出现某种检验结果的可能性。LR为1表示验后概率与验前概率一致。当LR大于1时，验后概率随着验前概率的增加而增加，LR小于1时，验后概率随着验前概率的降低而降低。LR的计算方法是目标阳性和某种检验结果（阳性或阴性结果）的比值，除以目标阴性和同样检验结果的比值。
视觉模拟量表	visual analog scale	量化过程由每一端锚定的直线组成，表示某些现象极端的单词或短语（例如"我曾经遇到过的最严重的痛苦"，"没有任何痛苦"）。要求受访者在对应于现象经验的点上做出标记。
适用性	applicability	见"外推性"词条。
受试者工作特征曲线	receiver operating characteristic（ROC）curve	一种刻画诊断试验效能的工具。受试者工作特征曲线以检测的真阳性率（即敏感度）作为横轴，以假阳性率（即1−特异度）作为纵轴，表示区分阳性和阴性检测结果的不同分界点。一个理想的检测的ROC曲线的曲线下面积为1.0，而一个和随机效果相当的检测，其曲线下面积只有0.5。
数据挖掘	data dredging	在未预先设定假设的前提下，从大量数据中搜索分析组间特定结局或不同患者亚组之间差异。
数据完整性偏倚	data completeness bias	采用计算机决策支持系统来录入干预措施组的数据集而用人工方式录入对照组数据集会造成数据完整性的偏倚。另见"偏倚"词条。
双变量回归分析	bivariable regression analysis	估计一个因变量与一个自变量关系的回归。另见"多元回归分析（或多变量回归分析）"词条。
算法	algorithm	经过明确描述的可以在特定临床情况下应用的具有逻辑分支的有序步骤。算法的逻辑是：如果 a，那么执行 x；如果 b，那么执行 y，等。

名词	英文	中文释义
随访 （完全随访）	follow-up （complete follow-up）	研究者对每一位受试对象发生结局的知晓程度。如果随访是完全的，则研究中所有受试对象的结局都可知。
随机	random	由规范的随机过程控制，之前事件的发生不对未来事件的预测提供信息。例如，将一个受试者分配到特定两组之一的概率是50%。
随机化 （随机分组）	randomization （or random allocation）	依据随机将参与者分组，通常会使用随机数字表。务必不要和系统分组或半随机方法（例如，按照一个月中偶数和奇数日期）或其他基于研究者的判定的分组方法相混淆。
随机抽样	random sample	通过选择抽样单位（如，患者个体）获得样本，保证每个单位均以独立或固定（通常是等概率）的概率被选中。一个给定单位是否被选中，完全由随机（例如，通过随机排列的数字表）决定。
随机分组 （随机化）	random allocation （or randomization）	见"随机化"词条。
随机对照试验 （随机试验）	randomized clinical trial， RCT （or randomized trial）	将个体随机地分配到接受或不接受试验诊断、预防、治疗或姑息过程，并进行随访以确定干预效应的一种研究设计。
随机误差 （机遇）	random error （or chance）	因为随机误差的存在，我们可能无法确切知道一个干预效应的真实值。这是所有测量的固有特性。一个研究中的观察结果仅仅是从相关患者群体中可以获得的所有可能观察结果的一个样本。因此，观察到的任何样本中的平均水平或均值会和总体人群的真实值之间存在变异。当和测量相关的随机误差较高时，则测量的精度欠佳，我们对测量值的把握度也较低。
随机效应模型	random-effects model	荟萃分析中对效应强度的一种概括性估计方法，假定能够回答荟萃分析提出的研究问题的人群是一个总体，纳入的研究是该总体人群的一个随机样本。每一个研究估计不同的潜在真实效应，并假定这些真实效应的分布是围绕一个均值的正态分布。因为随机效应模型同时考虑研究内和研究间的变异，当存在明显的研究间结果变异时，点估计的可信区间比固定效应模型的更宽。
特异度	specificity	没有目标疾病的患者被某检验正确判断出来的比例。该检验由临床观察构成或者包括临床观察。另见"敏感度"词条。
提醒 （提示、提示系统）	reminding （or reminders or reminder systems）	一种改变临床行为的策略，例如促使行为改变的手册或者计算机提示。
体征	sign	医生在对患者进行体格检查时发现的可能提示患病的异常情况。属于疾病的客观表现。
替代结局 （替代终点）	surrogate outcomes or end points （or substitute outcomes or end points）	本身对于患者不重要但是与患者－重要结局相关联的结局（例，骨折患者的骨密度，心肌梗死患者的胆固醇水平，以及脑卒中患者的血压）。这些结局如果是接受某干预后唯一会变化的指标，则这些结局的变化不会影响患者的行为。
条件概率	conditional probabilities	在给定另一个状态下，一个特定状态的概率（例如，给定B的条件下发生A的概率）。
停止规则	stopping rules	为提前停止试验提供决策依据的方法学和统计学指导。内容可以结合原计划的样本量、计划和实施的期中分析、数据监察实施和类型，包括为期中分析和停止研究来服务的独立第三方视察、统计界值设定和统计校正分析。

名词	英文	中文释义
同义单核苷酸多态性	Synonymous single nucleotide polymorphism	与普通型或野生型序列相比，这是一种不会导致氨基酸序列发生变化的单核苷酸多态性（SNP）；在非同义SNP中，SNP会导致氨基酸序列的改变。
同源异构体	isoform	一种蛋白质中氨基酸序列的变异。
同质性	homogeneity	与"异质性"意思相反。
统计显著性	statistical significance	一个术语，用以表达一项研究数据的分析结果不太可能是由于偶然性引起，并且拒绝无效假设。当存在统计学显著性的时候，根据无效假设，观察结果的概率小于一个特定的概率水平（P<0.05最常见）。单侧显著性检验常用于只考虑单方向效果的时候。注意：P值不提供对效应大小和精确性的估计。特定统计检验的结果和变量指标（例如，比数比和95%CI，中位数和四分位数，均数和标准差）需要被明确报告出来。
统计性过程控制	statistical processcontrol	一种用来提升质量的统计学方法，该方法是基于对预期过程或结局变异的理解。它包括全程利用测量、作图和数据分析的方法，来监测整个过程的稳定性、进步性或退步性。如果统计过程发现研究质量在退步，那么就会激发研究者采取措施加强质量控制或者实施纠正性的行为。
突变	mutation	发生在不足1%人群中的基因罕见变异。见"多态性"词条。
外推性（适用性）	generalizability（or applicability）	研究结果能够在研究环境或人群之外被推广的程度。
网络荟萃分析（多干预组比较荟萃分析）	network Meta-analysis（or multiple treatment comparison Meta-analysis）	该类系统综述可以进行多干预组间的比较，包括在间接比较时，通过组间连接的网络，进行头对头的估计。
网络几何图	geometry of a network	通过网络结构呈现多种治疗及对照措施分布的图形。
危险比（相对危险度）	risk ratio（or relative risk）	见"相对危险度"词条。
危险差	risk difference	干预组和对照组间伤害性结局的危险度的绝对差异。计算方法是对照组伤害性结局的危险度（对照组危险度，CGR）减去干预组该结局的危险度（干预组危险度，EGR）的差异（CGR-EGR）。
危险度	risk	衡量暴露与结局（包括发生率、不良事件或毒性）之间相关性的指标。
危险因素	risk factors	与疾病发生发展有关的患者特征。预后因素是使某一疾病的良性或不良结局增加或减少的患者特征。
未施盲的（未遮蔽的）	unblinded（or unmasked）	患者、医生、结局监测者、结局评价者、数据分析者、文章撰写者知晓患者所在的组别。
未遮蔽的（未施盲的）	unmasked（or unblinded）	见"未施盲的"词条。
位点	locus	染色体上表达基因某个性状或单核苷酸多肽性的位置。
无效假设	null hypothesis	在假设检验的框架中，无效假设是在统计检验中用于考虑或可能拒绝的起始假设，它表明当前研究的变量之间没有关联。
文件分析	document analysis	定性研究三种数据收集基本方法中的一种，涉及对书面材料的解释性评价。
洗脱期	washout period	在交叉研究或单病例随机对照试验中，停止治疗后治疗效果完全消失所需的时间。
系数	coefficient	见"相关系数"词条。

名词	英文	中文释义
系统（循证信息系统）	systems	循证信息系统包括了实践指南、临床路径以及循证教科书摘选，其内容是特定临床问题相关的循证信息，并且定期更新。
系统误差（偏倚）	systematic error（or bias）	见"偏倚"词条。
系统综述	systematic review	用减少发生偏倚的方法，发现、筛选、评价和总结那些针对某一个具体临床问题的原始研究。
下游成本	downstream costs	未来将要消耗的资源成本，并与未来由干预造成的临床事件相关。
先导时间偏倚	lead time bias	诸如生存这样的结局，可能得到更高的测量结果，其原因是测量是在确诊时开始的，诊断筛查本身延长了患者知晓自己疾病的时间，而非由于患者存活了更长时间。这时出现的偏倚即先导时间偏倚。另见"偏倚"词条。
显性	dominant	在基因相关性研究中，杂合子体现出的特性即为显性（该等位基因的一个拷贝足以显示其效应）。
现场观察（田野观察）	field observation	定性研究中三种资料收集方法之一，指研究者见证并记录事件发生过程的一种方法。现场观察的方法有三种。第一种是直接观察法，研究者在研究的环境中记录所观察到的细节。第二种是非参与式观察，研究者不参与到被观察的对象中。第三种是参与式观察，研究者以被观察的角色身份参与到所研究的社会环境背景中（如医生、委员会成员）。
现象学	phenomenology	在定性研究中，一种探究强调人类经历的复杂性和需要置身其中才能整体理解其经历的方法。
线性回归	linear regression	因变量或目标变量属于连续变量，并且认为因变量与自变量之间存在线性关系时进行的回归分析。
相对比数	relative odds	见"比数比"词条。正如相对危险度与危险比是同义词一样，相对比数与比数比也是同义词。
相对危险度（危险比）	relative risk，RR（or risk ratio）	暴露人群某事件发生的危险度与非暴露人群该事件发生的危险度的比值。
相对危险度降低	relative risk reduction，RRR	干预组和对照组间伤害性结局的危险度的成比例降低。计算方法是对照组伤害性结局的危险度（对照组危险度，CGR）减去干预组该结局的危险度（干预组危险度，EGR）的差异除以对照组危险度（CGR−EGR）/CGR。用于评价有益性暴露或干预。另见"相对危险度"、"危险度"、"治疗效果"词条。
相对危险度增加	relative risk increase，RRI	干预组和对照组间伤害性结局的危险度的成比例升高。计算方法是干预组该结局的危险度（干预组危险度，EGR）减去对照组伤害性结局的危险度（对照组危险度，CGR）的差异除以对照组危险度（CGR−EGR）/CGR。通常用于评价伤害性暴露。
相对诊断比数比	relative diagnostic odds ratio	诊断比数比是一个表达诊断试验的效能的单一的数值。当某测试有一个界值，并且测试的结果按照这个界值被分为阳性和阴性的时候，可以计算诊断比数比。诊断比数比的计算方法是真阳性与真阴性结果的乘积除以假阳性与假阴性结果的乘积。相对诊断比数比是两个诊断比数比的比值。
相关	correlation	两个变量之间关联性的大小。其关联强度由相关系数表示。另见"相关系数"词条。

名词	英文	中文释义
相关系数	correlation coefficient	一种数值表达两变量之间关联性大小及方向的指标（如 r^2 或 R^2），其数值范围可以从 -1.0（完全负相关）到 0（无相关性）到 1.0（完全正相关）。如果是双变量分析，相关系数用 r 表示且计算的指标为 r^2，如果相关系数是从多变量（或多元）分析中提取出来的则用 R 表示且计算的指标为 R^2。
校正的间接比较	adjusted indirect comparison	如果两种干预措施没有经过直接（头对头）比较，但均与相同的第三种干预措施进行了比较，那么将这两种干预措施进行比较的统计方法称为校正的间接比较。该方法保留了随机化的原则。
校正分析	adjusted analysis	把可能影响结局的预后因素（或基线特征）的组间差异考虑进去进行分析。例如，在比较试验干预和对照干预的疗效时，如果干预组平均年龄较大，与对照组相比就具有较高的不良结局风险，此时对年龄进行校正分析更能真实地反映治疗效果。
效力分析（效果分析）	efficacy analysis（effectiveness analysis）	该分析纳入了研究中未按照初始随机分组方案而接受了所偏好的干预措施的患者，且这组患者没有任何原因的缺失数据。这个方法的命名是有误导性的，因为它并不能分析得出效力或效果，原因在于该方法破坏了随机的均衡性，会导致有偏倚的评估结果。
效率	efficiency	技术效率是指投入（成本）与产出（在健康相关领域中的质量调整生命年）的关系。在相同或更少的资源条件下能得到更多质量调整生命年的干预措施，被认为更有效率。技术效率可以采用最小成本分析、成本 - 效果分析和成本 - 效用分析来评价。分配效率反映出健康结果并不是社会追求的唯一目标，资源分配的竞争应该是以成本相关因素来加以权衡，往往通过成本 - 效益分析来评价。
效应量	effect size	干预组与对照组结局指标的差异值除以某个变异指标（通常是标准差）。
效用	utility	在卫生经济学建模时，效用指的是一种健康状态的价值，通常表示为从 0（死亡）到 1.0（完全健康）之间的数字。
信度	reliability	一个统计学术语，指测量工具可以区分受试者、患者或参与者某一方面潜在特征的能力。信度随着受试者之间变异的增加而增加；随着受试者自身变异（时序性或测量者之间差异）的增加而降低。信度通常表达为一个组内相关系数，以受试者间变异为分子，总变异（受试者间和受试者自身）为分母。
信使RNA	messenger RNA	从细胞核中携带一段基因序列复制进入核糖体并进行蛋白质转录的RNA。
信息冗余	informational redundancy	指在定性研究的分析中，不再出现新数据生成新主题，分析遇到的信息出现冗余和饱和的时刻。定性研究大多数数据收集方法适于在此终止，一部分数据分析方法适于在此终止。
信噪比	signal-to-noise ratio	信号是指测量的目标；噪音是指扰乱信号带来的随机误差。当我们试图在某一个时点上把人群进行区分的时候（谁变得更好，谁变得更差），信号来自于患者间评分的差异。噪音来自于患者自身随时间变化而出现的变异或者差异。噪音越大，探测信号就越困难。当我们想要评价随时间的变化，信号来自于那些状态有所改善或恶化的患者的评分差异，噪音来自于那些状态没有变化的患者的评分变异。
需要筛查人数	number needed to screen，NNS	为预防1个不良事件的发生而需要筛查的患者数。
需要邀请筛查人数	number of people needed to invite to screening，NNI	为预防1例不良事件发生需要招募以开展筛查的人数（根据筛查随机试验的意向性分析中的绝对风险差来计算）。因为NNI取决于被招募者中接受筛查的人数，所以大于实际需要筛查人数；然而，在参与完整项目的人群中它会低估筛查的效应。

名词	英文	中文释义
需要治疗人数	number needed to trea，NNT	在特定时期内，为额外增加一个好的结局需要治疗的患者数。当讨论NNT时，明确干预及其持续时间和理想的结局非常重要。如果NNT的计算结果包含小数，则按照考科兰协作网的指南（http://www.cochrane-net.org/ openlearning/html/mod11-6.htm）取整。该指标是绝对风险降低（ARR）的倒数，以百分比（100/ARR）表示。
需要治疗人数阈值（造成伤害的人数阈值）	threshold number needed to treat（or threshold number needed to harm）	需要治疗病例数或引起伤害病例数的最大值，被用来判定治疗的获益和伤害。另见"需要治疗人数"和"造成伤害人数"词条。
序贯样本（连续样本）	sequential sample（or consecutive sample）	见"连续样本"词条。
叙述性综述	narrative review	未采用方法使偏倚最小化的综述文章（例如书籍的一个特定章节）（相对系统综述而言）。
学术性细节设计（教育性拓展访问）	academic detailing（or educational outreach-visits）	一种改变医生行为的策略。让训练有素的人员在临床实践环境中与医护人员会面，目的是向他们提供意在改变临床实践的信息。制药行业经常使用这种策略，"细节设计"一词适用于此。学术细节设计是由学术团体或机构而不是制药行业发起的一种互动。
循证实践	evidence-based practice，EBP	循证实践是指临床实践在诊疗决策上遵循循证卫生保健的原则。这是指对于患者的决策，首先是与最佳证据中能获益的诊疗措施相一致。其次，该决策也应该与患者个人的价值观和偏好相一致。
循证实践者	evidence-based practitioners	能够鉴别所总结的结论或推荐意见是否循证，在充分理解该证据的基础上将其运用到临床实践中，且确保决策与患者的价值观和偏好相一致的医生。
循证卫生保健	evidence-based health care，EBHC	循证的卫生保健是有意识地、明确地、审慎地利用现有最好的证据制定患者的诊治方案。循证临床实践要求结合医生的专业技能、患者的偏好以及从系统研究和所有资源中获取的最佳证据。
循证医学	evidence-based medicine，EBM	循证医学同循证护理、循证理疗一样，可以被看作是循证卫生保健的一个分支。循证医学的分支学科包括循证外科学和循证心脏病学。另见"循证卫生保健"词条。
循证医学资源金字塔	pyramid of EBM resources	该术语指循证医学的资源可以在3个大类中体现：指南的总结，事先评价研究和非事先评价研究。
循证政策制定	evidence-based policy making	政策制定是基于循证的，也就是说实践政策（如医生利用资源）、服务政策（如资源配置、服务模式）和治理政策（如组织与财务结构）都基于获益或成本获益研究的证据。
循证专家	evidence-based experts	能以全面的方法独立寻找、评价证据，并能审慎地应用最佳证据为患者诊治的医生。
亚组分析	subgroup analysis	对于亚组患者的数据的单独分析，比如不同病程者，不同共病者或不同年龄者。
研究者三角互证	investigator triangulation	见"三角互证法"词条。
验后比数	posttest odds	获得诊断试验的结果之后，在目标条件下的比数。
验后概率	posttest probability	获得诊断试验的结果之后，在目标条件下的概率。

名词	英文	中文释义
验前比数	pretest odds	获得诊断试验结果之前，在目标条件下的比数。
验前概率	pretest probability	获得诊断试验结果之前，在目标条件下的概率。
验证偏倚	verification bias	见"差异性验证偏倚"词条。
阳性研究（阳性试验）	positive study（or positive trial）	研究的结果能揭示研究者所发现的差异不是由偶然性造成的。
阳性预测价值	positive predictive value，PPV	见"预测值"词条。
药物基因组学	pharmacogenomics	对基因构成如何影响个体对药物反应的分析。药物基因组学通过基因表达或单核苷酸多态性与药物有效性或毒性的关系，来解释患者基因变异对药物反应的影响。
药物类效应（类效应）	drug class effects（or class effects）	见"类效应"词条。
野生型等位基因	wild-type allele	在一个群体中最常见的特定单核苷酸多态性的等位基因，也称为常见等位基因。
一元回归（单变量回归、简单回归）	univariate regression（or univariable regression or simple regression）	一个用于简单描述性分析的术语。经常错误地用于双变量回归。另见"双变量回归分析"词条。
依从性	adherence（or compliance）	患者遵循诊疗建议的程度或医生遵循最佳患者管理所要求的诊断、监测、干预及其他技术规范的程度。
医疗服务质量	quality of care	健康照护符合最优的技术和人道标准的程度。
医学主题词	medical subject headings，MeSH	美国国立医学图书馆在 MEDLINE/PubMED 中用于索引文献的专用词汇。MeSH 词为相同内容不同用词的信息获取提供了统一路径。
遗传学关联研究	genetic association study	识别和描述多因素疾病易感性的基因变异的研究。
异质性	heterogeneity	在一个系统综述中纳入研究间的差异，尤其指研究结果上的差异，也可指其他研究特征的差异。
意见领袖（当地意见领袖）	opinion leaders（or local opinion leaders）	一种改变医生行为的策略。意见领袖是在同行间获得认可，被视为榜样，或者某些方面被视为专家的医生。
意向性抽样（或意向的抽样或决策抽样）	purposive sampling（or purposeful sampling or judgmental sampling）	在定性研究中，基于和研究问题相关的关键特征和分析阶段产生的问题来选择参与者的一种非概率抽样。在项目期间，具体的抽样准则可以演变。根据选题的不同，意向性抽样包括最大化变异抽样以记录范围或多样性；极端个案抽样会选择一些某种程度上对立的个案；典型或代表性案例抽样可描述在感兴趣的现象中的常见情况；临界抽样指选取极端显著的个案；准则抽样意在研究符合事先确定的重要标准的所有个案。
意向性分析，意向性分析原则	intention-to-treat analysis，intention-to-treat principle	对意向性分析的定义有多种，但一致的是这种分析意味着不论患者实际接收的是什么治疗，分析数据时，依照最初随机分配的分组情况来分析数据。对数据不可及（失访）患者的意向性分析方法存在争议。本书作者认为"意向性分析"这个词应该限定于有随访数据的患者，因此失访患者的处理不应属于意向性分析范畴。

名词	英文	中文释义
因变量 （结果变量、目标变量）	dependent variable （or outcome variable or target variable）	研究的目标变量。该变量被假定依赖或随另一变量（自变量）变化。
阴性结果	null result	非显著的结果；组间差异未达到统计学显著性水平。
阴性研究 （阴性试验）	negative study （or negative trial）	对结局变量进行组间比较时，差异没有达到统计学意义的研究。研究结果未能支持研究者的假设。
阴性预测价值	negative predictive value，NPV	见"预测值"词条。
隐藏 （分配隐藏）	concealment （or allocation concealment）	见"分配隐藏"词条。
隐性的	recessive	能在纯合子中表达而不能在杂合子中表达的任何特征（2个等位基因的复制是表达其效应的必要条件）。
引导法	bootstrap technique	基于从原始样本替换的观察数据集中重新采样以估计参数的一种统计方法，例如标准误和可信区间。
优势	dominate	在卫生经济学评价中，如果相对于对照的方案来说，一种干预方案既有较好的疗效又花费较低的成本，则被称为优势方案。
优效性试验	superiority trial	优效性试验是用来确定一种试验干预是否比对照（通常是标准干预或现有的标准治疗）更好。解释优效性试验的时候需要事先规定好干预措施间具有临床意义的最小差异。这个最小差异要使患者在综合考量可能的伤害、负担和成本的前提下，仍旧觉得获益足够大，因此愿意选择此种干预。
有对照的时间序列设计 （复合中断时间序列）	controlled time series design （or controlled interrupted time series）	干预组和对照组在干预前后多个时点同时收集数据。干预前的数据收集评估潜在的指标变化趋势和周期性（季节性）效应，干预后的数据收集评估潜在的指标变化趋势及干预措施的效应。时间序列设计的最大问题，在于实施干预的同时可能发生另外的事件，而该事件和干预措施一样可能影响预后，故设置对照组以解决这一问题。
有效边界	efficiency frontier	一个经济学评价得到的成本与效果以增量成本－效果比的形式绘制在成本效果象限图上，所有非劣势方案所形成的线段就构成了有效边界。某个方案的基本成本－效果在图形上高于有效边界则意味着此方案为劣势方案。
预测值	predictive value	预测值有2个类别。阳性预测值是患有疾病的人群检测结果为阳性的比例；阴性预测值是未患病的人群检测结果为阴性的比例。
预测准则 （临床预测准测）	prediction rules （or clinical prediction rules）	见"临床预测准则"词条。
预防	prevent（prevention）	一种降低未来事件风险或危害性疾病发生的预防策略。一级预防用于阻止疾病发展的条件。二级预防指当患者已患疾病并且具有和当前疾病相关的并发事件风险，制止或延缓疾病的进展速度。二级预防经常很难和治疗相区分。接种疫苗预防百日咳，属于一级预防的例子。二级预防的案例包括，给骨密度降低且有证据表明已患椎骨骨折的女性，进行抗骨质疏松干预以预防后续骨折。三级预防是对经历了疾病（例如心梗相关的不良事件）的患者的一种康复措施。

名词	英文	中文释义
预付成本	upfront costs	因治疗而产生的成本，例如医生和护士的工时，以及各类医用材料。
预后	prognosis	一种疾病可能的结局以及预期出现的频率。
预后研究	prognostic study	在特定的时间点入选患者，并进行前瞻随访以决定后续事件发生频率和时间的研究。
预后因素	prognostic factors	能够增加或降低正面或负面结局的患者或参与者的特征。
预期偏倚	expectation bias	在数据收集过程中，研究者可能由于了解某些信息而影响其对暴露或结局的期望。在临床实践中，医生的评价可能会因预先掌握是否发病的信息而受到影响。另见"偏倚"词条。
原始研究	primary studies	收集原始数据的研究。原始研究要和汇总单个原始研究结果的证据概要相区分，并且和汇总若干原始研究的系统综述相区分。
杂合的	heterozygous	基因中某个位置上的等位基因为杂合体，一条染色体来自母亲，另一条来自父亲。
早停试验 （截尾试验）	stopped early trials （or truncated trials）	截尾随机对照试验是未达到预定样本量而过早停止的试验。提前终止试验可能是因为发现了对受试者造成了明显的伤害，或者研究者认为该研究不能体现出治疗效果，也可能是因为发现了明显的疗效。如果停止试验的决定是基于一个由机遇导致的貌似明显的疗效，其研究结果就可能产生误导。
造成伤害人数	number needed to harm, NNH	在特定的时期内，将导致额外一个患者受到伤害的需要接受试验干预的患者数。该指标是绝对风险增加的倒数，以百分比（100/ARI）表示。
增量成本－效果比	incremental cost- effectiveness ratio	为获得额外获益而付出的额外成本。
扎根理论	grounded theory	定性研究中，以扎根真实世界观察来发展和生成理论为目的进行数据收集和分析的方法。
沾染	contamination	无论干预组或对照组受试者接受了原本不是该组的干预措施时，即发生了沾染。
遮蔽的 （施盲的）	masked （or blind or blinded）	见"盲法"词条。
真实性 （可靠性）	validity （or credibility）	在进行健康状态测量时，真实性是指一种工具能够测量到其想要测量对象的程度。在进行严格评价时，真实性反映研究设计的局限性导致该研究容易受到系统误差或虚假推论影响的程度。
真阳性	true positive	被检验方法正确判断为具有目标疾病者。
真阴性	true negative	被检验方法正确判断为不具有目标疾病者。
整群分配 （整群随机化）	cluster assignment （or cluster randomization）	以群体（例如学校，诊所）为单位而不是个体分配到干预组和对照组。这种方法通常用于以个体分配可能导致沾染的情况（例如，如果同一所学校里的青少年有的被分配到接受新的性教育课程，有的被分配到不接受课程，他们很可能会彼此分享他们的学习信息；相反，如果分配单位是学校，整个学校都被分配接受或不接受新的性教育课程）。整群分配通常是随机的，但也可能通过其他方法（尽管不可取）将整群分配到干预组或对照组。
整群分析	cluster analysis	以什么单位进行随机就以什么单位进行分析的一种统计程序，该单位可以是除了患者或研究对象以外的其他事物（例如学校，诊所）。另见"整群分配（或整群随机）"词条。

名词	英文	中文释义
证据	evidence	广义的证据定义是指任何经验性的观察，无论其观察过程是否为系统性的。非系统性观察得来的医生个人经验也是证据的来源之一。生理学实验的结果是证据的另一个来源。临床研究的证据是基于对临床事件系统地观察得来的，也是本书重点讨论的"证据"。
证据层级	levels of evidence	用于指导和建议临床实践的研究证据分级，等级通常以最强到最弱来分级。
证据等级	hierarchy of evidence	对证据类型进行分类和组织的体系，最常用于治疗与预防相关的问题。医生查找证据时应该从最高等级的证据开始。
证据概要表	evidence profile	证据概要表是以表格或列表的形式总结的一个结构化临床问题相关治疗方案的证据体。它至少包含纳入研究和患者的数量、研究设计类型、效应值可信度评价的升降级原因、相对和绝对的效应值。证据概要表是结果总结表的一个扩展版。
证据主义	evidentialism	一种认知理论，认为持有某种信念或态度的正当理由是出于支持该信念或态度的证据质量。
症状	symptom	由患者报告的任何可能与疾病有关的现象或功能、表现、感觉的失常。
支付意愿	willingness to pay	在一些经济分析中需要使用相同单位的数值来比较成本和产出。在这种情况下，支付意愿指的是人们愿意支付多少费用以改善健康状况或避免负面的健康事件/结果。
知情同意	informed consent	在完全知晓了参与一个研究的风险、获益和其他影响后，一位研究受试者对愿意参与研究的表达（口头或书面）。
直接观察	direct observation	见"现场观察"词条。
直接性	directness	为卫生健康领域推荐的证据进行质量评级时考虑的关键因素之一。直接证据指的是其内容中包含的研究对象、干预措施和结局指标与所关注的问题非常相近。
指示状态	indicator condition	某种在一定频率下发生的临床状态（如疾病、症状、受伤或健康状态），已有可靠证据支持高质量医疗服务对此是有益的。指示状态可以通过比较实际提供的医疗服务（基于医疗记录或观察进行评估）与建议提供的医疗服务来评价实际服务的质量。
质量提高	quality improvement	一种定义、测量、改善和控制医疗实践的方法，旨在保持或提高医疗服务的适宜性。
质量调整生命年	quality-adjusted life-year, QALY	一种测量亚健康状况的影响和导致生命质量受限的生存时间单位。例如，如果一个患者生存10年，他或她的生命质量由于慢性肺部疾病降低了50%，生存时间将相等于5个质量调整生命年（quality-adjusted life-years, QALYs）。
治疗负担	burden of treatment	见"负担"词条。
治疗目标	treatment target	治疗所针对的病情（症状、体征或生理学异常）。
治疗效果（干预效果）	treatment effect（or intervention effect）	临床研究的结果可以用多种评价干预效果的结局指标来描述，包括绝对危险度降低、相对危险度降低、比数比、需要治疗人数、治疗引起伤害的人数和效应量。使用这些指标来验证一项干预措施效果的合理性，以及是否应用概率、均数或中位数来计算上述指标，都依赖于结局变量的类型。例如，绝对危险度降低、相对危险度降低和治疗引起伤害的人数用于二分类变量，效应量常用于连续变量。

名词	英文	中文释义
治疗性试验	trial of therapy	在一项治疗性试验中，医生为患者施加一种干预，在后续的时间里观察干预效果，基于效果推荐继续使用或停止使用这一干预。
治疗阈值（治疗性阈值）	treatment threshold（or therapeutic threshold）	一个概率，高于此概率时，医生可以肯定一项诊断，并停止继续检查而开始治疗。
中断时间序列设计（时间序列设计）	interrupted time series design（or time series design）	见"时间序列分析"词条。
中位生存	median survival	半数研究人群处于生存状态的时间长度。
终点结局	end point	能够指示对研究中某个体的随访终止或完成的事件或结局（如死亡或关键疾病的发生）。
主成分分析	principal components analysis	用于产生区分多重条件下，成千上万个基因表达的观察结果的一系列微矩阵实验。主成分分析是一种在包含解释差异的诸多观测的多维数据集中，决定关键变量的统计分析技术，可用于简化分析和对多维数据集的可视化。
主题	themes	一个通用的术语，用来表述定性研究结果中的元素。主题通常以标签或定义的形式表达研究者获得的信息所描述或解释的现象。
主要假设（工作诊断）	leading hypothesis（or working diagnosis）	见"工作诊断"词条。
转诊偏倚	referral bias	当一个机构（例如初级保健）和另一个包括转诊患者的机构（例如二级或三级保健）之间患者特征存在差异，就发生了转诊偏倚。另见"偏倚"词条。
自变量	independent variable	被认为能引起、影响或至少与某个因变量相关的变量。
自然史	natural history	和预后不同，自然史指的是未对疾病状态给予治疗时，疾病可能的后果和结局，或者可以预见发生的状态及其频率。
自由度	degrees of freedom	统计分析中的一个术语，与分析的把握度有关。自由度越大，统计分析的把握度越大。自由度通常是由观测样本的例数减去参数估计模型中不确定的变量个数得到的。它反映了调整后的样本量，这种调整是基于参数估计模型中不确定的变量个数。例如，在两独立样本t检验中，自由度是$n1+n2-1-1$，因为观察样本个数为$n1+n2$之和，且一组不确定的变量个数是1、另一组不确定变量个数也是1，所以自由度为$n1+n2-2$。
综合征	syndrome	一系列体征、症状或生理异常。
综述	review	系统性评价和总结多篇原始研究结果的文章统称，包括系统综述或未采用循证方法对某一主题进行研究的总结性综述（叙述性综述）。另见"系统综述"和"叙述性综述"词条。
纵向研究（队列研究、前瞻性研究）	longitudinal study（or cohort study of prospective study）	见"队列研究"词条。
组内相关系数	intraclass correlation coefficient	通过比较患者变异与总变异（包括患者间变异与患者内变异）来评价可重复性的指标。
最小成本分析	cost-minimization analysis	在效果相同的条件下单纯比较几种治疗方案的成本时采用的一种经济学分析方法。

名词	英文	中文释义
最小干扰性医疗	minimally disruptive medicine	治疗与干预对患者生活造成负担最小化的医疗实践。
最小重要差异	minimal important difference	就某个患者－重要结局而言，患者能够感知到获益的最小差异。如果不带来引起问题的不良反应或增加负担，则可能改变患者的医疗服务策略。
最优信息量	optimal information size, OIS	当使用 GRADE（证据推荐评估、开发与评价分级标准的方法去解释精确度，检验 95% 可信区间（CIs）可以提供最优方法。我们对早期具有较大效应量和明显令人满意的可信区间的研究表示质疑。最优信息量（OIS）用于处理这种情况。OIS 是假定存在适度治疗效果的情况下，要保证单个试验的把握度达到的患者数。如果可信区间显示有效，但是样本量小于 OIS，我们因为精确度不足而对估计失去信心。
3s 逆规则	inverse rule of 3s	如果一个事件的发生率是每 x 天发生一次，则需要观察 3x 天才能有 95% 的把握观察到至少一次事件。
Bonferroni 校正	bonferroni correction	多重比较时调整 P 值临界值的一种统计调整。统计学显著性水平（α）通常定为 0.05。要进行 Bonferroni 校正，可以将临界 P 值除以进行比较的数量。例如，如果要进行 10 个假设检验，则新的临界 P 值将为 $\alpha/10$，通常为 0.05/10 或 0.005。Bonferroni 校正是一个简单的调整，但是非常保守（即，比其他校正方法给出显著性结果的可能性更小）。
Cox 回归模型	cox regression model	在处理生存分析数据时一种回归分析方法，其允许调整两组基线特征的差异或时间相关特征的差异。
GRADE（证据推荐评估、开发与评价分级标准）	GRADE（Grading of Recommendations Assessment, Development and Evaluation）	GRADE 是一种评价证据质量以及其推荐强度的精确、全面并被越来越多指南开发组织采用的方法体系，其将研究对效应评估的把握度评价为四个等级中的一种（高、中、低、非常低）。证据推荐的程度则分为强和弱。
I^2 统计量	I^2 statistic	对异质性的一种检验方法。I^2 能够通过 Cochrane Q 计算测出，公式为：I^2 = 100%（Cochrane Q-自由度）。如果得出负值则认为 I^2 值为 0，因此 I^2 的范围为 0 ～ 100%，代表从无异质性到高异质性。
Kaplan-Meier 曲线（K-M 曲线、生存曲线）	Kaplan-Meier curve（or survival curve）	生存分析中关于生存的 Kaplan-Meier 统计估计图。另见"生存曲线"和"生存分析"词条。
κ 统计量（加权的 κ、κ 值）	κ Statistic（or Weighted κ or κ Value）	体现观察者在单纯偶然性以外达成一致程度的指标。取值从 0 到 100，其中 0 代表完全不一致，75 以上代表一致性非常好。
Logistic 回归	logistic regression	因变量为二分类变量的回归分析。
PICO（研究对象，干预，对照，结局）	PICO（patient, intervention, comparison, outcome）	一种构建临床问题的方法。
P 值	P Value（or P）	如果原假设成立，多次重复实验的条件下，出现等于及大于观测到的结果的概率。P 小于 0.05 表示当原假设成立，重复试验条件的情况下，获得等于或大于当前观察结果的概率小于 1/20。
t 检验	t test	用于检验两组间均数差异的参数统计方法。

名词	英文	中文释义
Ⅰ类错误	type I error	由于错误地拒绝无效假设而产生的误差（例如，研究者做出结论认为变量间有关联，但事实上关联却不存在）。另见"α水平"和"Ⅱ类错误"词条。
Ⅱ类错误	Type II Error	由于错误地接受无效假设而产生的误差（例如，研究者做出结论认为变量间没有关联，但事实上关联确实存在）。另见"β错误"和"Ⅰ类错误"词条。
Ⅰ期临床试验	phase 1 studies	常见于在健康志愿者身上所做的，用于研究药物的生理指标，并评估其是否具有不可耐受的早期毒性。
Ⅱ期临床试验	phase 2 studies	在患者身上为药物的有效性提供初步证据的初始研究。
Ⅲ期临床试验	phase 3 studies	用于验证药物获益和风险大小的随机对照试验。
Ⅳ期临床试验（上市后监测研究）	phase 4 studies（postmarketing surveil-lance studies）	在药物的优效性已经确立并且上市之后进行的研究，特别用于确定罕见或意外毒性效应的发生率。
α水平（Ⅰ类错误）	α level（or type Ⅰ error）	当组间实际没有差异时，错误地得出存在差异的概率（也称为Ⅰ型错误）。通常情况下，研究者在计算样本量时决定他们愿意接受的假阳性结果的概率（例如，研究者通常将α水平设置为0.05）。
β错误（或Ⅱ类错误）	β error（or type Ⅱ error）	也称为Ⅱ型错误，β误差指的是当无效假设（通常指治疗效果为0，相对危险度为1.0）不成立时，研究无法拒绝无效假设的概率。换句话说，就是将有效判断为无效的概率。在计算样本量时，β通常设置为0.2或0.1。
φ（φ统计量）	φ（or φ statistic）	一种关于独立一致性的指标。

曹卉娟　费宇彤　韩　梅　刘建平　李　迅　吴　东　张　颖　译

谢　锋　审

索　引

译 后 记

初秋的北京，天高云淡。长安街上红旗猎猎，即将迎来新中国70周年华诞。我们也来到了收获的季节。经过翻译团队的不懈努力，这部610页，105万字的译著即将付梓。两易寒暑，化作面前厚厚的一摞译稿；想起翻译本书付出的心血和汗水，我们不禁心潮起伏。

我们与这本书的缘分要追溯到22年前。1997年9月刘晓清受北京协和医院（以下简称协和）选派，参加了国际临床流行病学网（International Clinical Epidemiology Network，INCLEN）成员单位（Clinical Epidemiology Unit，CEU）——原华西医科大学举办的Phase Ⅱ临床流行病学硕士培训班。那一届培训班只有七名学员，来自全国各地，脱产在成都学习一年。担任培训班授课的是华西医科大学INCLEN-CEU（后来成为地区培训中心）的老师们。培训班负责人是CEU主任王家良教授。王家良教授1982年至1983年在加拿大麦克马斯特大学（McMaster University）留学，在该校临床流行病学系创始人、内科医生大卫·萨克特（David Sackett）教授指导下攻读临床流行病学硕士学位，最终成为获得麦大该学位的首位大陆学者。在华西学习期间，刘晓清的指导老师是时任华西医院感染科主任的雷秉钧教授。他紧随王家良教授，于1984年在麦大取得临床流行病学硕士学位。培训班的其他老师还包括王觉生、刘正乐等，大多是从麦大或国外其他院校临床流行病学系学成归国的医生。整整一年，七位学员在这些老师的带领下系统学习相关课程，包括临床流行病学、生物统计学（Stata软件作为工具）、卫生经济学、社会医学等。教材基本都是影印的英文原版教科书。临床流行病学是培训班的核心课程，其主要教材是JAMA发表的系列文章——医学文献使用者指南。那一系列的文章，正是本书的雏形和前身。

时光荏苒，转眼间22年过去了。每每回想起在古朴的华西第八教学楼中，在圆桌讨论的教室里，在几乎都是留学归国的、两倍于学生数量的老师指导下，师生互动的小班授课，潜心钻研英文原著，批判性阅读各类临床研究文章，紧密结合自己的临床问题提出科研计划，一步一步最终完成几十页的英文研究计划书。除非上天眷顾，否则这样的学习经历很难再有了。

1998年8月刘晓清回到北京协和医院。在时任协和临床流行病学教研室主任，也是协和INCLEN-CEU负责人张振馨教授安排下，刘晓清担任了八年制本科课程"临床流行病学"和研究生课程"临床研究方法学"的授课教师，任务是"卫生经济学评价"。2007年张振馨教授退休，刘晓清继任临床流行病学教研室和CEU的负责人，并于2018年10月接任第八届中华医学会临床流行病学和循证医学分会主任委员。近年来，协和CEU不断创新临床流行病学的教学方法和评估体系，逐渐形成了一支以高年资医生为主体，包括临床研究方法学、医学统计、生物信息等专业人才，涵盖几乎所有临床专科的教学队伍。这些CEU的老师们，正是本书翻译团队的骨干力量。

2015年获选学会候任主委之后，刘晓清给自己提出了这样的问题：一个有25年历史的学会应当如何推动临床流行病学和循证医学在中国更好地发展？带着这一问题，2017年6月刘晓清首次造访麦大，参加循证医学实践学习班（Evidence-Based Clinical Practice Workshop），并与戈登·盖亚特（Gordon Guyatt）教授、谢锋教授等深入交流。这个学习班已经举办二十余年，采用大课授课和小组讨论的教学模式，深受来自全世界各国医生学员们的欢迎，在国际上声誉远播。目前学习班使用的教材就是本书——第三版《医学文献使用者指南：循证临床实践手册》。沉甸甸的英文原著勾起了她对22年前在华西研读一篇篇影印的*JAMA*系列文章的美好回忆，以及她体会日深的这种学习方式对医教研全方位的促进作用。把这本书翻译成中文，让更多的中国医生、医学生和卫生政策制定者学习使用，成为刘晓清的梦想。

使这一梦想落地的，是翻译团队的集体力量。首先要感谢中国协和医科大学出版社的副编审戴申倩女士。戴女士深知这部经典著作的学术分量，在出版社领导的积极支持下，她以最快的速度联系了麦格劳—希尔教育出版公司，经过艰苦谈判在最短时间内获得了中文版的版权。不仅如此，她还全程参与了本书的翻译过程，提出了大量的重要建议并校阅全书，为中译本的问世做出了不可替代的贡献。同时，获得原书主编Guyatt教授的首肯也十分重要。2017年6月在麦大学习班期间，由本书主译之一，麦大访问学者，北京中医药大学循证医学中心的费宇彤牵线，刘晓清第一次向Guyatt教授介绍了协和与北中医团队携手翻译本书的计划。中译本前三分之二由刘晓清带领的协和团队承担，后三分之一由费宇彤带领的北中医团队完成。北中医团队还负责全书专有名词表的翻译工作，为统一中译本的科学术语奠定坚实基础。Guyatt教授最初的反应是谨慎的。因为此前还没有中国哪一家学术机构提出过类似计划，他本人对中方翻译团队也还不够了解。经过一年的沟通和努力，Guyatt教授的疑虑渐渐消失。2018年6月，刘晓清、吴东等7位北京协和医院的医生由医院资助参加了麦大的学习班。通过这一次的深入交流，Guyatt教授的态度终于变得积极明朗，他对翻译团队的学术水平有了新的认识，对我们全力投入这项工作的诚挚态度表示感谢。为了确保中译本的学术品质并彻底打消主编的顾虑，刘晓清邀请麦大临床流行病学和生物统计学系的谢锋教授、张渊博士和张誉清博士担任本书审校。

事实证明，Guyatt教授的顾虑是有道理的，翻译本书确实有相当的难度。从20世纪80年代初期Sackett教授发表"如何阅读文献"的系列文章，到90年代初，负责麦大内科住院医师项目的Guyatt教授正式提出"循证医学"一词，从2002年第一版、2008年第二版，到2015年第三版《医学文献使用者指南：循证临床实践手册》，可以说这部书见证了三十年来世界循证医学的发展历程，代表了以麦大团队为核心的循证医学研究的集中成果。全书包含大量的实际病例、临床研究方法学、统计学、临床决策等内容，很多章节层层递进，引经据典，反复论证，充满了哲学思辨的色彩。原书著者一共118人，不同章节的风格差异也很明显。众所周知，翻译的最高标准是"信达雅"，译文要同时实现准确、流畅、考究，这是对翻译团队的严峻考验。中译稿出自45位译者之手，质量参差在所难免。2018年11月吴东得到国家"引智工程"的资助，受医院委派到麦大访学、工作一个月，期间得以与三位审校专家充分沟通，确定双方校稿、统稿的工作流程。由吴东对全书初译稿进行校对、修改和润色，然后将前半部分译稿发给张渊博士，后半部分发给张誉清博士，两位完成审校后再给谢锋教授，由谢锋教授对全书进行第二次审校。这是一个漫长而艰苦的过程。一个月的全力投入，也只完成了全书一半，剩余书稿的润色和审校直到今年6月才陆续完成。此时，译稿业已经过了三次校阅。年近八旬的张振馨教授和八旬又五的张孔来教授仔细审阅了协和团队的译稿，刘建平教授则严格把关了北中医的译稿。拿到纸质校样之后，刘晓清、吴东和费宇彤等又对校样进行了两次审校。忠实反映原书的学术内容，是我们的初心，更是我们的使命。尽管付出了大量努力，但文中错误和疏漏恐仍难以完全避免，敬希方家匡谬。

一切过往，皆为序章，我们的努力是值得的。因为这本书不是一部普通的学术工具书，而是方法论和指南针，是哺育具有科学素质的临床医生所必需的养料。中国经过四十年的快速发展，从物质匮乏走向全面小康，人民对健康生活的需求从未像今天这样迫切。医生如何正确、高效、明智地做出临床决策？怎样生成、传播和应用真实有效的证据以提高医疗质量？如何提高卫生政策的科学性和医疗资源分配的合理性？直面并解决这些重大问题，对于当下建设"健康中国"的宏图伟业有着莫大的价值。他山之石，可以攻玉，希望本书中译版的问世，能够成为中国临床流行病学和循证医学事业的助推器，并最终造福中国人民。

1896年，严复用典雅的桐城派古文翻译了英文名著《天演论》（Evolution and Ethics and Other Essays）："赫胥黎独处一室之中，在英伦之南，背山而面野，槛外诸境，历历如在几下。乃悬想二千年前，当罗马大将恺彻未到时，此间有何景物。计惟有天造草昧，人功未施，其借征人境者，不过几处荒坟，散见坡陀起伏间，而灌木丛林，蒙茸山麓，未经删治如今日者，则无疑也。"《天演论》提出了"物竞天择，适者生存"的理论，犹如当头棒喝，振聋发聩，彻底惊醒了旧中国的知识阶层，为终结两千年帝制提供了理论武器。翻译事业对于学术进步和思想演进的重要性，不言而喻。五四运动竖起的科学大旗已飘扬百年，而科学工作是一个不断积累、叠加和推进的漫长过程，后人的所有成就都以前人为基础。我们由衷期盼，中国的广大医学工作者，特别是百万中青年临床医生能够像麦大临床流行病学和循证医学先贤们一样，心怀使命，潜心钻研，孜孜不倦，以患者为中心开展循证临床实践，从临床问题出发做出高水平的原创研究，为人类命运共同体做出与中华民族体量相称的贡献。

刘晓清　吴　东　费宇彤

2019年9月27日